CUIDADOS PALIATIVOS PEDIÁTRICOS

CUIDADOS PALIATIVOS PEDIÁTRICOS

Esther Angélica Luiz Ferreira

Médica, Pediatra e Reumatologista Pediátrica pela Faculdade de Medicina de Botucatu da Universidade Estadual Paulista (FMB/UNESP). Doutora pelo Programa de Pós-Graduação em Anestesiologia da FMB/UNESP. Título de Especialista em Pediatria pela Associação Médica Brasileira (AMB) e Sociedade Brasileira de Pediatria (SBP). Professora Adjunta do Departamento de Medicina (DMed) da Universidade Federal de São Carlos (UFSCar). Professora do Programa de Pós-Graduação em Enfermagem da Universidade Federal de São Carlos (PPGEnf-UFSCar). Coordenadora da Especialização em Cuidados Paliativos da UFSCar. Orientadora da Liga Acadêmica de Terapia Antálgica e Cuidados Paliativos da UFSCar (LATACP). Líder do Grupo de Pesquisa do CNPq Núcleo de Estudos em Dor e Cuidados Paliativos na UFSCar. Membro do Departamento Científico de Cuidados Paliativos e Dor da Sociedade de Pediatria de São Paulo (SPSP) e do Departamento de Medicina da Dor e Cuidados Paliativos da Sociedade Brasileira de Pediatria (SBP). Uma das fundadoras do Grupo Lusófono de Cuidados Paliativos Pediátricos e da Rede Brasileira de Cuidados Paliativos Pediátricos (RBCPPed).

Sílvia Maria de Macedo Barbosa

Médica Pediatra com área de atuação em Medicina Paliativa e Medicina da Dor. Doutora em Ciências da Saúde com área de concentração em Patologia pela Faculdade de Medicina da Universidade de São Paulo (USP). Chefe da Unidade de Dor e Cuidados Paliativos do Instituto da Criança do Hospital das Clínicas da Faculdade de Medicina da USP. Presidente da Comissão de Bioética e Cuidados Paliativos do Hospital Municipal Universitário de São Bernardo do Campo. Ex-Presidente da Academia Nacional de Cuidados Paliativos. Presidente do Departamento Científico de Medicina da Dor e Cuidados Paliativos da Sociedade de Pediatria de São Paulo e membro do Departamento Científico de Medicina da Dor e Cuidados Paliativos da SBP. Uma das fundadoras e Presidente da RBCPPed.

Simone Brasil de Oliveira Iglesias

Médica Pediatra, Intensivista, Bioeticista e Paliativista. Doutora em Pediatria pelo Programa de Pós-Graduação em Pediatria e Ciências Aplicadas à Pediatria pela Universidade Federal de São Paulo (UNIFESP/EPM). Residência em Pediatria pela Universidade Federal do Rio de Janeiro (UFRJ) e em Terapia Intensiva Pediátrica pela UNIFESP/EPM. Especialista em Pediatria com área de atuação em Terapia Intensiva Pediátrica pela SBP. Especialista em Nutrição Parenteral e Enteral pela Sociedade de Nutrição Parenteral e Enteral. Especialista em Bioética pela Universidade do Estado de São Paulo (FM-USP) e em Cuidados Paliativos pelo Instituto Pallium Latinoamérica e pela Associação Médica Brasileira. Professora Adjunta da Disciplina de Pediatria Geral e Comunitária do Departamento de Pediatria da UNIFESP/EPM. Médica Assistente da Unidade de Cuidados Intensivos Pediátricos e Coordenadora da Unidade Semi-Intensiva Pediátrica do Hospital São Paulo da UNIFESP/EPM. Fundadora e Coordenadora do Grupo de Bioética e Cuidados Paliativos do Departamento de Pediatria da UNIFESP/EPM. Coordenadora da Disciplina de Bioética do Programa de Pós-Graduação do Departamento de Pediatria da UNIFESP/EPM. Membro do Comitê de Bioética da Academia Nacional de Cuidados Paliativos (ANCP). Membro do Departamento Científico de Bioética e de Dor e Cuidados Paliativos da Sociedade de Pediatria de São Paulo (SPSP). Presidente do Departamento Científico de Dor e Cuidados Paliativos da SBP. Uma das fundadoras da RBCPPed.

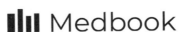

Cuidados Paliativos Pediátricos
Direitos exclusivos para a língua portuguesa
Copyright © 2023 by Medbook Editora Científica Ltda.

Nota da editora: As organizadoras desta obra verificaram cuidadosamente os nomes genéricos e comerciais dos medicamentos mencionados, assim como conferiram os dados referentes à posologia, objetivando fornecer informações acuradas e de acordo com os padrões atualmente aceitos. Entretanto, em virtude do dinamismo da área da saúde, os leitores devem prestar atenção às informações fornecidas pelos fabricantes para que possam se certificar de que as doses preconizadas ou as contraindicações não sofreram modificações, principalmente em relação a substâncias novas ou prescritas com pouca frequência.

As organizadoras e a editora não podem ser responsabilizadas pelo uso impróprio nem pela aplicação incorreta de produto apresentado nesta obra. Apesar de terem envidado esforço máximo para localizar os detentores dos direitos autorais de qualquer material utilizado, as organizadoras e a editora estão dispostas a acertos posteriores caso, inadvertidamente, a identificação de algum deles tenha sido omitida.

Editoração Eletrônica e Capa: Adielson Anselme

Reservados todos os direitos. É proibida a duplicação ou reprodução deste volume, no todo ou em parte, sob quaisquer formas ou por quaisquer meios (eletrônico, mecânico, gravação, fotocópia, distribuição na Web ou outros), sem permissão expressa da Editora.

CIP-BRASIL. CATALOGAÇÃO NA PUBLICAÇÃO
SINDICATO NACIONAL DOS EDITORES DE LIVROS, RJ

F44c

Ferreira, Esther Angélica Luiz
 Cuidados paliativos pediátricos/Esther Angélica Luiz Ferreira, Sílvia Maria de Macedo Barbosa, Simone Brasil de Oliveira Iglesias; colaboradores Aide Mitie Kudo ... [et al.]. – 1. ed. – Rio de Janeiro: Medbook, 2023.
 448 p. ; 28 cm.

 ISBN 978-85-83691-11-2

 1. Pediatria. 2. Cuidados paliativos. 3. Assistência terminal. I. Título.

22-80415   CDD: 618.920029
                                        CDU: 616-036.8-053.2

Meri Gleice Rodrigues de Souza – Bibliotecária – CRB-7/6439

05/10/2022   10/10/2022

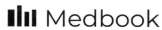

Editora Científica Ltda.
Avenida Treze de Maio 41/sala 804 – Cep 20.031-007 – Rio de Janeiro – RJ
Telefone: (21) 2502-4438 – www.medbookeditora.com.br – instagram: @medbookoficial
contato@medbookeditora.com.br – vendasrj@medbookeditora.com.br

Colaboradores

Aide Mitie Kudo
Graduação em Terapia Ocupacional pelo Curso de Terapia Ocupacional da Faculdade de Medicina da Universidade de São Paulo (FMUSP). Pós-Graduação Lato Sensu em Administração em Serviço de Saúde/Administração Hospitalar pela Faculdade de Saúde Pública da Universidade de São Paulo (USP) e Terapia de Mão pelo Instituto de Ortopedia e Traumatologia HCFMUSP. Supervisora de Serviço Hospitalar e Coordenadora do Serviço de Terapia Ocupacional do Instituto da Criança do Hospital das Clínicas da FMUSP. Integrante do Núcleo Docente-Assistencial Estruturante do Programa de Residência Multiprofissional em Atenção Clínica Especializada em Pediatria com ênfase em Cardiopulmonar. Membro da Diretoria da Associação Científica de Terapia Ocupacional em Contextos Hospitalares e Cuidados Paliativos (ATOHosP).

Alessandra Aguiar Vieira
Psicanalista. Psicóloga do Hospital das Clínicas da Universidade Federal de Minas Gerais (UFMG/Ebserh). Mestre em Psicologia pela UFMG na subárea Estudos Psicanalíticos. Especialista em Cuidados Paliativos pelas Ciências Médicas (MG). Professora da Pós-Graduação em Psicologia Hospitalar e da Saúde do Instituto de Excelência em Psicologia (INEXPSI).

Aline Albuquerque
Pesquisadora Visitante do Instituto Bonavero de Direitos Humanos da Universidade de Oxford. Pós-doutora pela Universidade de Essex. Professora no Programa de Pós-Graduação em Bioética da Universidade de Brasília. Advogada da União. Diretora do Instituto Brasileiro de Direito do Paciente.

Aline Maria de Oliveira Rocha
Médica pediatra pelo Instituto de Medicina Integral Professor Fernando Figueira (IMIP). Reumatologista Pediátrica pela Universidade Federal de São Paulo (UNIFESP). Mestrado em Cuidados Paliativos e Especialização em Cuidados Paliativos pelo Instituto Pallium Latinoamérica. Título em Cuidados Paliativos pela Associação Médica Brasileira (AMB).

Aline Oliveira Silveira
Bacharel em Enfermagem e Obstetrícia pela Universidade Federal de Mato Grosso (UFMT). Mestre em Enfermagem Pediátrica e Doutora em Ciências com área de cuidado em Saúde pela USP. Professora Associada da Universidade de Brasília (UnB), vinculada à Faculdade de Ciências da Saúde/Departamento de Enfermagem.

Ana Carolina de Campos
Pós-Doutorado pelo Rehabilitation Medicine Department/National Institutes of Health, EUA. Doutora em Fisioterapia (UFSCar). Professora Adjunta do Departamento de Fisioterapia (UFSCar). Orientadora do Programa de Pós-Graduação em Fisioterapia (PPGFt-UFSCar).

Ana Catarina Lunz Macedo
Especialização em Nefrologia Pediátrica pelo Instituto da Criança (USP). Mestrado em Imunologia pelo Instituto de Ciências Biomédicas (USP). Médica Assistente do Serviço de Nefrologia Pediátrica do Instituto da Criança da USP.

Ana Cristina Pugliese de Castro
Cirurgiã Torácica pelo Hospital das Clínicas da Faculdade de Medicina da USP. Pós-Graduação Lato Sensu em Cuidados Paliativos pelo Instituto de Ensino e Pesquisa (IEP) do Hospital Sírio-Libanês. Médica Sênior da Equipe de Suporte e Cuidados Paliativos do Hospital Sírio-Libanês. Coordenadora do Curso de Pós-Graduação Lato Sensu Especialização e Aperfeiçoamento em Cuidados Paliativos Pediátricos do IEP do Hospital Sírio-Libanês. Membro do Comitê de Residências e Pós-Graduações da ANCP. Membro do Conselho Superior da Rede Brasileira de Cuidados Paliativos Pediátricos. Doutoranda em Ciências da Saúde pelo IEP do Hospital Sírio-Libanês.

Ana Forjaz de Lacerda
Pediatra Oncologista do Serviço de Pediatria do Instituto Português de Oncologia de Lisboa Francisco Gentil, Portugal. Coordenadora da Equipa Intra-Hospitalar de Suporte em Cuidados Paliativos Pediátricos. Mestre em Cuidados Paliativos. Professora Auxiliar convidada da NOVA Medical School, Lisboa. Coordenadora da Pós-Graduação em Cuidados Paliativos Pediátricos do Instituto de Ciências da Saúde, Lisboa. Coordenadora do Grupo de Trabalho de Cuidados Continuados e Paliativos da Sociedade Portuguesa de Pediatria. Coordenadora do Grupo de Apoio à Pediatria da Associação Portuguesa de Cuidados Paliativos. Coordenadora do Grupo de Referência de Crianças e Jovens da Associação Europeia para os Cuidados Paliativos (EAPC). Coordenadora do Grupo de Trabalho de Cuidados Paliativos da Sociedade Europeia de Oncologia Pediátrica (SIOP Europe). Membro do Grupo Técnico de Apoio à Comissão Regional de Cuidados Paliativos da Região de Lisboa e Vale do Tejo.

Andréa Gislene do Nascimento
Nutricionista pelo Centro Universitário São Camilo. Aprimoramento em Cuidados Paliativos Pediátricos pelo Instituto da Criança e do Adolescente (HCFMUSP). Especialista em Administração Hospitalar pela Faculdade de Medicina da USP. Especialista em Nutrição e Saúde Aplicada à Prática Pedagógica pelo Departamento de Pediatria da UNIFESP.

Andrea Nogueira Araujo
Médica Pediatra pela UFMG. Especialização em Bioética e Filosofia pela UnB e Cuidados Paliativos Pediátricos pelo Hospital Sírio-Libanês. Mestre em Ciências da Reabilitação pela Rede Sarah. Doutoranda em Bioética pela Universidade do Porto, Portugal. Atuação na Atenção Especializada e Domiciliar no Hospital Regional de Ceilândia no SUS, em Brasília.

Ângela Mitiyo Ikeda
Graduada pela Faculdade de Medicina de Botucatu (UNESP). Especialização em Terapia Intensiva Pediátrica pela UNIFESP e Cuidados Paliativos pela Casa do Cuidar. Responsável pelo Serviço de Cuidados Paliativos Pediátricos da Santa Casa de Misericórdia de São Paulo.

Camila Amaral Borghi
Professora Doutora da Universidade de São Caetano do Sul. Professora Titular da Universidade Paulista. Enfermeira, Mestre e Doutora em Ciências da Saúde, especialista em Cuidados Paliativos e Terapia de Dor, Enfermagem Oncológica e Gestão em Saúde Pública.

Carla Betina Andreucci Polido
Médica Obstetra. Mestrado e Doutorado em Tocoginecologia pela UNICAMP. Pós-Doutorado em Epidemiologia na London School of Hygiene and Tropical Medicine. Professora Adjunta do Departamento de Medicina da UFSCar.

Carlos Eduardo Jouan Guimarães
Pediatra com especialização em Pneumopediatria pela UNIFESP. Pós-Graduação em Nutrologia pela ABRAN. Especialização em Cuidados Paliativos Pediátricos pelo IEP-HSL. Título de Especialista em Cuidados Paliativos Pediátricos pela APM-AnCP. Membro do Comitê de Pediatria da ANCP. Coordenador e Médico do Ambulatório Multidisciplinar de Alta Complexidade e dos Cuidados Paliativos Pediátricos do Grupo NotreDame Intermédica (GNDI).

Carlota Vitória Blassioli Moraes
Oncologista Pediátrica. Título em Medicina Paliativa Pediátrica e especialização em Medicina Paliativa Pediátrica pelo Instituto Pallium Latinoamérica e responsável pela Equipe de Cuidados Paliativos Pediátricos do Instituto de Oncologia Pediátrica do Grupo de Apoio ao Adolescente e à Criança com Câncer da Universidade Federal de São Paulo (IOP-GRAACC/UNIFESP).

Carolina de Araújo Affonseca
Pediatra com área de atuação em Terapia Intensiva e em Medicina Paliativa. Mestre em Saúde da Criança e do Adolescente pela UFMG. Coordenadora da Residência de Medicina Paliativa do Hospital Infantil João Paulo II. Coordenadora Médica do Programa Cuidar – Cuidado Paliativo e Atenção Domiciliar do Hospital Infantil João Paulo II.

Carolina Paula Jesus Kasa
Enfermeira Clínica Especialista em Dor e Cuidados Paliativos no Hospital do GRAACC (Grupo de Apoio ao Adolescente e Criança com Câncer). Graduada pela Universidade Federal de São Paulo. Pós-Graduação em Oncologia Pediátrica e especialização em Cuidados Paliativos pelo Instituto Latino Americano Pallium. Certificada como Capacitadora em Cuidados Paliativos Pediátricos pela EPEC – Pediatrics (Education in Palliative & End-of-Life Care) e Cuidados Paliativos Pediátricos pela Casa do Cuidar.

Cintia Tavares Cruz Megale
Médica da Equipe de Suporte e Cuidados Paliativos do Sabará Hospital Infantil. Pediatra e Intensivista Pediátrica pelo HCFMUSP. Especialização em Cuidados Paliativos pelo Hospital Sírio-Libanês. Curso de Especialização em Dor pelo HCFMUSP. Título de Especialista em Terapia Intensiva Pediátrica pela AMIB e Medicina Paliativa pela AMB. Docente da Especialização e Aperfeiçoamento em Cuidados Paliativos Pediátricos no Hospital Sírio-Libanês.

Cristiane Rodrigues de Sousa
Pediatra com títulos de especialista em Pediatria, Neonatologia e Medicina Paliativa pela SBP/AMB. Mestre em Saúde da Criança e do Adolescente pela Universidade Estadual do Ceará. Coordenadora Médica do Programa de Assistência Ventilatória Domiciliar (PAVD) do Hospital Infantil Albert Sabin – Fortaleza-CE. Docente do Curso de Medicina da Universidade de Fortaleza.

Cristhiane da Silva Pinto
Graduação em Medicina pela Universidade Gama Filho. Residência em Clínica Médica pela Secretaria Estadual de Saúde do Rio de Janeiro. Pós-Graduação em Cuidados Paliativos pelo Instituto Nacional de Câncer – INCA. Especialista em Cuidados Paliativos pela AMB. Médica da Unidade de Cuidados Paliativos do INCA. Supervisora Substituta do Programa de Residência Médica em Medicina Paliativa do INCA. Chefe Substituta do Ambulatório Interdisciplinar da Unidade de Cuidados Paliativos do INCA. Médica da Equipe de Cuidados Integrados do Américas Medical City e do Centro de Oncologia Integrado (COI). Diretora Científica da ANCP – 2019/2020. Coordenadora do Comitê de Oncologia da ANCP 2021/2022. Presidente da ANCP-RJ – 2022/2023. Docente da Pós-Graduação Lato Sensu em Cuidados Paliativos IPEMED. Mestranda no Programa de Pós-Graduação em Saúde Coletiva e Controle do Câncer (PPGCan).

Cristina Helena Bruno
Farmacêutica Bioquímica (FCF-UNESP). Mestre em Microbiologia Aplicada (IB-UNESP). Doutorado em Ciências – Bioquímica, Biologia Molecular e Estrutural (UFSCar). Pós-Doutorado em Nanotecnologia Farmacêutica. Chefe da Unidade de Farmácia Clínica do HU-UFSCar (2015-2017).

Cristina Ortiz Sobrinho Valete
Pediatra, Neonatologista e Intensivista Pediátrica pela SBP e AMB. Doutora em Epidemiologia pela UERJ. Docente do Departamento de Medicina e do Curso de Especialização em Cuidados Paliativos da UFSCar. Membro Executivo da CEXTEP da SBP. Membro do Conselho Científico da Sociedade Brasileira para a Qualidade do Cuidado e Segurança do Paciente. Pesquisadora do Núcleo de Pesquisa em Dor e Cuidados Paliativos da UFSCar e Líder do Núcleo de Estudos de Epidemiologia Aplicada à Saúde Perinatal e Pediátrica da UFSCar.

Daniel Ferreira Dahdah
Doutor em Terapia Ocupacional pela UFSCar. Mestre em Ciências pela Escola de Enfermagem da USP. Especializado em Terapia Ocupacional Hospitalar pela USP. Terapeuta Ocupacional no Hospital Universitário da UFSCar e na Santa Casa de São Carlos.

Débora de Wylson Fernandes Gomes de Mattos
Mestre em Oncologia com linha de pesquisa em Cuidados Paliativos (INCA). Vice-Presidente da Academia Nacional de Cuidados Paliativos-RJ. Título de especialista (área de atuação) em Cuidados Paliativos pela AMB. Especialista em Cuidados Paliativos pelo Instituto Pallium Latinoamérica. Especialista em Pediatria pela SBP. Especialista em Oncologia Pediátrica e Hematologia pela SOBOPE. Especialista em Bioética pela Fiocruz-RJ. Responsável por Cuidados Paliativos Pediátricos (INCA). Presidente da Comissão de Cuidados Paliativos do Hospital Copa D'Or-RJ.

Eduardo Alberto de Morais
Médico Graduado pela Universidade Severino Sombra. Residência Médica em Pediatria pelo Hospital Materno-Infantil de Brasília. Médico Pediatra e Supervisor do Programa de Residência Médica de Pediatria no Hospital Regional de Ceilândia. Especializando em Cuidados Paliativos e Terapia da Dor pela PUC-Minas.

Elaine de Freitas
Graduação em Serviço Social pela Faculdade Paulista de Serviço Social de São Paulo (FAPSS). Aprimoramento em Serviço Social em Pediatria pelo Hospital das Clínicas da Faculdade de Medicina da USP e Especialização em Gestão de Saúde Pública pela Fundação Oswaldo Cruz (Fiocruz). Assistente Social do Instituto da Criança e Adolescente do HCFMUSP com experiência nas unidades Enfermaria/Unidade Terapia Intensiva Neonatal e Cuidados Paliativos.

Erica Boldrini
Oncologista Pediátrica do Hospital de Amor Infanto-Juvenil de Barretos. MBA em Gestão Hospitalar pela Fundação Getúlio Vargas (FGV). Mestrado e Doutorado pela USP. Título de área de atuação em Cuidados Paliativos e Medicina da Dor pela AMB.

Érika Aguiar Lara Pereira
Mestre em Imunologia Aplicada. Médica de Família e Comunidade com atuação em Cuidados Paliativos. Professora do Curso de Medicina da PUC-GO. Coordenadora do Eixo do Desenvolvimento Pessoal da PUC-GO. Médica da Secretaria Municipal de Goiânia. Secretária Geral da Academia Nacional de Cuidados Paliativos (gestão 2018-2020).

Fabiana Yumi Takatusi
Graduada em Terapia Ocupacional pela UFSCar. Integrante da Equipe de Cuidados Paliativos no GRAACC.

Fabíola de Arruda Leite
Graduada em Medicina pela PUC-Campinas. Residência Médica em Pediatria e Cancerologia Pediátrica no Hospital das Clínicas da Faculdade de Medicina de Ribeirão Preto (USP). Mestre e Doutora em Pediatria pelo Programa de Pós-Graduação em Saúde da Criança e do Adolescente da Faculdade de Medicina de Ribeirão Preto. Pós-Graduação em Cuidados Paliativos e Cuidado Paliativo Pediátrico pelo Instituto de Ensino Sírio-Libanês. Docente do Curso de Medicina no Centro Universitário Barão de Mauá. Médica Assistente em Cuidados Paliativos Pediátricos no HC Criança do Hospital das Clínicas da FMRP. Membro do Comitê de Cuidados Paliativos da ANCP e da Academia Brasileira de Bioética Clínica.

Felipe Theodoro Luiz Ferreira
Engenheiro Aeronáutico pela USP. MBA em Gestão Empresarial pela FGV. Especialista em Gestão de Negócios pela Fundação Dom Cabral. Executivo do setor de transportes aeronáuticos com longa atuação em multinacional do setor, com experiência em gestão de equipes multidisciplinares em diversos países da América Latina.

Fernanda Fukushima
Doutora em Anestesiologia pela Faculdade de Medicina de Botucatu da UNESP. Docente do Departamento de Especialidades Cirúrgicas e Anestesiologia da Faculdade de Medicina de Botucatu. Especialista em Anestesiologia com área de atuação em Dor e Cuidados Paliativos pela SBA/AMB.

Fernanda Vieira Bastos
Residência de Clínica Geral no Hospital Sírio-Libanês. Complementação Especializada de Cuidados Paliativos (HCFMUSP). Pós-Graduação em Cuidados Paliativos Pediátricos no Instituto Pallium Latinoamérica, Argentina.

Francine Ambrozio Lopes da Silva
Graduação em Medicina pela Faculdade de Medicina de Catanduva. Residência Médica em Cirurgia Geral pela Santa Casa de Franca. Residência Médica em Cirurgia Pediátrica pela Faculdade de Medicina de Botucatu da UNESP. Formação complementar em Endoscopia Digestiva Alta e Baixa pelo Hospital do Câncer de Barretos da Fundação Pio XII.

Gerusa Ferreira Lourenço
Terapeuta Ocupacional. Mestre e Doutora em Educação Especial (PPGEES/UFSCar). Especialista em Intervenção em Neuropediatria. Especialista em Terapia da Mão e Reabilitação do Membro Superior. Professora Associada I do Departamento de Terapia Ocupacional e do Programa de Pós-Graduação em Educação Especial da UFSCar. Membro da Diretoria do Capítulo Brasileiro da International Society for Augmentative and Alternative Communication (ISAAC-Brasil).

Graziela de Araujo Costa
Doutora e Mestre em Ciências pelo Departamento de Pediatria da FMUSP. Especialista em Terapia Intensiva Pediátrica pela AMIB e Medicina Paliativa pela AMB. Especialização em Cuidados Paliativos pelo Hospital Sírio-Libanês. Docente da Especialização e Aperfeiçoamento em Cuidados Paliativos Pediátricos no Hospital Sírio-Libanês.

Guillermo Traslaviña
Mestrado e Doutorado em Fisiologia, Pediatra e Neurologista Infantil.

Gustavo Antônio Moreira
Especialista em Pediatria, Terapia Intensiva Pediátrica e Medicina do Sono. Médico do Setor de Pneumologia Pediátrica do Departamento de Pediatria da Escola Paulista de Medicina da UNIFESP. Médico e Pesquisador do Instituto do Sono, São Paulo.

Gustavo Marquezani Spolador
Médico Geneticista pelo Hospital das Clínicas da Faculdade de Medicina da USP (HC-FMUSP). Especialização em Dor e Cuidados Paliativos Pediátricos pelo Instituto da Criança do HC-FMUSP. Assessor em Genética Médica e Genômica no Laboratório Fleury. Médico colaborador no Ambulatório de Dor e Cuidados Paliativos Pediátricos do Instituto da Criança do HC-FMUSP.

Helderjan de Souza Mendes
Especialista em Odontopediatria pela APCD-Bauru e Pacientes com Necessidade Especiais pela FFO – Faculdade de Odontologia, Universidade de São Paulo (FO-USP). Mestre e Doutorando pela Faculdade de Medicina de Botucatu da UNESP. Habilitação em Odontologia Hospitalar pela Fundação Bauruense de Estudos Odontológicos (FUMBEO) e Laserterapia da Faculdade de Odontologia de Bauru (FOB-USP). Membro dos Departamentos de Odontologia da Sociedade Paulista de Terapia Intensiva (SOPATI) e da Associação de Medicina Intensiva Brasileira (AMIB).

Heloisa de Oliveira Salgado
Psicóloga. Especialista em Psicologia da Infância pelo Departamento de Pediatria da EPM-UNIFESP. Mestrado e Doutorado em Ciências pela Faculdade de Saúde Pública da USP. Pós-Doutorado pelo Departamento de Medicina Social da FMRP-USP. Professora do Centro Universitário Barão de Mauá.

Isabela Schiffino Carvalho
Médica formada pela UFRJ. Residência em Clínica Médica pela UFRJ. Intensivista titulada pela AMIB. Supervisora Médica de Unidades de Terapia Intensiva do Hospital Copa D'Or Rede São Luiz. Aperfeiçoamento em Cuidados Paliativos pelo Instituto COI Paliativista Hospital Copa D'Or Rede São Luiz.

Iole Miriam Lebensztajn
Médica Pediatra. Instrutora Certificada de Jin Shin Jyutsu pela JSJ Inc., EUA.

Jair Borges Barbosa Neto
Graduação em Medicina com título de especialista em Psiquiatria. Mestre e Doutor em Psiquiatria e Psicologia Médica pela UNIFESP. Professor Adjunto do Departamento de Medicina da UFSCar na área de Saúde Mental. Docente Permanente do Programa de Pós-Graduação em Gestão da Clínica da UFSCar.

Janaina Hostins
Nutricionista Clínica com especialização em Pediatria pela Universidade de Marília (UNIMAR). Nutricionista do Serviço de Oncologia Pediátrica e Cuidado Intensivo Pediátrico no Hospital Santo Antônio e do Ambulatório Guarda-Chuva.

Joana Catarina da Cruz Mendes Branquinho
Professora Coordenadora da Escola Superior de Saúde Ribeiro Sanches do Instituto Politécnico da Lusofonia (IPLUSO). Enfermeira Especialista em Saúde Infantil e Pediátrica e em Enfermagem Médico-Cirúrgica à Pessoa em Situação Paliativa. Especialista na área do ensino. Pós-Graduada em Cuidados Paliativos Pediátricos. Mestre em Enfermagem Saúde Infantil e Pediatria e Mestre em Bioética. Doutora em Bioética.

Juliana de Almeida Prado
Médica Psiquiatra. Graduação e Residência Médica em Psiquiatria pela UNESP. Mestrado e Doutorado em Saúde Mental pela Faculdade de Medicina de Ribeirão Preto da USP. Professora Adjunta do Departamento de Medicina da UFSCar. Psiquiatra Clínica e Psicoterapeuta em Brainspotting.

Juliana Mattos
Psicóloga (UFRJ). Pós-Graduada em Cuidados Paliativos pelo Instituto Sírio-Libanês de Ensino e Pesquisa. Pós-Graduada em Psico-oncologia (FCMMG). Especialista em Psicologia Hospitalar (CFP). Psicóloga do Serviço de Psicologia Médica do Hospital dos Servidores do Estado-RJ/Ministério da Saúde, referenciada no Setor de Oncohematologia Pediátrica.

Juliana Morais Menegussi
Graduação em Serviço Social pela Universidade Estadual Paulista Júlio de Mesquita Filho (UNESP – Franca/SP). Residência Multiprofissional em Saúde da Família e Comunidade pela UFSCar. Mestrado em Gestão da Clínica pela UFSCar. Membro Fundadora do Projeto de Extensão Coletivo de Cuidados Paliativos – São Carlos. Docente no curso de especialização em Cuidados Paliativos da UFSCar. Membro Titular da RBCPPed. Doutoranda no Programa de Pós-Graduação em Enfermagem (PPGEnf/UFSCar). Assistente Social na Unidade Saúde Escola (USE/UFSCar).

Jussara Silva Lima
Graduação em Medicina pela Faculdade de Medicina do Triângulo Mineiro. Especialista em Pediatria. Mestre em Ciências da Saúde e Patologia Humana pela Universidade Federal do Triângulo Mineiro (UFTM). Doutora em Atenção à Saúde pela UFTM. Vice-Presidente da Sociedade Regional de Pediatria Vale do Rio Grande (SRPVRG). Vice-Presidente da Comissão de Cuidados Paliativos em Pediatria da UFTM. Professora Adjunta do Departamento de Pediatria da UFTM. Especialista em Cuidados Paliativos (USP). Especialista em Cuidados Paliativos com abordagem multiprofissional – Hospital Estadual de Ribeirão Preto. Especialista em Cuidados Paliativos pela AMB. Coordenadora da Liga de Cuidados Paliativos Pediátricos da UFTM.

Kalline Eler
Professora de Direito da Universidade Federal de Juiz de Fora (UFJF). Doutora em Bioética pela UnB. Diretora do Instituto Brasileiro de Direito do Paciente.

Karina Toledo da Silva Antonialli
Médica Psiquiatra. Mestranda do Programa de Pós-Graduação em Gestão da Clínica da UFSCar. Preceptora do Ambulatório Interdisciplinar da Unidade Saúde Escola (UFSCar).

Lara de Araújo Torreão
Professora Adjunta de Pediatria e do Eixo Ético-Humanístico da Faculdade de Medicina da Universidade Federal da Bahia (UFBA). Coordenadora da UTI Pediátrica do Hospital Aliança da Rede D'Or São Luiz (RDSL). Presidente do Comitê de Bioética do Hospital Aliança (RDSL). Membro da Câmara Técnica de Cuidados Paliativos do Conselho Regional de Medicina da Bahia.

Larissa Campagna Martini
Graduação em Terapia Ocupacional com título de especialista em Saúde Mental pelo Conselho Federal de Fisioterapia e Terapia Ocupacional. Mestre e Doutora em Psiquiatria e Psicologia Médica pela UNIFESP. Professora Adjunta do Departamento de Medicina da UFSCar na área de saúde mental. Docente Permanente do Programa de Pós-Graduação em Gestão da Clínica da UFSCar.

Leila Costa Volpon
Pediatra Intensivista. Doutora em Saúde da Criança e do Adolescente pela Faculdade de Medicina de Ribeirão Preto (FMRP) da USP. Formação em Cuidados Paliativos pelo Instituto Pallium Latinoamérica. Diarista do CTI Pediátrico e Paliativista da Unidade de Emergência do Hospital das Clínicas da FMRP-USP e membro do Grupo de Estudos em Paliativismo Pediátrico (GePaP) – HCFMRP-USP.

Lígia Bruni Queiroz
Pediatra e Médica de Adolescentes. Mestre pelo Departamento de Medicina Preventiva e Saúde Coletiva da FMUSP. Doutora pelo Departamento de Pediatria da FMUSP. Médica Assistente da Unidade de Adolescentes do Instituto da Criança e do Adolescente do HC/FMUSP. Pesquisadora de Pós-Doutorado pelo Departamento de Medicina Preventiva e Saúde Coletiva da FMUSP.

Luciana Bolzan Agnelli Martinez
Terapeuta Ocupacional graduada pela UFSCar com aperfeiçoamento profissional pela Associação de Assistência à Criança Deficiente (AACD-SP). Especialista em Tecnologia Assistiva pela Faculdade de Ciências Médicas de Minas Gerais (FCM-MG). Especialista em Terapia da Mão e Reabilitação do Membro Superior pela UFSCar. Mestre em Terapia Ocupacional pelo Programa de Pós-Graduação em Terapia Ocupacional (PPGTO) da UFSCar. Doutora em Ciências com ênfase em Inovação, Tecnologia Assistiva e Recursos Terapêuticos pelo Programa de Pós-Graduação Interunidades em Bioengenharia da Universidade de São Paulo (EESC/FMRP/IQSC – USP). Professora Adjunta do Departamento de Terapia Ocupacional e do PPGTO (UFSCar).

Luciana Dadalto
Doutora em Ciências da Saúde pela Faculdade de Medicina da UFMG. Mestre em Direito Privado pela PUC Minas. Advogada com atuação exclusiva em Saúde. Administradora do portal www.testamentovital.com.br. Professora universitária.

Luciana Nunes Silva
Oncopediatra e Mestre em Pediatria pela USP com Pós-Graduação em Cuidado Paliativo pelo Instituto Paliar-SP. Membro Titular da RBCPPed. Oncopediatra do Hospital Martagão Gesteira e do Hospital Santa Izabel na Bahia.

Madalena de Faria Sampaio
Graduação em Medicina pela PUC-SP, campus Sorocaba. Especialista em Medicina de Família e Comunidade (AMB). Medicina Paliativa (AMB). Pós-Graduação em Cuidados Paliativos pelo Instituto Pallium Latinoamérica. Mestre em Bioética pela PUC-PR. Professora da Disciplina de Cuidados Paliativos da PUC-PR, Londrina. Coordenadora e Professora da Pós-Graduação em Cuidados Paliativos da PUC-PR, Londrina. Médica da Equipe de Cuidados Paliativos do Hospital do Câncer de Londrina. Coordenadora e Médica da Equipe de Cuidados Paliativos do Hospital Evangélico de Londrina.

Maíla Cristina da Cunha Guimarães
Graduação em Medicina pela Faculdade de Medicina da UFMG. Residência Médica em Pediatria pelo Hospital Infantil João Paulo II (FHEMIG). Especialização em Cuidados Paliativos Pediátricos pelo Hospital Sírio-Libanês. Título de Especialista em Cuidados Paliativos Pediátricos pela AMB.

Manuel Luís Vila Capelas
Doutorado em Ciências da Saúde – Cuidados Paliativos. Professor Associado no Instituto de Ciências da Saúde da Universidade Católica Portuguesa (UCP). Investigador no Centro de Investigação Interdisciplinar em Saúde (CIIS) da UCP. Diretor do Observatório Português dos Cuidados Paliativos.

Manuella Pacífico de Freitas Segredo
Médica Oncologista Pediátrica do Departamento de Pediatria da Faculdade de Medicina de Botucatu da Universidade Estadual Paulista (FMB/UNESP). Doutora em Fisiopatologia em Clínica Médica (FMB/UNESP). Responsável pelo Serviço de Oncologia Pediátrica do Hospital das Clínicas da FMB/UNESP. Título de Especialista em Oncologia Pediátrica pelo Conselho Regional de Medicina do Estado de São Paulo (CREMESP).

Marcelo Rech de Faria
Médico Pediatra e Oncologista Pediátrico. Coordenador do Departamento de Cuidados Paliativos do Serviço de Oncologia Pediátrica do Hospital Santo Antônio. Coordenador Médico do Ambulatório Guarda-Chuva de Cuidados Paliativos Pediátricos.

Maressa Gasparoto Lenglube Lisboa
Enfermeira Assistencial na Fundação Centro de Controle de Oncologia do Amazonas. Especialista em Enfermagem Oncológica, pelo molde residência, pela Universidade do Estado do Amazonas (UEA). Especialista em Cuidados Paliativos pela Faculdade Martha Falcão. Mestre em Enfermagem em Saúde Pública pela UEA.

Maria Augusta Bento Cicaroni Gibelli
Mestre em Pediatria pela Faculdade de Medicina da USP. Doutora em Pediatria pela Faculdade de Medicina da USP. Especialização em Cuidados Paliativos pelo Instituto de Ensino e Pesquisa do Hospital Sírio-Libanês. Especialização em Gestão Hospitalar pela FGV. Diretora do Centro Neonatal e Centro de Terapia Intensiva 2 do Instituto da Criança e do Adolescente do Hospital das Clínicas da Faculdade de Medicina da USP. Diretora médica da Maternidade São Luiz Itaim Star – Rede D'Or.

Mariana Lucas da Rocha Cunha
Enfermeira. Coordenadora da Graduação de Enfermagem da Faculdade Israelita de Ciências da Saúde Albert Einstein. Mestre e Doutora em Enfermagem Pediátrica pela Escola de Enfermagem da USP. MBA em Gestão de Serviços de Saúde pelo INSPER.

Mariana Ribeiro Marcondes da Silveira
Especialista em Pediatria com áreas de atuação em Neurologia Infantil e Neurofisiologia pelo HC-FMUSP. Pós-Graduada em Cuidados Paliativos Pediátricos pelo Instituto de Ensino e Pesquisa do Hospital Sírio-Libanês. Médica Assistente da Divisão de Neurologia do HC-FMUSP e da Unidade de Dor e Cuidados Paliativos do Instituto da Criança da FMUSP. Coordenadora Geral do Grupo de Atenção Integral à Criança com Doença Neurológica da RBCPPed.

Marina Noronha Ferraz de Arruda-Colli
Graduação em Psicologia pela Faculdade de Filosofia, Ciências e Letras de Ribeirão Preto da Universidade de São Paulo (FFCLRP-USP). Mestrado e Doutorado em Psicologia pelo Programa de Pós-Graduação em Psicologia pela FFCLRP-USP. Especialista em Psicologia Hospitalar pelo Conselho Federal de Psicologia. Pós-Graduação Lato Sensu em Oncologia e Psicologia pela Faculdade de Ciências Médicas da Universidade Estadual de Campinas (FCM-UNICAMP). Special Volunteer no Psychosocial Support and Research Program do Pediatric Oncology Branch do National Cancer Institute, National Institutes of Health (POB-NCI-NIH, USA). Membro do Comitê de Psico-Oncologia Pediátrica da Sociedade Brasileira de Psico-Oncologia.

Mateus Fabrício Pallone Manzini
Graduação em Educação Física pela UNICAMP (Bacharelado e Licenciatura). Professor de Pós-Graduação em Cuidados Paliativos (UFSCar). Professor de Ciclismo para populações especiais (idosos e pessoas com deficiência). Treinador de ciclismo, corrida e triathlon.

Mirelli Stephânia de Oliveira Ramos Terra
Enfermeira Neonatologista pela Universidade Federal do Estado do Rio de Janeiro (UNIRIO). Mestre em Saúde Materno-Infantil pela Universidade Federal Fluminense (UFF). Especialista em Gestão de Serviços de Saúde e Gestão da Qualidade. Avaliadora no Sistema Brasileiro de Acreditação pela metodologia ONA.

Mirlane Guimarães de Melo Cardoso
Médica Anestesiologista com área de atuação em Dor e Medicina Paliativa (UNICAMP/AMB). Mestre e Doutora em Farmacologia pela Universidade Federal do Ceará (UFC). Professora Associada de Farmacologia da Universidade Federal do Amazonas (UFAM). Responsável pelo Serviço de Terapia da Dor e Cuidados Paliativos da Fundação Centro de Controle de Controle de Oncologia do Amazonas (STDCP/FCECON). Presidente da Comissão de Treinamento em Medicina Paliativa da Sociedade Brasileira de Anestesiologia. Sócia Fundadora da ANCP. Especialista em Gestão em Saúde.

Monika Wernet
Professora Associada 3 junto ao Departamento de Enfermagem da UFSCar. Credenciada no Programa de Pós-Graduação em Enfermagem (Mestrado e Doutorado) e Docente do Curso de Especialização em Enfermagem Pediátrica da UFSCar. Líder do grupo de pesquisa Saúde e Família (CNPq). Especialista em Cuidado Pré-Natal (UNIFESP). Mestre em Enfermagem Pediátrica pela USP (Escola de Enfermagem). Doutora em Enfermagem pela USP (Escola de Enfermagem) com Estágio Pós-Doutoral na USP (Faculdade de Medicina e Escola de Enfermagem de Ribeirão Preto).

Monise Santos de Carvalho
Médica Pediatra. Residente em Pneumologia Pediátrica na Escola Paulista de Medicina (EPM) da UNIFESP.

Nádia Takako Bernardes Suda
Mestrado em Ciências – Gestão e Informática em Saúde na UNIFESP. Especialista em Qualidade em Saúde e Segurança do Paciente (ENSP/FIOCRUZ). Especialista em Gestão em Saúde (UAB/UNIFESP). Farmacêutica do Grupo Girafa, de Bioética e Cuidados Paliativos Pediátricos (HU/UNIFESP).

Natálie Iani Goldoni
Fonoaudióloga (UNESP Marília). Doutoranda pelo Programa de Pós-Graduação em Educação (UNESP Marília). Formação Básica e Avançada em Cuidados Paliativos pelo Instituto Pallium Latinoamérica. Fonoaudióloga Paliativista Clínica e Domiciliar no Recôncavo da Bahia. Pesquisadora Colaboradora na Universidade Federal do Recôncavo da Bahia. Docente e Coordenadora na área de Comunicação Alternativa com atuação em Cuidados Paliativos da Casa do Cuidar, São Paulo.

Nichollas Martins Areco
Psicólogo. Mestre e Doutor em Psicologia pela FFCLRP-USP. Especialista em Psicologia Hospitalar pelo Conselho Federal de Psicologia. Psicólogo do Serviço de Oncologia e Hematologia Pediátrica do HC/FMRP-USP. Membro do Grupo de Estudo em Paliativismo Pediátrico (GePaP) do HC/FMRP-USP.

Olívia Campos Lopes
Doutoranda na UNIFESP. Mestre em Ciências da Reabilitação e Desempenho Físico Funcional (UFJF). Pós-Graduada em Fisioterapia Oncológica (Interfisio). Especialista em Fisioterapia Oncológica (COFITTO). Pós-Graduanda em Cuidados Paliativos (ISE).

Patrícia Luciana Moreira-Dias
Enfermeira. Mestre em Enfermagem Pediátrica. Doutora em Ciências. Aprimoramento em Cuidados Paliativos Pediátricos. Pós-Doutorado em Cuidado Centrado na Família e Cuidados Paliativos Pediátricos. Professora da Faculdade de Educação em Ciências da Saúde do Hospital Alemão Oswaldo Cruz. Professora Convidada da Pós-Graduação do Instituto Israelita de Ensino e Pesquisa Albert Einstein.

Patrícia Regina Ferreira da Silva
Bacharela em Enfermagem pela EERP-USP. Especialista em Enfermagem em Clínica Médico-Cirúrgica pela UNIFESP. Bacharela em Medicina Veterinária pela Universidade Santo Amaro (UNISA). Membro da Coordenação do Grupo de Estudos em Intervenção Assistida por Animais da RBCPPed. Docente nos cursos de especialização em Cuidados Paliativos Adultos, Cuidados Paliativos Pediátricos e Geriatria do Instituto de Ensino e Pesquisa do Hospital Sírio-Libanês. Enfermeira Sênior em Clínica, Pesquisa Médico-Cirúrgica e Unidade Semi-Intensiva do Hospital Sírio-Libanês.

Paula da Silva Kioroglo Reine
Mestre em Ciências da Saúde pelo Instituto de Ensino e Pesquisa do Hospital Sírio-Libanês (IEP-HSL). Especialista em Psicologia Hospitalar pela Irmandade da Santa Casa de Misericórdia de São Paulo. Aperfeiçoamento em Cuidados Paliativos (IEP-HSL). Aperfeiçoamento em Processos Educacionais na Saúde (IEP-HSL). Coordenadora do Grupo de Estudos para Melhores Práticas Assistenciais (GEMPA) em Cuidados Paliativos (HSL). Tutora da Pós-Graduação em Cuidados Paliativos Pediátricos do IEP-HSL. Distinção de conhecimento em Psico-Oncologia pela Sociedade Brasileira de Psico-Oncologia. Membro Titular da RBCPPed. Psicóloga do Serviço de Psicologia do Hospital Sírio-Libanês.

Paula Vieira de Vincenzi Gaiolla
Cardiologista Pediátrica pelo InCor/HCFMUSP. Paliativista pelo Instituto Pallium Latinoamérica. Coordenadora do Grupo de Cuidados Paliativos da Criança Cardiopata do InCor/HCFMUSP. Coordenadora do Centro de Terapia Intensiva Cardiológica Pediátrica do InCor/HCFMUSP.

Paula Silva de Carvalo Chagas
Pós-Doutoranda pela CanChild, McMaster University, Canadá. Doutora em Ciências da Reabilitação (UFMG). Professora Associada do Departamento de Fisioterapia do Idoso, do Adulto e Materno-Infantil da Faculdade de Fisioterapia (UFJF). Orientadora do Programa de Pós-Graduação de Ciências da Reabilitação e Desempenho Físico-Funcional (PPGCRDF/UFJF).

Patrícia Zamberlan
Nutricionista pela Faculdade de Saúde Pública da USP. Mestre, Doutora e Pós-Doutoranda em Ciências da Saúde pelo Departamento de Pediatria da FMUSP. Especialista em Terapia Nutricional Parenteral e Enteral pela Brazilian Society Parenteral and Enteral Nutrition (BRASPEN)/Sociedade Brasileira de Terapia Parenteral e Enteral (SBNPE). Nutricionista das UTI Pediátrica e Neonatal e da Equipe Multiprofissional de Terapia Nutricional do Instituto da Criança e do Adolescente do Hospital das Clínicas da FMUSP.

Poliana Cristina Carmona Molinari
Oncologista Pediatra. Paliativista Pediatra do Hospital Beneficência Portuguesa. Mestre em Ciências pela UNIFESP/EPM. Pós-Graduação em Cuidados Paliativos e Dor pelo Hospital Sírio-Libanês. Curso de Educação e Prática de Cuidados Paliativos pela Harvard Medical School. Membro do Departamento de Dor e Cuidados Paliativos da SBP. Professora Assistente do Departamento de Pediatria da Faculdade de Medicina de Jundiaí.

Priscila Maruoka
Cardiologista Pediátrica pela UNICAMP. Título de Cardiologista Pediátrica pela SBC. Título de Medicina Intensiva Pediátrica pela AMIB. Assistente em Cardiologia Pediátrica na UNICAMP e Hospital da PUC-Campinas.

Priscila Beatriz de Souza Medeiros
Professora Assistente de Reumatologia Pediátrica do Departamento de Pediatria e Cirurgia Pediátrica do Centro de Ciências da Saúde da Universidade Estadual de Londrina (CCS-UEL). Mestre em Saúde da Criança e do Adolescente pelo Departamento de Pediatria e Puericultura da Faculdade de Medicina de Ribeirão Preto (FMRP-USP-Ribeirão). Reumatologista Pediatra pela USP-Ribeirão com Título de Especialista pela Sociedade Brasileira de Reumatologia. Imunologista e Alergologista pelo Instituto da Criança (ICr-USP). Graduação em Medicina e Pediatra pela Faculdade de Medicina de Botucatu (FMB-UNESP).

Raquel Santos Ferreira
Pediatra e Neonatologista pela FMUSP. Médica Assistente do Centro Neonatal do HCFMUSP com atuação na Equipe de Cuidados Paliativos Perinatal. Especialista em Cuidados Paliativos pelo Instituto de Ensino e Pesquisa do Hospital Sírio-Libanês. Tutora da Pós-Graduação de Cuidados Paliativos Pediátricos do Hospital Sírio-Libanês.

Rayane Félix Lôbo Monteiro
Graduação em Fisioterapia pela Universidade Federal de Sergipe (UFS) – Campus Lagarto. Mestranda pelo Programa de Pós-Graduação em Fisioterapia (PPGFt-UFSCar). Pós-Graduanda em Fisioterapia Pediátrica pela Faculdade Unileya.

Reyna Aguilar Quispe
Especialista em Odontopediatria pelo Hospital de Reabilitação de Anomalias Craniofaciais da USP. Mestre e Doutora em Estomatologia e Imaginologia da Faculdade de Odontologia de Bauru (USP). Habilitada em Odontologia Hospitalar (FUMBEO) e em Laserterapia (IALD). Professora da Disciplina de Diagnóstico Bucal do Curso de Odontologia do Centro Universitário de Adamantina.

Rita de Cássia Guedes de Azevedo Barbosa
Fisioterapeuta Respiratória do Programa VENTLAR/FHEMIG – Programa de Assistência aos Pacientes com Doença Neuromuscular da Fundação Hospitalar do Estado de Minas Gerais. Professora Convidada do módulo Fisioterapia Respiratória nas Doenças Neuromusculares na Graduação da UFMG, no Curso de Especialização em Fisioterapia Cardiorrespiratória da UFMG e no Curso de Especialização Avanços Clínicos em Fisioterapia da UFMG – Área de Fisioterapia Neurofuncional do Adulto.

Rita Tiziana Verardo Polastrini
Enfermeira Pediatra. Especialista em Administração Hospitalar pela Faculdade de Saúde Pública da USP. Diplomada em Cuidados Paliativos pela Universidade Del Salvador – Buenos Aires, Argentina, com chancela da Oxford UK. Certificado de Capacitador do EPEC Latino em Pediatria pelo Boston Children's Hospital e Dana-Faber Cancer Institute. Membro do Comitê de Pediatria da ANCP. Membro da RBCPPed. Coordenadora do Curso de Aprimoramento em Cuidados Paliativos Pediátricos (CAEPP) em parceria com o Instituto da Criança (HCFMUSP). Enfermeira da Unidade de Dor e Cuidados Paliativos do Instituto da Criança (HCFMUSP). Coordenadora Administrativa da Unidade de Pediatria Integrativa do Departamento de Pediatria da FMUSP.

Rita de Cássia Quaglio
Mestre em Ciências e Bacharelado e Licenciatura em Enfermagem pela Escola de Enfermagem de Ribeirão Preto-USP. Formação avançada em Cuidados Paliativos no Instituto Pallium Latinoamérica. Especialização em Gestão em Enfermagem pela UNIFESP. Docente Convidada do Curso de Especialização em Cuidados Paliativos na UFSCar. Enfermeira da Equipe Gestora de Neurologia e integrante da Equipe de Interconsultas em Cuidados Paliativos da Unidade de Emergência do Hospital das Clínicas de Ribeirão Preto.

Roberta Cristina Risso
Médica Anestesiologista (SBA/MEC). Título de Especialista com área de atuação em Dor pela AMB. Mestre em Ciências pela UNIFESP. Especialização em Cuidados Paliativos e em Metodologias Ativas de Ensino pelo Hospital Sírio-Libanês. Coordenadora da Equipe de Tratamento de Dor no Hospital Oswaldo Cruz/SMA. Membro da SBA e da SAESP. Membro da SBED.

Sheyla Ribeiro Rocha
Graduação em Medicina pela UFMG. Residência Médica em Pediatria pelo Hospital Universitário São José/FCMMG. Título de Especialista em Pediatria pela SBP. Mestre em Ciências da Saúde da Criança e do Adolescente pela UFMG. Doutora em Ciências pela UNICAMP. Membro da International Association for Communication in Healthcare. Docente do Departamento de Medicina da UFSCar e Membro da Comissão de Acompanhamento e Monitoramento de Escolas Médicas do Ministério da Educação (CAMEM/SESU – MEC).

Simone de Campos Vieira Abib
Professora Adjunta Livre-Docente do Departamento de Cirurgia da UNIFESP-EPM. Chefe do Serviço de Cirurgia Pediátrica do Instituto de Oncologia Pediátrica – GRAACC – UNIFESP.

Stefhanie Piovezan
Jornalista. Mestre em Comunicação pela UNESP e Doutoranda em Ciências da Comunicação na Universidade de Coimbra, Portugal. Autora do livro "Visionários: As primeiras décadas de cuidados paliativos no Brasil pelo olhar dos Pioneiros", da Academia Nacional de Cuidados Paliativos.

Tatiana Mattos do Amaral
Médica Pediatra. Mestre em Saúde da Criança e do Adolescente da Faculdade de Medicina da UFMG. Especialista em Adolescência. Membro do Serviço de Saúde do Adolescente do HC-UFMG. Título em Cuidado Paliativo pela ANCP. Coordenadora do Grupo de Cuidado Paliativo do Hospital das Clínicas da UFMG. Coordenadora do Comitê de Cuidado Paliativo da Sociedade Mineira de Pediatria.

Tatiana Barbieri Bombarda
Terapeuta Ocupacional graduada pela Universidade do Sagrado Coração. Mestre e Doutora pelo Programa de Pós-Graduação em Terapia Ocupacional da Universidade Federal de São Carlos (PPGTO/UFSCar). Professora Adjunta no Departamento de Terapia Ocupacional da UFSCar. Docente no Programa de Pós-Graduação em Terapia Ocupacional da UFSCar. Coordenadora do Curso de Especialização em Cuidados Paliativos da UFSCar. Vice-Coordenadora do Comitê de Terapia Ocupacional da Academia Nacional de Cuidados Paliativos.

Tiago Chagas Dalcin
Mestrado em Medicina/Pediatria com área de concentração em Pediatria (PUC-RS). Especialista em Qualidade em Saúde e Segurança do Paciente (ENSP/FIOCRUZ). Residência Médica em Pediatria (HCPA) e Medicina Intensiva Pediátrica (PUC-RS). Pediatra e Preceptor da Residência Médica em Pediatria (HCPA). Coordenador do Grupo Temático de Trabalho em Pediatria da SOBRASP.

Thais Regina Frata Fernandes
Fisioterapeuta com áreas de atuação em Fisioterapia Neurofuncional e Equoterapia. Graduada pela Fundação Universidade Regional de Blumenau (FURB). Especialista em Fisioterapia Neurológica pela FURB. Aprimoramento em Cuidados Paliativos Pediátricos pelo Instituto da Criança e do Adolescente do Hospital das Clínicas da Faculdade de Medicina da Universidade de São Paulo (ICr – HCFMUSP). Extensão em Perspectivas Atuais de Reabilitação em Cuidados Paliativos (Instituto Paliar). Formação Básica e Avançada em Marcha em Tratamento no Conceito Neuroevolutivo Bobath (ABRADIMENE). Membro da INBA. Formação em Equoterapia pela Associação Nacional de Equoterapia.

Vivian Taciana Simioni Santana
Fisioterapeuta Doutora e Mestre em Ciências da Saúde pela Faculdade de Medicina do ABC (FMABC). Pós-Graduada em Fisioterapia Cardiorrespiratória pela FMABC. Especialista em Terapia Intensiva Pediátrica e Neonatal pela Assobrafir/Coffito. MBA em Gestão em Saúde pela FGV. Aprimoramento em Cuidados Paliativos Pediátricos pelo Instituto da Criança e Adolescente (ICr HC FMUSP).

Viviane Cristina Cândido
Doutora em Ciências da Religião. Mestra em Educação com graduação em Filosofia e Pedagogia. Docente Adjunta e Pesquisadora em Filosofia da Saúde – Centro de História e Filosofia das Ciências da Saúde – EPM/UNIFESP.

Zaida Borges Charepe
Professora Associada da Universidade Católica Portuguesa, Centro de Investigação Interdisciplinar em Saúde (CIIS), Instituto de Ciências da Saúde (ICS), Portugal.

Prefácio

Tudo, aliás, é a ponta de um mistério, inclusive os fatos. Ou a ausência deles. Duvida? Quando nada acontece há um milagre que não estamos vendo.
(Guimarães Rosa)

E, se calhar, acrescento agora eu: há quem tenha medo que o medo acabe.
(Mia Couto)

Quando o coração se fecha faz mais barulho que uma porta.
(António Lobo Antunes)

Fiquei pensando em como prefaciar este livro. Imagine um livro que sempre foi sonhado, daqueles sonhos que você nunca pensa que podem se tornar realidade. Então, nada mais justo do que eu contar sua história. Onde será que tudo começou?

De uns anos para cá, tivemos um salto de publicações sobre Cuidados Paliativos Pediátricos, todas de grande qualidade, cada uma complementando a outra. Mesmo com tamanho esforço, ainda precisávamos de mais. Nos espaços de que participava, seja nas universidades, seja nos hospitais ou até mesmo nos congressos, faltava algo que eu pudesse levar como "essa é NOSSA referência". Temos um livro bastante famoso, publicado em inglês, que dizemos ser, mas senti a necessidade de ter algo para chamar "da gente": nós, brasileiros, que trabalhamos com Cuidados Paliativos Pediátricos, que somos únicos em saber "o que nos faz sentido".

Em 2020, com a criação da Rede Brasileira de Cuidados Paliativos Pediátricos, grande parte desse sentimento de pertencimento começou a ser suprido. Começamos a ver profissionais da saúde e paliativistas de todos os estados do Brasil fazendo parte dos grupos de trabalho, assistindo aos eventos e curtindo as postagens do Instagram. De repente, vimos nosso país trazendo interdisciplinaridade. Vimos sua grandiosidade, os diversos "Brasis" e suas peculiaridades, que vão desde questões sociais ímpares até aspectos espirituais únicos. Temos muitos problemas? Sim, a Rede também vem nos mostrando as dificuldades e os pontos que podem ser melhorados, mas, ao mesmo tempo, temos sementes poderosas que estão modificando tudo ao seu redor.

Até que em 2021, ao dar início à organização do I Simpósio Brasileiro de Cuidados Paliativos Pediátricos da Rede, resolvi contactar a oncologista pediátrica Ana Lacerda, de Lisboa, referência mundial em Cuidados Paliativos Pediátricos. Comecei a perceber que, apesar de nossas diferenças, havia muito mais semelhanças, e chegamos a criar o Grupo Lusófono de Cuidados Paliativos Pediátricos, além de realizarmos juntas o I Encontro Lusófono de Cuidados Paliativos Pediátricos. Esse encontro foi um balizador em minha vida, pois percebi, após conhecer colegas de outros países que falam português, que precisaríamos cada vez mais de assumir nossa identidade.

Tenho uma amiga que diz assim: "Tem vezes que crescemos tanto, que naquela caixa não cabe mais a gente." Da Rede e do Grupo Lusófono, foi muito natural ressurgir a ideia do livro. E, claro, como canta Raul Seixas,

> Sonho que se sonha só
> É só um sonho que se sonha só
> Mas sonho que se sonha junto é realidade.

Fui atrás de quem sempre esteve ao meu lado nessa trajetória, que me ensinou e ensina, estendendo a mão sempre que preciso: minha madrinha Sílvia e minha amiga/irmã Simone.

O trio abraçou a ideia, uma vez que as duas também pensavam como eu – aliás, sempre estamos em sintonia – e seguimos com todas as nossas forças. Os obstáculos apareceram, as dificuldades surgiram, mas tudo que estávamos vivendo foi essencial para cada pedacinho desta obra sair ainda com mais carinho. Durante e após a pandemia de Covid-19, de repente os capítulos foram chegando: cada um nos trazia uma alegria diferente, repleto de conteúdo, de pesquisa, de ensino, de aprendizado, enfim, de dedicação.

Sobre os participantes desta obra, a história é simples. Era uma vez uma jovem sonhadora, dessas que tinham a certeza de que poderiam mudar o mundo, transformando-o em um lugar de compaixão. Ao mesmo tempo, era uma vez um jovem sonhador, desses que tinham a certeza de que poderiam mudar o mundo, transformando-o em um lugar de compaixão. E essa jovem cresceu, estudou muito e se capacitou, tornando-se paliativista. Esse jovem também cresceu, estudou muito e se capacitou, também se tornando paliativista. Os dois se encontraram e perceberam que existiam outros iguais a eles. Sim, foi assim que encontramos todos os colaboradores e todas as colaboradoras deste livro: profissionais extremamente competentes, que estudam e se dedicam em seus espaços para promover o melhor Cuidado Paliativo Pediátrico com base na ciência, como deve ser.

Para iniciar a obra, o querido Ross Drake, referência mundial em dor infantil, escreveu algumas palavras diretamente da Nova Zelândia. Ross nos ensinou o ditado, em Māori, "*Kia kaha, kia maia, kia manawanui*", que significa, em português, "Seja forte, seja corajoso, seja paciente" – é tudo o que este livro traz:

Este livro foi feito por diferentes mãos, que transformaram a multidisciplinaridade em interdisciplinaridade e, além disso, trouxeram a transdisciplinaridade transbordada em vários capítulos.

Este livro foi feito por diferentes mãos, mas todas com o mesmo propósito: levar conhecimento sobre Cuidados Paliativos Pediátricos para todos os estudantes e profissionais da saúde que falam português.

Este livro foi feito por diferentes mãos que levam diariamente assistência e ensino em Cuidados Paliativos Pediátricos, experimentando, a cada dia, vivências diferentes e que têm tendo muito para contar e compartilhar.

Ciência.
O olhar para a criança e o adolescente.
Compaixão.
Representatividade.
E, por que não, amor?!
Foi para vocês e para mim.
Foi pelos pacientes e pelas pessoas.
O "nosso" Cuidado Paliativo Pediátrico.

Profa. Dra. Esther Angélica Luiz Ferreira

Apresentação

Esta obra representa uma evolução verdadeiramente fantástica para o mundo lusófono, pois os Cuidados Paliativos Pediátricos constituem uma novidade para essa especialidade. Não há nada melhor do que poder entrar em contato com uma fonte confiável de informações que aborde as questões preocupantes em seu idioma nativo. Este livro é um grande livro.

Pode ser difícil avaliar o sucesso deste livro como uma referência. Uma avaliação pessoal é que o livro não apenas forneça uma resposta ou segurança às suas questões, mas também que o leve a examinar outros capítulos. Olhando para os tópicos oferecidos e aplicando esse padrão, é difícil ver outra coisa além do sucesso.

Para isso, é claro, também conta a forma como os autores comunicam o conhecimento mais atualizado de maneira envolvente e clinicamente relevante. Na Nova Zelândia, o povo māori usa a palavra *taonga* para se referir a "todas as coisas altamente valorizadas, tangíveis e intangíveis, materiais e espirituais". Uma palavra equivalente em português poderia ser *tesouro*. Os autores desta referência são sua *taonga*; seu *tesouro*. Estiveram na vanguarda do fornecimento e ensino de Cuidados Paliativos Pediátricos no Brasil e em outros países de língua portuguesa e transmitem a riqueza de seu conhecimento na ampla e diversificada gama de temas que abrangem os requisitos holísticos inerentes à prestação de cuidados paliativos para crianças.

Por favor, aproveite esta oportunidade para obter esclarecimentos sobre os cuidados com o corpo, a mente, as emoções e o espírito dos bebês, crianças e adolescentes com condições limitantes de vida.

Ross Drake

A Word of Presentation

This is a truly exciting development for the lusophone world as the "Pediatric Palliative Care" represents a *novidade* for this speciality practice. There is nothing quite like being able to reach out to a trusted source of information that addresses your troubling questions in your preferred language. This book is just such a tome.

It can be difficult to appraise the success of a reference like this book. A personal measure is if the book not only provides an answer or reassurance to your query but also draws you into looking at other chapters. Looking at the topics on offer and applying this standard it is hard to see anything other than success.

This, of course, also relies on the authors being able to communicate the most up to date knowledge in an engaging and clinically relevant way. In New Zealand, the Māori people use the word *taonga* when referring to "all things highly prized, tangible and intangible, material and spiritual". An equivalent Portuguese word could be *tesouro*. The authors of this reference are your *taonga*; your *tesouro*. They have been at the forefront of providing and teaching pediatric palliative care in Brazil and other Portuguese speaking countries and impart their wealth of knowledge in the broad and diverse range of topics covering the holistic requirements inherent in the provision of palliative care for children.

Por favor, aproveite esta oportunidade para obter esclarecimentos sobre os cuidados com o corpo, mente, emoções e espírito de bebês, crianças e adolescentes com condições limitantes de vida. (*Please, enjoy this opportunity to gain enlightenment on the care of the body, mind, emotions and spirit of babies, children and adolescents with life limiting illnesses.*)

Ross Drake

Sumário

Seção I – Introdução, 1

1. **História dos Cuidados Paliativos Pediátricos no Brasil e no Mundo, 3**
   Sílvia Maria de Macedo Barbosa

2. **Cuidados Paliativos Pediátricos – Definição e Indicações, 6**
   Esther Angélica Luiz Ferreira
   Simone Brasil de Oliveira Iglesias
   Jussara Silva Lima

3. **Prognóstico e Plano de Cuidados em Cuidados Paliativos Pediátricos, 10**
   Tatiana Mattos do Amaral
   Sílvia Maria de Macedo Barbosa
   Poliana Cristina Carmona Molinari
   Esther Angélica Luiz Ferreira

4. **Segurança do Paciente Pediátrico no Ambiente Hospitalar, 15**
   Cristina Ortiz Sobrinho Valete
   Nádia Takako Bernardes Suda
   Tiago Chagas Dalcin

Seção II – Comunicação, 21

5. **Princípios da Comunicação em Pediatria, 23**
   Poliana Cristina Carmona Molinari

6. **Conferência Familiar, 29**
   Juliana Mattos
   Nichollas Martins Areco

7. **Comunicação Alternativa nos Cuidados Paliativos Pediátricos – Contribuições para Alívio da Dor e do Sofrimento, 34**
   Natálie Iani Goldoni
   Gerusa Ferreira Lourenço

Seção III – Bioética e Políticas Públicas, 41

8. **Políticas Públicas em Cuidados Paliativos Pediátricos, 43**
   Luciana Dadalto

9. **Benefícios Possíveis dos Cuidados Paliativos Pediátricos – Como Orientar e Acolher a Família, 46**
   Juliana Morais Menegussi
   Marina Noronha Ferraz de Arruda-Colli

10. **Princípios Bioéticos em Pediatria, 51**
    Lara de Araújo Torreão
    Simone Brasil de Oliveira Iglesias

11. **Direitos Humanos do Paciente Pediátrico no Contexto dos Cuidados Paliativos, 57**
    Kalline Eler
    Aline Albuquerque

12. **Tomada de Decisão em Cuidados Paliativos Pediátricos: Família e Equipe, 62**
    Ana Cristina Pugliese de Castro
    Joana Catarina da Cruz Mendes Branquinho

13. **Autonomia Decisória da Criança, 69**
    Luciana Dadalto

Seção IV – Gestão em Saúde, 73

14. **Princípios de Gestão de Equipes na Saúde da Criança, 75**
    Esther Angélica Luiz Ferreira
    Felipe Theodoro Luiz Ferreira
    Mirlane Guimarães de Melo Cardoso
    Sheyla Ribeiro Rocha

15. **Gestão em Cuidados Paliativos Pediátricos, 79**
    Carolina Paula Jesus Kasa
    Esther Angélica Luiz Ferreira

Seção V – Controle dos Sintomas Físicos, 85

16. **Dor em Pediatria: Aguda e Crônica, 87**
    Carlota Vitória Blassioli Moraes
    Sílvia Maria de Macedo Barbosa
    Esther Angélica Luiz Ferreira

17. **Tratamento Intervencionista da Dor na Criança, 94**
    Roberta Cristina Risso

18. **Dor em Neonatologia, 98**
    Raquel Santos Ferreira
    Maria Augusta Bento Cicaroni Gibelli

19. **Intervenções não Farmacológicas para Controle da Dor, 104**
    Graziela de Araujo Costa
    Vivian Taciana Simioni Santana

20. **Náuseas e Vômitos, 109**
    Luciana Nunes Silva

21. **Distúrbios do Sono, 116**
    Guillermo Traslaviña

22. **Mucosite Oral, 123**
    Helderjan de Souza Mendes
    Reyna Aguilar Quispe

23. **Disfagia, 129**
Fabíola de Arruda Leite
Leila Costa Volpon

24. **Sialorreia, 135**
Leila Costa Volpon
Fabíola de Arruda Leite

25. **Prurido, 141**
Graziela de Araujo Costa

26. **Tosse e Soluço, 144**
Aline Maria de Oliveira Rocha
Carlota Vitória Blassioli Moraes

27. **Diarreia e Constipação Intestinal, 148**
Marcelo Rech de Faria
Janaina Hostins

28. **Fadiga e Síndrome da Anorexia-Caquexia, 153**
Andréa Gislene do Nascimento
Carlota Vitória Blassioli Moraes
Patrícia Zamberlan
Sílvia Maria de Macedo Barbosa

29. **Dispneia, 160**
Andrea Nogueira Araujo
Eduardo Alberto de Morais

Seção VI – Cuidados Específicos, 165

30. **Vias de Acesso em Cuidados Paliativos Pediátricos, 167**
Camila Amaral Borghi
Rita Tiziana Verardo Polastrini

31. **Hipodermóclise, 169**
Rita Tiziana Verardo Polastrini

32. **Cuidados com a Pele, Feridas e Estomias, 174**
Rita de Cássia Quaglio
Maressa Gasparoto Lenglube Lisboa

Seção VII – Cuidados de Final de Vida em Pediatria, 183

33. **Assistência à Fase Final de Vida e ao Processo Ativo de Morte, 185**
Débora de Wylson Fernandes Gomes de Mattos
Isabela Schiffino Carvalho

34. **Extubação Paliativa, 189**
Carolina de Araújo Affonseca
Maíla Cristina da Cunha Guimarães
Rita de Cássia Guedes de Azevedo Barbosa

35. **Sedação Paliativa, 193**
Fernanda Fukushima
Manuella Pacífico de Freitas Segredo

36. **Nutrição e Hidratação, 200**
Andréa Gislene do Nascimento
Fernanda Fukushima
Patrícia Zamberlan
Simone Brasil de Oliveira Iglesias

37. **Antibioticoterapia em Cuidados Paliativos Pediátricos, 209**
Débora de Wylson Fernandes Gomes de Mattos
Ângela Mitiyo Ikeda

Seção VIII – Tópicos Especiais, 213

38. **Cuidados de Transição, 215**
Fernanda Vieira Bastos
Rita Tiziana Verardo Polastrini
Cristhiane da Silva Pinto

39. **Educação Física e Cuidados Paliativos Pediátricos, 220**
Mateus Fabrício Pallone Manzini
Esther Angélica Luiz Ferreira

40. **Reabilitação da Criança e do Adolescente com Condições Crônicas de Saúde, 224**
Ana Carolina de Campos
Rayane Félix Lobo Monteiro
Olivia Campos Lopes
Paula Silva de Carvalho Chagas

41. **Adaptações e Intervenções da Terapia Ocupacional no Ambiente Hospitalar, 232**
Daniel Ferreira Dahdah
Aide Mitie Kudo

42. **Práticas Integrativas em Cuidados Paliativos Pediátricos, 237**
Aline Maria de Oliveira Rocha
Iole Miriam Lebensztajn
Simone Brasil de Oliveira Iglesias

43. **Sexualidade do Adolescente em Cuidados Paliativos, 241**
Esther Angélica Luiz Ferreira
Tatiana Mattos do Amaral

44. **Intervenção Assistida por Animais e os Cuidados Paliativos Pediátricos, 247**
Thais Regina Frata Fernandes
Patrícia Regina Ferreira da Silva
Jussara Silva Lima

45. **A Esperança e os Cuidados Paliativos Pediátricos, 253**
Monika Wernet
Aline Oliveira Silveira
Zaida Borges Charepe

Seção IX – Espiritualidade, 259

46. **Introdução ao Conceito de Espiritualidade em Pediatria, 261**
Ana Cristina Pugliese de Castro

47. **Abordagem da Espiritualidade: Paciente e Família, 265**
Carlos Eduardo Jouan Guimarães

48. A Morte em Pediatria – Um Encontro com o Sagrado?, 270
   Viviane Cristina Cândido
   Simone Brasil de Oliveira Iglesias

Seção X – Aspectos Emocionais, Perdas e Luto, 277

49. Avaliação e Suporte Emocional do Paciente Pediátrico, 279
   Alessandra Aguiar Vieira

50. Ansiedade e Depressão no Adolescente, 284
   Lígia Bruni Queiroz

51. Cuidando de quem Cuida: Familiares, 287
   Patrícia Luciana Moreira-Dias
   Mariana Lucas da Rocha Cunha

52. Cuidando de quem Cuida: Profissionais da Saúde, 291
   Juliana de Almeida Prado
   Karina Toledo da Silva Antonialli
   Jair Borges Barbosa Neto
   Larissa Campagna Martini

53. E os Irmãos? Da Vivência de Negligência não Intencional ao Luto Real, 297
   Paula da Silva Kioroglo Reine

54. Luto Perinatal, 302
   Carla Betina Andreucci Polido
   Heloisa de Oliveira Salgado

Seção XI – Cuidados Paliativos Pediátricos no Domicílio, 309

55. Definição e Indicação, 311
   Esther Angélica Luiz Ferreira
   Cristiane Rodrigues de Sousa

56. Adaptação do Ambiente Domiciliar, 314
   Luciana Bolzan Agnelli Martinez
   Tatiana Barbieri Bombarda
   Fabiana Yumi Takatuzi

57. Orientações Burocráticas em Relação ao Óbito, 321
   Elaine de Freitas
   Juliana Morais Menegussi

58. Ventilação Mecânica Domiciliar em Pediatria, 325
   Rita de Cássia Guedes de Azevedo Barbosa
   Carolina de Araújo Affonseca
   Maíla Cristina da Cunha Guimarães

59. Segurança do Paciente Pediátrico no Ambiente Domiciliar, 330
   Cristina Ortiz Sobrinho Valete
   Mirelli Stephânia de Oliveira Ramos Terra
   Cristina Helena Bruno

Seção XII – Redes Sociais e Tecnologias em Saúde, 335

60. Uso das Redes Sociais como Ferramenta em Pediatria, 337
   Camila Amaral Borghi

61. Eu, Eles e a Imaginação – A Tecnologia em Prol de Histórias Reais e Ficcionais, 341
   Stefhanie Piovezan

Seção XIII – Interface dos Cuidados Paliativos Pediátricos e Outras Especialidades, 345

62. Oncologia Pediátrica, 347
   Erica Boldrini
   Poliana Cristina Carmona Molinari

63. Reumatologia Pediátrica, 352
   Esther Angélica Luiz Ferreira
   Priscila Beatriz de Souza Medeiros

64. Neurologia Pediátrica, 355
   Mariana Ribeiro Marcondes da Silveira

65. Cardiologia Pediátrica, 359
   Priscila Maruoka
   Paula Vieira de Vincenzi Gaiolla

66. Nefrologia Pediátrica, 364
   Ana Catarina Lunz Macedo
   Sílvia Maria de Macedo Barbosa

67. Pneumologia Pediátrica, 368
   Monise Santos de Carvalho
   Gustavo Antônio Moreira
   Simone Brasil de Oliveira Iglesias

68. Medicina de Família e Comunidade, 377
   Madalena de Faria Sampaio
   Erika Aguiar Lara Pereira

69. Genética, 381
   Gustavo Marquezani Spolador

70. Cuidados Paliativos Pediátricos no Departamento de Emergência, 385
   Sílvia Maria de Macedo Barbosa

71. Unidade de Terapia Intensiva Pediátrica, 388
   Cintia Tavares Cruz Megale
   Graziela de Araujo Costa

72. Cuidados Paliativos em Neonatologia, 396
   Maria Augusta Bento Cicaroni Gibelli
   Raquel Santos Ferreira

73. Cirurgia Pediátrica, 405
   Esther Angélica Luiz Ferreira
   Francine Ambrozio Lopes da Silva
   Simone Abib

Seção XIV – Perspectivas do Cuidado Paliativo em Pediatria no Brasil e no Mundo Lusófono, 411

74. **Rede Brasileira de Cuidados Paliativos Pediátricos, 413**
    Esther Angélica Luiz Ferreira
    Sílvia Maria de Macedo Barbosa

75. **Grupo Lusófono de Cuidados Paliativos Pediátricos, 415**
    Esther Angélica Luiz Ferreira
    Ana Forjaz de Lacerda

76. **Pesquisa em Cuidados Paliativos Pediátricos, 417**
    Esther Angélica Luiz Ferreira
    Cristina Ortiz Sobrinho Valete
    Ana Forjaz de Lacerda
    Manuel Luís Vila Capelas

77. **Ensino em Cuidados Paliativos Pediátricos, 421**
    Esther Angélica Luiz Ferreira
    Cristina Ortiz Sobrinho Valete
    Ana Forjaz de Lacerda

Índice Remissivo, 425

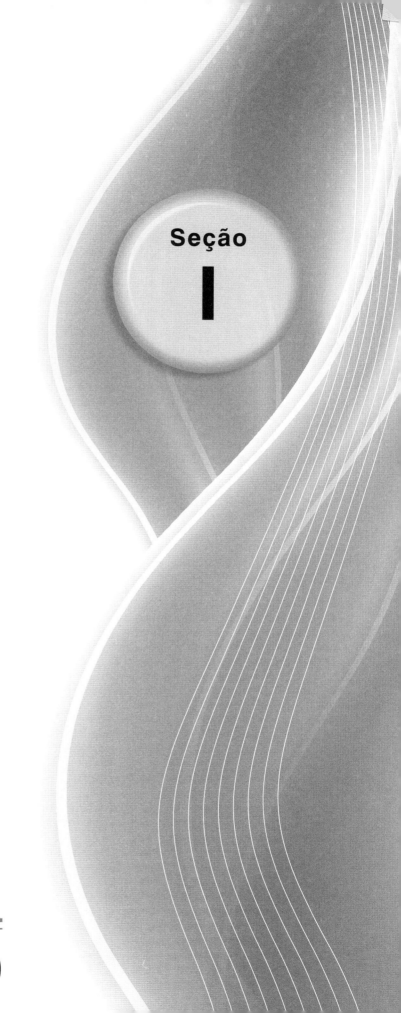

Introdução

Seção I

História dos Cuidados Paliativos Pediátricos no Brasil e no Mundo

Sílvia Maria de Macedo Barbosa

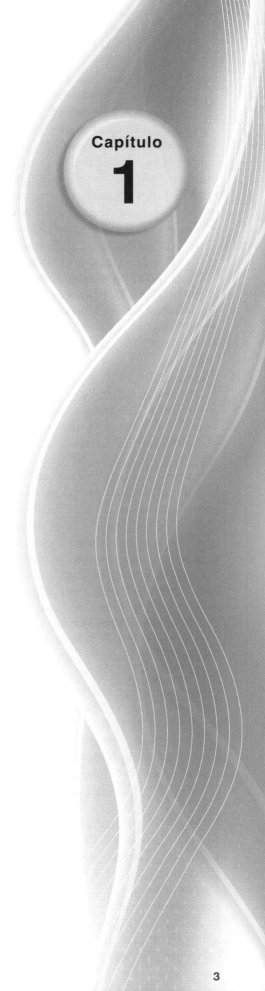

INTRODUÇÃO

Em todo o mundo, crianças vivem e morrem de doenças potencialmente fatais em uma ampla variedade de ambientes sociais, econômicos e de saúde. Os cuidados paliativos pediátricos (CPP), com sua ampla abordagem sobre o gerenciamento de sintomas, cuidados psicossociais, espirituais e práticos, têm o potencial de ajudar enormemente no cuidado e no alívio do sofrimento dessas crianças e suas famílias, principalmente por serem relativamente baratos e dispensarem a necessidade de um grande arcabouço tecnológico.

Muitos pediatras têm como aspiração promover o bem-estar físico, emocional, psíquico e espiritual, em busca de uma vida longa e saudável. Quando a criança é saudável, certamente esse objetivo pode ser alcançado. A questão é como promover a qualidade de vida para crianças que apresentam doenças que limitam ou que ameaçam a vida.

As últimas décadas assistiram ao grande desenvolvimento da medicina, e crianças com condições clínicas complexas que morreriam no passado hoje seguem vivas. Comparada à de adultos, a morte na infância é incomum. No entanto, para as famílias que vivem com o conhecimento de que seu filho tem uma doença limitante ou uma doença que ameace a vida, ocorre uma tragédia. Ao se confrontar com a questão do cuidado de seus filhos, a trajetória da doença, as questões emocionais e o fardo pertinente a esse cuidado tornam-se prementes, levando a consequências que têm impacto na vida de toda a família.

Em termos globais, a grande maioria das mortes em pediatria ocorre em países menos desenvolvidos, onde, até o momento, os CPP inexistem ou não estão muito desenvolvidos. Quando se levam em consideração os países industrializados, onde os cuidados paliativos estão emergindo como uma nova especialidade, a prestação de cuidados ainda é extremamente desigual, variando até mesmo dentro do mesmo país.

De qualquer modo, convém considerar o grande desenvolvimento dos CPP nos últimos 30 anos e a contribuição oferecida ao adequado cuidado da criança e de suas famílias. O desenvolvimento dos cuidados paliativos em pediatria ocorreu na sequência dos cuidados paliativos dos adultos. A necessidade de considerar os problemas das crianças com risco de morte e das crianças na terminalidade, bem como de suas famílias, parece ter seguido um caminho previsível em decorrência da ação de profissionais da saúde pioneiros, aliados aos familiares dessas crianças.

Um olhar mais próximo revela a grande influência da percepção da crescente força e dos benefícios decorrentes do movimento paliativo adulto, principalmente após a abertura do St. Christopher's Hospice, em 1967, com uma proposta inovadora.

Muitos projetos de CPP iniciais foram inspirados em indivíduos com experiência pessoal no acompanhamento de crianças com doenças limitantes, combinada ao desejo de melhorar a situação para o futuro das crianças e de suas famílias, permitindo inclusive a criação de memórias. Entre as décadas de 1970 e 1990, muitas foram as iniciativas para o desenvolvimento dos CPP, uma das quais consistiu na fundação da Helen House Children's Hospice, em 1982, na Inglaterra. O primeiro encontro científico sobre paliativos pediátricos ocorreu em 1983, na cidade de São Francisco, EUA. A iniciativa Rainbows Trust teve início em 1986 com o objetivo de oferecer suporte às famílias que cuidam das crianças com condições clínicas complexas gravemente enfermas. A Association for Children with Terminal Illnesses (ACT) foi fundada na Inglaterra.

Em 1990 foi criada, no Hospital São José, na Costa Rica, a Clínica de Dor e Cuidados Paliativos Pediátricos. Em 1999 surgiu em Roma, na Itália, a Fondazione Maruzza. Em 2001, em Mumbai, na Índia, foi criado o Tata Memorial Centre PPC Programme. A International Children's Palliative Care Network (ICPCN), importante instituição para os CPP, foi criada em 2005. Com alcance mundial, a ICPCN oferece oportunidades em educação para todos os associados.

A primeira edição do livro *Oxford textbook of paediatric palliative care* foi lançada em 2006, o qual atualmente se encontra na terceira edição. Em 2010 teve início o curso *Education in Palliative and End-of-Life Care* (EPEC). Em 2012, a Organização Mundial da Saúde (OMS) lançou a diretriz *Persisting pain in children with medical illnesses* e, em 2018, o *WHO guide to integrating palliative care in paediatrics*.

Em 2011, a ICPCN lançou módulos de ensino *online* e, em 2014, a iniciativa *HatsOn* (dia em que os profissionais e as pessoas relacionadas com os CPP colocam o chapéu pelos CPP). Em 2015 foi realizado no Vaticano o encontro e elaborado o documento *Religions of the world charter for children's palliative care*, com a participação da ICPCN e da Fondazione Maruzza. Em 2016, a ICPCN realizou um congresso de CPP em Buenos Aires, na Argentina.

O desenvolvimento dos CPP no Brasil ocorreu de fato no início dos anos 2000, mas algumas iniciativas foram documentadas na década de 1990 pela psicóloga Elisa Perina em seu trabalho realizado em Campinas, no interior do estado de São Paulo.

Em 1999 foi criada a Unidade de Dor e Cuidados Paliativos do Instituto da Criança do Hospital das Clínicas da Faculdade de Medicina da Universidade de São Paulo (HCFMUSP), que em 2002 deu início ao atendimento de pacientes internados e ambulatoriais.

Em 2005, na fundação da Academia Nacional de Cuidados Paliativos (ANCP), três representantes da pediatria estiveram presentes, sendo a primeira vice-presidente uma pediatra. Em 2012, a ICPCN realizou um simpósio no Instituto da Criança, em São Paulo. No mesmo ano, a Sociedade Brasileira de Pediatria (SBP) criou o Departamento Científico de Medicina Paliativa, e os primeiros pediatras prestaram a prova de área de atuação em Medicina Paliativa realizada pela SBP e pela Associação Médica Brasileira (AMB).

Entre 2015 e 2020 foram realizadas duas *masterclasses* sobre CPP no Instituto da Criança (ICr). Em 2018 e 2019 foram lançados, respectivamente, os livros *Cuidado paliativo pediátrico e perinatal* e *Cuidados paliativos na prática pediátrica*. Em 2019 foi realizado, junto com o II Congresso Paulista de Cuidados Paliativos, o I Congresso de Cuidados Paliativos Pediátricos, evento que se repetiu em 2021. Ainda em 2019 teve início a pós-graduação em CPP do Instituto de Especialidades Pediátricas (IEP) – Sírio-Libanês, atualmente em sua terceira turma, e, em 2020, o curso de pós-graduação em cuidados paliativos do Centro de Apoio ao Ensino e Pesquisa em Pediatria (CAepp) do ICr, atualmente em sua segunda turma. Atualmente, no Brasil, são oferecidas residências médicas em CPP e cursos de complementação especializada em dor e CPP.

Em 2020 foi fundada a Rede Brasileira de Cuidados Paliativos Pediátricos, e em 2021 foram realizados o I Simpósio Brasileiro e o I Encontro Lusófono de Cuidados Paliativos Pediátricos da Rede Brasileira de Cuidados Paliativos Pediátricos. Ainda em 2021, a Rede elaborou o Mapeamento dos Cuidados Paliativos Pediátricos no Brasil, lançado em 2022 em formato *e-book*.

Muitas famílias tiveram um papel ativo na história dos CPP, demonstrando empenho para o desenvolvimento de projetos através de financiamentos beneficentes. O Helen House Hospice é um exemplo, assim como várias outras instituições com o mesmo objetivo.

Cabe ressaltar que oferecer uma escolha realista às famílias sobre o melhor local para receber os cuidados paliativos e proporcionar apoio e cuidados nesses diferentes ambientes, como casa, hospital, ambulatórios ou *hospice*, sempre foi um tema central nas discussões sobre CPP.

Muitos são os países que desenvolveram modelos de programas de atendimento paliativo, assim como *hospices* pediátricos, muitos deles por intermédio de iniciativas pediátricas da comunidade.

Os programas iniciais foram desenvolvidos tanto no Reino Unido como nos EUA. Serviços relacionados com oncologia foram os primeiros a reconhecer a necessidade de um serviço de cuidados paliativos inicialmente hospitalares que contassem com a atenção de uma equipe multidisciplinar para oferecer todo apoio às crianças e suas famílias. Em comparação com os cuidados paliativos destinados aos adultos, muitos programas de assistência reconheceram precocemente a importância da inclusão de crianças afetadas e que morrem em razão de uma ampla variedade de doenças e não somente em decorrência de processos oncológicos.

À medida que os CPP se expandiram, a gama de modelos de cuidados também se ampliou para se encaixar nas necessidades locais e clínicas, recursos culturais e sistemas de saúde. As equipes têm em comum o gerenciamento de sintomas físicos, psíquicos, espirituais e sociais. Muitas dessas equipes, além da assistência, se ocupam também do ensino.

Muitos serviços hospitalares foram criados nos últimos 40 anos, vários deles funcionando como equipes consultivas em que não são necessários leitos hospitalares específicos, com vários diagnósticos de seguimento de doenças limitantes ou que ameacem a vida e uma miríade de patologias cardiológicas, neurológicas, oncológicas, pulmonares e gástricas, entre outras.

Em diversos serviços, o acompanhamento pode consistir apenas em cuidados e ajuda durante a internação, bem como na coordenação do processo de desospitalização. Outros oferecem ainda um programa combinado de atendimento domiciliar.

O atendimento geral baseado nos hospitais tornou-se cada vez mais comum nos países que registram índices maiores de desenvolvimento. Esses serviços contam com um sistema multidisciplinar e a presença de médicos, núcleo de enfermagem, psicólogos, assistentes sociais, fisioterapeutas, fonoaudiólogos, terapeutas ocupacionais, farmacêuticos, nutricionistas e capelães. Muitos dos encaminhamentos hospitalares derivam de questões complexas relacionadas com decisões éticas difíceis, problemas de comunicação, apoio às equipes, gestão dos sintomas, apoio à família e planejamento dos cuidados. Com o tempo, esse tema proporcionou uma potencial cooperação entre as equipes de terapia intensiva (pediátricas e neonatais) e as equipes de cuidados paliativos, o que oferece a oportunidade de um trabalho conjunto com as famílias, explorando e expondo os cuidados mais interessantes para seus filhos no fim da vida. Esse tipo de atendimento é útil para os pacientes que apresentam doenças prolongadas com internações em unidades de cuidados intensivos.

No Reino Unido, a Helen House foi a primeira instalação hospitalar independente para crianças. Inaugurada em 1982, a casa contém oito leitos e salas de jogos, jardins e alojamento familiar e presta atendimento por meio de equipe multidisciplinar e em local sempre disponível para crianças com todas as doenças que limitam a vida. Com o tempo, constatou-se que a maioria das crianças admitidas apresentava doenças com acometimento de longo prazo, como doenças metabólicas ou neurodegenerativas. Embora parte dos pacientes recebesse cuidados terminais, a maioria das admissões consistia em atendimentos para cuidados temporários. A Helen House é uma organização voluntária, financiada por doações, mas que trabalha em conjunto com o Serviço Nacional de Saúde da Inglaterra.

Não há dúvidas quanto à necessidade de mais *hospices* para adultos do que pediátricos, e de fato essa proporção é muito maior, uma vez que ocorrem mais mortes entre a população adulta do que entre a pediátrica. No momento existem 23 *hospices* para crianças e outros 15 estão sendo planejados no Reino Unido, assim como na Austrália, Alemanha, Canadá, Holanda e EUA.

A Helen House é um modelo de *hospice* pediátrico, embora cada um desses centros desenvolva peculiaridades próprias, como ligações com *hospices* para adultos, com hospitais pediátricos locais e estabelecendo uma interface com as equipes de atendimento domiciliar.

Em virtude da transição dos pacientes adolescentes para o atendimento adulto, recentemente foram abertos hospitais e *hospices* que se concentram especificamente nas necessidades desses pacientes.

Alguns pediatras não compreendem a contribuição dos cuidados paliativos para os pacientes, enquanto outros podem não reconhecer suas próprias limitações na prestação desse tipo de serviço. Os profissionais de cuidados paliativos adultos podem não reconhecer as necessidades especiais das crianças e das famílias e as mudanças necessárias para esse atendimento, as quais vêm sendo reconhecidas tanto pelos profissionais de CPP como pelas equipes de cuidados paliativos de adultos que têm alguma familiaridade com as crianças.

CONSIDERAÇÕES FINAIS

O entendimento a respeito do campo de abrangência dos CPP tem aumentado de maneira considerável nas últimas décadas, mas há muito a ser feito. Os pacientes pediátricos ainda sofrem em razão da falta de locais especializados em paliativos, quando comparados com a população adulta.

No Brasil é maior a necessidade de educação sobre o tema, de modo a capacitar um número maior de profissionais para trabalhar na formação básica em CPP, viabilizando o atendimento com objetivo paliativo para todos os pacientes necessitados.

Mais ensino e pesquisa devem ser estimulados, colocando em evidência a discussão sobre quem necessita de cuidados paliativos e quais os benefícios para as crianças e suas famílias. O que se espera de fato é que todos os que precisem da atenção paliativa tenham suas necessidades supridas e atendidas.

Bibliografia

Barbosa SMM, Zoboli I, Iglesias SB. Cuidados paliativos na prática pediátrica. Atheneu, 2019.

Ferreira EAL, Barbosa SMM, Costa GA et al. Mapeamento dos cuidados paliativos pediátricos no Brasil: 2022. 1. ed. São Paulo: Rede Brasileira de Cuidados Paliativos Pediátricos – RBCPPed, 2022.

Goldman A, Hain R, Liben S. Oxford textbook of palliative care for children. 1st ed. Oxford University Press, 2006.

Goldman A, Hain R, Liben S. Oxford textbook of palliative care for children. 3rd ed. Oxford University Press, 2021.

Lutz S. The history of hospice and palliative care. Curr Probl Cancer 2011 Nov-Dec; 35(6):304-9. doi: 10.1016/j.currproblcancer.2011.10.004. PMID: 22136703.

Rubio AV, Souza JL. Cuidado paliativo pediátrico e perinatal. Atheneu, 2018.

Sisk BA, Feudtner C, Bluebond-Langner M, Sourkes B, Hinds PS, Wolfe J. Response to suffering of the seriously ill child: A history of palliative care for children. Pediatrics 2020 Jan; 145(1):e20191741. doi: 10.1542/peds.2019-1741. Epub 2019 Dec 5. PMID: 31806669; PMCID: PMC6939842.

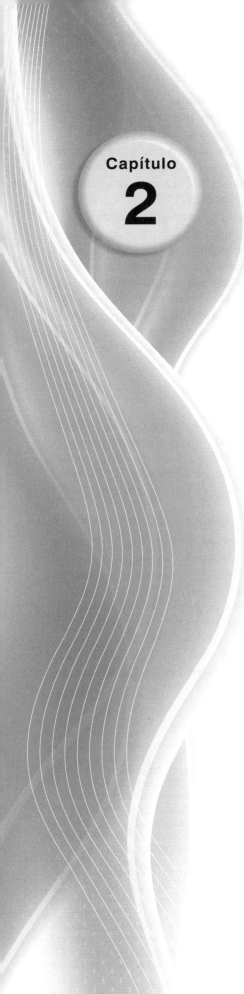

Capítulo 2

Cuidados Paliativos Pediátricos – Definição e Indicações

Esther Angélica Luiz Ferreira
Simone Brasil de Oliveira Iglesias
Jussara Silva Lima

INTRODUÇÃO

Recentemente, o delineamento do perfil dos pacientes pediátricos vem se modificando, tornando-se cada vez mais frequente a necessidade de assistência às crianças que vivem com doenças crônicas e graves, as quais limitam e ameaçam a vida.

Nessa perspectiva, os cuidados paliativos pediátricos (CPP) afloram como uma forma de assistência integral a esses pacientes e suas famílias. Os CPP podem influenciar positivamente o curso da doença, principalmente quando aliados ao tratamento curativo, aspecto fundamental para o prognóstico em se tratando de pediatria.

Nos últimos anos, os CPP têm obtido progresso, mas ainda precisam desenvolver-se para abarcar o crescente número de crianças que poderiam se beneficiar desses cuidados. As necessidades variam globalmente, mas há estimativas de que cerca de 7 milhões de pacientes necessitem de tal atenção, chegando, em outros levantamentos, a uma estimativa de 21 milhões de crianças e adolescentes.

Um estudo publicado em 2011 não encontrou serviços de CPP em 65,6% dos países espalhados pelo mundo. Em 2019, no Brasil, dos 191 serviços de cuidados paliativos existentes, apenas 40,3% faziam atendimentos pediátricos.

Atualmente, sabe-se que existem 90 serviços de CPP no Brasil, conforme resultado de estudo da Rede Brasileira de Cuidados Paliativos Pediátricos, o *Mapeamento dos Cuidados Paliativos Pediátricos no Brasil*, publicado em 2022. Desses 90 serviços, o estado de São Paulo conta com a maior parte (42,22% [38 serviços]), seguido de Minas Gerais (8,89% [oito serviços]). Roraima, Pará, Goiás, Sergipe e Rio Grande do Norte foram os estados com o menor número, cada um apresentando um serviço registrado (1,11% do total em cada estado), ou seja, a distribuição ainda é desigual no país.

Assim, é fundamental ampliar o acesso, qualificar os profissionais e desmistificar os CPP. Saber a correta definição, assim como indicá-los de maneira adequada, deve fazer parte da capacitação de todos os que atuam em pediatria.

DEFINIÇÃO

Do latim *palliare*, paliativo significa proteger, amparar, cobrir e abrigar. Ao ler essas palavras, compreende-se que os CPP entendem que o cuidar deve ir além do curar.

Segundo definição da Organização Mundial da Saúde (OMS), os cuidados paliativos são definidos como "prevenção e alívio do sofrimento de pacientes adultos e pediátricos e suas famílias que enfrentam problemas associados a doenças potencialmente fatais, incluindo o sofrimento físico, psicológico, social e espiritual dos pacientes e de seus familiares".

Consequentemente, os CPP são fundamentais porque envolvem a identificação precoce, a avaliação e o tratamento adequado das adversidades, propiciando dignidade aos envolvidos no processo. Entre os fundamentos dos CPP encontra-se a qualidade de vida, um importante pilar para o cuidado holístico da criança.

Cabe salientar que o término de uma terapia curativa não significa o final de um tratamento ativo: o que ocorre são apenas mudanças de foco nesse tratamento. Uma vez que os CPP não excluem os demais tratamentos e devem ser complementares à prevenção e ao diagnóstico precoce de doenças e sintomas, eles são aplicáveis desde o início da doença e em conjunto com outras terapias. Ao mesmo tempo, fornecem uma alternativa de conforto próximo ao final de vida, quando ainda há muito a fazer pelo paciente.

O suporte à família, e também à família alargada, é fundamental durante todo o curso da doença, bem como após a morte da criança, quando se faz necessário o acompanhamento dos pais enlutados, assim como dos demais irmãos e familiares. Um resumo sobre os fundamentos dos CPP é encontrado na Figura 2.1.

Os CPP têm base nos cuidados paliativos do adulto e idoso (CP), mas são muito diferentes. Em pediatria, por exemplo, é muito frequente a necessidade de integrar cuidados paliativos com tratamentos de modificação da doença ou de manutenção da vida em virtude de prognósticos pouco claros. Ao mesmo tempo, é um grande desafio para os profissionais que trabalham com CPP o conhecimento de uma vasta gama de doenças, uma vez que prestam assistência a pacientes com diferentes diagnósticos. O manejo farmacológico dos sintomas também é muito complexo, uma vez que poucos fármacos são liberados para uso em pediatria. Um resumo das diferenças entre os CPP e os CP pode ser visto no Quadro 2.1.

Quadro 2.1 Diferenças entre os cuidados paliativos pediátricos e os cuidados paliativos para o adulto

Poucos fármacos liberados para uso específico na faixa etária pediátrica
Amplo número de doenças com pequeno número de pacientes
Diferentes faixas etárias: da neonatologia à hebiatria
Prognóstico, expectativa de vida e funcionalidade menos claros
Necessidade de integrar cuidados paliativos com tratamentos modificadores da doença ou de manutenção da vida com mais frequência
Foco duplo, ou seja, tanto no crescimento/desenvolvimento como no potencial para a morte
Uma vez que a carga emocional dos familiares pode ser diferenciada, em se tratando de pediatria, deve ser intensificado o olhar para o cuidado emocional e o luto
Fatores de desenvolvimento e em diferentes esferas, como física, hormonal, cognitiva e emocional, fazem o cuidado ser único e complexo
As crianças têm necessidades variáveis de comunicação, recreativas e educacionais, assim como resiliência
Algumas condições genéticas podem afetar vários filhos em uma família
Os cuidados paliativos pediátricos constituem uma área recente da saúde
Questões éticas e legais complexas e únicas nessa faixa etária
Impacto social, seja do paciente, seja da família

Fonte: adaptado de Ferreira e cols., 2021.

INDICAÇÕES EM CUIDADOS PALIATIVOS PEDIÁTRICOS

Muitas crianças e adolescentes que poderiam ser beneficiados pelos CPP não o são porque muitos profissionais de saúde ignoram as indicações e consequentemente não reconhecem os pacientes que se beneficiariam desses cuidados.

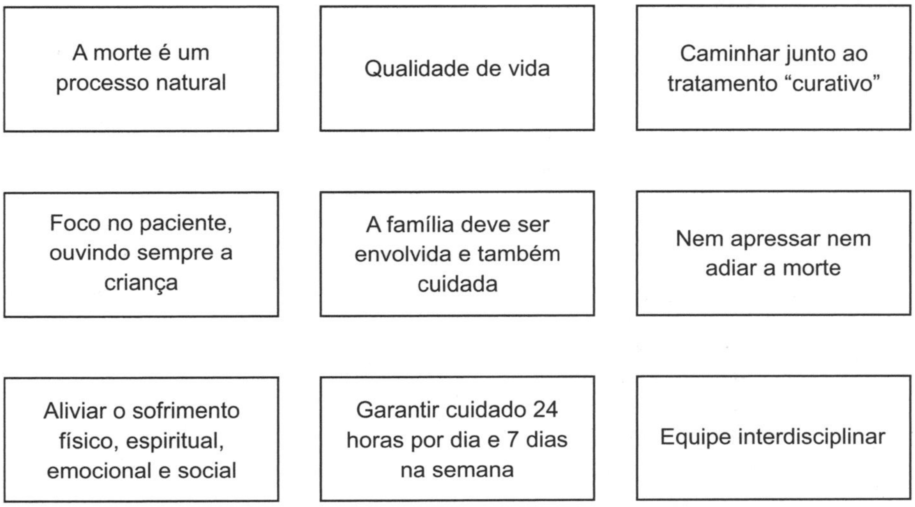

Figura 2.1 Pilares básicos dos cuidados paliativos pediátricos.

- A morte é um processo natural
- Qualidade de vida
- Caminhar junto ao tratamento "curativo"
- Foco no paciente, ouvindo sempre a criança
- A família deve ser envolvida e também cuidada
- Nem apressar nem adiar a morte
- Aliviar o sofrimento físico, espiritual, emocional e social
- Garantir cuidado 24 horas por dia e 7 dias na semana
- Equipe interdisciplinar

Por isso, em 2009, a European Association for Palliative Care (EAPC) sugeriu, de maneira didática, uma indicação de CPP, dividindo os pacientes em quatro grandes grupos e observando as necessidades individuais de cada um deles. Essa classificação é encontrada no Quadro 2.2. Nessa divisão já se antevia a neonatologia, sendo os neonatos classificados como "prematuridade extrema" no Grupo 2, além do reforço de que recém-nascidos que sofriam com doenças graves e em final de vida também deveriam ser considerados candidatos aos CPP.

Em 2018, a OMS remodelou essa classificação, inserindo uma nova divisão, dessa vez com mais dois grupos, em um total de seis, onde é reforçada ainda mais a importância das indicações de CPP em neonatologia, tendo essa faixa etária um grupo específico. Além disso, foi acrescentado um novo e importante grupo: o de "membros da família de um feto ou criança que morre inesperadamente", não apenas dirigindo o cuidado específico da perinatologia, que por vezes consiste em uma atenção silenciada e negligenciada – especialmente em caso de perdas gestacionais de primeiro trimestre –, mas também no luto aos familiares que perderam crianças de outras maneiras, garantindo essa assistência, como pode ser visto na adaptação apresentada no Quadro 2.3.

Quadro 2.2 Grupos de pacientes que podem se beneficiar dos cuidados paliativos pediátricos

Grupos	Situações envolvidas	Exemplos de doenças e/ou condições
Grupo 1	Situações que podem comprometer a vida, nas quais o tratamento curativo pode ser possível, embora possa falhar	Câncer, falência cardíaca/ fígado ou rins e sepse
Grupo 2	Situações que exigem longos períodos de tratamento intensivo, que visa prolongar a vida, sempre existindo o risco de morte prematura	Fibrose cística, epidermólise bolhosa, distrofia muscular, anemia falciforme, HIV/AIDS e cardiopatias graves
Grupo 3	Situações progressivas, sem opção curativa, nas quais o tratamento é paliativo desde o diagnóstico	Doenças neuromusculares ou degenerativas, distúrbios metabólicos, alterações cromossômicas, câncer avançado com metástases
Grupo 4	Situações irreversíveis não progressivas, acompanhadas de incapacidade grave, tornando a criança vulnerável ao desenvolvimento de complicações de saúde	Paralisia cerebral, doenças genéticas, malformações congênitas, lesões espinhais

Fonte: adaptado de Grupo de Trabalho da EAPC para os Cuidados Paliativos Pediátricos Onlus, 2009.

Quadro 2.3 Grupos de pacientes que podem se beneficiar dos cuidados paliativos pediátricos

Grupos	Situações envolvidas	Exemplos de doenças e/ou condições
Grupo 1	Crianças com condições agudas de risco de morte, cuja recuperação pode ou não ser possível	Qualquer doença ou lesão crítica, desnutrição grave
Grupo 2	Crianças com condições crônicas de risco de morte que podem ser curadas ou controladas por longo período, mas que também podem morrer	Malignidades, tuberculose multirresistente, HIV/AIDS
Grupo 3	Crianças com condições progressivas de risco de morte para as quais não há tratamento curativo disponível	Atrofia muscular espinhal, distrofia muscular de Duchenne
Grupo 4	Crianças com condições neurológicas graves que não são progressivas, mas podem causar deterioração e morte	Encefalopatia estática, tetraplegia espástica, espinha bífida
Grupo 5	Recém-nascidos que são gravemente prematuros ou têm anomalias congênitas graves	Prematuridade grave, anencefalia, hérnia diafragmática congênita, trissomia do 13 ou 18
Grupo 6	Membros da família de um feto ou criança que morre inesperadamente	Morte fetal, encefalopatia hipóxico-isquêmica, sepse avassaladora em criança previamente saudável, trauma por acidente em veículo motorizado

Fonte: traduzido e adaptado de World Health Organization, 2018.

CONSIDERAÇÕES FINAIS

Os CPP são uma forma de assistência integral a crianças e adolescentes, além de suas famílias, que sofrem com doenças graves e potencialmente fatais, mas para que sejam implementados de maneira adequada é necessário que os profissionais de saúde entendam sua definição, assim como realizem sua correta indicação, a qual deve ser a mais precoce possível. A equipe interdisciplinar é a base para que as necessidades biopsicossociais e espirituais sejam abarcadas, havendo também a compreensão de que os CPP são diferentes dos cuidados paliativos.

Bibliografia

Barbosa S, Zoboli I, Iglesias S. Cuidados paliativos na prática pediátrica. 1. ed. Rio de Janeiro: Atheneu, 2019.

Ferreira EAL, Barbosa SMM, Costa GA et al. Mapeamento dos cuidados paliativos pediátricos no Brasil: 2022. 1. ed. São Paulo: Rede Brasileira de Cuidados Paliativos Pediátricos – RBCPPed, 2022.

Ferreira EAL, Gramasco H, Iglesias SBO. Reumatologia infantil e cuidados paliativos pediátricos: conceituando a importância desse encontro. Residência Pediátrica 2019; 9(2):189-92.

Ferreira EAL, Valdez L. Cuidados paliativos pediátricos: o que são e por que importam? In: Tratado de Pediatria. 5. ed. Rio de Janeiro: Manole, 2021.

Grupo de trabalho da EAPC para os cuidados paliativos pediátricos Onlus. Cuidados paliativos para recém-nascidos, crianças e jovens – Factos. Roma: Fundação Maruzza Lefebvre D'Ovidio Onlus, 2009.

Santos AFJ, Ferreira EAL, Guirro UBP. Atlas dos cuidados paliativos no Brasil 2019. Academia Nacional de Cuidados Paliativos – ANCP. São Paulo, 2020.

World Health Organization. Integrating palliative care and symptom relief into paediatrics: a WHO guide for health care planners, implementers and managers. Geneva: World Health Organization; 2018. Licence: CC BY-NC-SA 3.0 IGO.

Capítulo 3

Prognóstico e Plano de Cuidados em Cuidados Paliativos Pediátricos

Tatiana Mattos do Amaral
Sílvia Maria de Macedo Barbosa
Poliana Cristina Carmona Molinari
Esther Angélica Luiz Ferreira

INTRODUÇÃO

O prognóstico é um elemento integrante da prática médica, compreendido como a previsão ou predição probabilística do curso de uma doença. Trata-se de conhecimento ou juízo antecipado dos profissionais da saúde acerca da duração e da evolução da enfermidade, bem como do modo de progressão do quadro clínico de um paciente, sendo um dos temas de aprendizado mais complexo. Fato é que tanto a família como a equipe desejam receber informações relacionadas com doença limitante ou que ameace a vida, o que implica conhecer e considerar o doente, sua patologia e evolução. Cabe ressaltar que falar em prognóstico não implica falar simplesmente em tempo de vida – outros fatores, como declínio funcional, sintomas prováveis e qualidade de vida, devem ser considerados.

Há uma cobrança da sociedade, do paciente e das famílias em busca de certeza sobre a evolução da doença, a possibilidade de cura e o tempo de vida. A evolução tecnológica e a recusa quanto a envelhecer e à finitude criam a ilusão de controle do estado mórbido. Alguns profissionais da saúde introjetam esse lugar de poder e corroboram a ideia de que a evolução da doença e a morte podem ser evitadas ou controladas. Nicholas Christakis afirma que os médicos contemporâneos "mais do que nunca influenciam o tempo, a rapidez e a natureza da morte dos pacientes".

A complexidade do cuidado e o prolongamento da vida suscitam nos profissionais da saúde a necessidade de prever a curva de evolução da doença, assim como o momento iminente da morte. A perspectiva dos últimos dias de vida favorece decisões sobre a retirada ou a suspensão do suporte de vida de pacientes críticos, assim como a possibilidade de definição de ações terapêuticas proporcionais, de acordo com o momento singular da curva de evolução de doença, por motivos relacionados com a prudência, a beneficência e a justiça. Por exemplo, há a necessidade crescente de se estabelecerem não apenas estimativas de desfechos clínicos e/ou sobrevida, mas também de se relacionarem valores numéricos de estimativas de sobrevida com medidas de qualidade de vida, que contribuam para a indicação de cirurgias ou procedimentos invasivos que poderiam melhorar a qualidade de vida da pessoa sem prolongar seu sofrimento.

O prognóstico, associado ao diagnóstico e ao tratamento adequado, é uma habilidade clínica esperada no cuidado médico para todas as categorias de doenças e pacientes, paliativos ou não. Os pacientes desejam receber informações sobre a expectativa de vida para que possam planejar seu futuro. Há certa lógica em pensar que o prognóstico deveria ser parte de todas as decisões clínicas. Fato é que responder a uma família sobre o prognóstico mobiliza certa angústia, uma vez que a maioria dos médicos não se sente preparada para responder essa questão de um modo eficaz.

O prognóstico favorece a antecipação dos sintomas, o cálculo do declínio cognitivo e perdas funcionais, a definição dos objetivos de cuidado, a organização da rede de assistência hospitalar nos territórios, a reabilitação, a alocação de recursos e os cuidados específicos dos últimos dias de vida e no luto, principalmente em cenários de incerteza e de discricionaridade parental. Um cuidado integral, e principalmente a tomada de decisão compartilhada, exige que pacientes e familiares compreendam a condição clínica temporalmente à medida que as convocações clínicas exijam intervenções.

PROGNÓSTICOS NO CUIDADO PALIATIVO PEDIÁTRICO

Os cuidados paliativos pediátricos (CPP) são diferentes dos destinados à população adulta devido à alta heterogeneidade das doenças, as quais muitas vezes são raras e apresentam trajetórias diversas. Alia-se a isso a dificuldade de prever o futuro de uma criança gravemente enferma.

No momento do prognóstico, convém considerar a faixa etária, a patologia, a existência de novas abordagens de tratamento, os objetivos do cuidado e o planejamento avançado. A predição dos diversos desfechos possíveis considera o diagnóstico da doença, as possibilidades terapêuticas e as respostas clínicas em relação às intervenções de cuidado instituídas. Seu cálculo se baseia em experiências clínicas e analíticas, escores de morbimortalidade, funcionalidade e qualidade de vida e direciona a tomada de decisões que agregam valores e projetos dos pacientes e suas famílias, na medida em que dão sentido ao tempo, à qualidade da vida e ao processo de morrer.

Em neonatologia, a complexidade de se estabelecer o prognóstico quanto à qualidade de vida é desafiadora. O conselho de bioética de Nuffield, em Londres, sugere critérios para julgar a previsibilidade de uma vida com qualidade para neonatos a partir das respostas às seguintes questões:

- A criança é capaz de viver fora do hospital?
- A criança é capaz de estabelecer relações?
- A criança é capaz de ter prazer?

Essas questões consideram o grau de sofrimento, a capacidade de comunicação verbal e não verbal, as complicações neurológicas de longo prazo e a impossibilidade de autoconsciência. Novas tecnologias, como testes genéticos e triagem pré-natal, refinam o diagnóstico e a instituição da terapêutica e têm significância prognóstica.

A precocidade e a cronicidade dos diagnósticos na infância estabelecem decisões ao longo de toda a vida da criança. O prognóstico neurológico em caso de lesões ou anomalias no sistema nervoso, por exemplo, representa um grande desafio na tentativa de previsões de funcionalidade e da necessidade de terapias que mantenham a vida. Essa previsão contempla aspectos não ponderáveis, como a neuroplasticidade e as possibilidades terapêuticas e de reabilitação, além das possíveis complicações e da evolução do quadro neurológico. A complexidade do prognóstico em pediatria reforça a direção ética de previsões probabilísticas contextualizadas e progressivas à medida que a realidade clínica se apresenta. Algumas características relativas à trajetória da doença podem ser utilizadas para o prognóstico, como mostra o Quadro 3.1.

Ter à mão um instrumento objetivo que possa auxiliar a avaliação do paciente e a tomada de decisão para antecipação de eventos pode ser muito útil, e muitos instrumentos podem facilitar a estruturação do plano de cuidados, como o escore de Lansky (Quadro 3.2), uma escala de avaliação de funcionalidade disponível para uso em pediatria.

A ideia de prognóstico foi se modificando na prática clínica à medida que foram surgindo tecnologias e terapêuticas específicas para as doenças e de propedêutica cada vez mais complexa. Antes do advento dos antibióticos e de outras terapêuticas que modificaram a evolução natural das doenças, os sintomas eram considerados naturais, inevitáveis e intrínsecos ao adoecimento. Nesse cenário, o prognóstico esperado era o de evolução progressiva da doença até a cura ou a morte do paciente. Após a introdução dessas terapias, houve modificação no curso natural e na progressão dos sintomas, os quais deixaram de ser interpretados como uma evolução esperada da progressão da enfermidade e passaram a ter um significado prognóstico. São então considerados casos típicos aqueles que cumprem o prognóstico esperado a partir da terapia instituída, sem complicações e riscos não esperados para o paciente. Passam a ser atípicos os casos em que a evolução clínica escapa ao padronizado e particularidades, complicações,

---

Quadro 3.1 Fatores necessários para realizar um prognóstico

A – Aspectos a serem considerados

1. Progressão/recorrência da doença
2. Possibilidade de morte
3. Deficiência/desconforto
4. Toxicidade dos fármacos
5. Custo do cuidado da saúde

B – Questões pertinentes

1. Qual é a média de sobrevida do paciente com esse mesmo tipo de patologia?
2. Quais serão os problemas futuros que poderão aparecer para esse paciente?
3. Esses problemas futuros permitem o controle adequado dos sintomas?
4. Qual a chance desse paciente ter alta e voltar para casa?
5. Há chance de uma reinternação precoce?
6. O paciente necessita de equipamentos/insumos para manutenção da vida?
7. A funcionalidade do paciente poderá ser afetada?

Quadro 3.2 Escala de avaliação de funcionalidade – Escore de Lansky

Escore	Avaliação do desempenho
100	Totalmente ativa, normal
90	Pequena restrição em atividade física extenuante
80	Ativa, mas se cansa mais rapidamente
70	Maior restrição nas atividades recreativas e menos tempo gasto nessas atividades
60	Levanta-se e anda, mas brinca ativamente o mínimo; brinca em repouso
50	Veste-se, mas permanece deitada a maior parte do tempo, sem brincar ativamente, mas é capaz de participar em todas as atividades e de jogos em repouso
40	Maior parte do tempo na cama; brinca em repouso
30	Na cama, necessita de auxílio mesmo para brincar em repouso
20	Frequentemente dormindo. O brincar está totalmente restrito a jogos muito passivos
10	Não brinca; não sai da cama
0	Arresponsiva

evoluções e prognósticos não esperados se apresentam e expõem o paciente em risco e o levam à morte.

Cabe ir além do conceito de que a evolução clínica se baseia somente no diagnóstico e no tratamento; ela também leva em conta as particularidades do paciente e as circunstâncias que definem as trajetórias clínicas atípicas. Enquanto os casos típicos são vistos como simples, certos, previsíveis e genéricos, e sugerem conhecimento, competência e poder por parte do médico, os atípicos são complicados, incertos, imprevisíveis e individuais, e aumentam o medo da ignorância, da incompetência e da impotência. A tentativa de diferenciar os casos controláveis dos incontroláveis por meio do prognóstico passou a ser essencial, sob pena de fracasso. Alguns profissionais da saúde assumem esse lugar de poder e acreditam na ideia de que a evolução da doença e o momento da morte podem ser evitados ou controlados. Desvela-se o engodo, uma vez que se percebem a complexidade e a vulnerabilidade dos envolvidos no processo de prognosticar, o que é muito frequente em pediatria, em que a estimativa de prognóstico quanto à expectativa de vida ou à funcionalidade dos pacientes com doenças avançadas é cada vez mais desafiadora não só por se tratar de indivíduos em crescimento e desenvolvimento neuropsicomotor com grande resiliência, mas também em razão do leque de terapias e tecnologias de eficácia variável para manutenção da vida em seus extremos – nascimento e morte.

COMUNICAÇÃO EM PROGNÓSTICO

É evidente o incômodo dos profissionais da saúde ao comunicarem um prognóstico. Recua-se diante da possibilidade de causar sofrimento ao apresentar cenários de morte iminente, ausência de resposta às terapêuticas que modifiquem o curso das doenças de base, complicações e perda da funcionalidade, todas relacionadas com o tratamento ou a evolução da própria doença. Soma-se a esses fatores o conhecimento de que a medicina trata de probabilidades e suposições, e não de certezas. Busca-se, então, aproximar-se de cenários clínicos que possibilitem uma tomada de decisão que favoreça os valores dos pacientes e de seus familiares na tentativa constante de reduzir os danos. Pode-se inferir, portanto, que o ato de prognosticar transcende à ciência e perpassa aspectos espirituais, socioculturais e subjetivos dos pacientes, familiares e médicos, modificando-se de acordo com a curva de evolução da doença. Vislumbra-se o equilíbrio entre riscos e benefícios do cuidado que são difíceis de estimar. O prognóstico deve ser comunicado de acordo com a cultura e a singularidade do caso, sempre com foco no paciente e em sua família.

Embora o prognóstico seja parte importante da prática médica, vários estudos apontam para profissionais que acreditam estar inadequadamente preparados para o desempenho dessa tarefa. Uma evolução clínica diferente, assim como a responsabilidade inerente ao ato médico, causa desconforto profissional e a necessidade de apresentar justificativas técnicas aos pacientes, familiares e outros profissionais em relação às contingências, como se a incerteza relacionada com o ato de prognosticar pudesse ser eliminada e fosse possível extinguir a alteridade (biológica e psíquica) intrínseca ao ser humano. Os profissionais se veem obrigados a estabelecer certezas prognósticas, sob a pena de ruptura do vínculo médico-paciente. Há nessa perspectiva o risco de uma profecia autorrealizável, de o prognóstico tornar-se uma crença, de que a condução clínica venha a concretizar efetivamente a profecia ou a previsão como se fosse real.

A comunicação de um diagnóstico desfavorável é influenciada pela capacidade técnica para comunicar e, principalmente, pela condição subjetiva do profissional de suportar o sofrimento do outro. O ser humano, ao se deparar com o sofrimento do outro, acessa emoções e vivências psíquicas dolorosas que se atualizam e precisam ser cuidadas. A experiência subjetiva com esses extremos de emoções relacionadas com questões existenciais inibe a comunicação de visões quanto à evolução clínica não idealizada e podem dar origem a falsas esperanças de melhora, quando na verdade a curva da doença se aproxima do final da vida. Além disso, possibilita, quando necessário, processos deliberativos entre profissionais, pacientes e familiares sobre decisões de fim de vida, garantindo a autodeterminação dos envolvidos para o exercício da autonomia.

Estudos enfatizam que a comunicação de um mau prognóstico não reduz as esperanças dos pais em relação à recuperação de seus filhos. O enfermo traz ao atendimento não apenas sua doença. Endereça ao médico ele próprio, sua história de vida, seus medos e esperanças. Surgem demandas que estão além do mal-estar físico e que não podem ser medidas por propedêuticas de imagem ou laboratoriais. Na clínica, o que não se vê pode ser escutado, o dito e o não dito. A esperança é uma vivência sobre o futuro, sobre o que ainda não é, sobre o que se espera que seja. Portanto, não há esperança sem medo, já ensinava Espinosa em seu tratado sobre ética: "não se dá esperança sem medo, nem medo sem esperança." O futuro aponta para o imponderável, para o que não pode ser previsto. A dúvida inerente ao medo e à esperança faz com que só possam existir juntos. Esperar é temer decepcionar-se; temer é esperar aquietar-se. Portanto, não se deve confundir esperança com serenidade; aquela é inquieta por esperar temendo, esta é sem esperança por não temer o que pode acontecer. Reconhecer esse componente de inquietude e de medo na esperança é parte essencial da relação do médico com o paciente.

A revelação do prognóstico para crianças é desafiadora, uma vez que devem ser levados em conta a idade, o nível de desenvolvimento e as experiências com suas doenças. Estudos recentes mostram que a maioria dos adolescentes é capaz de interpretar a revelação prognóstica e preferem envolver-se na tomada de decisões de fim de vida. No entanto, esses estudos também mostram que algumas crianças se sentem desconfortáveis com essa comunicação aberta: algumas podem querer saber o que está por vir; outras não desejam ouvir tais informações e muitas vezes conseguem evitar ouvir as notícias, mesmo que lhes sejam apresentadas diretamente. Por outro lado, algumas crianças podem evitar essas discussões porque desejam proteger seus pais e, portanto, podem precisar de espaço privado separado da família para expor suas preocupações. Por fim, as crianças e adolescentes podem mudar com o tempo e demonstrar diferentes entendimentos e visões para as situações da trajetória de doença. Para apoiar as necessidades desses pacientes é preciso buscar pistas, proporcionar-lhes abertura para essas discussões e oferecer oportunidades de envolvimento, abrindo portas para conversas futuras.

Assim como cada paciente é único, cada família possui um sistema único de comunicação que é amplamente afetado pelas preferências dos pais. Embora eles geralmente queiram estar totalmente informados, alguns preferem proteger seus filhos e ocultam-lhes informações de prognóstico negativo. Eles estão tentando cumprir um papel integral como cuidadores: proteger e cuidar de seus filhos, sendo responsáveis por fornecer conforto emocional e orientação após as notícias difíceis. Estudos têm demonstrado que a maioria dos pais deseja receber informações prognósticas, mesmo que sejam ruins, pois propiciam um preparo melhor para lidar com a doença de seus filhos. Além disso, também mostram que a revelação de um mau prognóstico não está associada à diminuição da esperança. Em vez disso, a comunicação de alta qualidade demonstra apoiá-la, juntamente com a confiança na equipe de saúde, aumentando a satisfação com os cuidados e a paz de espírito dos pais.

Cabe ressaltar que eles também precisam de informações prognósticas para tomar decisões no melhor interesse de seus filhos e para apoiar o autogerenciamento do paciente e da família. Desse modo, conseguem cumprir o papel de um "bom pai". Fornecer informações prognósticas pode ser um desafio porque a comunicação deve não apenas fornecer dados, mas também atender às necessidades exclusivas dos pais ao longo do tempo.

Para os familiares, os fatores mais importantes para tomada de decisão se referem a valores morais, experiências prévias de perdas, esperanças, espiritualidade e religião, a despeito dos fatos médicos prognosticados. O relato de alguns pais aponta a esperança como um mecanismo excepcionalmente poderoso que permite enfrentar a perda e promove a resiliência. Eles descrevem a esperança como fator de sustentação da vida, que afeta os processos de tomada de decisão ao longo da jornada de doença de seus filhos. A esperança sustentada, ainda que em cenários de fim de vida, em geral não se apresenta como recusa em aceitar o prognóstico estabelecido. A interpretação do milagre e da esperança de cura como negação causa desconforto entre paciente, equipe e família na medida em que resulta em repetições sequenciais da previsão de óbito e luto já assimilados e de comunicação dolorosa.

Como a maioria dos pais deseja ter conhecimento do prognóstico, os profissionais da saúde devem considerar a melhor maneira de comunicar essas informações. Assim como acontece com as conversas mais críticas, os profissionais devem planejar cuidadosamente a conversa com o objetivo de maximizar a privacidade e minimizar as interrupções. No início, os pacientes e familiares devem ser questionados sobre a compreensão prognóstica atual e quais informações adicionais desejam aprender. Pergunta-fala-pergunta é uma técnica de comunicação em que os profissionais extraem as informações específicas que um paciente e sua família desejam receber, as fornecem e, em seguida, pedem à família que compartilhe o que compreendeu. O emprego dessa técnica possibilita que os profissionais obtenham informações sobre o entendimento atual de uma família, ao mesmo tempo que demonstram disposição para ouvir. Perguntas simples, como "O que lhe foi dito?" e "O que você gostaria de saber?", podem permitir que a equipe adapte uma conversa às necessidades de um paciente e de sua família.

Com relação à divulgação prognóstica, alguns podem desejar conhecer as taxas numéricas de sobrevida, enquanto outros podem buscar uma noção geral de probabilidade de cura. Para os pacientes sem opções curativas, a divulgação do prognóstico pode centrar-se nas estimativas de duração da sobrevida com orientação antecipada sobre a trajetória esperada da doença. O prognóstico também pode incluir discussões sobre o que a doença significa para o futuro de uma criança independentemente da sobrevivência. Ao compreender as necessidades de informação da família, o profissional da saúde pode estar preparado para responder perguntas e divulgar com empatia informações adicionais que podem ser úteis e difíceis de ouvir.

Os profissionais da saúde podem considerar uma abordagem longitudinal para divulgação prognóstica com o objetivo de promover e facilitar a consciência do paciente e de sua família ao longo da jornada da enfermidade. Essa abordagem pode ser particularmente relevante para pacientes com doença refratária progressiva, pois eles e suas famílias lutam para conciliar suas esperanças de cura com a realidade da incurabilidade. Pacientes e famílias que entendem o prognóstico têm o poder de tomar decisões informadas que se alinham com seus objetivos declarados no atendimento.

CONSIDERAÇÕES FINAIS

O prognóstico tem por objetivo oferecer ao paciente e familiares a possibilidade de gerenciar o tempo e a qualidade de vida, apesar do adoecimento. Conciliando o prognóstico com o presente, é possível buscar um sentido para a vida. Mais complexo que simplesmente a cura ou a impossibilidade desta, falar sobre o prognóstico representa uma grande oportunidade de discussão sobre o presente e o futuro. Conversar sobre o prognóstico inclui mais do que o domínio físico ou do corpo, inclui a habilidade de brincar, interagir com os irmãos e envolver-se nas atividades próprias para o desenvolvimento, bem como as questões espirituais e existenciais.

Bibliografia

Barbosa SMM, Zoboli I, Iglesias O. Cuidados paliativos na prática pediátrica. 1. ed. Rio de Janeiro: Atheneu, 2019.

Bergstraesser E, Thienprayoon R, Brook LA et al. Top ten tips palliative care clinicians should know about prognostication in children. J Palliat Med 2021 Nov; 24(11):1725-31. doi: 10.1089/jpm.2021.0439. PMID: 34726519.

Blazin LJ, Cecchini C, Habashy C, Kayne EC, Baker JN. communicating effectively in pediatric cancer care: Translating evidence into practice. Children (Basel) 2018 Mar; 5(3):40.

Christakis N. The ellipsis of prognosis in modern medical thought. Soc Sci Med 1997; 44 (3):301-15.

Christakis NA, Lamont EB. Extent and determinants of error in doctors' prognoses in terminally ill patients: Prospective cohort study. BMJ 2000 Feb; 320:469. Disponível em: https://www.ncbi.nlm.nih.gov/pmc/articles/PMC27288/pdf/469.pdf

Comte-Sponville A. A felicidade, desesperadamente. São Paulo: Martins Fontes, 2001.

Cruz Filho ADC, Vachod L. Assistência domiciliar pediátrica – Trabalho interdisciplinar, conceitos e desafios em dependências tecnológicas. 1. ed. São Paulo: Atheneu, 2013.

Erby LH, Rushton C, Geller G. "My son is still walking": Stages of receptivity to discussions of advance care planning among parents of sons with Duchenne muscular dystrophy. Seminars in Pediatric Neurology 2006; 13:132-40.

Glare PA, Sinclair CT. Palliative medicine review: Prognostication. J Palliat Med 2008 Jan-Feb; 11(1):84-103. doi: 10.1089/jpm.2008.9992. PMID: 18370898.

Heyse-Moore LH Can doctors accurately predict the life expectancy of patients with terminal cancer? Palliative Medicine 1987; 1:165-6. Disponível em: pmj.sagepub.com. La Trobe University, March, 2016.

Iglesias SBO, Barbosa SMM, Bermudez BEBV et al. Cuidados Paliativos Pediátricos: O que são e qual sua importância? Cuidando da criança em todos os momentos. Documento Científico, Departamento Científico de Medicina da Dor e Cuidados Paliativos. Sociedade Brasileira de Pediatria, 2021.

Kale EC et al. Bereaved parents, hope, and realism. Pediatrics 2000; 145(5):e20192771.

Rubio AV, Souza JL. Cuidado paliativo pediátrico e perinatal. 1. ed. Rio de Janeiro: Atheneu, 2019.

Sisk BA, Bluebond-Langner M, Wiener L, Mack J, Wolfe J. Prognostic disclosure to children: A historical perspective. Pediatrics 2016; 138(3):e202161278.

Sisk BA, Kang TI, Mack JW. Prognostic disclosures over time: Parental preferences and physician practices. Cancer 2017; 123(20):4031-38.

Segurança do Paciente Pediátrico no Ambiente Hospitalar

Capítulo 4

Cristina Ortiz Sobrinho Valete
Nádia Takako Bernardes Suda
Tiago Chagas Dalcin

IMPORTÂNCIA DA SEGURANÇA PARA O PACIENTE PEDIÁTRICO NO AMBIENTE HOSPITALAR

Desde a época de Hipócrates era sabido que o cuidado ao paciente poderia causar algum dano. O postulado *Primum non nocere* deixa claro que, antes de tudo, não se deve causar mal. O cuidado em saúde vem se tornando cada vez mais complexo, e soma-se a essa complexidade a possibilidade de eventos desnecessários associados ao cuidado, alguns causando danos ao paciente.

Nesse sentido, a segurança do paciente constitui um pilar fundamental da qualidade do cuidado e é um desafio. A estratégia global da Organização Mundial da Saúde (OMS) consiste na redução dos riscos associados ao cuidado em saúde, no dano evitável, em que o erro seja improvável e em que, caso ocorra, seu impacto seja mitigado. No Brasil foram instituídos os núcleos de segurança do paciente no nível intra-hospitalar, através da Portaria 36/2013 da Agência Nacional de Vigilância Sanitária (ANVISA), para que a segurança do paciente fosse trabalhada de maneira articulada no nível local, dadas as particularidades das unidades de saúde. Segundo a classificação internacional de segurança do paciente da OMS, incidente é um evento que poderia ter resultado ou resultou em dano ao paciente. Havendo dano, o incidente é chamado de evento adverso.

A ANVISA, em seu relatório referente ao período de janeiro a dezembro de 2021, reportou os cinco incidentes notificados com maior frequência no ambiente hospitalar: úlcera por pressão, falhas durante a assistência à saúde, falhas envolvendo cateter venoso, queda do paciente e falhas envolvendo o uso de sondas. Cabe salientar que esses incidentes podem resultar em óbito. As crianças são particularmente vulneráveis à ocorrência de incidentes relacionados com a assistência em virtude de suas particularidades de desenvolvimento e de constituição corporal, as quais variam. Entretanto, quando se observa o gráfico de frequência de eventos notificados no Brasil, verifica-se que as maiores frequências se concentram na faixa etária de adultos e idosos. Ademais, embora o conhecimento sobre a segurança da criança em cuidados paliativos seja considerado limitado, sabe-se que esses pacientes, teoricamente, estão sob risco aumentado.

O paciente em cuidado paliativo tem suas peculiaridades. Crianças em condições crônicas complexas (CCC) ou com doenças que limitam a vida com frequência têm um ou mais sistemas orgânicos comprometidos, apresentam frequência maior de utilização de cuidados em saúde, são dependentes de tecnologias e necessitam de medicamentos para controle dos sintomas. Assim, o envolvimento com o cuidado paliativo não significa obrigatoriamente a redução da intensidade do cuidado prestado ao paciente; ao contrário, pode resultar em maior intensidade, o que pode colocar esses pacientes em risco maior de dano associado ao cuidado em saúde.

A literatura acerca da segurança do paciente em cuidados paliativos pediátricos (CPP) é escassa e tende a abordar os pacientes em final de vida. Além disso, há que se refletir sobre a própria definição de segurança do paciente nesse contexto, sob a ótica tanto do profissional de saúde como do paciente e da família, mas também na perspectiva da melhor qualidade de vida, que norteia o cuidado paliativo. Vale ressaltar que, sendo a melhor qualidade de vida um produto da antecipação, prevenção e tratamento do sofrimento, a segurança do paciente vem contribuir especialmente no quesito prevenção, uma vez que incidentes indesejáveis e desnecessários causam sofrimento. Desse modo, são primordiais práticas assistenciais que confluam para a segurança do paciente.

PARTICULARIDADES DO PACIENTE PEDIÁTRICO EM CUIDADO PALIATIVO NO AMBIENTE HOSPITALAR E ESTRATÉGIAS PARA AUMENTAR SUA SEGURANÇA

Com vistas a oferecer um cuidado seguro para a criança em cuidado paliativo no ambiente hospitalar, é fundamental que sejam estabelecidas metas mediante um plano de cuidado avançado, que os protocolos de segurança do paciente sejam observados e que tudo isso seja trabalhado pela ótica do cuidado centrado no paciente-família, com comunicação efetiva, e que a instituição abrace a cultura de segurança do paciente. Desse modo, é sugerido um pacote de medidas (*bundle*) para esses pacientes (Quadro 4.1).

Os pacientes em cuidado paliativo estão sob risco de deterioração clínica rápida, seja pela evolução da doença, seja pelo tratamento. Assim, têm sido desenvolvidas estratégias para o cuidado especializado, como a ferramenta *Pediatric Early Warning Systems* (PEWS), desenvolvida para contribuir para detecção da deterioração clínica de maneira proativa e indicação da intervenção apropriada. Vale ressaltar que, caso a caso, os pacientes em CPP já deveriam ter seu plano de cuidado definido e, em caso de limitação do suporte, esta deve ser do conhecimento da equipe multiprofissional. Pode-se assim evitar internações em terapia intensiva que poderiam contribuir para maior sofrimento do paciente e de sua família. Para os pacientes com planos de cuidado individualizados que englobam, por exemplo, a limitação de suporte, uma abordagem não individualizada parece ser inadequada.

Pouco se fala sobre a segurança emocional desses pacientes, mas um estresse psicológico acentuado, situação frequente no cuidado paliativo, pode resultar em ideação suicida. Embora não tenha sido encontrada diferença na ocorrência de suicídio entre crianças com câncer e a população geral, essa preocupação existe e não deve ser negligenciada. Entrevistas clínicas com psicólogos, de modo a detectar sinais de depressão, ansiedade, falta de esperança e uso de medicamentos psicotrópicos, e a avaliação do comportamento social devem fazer parte da abordagem integral desses pacientes.

Os pacientes e os familiares se sentem seguros quando podem confiar que o que foi previamente decidido e pactuado com a equipe será realizado, o que é relatado como crucial para algumas famílias. O plano de cuidado avançado individualizado, acessível e factível é essencial para o cuidado assertivo e centrado no paciente/família e deve levar em consideração as preferências do paciente, inclusive para reduzir a distância existente entre essas preferências e os cuidados recebidos, em especial no fim de vida. Tem sido apontado que fatores humanos estão envolvidos no insucesso da consecução desse plano, e profissionais capacitados são imprescindíveis para seu sucesso.

As *checklists* ou listas de verificação e as estratégias de comunicação, como o *debriefing*, são ferramentas muito usadas para segurança do paciente e são preconizadas em procedimentos próprios do cuidado paliativo, como na extubação compassiva, um procedimento

Quadro 4.1 Sugestão de um *bundle* para a segurança do paciente em cuidados paliativos pediátricos no ambiente hospitalar

Intervenções possíveis	Resultados esperados
Plano de cuidados avançado, individualizado, bem-documentado, atualizado, do conhecimento e em acordo com a equipe	Maior segurança para o paciente e a família de que os acordos serão cumpridos e de que intervenções desnecessárias não serão realizadas
Atenção aos protocolos de segurança do paciente	Redução de infecção relacionada com a assistência em saúde, quedas, lesões por pressão e uso seguro de medicamentos
Cuidado centrado no paciente/família	Respeito às individualidades e preferências
Avaliação da segurança emocional	Prevenção de suicídio
Aplicação de escala para avaliação de *delirium* em pacientes em uso prolongado de opioide(s)	Detecção e tratamento precoce do *delirium*
Uso de ferramenta de alerta precoce de deterioração clínica rápida (PEWS)	Escalonamento do cuidado conforme a condição, a resposta e o plano de cuidado

PEWS: *Pediatric Early Warning Systems*.

reconhecidamente estressante tanto para a família como para os profissionais e que exige apoio e acompanhamento profissional estreito à beira do leito para controle adequado dos sintomas.

Dentre os seis protocolos de segurança do paciente, destacam-se para os pacientes em CPP o de higienização de mãos, o de prevenção de quedas e de lesões por pressão e o de segurança na prescrição, uso e administração de medicamentos. A higienização das mãos, medida universalmente importante para prevenção de infecção relacionada com a assistência em saúde, é reforçada nos pacientes em CPP, especialmente em virtude de sua vulnerabilidade imunológica. Outra questão é que a necessidade de equipamentos de proteção individual em pacientes colonizados por germes resistentes, se por um lado é necessária para proteção individual e coletiva, por outro impede o contato mais próximo com pacientes em final de vida, tornando-se uma má experiência. Entretanto, mesmo sob o risco de comprometer essa experiência, trata-se de uma medida de proteção que deve ser sempre adotada.

As quedas no ambiente hospitalar são indesejáveis, e os pacientes em uso de medicamentos que causam sonolência estão sob risco aumentado. Além disso, a ocorrência de fraturas nesses pacientes pode ser devastadora. As escalas de avaliação de risco de queda possibilitam a quantificação objetiva desse risco. A escala de Humpty Dumpty foi validada para uso em pediatria e, de acordo com sua avaliação, indica a necessidade de supervisão diferenciada, proximidade do posto de enfermagem, uso de barreiras de proteção e até mesmo remoção de mobiliário desnecessário para redução do risco de queda.

As lesões por pressão, também chamadas de úlceras por pressão, podem ocorrer em pacientes com pouca mobilidade e restritos ao leito. Essas lesões não são consequência da doença e são consideradas evitáveis. Protocolos de prevenção incluem a avaliação desses pacientes por meio de escalas específicas, como a de Braden (> 5 anos) ou Braden Q, com quantificação do risco e indicação de medidas, como mudança de decúbito, coxins de espuma para lateralização, mobilização frequente, proteção do calcanhar, manejo da umidade e nutrição, bem como o uso de superfícies de redistribuição de pressão.

O tratamento da dor é primordial no paciente em CPP e, por exigir o uso frequente de opioides, a ocorrência de *delirium* deve ser monitorada. É desejável o uso de escalas de avaliação apropriadas para a idade, em especial naqueles pacientes que necessitem de uso prolongado de analgésicos opioides e da combinação de vários medicamentos cujos efeitos podem ser somatórios. Vale ressaltar que, nesses pacientes, os riscos e benefícios devem ser diariamente reavaliados.

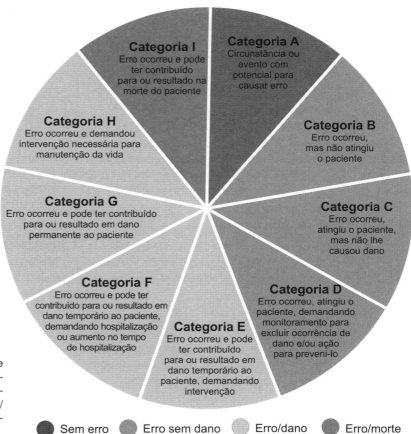

Figura 4.1 Classificação dos erros de medicação de acordo com o National Coordinating Council for Medication Error Reporting and Prevention (NCCMERP). (Disponível em: https://ismp-brasil.org/errosdemedicacao/wp-content/uploads/2020/09/Modulo-1_Material-de-apoio-3.pdf.)

Dessa maneira, outra questão muito importante que envolve os pacientes em CPP diz respeito à segurança na prescrição, uso e administração de medicamentos. Esse processo envolve cinco etapas, desde a seleção do medicamento até a prescrição médica, a dispensação, a administração e o monitoramento do paciente após a administração, podendo ocorrer falhas que colocam em risco a segurança do paciente (Figura 4.1). Os pacientes em CPP frequentemente fazem uso de medicamentos de alta vigilância, que exigem dupla checagem, como anticoagulantes, antineoplásicos e opioides. Além disso, é frequente a ocorrência da chamada polifarmácia, bem como a necessidade de reconciliação medicamentosa, pois alguns medicamentos de uso domiciliar podem não fazer parte da grade de compras do hospital e isso pode colocar em risco a continuidade do tratamento.

A presença de vários sintomas e o uso de vários medicamentos são frequentes entre esses pacientes. Definida pela OMS como "uso concomitante de quatro ou mais medicamentos", a polifarmácia pode resultar da prescrição de medicamentos por profissionais de diferentes especialidades médicas, cada um com foco na terapia medicamentosa para tratar seu respectivo sistema, nem sempre percebendo o paciente como um todo. Ainda segundo a OMS, mais da metade dos medicamentos é prescrita ou dispensada de maneira inadequada, e há uma relação estreita entre polifarmácia e uso irracional de medicamentos. A utilização de polifarmácia pode aumentar o risco de interações medicamentosas e os erros de administração, contribuindo para a não adesão ao tratamento, além de sobrecarregar as famílias na gestão dos horários de administração e aumentar o custo do tratamento. A tríade cuidados fragmentados-falhas na comunicação-utilização de polifarmácia pode conduzir a erros de medicação e exige a adoção de estratégias pela equipe durante a hospitalização e a transição de cuidados.

Quando se verifica o número insuficiente de estudos clínicos com medicamentos para a população pediátrica, formas farmacêuticas e apresentações comerciais não adaptadas às crianças, é possível considerar que alguns medicamentos são prescritos de modo *off label*. Outro fator que contribui para o aumento do risco à segurança do paciente e que eleva os custos do tratamento medicamentoso é a padronização inapropriada de medicamentos. Uma padronização coerente, adequada ao perfil epidemiológico dos pacientes assistidos na instituição, de modo a atender tanto os pacientes adultos como os pediátricos, minimiza os riscos de erros de administração. Algumas interações medicamentosas e reações adversas podem ser evitadas, além de reduzir os gastos com compras de urgência e o desperdício devido à estabilidade físico-química e microbiológica dos medicamentos.

Problemas relacionados com medicamentos são comuns em crianças, podem impactar a qualidade de vida e podem ser monitorados mediante a mensuração das taxas de erros de prescrição e de dispensação e administração de medicamentos. Discussões multidisciplinares e multiprofissionais, além da troca de experiências, promovem um olhar integral que possibilita otimizar a terapia medicamentosa. Ao traçar o plano farmacoterapêutico do paciente, é imprescindível considerar sua condição geral, conhecer a doença de base, escolher a melhor via de administração e observar a presença de ostomias.

Pacientes com dificuldades de receber alimentos e medicamentos via oral podem necessitar de ostomias, também chamadas de estomias, que podem ser de respiração, alimentação ou eliminação e são classificadas de acordo com o local de inserção e da extremidade distal, podendo ser nasogástricas, nasoduodenais, nasojejunais, orogástricas ou percutâneas (gastrostomia e jejunostomia). As duas últimas são bastante utilizadas para administração de medicamentos em pacientes em CCC.

Antes de optar pela administração de medicamentos por meio de ostomias, é necessário avaliar a possibilidade de substituição do medicamento, via de administração ou forma farmacêutica, bem como interações do tipo droga-alimento, sítio de absorção e local de ação, tipo de ostomia e sua localização, pois alguns medicamentos, quando administrados por essas vias, podem sofrer alterações na absorção e aumentar a toxicidade com possível falha terapêutica. Quando não houver um medicamento para o intercâmbio terapêutico e informações sobre a absorção não estiverem disponíveis, é imprescindível o monitoramento dos sinais de eficácia e toxicidade. A fim de promover o uso seguro e racional de psicofármacos administrados por sonda, a Universidade Federal de São Paulo (UNIFESP) disponibilizou um boletim informativo dirigido aos profissionais envolvidos no cuidado ao paciente (Quadro 4.2).

CONSIDERAÇÕES FINAIS

Em algumas esferas, a segurança do paciente e o cuidado paliativo se encontram, revelando a importância e a simbiose dessas duas áreas. A oferta de um cuidado seguro para os pacientes em CPP deve ser almejada. A cultura de segurança precisa incluir essas crianças com a mesma preocupação e atenção dedicadas aos outros pacientes, entendendo que suas necessidades são diferentes. A flexibilidade nas orientações demanda a análise de riscos e benefícios, como a aspiração e o prazer na alimentação, e essas decisões precisam ser compartilhadas. Nesse sentido, cabe chamar a atenção para a segurança da criança em cuidado paliativo também sob a ótica qualitativa. Assim, conceitos tradicionais sobre segurança do paciente podem ser "moldados" sob a ótica do cuidado paliativo, aceitando-se algum grau de risco para manutenção do conforto, dignidade e segurança emocional do paciente.

Quadro 4.2 Guia para uso de psicofármacos por sonda

Medicamento	Concentração (mg)	Forma farmacêutica	Trituração (sim/não)	Volume de água para diluição (mL)	Observação
Ácido valproico	500	Comprimido revestido	Não	–	Não triturar e não manipular
Amitriptilina	25	Comprimido	Sim	15	–
Carbamazepina	200	Comprimido revestido	Não	–	Não triturar e não manipular
Clobazam	10	Comprimido	Sim	15	–
Clonazepam	2	Comprimido	Sim	15	–
Fenitoína	100	Comprimido	Sim	15	A administração simultânea de fenitoína e dieta enteral pode reduzir a absorção do fármaco em até 80%. Pausar a dieta enteral 1 hora antes e 2 horas após administração
Fenobarbital	100	Comprimido	Sim	15	–
Fluoxetina	20	Cápsula	Abrir cápsula	15	–
Gabapentina	300	Cápsula	Abrir cápsula	15	–
Haloperidol	5	Comprimido	Sim	15	–
Lorazepam	2	Comprimido	Sim	15	–
Metadona	5 e 10	Comprimido	Sim	15	–
Morfina	10 e 30	Comprimido	Sim	15	–
Risperidona	1, 2 e 3	Comprimido revestido	Não	–	Não triturar e não manipular
Sertralina	50	Comprimido revestido	Não	–	–
Topiramato	25	Comprimido	Sim	15	–
Tramadol	50	Cápsula	Sim	15	Não triturar

Recomendações gerais: dê preferência a medicamentos na forma farmacêutica líquida ou a substituição por outro de equivalência terapêutica que tenha essa apresentação. Administrar os medicamentos triturados imediatamente após a diluição. Administrar os medicamentos separadamente das dietas enterais. No horário da administração do medicamento, pausar a dieta e realizar a lavagem da sonda com no mínimo 15mL de água potável (filtrada ou mineral). Ao final da administração do medicamento, lavar a sonda com no mínimo 15mL de água potável antes de voltar a administrar a dieta. (Adaptada de documento elaborado pelo Serviço de Informação sobre Medicamentos – Hospital São Paulo/Hospital Universitário da Universidade Federal de São Paulo. Disponível em: https://drive.google.com/file/d/1ORcGi65EpYL54TcIONxigfm62GgeLIVI/view?usp=drivesdk.) AMITRYL: amitriptilina 25mg comprimido. Responsável técnico: José Carlos Mádala. São Paulo: Cristália Produtos Químicos Farmacêuticos Ltda., 2017. Bula do remédio. DEPAKENE: ácido valproico 500mg comprimido. Responsável técnico: Bussinger da Silva. São Paulo: Abbott Laboratórios do Brasil Ltda., 2013. Bula do remédio. DIMORF: morfina sulfato 10 a 30mg comprimido. Responsável técnico: José Carlos Mádala. São Paulo: Cristália Produtos Químicos Farmacêuticos Ltda., 2017. Bula do remédio. FRISIUM: clobazam 10mg comprimido. Responsável técnico: Silvia Regina Bralla. São Paulo: Sanafi-Aventir Farmacêutica Ltda., 2017. Bula do remédio. GARDENAL: fenobarbital 100mg comprimido. Responsável técnico: Silvia Regina Bralla. São Paulo: Sanafi-Aventir Farmacêutica Ltda., 2017. Bula do remédio. HALDOL: haloperidol 5mg comprimido. Responsável técnico: Marcos R. Pereira. São Paulo: Jansen-Cilaq Farmacêutica Ltda., 2018. Bula do remédio. HIDANTAL: fenitoína 100mg comprimido. Responsável técnico: Silvia Regina Bralla. São Paulo: Sanafi-Aventir Farmacêutica Ltda., 2017. Bula do remédio. LEPONEX: clozapina 25 a 100mg comprimido. Responsável técnico: Marcia Yashiro Hacimata. São Paulo: Mylan Laboratórios Ltda., 2018. Bula do remédio. LORAX: lorazepam 2mg comprimido. Responsável técnico: Edina S.M. Nakamura. São Paulo: Wyeth Indústria Farmacêutica Ltda. 2018. Bula do remédio. MICROMEDEX® 2.0 (versão eletrônica). Greenwood Village, Colorado, USA: Truven Health Analytics, 2017. MYTECOM: metadona cloridrato 5 a 10mg comprimido. Responsável técnico: José Carlos Mádala. São Paulo: Cristália Produtos Químicos Farmacêuticos Ltda., 2017. Bula do remédio. NEUROTIN: gabapentina 300mg comprimido. Responsável técnico: José Cláudio Bumerad. São Paulo: Pfizer Pharmaceuticals LLC, 2015. Bula do remédio. PROZAC: fluoxetina 20mg comprimido. Responsável técnico: Márcia A. Prada. São Paulo: Eli Lilly do Brasil Ltda., 2016. Bula do remédio. RISPERDAL: risperidona 1, 2 e 3mg comprimido. Responsável técnico: Marcos R. Pereira. São Paulo: Jansen-Cilaq Farmacêutica Ltda., 2018. Bula do remédio. RIVOTRIL: clonazepam 2mg comprimido. Responsável técnico: Tatiana Tsiamir Díaz. Rio de Janeiro: Produtos Roche Química e Farmacêutica S.A., 2017. Bula do remédio. TEGRETOL: carbamazepina 200mg comprimido. Responsável técnico: Flávia Regina Regurer. São Paulo: Navartir Biociências S.A., 2017. Bula do remédio. TOPAMAX: topiramato 25mg comprimido. Responsável técnico: Marcela Mesquita. São Paulo: Grunenthal do Brasil Farmacêutica Ltda., 2018. Bula do remédio. ZOLOFT: sertralina cloridrato 50mg comprimido. Responsável técnico: Edina S.M. Nakamura. São Paulo: Wyeth Indústria Farmacêutica Ltda. 2018. Bula do remédio.

Bibliografia

American Society of Health-System Pharmacists. American Hospital Formulary Service (AHFS). Berthrand MD. ASHP, 2015.

Dinnen T, Williams H, Yardley S et al. Patient safety incidents in advance care planning for serious illness: a mixed-methods analysis. BMJ Supportive & Palliative Care 2019; 0:1-8. doi:10.1136/bmjspcare-2019-001824.

Documento de referência para o programa Nacional de Segurança do Paciente. Ministério da Saúde. 1. ed., 2014.

Donoho K, Fossa M, Dabagh S, Caliboso M, Lotstein D, Nair S. Compassionate extubation protocol to improve team communication and support in the neonatal intensive care unit. Journal of Perinatology 2021; 41:2355-62. Disponível em: https://doi.org/10.1038/s41372-021-01085-8.

Garza M, Graetz DE, Kaye EC et al. Impact of PEWS on perceived quality of care during deterioration in children with cancer hospitalized in different resource-settings. Front Oncol 2021; 11:660051. doi: 10.3389/fonc.2021.660051. eCollection 2021.

Gonzalez J, Hill-Rodriguez D, Hernandez LM et al. Evaluating the Humpty Dumpty fall scale: An international, multisite study. J Nurs Care Qual 2020; 35(4):301-8. doi: 10.1097/NCQ.0000000000000458.

Huth K, Vandecruys P, Orkin J, Patel H. Medication safety for children with medical complexity. Paediatr Child Health 2020; 25(7):473-4.

Pestian T, Thienprayoon R, Grossoehme D, Friebert S, Humphrey L. Safety in pediatric hospice and palliative care: A qualitative study. Pediatr Qual Saf 2020; 4:e328.

Ribeiro PC, Silva TAF, Ruotolo F, Barbosa LMG, Poltronier M, Borges JLA. Manual para administração de medicamentos por acessos enterais. São Paulo: Editora Atheneu, 2014.

Santos L, Torriani MS, Barros E (orgs.). Medicamentos na prática da farmácia clínica. Porto Alegre: Artmed, 2013.

Sedig LK, Spruit JL, Southwell J et al. Palliative care is not associated with decreased intensity of care: Results of a chart review from a large children's hospital. Pediatr Blood Cancer 2022; 69(3):e29391. doi: 10.1002/pbc.29391.

Taketomo CK, Hodding JH, Kraus DM. Pediatric & Neonatal Damage Handbook with International Trade Names Index. 20 ed. Ohio: Lixicamp, 2013.

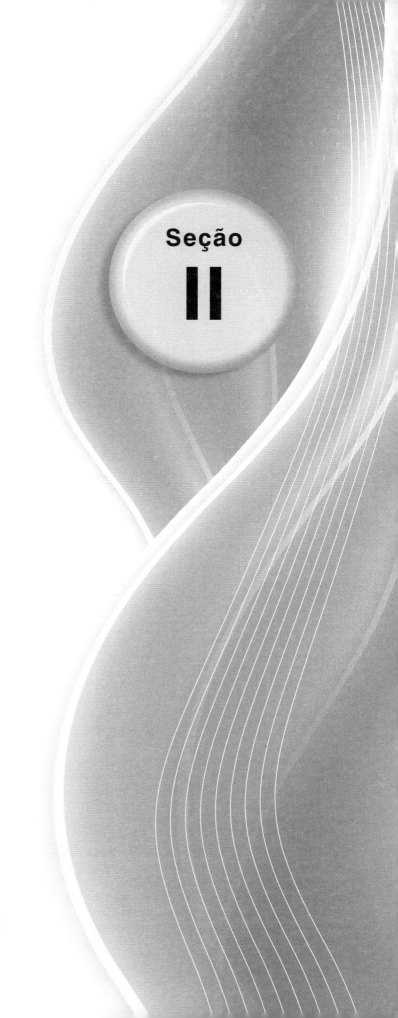

Seção II

Comunicação

Princípios da Comunicação em Pediatria

Capítulo 5

Poliana Cristina Carmona Molinari

A criança é feita de cem.
A criança tem cem mãos, cem pensamentos,
Cem modos de pensar, de jogar e de falar.
Cem, sempre cem modos de escutar, de maravilhar e de amar.
(Loris Malaguzzi)

INTRODUÇÃO

A comunicação é um fenômeno que possibilita o estabelecimento de relações e é a base terapêutica entre a equipe de saúde, os pacientes e suas famílias. Dedicar um tempo para ouvir e compreender a criança e a família promove confiança e constrói vínculos e relacionamentos fundamentais no processo da doença, melhorando a adesão, os resultados e a satisfação de todos[1-3].

Uma boa comunicação é essencial no cuidado à criança e ao adolescente portadores de doenças que ameacem a vida. Essa população apresenta sofrimento físico, psicológico, social e espiritual e precisa lidar com situações repletas de mudanças e incertezas, especialmente quando confrontada com as dificuldades da enfermidade e até mesmo com a morte. Essas angústias estão muitas vezes interligadas e podem ser evidentes durante essa jornada. Nesse cenário, tanto a família como a criança e o adolescente necessitam de muitas informações, e sua compreensão, julgamento e raciocínio são afetados por esse sofrimento multidimensional[1,4].

Além disso, as crianças precisam ter oportunidades para dar sentido a essa nova realidade e compartilhar suas experiências de vida. Explorar as preocupações e dúvidas mediante uma comunicação aberta e honesta é fundamental. Elas podem encontrar dificuldades em expressar seus sentimentos e articular suas preocupações verbalmente, o que representa uma barreira no apoio a seu bem-estar psicossocial e espiritual, assim como de sua família[1].

Três elementos na comunicação em saúde envolvem a tríade profissional-família-criança[2]:

- **Informatividade:** quantidade e qualidade das informações de saúde fornecidas pelo profissional.
- **Sensibilidade interpessoal:** comportamentos afetivos que refletem a atenção do profissional e o interesse nos sentimentos e preocupações de pais e filhos.
- **Construção de parceria:** até que ponto o profissional convida os pais e a criança a expressarem suas preocupações, perspectivas e sugestões durante o atendimento.

Um dos desafios mais assustadores para um profissional da saúde é dizer a uma criança que ela tem uma condição que representa risco de morte. Conversar sobre o diagnóstico é importante por permitir que ela entenda o que está acontecendo e aumente a cooperação com os procedimentos e a adesão ao tratamento. Por isso, a comunicação sensível é muito importante para as crianças e suas famílias, independentemente de suas circunstâncias de vida[5].

Apesar da natureza essencial da comunicação na área da saúde, há pouca ênfase curricular na construção de habilidades interpessoais no atendimento pediátrico[2,4]. A arte de se comunicar com essa população raramente é ensinada formalmente, e essa é uma área em que os profissionais de saúde se sentem mal preparados[6]. Há uma necessidade de aprender melhor como obter informações, incluindo o uso de uma abordagem de entrevista narrativa, possibilitando que a criança, o adolescente e os pais contem suas histórias[2].

HABILIDADES BÁSICAS NA COMUNICAÇÃO DE NOTÍCIAS DIFÍCEIS

As notícias difíceis podem ser definidas como "situações em que há um sentimento de falta de esperança, uma ameaça ao bem-estar físico ou mental de uma pessoa, um risco de perturbar um estilo de vida estabelecido, ou onde é dada uma mensagem que transmite a um indivíduo menos escolhas em sua vida". O reconhecimento de que grande parte da comunicação de saúde é na verdade uma notícia difícil melhorará a atenção para sua entrega. Por exemplo, embora o diagnóstico de neurofibromatose tipo 1 possa não parecer uma má notícia para uma equipe experiente, a variabilidade do desfecho e a falta de previsibilidade da doença tornam esse diagnóstico muito difícil para os pais.

Da mesma maneira, a necessidade de exames de sangue para uma criança com fobia de agulhas ou uma internação inesperada, a necessidade de tomar medicamentos para o resto da vida para uma condição crônica e muitas outras situações comuns são notícias difíceis para as famílias. Uma maior atenção à entrega empática dessa situação resultará em habilidades aprimoradas e na construção de vínculos de confiança. Quando a informação é mal entregue, as memórias dessa experiência podem ficar gravadas na mente das crianças e das famílias por tempo prolongado, causando sofrimentos e estratégias de enfrentamento desadaptativas[2].

Muitos profissionais da saúde acreditam não haver uma boa maneira de dar notícias difíceis. No entanto, pesquisas com pais cujos filhos tiveram uma ampla gama de diagnósticos fornecem importantes orientações. Nesse cenário, os pais valorizam um profissional que demonstra claramente uma atitude atenciosa e que lhes permite falar e expressar suas emoções. Uma abertura eficaz para a conversa consiste em perguntar: "O que foi dito previamente sobre o que está acontecendo com seu filho?"[2].

O uso de protocolos para dar notícias difíceis pode melhorar substancialmente essa experiência. Guias abrangentes estão disponíveis na literatura, a maioria para a população adulta. Um dos primeiros a serem publicados foi o protocolo SPIKES, resultado de uma pesquisa realizada durante a reunião anual da Sociedade Americana de Oncologia Clínica (ASCO), em 1998, e que consiste em seis etapas com o propósito de permitir ao profissional cumprir os quatro objetivos mais importantes ao dar notícias difíceis: coletar informações, transmitir os dados médicos, fornecer suporte e obter a colaboração do paciente para o desenvolvimento de uma estratégia ou plano de tratamento para o futuro[7].

O primeiro passo (*Setting up*) se refere à preparação do médico e do espaço físico para a comunicação. O segundo (*Perception*) verifica até que ponto o paciente tem consciência de seu estado. O terceiro (*Invitation*) procura entender o quanto o paciente deseja saber sobre sua doença. O quarto (*Knowledge*) será a transmissão da informação propriamente dita. Nesse ponto são ressaltadas algumas recomendações, como utilizar frases introdutórias que indiquem que uma notícia difícil virá, não fazê-lo de maneira brusca ou usar palavras técnicas em excesso e checar a compreensão do paciente. O quinto passo (*Emotions*) é reservado para responder empaticamente à reação emocional demonstrada pelo paciente. O sexto (*Strategy and Summary*) diminui sua ansiedade ao revelar o plano terapêutico e o que pode vir a acontecer[8].

Em publicação recente do Instituto do Câncer há uma discussão sobre pontos importantes a serem acrescentados a esse protocolo no que tange às notícias envolvendo crianças, adolescentes e famílias – o sugerido protocolo SPIKES Jr.: estimular a presença constante dos pais, simultaneamente quando possível, para que participem dos esclarecimentos em conjunto; informar a criança ou o adolescente, respeitando os recursos cognitivos e emocionais de acordo com seu estágio de desenvolvimento; reforçar a importância do acolhimento da família e fornecer possibilidades de suporte psicossocial para que ela não se desestruture em função do adoecimento de um de seus membros, e tentar estabelecer as redes de apoio familiar para revezamento ou substituição temporária de acompanhamento ao paciente[9].

No entanto, a inclusão de pacientes pediátricos em conversas sobre a situação de doença nem sempre é de fácil implementação na prática clínica, especialmente no momento do diagnóstico, quando as emoções estão muito presentes e todos os participantes precisam confrontar seus próprios sentimentos sobre essa situação. Alguns estudos demonstraram que os pais não querem que seu filho esteja presente, levantando questões sobre o impacto da presença da criança na capacidade dos pais de obterem as informações necessárias. No entanto, outros encontraram efeitos benéficos da presença da criança, como a diminuição do sofrimento parental[10].

Em publicação que explorou narrativas de pais sobre notícias difíceis, alguns pontos fundamentais foram levantados sobre como realizá-la de modo eficaz e promover relacionamentos de cura: divulgar honestamente informações difíceis; ter como objetivos a escuta ativa, a construção de parcerias e o conhecimento de valores do paciente e da família, demonstrando cordialidade e empatia; ter presentes comportamentos positivos, como atenção, gentileza e respeito; buscar entender a família e a criança e evitar suposições; demonstrar competência clínica; apoiar a tomada de decisão compartilhada; dar espaço para a incerteza; gerenciar expectativas e tratar a emoção com sensibilidade e paciência. Todas essas características promovem apoio emocional, orientação e compreensão mútua dos papéis e responsabilidades de cada um[11].

COMUNICAÇÃO E DESENVOLVIMENTO COGNITIVO-EMOCIONAL DA CRIANÇA E DO ADOLESCENTE

Na busca pela melhora da comunicação, os profissionais da saúde e os pais ou cuidadores devem estar atentos ao desenvolvimento cognitivo, emocional e psicológico das crianças e adolescentes em relação à compreensão da doença e às crenças culturais e religiosas e da família em torno da doença, do morrer e da morte. Considerar esses fatores garantirá que a comunicação seja adequadamente adaptada para evitar mal-entendidos[5].

Para essa comunicação, é importante que o profissional da saúde conheça o desenvolvimento cognitivo e emocional da criança e do adolescente. Com base nos estudos de Piaget sobre o tema, vale lembrar que as crianças com menos de 3 anos de idade estão iniciando a construção de suas referências cognitivas e da linguagem, apresentam a angústia da separação dos pais e têm a predominância do cérebro direito, ou seja, das emoções e experiências sensoriais. O período de 4 a 7 anos é marcado pelo pensamento mágico, ou seja, desejos, fatos, atitudes ou histórias podem acarretar eventos externos – baseados em sua experiência individual com o brincar. Além disso, elas têm uma compreensão deficiente de como a doença acontece, o que pode facilmente levar à atribuição errônea da causa e à consequente culpa (p. ex., a doença é uma punição por seu mau comportamento).

Esses conceitos destacam a importância de garantir que a linguagem usada com as crianças seja concreta e específica para evitar mal-entendidos ou inferências incorretas sobre a causa da doença ou morte. Crianças de 3 a 4 anos entendem a morte como uma partida e como parte da ordem natural da vida, porém não têm a ideia da irreversibilidade da morte.

Uma grande mudança na compreensão das crianças a respeito dos principais conceitos biológicos sobre a estrutura e função do corpo humano e a transmissão de doenças ocorre entre as idades de 7 e 11 anos. Nessa fase, as crianças também usam suas habilidades de raciocínio emergentes com mais sucesso com informações concretas em vez de conceitos abstratos ou coisas que são invisíveis dentro do corpo. Por exemplo, elas podem entender as mudanças relacionadas com o câncer, como a perda de cabelo ou de peso, porque são tangíveis e observáveis. No entanto, uma compreensão mais completa sobre o câncer, a quimioterapia ou os efeitos colaterais pode ser mais difícil.

Avanços recentes na compreensão da maturação cerebral durante a adolescência se refletem no melhor entendimento sobre essa importante fase da vida. Processos cognitivos de ordem superior, incluindo funções executivas (p. ex., controle inibitório, planejamento e tomada de decisão) passam por um desenvolvimento gradual durante a adolescência. O foco dos adolescentes nas consequências de curto prazo é particularmente relevante para a tomada de decisão sobre o tratamento e pode contribuir para a tensão entre as diferentes prioridades dos pacientes e dos profissionais da saúde (p. ex., o desejo de independência de um adolescente e o foco do profissional da saúde). Há aumento substancial na relevância e influência dos pares; estabelecer e manter a identificação do grupo é complicado em razão do isolamento social devido aos períodos de internação ou por se sentir ou parecer diferente por causa da condição com risco de morte. A adolescência também envolve o estabelecimento de autonomia, o que pode entrar em conflito com períodos de maior dependência durante o tratamento. A incidência de depressão e ansiedade atinge o pico durante a adolescência, tornando-a um período de maior vulnerabilidade[5].

Os modelos de desenvolvimento raramente consideram a influência potencial das experiências anteriores das crianças e a exposição à doença em sua compreensão desses conceitos. No turbilhão emocional de notícias angustiantes, as crianças podem funcionar como se tivessem uma compreensão menos desenvolvida do que sua idade cronológica poderia sugerir. As necessidades específicas de crianças com deficiências cognitivas ou sensoriais também devem ser consideradas. Embora elas sejam mais propensas a problemas de saúde substanciais do que as sem deficiência, suas necessidades de comunicação geralmente são mal atendidas em ambientes de saúde, o que pode afetar negativamente seus resultados[5].

Além disso, a cultura, as tradições, a etnia e as crenças religiosas e espirituais também influenciarão as perspectivas das crianças e dos pais ou cuidadores sobre o significado da doença e da morte. A maneira como esses fatores interagem exige que os profissionais da saúde explorem o sistema de crenças de um indivíduo para garantir que as informações comunicadas sejam significativas e permitir que o profissional evite estereótipos e reconheça os diferentes pontos de referência culturais e religiosos dos membros da família[5].

ESTRATÉGIAS DE COMUNICAÇÃO NA TRÍADE PROFISSIONAL-FAMÍLIA-CRIANÇA/ADOLESCENTE

A comunicação entre a criança, seus pais ou cuidadores e os profissionais da saúde ajuda a ganhar a confiança da criança e está associada a maior adesão a partir de uma melhor compreensão da doença e da importância do tratamento[5].

Há uma obrigação moral e ética de discutir a saúde e a doença com o paciente infantil, o que é apoiado por uma série de leis, políticas e decisões judiciais de vários países, incluindo o Brasil. Envolver as crianças nessa comunicação mostra respeito por suas capacidades, aumenta sua habilidade no processo de futuras decisões e torna sua contribuição essencial para aquela que melhor atende às necessidades individuais da criança e da família. Em essência, a tomada de decisões sobre saúde infantil é centrada na família. Portanto, é importante compreender a relação pai-filho preexistente, os valores culturais, psíquicos e espirituais da família e as necessidades de desenvolvimento da criança, incluindo o desejo de participar de seu próprio plano de cuidados[2].

A qualidade da assistência à saúde pediátrica melhorará se a criança for reconhecida como tendo suas próprias necessidades cognitivas e emocionais individuais, for levada a sério e considerada inteligente, capaz e cooperativa. Os pais e os profissionais devem decidir juntos se a criança estará presente nas consultas de informação, se os pais preferem eles próprios contar à criança ou se outra pessoa o fará, e se a comunicação ocorrerá com ou sem a presença dos pais[2].

Em geral, as crianças entendem mais do que se supõe; elas precisam ter informações úteis, ter opções (incluindo o nível de envolvimento desejado) e expressar sua opinião. A compreensão aprimorada fornece uma sensação de controle que por sua vez atenua o medo e aumenta a adesão. Além disso, se a criança está perguntando sobre a condição, ela geralmente já sabe que algo está errado e está verificando em quem pode confiar[2].

Curiosamente, as crianças reagem, em parte, ao que observam nos adultos ao redor. Criar um ambiente, incluindo um espaço e um lugar confortáveis, para que elas se sintam seguras é fundamental para ouvir e responder suas perguntas com respostas honestas e apropriadas para sua idade e desenvolvimento. Ser aberto e compartilhar informações pode reduzir a ansiedade, a confusão e as percepções errôneas. A percepção intuitiva e consciente do nível de curiosidade, maturidade, estágio de desenvolvimento e emoção da criança é essencial para protegê-la de muita ou pouca informação[4].

Muitos pais expressam preocupação com o fato de que as conversas orientadas pelos profissionais da saúde com os filhos sobre sua doença possam evocar medo e ansiedade. Além disso, são reticentes em discutir detalhes do tratamento e do prognóstico de seus filhos e podem impedir que os profissionais divulguem detalhes para a criança. Embora essa tendência frequentemente resulte da perspectiva de induzir medo ou sintomas depressivos no paciente, as crianças que se envolvem em discussões abertas sobre seu tratamento e prognóstico tendem a exibir maior resiliência do que as que não são incluídas[6].

Os pais exercem papel fundamental nesse cenário: constituem os facilitadores da comunicação com seus filhos, agindo como intermediários entre eles e os profissionais da saúde; contam com informações valiosas para responder perguntas relativas às crianças; são amortecedores emocionais do impacto das notícias, filtrando e limitando informações perturbadoras; são confidentes, ouvindo as opiniões particulares das crianças; utilizam uma linguagem adequada para apoiar a expressão das preferências de seus filhos e representam segurança e apoio emocional[12].

Alguns desafios se impõem nessa comunicação. Os profissionais da saúde e os pais podem ter visões muito diferentes sobre a quantidade de informação a ser compartilhada com a criança, muitas vezes originada do desejo dos pais de "proteger seu filho". Além disso, pode haver uma incompatibilidade entre as preferências de comunicação dos pais e as das crianças. O estilo e o mecanismo de enfrentamento usuais de algumas famílias consistem em não se comunicar; embora isso deva ser respeitado, não se deve presumir que a criança não queira obter informações, e a possibilidade de discutir o diagnóstico deve ser revisitada. O aumento da autonomia durante a adolescência também pode resultar em pais ou cuidadores e adolescentes com visões contrastantes sobre as decisões de tratamento. Essas situações são ética e emocionalmente desafiadoras para os profissionais da saúde. Somados a isso, outros pontos importantes se tornam desafiadores, como as limitações de tempo em virtude da pressão do trabalho, o gerenciamento da própria angústia ao falar com a criança sobre sua doença e o gerenciamento da própria experiência de luto ou perda[5].

A contribuição dos profissionais da saúde para a tríade da comunicação (criança, pai ou cuidador e profissional de saúde) também é influenciada por suas próprias crenças, contexto cultural e religioso, experiência e conhecimento, tanto em nível profissional como pessoal. Dentre as barreiras para essa comunicação estão a falta de habilidades, treinamento e tempo para se preparar, a incerteza clínica, a falta de conforto ou prontidão do paciente ou dos pais, as expectativas parentais irreais e a falta de apoio. Estressores especificamente associados ao trabalho com pacientes gravemente doentes podem afetar a capacidade do profissional da saúde de se comunicar efetivamente com seus pacientes e incluem carga de trabalho crescente e grande número de mortes, falta de tempo, dificuldade em lidar com a própria resposta emocional, desenvolvimento de vínculos emocionais importantes com pacientes e familiares e sentimentos de depressão, tristeza e culpa em resposta à perda. As estratégias dos profissionais da saúde para gerenciar seus sentimentos dolorosos em resposta a essas situações desafiadoras podem incluir o estabelecimento de uma distância física ou emocional entre eles e a família por meio de ocupação, impaciência ou formalidade, o que pode impedir ainda mais uma comunicação empática e afetiva[5].

Com todas essas reflexões, é possível destacar alguns pontos fundamentais na comunicação de notícias difíceis no cenário da tríade criança/adolescente-família-profissionais da saúde (Figura 5.1)[5]:

1. **Preparar-se:** reflita sobre seu próprio nível de conforto e crenças; certifique-se de que, ao conhecer a criança ou o adolescente, eles possam vê-lo como uma pessoa calma e focada, capaz de ouvir e tolerar sua angústia e fornecer apoio emocional.

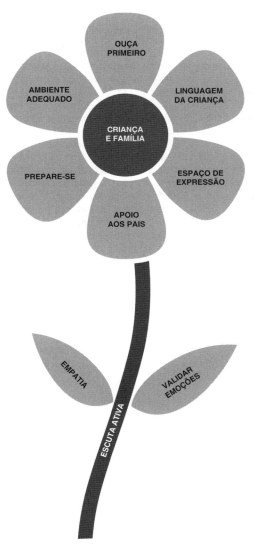

Figura 5.1 Principais pontos na comunicação de notícias difíceis na tríade criança-família-profissional da saúde.

2. **Preparar informações:** tenha todas as informações relativas à condição clínica, exames, tratamento e prognóstico, entre outras; planeje o que você precisa comunicar; priorize informações importantes; verifique se você sabe o nome da criança e dos membros da família; certifique-se sobre as relações entre a criança e a família (p. ex., padrastos).

3. **Preparar o ambiente:** identifique uma área tranquila e privada; considere quem está com a criança e quem deve ser incluído na consulta, como parentes ou outros profissionais da saúde bem conhecidos da criança ou da família; tenha à mão materiais lúdicos, como lápis de cor, papel para desenho, alguns brinquedos – a criança muitas vezes se expressa através deles; se os irmãos estiverem presentes, considere suas necessidades (p. ex., organizar brinquedos ou colorir).

4. **Preparar os pais:** discuta a importância de se comunicar com a criança sobre o diagnóstico – é compreensível querer protegê-los dessa notícia, mas as crianças são muito boas em perceber as mudanças a seu redor, e ajudá-las a entender o que está acontecendo pode auxiliá-las a se sentirem menos assustadas e sozinhas, além de permitir que você as apoie sem ter de fingir.

5. **Conhecer e avaliar o desenvolvimento cognitivo e emocional:** verifique a idade da criança e quaisquer problemas de neurodesenvolvimento ou deficiências na comunicação; considere como tornar as informações relevantes para o contexto e a cultura do dia a dia da criança; escolha uma linguagem apropriada ao desenvolvimento; considere o uso de materiais lúdicos.

6. **Primeiro ouvir:** descubra a história da criança e dos pais. Determine o que a criança já sabe. Pergunte o que ela acha que está acontecendo. Use essas informações para avaliar seu nível de autonomia e independência para que as informações possam ser direcionadas de acordo. Crianças e adolescentes devem ter a oportunidade de conversar sozinhos com o profissional da saúde para que possam levantar assuntos que não desejam compartilhar com seus pais.

7. **Ritmo das informações:** forneça informações simples e em pequenas porções. Dê tempo à família e à criança para assimilar o que você disse; procure observar as reações da criança e dos pais para avaliar quando estão prontos para mais informações; comunique-se nos termos da criança e com o apoio dos pais; identifique as prioridades da criança e adapte as informações de acordo (p. ex., a principal preocupação de alguns jovens será com a perda de cabelo ou se a internação hospitalar interferirá em um evento social futuro, em vez das opções de tratamento).

8. **Fontes de informação:** use informações visuais e verbais; forneça opções de outras fontes (p. ex., grupo de apoio, *sites* ou recursos úteis); dê à criança

informações para levar para casa; considere opções para se conectar com outra família com experiências semelhantes para ajudar a orientá-la (com base na preferência da família).
9. **Compreensão emocional:** siga as dicas da criança sobre sua compreensão emocional a respeito da informação; permita que a criança expresse seus sentimentos e explique que são normais nessa situação; tranquilize a família que os sentimentos de choque e angústia são normais e dificultam o processamento das informações.
10. **Compreensão cognitiva:** pergunte à criança e aos pais o que eles entenderam sobre o que foi dito; verifique se a família está familiarizada com quaisquer termos médicos usados e se existe algo que precisa ser explicado; tente avaliar a compreensão de todos os envolvidos para garantir que ninguém se perca na conversa; se possível, pergunte à criança o que ela entendeu; dê aos pais e aos filhos a oportunidade de fazer perguntas.
11. **Faça um plano:** explique à família o que acontecerá a seguir; dê à família uma ideia da escala de tempo para os próximos passos; assegure às famílias que elas não terão de lidar com isso sozinhas; se apropriado ou disponível, explique que os sintomas podem ser controlados por medicação, especialmente a dor; considere outras fontes de apoio para a família (p. ex., profissionais da saúde da comunidade)[5].

CONSIDERAÇÕES FINAIS

Na trajetória de uma doença grave, que ameace a qualidade de vida de uma criança, adolescente e família, as notícias difíceis frequentemente tornam esse cenário repleto de incertezas, angústia, falta de controle e medo da perda. A comunicação empática e afetiva constrói um relacionamento em saúde fundamentado na confiança, no apoio e no respeito. Para isso, é preciso unir habilidades e técnicas à conexão humana. Além disso, é fundamental ouvir a criança e o adolescente com sensibilidade, respeito e amor. Eles precisam ser protagonistas de sua própria trajetória. Por fim, tão importante quanto isso é valorizar e apoiar a família, reconhecendo o papel de bons pais e os auxiliando no enfrentamento dos momentos desafiadores. A comunicação é a ponte que une profissionais, crianças/adolescentes e família no objetivo comum de auxiliá-los nessa trajetória única de suas vidas.

Referências

1. Chin LE, Loong LC, Ngen CC et al. Pediatric palliative care: Using miniature chairs to facilitate communication. Am J Hosp Palliat Care 2014; 31(8):833-5.
2. Levetown M, American Academy of Pediatrics Committee on Bioethics. Communicating with children and families: From every day interactions to skill in conveying distressing information. Pediatrics 2008; 121(5):1441-60.
3. Jalmsell L, Lövgren M, Kreicbergs U, Henter JI, Frost BM. Children with cancer share their views: Tell the truth but leave room for hope. Acta Paediatr 2016; 105(9):1094-9.
4. Weaver MS, Wiener L. Applying palliative care principles to communicate with children about COVID-19. J Pain Symptom Manage 2020; 60(1):8-11.
5. Stein A, Dalton L, Rapa E et al. Communication with children and adolescents about the diagnosis of their own life-threatening condition. Lancet 2019; 393:1150-63.
6. Brand SR, Fasciano K, Mack JW. Communication preferences of pediatric cancer patients: Talking about prognosis and their future life. Support Care Cancer 2017; 25(3):769-74.
7. Baile WF, Buckman R, Lenzi R, Glober G, Beale EA, Kudelka AP. SPIKES – A six-step protocol for delivering bad news: Application to the patient with cancer. Oncologist 2000; 5(4):302-11.
8. Lino CA, Augusto KL, Oliveira FAS, Feitosa LB, Caprara A. Uso do protocolo SPIKES no ensino de habilidades em transmissão de más notícias. Ver Bras Ed Med 2011; 35(1):52-7.
9. Instituto Nacional de Câncer (Brasil). Coordenação Geral de Gestão Assistencial. Coordenação de Educação. Comunicação de notícias difíceis: compartilhando desafios na atenção à saúde/Instituto Nacional de Câncer. Coordenação Geral de Gestão Assistencial. Coordenação de Educação. Rio de Janeiro: INCA; 2010.
10. Udo C, Kreicsbergs U, Axelsson B, Björk O, Lövgren M. Physicians working in oncology identified challenges and factors that facilitated communication with families when children could not be cured. Acta Paediatr 2019; 108(12):2285-91.
11. Sisk B, Friedrich AB, Mozersky J, Walsh H, DuBois J. Core functions of communication in pediatric medicine: An exploratory analysis of parent and patient narratives. J Cancer Educ 2020; 35(2):256-63.
12. Smith LE, Maybach AM, Feldman A, Darling A, Akard TF, Gilmer MJ. Parent and child preferences and styles of communication about cancer diagnoses and treatment. J Ped Oncol Nurs 2019; 36(6):390-401.

Conferência Familiar

Juliana Mattos
Nichollas Martins Areco

Capítulo 6

INTRODUÇÃO

Ao explorar as indicações e estratégias de utilização da *conferência familiar* (CF), é possível constatar que essa modalidade de intervenção reúne dois dos pilares fundamentais em cuidados paliativos: a *comunicação* eficaz, empática e contínua, e o *cuidado à família*. O zelo por esses dois pontos basilares do paliativismo abre espaço para o desenvolvimento da assistência integrada, holística e humanizada ao paciente pediátrico e seus familiares.

Para uma família, receber o diagnóstico de uma doença crônica complexa, limitante ou que ameace a vida pode ter um impacto devastador, uma vez que a doença não afeta apenas a criança ou o adolescente, mas toda a família, que poderá vivenciar um importante desgaste físico e emocional, problemas de relacionamento e conflitos intrafamiliares, além de possível impacto socioeconômico. Em cuidados paliativos, portanto, entendemos paciente e família como nossa unidade de cuidados, a qual deverá ser compreendida em sua complexidade e peculiaridades, recebendo apoio e atenção da equipe multiprofissional.

No universo pediátrico, frequentemente trabalhamos com diversos contextos, e diversas estruturas e configurações familiares podem participar dos cuidados à criança ou ao adolescente, bem como de seu tratamento, além dos pais, madrastas, padrastos, avós, tios, madrinhas, padrinhos, irmãos, amigos e até mesmo vizinhos e outros membros da comunidade. Desse modo, parece-nos relevante pensarmos inicialmente nas noções de família em que nos embasamos para depois entrarmos no tópico específico deste capítulo, que é a conferência familiar.

Família pode ser compreendida como a rede de suporte que é referida pelo paciente e que lhe é próxima em conhecimento, cuidado e afeto, podendo incluir a família biológica, adquirida ou por escolha[1], ou, de acordo com Franco[2]:

> Família pode ser entendida como um sistema no qual a soma das partes é mais do que o todo. Portanto, tudo que afeta o sistema como um todo afetará cada indivíduo, e tudo que afeta cada indivíduo afetará a família como um todo.

Levando em consideração que a família exerce papel ativo de mediação entre a criança e o adolescente e os sistemas socioculturais aos quais se filia o grupo familiar, essa estrutura tem função inequívoca no processo de desenvolvimento vital, transmitindo crenças e valores, além de ser importante agente de proteção ou reprodução de mecanismos de risco.

Portanto, é indiscutível o importante papel que a família exerce nos cuidados ao paciente, sobretudo o pediátrico, que depende dela para receber a assistência de que necessita. Dessa maneira, a família precisa, então, ser acolhida, amparada e incluída nesses cuidados e considerada parte de um todo indivisível. Esse todo buscará sua forma de se reequilibrar diante da experiência do adoecimento a partir dos papéis estabelecidos, dos padrões de relacionamento, das formas de comunicação, de suas crenças e valores, de suas experiências de vida, de seus estilos de enfrentamento, de suas percepções do sagrado e daquilo que para ele realmente importa.

Enquanto profissionais de saúde que cuidam de crianças, adolescentes e suas famílias, precisamos aprender, desenvolver e aperfeiçoar habilidades de comunicação diversas de modo a criarmos uma boa conexão e construirmos vínculos de confiança, respeito, parceria e afeto que possam contribuir para o alívio do sofrimento inerente ao processo de adoecimento e melhorar, tanto quanto possível, sua qualidade de vida.

> Desenvolver habilidades de comunicação é fator determinante na promoção de um ambiente de confiança e seguro diante de situações difíceis, especialmente quando se trata do cuidar de pessoas que vivenciam a terminalidade. É imprescindível que se tenha certo conhecimento acerca das necessidades, dúvidas, angústias e medos apresentados pelos familiares, com vistas a um melhor direcionamento no planejamento dos cuidados. Para tanto, a equipe de cuidados paliativos deve manter uma parceria entre si, paciente e sua família[3].

Nesse ponto vale ressaltar que, em uma perspectiva clássica, o processo de comunicação no âmbito do cuidado em saúde tem como objetivo noticiar achados diagnósticos ou condutas adotadas pela equipe, havendo um emissor que fará a comunicação, a mensagem a ser transmitida, e um receptor, que deverá decodificar da melhor maneira possível as informações recebidas.

Contudo, se considerarmos que comunicar é o ato de produzir sentidos e dotar de significados as experiências vividas, coordenando passado e futuro diante dos desafios do presente, transcendemos à abordagem anterior para alcançarmos a profundidade desse ato. A comunicação entre paciente pediátrico, familiares e equipe de saúde consistiria em confrontar alteridades, articular percepções de mundo, estabelecer intercâmbios entre frustrações e esperanças, em um dinâmico jogo de relações interpessoais que se estendem e penetram a convivência entre os atores desse processo tanto no contexto do serviço de saúde como no ambiente doméstico e comunitário.

Como reiteram Kurashima & Barros[4], por meio do encontro entre unidade familiar e equipe seria possível contemplar os aspectos cognitivos e socioafetivos do processo de assimilação, elaboração e enfrentamento da realidade que se impõe. Nesse sentido, a comunicação de informações e o seguimento de sua compreensão ao longo da rotina do cuidado à criança ou adolescente auxiliariam as famílias e os pacientes pediátricos a se adaptarem à realidade, oferecendo subsídio para que mantenham autonomia, esperança e liberdade mesmo diante de situações complexas de piora clínica ou aproximação da finitude.

DEFINIÇÃO DE CONFERÊNCIA OU REUNIÃO FAMILIAR

De acordo com Salazar & Duarte[5], "a Conferência Familiar (CF) é uma ferramenta usada em Cuidados Paliativos que consiste numa reunião dos elementos da equipe com a pessoa doente, se puder estar presente, e com seus familiares". Trata-se, portanto, de uma estratégia essencial em cuidados paliativos, um instrumento eficaz de comunicação que deve ser bem articulado, visando estabelecer uma comunicação mais eficaz com o paciente e sua família.

Nesse sentido, a CF terá como objetivo produzir a integração de familiares, equipe e paciente, observando como metas principais:

1. Mediante o oferecimento de informações, favorecer a tomada de consciência acerca do estado de saúde do ente que convive com diagnóstico ameaçador.
2. Oferecer parecer técnico sobre a evolução do curso da doença e dos alcances e limitações da proposta terapêutica aplicada.
3. Estabelecer princípios fundamentais para a construção do projeto terapêutico, levando em consideração valores da família e aspectos bioéticos.
4. Compartilhamento responsável nas tomadas de decisões.
5. Esclarecimento de dúvidas, validação da apreensão que a família e o paciente têm sobre o contexto, identificação de empecilhos para assimilação das informações.
6. Espaço para expressão da família e, se necessário, realinhamento de expectativas mediante o reconhecimento dos medos e frustrações diante dos dilemas de vida e morte.

Como se pode observar, uma CF exige preparação cuidadosa e planejamento prévio, além do estabelecimento dos objetivos que deverão ser alcançados com esse encontro com a família. Portanto, é fundamental que todos os membros da equipe estejam alinhados previamente e dominem as informações que serão compartilhadas, bem como demonstrem acurácia na observação e escuta dos familiares e do paciente e ofereçam suporte emocional mesmo em face de uma situação de crise.

No tocante à utilização desse recurso de comunicação em cuidados paliativos, identificam-se três etapas fundamentais: preparação, reunião propriamente dita e fechamento.

A preparação envolve desde a determinação do local e horário em que será realizada até o delineamento dos membros da família que serão convidados a participar, incluindo ou não a criança/adolescente (cuja participação deverá, sempre que possível, ser encorajada), bem como a designação dos profissionais da equipe que estarão presentes, a atribuição a um membro da equipe de convocação da unidade familiar, informando sobre o encontro, a data, a duração e o ambiente em que será realizado o encontro e, por último, a revisão do caso, em que serão feitas as atualizações sobre o quadro clínico do paciente precisam a todos os profissionais presentes.

Destacamos que a CF deve contar com profissionais das diversas especialidades que compõem a equipe, além daqueles que têm mais vínculo com a unidade familiar e, por isso, podem ser considerados referência para o paciente e a família. É aconselhável que um membro da equipe seja designado como coordenador da reunião, embora todos estejam habilitados a falar.

O encontro deve ocorrer em ambiente que possa acomodar com conforto e privacidade todos os convidados, com disponibilidade de água potável, lenços de papel e, se possível, todos sentados em círculo para que possam se ver. Ademais, é fundamental que os profissionais se mantenham disponíveis durante o tempo programado para a reunião, sem interrupções por agentes externos (como mensagens de celular ou interação com outros membros da equipe) ou abandono da reunião.

A CF pode ser a oportunidade para que alguns familiares e integrantes da equipe se conheçam. Por isso, o início deverá ser marcado por saudações cordiais e a apresentação de todos os participantes, seguidas pela exposição do motivo da reunião.

Ao iniciar a conferência propriamente dita, atravessaremos simbolicamente um certo portal, uma linha divisória, uma fronteira, e precisamos ter muito cuidado para pisar nesse novo território, que pode estar localizado muito distante de nossas experiências e referências como profissionais de saúde. É preciso, sobretudo, ter respeito para acolher o sagrado de uma família que se dispõe a se reunir conosco para tratar de temas quase sempre extremamente delicados e dolorosos.

Com essa consciência, disponibilidade, abertura, empatia e escuta ativa, podemos começar perguntando sobre as percepções e a compreensão do paciente, quando presente, e dos familiares sobre o histórico da doença ou o quadro clínico atual. Embora a reunião seja convocada com um objetivo claro e específico, é desejável que os profissionais estejam dispostos a abandoná-lo, se necessário, mantendo a flexibilidade caso outras demandas precisem ser atendidas. Cabe ressaltar que o mais importante é que o paciente e a família se sintam à vontade e com abertura para falar e compartilhar suas percepções, visões, angústias, medos, dúvidas, dificuldades e necessidades (Guimarães, Thomé & Mariani, 2021).

Após ouvir as percepções do paciente e dos familiares sobre o estado de saúde e a qualidade de vida, bem como a respeito das intervenções terapêuticas, é aconselhável que a equipe parta da compreensão da unidade familiar para estabelecer a comunicação, sem antecipar outras discussões. Por se tratar de um momento delicado que evoca angústias e temores, é fundamental manter a atenção nas reações que a família apresentará à medida que informações e pareceres forem compartilhados, procurando alternar os conteúdos com as pausas necessárias para que sejam minimamente assimilados.

Considerando a evolução da enfermidade e a amplitude das repercussões do agravo da doença sobre a autonomia e a identidade da criança ou adolescente, seus papéis de vida, relações sociofamiliares, atividades cotidianas, funções orgânicas e mentais, a equipe poderá privilegiar algum aspecto específico que desejará trabalhar em conjunto com a unidade familiar em prol do paciente pediátrico. Portanto, é natural que o compartilhamento de informações e a tomada de posicionamentos variem entre os encontros ou que um dos objetivos da CF seja privilegiado conforme os dilemas e desafios vividos.

Após delimitada a apropriação da unidade familiar e explanados os indicadores que evidenciam a situação do paciente pediátrico (a partir do resultado dos exames, dados clínicos, avaliações sistematizadas), a equipe poderá avançar no processo de comunicação, passando à discussão sobre as expectativas futuras e apresentando o prognóstico e o que os estudos e a experiência indicam que possa ser encontrado nas fases posteriores curso da doença.

Somente quando a família conseguir entender a situação e houver consenso sobre o prognóstico do paciente, será possível caminhar rumo ao planejamento dos cuidados. Para isso, é fundamental o esclarecimento quanto aos valores do paciente pediátrico e da família. Somente assim será possível ajustar os objetivos do cuidado e definir as estratégias planejadas.

Como último passo do encontro, é imprescindível um resumo do que foi enfocado durante a reunião, validando a compreensão da família e seu empenho em cuidar da criança ou adolescente e corrigindo possíveis imprecisões, além de frisar acordos estabelecidos ou tomadas de decisões firmadas. Caso haja necessidade, no fechamento também poderão ser programadas novas reuniões com seus objetivos, datas e participantes.

Após a conferência, a equipe pode compartilhar suas impressões sobre o que foi tratado e fazer o devido registro em prontuário.

LEMBRETES IMPORTANTES

- Trata-se de um passo a passo que necessita de encadeamento e de uma suave transição entre uma etapa e outra.
- Sempre ofereça espaço para a expressão dos indivíduos e do grupo familiar, bem como acolha e valide sentimentos e emoções.
- Demonstre atenção, sensibilidade, empatia e apoio emocional.
- Preste atenção aos detalhes, olhares ou falta deles, aos conteúdos verbais e à linguagem não verbal.

- Acesse os valores do paciente e da família.
- Alterne conteúdos e pausa, de modo a favorecer a assimilação das informações compartilhadas.
- Tolere e maneje bem os silêncios/pausas.
- Mostre disponibilidade para ouvir os familiares ou a criança/adolescente sem invalidar ou desrespeitar o que eles expõem.
- Interrompa a comunicação de informações na presença de fortes repercussões emocionais ou expressões de angústia, dor ou medo intensos, e as valide.
- Interrompa a reunião a qualquer momento, se for o desejo da família.
- Respeite limites, crenças e valores.
- Assegure sempre a continuidade do cuidado e o não abandono.

O QUE ESPERAMOS ALCANÇAR

- Aproximação entre equipe e família, estabelecendo relação de parceria e vínculo de confiança.
- Reconhecer a dinâmica das relações familiares, antecipando possíveis conflitos intrafamiliares ou com a equipe de saúde.
- Comunicar diagnósticos.
- Possibilitar à família maior conhecimento sobre a doença e as possibilidades de tratamento.
- Oferecer espaço para tirar dúvidas, acolher e aplacar medos, bem como desfazer mitos e fantasias.
- Homogeneizar informações entre os familiares.
- Identificar lacunas de compreensão.
- Conhecer o estilo de tomada de decisão da família.
- Acessar valores e crenças.
- Discutir prognóstico, objetivos e planejamento de cuidados, bem como os cuidados de fim de vida.
- Aumentar o nível de satisfação da família com o cuidado oferecido pela equipe.

PONTOS SENSÍVEIS DA CONFERÊNCIA FAMILIAR

Em virtude do grande trabalho empreendido em uma CF, a equipe poderá imaginar que o encontro será capaz de promover compreensão plena de todas as informações a respeito do cuidado dirigido ao paciente pediátrico que usufrui dos cuidados paliativos. Entretanto, há situações em que pais, avós, tios, irmãos ou os que assumem o papel de cuidador familiar apresentam pouco domínio a respeito dos esclarecimentos prestados, fantasias sobre o tema, distorções ou mesmo negação das informações.

Apesar de despertar reações de raiva e impotência por parte de alguns profissionais, é importante esclarecer que muitas vezes a quantidade de informações novas é grande demais, exigindo que, durante a rotina de consultas, visitas domiciliares ou internações posteriores, sejam retomados pontos trabalhados, favorecendo o entendimento gradual e a apropriação da mensagem comunicada ou deliberações assumidas.

Do mesmo modo, concorre com o processamento e incorporação das informações as estratégias adaptativas que se calcarão na evitação de elementos da realidade que façam o familiar se deparar com a concretização da morte e do morrer da criança. Ademais, sentimentos marcados pela angústia, ansiedade, medo e impotência podem afetar negativamente o pleno aproveitamento dos recursos cognitivos de membros da família, e a pessoa poderá ter dificuldade em articular as informações com o desempenho do cuidado familiar.

Outro importante ponto a considerar é que cada família apresenta particularidades tanto no que tange à biografia como aos padrões de desenvolvimento cognitivo e afetivo, balizadores culturais, convivência com fatores de risco e proteção socioeconômicos e padrões culturais e religiosos. Assim, ao longo da conferência e na rotina de cuidado, a equipe deverá levar esses parâmetros em consideração para aprofundar os efeitos dos encontros e para ter elementos para estruturar novas comunicações.

Cabe também considerar que, em algumas situações, a equipe poderá não adotar linguagem compatível com o repertório da família ou o excesso de termos técnicos poderá prejudicar a compreensão. Por se tratar de conteúdo abstrato para a maior parte das pessoas, ilustrações, imagens, infográficos, resultados de exames e outros estímulos visuais podem aumentar o alcance da comunicação.

Outro ponto sensível em pediatria diz respeito à participação do paciente na conferência. Culturalmente, é atribuída à criança a ideia de ingenuidade e falta de conhecimento sobre a real dimensão do diagnóstico e do processo de cuidado. Além disso, pesa sobre o adolescente a ideia de não ser capaz de decidir sobre si, sendo considerado com pouca ou nenhuma autonomia.

Acatar esse senso comum, considerando que o jovem paciente não deverá integrar a CF, além de colaborar com o pacto de silêncio que muitas vezes a família impõe a seu filho, poderá romper a aliança terapêutica estabelecida com a criança e o adolescente. A fantasia de que algo que possa ser dito sem sua participação seja grave dará à criança ou adolescente a sensação persecutória de que algo importante foi ocultado, que sua situação é mais grave do que lhe foi revelado, podendo levar à ruptura de vínculo, ao isolamento, a uma postura hipervigilante, além de deflagrar sinais de angústia e ansiedade.

Portanto, antes do agendamento, é fundamental que a equipe consulte a família sobre a pertinência de informar o paciente pediátrico sobre a reunião, avaliando a adequação de sua participação. Além disso, é de suma importância consultar o próprio paciente sobre seu desejo de integrar a conferência, explicitando seus objetivos.

Não é incomum que a própria criança/adolescente abdique de sua participação, entendendo que aquele é um espaço de cuidado para sua família e que se reverterá em benefício na promoção de sua vitalidade. Entretanto, caso decida participar, convém adotar uma linguagem compatível com suas habilidades e competências do desenvolvimento e, se necessário, fornecer explicações adicionais tanto sobre os conteúdos informados como sobre a mediação das reações de seus familiares.

CONSIDERAÇÕES FINAIS

Conforme exposto ao longo deste capítulo, reforçamos a importância das CF como elemento central em cuidados paliativos enquanto dispositivo de trabalho da equipe multidisciplinar para comunicação e apoio à criança, ao adolescente e a seus familiares.

Para realização dessas conferências, é necessário estar ciente de que se trata de um encontro de alta complexidade e de enorme trabalho e carga emocional. É possível a mobilização de muitos sentimentos e emoções dolorosas, delicadas e difíceis de lidar, e por isso é preciso estar junto, oferecendo abrigo e acolhimento diante de situações de tamanho sofrimento.

A CF é uma ferramenta para cuidar de delicadezas: vínculos forjados, corações partidos, expectativas desfeitas, esperanças atualizadas, milagres implorados, amores reafirmados, lágrimas derramadas, silêncios que ensurdecem, palavras que emudecem, laços fortalecidos, conflitos expostos, permissões dadas, perdões concedidos, planos traçados, sonhos reconfigurados, choro contido, emoções acolhidas, dúvidas respondidas, mitos desconstruídos e muros se convertendo em pontes.

Portanto, é salutar que os profissionais de saúde estejam em dia com o próprio trabalho emocional de autoconhecimento e autocuidado, de modo a elaborar, acomodar e integrar toda a intensidade vivida nesses encontros e então seguir inteiros, sendo um porto seguro para crianças, adolescentes e familiares, e para que possam também encontrar satisfação e sentido nesse fazer enquanto paliativistas pediátricos.

Fazer conferências familiares não é apenas juntar um monte de pessoas numa sala para ter conversas difíceis. Exige preparo, planejamento, consenso prévio, entendimento, entrosamento e confiança entre os profissionais e desses com os familiares presentes. Exige uma disposição interna e externa para estar com pessoas diferentes, exige despojar-se de seus próprios valores e preconceitos, exige interesse pelo outro e para encontrar o outro, conhecer seu mundo, seus valores, calçar seus sapatos, tentar compreender seu mundo a partir da sua perspectiva. Exige preparar uma agenda e estar disposto a abrir mão dela se for necessário. Exige percepção de *timing*, exige *feeling* e uma certa reverência e respeito para adentrar no mundo do outro. Exige pedir licença, bater na porta. Exige respeito entre colegas e com os familiares que acolhemos, exige prontidão, suportar silêncio e saber fazer silêncio. É como uma dança, precisa haver sintonia, atenção à comunicação não verbal, olhar nos olhos do outro para saber qual o próximo passo, o momento de parar, de recomeçar. Disposição para conduzir e ser conduzido. Disposição para oferecer a mão, o ombro, o lenço de papel, um copo d'água. Dar a certeza do chão firme mesmo diante de um mundo que pode ser despedaçado e esse chão parecer se abrir ao redor. Dar certeza do caminhar junto, do não abandono (Mattos, 2017).

Referências

1. Bartolomeu SM. Cuidar a família: Realização de conferências familiares. Castelo Branco: Instituto Politécnico Castelo Branco, 2013.
2. Franco MHP. A família em psico-oncologia. In: Carvalho VA, Franco MHP, Kovács MJ et al. (orgs.) Temas em psico-oncologia. São Paulo: Summus Editorial, 2008.
3. Silva RS, Trindade GSS, Paixão GPN, Silva MJP. Conferência familiar em cuidados paliativos: Análise de conceito. Revista Brasileira de Enfermagem [Internet] 2018; 71(1):218-26.
4. Kurashima AY, Barros EM. Comunicação terapêutica :pontos chaves para a comunicação em cuidados paliativos. In: Kurashima AY, Camargo B, Boldrini E, Neto JCA (orgs.) Cuidados paliativos em oncologia pediátrica: O cuidar além do curar. São Paulo: Lemar & Goi, 2021.
5. Salazar H, Duarte JA. Comunicação em cuidados paliativos: Uma estratégia fundamental. In: Salazar H (coord.) Intervenção psicológica em cuidados paliativos. Lisboa: Pactor, 2017.

Capítulo 7

Comunicação Alternativa nos Cuidados Paliativos Pediátricos – Contribuições para Alívio da Dor e do Sofrimento

Natálie Iani Goldoni
Gerusa Ferreira Lourenço

INTRODUÇÃO

Nós nos comunicamos e isso está além da expressão da fala. Somos engajados ocupacionalmente em atividades coletivas enquanto sociedade, e a linguagem é um dos pilares para essa interação e sobrevivência. A convivência em sociedade se dá a partir de interações constantes de mensagens culturalmente organizadas e que são transmitidas de uma forma multimodal, ou seja, por meio de sons, símbolos escritos, imagens, gestos. Estar impedido de se comunicar, ou seja, de expressar e receber mensagens, pode ser uma das experiências mais complexas do ser humano durante o curso de sua vida. Assim, quando condições adversas atravessam de alguma maneira essa capacidade (sejam elas próprias do indivíduo, sejam impostas a ele ao longo de um tratamento), buscar estratégias que favoreçam o estabelecimento da comunicação traz luz para perspectivas mais favoráveis à qualidade de vida desse indivíduo. Assim, a intenção do presente capítulo é se debruçar na área da comunicação aumentativa e alternativa (CAA)[1] em ações essenciais para a atenção em cuidados paliativos pediátricos (CPP).

CUIDADO CENTRADO NA CRIANÇA COM AUSÊNCIA TEMPORÁRIA OU PERMANENTE DA FALA

O Royal College of Paediatrics and Child Health, em um grupo de trabalho conjunto com a Association for Children with Life-threatening or Terminal Conditions and their Families, descreveu os cuidados paliativos para crianças e jovens com condições limitantes de vida como "uma abordagem ativa e total de cuidados, abrangendo cuidados físicos, elementos emocionais, sociais e espirituais" (tradução das autoras)[1]. Referem ainda que, nos CPP, "o foco é colocado na preservação da qualidade de vida da criança e no apoio à família durante a morte e o luto"[1].

Segundo o Departamento Científico de Medicina da Dor e Cuidados Paliativos da Sociedade Brasileira de Pediatria, as doenças congênitas e genéticas são as principais responsáveis pela indicação dos cuidados paliativos, seguidas pelas condições neurológicas crônicas e onco-hematológicas. Dentre elas é

---

[1]A expressão original em inglês – *Augmentative and Alternative Communication (AAC)* – tem sido traduzida como comunicação aumentativa e alternativa (CAA), comunicação suplementar e alternativa (CSA), comunicação alternativa e ampliada (CAA) e comunicação alternativa (CA), as quais correspondem ao mesmo construto. No presente texto, será usada a primeira.

possível destacar a paralisia cerebral, a prematuridade extrema, sequelas neurológicas graves de infecção, trauma grave de sistema nervoso central, doenças neuromusculares, anemia falciforme, insuficiência respiratória crônica ou grave, HIV/AIDS, câncer avançado, progressivo ou de mau prognóstico e cardiopatias congênitas ou adquiridas complexas, entre outras condições elegíveis para o cuidado paliativo em crianças e jovens[2].

Portanto, os CPP são apropriados para qualquer criança com enfermidade que ameace a vida e que apresente ou tenha risco de sofrimento desde o diagnóstico, devendo ser fornecidos independentemente do prognóstico. Incluem, mas não se limitam ao fim da vida[2]. Para a Agência Nacional de Cuidados Paliativos (ANCP), as ações devem estar direcionadas para amenizar os problemas que podem surgir ao longo do tempo e para aliviar a carga emocional que possa pesar sobre os pacientes e seus familiares.

A Organização Mundial da Saúde (OMS) define cuidados paliativos como:

> Prevenção e alívio do sofrimento de adultos e pacientes pediátricos e seus familiares diante dos problemas associados a doenças que ameacem a continuidade da vida. [...] Esses problemas incluem os aspectos físicos, psicológicos, sociais e sofrimento espiritual dos pacientes e psicológico, sofrimento social e espiritual dos familiares[3].

Diferenças evidentes entre os adultos e o público pediátrico também foram identificadas, incluindo considerações quanto ao desenvolvimento contínuo da infância/adolescência, dependência de cuidador(es), tipos de condições de saúde, necessidades de comunicação, formulação/dosagem de medicamentos e ao(s) ambiente(s) clínico(s)[3].

O Royal College of Paediatrics and Child Health também argumenta que os cuidados paliativos para crianças diferem dos destinados aos adultos de várias maneiras: (1) é pequeno o número de crianças morrendo, comparado ao de adultos; (2) muitas condições da infância são raras, embora a criança possa sobreviver até a idade adulta e os cuidados paliativos possam durar dias ou anos; (3) a família tem grande responsabilidade pelos cuidados pessoais e de enfermagem; (4) o desenvolvimento contínuo das capacidades físicas, emocionais e cognitivas se reflete em suas habilidades de comunicação e afeta sua compreensão a respeito da doença e da morte[2,3].

Neste capítulo, o foco está sobre o quanto muitas das condições mencionadas como alvos potenciais dos CPP podem apresentar necessidades complexas de comunicação como uma comorbidade ou como consequência transitória em processos interventivos, onde há impedimentos para o uso da fala como principal canal de comunicação, ou seja, quando as habilidades comunicativas orais se mostram alteradas. Essas condições implicam a necessidade de diferentes formas de interação, como gestos, expressões faciais, movimentos corporais, entre outras, normalmente reforçadas no ambiente em que os pacientes estão inseridos, em busca de participação nas interações sociais[4].

Estratégias, tecnologias e suportes de CAA em CPP não só podem desempenhar um papel crítico no apoio a um paciente no processo de recuperação, mas também podem oferecer apoio às crianças no final da vida:

> Soluções simples de baixa e nenhuma tecnologia podem ajudar uma criança a ganhar atenção, além de solicitar conforto ou comunicar mensagens de conforto e esperança aos entes queridos. De fato, ter acesso confiável à comunicação durante uma doença com risco de vida pode até ser uma parte importante de fornecer uma "boa morte"[5].

A colaboração equilibrada de fonoaudiólogos, terapeutas ocupacionais e demais profissionais da saúde, intérpretes e familiares, tanto na antecipação das necessidades de suporte de comunicação das crianças como nas respostas que surgem durante a internação, pode fazer diferença na experiência de pacientes jovens e muitas vezes promover melhores resultados no estado geral e levar conforto e segurança à criança[6].

COMUNICAÇÃO AUMENTATIVA E ALTERNATIVA: AFINAL O QUE É?

> Comunicação alternativa compreende recursos que possibilitam dar voz a pessoas impedidas de se comunicar por meio da oralidade ou que apresentam inteligibilidade da fala significativamente comprometida, em qualquer época do ciclo de vida, auxiliando desde crianças em fase de aquisição de linguagem a adultos que sofreram acidentes ou patologias que comprometeram sua comunicação[7].

A CAA é uma área do conhecimento que possibilita que pessoas com necessidades complexas de comunicação – que estejam, portanto, em situações de "vulnerabilidade comunicativa ou vulnerabilidade de comunicação", com distúrbios severos e que limitem a oralidade – possam se expressar e tenham seus desejos e necessidades compreendidos. A vulnerabilidade comunicativa é uma expressão utilizada por diversos autores da área da comunicação alternativa, a partir da compreensão proposta pela The Joint Commission[8] e por Costello[6] acerca da situação de vulnerabilidade em caso de dificuldades na comunicação pela fala, de modo temporário ou permanente, de pacientes em estado crítico, seja em unidade de terapia intensiva hospitalar ou domiciliar, seja em cuidados paliativos, no processo de comunicação entre o paciente em cuidado e seu interlocutor, o que põe em risco sua autonomia e a tomada de decisões ao longo do tratamento.

Segundo a American Speech-Language-Hearing Association (ASHA)[9], um sistema de CAA deve consistir em um grupo integrado de componentes, incluindo símbolos, recursos, estratégias e técnicas utilizados em conjunto enquanto caminhos para que as mensagens sejam organizadas e transmitidas entre os interlocutores, ou seja, permitindo que a comunicação se estabeleça. Nessa definição, compreendem-se como símbolos gestos, sons, palavras escritas, figuras e demais imagens. Os recursos são as estruturas onde esses símbolos estão organizados, os quais podem ser de baixa ou alta tecnologia, como pranchas, tabuleiros, cadernos de comunicação, computadores, *tablets* e celulares. Já as técnicas dizem respeito a como a mensagem será transmitida – apontando diretamente o símbolo com o dedo, segurando um símbolo, por *eye gaze* ou por uma varredura indireta. Por fim, as estratégias constituem a maneira como esses demais componentes se aliam em atividades como responder questões, fazer perguntas, contar histórias, como as demais funções comunicativas estabelecidas entre os parceiros comunicativos[10].

Assim, para propor o uso de sistemas de CAA é necessária uma preparação de materiais, recursos e estratégias que vão ao encontro das demandas linguísticas da criança, ou seja, para que o sistema de CAA atenda o objetivo de favorecer a troca comunicativa com qualidade, devem ser levadas em conta as características etárias, motoras, cognitivas e perceptivas, suas potencialidades, interesses e desejos, o ambiente onde ela está e os parceiros comunicativos presentes. A utilização da CAA implica o estabelecimento de um interesse mútuo entre emitir e receber mensagens, uma disponibilidade para criar diálogos mediados por essas outras formas de interação, o que, por sua vez, requer um processo de aprendizado. Os dispositivos favorecedores da fala ou os recursos de alta ou baixa tecnologia necessitam compor com outras estratégias para que se tenha uma ação em CAA, ou seja, é preciso compreender que colocar uma válvula de fala ou disponibilizar uma prancha alfabética não implica que a criança irá de fato se comunicar.

A CAA nos cuidados paliativos exige escuta ativa para a família e para a comunicação não verbal do paciente com vulnerabilidade comunicativa, bem como o toque que vai diminuir a distância entre os interlocutores, foco no momento presente, além de uma comunicação que promova a compreensão e o cuidado com o outro[2*] e modificações das estratégias por vezes também dos recursos de CAA que poderão variar no cuidado por todo o ciclo da vida até sua fase final. Portanto, a mensagem oferecida e a expressão da informação pelo sistema que será escolhido pelo paciente de acordo com suas necessidades, assim como o modo como o paciente recebe a informação por meio da CAA, principalmente na atuação do fonoaudiólogo, seguido das adequações e adaptações dos recursos com a atuação do terapeuta ocupacional e demais especialistas da área, são a essência da CAA nesse contexto.

Embora a CAA tenha propiciado ações que viabilizem a ampliação e a inserção de novas possibilidades comunicativas para crianças e jovens com vulnerabilidade comunicativa, o uso dos sistemas de CAA ainda se restringe a centros de reabilitação e clínicas de atendimento especializado[4], o que implica a necessidade de mais incentivo para que essas práticas avancem para os demais contextos da vida, como os espaços hospitalar e domiciliar, nas ações em CPP.

INTERVENÇÕES COMUNICATIVAS COM COMUNICAÇÃO AUMENTATIVA E ALTERNATIVA E ATENDIMENTO EM CUIDADOS PALIATIVOS PEDIÁTRICOS

A literatura acerca dos processos de atendimento em unidades de terapia intensiva pediátrica (UTIP) indica o quanto ser incapaz de se comunicar de modo eficaz é emocionalmente assustador para as crianças e pode levar a aumento dos eventos-sentinela, erros médicos e períodos mais longos de internação[12]. Assim, a implementação de ferramentas e estratégias de CAA pode atender às necessidades de comunicação das crianças e jovens em UTIP, permitindo que eles comuniquem seus desejos, necessidades e sentimentos aos profissionais de saúde e familiares, participando de seu próprio cuidado de maneira mais produtiva.

Hospitais espalhados pelo mundo vêm reconhecendo e atendendo às necessidades dos pacientes quanto ao acesso à comunicação e começaram a implementar triagens de comunicação, avaliações e intervenções na admissão e durante toda a internação. A CAA melhora a comunicação, aumenta o sucesso do tratamento, diminui os erros hospitalares e melhora a satisfação do paciente e da família[6], o que comprova as ações do Boston Children's Hospital, que estabeleceu programas de CAA desde o início da década de 1990.

Apesar da maior divulgação e do conhecimento sobre CPP, sua implementação nos serviços de saúde enfrenta algumas barreiras, como a mudança de perspectivas no curar/cuidar, a implementação de práticas paliativas e de final de vida, a educação dos profissionais de saúde e a presença de barreiras pessoais (tabus, dificuldades emocionais, resistência à mudança) e no sistema de saúde (acesso aos serviços, fragmentação da assistência à saúde).

Nesse ínterim, Costello listou possíveis variáveis que influenciam as mudanças de comunicação em crianças com necessidades complexas de comunicação, como "estado de alerta, medicamentos, suporte respiratório deficiente, controle motor para fala, memória, dificuldade na busca de palavras, progressão da doença, fadiga, inchaço, feridas da

---

[2]Arantes, que cunhou a expressão "comunicação compassiva", elaborou os "4 Cs", estabelecendo ferramentas para uma comunicação que traga compreensão e cuidado com o outro na perspectiva dos cuidados paliativos.

boca ou em vias respiratórias"[6]. O autor refere que principalmente o fonoaudiólogo deve considerar uma ampla gama de estratégias de CAA independentemente do estado de saúde e psicossocial da criança (flutuante ou estável) e de suas necessidades de desenvolvimento.

Algumas estratégias de comunicação alternativa capazes de serem inseridas e usadas com as crianças com vulnerabilidade comunicativa, mesmo com as limitações listadas, incluem os equipamentos com saída de voz, a possibilidade do *message banking* (um banco de voz da criança antes da perda total da fala), vocalizadores com saída de voz de mensagem única e álbum de imagens ou alfabético no formato de pranchas impressas e plastificadas[6]. A partir dos programas de CAA no Boston Children's Hospital e das demais pesquisas na área, Costello[5] compilou temas comuns de CAA (Quadro 7.1).

Outra questão importante, levantada por Stuart[13], diz respeito aos fatores que devem ser considerados quando se configura um sistema de CAA para o público pediátrico e que incluem a localização do equipamento, o tipo de equipamento e a abordagem da mensagem a ser informada. Quanto à prestação de serviços às crianças com vulnerabilidade comunicativa em cuidados paliativos, Stuart destaca que todos os sistemas de CAA exigem treinamento para que possam reduzir a demanda de tempo e energia da criança.

Assim como Costello[5], Stuart[13] argumenta que o *design* do sistema de CAA deve incluir informações pessoais relacionadas com as necessidades e desejos particulares da criança. Além disso, a CAA deve ser um meio de acesso a informações associadas ao ambiente hospitalar, à família, à casa e à escola da criança; bem como sobre a fragilização do estado de saúde, as habilidades anteriores e as

Quadro 7.1 Estratégias e dicas de comunicação alternativa ao público pediátrico do Boston Children's Hospital internado ou com cuidados paliativos

Apoiar a autonomia quando possível	Crianças que estão doentes frequentemente querem ter algum controle sobre sua doença e tratamento e desejam participar do planejamento e da prestação dos cuidados de saúde. Assim, as estratégias de CAA permitem que elas influenciem o comportamento dos outros parceiros de comunicação. Portanto, vocabulários nas pranchas, como "Agora não' ou "Volte aqui mais tarde", podem ajudar a criança a recuperar o senso de controle sobre seu ambiente
Fornecer informações sobre cuidados e incentivar as perguntas do paciente	Estudos sugerem que as crianças que recebem informações relevantes sobre cuidados de saúde relatam menos dor e ansiedade do que seus pares menos informados sobre os cuidados. Mensagens em CAA, como "Quais meus afazeres e cuidados para as próximas duas horas?" e "Como estou?", são itens necessários em pranchas de comunicação
Incentivar as crianças a falar sobre suas experiências com a doença	Para crianças menores de 12 anos de idade, por exemplo, pode ser mais útil apoiar a comunicação sobre a experiência concreta da doença vivenciada pela criança
Autoexpressão de suporte	A autoexpressão autêntica é alcançada mediante a integração precisa da mensagem pretendida, das palavras que se escolhe, da entonação e inflexão da entrega e, em caso de uso de voz sintetizada por computador e aplicativos, da voz no equipamento o mais próximo da realidade da criança
Seleção de vocabulário	Quando uma criança participa da seleção de vocabulário para um sistema de CAA, um vocabulário mais pessoal é alcançado. As necessidades de vocabulário mudarão com o curso da doença, mas emergem três categorias gerais de mensagens: personalidade/particularidades, conexão social (pessoas que ama e com quem convive [eu]) e necessidades psicossociais/emocionais e cuidados médicos
Banco de mensagens/voz	Quando uma consulta fonoaudiológica ou com um profissional especialista em CAA é realizada no início do processo da doença, antecipando a necessidade futura de um sistema de CAA, a criança pode gravar previamente ou ter um "banco de voz" com mensagens em sua própria voz para uso futuro do equipamento de CAA
Manter laços sociais e emocionais	As crianças podem se concentrar mais na conexão social e menos na condição física ou tratamento médico à medida que a doença progride. Mensagens como "Eu te amo" e "Fique comigo" ou expressões particulares ("lupiii"; "uhuuu") que têm significado para os parceiros de comunicação mais íntimos são acessadas com mais frequência e são fundamentais dentro do sistema nos equipamentos de CAA
Incentivar a reflexão sobre memórias positivas	A CAA pode ajudar algumas crianças a contar histórias sobre momentos mais felizes ou refletir com os entes queridos sobre memórias positivas
Preocupação com aqueles que ficaram para trás	Estudos indicam que as crianças que enfrentam a morte também se preocupam com os que ficarão para trás, como a família e os animais de estimação. O sistema de CAA deve favorecer a expressão dessas preocupações pelas crianças e levá-las em conta no processo do cuidado

Fonte: adaptação e tradução das autoras[5].

habilidades adquiridas pela criança. A autora desenvolveu sistemas de CAA para crianças em cuidados paliativos em ambiente hospitalar e recomendou inicialmente a projeção de componentes divertidos e familiares para em seguida adicionar necessidades e preocupações mais genuínas. Observou-se que os profissionais precisam ter experiência em desenvolvimento infantil para fazer esse trabalho com eficácia. Ademais, Stuart forneceu uma referência sobre os estágios de desenvolvimento da compreensão das crianças sobre morte, espiritualidade e respostas ao luto que podem se tornar referências sobre o tema[13].

Stuart também levantou aspectos fundamentais que devem ser considerados:

> [...] (i) concentre-se em atender às necessidades da criança; (ii) se seu foco for nas dificuldades da criança, você vai sentir dor e sentimentos inadequados; (iii) busque informações e desenvolva o apoio espiritual; (iv) nem tudo é doloroso e difícil, é também uma honra e um privilégio. Algumas das melhores lições da vida e as abordagens de CAA mais criativas vieram do fornecimento de sistemas de CAA para crianças que estão morrendo[13].

Para os membros da família, a oportunidade de terem algum tipo de conversa com o ente querido nos cuidados de fim de vida pode ser valiosa, pois eles vivenciam um "luto antecipado" pela futura perda do relacionamento[14]. A pesquisa retrospectiva realizada afirma o significado da comunicação do fim da vida para os membros da família. Ela analisou a lembrança das conversas finais que os sobreviventes tiveram com seus entes queridos, das quais emergiram cinco temas: amor, identidade, religião/espiritualidade, rotina/conteúdo do dia a dia e questões de relacionamento difíceis. A autora garante que essas oportunidades de conversação proporcionavam ao sobrevivente uma sensação de realização, uma afirmação de seu relacionamento com o ente querido moribundo, reconciliação ou possibilidade de manter o relacionamento até o fim da vida.

A partir do relato de uma mãe, a autora mostra que a paciente em questão desejava apenas que seus familiares soubessem o quanto ela os amou, queria assegurar aos familiares que ela não os esqueceria. Outra paciente assinou um termo de não ressuscitação que a autora, através da CAA, pôde levar para discussão sobre as diretrizes antecipadas de vontade na fase final da vida. Outro relato foi o de uma mãe que referiu que a doença levou muitas coisas, mas, se levasse a comunicação de seu filho, então seria como tirar a vida dele. Assim, segundo ela, "a CAA pode trazer vida em movimento, em ação e expressão"[15].

Assim, a escuta durante o cuidado com as crianças e suas famílias possibilita entrar em contato com as emoções, o sofrimento e a finitude, as diferenças de valores e percepções, as frustrações, a sobrecarga, a solidão, bem como a confrontação de ideias, contribuindo assim para a relação entre o paciente, a família e o profissional.

CONSIDERAÇÕES FINAIS

A CAA pode ser uma estratégia de conforto e controle de dor para os pacientes pediátricos que se encontram em vulnerabilidade comunicativa. As ferramentas de CAA, quando usadas pelo público pediátrico, podem ser um instrumento de memórias afetivas para as famílias, contribuindo fortemente para o conforto das famílias no momento do luto.

À medida que o escopo profissional se amplia e aumenta o número de encaminhamentos para profissionais que atuam com a CAA em cuidados paliativos, torna-se evidente que a CAA em CPP não deve mais ser vista como uma área profissional da prática avançada, mas uma competência necessária desde o nível universitário de graduação. A qualidade do cuidado oferecido às crianças em situações de vulnerabilidade comunicativa em cuidados paliativos pode não ser suficiente para lidar adequadamente com a crescente complexidade médica. Pesquisas futuras devem oferecer força de trabalho no levantamento sobre a relação entre a escassez de terapeutas com formação na área e a disponibilidade de cuidados no ambiente que atende ao público pediátrico. Mais pesquisas e diretrizes são necessárias para definir explicitamente o discurso – âmbito da atuação da CAA em CPP.

Referências

1. Association for Children's Palliative Care. Guide to the Development of Children's Palliative Care Services. 3th ed. Bristol: ACT, 2009. 38p.
2. Sociedade Brasileira de Pediatria – Departamento Científico de Medicina da Dor e Cuidados Paliativos. Cuidados paliativos pediátricos: O que são e qual sua importância? Cuidando da criança em todos os momentos [internet]. Rio de Janeiro: SBP, 2021. 10p. Disponível em: https://www.sbp.com.br/fileadmin/user_upload/23260c-DC_Cuidados_Paliativos_Pediatricos.pdf. Acesso em 7 set 2022.
3. World Health Organization: Definition of Palliative Care [internet]. Geneva: World Health Organization, 2016. Disponível em: http://www.who.int/cancer/palliative/definition/en/. Acesso em 4 fev 2020.
4. Deliberato D, Nunes LROP, Walter CCF. Linguagem e comunicação alternativa: Caminhos para a interação e comunicação. In: Almeida MA, Mendes EG (orgs.) A escola e o público-alvo da educação especial: Apontamentos atuais. São Carlos: ABPEE/Marquezine & Manzini Editora, 2014: 197-210.
5. Costello JM. Last words, last connections: how augmentative communication can support children facing end of life. ASHA Lead 2009; 14:8-11.
6. Costello JM, Patak L, Pritchard J. Communication of vulnerable patients in the pediatric ICU: Enhancing care through augmentative and alternative communication. J Pediatr Rehabil Med 2010; 3(4):289-301.
7. Deliberato D, Gonçalves MJ, Macedo EL. Apresentação. In: Deliberato D, Gonçalves MJ, Macedo EL (orgs.) Comunicação alternativa: teoria, prática, tecnologias e pesquisa. São Paulo: Memnon Edições Científicas, 2009.

8. The Joint Commission. Advancing effective communication, cultural competence, and patient and family-centered care: A roadmap for hospitals [Internet]. Oakbrook Terrace, IL: The Joint Commission, 2010. 102p. Disponível em: https://www.jointcommission.org/-/media/tjc/documents/resources/patient-safety-topics/health-equity/aroadmapforhospitalsfinalversion727pdf.pdf?db=web&hash=AC3AC4BED1D973713C2CA6B2E5ACD01B&hash=AC3AC4BED1D973713C2CA6B2E5ACD01B. Acesso em set 2020.
9. American Speech-Language-Hearing Association (ASHA). Competencies for speech-language pathologists providing services in augmentative communication. ASHA 1989; 31(3):107-10.
10. Beukelman DR, Mirenda P. Augmentative & Alternative Communication: Supporting children & adults with complex communication needs. Baltimore: Paul H. Brookes Pub. Co, 2005.
11. Arantes ACQ. Pra vida toda valer a pena viver – Pequeno manual para envelhecer com alegria. São Paulo: Editora Sextante, 2021. 160p.
12. Costello JM, Patak L, Wilson-Stronks A. AAC and communication vulnerable patients: A call to action. American Speech and Hearing Association Annual Conference, Chicago, Illinois, 2008.
13. Stuart S. AAC and pediatric palliative care. ASHA Perspectives on Augmentative and Alternative Communication 2004; 13(4):12-6.
14. Keeley M. 'Turningtoward death together': The functions of messages during final conversations in close relationships. J Soc Pers Relat 2007; 24(2):225-53.
15. Fried-oken M, Bardach L. End-of-life issues for people who use AAC. Perspectives on augmentative and alternative communication. ASHA Perspectives on Augmentative and Alternative Communication 2005; 14(3):15-9.

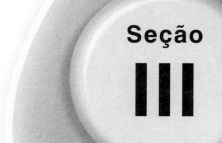

Seção III

Bioética e Políticas Públicas

Políticas Públicas em Cuidados Paliativos Pediátricos

Capítulo 8

Luciana Dadalto

Há uma abundância de conceitos de políticas públicas apresentados na literatura nacional e internacional sobre a temática. Todavia, há dois conceitos clássicos que interessam ao presente capítulo.

Em 1938, o sociólogo e cientista político estadunidense Harold D. Lasswell publicou em seu livro *Politics: who gets what, when, how* o primeiro conceito de que se tem notícias na literatura mundial. Para Lasswell, políticas públicas são decisões do governo sobre quem ganha o que, porque e que diferença faz[1]. Em 1984, Thomas D. Dye resumiu o conceito como "o que o governo escolhe fazer ou não fazer"[2]. Ainda hoje, o conceito mais aceito e usado é o de Lasswell; portanto, é a partir dele que o presente capítulo se desenvolve.

Se políticas públicas são decisões governamentais que se baseiam na distribuição de direitos, justificada por algo que impactará a sociedade, é preciso saber, antes de nos aprofundarmos nas políticas públicas sobre cuidados paliativos pediátricos (CPP), como estão, no Brasil, as políticas públicas voltadas para a saúde de crianças e adolescentes.

A Constituição Federal dispõe em seu artigo 227 que:

> É dever da família, da sociedade e do Estado assegurar à criança, ao adolescente e ao jovem, com absoluta prioridade, o direito à vida, à saúde, à alimentação, à educação, ao lazer, à profissionalização, à cultura, à dignidade, ao respeito, à liberdade e à convivência familiar e comunitária, além de colocá-los a salvo de toda forma de negligência, discriminação, exploração, violência, crueldade e opressão (redação dada pela Emenda Constitucional 65, de 2010).
>
> § 1º O Estado promoverá programas de assistência integral à saúde da criança, do adolescente e do jovem, admitida a participação de entidades não governamentais, mediante políticas específicas e obedecendo aos seguintes preceitos (redação dada pela Emenda Constitucional 65, de 2010):
>
> I – aplicação de percentual dos recursos públicos destinados à saúde na assistência materno-infantil;
>
> II – criação de programas de prevenção e atendimento especializado para as pessoas portadoras de deficiência física, sensorial ou mental, bem como de integração social do adolescente e do jovem portador de deficiência, mediante o treinamento para o trabalho e a convivência, e a facilitação do acesso aos bens e serviços coletivos, com a eliminação de obstáculos arquitetônicos e de todas as formas de discriminação[3].

Já no artigo 196, dispõe que: "A saúde é direito de todos e dever do Estado, garantido mediante políticas sociais e econômicas que visem à redução do risco de doença e de outros agravos e ao acesso universal e igualitário às ações e serviços para sua promoção, proteção e recuperação"[3].

Para materializar o disposto no artigo 227, foi publicada a Lei 8.069, de 13 de julho de 1990, conhecida como Estatuto da Criança e do Adolescente (ECA)[4]. O capítulo I do título II do ECA trata do direito à vida e à saúde, que prevê exaustivamente o direito à saúde das crianças e adolescentes.

Para materializar o disposto no artigo 196, foi publicada a Lei 8.080, de 19 de setembro de 1990, que cria o Sistema Único de Saúde (SUS)[5].

Todavia, a Política Nacional de Atenção Integral à Saúde da Criança (PNAISC) foi instituída apenas em 5 de agosto de 2015, com a publicação da Portaria GM/MS 1.130[6]. O artigo 7º da PNAISC estabelece seis eixos estratégicos "com a finalidade de orientar e qualificar as ações e serviços de saúde da criança no território nacional":

(i) atenção humanizada e qualificada à gestação, ao parto, ao nascimento e ao recém-nascido
(ii) aleitamento materno e alimentação complementar saudável
(iii) promoção e acompanhamento do crescimento e do desenvolvimento integral
(iv) atenção integral a crianças com agravos prevalentes na infância e com doenças crônicas
(iv) atenção integral à criança em situação de violências, prevenção de acidentes e promoção da cultura de paz
(v) atenção à saúde de crianças com deficiência ou em situações específicas e de vulnerabilidade
(vi) vigilância e prevenção do óbito infantil, fetal e materno.

Apenas em 2018 o Ministério da Saúde publicou as orientações para implementação dessa política[7].

Poder-se-ia, depois desse longo percurso, assumir que há no Brasil atual uma política pública voltada para a saúde da criança e do adolescente. No entanto, Sávio Raeder[8] demonstra que o ciclo das políticas públicas não para na publicação e/ou na implementação, muito pelo contrário, é um *continuum* (Figura 8.1).

Portanto, a publicação das orientações de implementação da PNAISC, em 2018, não é suficiente. É necessário que as estratégias e ações sejam monitoradas, avaliadas e usadas para a percepção de definição de problemas que darão início ao novo ciclo, o que certamente contribuiria para a criação e execução de uma política pública em CPP no Brasil.

Segundo a International Children's Palliative Care Network, há mais de 21 milhões de crianças no mundo que vivem com uma condição ou doença ameaçadora da vida, e a maioria dessas doenças e condições causam sintomas desagradáveis, sendo a dor o mais comum. Diariamente, 21 mil crianças e adolescentes morrem, e a grande maioria sofre dor física desnecessária e desconforto antes e no momento da morte. Ademais, a maioria dos serviços de CPP está localizada nos países desenvolvidos, enquanto mais de 90% das crianças e adolescentes que precisam desses cuidados vivem no mundo em desenvolvimento, evidenciando o desequilíbrio entre a demanda e a oferta de CPP no mundo.

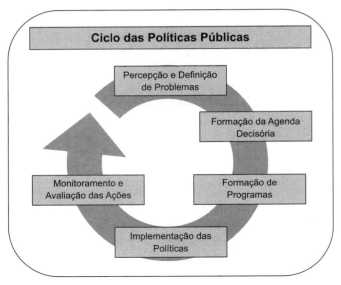

Figura 8.1 Etapas do ciclo de políticas públicas[8].

Apesar de não haver nenhum dado específico sobre o número de crianças e de adolescentes que se beneficiariam dos CPP no Brasil, segundo dados exibidos na segunda edição do *Atlas Latino-Americano de Cuidados Paliativos*[10] há, no Brasil, 0,3 recursos assistenciais em cuidados paliativos para cada milhão de habitantes menores de 15 anos, o que é certamente insuficiente.

A primeira política pública federal em cuidados paliativos no Brasil é a Resolução 41 da Comissão Intergestores Tripartite, datada de 31 de outubro de 2018[11], que "dispõe sobre as diretrizes para a organização dos cuidados paliativos, à luz dos cuidados continuados integrados, no âmbito do Sistema Único de Saúde (SUS)".

Apesar de em seus considerandos a Resolução 41 mencionar a PNAISC, inexiste nos nove artigos da norma qualquer menção a crianças, adolescentes e/ou a CPP. É preciso frisar que a referida norma ainda não foi operacionalizada, ou seja, na prática ainda não temos uma política pública efetiva.

Diante do exposto, passa-se agora a propor um detalhamento para um ciclo de política pública em CPP no Brasil, seguindo o fluxograma elaborado por Sávio Raeder:

1. **Identificação do problema:** a não oferta de CPP no sistema público de saúde brasileiro, de forma universal, viola o direito à vida e à saúde das crianças e dos adolescentes gravemente doentes.

2. **Formação da agenda decisória:** é preciso sensibilizar os três poderes da Federação para a importância em ofertar CPP, ainda executar as normas existentes, notadamente a Resolução 41 e, principalmente, elaborar novas normas federais.

3. **Formação de programas:** é imprescindível a formação de uma rede nacional de CPP com representação em todos os estados da Federação. Essa rede deverá

contratar e capacitar agentes comunitários e profissionais de saúde em quantidade necessária para a demanda. Os primeiros devem ser treinados para prestar cuidados compassivos e identificar e encaminhar as crianças e adolescentes que necessitam de abordagem paliativa específica e especializada.
4. **Implementação das políticas:** não basta ter normas e que todas as pessoas envolvidas tenham recebido o devido treinamento. É necessária a elaboração de um cronograma para implementação das políticas, a dotação de recursos orçamentários que custearão a política pública e, essencialmente, um programa de educação continuada.
5. **Monitoramento e avaliação das ações:** o cronograma de implementação, feito na fase anterior, deve ser revisitado com periodicidade. Além disso, é necessário que se implementem métodos de avaliação dos cuidados prestados, oportunizando que todos os atores envolvidos – pacientes, familiares, agentes comunitários, profissionais de saúde e gestores – ponderem sobre acertos e erros e sugiram melhorias.

Percebe-se, por todo o exposto, que os desafios para criação e implementação de políticas públicas em CPP no Brasil são enormes, mas eles podem ser superados por meio da união dos paliativistas pediátricos brasileiros que, juntos, têm o poder de criar ciclos de políticas públicas e pressionar as autoridades competentes para colocar o ciclo para girar.

Para isso, não podemos nos esquecer do provérbio africano: "Se quer ir rápido, vá só; se quer ir longe, vá junto."

Paliativistas pediátricos do Brasil: uni-vos!

Referências

1. Lasswell HD. Politics: Who gets what, when, how. Whitefish: Literary Licensing, LLC, 2011.
2. Dye TD. Understanding Public Policy. Englewood Cliffs, N.J.: Prentice-Hall, 1984.
3. Brasil. Constituição da República Federativa do Brasil. Disponível em: http://www.planalto.gov.br/ccivil_03/Constituicao/Constituicao.htm. Acesso em 30 mar 2022.
4. Brasil. Lei 8.069, de 13 de julho de 1990. Disponível em: http://www.planalto.gov.br/ccivil_03/leis/l8069.htm. Acesso em 30 mar 2022.
5. Brasil. Lei 8.080, de 19 de setembro de 1990. Disponível em: http://www.planalto.gov.br/ccivil_03/leis/l8080.htm. Acesso em 04 abr 2022.
6. Ministério da Saúde. Portaria GM/MS 1.130, de 05 de agosto de 2015. Disponível em: https://bvsms.saude.gov.br/bvs/saudelegis/gm/2015/prt1130_05_08_2015.html#:~:text=Institui%20a%20Pol%C3%ADtica%20Nacional%20de,%C3%9Anico%20de%20Sa%C3%BAde%20(SUS).&text=Considerando%20a%20pactua%C3%A7%C3%A3o%20ocorrida%20na,Art. Acesso em 31 mar 2022.
7. Ministério da Saúde. Política Nacional de atenção integral à saúde da criança: Orientações para implementação. Disponível em: https://central3.to.gov.br/arquivo/494643/. Acesso em 31 mar 2022.
8. Raeder S. Ciclo de Políticas: Uma abordagem integradora dos modelos para análise de políticas públicas. In: Perspectivas em Políticas Públicas, jan/jul 2014; VII(13):121-46. Disponível em: https://revista.uemg.br/index.php/revistappp/article/view/856. Acesso em 04 abr 2022.
9. International Children's Palliative Care Network. ICPCN Global Giving Appeal. Disponível em: https://www.icpcn.org/education-appeal/. Acesso em 04 abr 2022.
10. Associación Latinoamericana de Cuidados Paliativos. Atlas de Cuidados Paliativos em Latinoamérica, 2020. 2. ed. Disponível em: https://cuidadospaliativos.org/uploads/2021/8/Atlas%20de%20Cuidados%20Paliativos%20en%20Latinoamerica%202020.pdf. Acesso em 04 abr 2022.
11. Brasil. Resolução 41 Comissão Intergestores Tripartite. Disponível em: https://www.in.gov.br/materia/-/asset_publisher/Kujrw0TZC2Mb/content/id/51520746/do1-2018-11-23-resolucao-n-41-de-31-de-outubro-de-2018-51520710#:~:text=Considerando%20a%20pactua%C3%A7%C3%A3o%20ocorrida%20na,Par%C3%A1grafo%20%C3%BAnico. Acesso em 04 abr 2022

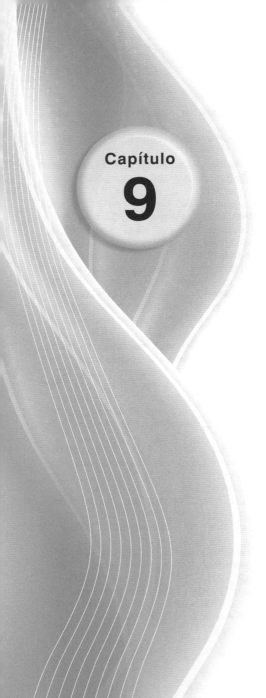

Capítulo 9

Benefícios Possíveis dos Cuidados Paliativos Pediátricos – Como Orientar e Acolher a Família

Juliana Morais Menegussi
Marina Noronha Ferraz de Arruda-Colli

INTRODUÇÃO

A Organização Mundial da Saúde (WHO, 2018) define cuidados paliativos pediátricos (CPP) como o cuidado integral da criança, abrangendo aspectos físicos, psicológicos, sociais e espirituais, tanto do paciente como de sua família, com vistas à prevenção e ao alívio de sofrimento diante de uma doença que ameace a vida. Destaca ainda a importância de que sejam apresentados desde o diagnóstico e continuados ao longo do processo de adoecimento, não restritos ao período do final da vida.

Em virtude das mudanças no perfil epidemiológico e do avanço tecnológico e da ciência, crianças e adolescentes que antes não sobreviveriam a situações complexas e crônicas de saúde passaram a viver mais e, consequentemente, a demandar dos serviços de saúde mais atenção às suas necessidades (ANCP, 2019; Brasil, 2018; Iglesias, 2016; Moreira et al., 2017; WHO, 2018).

Desse modo, levanta-se a reflexão de como nós, profissionais da saúde, podemos auxiliar familiares e cuidadores a se beneficiar dos CPP, trabalhando com eles orientações, as quais são inúmeras e também complexas, permeadas de singularidades regionais e humanas que afetam as crianças e adolescentes e que inevitavelmente acometem a rede familiar.

Os cuidados paliativos foram reconhecidos como um direito da criança e sua família, sendo essencial atentar para a avaliação das necessidades globais de modo a garantir um cuidado integral à criança e à família (Benini et al., 2022; WHO, 2018). Quando os cuidados paliativos são apresentados durante uma abordagem assistencial, é pressuposto envolver a família e/ou o responsável ante as demandas que virão com o tratamento. A depender do diagnóstico e prognóstico da doença, do estágio de desenvolvimento do paciente, bem como de sua compreensão e formas de lidar com o processo de adoecimento, e ainda de aspectos culturais e sociais, diferentes questões e necessidades de cuidado se apresentarão para esses cuidadores, crianças e adolescentes. De modo semelhante, diante da singularidade de cada unidade de cuidado, os profissionais da saúde poderão se deparar com diferentes demandas e desafios a fim de buscar uma assistência à saúde humana e integral.

Somado a isso, cabe lembrar que esses desafios podem se apresentar de maneiras distintas em cada região do Brasil, em virtude das inúmeras desigualdades sociais e econômicas que rebatem no âmbito da saúde, seja pela indisponibilidade de insumos básicos para a prestação de assistência paliativa, seja pela falta de treinamento adequado dos profissionais da saúde para esse cuidado ou mesmo pela ausência de serviços especializados em CPP que possam acolher tais demandas (ANCP, 2019; WHO, 2018).

CUIDADO À FAMÍLIA NO CONTEXTO DE CUIDADOS PALIATIVOS PEDIÁTRICOS

O envolvimento da família no cuidado da criança e do adolescente ao longo da trajetória de cuidado é uma das recomendações internacionais para os CPP (Benini *et al.*, 2022). Dentre as recomendações está a avaliação das necessidades da família desde o início do acompanhamento, com análise contínua ao longo do processo de adoecimento e se estendendo após a morte da criança ou adolescente. Destaca-se a importância do impacto do adoecimento e das necessidades de cuidado nos familiares, sejam eles pais, irmãos, avós ou outras pessoas que mantenham um vínculo próximo com a criança e o adolescente, bem como a necessidade de que o acompanhamento seja interprofissional, tornando possível oferecer um cuidado integral à unidade de cuidado (Benini *et al.*, 2022).

O diagnóstico de uma doença grave, que ameace a vida ou que acarrete limitações, tem implicações para a dinâmica familiar, sendo frequente a alteração dos papéis e rearranjos diante das necessidades impostas pelo tratamento e os cuidados com a criança e o adolescente. Esse cuidado envolve idas frequentes ao serviço de saúde e hospitalizações, o afastamento do trabalho de um dos cuidadores, desafios financeiros que impactam a segurança alimentar, condições de moradia e sobrevivência digna, manutenção do tratamento e isolamento social. Além disso, essa população é vulnerável do ponto de vista psicológico, sendo importante dar atenção aos impactos emocionais associados ao processo de adoecimento, desde a elaboração do diagnóstico e do prognóstico até questões relacionadas com a tomada de decisão, passando pela avaliação e suporte psicológico adequado às vivências de ansiedade, depressão, sobrecarga, estresse e lidar com lutos percebidos (Benini *et al.*, 2022; Koch & Jones, 2018; Mooney-Doyle *et al.*, 2017; WHO, 2018).

Koch & Jones (2018) reforçaram a importância de o paliativista pediátrico oferecer suporte aos cuidadores, considerando os efeitos positivos do bem-estar do cuidador para o cuidado da criança e adolescente. Além da atenção às questões relacionadas com o tratamento, os autores destacam possibilidades de intervenções com vistas a aliviar os efeitos de sobrecarga nos cuidadores, considerando que essa tarefa abrange ações no contexto social (desde questões relacionadas com a vida em comunidade, a vida prática e diária, até a oferta de informação e auxílio no manejo dessas questões em situações de tomada de decisão e acesso aos direitos), no âmbito físico (comunicação adequada ao longo da trajetória de cuidado e em especial em situações de más notícias, atenção ao manejo de sintomas da criança ou adolescente doente, assim como cuidados práticos com medicações, alimentação ou traqueostomia) e questões relacionadas com os aspectos emocionais da criança e adolescente diante do processo de adoecimento e tratamento, além das tarefas próprias da parentalidade.

Dessa maneira, a avaliação do impacto percebido na família e suas necessidades específicas pode auxiliar a definição de ações por parte da equipe de saúde, bem como o encaminhamento para a rede de suporte com vistas a aliviar o estresse e o sofrimento familiar e assim contribuir para resultados melhores no cuidado e na qualidade de vida da criança e do adolescente (Carvalho *et al.*, 2021; Koch & Jones, 2018; Mooney-Doyle *et al.*, 2017; Moreira *et al.*, 2017).

CUIDADOS PALIATIVOS PEDIÁTRICOS E INTERFACE COM POLÍTICAS PÚBLICAS

Até o momento não há no Brasil uma política nacional em cuidados paliativos, e a prática é norteada nos termos recentes da Resolução 41, de 31 de outubro de 2018, que apresenta diretrizes para organização dos cuidados paliativos no Sistema Único de Saúde (SUS), os quais são integrados nas redes de atenção à saúde. Essa resolução representa um avanço importante para a realidade brasileira, pois reforça a necessidade defendida mundialmente de que os estados ofereçam atenção em cuidados paliativos adultos e pediátricos (ANCP, 2019; WHO, 2018). Nessa direção, alguns municípios e estados têm implementado e se organizado na construção e efetivação de leis e de projetos em cuidados paliativos, o que reforça a importância e a necessidade de contar com agentes norteadores que possam contribuir efetivamente para o avanço na oferta da assistência paliativa em todo o território nacional (Santos, Ribeiro & Trotte, 2020).

No entanto, apesar da ausência de regulamentação específica, cabe ressaltar que algumas políticas públicas são norteadoras e impulsionadoras para o assunto suscitado neste tópico de discussão, uma vez que tais políticas de saúde apontam caminhos para o cuidado de crianças em situações de adoecimento grave e sinalizam a importância do envolvimento da família no cuidado. Não há benefícios assistenciais nos CPP se não considerarmos a relação estabelecida entre a equipe e a família (Koch & Jones, 2018; Moreira *et al.*, 2017).

O SUS apresenta em suas disposições iniciais, no artigo 2º, a saúde como um direito fundamental do ser humano, devendo o Estado prover as condições indispensáveis a seu pleno exercício (Brasil, 1990), e, no II parágrafo, coloca a família como agente participativo nesse processo. No capítulo VI, refere-se à assistência domiciliar na prestação de cuidados em saúde, local em que majoritariamente se encontram os familiares, sendo um lócus de assistência interprofissional. Em outras palavras, a família é parte do cuidado, sobretudo quando nos referimos à população pediátrica, que na maioria das vezes terá um representante familiar acompanhando e decidindo em seu melhor interesse, salvo algumas exceções (p. ex., compreensão da situação, idade e questões judiciais).

Outra política de extrema importância para a população pediátrica é representada pelo Estatuto da Criança e do Adolescente (ECA), onde está expressa, no artigo 3, a garantia dos direitos fundamentais inerentes à pessoa humana, assegurando, por lei ou por outros meios, todas as oportunidades e facilidades a fim de facultar o desenvolvimento físico, mental, moral, espiritual e social em condições de liberdade e de dignidade (Brasil, 1990). Em vários artigos do estatuto, com destaque para o artigo 4, a família é definida como uma instituição que tem deveres e direitos ante o desenvolvimento pleno de seus filhos, os quais se referem à vida, à saúde, à alimentação, à educação, ao esporte, ao lazer, à profissionalização, à cultura, à dignidade, ao respeito, à liberdade e à convivência familiar e comunitária (Brasil, 1990). Mais uma vez, a família é compreendida como parte essencial ao se olhar para a criança e o adolescente, tendo aqui reconhecido seu papel na oferta de condições para o desenvolvimento infantil.

Outra política que compõe o sistema de proteção social e que dialoga com as políticas aqui apresentadas é o Sistema Único de Assistência Social (SUAS). Previsto na Lei Orgânica da Assistência Social (LOAS), o SUAS se consolida e avança na garantia da assistência social como uma política pública de Estado (Brasil, 1993, 2005), cujos objetivos estão destacados no parágrafo 2 da LOAS (1993), de modo a garantir proteção social, garantia da vida, redução de danos e prevenção da incidência de riscos, especialmente para a família, a maternidade, a infância, a adolescência e a velhice; busca amparar crianças e adolescentes carentes; promove integração ao mercado de trabalho; busca a habilitação e reabilitação das pessoas com deficiência e a promoção de sua integração à vida comunitária; garante um salário-mínimo de benefício mensal à pessoa com deficiência e ao idoso que comprovem não possuir meios de prover a própria manutenção ou de tê-la provida por sua família. Tem na vigilância socioassistencial a função de analisar territorialmente a capacidade protetiva das famílias e nela a ocorrência de vulnerabilidades, ameaças, vitimizações e danos, e a defesa de direitos, visando garantir o pleno acesso aos direitos no conjunto das provisões socioassistenciais. Por fim, destaca em parágrafo único que para o enfrentamento da pobreza a assistência social é realizada de maneira integrada às políticas setoriais, garantindo mínimos sociais e provimento de condições para atender contingências sociais e promovendo a universalização dos direitos sociais.

O ECA e o SUAS traduzem as necessidades imprescindíveis de proteção às crianças e aos adolescentes e invariavelmente à rede familiar. Não há como cuidar de uma criança sem antes cuidar da família e garantir condições dignas para que estejam juntos de seus filhos e filhas (Miotto, 2016). É preciso garantir voz, escuta qualificada e reconhecer quem são esses sujeitos que formam a família e a rede de apoio da criança. É mister identificar quais são as necessidades e as prioridades para assim planejar o cuidado assistencial, ou seja, o plano terapêutico singular expresso na Política Nacional de Humanização (PNH).

A PNH tem o papel de iluminar as práticas dos profissionais no que tange, em linhas sucintas, às condutas éticas e de compromisso diante dos usuários e do SUS (Brasil, 2004). Espera-se dos profissionais que lidam com CPP um olhar sensível, com práticas despidas de preconceito e julgamento, mas com empatia e compaixão e, sobretudo, uma postura ativa em acolher as demandas que serão apresentadas em cada etapa de cuidado e com graus diferentes de complexidade.

Nesse sentido, a PNH, juntamente com a Política Nacional de Atenção Integral à Saúde da Criança (Brasil, 2015), regida pelos princípios do direito à vida e à saúde, prioridade absoluta da criança, acesso universal à saúde, integralidade do cuidado, equidade em saúde, ambiente facilitador à vida, humanização da atenção e gestão participativa e controle social, contempla sete eixos estratégicos de atenção à população pediátrica em cuidados paliativos, com destaque para quatro: (1) atenção humanizada e qualificada à gestação, ao parto, ao nascimento e ao recém-nascido; (2) atenção integral às crianças com agravos prevalentes e doença crônicas; (3) atenção à saúde das crianças com deficiências ou em situações específicas e de vulnerabilidade; (4) vigilância e prevenção do óbito infantil, fetal e materno.

Essas políticas integram um arcabouço teórico que afirma a garantia do direito à vida e à saúde, o acesso universal, a equidade, a integralidade do cuidado e a humanização da atenção, ou seja, princípios que também norteiam os CPP e que trazem em seu bojo a importância da família como unidade de atenção que deve estar envolvida, sempre que possível, em todos os momentos assistenciais – ora como cuidadora, ora sendo cuidada (Brasil, 2004, 2015; WHO, 2018).

Considerando a importância do olhar global no cuidado em saúde e os desafios encontrados por parte dos pacientes, suas famílias e profissionais da saúde na atenção em CPP, buscou-se apresentar no Quadro 9.1 as principais demandas apresentadas pelos familiares e/ou cuidadores à equipe de cuidados paliativos, distribuídas nas quatro dimensões do cuidado, de modo a refletir sobre as possibilidades de encaminhamento e assim favorecer o acesso ao cuidado preconizado com base nas orientações de direitos previstos nas políticas públicas e legislações e que perfazem uma abordagem interprofissional e interdisciplinar.

Quadro 9.1 Principais demandas familiares e possibilidades de encaminhamento com base nas políticas públicas e na legislação brasileira

Dimensões do cuidado	Demandas familiares	Orientações básicas para encaminhamento
Físico	Atendimento integral nos três níveis de atenção à saúde (p. ex., atenção básica, atendimento domiciliar, atendimento ambulatorial, internação, *hospices*), acesso às medicações, insumos para o cuidado, suporte de vida, meios auxiliares (órteses e próteses), orientação e apoio ao cuidador na execução do cuidado, dentre outros	Serviços/profissionais vinculados ao SUS, nos três níveis de atenção, são a referência para realizar a avaliação e atender esse tipo de necessidade Por vezes, essas demandas podem se relacionar com os serviços/profissionais vinculados à política de assistência social (p. ex., quando o paciente recebe a alta hospitalar, algumas vezes se faz necessário o uso de medicamentos de alto custo, dietas e/ou fraldas. Há municípios em que tudo será protocolado na saúde, com processos específicos para medicamentos, e em outros haverá relação com a assistência social, sendo a concessão de fraldas um exemplo comum) Direitos previstos no SUS, SUAS, ECA e outras portarias e políticas que dialogam com as sinalizadas aqui. Na situação da não efetivação no cumprimento dos direitos, cabe a orientação para que o familiar/cuidador procure os órgãos competentes de justiça, como a Defensoria Pública
Social	Convivência com a família e a comunidade, participação na escola, socialização, formas de locomoção (transporte), trabalho, renda, riscos e vulnerabilidades em virtude de moradia, território, violência, dentre outros	Serviços/profissionais que formam a rede de proteção social, compreendida no SUAS, bem como os serviços do SUS, são as referências de suporte e apoio às famílias nessas situações (p. ex., Centro de Referência da Assistência Social [CRAS] pode ser a porta de entrada para situações de risco de renda, acesso ao Benefício de Prestação Continuada, muito comum para crianças com doenças crônicas complexas e deficiências, e fortalecimento de vínculos familiares e apoio social no território, enquanto o Centro de Referência Especializado da Assistência Social [CREAS] será acionado em situações de violência e riscos sociais agravados) Serviços comunitários, como ONG, associações, entidades e afins, também realizam serviços desse tipo Direitos previstos no SUS, SUAS, ECA e outras portarias e políticas públicas vigentes que dialogam com as sinalizadas aqui
Emocional/psicológico	Necessidades emocionais relacionadas com o processo de adoecimento e cuidado, como medo, tristeza, insegurança, sobrecarga, elaboração do diagnóstico e prognóstico, processos de luto, dentre outros	Serviços/profissionais vinculados ao SUS, nos três níveis de atenção, são a referência para realizar a avaliação e oferecer suporte emocional às famílias Por vezes, essas demandas podem se relacionar com os serviços/profissionais vinculados à política de assistência social (p. ex., profissionais da saúde, quando capacitados, podem oferecer acolhimento inicial às questões emocionais trazidas pela família, podendo encaminhar para avaliação e seguimento com psicólogos, terapeutas ocupacionais, psiquiatras e outros profissionais de saúde mental presentes nas equipes em hospitais, ambulatórios especializados, ou no Núcleo de Apoio à Saúde da Família [NASF], Centro de Atenção Psicossocial [CAPS] e até mesmo no CRAS) Serviços comunitários, como ONG, associações, entidades e afins, também oferecem esses serviços Direitos previstos no SUS, SUAS, ECA e outras portarias que dialogam com essas políticas
Espiritual	Questionamentos singulares de cada unidade familiar de crenças (religiosas ou não), valores e modos de se relacionar, atribuir sentido ao adoecimento, vida e morte	Serviços/profissionais vinculados ao SUS podem incluir a avaliação de demandas espirituais no cuidado e oferecer suporte às famílias Por vezes, serviços de capelania e entidades na comunidade também realizam serviços desse tipo (p.ex., durante a hospitalização, geralmente há serviços de capelania que realizam visitas institucionais para essa escuta e conforto espiritual, sendo possível que o próprio paciente e/ou um familiar solicitem à equipe a presença de alguém importante para sua espiritualidade) Aponta-se nas legislações vigentes, sobretudo na do SUS e do ECA, a importância de se considerar a espiritualidade no cuidado

CONSIDERAÇÕES FINAIS

A família é parte inerente à atenção em saúde que envolve os CPP. Garantir a participação dos familiares em todos os processos do cuidado é premissa na assistência paliativa e, somado a isso, o compromisso da equipe em favorecer que esses familiares consigam, dentro de seus contextos singulares, expressar suas necessidades, anseios e inseguranças é fundamental para a promoção de uma assistência humanizada com orientações e escolhas pertinentes a esse contexto.

Os CPP no Brasil carecem de políticas específicas; entretanto, existem direcionamentos gerais que sinalizam caminhos acerca dessa abordagem e que estão intimamente relacionados com os princípios e diretrizes dos cuidados paliativos, como a Política Nacional de Atenção Integral à Saúde da Criança. Ademais, conforme postulado por Koch & Jones (2018), ao lançar mão de uma gama de boas práticas alinhadas às premissas dos cuidados paliativos, como envolvimento dos familiares no cuidado, comunicação adequada e tratamento dos sintomas da criança e do adolescente, acredita-se que as famílias poderão se beneficiar de maneira mais significativa no que se refere às suas demandas globais, tanto no que tange ao apoio para realizar sua tarefa de cuidar como do ponto de vista do cuidado integral e de direitos à criança e ao adolescente.

Por fim, este capítulo buscou reforçar a importância do envolvimento e do apoio à família e refletir sobre algumas políticas públicas e leis que dialogam com os CPP, de modo a cogitar possíveis orientações aos familiares e cuidadores. Para tanto, faz-se necessária uma postura ativa da equipe para identificar, acolher e compreender as demandas globais e específicas de cada unidade familiar que visem alcançar benefícios com o cuidado da criança e adolescente em cuidados paliativos.

Referências

Benini F, Pappadatou D, Bernadá M et al. International Standards for Pediatric Palliative Care: From IMPaCCT to GO-PPaCS. J Pain Symptom Manage 2022; S0885-3924(21): 00711-9. doi:10.1016/j.jpainsymman.2021.12.031.

Brasil. HumanizaSUS: Política Nacional de Humanização: A humanização como eixo norteador das práticas de atenção e gestão em todas as instâncias do SUS. Ministério da Saúde, Secretaria Executiva, Núcleo Técnico da Política Nacional de Humanização. Brasília: Ministério da Saúde, 2004.

____. Lei 8069, de 13 de julho de 1990. Dispõe sobre o Estatuto da Criança e do Adolescente e dá outras providências. Disponível em: http://www.planalto.gov.br/ccivil_03/leis/l8069.htm. Acesso em 15 mar 2022.

____. Lei 8742, de 7 de dezembro de 1993. Lei Orgânica da Assistência Social. Dispõe sobre a organização da Assistência Social e dá outras providências. Disponível em: http://www.planalto.gov.br/ccivil_03/leis/l8742.htm. Acesso em 13 mar 2022.

____. Ministério da Saúde. Resolução 41, de 31 de outubro de 2018 (Comissão Intergestores Tripartite). Dispõe sobre as diretrizes para a organização dos cuidados paliativos, à luz dos cuidados continuados integrados, no âmbito do Sistema Único de Saúde (SUS). Disponível em: https://www.in.gov.br/materia/-/asset_publisher/Kujrw0TZC2Mb/content/id/51520746/do1-2018-11-23-resolucao-n-41-de-31-de-outubro-de-2018-51520710. Acesso em 05 set 2021.

____. Portaria 1.130, de 5 de agosto de 2015. Institui a Política Nacional de Atenção Integral à Saúde da Criança (PNAISC) no âmbito do Sistema Único de Saúde (SUS). Disponível em: https://bvsms.saude.gov.br/bvs/saudelegis/gm/2015/prt1130_05_08_2015.html. Acesso em 12 set 2021.

____. Ministério da Saúde. Secretaria de Atenção à Saúde. Departamento de Ações Programáticas Estratégicas. Política Nacional de Atenção Integral à Saúde da Criança: Orientações para implementação. Secretaria de Atenção à Saúde. Departamento de Ações Programáticas Estratégicas. Brasília, 2018.

Carvalho KM et al. Children with complex chronic conditions: An evaluation from the standpoint of academic publications. International Journal of Contemporary Pediatrics 2021; 8.

Iglesias SOB, Zollner ACR, Constantino CF. Cuidados paliativos pediátricos. Resid Pediatr 2016; 6.

Koch KD, Jones BL. Supporting parent caregivers of children with life-limiting illness. Children (Basel) 2018; 5(7):85. doi:10.3390/children5070085.

Mioto RCT. A centralidade da família na política de assistência social: As contribuições para o debate. Revista de Políticas Públicas 2016; 8(1). Disponível em: http://www.periodicoseletronicos.ufma.br/index.php/rppublica/article/view/3756. Acesso em 14 mar 2022.

Mooney-Doyle K, Dos Santos MR, Szylit R, Deatrick JA. Parental expectations of support from healthcare providers during pediatric life-threatening illness: A secondary, qualitative analysis. J Pediatr Nurs 2017; 36:163-72. doi:10.1016/j.pedn.2017.05.008.

Moreira MCN et al. Recomendações para uma linha de cuidados para crianças e adolescentes com condições crônicas complexas de saúde. Cadernos de Saúde Pública 2017; 33.

Santos AFJ, Ferreira EAL, Guirro UBP. Atlas dos cuidados paliativos no Brasil 2019. 1 ed. São Paulo: ANCP, 2020.

Santos APMB, Ribeiro GR, Trotte LAC. Revisão de escopo sobre cuidados paliativos na perspectiva dos direitos humanos e de cidadania. In: Mendes EC, Vasconcelos LCF (orgs.) Cuidados paliativos: uma questão de direitos humanos, saúde e cidadania. 1 ed. Curitiba: Appris, 2020.

WHO. Integrating palliative care and symptom relief into paediatrics: a WHO guide for health care planners, implementers and managers. Geneva: World Health Organization; 2018. Licence: CC BY-NC-SA 3.0 IGO.

Princípios Bioéticos em Pediatria

Lara de Araújo Torreão
Simone Brasil de Oliveira Iglesias

Capítulo 10

> *Uma grande filosofia não é aquela que regula as questões de uma vez por todas mas aquela que as equaciona; uma grande filosofia não é a que se pronuncia mas a que indaga.*
> *Uma grande filosofia não é aquela que profere juízos definitivos, que instala uma verdade definitiva.*
> *É aquela que introduz uma inquietude, que provoca um abalo.*
> **(Charles Péguy)**

INTRODUÇÃO

O termo *bioética* foi cunhado por Potter em seu livro *A ponte para o futuro* e surgiu da necessidade de reflexão sobre o crescente desenvolvimento científico e tecnológico e seu uso desconectado do valor da vida humana, da qualidade de vida, o que suscita diversos dilemas morais.

Os cuidados paliativos, indicados em situações que ameaçam a vida, resgatam o cuidado centrado no paciente e focam na melhoria de vida dos pacientes e familiares, levando em consideração seus valores. Não se limitam apenas à terminalidade, mas preconizam a prevenção e o alívio do sofrimento por meio da identificação precoce e da avaliação e tratamento impecáveis da dor e de outros problemas físicos, psicossociais ou espirituais[1]. Para tanto, é necessária uma diversidade de competências que só é possível atingir com uma equipe multiprofissional que prime pelo cuidado com empatia, compaixão e uma comunicação efetiva.

O dilema ético/moral no campo da saúde decorre dos conflitos de valores e princípios nas decisões difíceis, em que há incerteza quanto à melhor escolha para o paciente e seus familiares. No cenário de cuidados paliativos, os dilemas se destacam nas questões de fim de vida, em especial nas tomadas de decisão durante o curso de alguma intervenção ou tratamento.

A bioética fornece ferramentas filosóficas para análise e reflexão com o objetivo de estabelecer posturas éticas para atitudes mais autônomas dentro da legalidade.

Diversas ferramentas facilitam a tomada de decisão com sistematização e hierarquização de valores, simplificando a análise do dilema e considerando sempre o contexto social, político e cultural.

CORRENTES DA BIOÉTICA

Atualmente, são diversas as correntes filosóficas no campo da Bioética. A mais conhecida é a Bioética Principialista de Childress e Beauchamp[2,3]. O principialismo é a teoria ética predominante na medicina contemporânea, uma ética aplicada e casuística, que se utiliza de uma linguagem simples para dirimir conflitos de interesses e valores. Trata-se de uma teoria moral embasada em quatro princípios – da beneficência, da não maleficência, do respeito à autonomia e da justiça –, podendo ser incorporada à discussão diária de casos, à beira do leito, facilitando a busca da melhor decisão[3].

No entanto, alguns autores são contrários ao principialismo, ressaltando que os quatros princípios não consideram o papel das reações emocionais como parte integrante das percepções morais na tomada de decisão[4,5].

A ética do cuidado, expressão cunhada por Carol Gilligan em 1982, consiste em uma teoria ética normativa que sustenta que a ação moral se concentra nas relações interpessoais e no cuidado ou benevolência como virtude. Traz como foco atender as necessidades das pessoas envolvidas no dilema, podendo inclusive ser imparcial[5]. Nessa perspectiva, toda escolha moral ou ética é concebida como inserida em uma rede de relações interpessoais, alimentada pela comunicação, uma vez que tanto a doença como a experiência do paciente podem ser consideradas produtos de um conjunto de interconexões[4-6].

De Panfilis acredita que, sem simplificar demais as questões, o principialismo pode auxiliar o raciocínio sobre princípios éticos clássicos e sua aplicação a um único dilema moral, ao passo que a ética da virtude auxilia o desenvolvimento de atitudes morais e "sabedoria prática" e a ética do cuidado ressalta a importância de intensificar o relacionamento e aumentar o envolvimento empático[4].

Desse modo, é possível extrair o melhor de cada corrente, possibilitando aos profissionais de saúde uma habilidade ética e moral na solução do dilema através de múltiplas visões, o chamado *pluralismo moral* – expressão criada por Engelhardt. Segundo esse autor, existe uma possibilidade de tolerância mesmo quando há divergência (posturas e ideias morais diferentes)[7].

Neste capítulo daremos ênfase ao principialismo de James Childress e Tom Beauchamp e às ferramentas para soluções de dilemas éticos, em que sempre existe a possibilidade de inclusão de outras correntes bioéticas.

PRINCIPIALISMO
Princípio da beneficência

O princípio da beneficência consiste na obrigação moral de agir em benefício do outro. Visa defender o paciente em seus legítimos interesses. Compreende dois aspectos: o positivista e o utilitarista – promover o *bem* (visão positiva) e o útil, que avalia riscos e benefícios nas ações empreendidas (visão utilitarista)[5]. Em cuidados paliativos, é possível citar a ação da beneficência no controle de sintomas, no suporte psicológico e na abordagem espiritual, entre outros.

Brenda Barnum[8], em seu artigo sobre dilemas em neonatologia, elabora a expressão *beneficência injusta*, referindo-se a tratamentos bem-intencionados, cujos resultados limitam a qualidade de vida, tornando o recém-nascido dependente de tecnologia, o que tem impacto negativo em sua qualidade de vida. Ressalta nossa incapacidade de estabelecer prognósticos, em especial de recém-nascidos prematuros extremos, quanto à sua longevidade e à qualidade de vida[8].

Princípio da não maleficência

O princípio da não maleficência prega a obrigação moral de não causar dano intencional. Nos pacientes em terminalidade é primordial evitar a distanásia – definida como o prolongamento sofrido do processo de morte por meios artificiais, ou seja, empreender a tecnologia de maneira obstinada, desproporcional e fútil, sem perspectivas de melhora[3].

A futilidade terapêutica é definida como um tratamento que não melhora o prognóstico, o conforto, o bem-estar ou o estado geral de saúde do paciente, uma conduta *desproporcional* à meta a ser atingida ou esperada[9]. Dupont aponta uma diferença entre futilidade qualitativa – "Não vale a pena" – e futilidade quantitativa – "Não funciona" –, incluindo a discussão subjetiva da qualidade de vida pretendida[10].

A futilidade terapêutica se refere exclusivamente aos aspectos biológicos e fisiológicos do tratamento. Diferentemente, os tratamentos potencialmente inapropriados se caracterizam por terem alguma chance de alcançar o objetivo fisiológico almejado, mas contam com pelo menos uma objeção ética do(s) profissional(is) responsável(is) pelo cuidado que justifique sua contraindicação. Essas objeções éticas podem dever-se ao fato de ser muito improvável que, embora potencialmente capazes de atingir os objetivos fisiológicos, esses tratamentos resultem em sobrevivência digna de acordo com os valores de vida e preferências de cuidado do paciente[11,12].

A literatura aponta quatro circunstâncias em que o tratamento médico fútil não permite cumprir os propósitos da medicina[13]:

1. Incapacidade de prolongar vidas "dignas" livres de dor e com autonomia dos pacientes.
2. Impossibilidade de satisfazer os desejos dos doentes.
3. Incompetência dos medicamentos para exercer o efeito fisiológico esperado.
4. Escassa ou nula resposta dos pacientes ao tratamento.

Condutas de fim de vida, como "ordem de não reanimar" e "não introdução ou suspensão de suporte artificial orgânico" (ventilador mecânico, terapia de substituição renal, nutrição parenteral, entre outros) atendem ao princípio da não maleficência.

Três princípios éticos ajudam a moldar o atual consenso dos EUA em torno da limitação de cuidados no fim de vida[3,14]:

- Suspender ou não introduzir suporte artificial são ações equivalentes, ou seja, têm o mesmo peso ético e legal.
- Há uma distinção importante entre "matar" e "deixar morrer" ou, em outros termos, entre eutanásia – ato ilegal no Brasil – e ortotanásia – legalmente respaldada.
- O princípio do duplo efeito traz o racional ético para uso de opioides para controle da dor e de sedativos para outros sintomas intratáveis e que em determinadas situações possam levar à consequência prevista (mas não intencional) de acelerar a morte.

O Quadro 10.1 mostra a distinção entre distanásia, eutanásia e ortotanásia.

O princípio do duplo efeito[3,14] pode suscitar interpretações equivocadas e é um ato justificado se:

1. O efeito pretendido é benéfico (nesse caso, o alívio do sofrimento).
2. Somente o bom efeito é pretendido (o desejo do clínico é aliviar o sofrimento, não apressar a morte).
3. O efeito indesejado não é o meio de alcançar o bom efeito (p. ex., o sofrimento não é aliviado apenas causando a morte – isso seria eutanásia).
4. O bom efeito deve superar o efeito indesejado (p. ex., acelerar a morte pode ser justificado para aliviar o sofrimento quando a morte é iminente, mas não se justifica se a morte for antecipada em muitos anos).

O princípio da não maleficência é previsto em normativas vigentes, garantindo o cuidado holístico com alívio do sofrimento, como na Resolução do Conselho Federal de Medicina (CFM) 1.805/2006, que diz[15]:

> Art. 1º É permitido ao médico limitar ou suspender procedimentos e tratamentos que prolonguem a vida do doente em fase terminal, de enfermidade grave e incurável, respeitada a vontade da pessoa ou de seu representante legal.
>
> Art. 2º O doente continuará a receber todos os cuidados necessários para aliviar os sintomas que levam ao sofrimento, assegurada a assistência integral, o conforto físico, psíquico, social e espiritual, inclusive assegurando-lhe o direito da alta hospitalar.

e no Código de Ética Médica (CEM) de 2018, a saber[16]:

> Art. 41 É vedado ao médico "abreviar a vida do paciente, ainda que a pedido deste ou de seu representante legal".
>
> Parágrafo único. Nos casos de doença incurável e terminal, deve o médico oferecer todos os cuidados paliativos disponíveis sem empreender ações diagnósticas ou terapêuticas inúteis ou obstinadas, levando sempre em consideração a vontade expressa do paciente ou, na sua impossibilidade, a de seu representante legal.

Princípio do respeito à autonomia

O princípio do respeito à autonomia trata da capacidade de autodeterminação do indivíduo ou da família, ou seja, a tomada de decisões pertinentes à própria vida e ao seu corpo. Nesse ato está implícita a liberdade de escolha de maneira imparcial e que haja o esclarecimento prévio dos fatos. Em pediatria, a decisão quanto a questões relacionadas com o fim da vida, o processo de morte, é delegada aos pais ou ao responsável legal[2].

No entanto, existe a possibilidade de que o menor adolescente seja consultado, podendo ou não ser acatada sua opinião/decisão de acordo com o contexto e o tipo de decisão – o chamado assentimento, que deve ser incentivado, sempre considerando a opinião dos pais.

A decisão compartilhada é necessária quando há incerteza quanto à melhor conduta a ser adotada. Entre os dois extremos de uma decisão ideal existe uma lacuna moralmente significativa, referida como zona de discernimento parental ou zona cinzenta de tomada de decisão[17]. Os profissionais da saúde decidem com base nos valores do paciente – trata-se de uma *medicina baseada em valores*.

Com efeito, os serviços de cuidados paliativos pediátricos (CPP) proporcionam uma série de ações compatíveis com os aspectos bioéticos supracitados, promovendo o cuidado centrado no paciente, diminuindo os custos por internações hospitalares desnecessárias e promovendo o melhor cuidado, sempre respeitando as escolhas possíveis[18].

Princípio da justiça

Na bioética principialista, o princípio da justiça se refere à alocação de recursos da saúde de modo justo, no sentido de garantir a distribuição justa, equitativa e universal dos serviços de saúde, naturalmente escassos, de modo que todos possam se beneficiar e suportar o ônus de maneira isonômica e equânime[2,3,5].

Em pediatria e em situações de incapacidade mental, o princípio da autonomia deve ser exercido pela família ou seu responsável legal, buscando a defesa dos melhores interesses do paciente. O princípio da justiça, considerado um mínimo ético, deve sempre reger as condutas médicas, com bom senso na priorização e indicação dos recursos terapêuticos em cada fase.

Na assistência a crianças com doenças limitantes ou ameaçadoras à vida, é possível identificar dois momentos estanques: a fase inicial da vida, quando o foco do tratamento recai sobre a medicina preventiva e curativa, e o momento em que a morte se torna inevitável. Inicialmente, na abordagem médica deve prevalecer a beneficência, respeitando a autonomia do paciente e de sua família. Nesse momento, a não maleficência se torna um valor ético secundário, pois medidas invasivas se justificam, ainda que causem algum grau de sofrimento, pois o objetivo primeiro é a preservação da vida.

Os principais argumentos morais que justificam a implementação dos CPP estão relacionados com: (a) alívio do sofrimento como dever moral médico; (b) alívio de sintomas independentemente da intenção curativa ou não; (c) maximização do potencial da criança em manter suas capacidades; (d) respeito e promoção da autonomia possível à criança, com suporte aos pais; (e) beneficiar e reduzir riscos precocemente, quando o prognóstico é incerto; (f) reflexão sobre mudanças de objetivos e de trajetória, com base em discussões ético-legais, e (g) reflexão sobre situações de prolongamento do suporte de vida sob a luz dos interesses do paciente e de aspectos morais e legais.

FERRAMENTAS PARA ANÁLISE DE DILEMAS ÉTICO-MORAIS

Em processos de decisão compartilhada, a primeira questão que se estabelece é: a quem cabe a decisão? O processo decisório reúne todos os indivíduos comprometidos com o bem-estar da criança, desde os profissionais envolvidos na assistência direta (equipe de saúde), familiares, instâncias administrativas, instituições governamentais, até os profissionais de comitês hospitalares de bioética.

Para obedecer a um padrão ético e legal, com adequada tomada de decisão compartilhada, é essencial que os pais recebam informações sobre a doença que acomete a criança, as opções de tratamento ou não tratamento, se existirem, os riscos e benefícios potenciais e as perspectivas evolutivas, sempre de maneira clara, honesta e compreensível. As informações devem permitir-lhes uma deliberação cuidadosa, tendo em mente seus valores e opiniões, o que certamente não lhes garante uma decisão fácil.

Algumas ferramentas podem contribuir para a análise dos dilemas e propostas de encaminhamentos e soluções junto à equipe assistencial, como as apresentadas a seguir.

Proposta deliberativa

A essência da deliberação reside em identificar os diferentes valores éticos e o processo de equilíbrio desses valores, ou seja, busca eleger em cada caso a decisão mais sábia, adequada, racional, prudente, que atenda aos valores em jogo – todos ou o que menos lesione.

Proposta deliberativa de Diego Gracia[19-22]

Segundo Diego Gracia, a deliberação consiste no processo de ponderação dos valores e deveres envolvidos em determinada situação concreta, a fim de que seja encontrada a solução ótima ou, quando não for possível, a solução menos prejudicial. Ainda segundo ele, "a função da ética não é buscar uma unanimidade, é evitar que as decisões sejam imprudentes".

Em busca da solução ótima, a mais rica em valor, pode ser considerada moralmente aceitável ou correta:

1. **Deliberação dos fatos:** apresentação do caso pela pessoa responsável por tomar a decisão – esclarecimento dos fatos do caso.
2. **Deliberação dos valores:** identificação dos problemas éticos; identificação do problema ético fundamental; determinação dos valores em conflito.
3. **Deliberação dos deveres:** determina o "curso ótimo" para solucionar os problemas, maximizar o benefício com o mínimo de procedimentos ou sem prejuízo para o paciente. Para isso, identifica os cursos extremos de ação; os cursos intermédios; o curso ótimo.

A decisão final é submetida à aplicação das provas de consistência:

- **Prova de legalidade:** "essa decisão é legal?"
- **Prova de publicidade:** "estaria disposto a defender publicamente a decisão tomada?"
- **Prova da temporalidade:** "tomaria a mesma decisão se tivesse mais tempo para decidir?"

Desse modo são propostas algumas alternativas para o dilema, buscando a decisão mais prudente com base nas provas de consistência.

Proposta deliberativa com base no principialismo[2,6,22]

Segundo Steinkamp & Gordijn, a deliberação ética de casos é uma tentativa de alcançar a melhor decisão ética por meio de uma discussão moderada com uma equipe multidisciplinar, o que se dá em quatro etapas:

1. Definição do problema ético.
2. Análise dos aspectos médicos, de enfermagem, sociais, ideológicos e fatos organizacionais.
3. Avaliação e desenvolvimento de argumentos do ponto de vista das normas éticas – este é o ponto em que são considerados os quatro princípios da bioética de acordo com Beauchamp/Childress[2]: respeito à autonomia, não maleficência, beneficência e justiça.
4. Tomada de decisão, incluindo um resumo dos motivos importantes para a decisão.

METODOLOGIA IDEA

A metodologia IDEA (Estrutura de Tomada de Decisões Éticas) é adotada no Canadá, e as certificações de acreditação internacional validam essa ferramenta.

A metodologia é composta de quatro etapas e incorpora cinco condições identificadas como importantes no modelo de decisão pela razoabilidade desenvolvido por Daniels & Sabin (2002) e adaptado por Gibson, Martin & Singer[23]. Cada letra do acrônimo IDEA significa uma etapa a ser avaliada (Quadro 10.2).

Quadro 10.2 Significado do acrônimo IDEA		
1ª etapa	I	Identifique os fatos
2ª etapa	D	Determine os conflitos éticos relevantes
3ª etapa	E	Explore as ações
4ª etapa	A	Aja e acompanhe

As cinco condições que seguem as quatro etapas do processo de análise são[23]:

- **Empoderamento:** deve haver esforços para minimizar as diferenças de poder na tomada de decisão e otimizar oportunidades efetivas de participação dos envolvidos[23].
- **Publicidade:** a estrutura (processo), as decisões relevantes e seus fundamentos devem ser transparentes e acessíveis ao público/interessados (Daniels & Sabin, 2002).
- **Relevância:** as decisões circunstanciadas devem ser tomadas com base na razão, ou seja, evidências, princípios, argumentos (Daniels & Sabin, 2002).
- **Revisões e apelações:** deve haver oportunidades para revisitar e revisar decisões à luz de outras provas ou argumentos. Deve haver um mecanismo de contestação (Daniels & Sabin, 2002).
- **Conformidade (aplicação) –** *Compliance*: deve haver regulamentação voluntária ou pública do processo para garantir que as outras quatro condições sejam atendidas (Daniels & Sabin, 2002).

A primeira etapa consiste na busca de lacunas da história e dos dados objetivos. Após essa etapa, é importante se perguntar: "Qual(is) é(são) o(s) problema(s) ético(s)?" Às vezes, depois da coleta de fatos relevantes, o enquadramento da questão ética exige uma modificação.

Condições: empoderamento e publicidade

Na segunda etapa é necessária uma exploração da natureza e do escopo dos princípios/critérios éticos identificados, bem como considerar os pesos relativos a cada princípio (p. ex., quais princípios/critérios as partes interessadas consideram mais relevantes para essa questão).

Condição: relevância

A terceira etapa incentiva o *brainstorming* e a reflexão sobre uma série de possíveis alternativas de deliberação. Em qualquer situação, deve ser feita a tentativa de identificar pelo menos três opções e em seguida convém avaliar os pontos fortes e as limitações de cada uma delas, sempre levando em consideração a licitude das opções.

Condição: revisões e apelações

Finalmente, o quarto passo é centrado na ação. A opção mais eticamente justificável identificada na terceira etapa é recomendada para implementação. A(s) decisão(ões) e o processo para chegar a essa etapa devem ser documentados e comunicados aos pares, assim como deve ser realizado um plano de implementação e reavaliação da ação.

Condição: conformidade (aplicação) – *Compliance*

Veja a Figura 10.1.

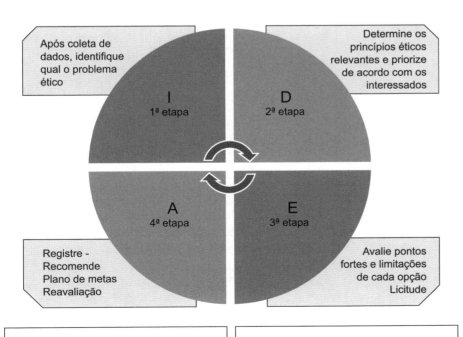

Figura 10.1 Fluxo de decisão ética.

CONSIDERAÇÕES FINAIS

Os cuidados destinados às crianças e adolescentes em cuidados paliativos envolvem dilemas éticos desafiadores. O propósito assistencial inclui um cuidado individualizado que considere a família como protagonista e permita a reflexão e a participação de todos os envolvidos com parceria, compreensão mútua e um olhar bioético amplo.

A reflexão bioética e suas ferramentas de análise trazem luz aos conflitos morais e éticos, considerando os valores do paciente e da família na busca da solução mais prudente, de maior benefício, sem condutas desproporcionais e com respeito à autonomia.

Referências

1. Organização Mundial da Saúde. Cuidados Paliativos. Disponível em: Cuidados paliativos (who.int). Acesso em 30 abr 2022.
2. Beauchamp TL, Childress JF. Principles of biomedical ethics. 4th edition. New York: Oxford University Press, 1994. 546p.
3. Torreão LA. Aspectos éticos em terapia intensiva pediátrica. In: Protiped – Programa de Atualização em Terapia Intensiva Pediátrica. Ciclo11, Organizadores: Piva JP, Carvalho WB. Porto Alegre: Artmed Panamericana, 2020: 127-52.
4. De Panfilis L, Di Leo S, Peruselli C et al. "I go into crisis when ...": Ethics of care and moral dilemmas in palliative care. BMC Palliat Care 2019; 18:70. doi: https://doi.org/10.1186/s12904-019-0453-2.
5. Vasconcelos C. Direito médico e bioética: História da judicialização da relação médico-paciente. Rio de Janeiro: Lumen Juris, 2020. 296p.
6. Schuchter P, Heller A. The Care Dialog: the "ethics of care" approach and its importance for clinical ethics consultation. Med Health Care Philos 2018; 21(1):51-62. doi:10.1007/s11019-017-9784-z.
7. Engelhardt HT. Fundamentos de bioética. Tradução: José A. Ceschin. São Paulo: Edições Loyola, 2004. 518p.
8. Barnum B. Benevolent injustice: a neonatal dilemma. Adv Neonatal Care 2009 Jun; 9(3):132-6. doi: 10.1097/ANC.0b013e3181a72d19.
9. Rubulotta F, Rubulotta G. RCP e questões éticas. Ver Bras Ter Intensiva, 2013; 25(4):265-9.
10. Dupont-Thibodeau A et al. End-of-life decisions for extremely low-gestational-age infants: why simple rules for complicated decisions should be avoided. Semin Perinatol 2014; 38:31-7. doi:10.1053/j.semperi.2013.07.006.
11. Bosslet GT et al. An official ATS/AACN/ACCP/ESICM/SCCM policy statement: Responding to requests for potentially inappropriate treatments in intensive care units. Am J Respir Crit Care Med 2015 Jun 1; 191(11):1318-30.
12. Kon AA et al. Defining futile and potentially inappropriate interventions: A policy statement from the Society of Critical Care Medicine Ethics Committee. Crit Care Med 2016 Sep; 44(9):1769-74.
13. Kraus A, Cabral AR. La bioética. México: CONACULTA, 1999: 38-9.
14. Truog RD et al. Recommendations for end-of-life care in the intensive care unit: A consensus statement by the American College [corrected] of Critical Care Medicine. Practice Guideline. Crit Care Med 2008 Mar; 36(3):953-63. doi: 10.1097/CCM.0B013E3181659096. Erratum in: Crit Care Med 2008 May; 36(5):1699. PMID: 18431285.
15. Resolução CFM 1.805/2006. Publicada no D.O.U., 28 nov. 2006, Seção I, pg. 169. Disponível em: http://www.portalmedico.org.br/resolucoes/cfm/2006/1805_2006.htm.
16. Brasil. Conselho Federal de Medicina. Código de Ética Médica – Resolução CFM 2.217/2018.
17. Krick JA, Hogue JS, Reese TR, Studer MA. Uncertainty: An uncomfortable companion to decision-making for infants. Pediatrics 2020 Aug; 146(Suppl 1):S13-S17. doi: 10.1542/peds.2020-0818E. PMID: 32737227.
18. Mitchell S, Morris A, Bennett K, Sajid L, Dale J. Specialist paediatric palliative care services: What are the benefits? Arch Dis Child 2017 Oct; 102(10):923-9. doi: 10.1136/archdischild-2016-312026.
19. Nora CRD, Zoboli ELCP. Deliberação ética em saúde: Revisão integrativa da literatura. Rev Bioética (Impr.) 2015; 23(1):114-23.
20. Zoboli ELCP. Bioética clínica na adversidade: A contribuição da proposta deliberativa de Diego Gracia. Revista Centro Universitário de São Camilo, 2012; 6(1):49-57.
21. Gracia D. Bioética mínima. Madrid: Triacastela, 2019. 185p.
22. Silva J, Carneiro D (orgs.) Deliberação moral e tomada de decisão em bioética clínica: Casos clínicos. Olinda, PE: Nova Presença, 2020. 158p.
23. Gibson, Martin e Singer (2005). IDEA-Framework-THP.pdf. Disponível em: https://www.coursehero.com/file/138191217/idea-framework-thppdf/. Acesso em 02 jul 2022.

Direitos Humanos do Paciente Pediátrico no Contexto dos Cuidados Paliativos

Capítulo 11

Kalline Eler
Aline Albuquerque

INTRODUÇÃO

De acordo com a definição da Organização Mundial da Saúde (OMS)[1], os cuidados paliativos representam uma abordagem de prevenção e de alívio do sofrimento que melhora a qualidade de vida dos pacientes e seus familiares quando enfrentam doenças que ameaçam a continuidade da vida. Para sua concretização, necessitam de identificação precoce, avaliação e tratamento da dor e de outros problemas de natureza física, psicossocial e espiritual.

Estima-se que pelo menos sete milhões de crianças poderiam se beneficiar de cuidados paliativos todos os anos. As anomalias congênitas representam globalmente cerca de 25% das necessidades de cuidados paliativos de crianças, seguidas por condições neonatais (15%), desnutrição (14%), meningite (13%), HIV/AIDS (10%), doenças cardiovasculares (6%), doenças endócrinas, distúrbios imunológicos (6%) e câncer (6%)[2]. No entanto, embora inúmeros esforços sejam empreendidos para redução da mortalidade infantil, pouca atenção tem sido dada à necessidade dos cuidados paliativos. Além disso, embora as crianças sejam mais propensas a exigir cuidados paliativos por períodos mais longos, os adultos tendem a receber esses cuidados em maior proporção[3].

A relação entre direitos humanos da criança e cuidados paliativos é ressaltada em diversos documentos internacionais, como o Comentário Geral 5 sobre o Direito à Saúde da Criança do Comitê sobre os Direitos da Criança[4], o Relatório do Relator Especial das Nações Unidas sobre o Direito à Saúde[5] e a Resolução 67.19 de 2014, da Assembleia Mundial da Saúde[6].

Assim, este capítulo objetiva aprofundar a pesquisa realizada por Eler[7], que aplicou o referencial teórico-normativo dos direitos humanos do paciente, desenvolvido por Albuquerque[8] e por Cohen & Ezer[9] no contexto pediátrico, e, a partir desse marco, apresentar os direitos da criança no contexto dos cuidados paliativos. Portanto, metodologicamente, trata-se de pesquisa teórica. Cabe esclarecer que, para fins deste trabalho, entende-se que o termo *criança* abarca os menores de 18 anos, conforme definição empregada pela Convenção sobre os Direitos da Criança (CDC).

Este capítulo se encontra estruturado em três partes: a primeira aborda o acesso aos cuidados paliativos enquanto um componente do direito à saúde e sua relação com o atendimento dos melhores interesses da criança; a segunda versa sobre o direito à participação da criança nas decisões sobre cuidados paliativos, o que pode ser verificado através da Tomada de Decisão Compartilhada e do Plano Avançado de Cuidado e, por fim, a terceira analisa o direito à informação.

DIREITO AOS CUIDADOS PALIATIVOS E MELHORES INTERESSES DA CRIANÇA COM CONDIÇÕES LIMITANTES DE VIDA

A provisão de cuidados paliativos já se encontra internacionalmente reconhecida como um direito que emana do direito à saúde, essencial para a dignidade humana do paciente[10]. Especificamente quanto à criança, seu direito à saúde encontra-se previsto no artigo 24 da CDC e, conforme o Comitê sobre os Direitos da Criança[11], os Estados têm a obrigação de disponibilizar e tornar acessíveis serviços paliativos de qualidade ao longo do processo contínuo de cuidados. Consoante o Comitê sobre os Direitos Econômicos, Sociais e Culturais[10], o direito de acesso a medicamentos essenciais também decorre do direito à saúde, existindo 15 medicamentos paliativos essenciais atualmente na lista da OMS de Medicamentos Essenciais para Criança, o que inclui, entre outros, morfina oral e injetável.

No mesmo sentido, o Relator Especial das Nações Unidas sobre o Direito à Saúde[5] ressalta que o direito à saúde origina obrigações para os Estados de garantir a prestação da assistência médica e de cuidados de saúde necessários para todas as crianças, com ênfase no desenvolvimento da atenção primária à saúde. Isso inclui não apenas serviços de prevenção, promoção, tratamento e reabilitação, mas, igualmente, cuidados paliativos. Ainda consoante o Relator, crianças com anomalias congênitas ou desnutrição, com doenças crônicas ou graves e com doenças que limitam a vida devem ser encaminhadas para cuidados paliativos pediátricos (CPP) especializados, os quais poderão ser prestados em unidades de cuidados terciários, nos centros de saúde comunitária ou na própria casa da criança. Além disso, em 2014, a Assembleia Mundial da Saúde, através da Resolução 67.19, sublinhou que a provisão de cuidados paliativos corresponde a um imperativo moral dos sistemas de saúde, devendo sua integração ocorrer em todos os níveis dos cuidados em saúde pediátricos.

Portanto, o paciente pediátrico tem direito ao manejo da dor e aos cuidados paliativos, o que significa receber cuidado integral para seu corpo, mente e espírito, e não ser submetido a tratamentos, pesquisas e procedimentos desnecessariamente dolorosos. Esse direito se insere na abordagem holística da saúde e coloca a realização do direito à saúde da criança dentro da estrutura mais ampla das obrigações internacionais de direitos humanos.

Os cuidados paliativos se iniciam quando a doença é diagnosticada e continuam independentemente de a criança receber ou não tratamento direcionado à sua doença, podendo ser ofertados no hospital, em casa ou no contexto comunitário. Esse direito, conforme já mencionado, inclui receber apoio físico, social, psicossocial e espiritual para garantir seu desenvolvimento e promoção da melhor qualidade de vida possível[5]. Assim, os cuidados paliativos partem de uma abordagem holística que busca controlar todas as formas de sofrimento relacionadas à enfermidade e, por isso, demandam uma equipe multidisciplinar de profissionais capacitados para avaliar os sintomas, cuidar de crianças em diferentes idades e estágios de desenvolvimento e fornecer medicamentos seguros em formulações pediátricas[2].

Considerando que a criança é um sujeito de direitos e uma pessoa com autonomia em desenvolvimento cujas demandas e interesses podem ser diferentes dos pais, a provisão dos cuidados paliativos deve ser guiada pelo atendimento a seus melhores interesses.

O critério dos melhores interesses está previsto no artigo 3, parágrafo 1, da CDC e, embora seja considerado demasiadamente aberto a ponto de alguns autores defenderem sua substituição pelo critério de não causar dano, o Comitê sobre os Direitos da Criança editou em 2013 o Comentário Geral Nº 14, corroborando a importância da abordagem mais ampla desse critério. Segundo o comitê, o critério dos melhores interesses deverá ser empregado em todas as decisões sobre a criança para assegurar a fruição plena e efetiva dos direitos reconhecidos na convenção e seu amplo desenvolvimento, que abrange os aspectos físico, mental, espiritual, moral, psicológico e social. Ademais, esse critério significa que os interesses da criança deverão ser considerados primordiais para a tomada de decisão quando diferentes interesses estiverem conflitando[7].

Diante disso, o dever de agir de acordo com os melhores interesses da criança fornece a base jurídica para a autoridade dos pais e os limites aceitáveis no exercício dessa autoridade de modo que, por exemplo, questões religiosas próprias dos pais não poderão impedir que a criança receba cuidados paliativos. A CDC reconhece que a responsabilidade pelo desenvolvimento de uma criança é coletiva, residindo inicialmente nos pais e em segundo lugar no Estado e na comunidade. Assim, os pais que tomam decisões sobre a saúde da criança de maneiras que não promovam seus interesses agem fora do escopo adequado de sua autoridade e por isso estão sujeitos à intervenção judicial para restringir esse excesso. Observa-se que o critério dos melhores interesses é vital para estabelecer a condição da criança como uma pessoa com direitos e interesses próprios reconhecidos e protegidos em lei e em normas de Direito Internacional.

Portanto, tendo em vista que os cuidados paliativos, quando indicados, são fundamentais para incrementar a qualidade de vida, o bem-estar e o conforto e aliviar o sofrimento da criança, essa opção não poderá ser retirada da criança, porquanto representa o atendimento a seus melhores interesses e a realização de seu direito à saúde. Ademais, além de agir de acordo com os melhores interesses da criança, o exercício da autoridade parental deve se dar de uma maneira consistente com suas capacidades evolutivas. A criança tem o direito de participar das decisões relativas a seus cuidados paliativos e, quando há capacidade decisional, tem o direito de tomar uma decisão sobre as opções terapêuticas disponíveis, tema discutido no próximo tópico.

DIREITO À PARTICIPAÇÃO NAS DECISÕES SOBRE CUIDADOS PALIATIVOS: TOMADA DE DECISÃO COMPARTILHADA E PLANO AVANÇADO DE CUIDADO

Consoante o artigo 12 da CDC, toda decisão que afeta a vida da criança deve envolver sua participação. Isso é válido para o contexto do cuidado em saúde, de modo que toda criança, independentemente da idade, tem o direito de participar de seu próprio cuidado, sendo essa participação em maior ou menor grau conforme as capacidades evolutivas da criança, termo previsto no artigo 5 da CDC. Conforme o Comitê sobre os Direitos da Criança, as capacidades evolutivas relacionam-se com as habilidades da criança para tomar decisões autônomas e para compreender seus melhores interesses. Nesse sentido, o comitê expressamente afirma que:

> As crianças, incluindo crianças pequenas, devem ser incluídas nos processos de tomada de decisão, de maneira consistente com suas capacidades em evolução. Devem receber informações sobre os tratamentos propostos e seus efeitos e resultados, inclusive em formatos apropriados e acessíveis às crianças com deficiência[7].

Considerando que o paciente/criança tem o direito de participar e de tomar decisões em saúde segundo suas capacidades evolutivas, à medida que a criança adquire as habilidades decisionais, deve ocorrer o compartilhamento progressivo das responsabilidades referentes às tomadas de decisão sobre seus cuidados paliativos[7].

Especificamente em relação à criança com câncer que não tem capacidade decisional, a Sociedade Internacional de Oncologia Pediátrica (SIOP) recomenda que os médicos compartilhem com ela informações médicas relevantes e específicas sobre sua condição de saúde, de modo que ela possa participar ativamente no processo de tomada de decisão sobre sua própria saúde. Desde 2003, a SIOP também batalha pelo reconhecimento de que o adolescente com câncer tenha o direito de tomar decisões sobre os tratamentos e que essas decisões sejam tomadas a partir da abordagem da Tomada de Decisão Compartilhada (TDC)[12].

A TDC aplica-se ao contexto das decisões denominadas "preferências sensíveis", ou seja, diante das incertezas científicas quanto às alternativas apresentadas, a melhor decisão será aquela que refletir as necessidades, a vontade e as preferências do paciente. A TDC é um modo de tomar decisões em saúde que se subdivide em várias etapas, com a construção de um relacionamento de mutualidade, parceria e confiança entre o profissional de saúde e o paciente com o objetivo de compartilhar informações, incluindo os valores pessoais do paciente, as opções de tratamento recomendadas e os riscos e benefícios. Após a deliberação e a partir das evidências disponíveis aprendidas, bem como de acordo com suas preferências e crenças pessoais, os pacientes tomam uma decisão, podendo não adotar nenhuma das opções apresentadas.

A maioria das crianças e adolescentes com câncer, mesmo confiando em seus pais para orientar o processo decisório e atuar como mediadores de informações, tem o desejo de participar e de tomar decisões sobre seus cuidados, inclusive decisões complexas, como a inscrição em ensaios clínicos e a mudança para cuidados paliativos[13]. Por outro lado, quando a criança e seus pais não estão inseridos em um ambiente de compartilhamento de decisões, a criança segue, até perto do fim de sua vida, fazendo quimioterapia e sendo tratada com terapias direcionadas para o câncer; os pais e a criança não têm a oportunidade de experimentar uma mudança nos objetivos do cuidado, da intenção curativa para os cuidados paliativos, e vivenciam grande estresse emocional[14].

Observa-se o quão imperiosa é a efetivação da TDC nos cuidados oncológicos e paliativos, sendo necessária notadamente a capacitação dos profissionais de saúde para que possa ser respeitado o direito da criança à participação e de tomar uma decisão sobre seus cuidados. Trata-se de um direito humano com impactos ostensivamente positivos na qualidade de vida da criança com câncer.

No contexto das crianças com condições limitantes de vida, a TDC pode ser também implementada através do Plano Avançado de Cuidado (PAC). De modo sucinto, o PAC corresponde a um registro dos diálogos entre a equipe de saúde, a família e o paciente sobre suas escolhas e preferências quanto aos cuidados e deverá incluir, principalmente, um resumo da condição limitante de vida da criança, um esboço de sua vontade e preferências, atividades sociais e participação, educação, as crenças e valores religiosos, espirituais e culturais da criança e como eles serão incorporados em seus cuidados. Ademais, o PAC deverá conter um registro das discussões significativas entre a criança; seus pais ou responsáveis e os profissionais de saúde, bem como os planos e objetivos dos tratamentos e medidas paliativas acordadas[15].

O PAC no contexto dos cuidados paliativos visa propiciar um espaço para que a criança com condições que limitam a vida possa refletir sobre as preferências relacionadas com seus cuidados em saúde futuros e dialogar com seus pais e profissionais sobre suas escolhas. O PAC tem, assim, o potencial de promover o envolvimento do paciente no processo de tomada de decisão.

Neste tópico foi demonstrado como os direitos à participação e à tomada de decisão da criança sobre seus cuidados paliativos se materializam através da TDC e do PAC. Como a informação constitui pré-requisito para o engajamento da criança em seu próprio cuidado, bem como direito autônomo, passamos a abordá-la a seguir.

DIREITO À INFORMAÇÃO NO CONTEXTO DOS CUIDADOS PALIATIVOS

O direito à informação da criança está previsto no artigo 13 da CDC e consiste no direito de receber informações sobre seus cuidados em saúde de maneira apropriada e acessível às suas condições de vida e à sua idade[7]. Dessa maneira, no âmbito da terminalidade de vida e dos cuidados paliativos, os profissionais devem informar a criança sobre sua condição de saúde, prognóstico e opções terapêuticas para manejo da dor, valendo-se de formatos interativos, como jogos, músicas, materiais visuais, pinturas e vídeos, que favoreçam sua compreensão. Cabe sublinhar que a efetivação desse direito não se confunde com a exacerbação informativa, antes o compartilhamento deverá atender às necessidades informacionais da criança e ter como objetivo a compreensão dos aspectos essenciais em torno de sua condição de saúde.

Além do compartilhamento efetivo de informações, a Academia Americana de Pediatria ressalta que para uma boa comunicação no contexto dos cuidados paliativos são necessárias também a sensibilidade interpessoal e a construção de uma relação de parceria com a criança e sua família[16]. Assim, em síntese, o direito à informação da criança nos cuidados paliativos é atendido quando há a sinergia de compartilhamento eficaz de informações e a construção de uma relação de confiança com o profissional que seja capaz de atender suas necessidades informacionais de maneira sensível e direta, respondendo com empatia aos sentimentos demonstrados.

A comunicação sobre cuidados paliativos e planejamento de cuidados em terminalidade de vida exige certo grau de trabalho braçal preventivo. Quando os profissionais têm um relacionamento significativo com a criança e a família, com base na mutualidade e no respeito, a comunicação sobre o prognóstico e os objetivos do cuidado gradualmente se transforma em conversas sobre cuidados paliativos e PAC de maneira orgânica e não intimidante. Contudo, embora a comunicação transparente e empática dos profissionais da saúde seja particularmente essencial à medida que a criança experimenta a progressão da doença, constata-se a falta de treinamento especializado em comunicação sobre assuntos difíceis, incluindo o PAC[16].

Além disso, é importante que o profissional esteja preparado para conversar com a criança sobre sua morte. Vale ressaltar que é bem provável que a criança venha a fazer esse tipo de questionamento. Nesse momento, o profissional precisa ter sensibilidade para entender inicialmente o que essa pergunta significa, pois é possível que a criança esteja experimentando um novo sintoma ou um sintoma agravado que ela imagine ser um prenúncio de morte iminente. Por outro lado, a criança pode estar preocupada com quem irá cuidar de seu amado animal de estimação ou como sua família ficará quando ela se for. Ainda, a criança pode estar se perguntando se a morte é dolorida ou se ela encontrará seus avós no céu. Diante de tantos significados prováveis, o profissional deverá pedir maiores esclarecimentos e usar essa oportunidade para explorar as questões de fim de vida que são mais importantes para a criança[16].

As crianças com condições limitantes de vida geralmente têm uma compreensão mais avançada sobre a morte em comparação com outras e podem se beneficiar se tiverem a oportunidade de comunicar abertamente seus pensamentos e sentimentos em relação à doença e à experiência[16]. Por outro lado, quando percebem o que alguns autores denominam "conspiração do silêncio"[17] e não são encorajadas a expressar suas impressões e preocupações quanto à morte, essas crianças apresentam aumento dos sintomas de depressão, encontram-se frequentemente preocupadas com a dor e o abandono e ficam imaginando como suas famílias irão lidar com sua partida[7,16,17]. Desse modo, é imprescindível que os profissionais da saúde esclareçam as famílias sobre a consciência das crianças em terminalidade de vida a respeito da morte iminente, incentivando-as a desenvolver conversas transparentes para o bem-estar da criança. Recomenda-se o emprego de uma abordagem interdisciplinar que envolva especialistas em cuidados infantis, psicólogos, capelães, assistentes sociais e outros que possam apoiar os pais nesse processo de comunicação. Além disso, vários estudos demonstram que os pais que conseguiram conversar sobre a morte com seus filhos se sentiram, ao final, mais aliviados e não se arrependeram da decisão[16].

Com efeito, o direito à informação nos cuidados paliativos respeita e valida a criança enquanto paciente e sujeito do cuidado, impactando positivamente seu bem-estar. Além disso, várias pesquisas[7] demonstram que especialmente os adolescentes com condições limitantes de vida desejam ser informados sobre sua condição de saúde e as opções paliativas para manejo da dor e dos sintomas relacionados com a doença. No entanto, a despeito desse desejo, a interação mais transparente entre profissionais de saúde e os pacientes pediátricos ainda é um grande desafio.

CONSIDERAÇÕES FINAIS

Os cuidados paliativos correspondem a uma abordagem que incremente a saúde física, emocional, social e espiritual da criança, sendo sua provisão um direito humano que decorre do direito à saúde e um imperativo para o atendimento dos melhores interesses da criança, critério estabelecido pela CDC para guiar todas as decisões sobre a vida de uma criança.

Nesse contexto, é imprescindível que a criança seja tratada como um sujeito ativo no processo de seu próprio cuidado, o que implica o respeito às suas necessidades e preferências. Assim, a criança em cuidados paliativos tem o direito de ser incluída nas decisões que dizem respeito a seu corpo e sua vida, bem como de receber informações para que consiga lidar com sua doença da melhor maneira possível.

A participação nas tomadas de decisão e a comunicação das informações com a criança sobre os aspectos concernentes aos cuidados paliativos, além de ser um direito humano, impacta positivamente seu bem-estar. Com efeito, o compartilhamento das decisões e a divulgação transparente e empática das informações sobre sua doença e os próximos passos do cuidado diminuem a ansiedade, aumentam a autoestima, promovem o senso de autocontrole e encorajam a criança a enfrentar situações difíceis. Quando percebem que os profissionais responsáveis pelos seus cuidados se importam com seus desejos e perspectivas e providenciam informações adaptadas às suas necessidades, as crianças se sentem mais confortáveis e tranquilas a despeito da progressão da doença.

Diante disso, para que os direitos humanos do paciente pediátrico sejam devidamente implementados no contexto dos cuidados paliativos, inicialmente os profissionais da saúde devem receber educação em direitos humanos da criança. Além disso, precisam obter capacitação adequada em TDC aplicada aos cuidados pediátricos e treinamento especializado para o desenvolvimento das habilidades comunicacionais necessárias para o diálogo com crianças em terminalidade de vida e suas famílias, de modo a criar um ambiente empático, aberto e transparente que fortaleça a relação de confiança e de parceria.

Referências

1. World Health Organization. Palliative Care. 2020. Disponível em: https://www.who.int/news-room/fact-sheets/detail/palliative-care. Acesso em 27 jan 2022.
2. Open Society Foundation. Children's Palliative Care and Human Rights. 2015. Disponível em: https://www.opensocietyfoundations.org/uploads/2d02a07d-c1a0-4474-8c63-17ec62b00056/childrens-palliative-care-human-rights-20151008.pdf. Acesso em 27 jan 2022.
3. Connor SR, Downing J, Marston J. Estimating the global need for palliative care for children: A cross-sectional analysis. J Pain Symptom Manage 2017; 53(2):171-7.
4. United Nations. General comment No. 15 on the right of the child to the enjoyment of the highest attainable standard of health (art. 24). CRC/C/GC/15; 2013. Disponível em: https://www2.ohchr.org/english/bodies/crc/docs/GC/CRC-C-GC-15_en.doc. Acesso em 27 jan 2022.
5. Puras D. Report of the Special Rapporteur on the right of everyone to the enjoyment of the highest attainable standard of physical and mental health. Human Rights Council. A/70/213; 2015. Disponível em: http://www.un.org/en/ga/search/view_doc.asp?symbol=A/70/213. Acesso em 27 jan 2022.
6. World Health Organization. Strengthening of palliative care as a component of comprehensive care throughout the life course. 2014. Disponível em: https://apps.who.int/gb/ebwha/pdf_files/WHA67/ A67_R19-en.pdf?ua=1&ua=1. Acesso em 27 jan2022.
7. Eler K. Capacidade jurídica da criança e do adolescente na saúde. Rio de Janeiro: Lumen Juris, 2020.
8. Albuquerque A. Direitos humanos dos pacientes. Curitiba: Juruá, 2016.
9. Cohen J, Ezer T. Human rights in patient care: A theoretical and practical framework. Health Hum Rights 2013; 15(2):7-19.
10. Organização das Nações Unidas. Comentário Geral No. 14: Direito ao mais alto padrão de saúde possível (Artigo 12). Comitê sobre os Direitos Econômicos, Sociais e Culturais. Disponível em: http://acnudh.org/wp-content/uploads/2011/06/Compilation-of--HR-instruments-and-general-comments-2009-PDHJTimor-Leste--portugues.pdf. Acesso em 27 jan 2022.
11. United Nations. General comment No. 15 on the right of the child to the enjoyment of the highest attainable standard of health (art. 24). CRC/C/GC/15; 2013. Disponível em: https://www2.ohchr.org/english/bodies/crc/docs/GC/CRC-C-GC-15_en.doc. Acesso em 27 jan 2022.
12. Spinetta JJ, Masera G, Jankovic M et al. Valid informed consent and participative decision-making in children with cancer and their parents: A report of the SIOP Working Committee on psychosocial issues in pediatric oncology. Med Pediatr Oncol 2003; 40(4):244-6.
13. Robertson EG, Wakefield CE, Shaw J et al. Decision-making in childhood cancer: parents' and adolescents' views and perceptions. Support Care Cancer 2019; 27(11):4331-40.
14. Valdez-Martinez E, Noyes J, Bedolla M. When to stop? Decision-making when children's cancer treatment is no longer curative: A mixed-method systematic review. BMC Pediatr 2014; 14(1):1-25.
15. National Institute for Health and Care. End of life care for infants, children and young people with life-limiting conditions. Vol. 31. 2017. Disponível em: https://www.nice.org.uk/guidance/ng61. Acesso em 22 jan 2022.
16. Kaye E, Snaman J, Levine D. Communication with children with cancer and their families throughout the illness journey and at the end of life. In: Wolfe J, Jones B, Kreicbergs U, Moncilo J. Palliative care in pediatric oncology. 2021: 497-507.
17. Lin B, Gutman T, Hanson CS et al. Communication during childhood cancer: Systematic review of patient perspectives. Cancer 2020; 126(4):701-16.

Tomada de Decisão em Cuidados Paliativos Pediátricos: Família e Equipe

Capítulo 12

Ana Cristina Pugliese de Castro
Joana Catarina da Cruz Mendes Branquinho

INTRODUÇÃO

Embora o conceito de diretivas antecipadas de vontade e a formatação dos respectivos documentos jurídicos tenham nascido no final da década de 1960, quando foi concebido o *living will*[1] (em tradução livre, testamento vital), a discussão de planejamento antecipado de cuidados (ACP na sigla em inglês), como a entendemos nos cuidados paliativos, consolidou-se a partir de meados dos anos 1990 na geriatria, como forma de contemplar a autonomia do paciente na tomada de decisões sobre seu cuidado médico. Até então, as decisões de final de vida, especialmente em caso de idosos criticamente enfermos, eram delegadas a familiares e/ou guardiões legais, gerando conjunturas difíceis e confusas e embates entre famílias e equipes assistenciais, quando a experiência traumática de ter um ente querido gravemente doente por vezes comprometia a capacidade de decisão dos familiares[2-4].

Atualmente, o ACP constitui um processo formal de tomada de decisão e é considerado um pilar na prática dos cuidados paliativos, possibilitando que a assistência que o paciente irá receber ao final da vida seja respeitosa com seus objetivos, valores, preferências e desejos[5,6]. O ACP informa e empodera pacientes a exercerem sua autonomia e é respaldado por leis e órgãos de classe em vários países[7]. Nos últimos 20 anos, vários estudos buscaram desenvolver modelos de tomada de decisão que fossem efetivos, levando à redução dos casos de depressão e ansiedade em pacientes e familiares, à maior satisfação com os cuidados e a cuidados de fim de vida menos agressivos e mais respeitosos[7-9].

Em alguns países existem, além de programas oficiais de ACP, iniciativas comunitárias, como *Five Wishes*, *Aging with Dignity* e *The Conversation Project*[1,4]. Nos EUA, o *Physician Order for Life-sustaining Treatments* (POLST) consagrou-se como ferramenta jurídica para o planejamento antecipado de cuidados[1]. No POLST, os desejos do paciente são incorporados como ordens médicas e cobrem decisões que vão desde ressuscitação cardiopulmonar até nutrição e hidratação artificiais[1]. Tem havido uma gradual mudança de paradigma na abordagem para tomada de decisões e ACP: o princípio da transigência jurídica (caracterizada pelo uso de formulários padronizados, com formalidades e restrições que visam prevenir abusos e erros) vem dando lugar a um processo mais flexível de comunicação que ajuda a traduzir os objetivos do paciente em ordens médicas sem ambiguidades[1]. O próprio modelo de decisão compartilhada está em transformação: de uma base paternalista fundamentada no princípio da beneficência para uma base que privilegia a autonomia do paciente[10].

É importante que o planejamento não se converta em mero *checklist*, com caixinhas de "sim" ou "não", que não traduzem de fato a pessoa e seus valores. Para tanto, a documentação de um plano antecipado de cuidados, independentemente do formato, deve ser precedida pela construção de um processo de tomada de decisão compartilhada, com diálogo franco, aberto, transparente e ao mesmo tempo cuidadoso e empático. É difícil e complexo tomar decisões com meses ou anos de antecedência, com base em cenários hipotéticos, motivo pelo qual esses modelos vêm sendo revistos, uma vez que evidências mais recentes não demonstram de maneira consistente a melhora esperada nos cuidados de fim de vida[8,11]. O Quadro 12.1 lista os elementos fundamentais da construção de um plano antecipado de cuidados no modelo de decisão compartilhada.

Nessa construção, que privilegia o princípio da autonomia, as estratégias de comunicação consistem na principal ferramenta. O exercício da autonomia pressupõe que haja informação adequada, sendo a doutrina do consentimento informado o reflexo dessa mudança de paradigma[10,12]. Admite-se que o compartilhamento de decisão pode assumir diferentes formas em diferentes situações, podendo ser mais bem descrito como um espectro em que o paciente e o provedor do cuidado se ajustam e se complementam – com diferentes níveis de participação, contemplando aspectos técnicos e éticos, assim como as preferências do paciente, mais do que um único formato, estanque e rígido, que não possibilita a fluidez necessária diante de cenários incertos[10].

Essas estratégias de comunicação constituem elemento-chave na tomada de decisão e exigem experiência e habilidades específicas. As melhores práticas em comunicação levam em consideração[13]:

- **Fatores do paciente:** emoções, como ansiedade e negação, lembrando que o paciente pode pendular entre polos extremos da compreensão do prognóstico[14], expectativas, preferências, crenças e valores.

Quadro 12.1 Elementos fundamentais do processo de tomada de decisão compartilhada para construção do planejamento antecipado dos cuidados

	Elemento	Ferramentas
1	Clarificar a compreensão do paciente sobre a doença e opções de tratamento Inclui informação sobre diagnóstico, prognóstico e opções de cuidados	Abordagem centrada no paciente Estratégias de comunicação empática; escuta ativa
2	Compreender valores, crenças e objetivos do paciente Identificar seus desejos Identificar seus objetivos futuros	Abordagem centrada no paciente Estratégias de comunicação empática; escuta ativa; validação de emoções Formação de vínculo Profissionais médicos e multitreinados
3	Permitir ao paciente tempo para reflexão e acesso para solução de suas dúvidas	Abordagem centrada no paciente Profissionais médicos e multitreinados Tempestividade – disponibilidade para as conversações necessárias
4	Auxiliar o paciente a designar um procurador de saúde Informar o procurador de saúde	Abordagem centrada no paciente Estratégias de comunicação empática; compreensão das características de um procurador de saúde – capacidade de exercer o julgamento substitutivo Profissionais médicos e multitreinados
5	Documentação apropriada Tornar a documentação acessível a todos os interessados	Uso de ferramentas apropriadas para documentação com validação institucional
6	Possibilidade de rever periodicamente o planejamento em caso de desejo do paciente ou diante de eventos clínicos	Abordagem centrada no paciente Estratégias de comunicação empática; escuta ativa; validação de emoções Formação de vínculo

7	Tempestividade	Abordagem centrada no paciente
		Identificação de gatilhos para deflagrar essas conversações:
		  Iniciativa do paciente
		  Diagnóstico de uma doença limitante de vida progressiva
		  Diagnóstico de uma condição que previsivelmente levará à perda de capacidades
		  Deterioração clínica
		  Circunstâncias pessoais do paciente, tais como mudança de casa ou da estrutura familiar
		  Acompanhamento de rotina

Fonte: elaborado pelas autoras a partir das referências 5, 6 e 7.

- **Fatores do provedor do cuidado:** treinamento em comunicação, nível de conforto ao conversar sobre o fim da vida e tópicos psicossociais, tempestividade e como lida com as incertezas quanto ao prognóstico[13].
- **Fatores sistêmicos:** cultura de valorização do cuidado mais agressivo como sendo o melhor, cultura de abordagem sistemática (ou não) de ACP em pacientes graves, diluição das responsabilidades e qualidade e possibilidade de documentação[13].

Recomenda-se que os profissionais se baseiem em guias específicos, desenvolvidos para apoiá-los em conversas emocionalmente desafiadoras, através de etapas-chave que permitem conversações organizadas e focadas, ainda que em situações de grande estresse emocional para todos os envolvidos[13-15].

Independentemente do modelo de tomada de decisão e da ferramenta de comunicação utilizados, bem como da necessidade contínua de aperfeiçoamento por meio de pesquisas sobre métodos e avaliação de resultados, o processo de tomada de decisão compartilhada concretizado em ACP está hoje consagrado e em expansão não só em geriatria e oncologia, mas em diversas especialidades que atendem pacientes que sofrem de condições progressivas e com deterioração previsível.

ESPECIFICIDADES DO PROCESSO DE TOMADA DE DECISÃO EM PEDIATRIA

Em pediatria, o interesse pela tomada de decisão compartilhada e planejamento antecipado de cuidados é mais recente e vem sendo objeto de pesquisas nos últimos 15 anos[16-19].

A incorporação de inovações biotecnológicas, o uso de recursos e tratamentos mais eficazes e o desenvolvimento de subespecialidades pediátricas e da própria terapia intensiva pediátrica e neonatal possibilitaram a sobrevivência de crianças que em passado recente seriam consideradas inviáveis e morreriam precocemente[20]. Ao mesmo tempo, formou-se um grupo de crianças portadoras de condições crônicas complexas, com sequelas graves, limitantes, e dependentes de tecnologia para sobreviver[20].

Ainda que se saiba que essas crianças cursarão com deterioração progressiva até a morte inevitável, necessitando da implantação de dispositivos, suportes invasivos e repetidas internações hospitalares por complicações diversas, o grau de incerteza do prognóstico nessas condições é considerável, e mesmo o reconhecimento da fase final de vida nem sempre é claro. Mesmo na presença de marcadores clínicos que tornem possível reconhecer o ponto de inflexão na trajetória da doença, momento que indica uma aceleração da deterioração clínica[21], em algumas condições a fase final da evolução da doença pode prolongar-se por anos e não ser totalmente evidente antes dos últimos dias de vida.

Decisões de final de vida e ACP em caso de crianças e adolescentes portadores de condições limitantes e ameaçadoras à vida se tornam, portanto, altamente desafiadoras em um cenário de grande incerteza quanto ao prognóstico[22]. Essa incerteza tem várias implicações, entre elas a dificuldade de definir a adequada tempestividade para as decisões, o manejo de expectativas irrealistas dos pais, fundamentadas em valores religiosos e elevada tensão emocional, conflitos de comunicação e o tenso equilíbrio entre decisões tecnicamente aceitáveis e valores e desejos conflitantes expressos pelos pais[16].

Outro grande complicador do processo no ambiente da pediatria diz respeito à restrição da autonomia do paciente pediátrico, decorrente das limitações de faixa etária e do nível do desenvolvimento neuropsicomotor e/ou de condições mórbidas – fatores que comprometem ou até mesmo impossibilitam a compreensão de informações, a maturidade psíquica, emocional e cognitiva, o repertório de linguagem e a capacidade de decisão. No ordenamento jurídico brasileiro, menores de 18 anos são considerados incompetentes para dar consentimento informado. Isso implica a necessidade de um representante legal, dada a própria vulnerabilidade inerente da criança e sua necessidade de proteção especial[23,24]. Para tanto, a legislação confere aos pais um conjunto de responsabilidades, caracterizando a autoridade parental. Diante de um paciente desprovido da possibilidade de uma vida com autonomia, a autoridade parental será exercida de maneira plena[25].

Isso não significa que todos os pacientes pediátricos estejam impedidos ou impossibilitados de exercer algum grau de autonomia. Embora culturalmente a opinião de pacientes pediátricos sobre o próprio tratamento seja pouco considerada e ainda haja, além de dificuldades práticas em acessar a compreensão e os desejos do paciente, grande resistência de pais e profissionais da saúde em prover aos pacientes pediátricos informações realistas sobre prognóstico e tratamento[26], a boa prática pediátrica requer que esses pacientes sejam pelo menos ouvidos no processo de tomada de decisão e considerados de maneira individualizada, ainda que sem autoridade legal para dar consentimento informado[27,28].

Pelo exposto, o recurso do julgamento substitutivo, que para procuradores de saúde de pacientes adultos é ferramenta de grande valia na tomada de decisões, tem pouca utilidade em pediatria. Assim, cabe aos profissionais da saúde e aos pais/representantes legais buscarem definir de forma consensual *o melhor interesse da criança*, levando em consideração aspectos técnicos, preferências e valores familiares e desejos e aspectos biográficos do paciente (quando possível), e que será, portanto, o norteador no processo de tomada de decisões em pediatria[18,29].

REFLEXÃO SOBRE OS MODELOS DE TOMADA DE DECISÃO EM PEDIATRIA

Diante das complexidades que pautam a construção do processo decisório em pediatria, há na literatura uma escassez de modelos que possibilitem lidar com as barreiras e as especificidades desse cenário[16,22].

O excesso de informações médico-científicas e sua difícil aplicação a contextos individuais, diferentes visões de especialistas (com seus vieses cognitivos implícitos[30]) e ruídos causados por comunicação fragmentada, confusão de informações e interpretações, pré-julgamentos e pré-conceitos, emoções mal compreendidas e não acolhidas e valores e desejos familiares muitas vezes conflitantes com os valores dos provedores da saúde amplificam as dificuldades do processo[30,31].

Para otimizar as tomadas de decisão, torna-se necessário, como primeiro passo, organizar e articular as informações. Com esse objetivo, Forte e cols.[31] desenvolveram, para o cenário de tomada de decisões no paciente crítico (com foco em pacientes adultos), um modelo de tomada de decisão que concilia preceitos bioéticos com a prática em saúde baseada em evidências e o cuidado centrado no paciente, cujo resumo se encontra no Quadro 12.2. Considerando as especificidades do cenário pediátrico, esse modelo pode fundamentar um processo de decisão em situações críticas, com algumas adaptações.

Para condições crônicas complexas em pediatria, o respaldo de evidências na literatura pode ser escasso e controverso, considerando a grande resiliência física da criança, a ampla variabilidade de respostas aos tratamentos e o curso incerto de muitas doenças, ou por serem de trajetória altamente variável ou pouco conhecidas, caso das doenças raras que globalmente respondem por um número expressivo de indicações de cuidados paliativos pediátricos[16,19,32]. Isso implica a necessidade de um entendimento mais holístico do ACP para esses pacientes[19], bem como a importância de situar o paciente na curva da trajetória da doença de modo a nortear a compreensão dos possíveis cenários de prognóstico[21]. A incerteza de prognóstico deve ser endereçada e normalizada[31]. Em cenários em que o melhor curso de ação está tecnicamente muito claro, sem margem considerável de incerteza, não caberá o modelo de decisão compartilhada, e as decisões devem ser estritamente técnicas e fundamentadas nas melhores evidências disponíveis[33-35] – lembrando que, além da evidência científica, a evidência clínica e a evidência pessoal (experiência) devem ser integradas para compor o julgamento clínico[36]. Esse preceito de certo modo se constitui em limite técnico à autoridade parental[29,34,37].

Em cenários de grande incerteza de prognóstico, com diferentes possibilidades de plano terapêutico que podem até mesmo levar a desfechos opostos, o que na prática clínica habitualmente é chamado de "zona cinzenta", os valores expressos pelos pais devem ser judiciosamente considerados nas decisões[34,35]. Afinal, cabe a eles acessar os benefícios e riscos das escolhas para sua família[34]. É preciso considerar que, no limite, serão os pais que irão conviver com as consequências de suas decisões[29,34].

Talvez a etapa do processo que tenha maior tessitura de complexidades seja a comunicação com o paciente e a família. A interlocução ao longo do processo será, não raro, com pais exaustos, enlutados, com circuitos de ameaça e medo ativados, algumas vezes vivendo com dificuldades financeiras, desorganização e conflitos familiares; pais que sabem que seu filho pode morrer, ainda que não o nomeiem, e que às vezes nem sequer têm noção de que existem decisões a serem tomadas[16]. Nessa etapa, a ênfase está em escutar, estar presente e aprender sobre biografia, valores e desejos, perspectivas de qualidade de vida e de sofrimento, usando habilidades de escuta ativa e comunicação empática. Não é o momento de atuar, mudar, convencer ou "consertar"[17,19,31].

Quadro 12.2 Modelo bioético de processo de tomada de decisão em pacientes críticos

Primeiro passo: os fatos biológicos

Regido pela ética da acurácia

Foco → o corpo e sua biologia: diagnóstico correto da fase da doença, prognóstico provável, opções de tratamento e seus efeitos adversos. Endereçar incerteza

Objetivo → acurácia em definir diagnóstico, prognóstico e taxas de sucesso e falha dos tratamentos possíveis

Método → prática baseada em evidências; racional científico e probabilístico

Segundo passo: biografia, família, valores

Regido pela ética da compreensão

Foco → aspectos familiares e biográficos: valores do paciente e visão do sofrimento

Objetivo → compreender e empatizar com o sofrimento do paciente, respeitando-o como um fim em si mesmo. Escutar e aprender sobre a biografia

Método → comunicação empática

Terceiro passo: decisão colegiada

Regido pela ética da consciência situacional

Foco → equipe de cuidado multidisciplinar

Objetivo → aplicar as evidências científicas desenvolvidas em populações à situação específica do paciente, conciliando tratamentos baseados em evidências com os valores e biografia individuais

Método → julgamento clínico e comunicação efetiva dentro da equipe

Quarto passo: compartilhando (de fato) as decisões

Regido pela ética da deliberação

Foco → relação entre paciente e provedores do cuidado

Objetivo → estabelecer vínculo e construir objetivos de cuidado consensuais e de maneira compartilhada, assegurando que os valores do paciente serão respeitados e práticas cientificamente aceitas serão usadas

Método → deliberação e comunicação centrada na pessoa

Fonte: adaptado de Forte e cols.[31].

Ainda é grande o desafio de ouvir e contemplar as necessidades da criança, adaptando essa escuta à faixa etária e à fase do desenvolvimento. Como é possível que os pais consigam ter a perspectiva plena do sofrimento da criança, quando ela não pode se expressar? Os provedores do cuidado precisam se instrumentalizar com habilidades de comunicação que permitam incluir de maneira efetiva o paciente no processo[27].

A decisão colegiada deve ter por objetivo definir qual é, do ponto de vista da equipe assistencial, o melhor interesse da criança, aplicando as melhores evidências disponíveis, obtidas em estudos em populações, àquele indivíduo em particular, tendo em vista os valores, preferências e desejos expressos pela criança ou adolescente e/ou sua família. Em casos complexos, é fortemente recomendável que as decisões técnicas sejam colegiadas[31].

Em um modelo de decisão compartilhada, essa recomendação precisa ser comunicada à família, precedida pela comunicação empática, transparente e assertiva sobre o prognóstico, permitindo estabelecer objetivos de cuidado consensuais – ou seja, qual é efetivamente o melhor interesse do paciente naquela situação, na perspectiva de família e equipe – e qual plano de cuidados tornará possível atingir esses objetivos diante do melhor e do pior cenário. Recomenda-se que discussões sobre tratamentos, procedimentos e intervenções estejam inseridas nesse panorama mais amplo e sejam analisadas diante dos objetivos do cuidado[17,31,33].

Quando, no entanto, as demandas dos pais e o entendimento do que seja o melhor interesse do filho, com base em seus valores, crenças e desejos, entram em rota de colisão com o plano de ação tecnicamente recomendado pela equipe, é necessária a mediação do conflito, sem perder de vista que o foco é definir o que realmente é melhor para o paciente. Valendo-se de estratégias sofisticadas de comunicação, a equipe de cuidados paliativos ou outros profissionais do hospital com expertise em manejo de conflitos podem fazer a mediação, compreendendo e respeitando a perspectiva da família, ao mesmo tempo que proporcionam o acolhimento e o suporte ao luto necessários aos familiares em sofrimento. Quando essas situações não encontram possibilidades de mediação ou conciliação, é imperativo o acionamento de outras instâncias internas do hospital, como comitês de bioética, de apoio técnico e governança clínica, seguindo o princípio de colegiar decisões difíceis. Cabe pontuar que a autoridade parental sobre decisões médicas não é ilimitada, sendo antes um dever do que um direito – de modo que restringe os pais a fazerem o melhor para seus filhos. Os pais não têm, portanto, o direito irrestrito de tomar decisões médicas maléficas para seus filhos[24,29,35,37].

A judicialização do processo de tomada de decisão é um caminho a ser evitado a todo custo, pois essas decisões pertencem ao âmbito da equipe de saúde e da família, sendo estranhas ao ordenamento jurídico. Essa providência frequentemente produz decisões baseadas nos valores de quem julga e que por vezes muito se distanciam do que é tecnicamente apropriado, na visão da equipe de saúde, e do que contempla as crenças e desejos dos pais e as necessidades da criança, amplificando sofrimentos sem trazer soluções apropriadas aos conflitos[24,29].

CONSIDERAÇÕES FINAIS

O processo de tomada de decisão compartilhada em pediatria decorre da articulação de quatro componentes distintos:

1. **Componente técnico:** diagnóstico correto da fase da doença, prognóstico provável, opções de tratamento e seus efeitos adversos, levando em consideração probabilidades e incertezas fundamentadas nas melhores evidências científicas e clínicas disponíveis.
2. **Componente parental:** composto pelo espectro de crenças, valores, desejos e emoções, por vezes contraditórias, que a parentalidade lhes confere, garantindo-lhes a autoridade parental pela presunção de que são os pais quem melhor conhecem a criança e, portanto, as pessoas mais habilitadas a garantir-lhe a proteção especial de que necessitam.
3. **Componente relativo à autonomia da criança ou adolescente:** direito que lhe deve ser garantido e respeitado, desde que tenha condições neuropsicomotoras de exercê-la. É importante individualizar e buscar sempre a participação do paciente no processo.
4. **Componente sistêmico:** que leva em consideração cultura e recursos institucionais, expertise dos profissionais da saúde, possibilidade de mediação de conflitos em âmbito interno da instituição e outros fatores conjunturais.

O foco de todo o processo, em que pese a necessidade de coordenar e equilibrar tantas variáveis, não deve ser outro que não o melhor interesse da criança, a ser preservado a todo custo. Visando garantir a guarda desse melhor interesse, o ideal é que sejam desenvolvidos e utilizados modelos de tomada de decisão adequados à faixa etária pediátrica, que organizem e hierarquizem as informações mesmo ante a elevada tensão emocional e ruídos diversos, e permitam colegiar as decisões em casos complexos e identificar focos de conflito. A existência de conflitos exige estratégias específicas de conciliação e mediação, devendo-se ensejar esforços para que seja atingido o objetivo primordial do processo – definir objetivos de cuidado que estejam alinhados com o melhor interesse da criança.

O trilho do qual a equipe assistencial sob nenhuma hipótese deve distanciar-se é o do manejo técnico de excelência e das melhores práticas em saúde, usando o julgamento clínico para considerar evidências científicas, clínicas e experiência. É imperativo que a dor dos pais e demais familiares seja acolhida e que estes sejam apoiados; é imperativo que a família seja ouvida sem julgamento e seus valores e necessidades sejam considerados e respeitados, assim como é imperativo não permitir que conflitos, ruídos de comunicação e objetivos inapropriados distanciem os provedores do cuidado das melhores práticas em saúde do ponto de vista técnico e abram concessões a condutas que tecnicamente são fúteis, inapropriadas ou distanásicas. Esse trilho, do qual os profissionais de saúde deverão se apropriar e manter o percurso, é o guia mais seguro para que possam usar todo seu conhecimento e expertise para cuidar da melhor maneira possível de crianças, adolescentes e seus familiares. Nem sempre as decisões tomadas serão ideais ou perfeitas, embora seja isso o que se busque, sendo necessário combinar técnica, sabedoria clínica, tempestividade, humanidade, empatia e equidade para tomar as melhores decisões possíveis.

Referências

1. Sabatino CP. The evolution of health care advance planning law and policy. Milbank Q 2010 Jun; 88(2):211-39. doi: 10.1111/j.1468-0009.2010.00596.x.
2. Emanuel LL, Danis M, Pearlman RA, Singer PA. Advance care planning as a process: structuring the discussions in practice. J Am Geriatr Soc 1995 Apr; 43(4):440-6. doi: 10.1111/j.1532-5415.1995.tb05821.x.
3. Nuckton TJ. Advance directives and older adults: a critical care perspective. J Am Geriatr Soc 1996 Jun; 44(6):733-4. doi: 10.1111/j.1532-5415.1996.tb01845.x.
4. Carr D, Luth EA. Advance care planning: contemporary issues and future directions. Innovation in Aging 2017; 1(1):1-10. Disponível em: https://doi.org/10.1093/geroni/igx012.
5. Mullick A, Martin J, Sallnow L. An introduction to advance care planning in practice. BMJ 2013 Oct; 347:f6064. doi: 10.1136/bmj.f6064.
6. Rietjens JAC, Sudore RL, Connolly M et al. European Association for Palliative Care. Definition and recommendations for advance care planning: An international consensus supported by the European Association for Palliative Care. Lancet Oncol 2017 Sep; 18(9):e543-e551. doi: 10.1016/S1470-2045(17)30582-X.
7. Detering KM, Hancock AD, Reade MC, Silvester W. The impact of advance care planning on end of life care in elderly patients: Randomised controlled trial. BMJ 2010; 340:c1345. doi:10.1136/bmj.c1345.
8. Sudore RL, Fried TR. Redefining the "planning" in advance care planning: preparing for end-of-life decision making. Ann Intern Med 2010 Aug; 153(4):256-61. doi: 10.7326/0003-4819-153-4-201008170-00008.
9. Brinkman-Stoppelenburg A, Rietjens JA, van der Heide A. The effects of advance care planning on end-of-life care: a systematic review. Palliat Med 2014 Sep; 28(8):1000-25. doi: 10.1177/0269216314526272.
10. Kon AA. The shared decision-making continuum. JAMA 2010 Aug; 304(8):903-4. doi: 10.1001/jama.2010.1208.
11. Morrison RS, Meier DE, Arnold RM. What's wrong with advance care planning? JAMA 2021; 326(16):1575-6. doi:10.1001/jama.2021.16430.
12. Will JF. A brief historical and theoretical perspective on patient autonomy and medical decision making: Part II: The autonomy model. Chest 2011 Jun; 139(6):1491-7. doi: 10.1378/chest.11-0516. PMID: 21652559.
13. Bernacki RE, Block SD; American College of Physicians High Value Care Task Force. Communication about serious illness care goals: A review and synthesis of best practices. JAMA Intern Med 2014 Dec; 174(12):1994-2003. doi: 10.1001/jamainternmed.2014.5271.
14. Jackson VA, Jacobsen J, Greer JA, Pirl WF, Temel JS, Back AL. The cultivation of prognostic awareness through the provision of early palliative care in the ambulatory setting: a communication guide. J Palliat Med 2013 Aug; 16(8):894-900. doi: 10.1089/jpm.2012.0547.
15. Daubman BR, Bernacki R, Stoltenberg M, Wilson E, Jacobsen J. Best practices for teaching clinicians to use a serious illness conversation guide. Palliat Med Rep 2020 Jul; 1(1):135-42. doi: 10.1089/pmr.2020.0066.
16. Durall A, Zurakowski D, Wolfe J. Barriers to conducting advance care discussions for children with life-threatening conditions. Pediatrics 2012 Apr; 129(4):e975-e982. doi: 10.1542/peds.2011-2695.
17. Adams RC, Levy SE; Council on Children with Disabilities. Shared decision-making and children with disabilities: Pathways to consensus. Pediatrics 2017 Jun; 139(6):e20170956. doi: 10.1542/peds.2017-0956.
18. Kon AA, Morrison W. Shared decision-making in pediatric practice: A broad view. Pediatrics 2018 Nov; 142(Suppl 3):S129-S132. doi: 10.1542/peds.2018-0516B.
19. Orkin J, Beaune L, Moore C et al. Toward an understanding of advance care planning in children with medical complexity. Pediatrics 2020 Mar; 145(3):e20192241. doi: 10.1542/peds.2019-2241.
20. Piva, J, Garcia, P, Lago, P. Dilemas e dificuldades envolvendo decisões de final de vida e oferta de cuidados paliativos em pediatria. Revista Brasileira de Terapia Intensiva 2011; 23(1)78-86. doi:10.1590/s0103-507x2011000100013.
21. San Román LO, Alba RJM. Enfoque paliativo em pediatria. Pediatr Integral 2016; XX(2):131.e1-131.e7.
22. Lotz JD, Jox RJ, Borasio GD, Führer M. Pediatric advance care planning: A systematic review. Pediatrics 2013; 131(3):e873-e880. 10.1542/peds.2012-2394.
23. Albuquerque R, Garrafa V. Autonomia e indivíduos sem a capacidade para consentir: O caso dos menores de idade. Rev Bioét 2016; 24(3):452-8.
24. Dadalto L, Affonseca CA. Considerações médicas, éticas e jurídicas sobre decisões de fim de vida em pacientes pediátricos. Revista Bioética 2018; 26(1)12-21.
25. De Sá MFF, Oliveira LC. A morte como o melhor interesse da criança: Uma proposta a partir dos casos Charlie Gard e Alfie Evans. RBD – Revista de Bioética y Derecho 2020; 48:177-91.
26. Wyatt KD, List B, Brinkman WB et al. Shared decision making in pediatrics: A systematic review and meta-analysis. Acad Pediatr 2015 Nov-Dec; 15(6):573-83. doi: 10.1016/j.acap.2015.03.011.
27. Katz AL, Webb AS, Committee on Bioethics. Informed consent in decision-making in pediatric practice. Pediatrics 2016 Aug; 138(2):e20161485. doi: 10.1542/peds.2016-1485.
28. Sisk BA, Bluebond-Langner M, Wiener L, Mack J, Wolfe J. Prognostic disclosures to children: A historical perspective. Pediatrics 2016 Sep; 138(3):e20161278. doi: 10.1542/peds.2016-1278.
29. Teixeira ACB, Carvalho C. Crianças e adolescentes com diagnóstico de terminalidade: Em busca da prevalência do direito à morte digna diante do conflito de interesses com os pais. In: Dadalto L (coord.) Cuidados paliativos: Aspectos jurídicos. Indaiatuba: Editora Foco, 2021:249-64.
30. Preisz A. Fast and slow thinking; and the problem of conflating clinical reasoning and ethical deliberation in acute decision-making. J Paediatr Child Health 2019; 55:621-4. Disponível em: https://doi.org/10.1111/jpc.14447.
31. Forte DN, Kawai F, Cohen C. A bioethical framework to guide the decision-making process in the care of seriously ill patients. BMC Med Ethics 2018; 19:78. Disponível em: https://doi.org/10.1186/s12910-018-0317-y.

32. Ministério da Saúde. BVS Biblioteca Virtual em Saúde [site]. Disponível em: https://bvsms.saude.gov.br/28-02-dia-mundial-das-doencas-raras/. Acesso em 23 ago 2022.
33. Opel DJ. A 4-step framework for shared decision-making in pediatrics. Pediatrics 2018 Nov; 142(Suppl 3):S149-S156. doi: 10.1542/peds.2018-0516E.
34. Krick JA, Hogue JS, Reese TR, Studer MA. Uncertainty: an uncomfortable companion to decision-making for infants. Pediatrics 2020 Aug; 146(Suppl 1):S13-S17. doi: 10.1542/peds.2020-0818E.
35. Dadalto L, Gozzo D. Responsabilidade civil dos pais na obstinação terapêutica dos filhos menores. In: Dadalto, L (coord.) Cuidados paliativos pediátricos: Aspectos jurídicos. Indaiatuba: Editora Foco, 2022:59-72.
36. Correia, LC. A evidência científica e o julgamento clínico. RE.CET. 2012; 1(1):5-8. Disponível em: https://recet.org.br/edicoes/2012/3_Coluna_MBE.pdf. Acesso em 23 jun2022.
37. Kipper, DL. The limits of parental power in health decisions relating children – guidelines. Rev Bioét 2015; 23(1):39-49.

Autonomia Decisória da Criança

Luciana Dadalto

INTRODUÇÃO

> Virei um mau doente, sei disso, um doente que impede de acreditar em uma medicina formidável.
> – Querem dar um abraço nele?
> – Não tenho coragem – disse a mãe.
> – Ele não deve nos ver nesse estado – acrescentou o pai.
> Aí compreendi: meus pais eram dois covardes. Pior: dois covardes que me julgavam um covarde!

Essas duas frases foram ditas por Oscar, personagem ficcional criado pelo escritor francês Eric-Emmanuel Schimitt no livro *Oscar e a Senhora Rosa*[1]. Oscar tinha 10 anos, estava internado em um hospital e tinha um câncer terminal. Ao longo da narrativa, o garoto demonstra ter pleno conhecimento da gravidade de seu diagnóstico e discernimento para fazer suas escolhas, mas não consegue fazê-las porque a tomada de decisão foi delegada a seus pais.

A história de Oscar e da Senhora Rosa é ficcional, mas a discussão sobre a autonomia decisória da criança, notadamente no contexto dos cuidados paliativos pediátricos (CPP) é real e bastante atual.

Pretende-se, no presente capítulo, apresentar um panorama sobre o tema a fim de auxiliar os profissionais paliativistas do Brasil a repensarem como estão ofertando cuidados paliativos para seus pacientes – afinal, se a autonomia decisória do paciente não está sendo respeitada, essa oferta está ocorrendo de maneira correta?

COMPREENDENDO A AUTONOMIA DECISÓRIA

A autonomia (*auto* [para si]; *nomos* [norma]) deve ser entendida como uma característica da pessoa humana e não como produto de uma determinada área do conhecimento. Não há um conceito único e universal, por isso se fala em um "conceito complexo estabelecido em torno de componentes filosóficos, antropológicos, ontológicos, situacionais, entre outros"[2], mas há premissas. São elas: autodeterminação do indivíduo, alteridade, dignidade e limitação conforme as regras jurídicas. Assim, para que uma pessoa seja autônoma é necessário que ela seja capaz de fazer escolhas livres e refletir sobre essas escolhas dentro do sistema social em que vive.

No âmbito jurídico, a autonomia tem sido protegida pelos ordenamentos e reconhecida, principalmente, como um direito subjetivo "por permitir que o sujeito exerça as demais faculdades que a lei lhe confere com relação aos seus bens e condutas"[2].

Nota-se, contudo, que a noção de autonomia pode causar confusões com o instituto – este sim, eminentemente jurídico – da capacidade. Entende-se que capacidade é gênero do qual são espécies a capacidade de direito e a de fato. Em linhas gerais, pode-se dizer que a primeira se refere à aquisição de direitos e deveres e a segunda ao exercício destes, de modo que a capacidade de direito é inerente ao ser humano, conforme se depreende do artigo 1º do Código Civil de 2002[3], e a capacidade de fato depende do discernimento. Assim, "o regime das incapacidades foi concebido como sistema que busca proteger aqueles sujeitos que não têm discernimento suficiente para formar e exprimir vontade válida"[4].

Significa dizer que autonomia e capacidade jurídica não se confundem. Enquanto esta é uma formalidade, aquela é intrínseca à pessoa humana e deve ser analisada, *in concreto*, para que seja validada a tomada de decisão.

A autonomia para tomada de decisão é conhecida como autonomia decisória ou capacidade para consentir e, para que esteja presente na relação paciente-profissional de saúde, é necessário que o paciente consiga discernir a situação em que se encontra e tomar decisões com base nesse discernimento.

AUTONOMIA DECISÓRIA DA CRIANÇA

Tradicionalmente, o tratamento social e jurídico dado às crianças assemelha-se ao dado às coisas: objetos de desejo de adultos; portanto, seres que não detêm direitos e que não são vistos como merecedores de proteção[5].

É certo que a partir da Idade Média o reconhecimento religioso da pureza da alma das crianças fez com que elas fossem inseridas no bojo familiar e tratadas como pessoas, mas esse tratamento ainda era de menos valia. As crianças eram inocentes, puras, ingênuas e totalmente dependentes de seus pais[5].

Apesar de a contemporaneidade reconhecer e tratar a criança como um ser humano em desenvolvimento e de normas internacionais, como a Declaração Universal dos Direitos das Crianças, evidenciarem a necessidade de tutelar seus direitos, essa tutela ainda é vista por muitos como subsidiária à vontade dos pais.

Na área da saúde não é diferente. As crianças são costumeiramente objetificadas no tratamento, e seus pais recebem a tarefa de tomar as decisões necessárias[6,7]. Todavia, é preciso reconhecer que há um forte movimento internacional – notadamente no continente europeu – para que se efetivem os direitos das crianças e adolescentes, especialmente quanto à sua participação nos cuidados de saúde.

Em fevereiro de 2020, o Conselho da Europa publicou um plano estratégico de ação em Direitos Humanos e Tecnologias em Biomedicina para o quinquênio de 2020 a 2025, no qual reconhece que "as crianças são titulares de direitos com uma progressiva capacidade de tomar suas próprias decisões" e que tais direitos são respaldados pelas normas de Direitos Humanos. Reconhece, ainda, o desafio de, no que tange à tomada de decisão em saúde, preservar essa autonomia e ao mesmo tempo proteger esses sujeitos em desenvolvimento, "pois é preciso considerar que os direitos das crianças estão situados dentro de um conjunto maior de direitos e responsabilidades dos pais, que também devem se concentrar nos melhores interesses destas"[8].

Em agosto de 2021, o National Institute for Health and Care Excellence (NICE), em parceria com o Royal College of Obstetricians and Gynaecologists, ambos instituições britânicas, publicaram a diretriz NG 204, intitulada *Experiências de crianças, adolescentes e jovens adultos em seus cuidados de saúde*, com o objetivo de "garantir que todos os bebês, crianças e jovens que utilizam os serviços do National Health Service (NHS) tenham a melhor experiência possível de cuidados"[9]. A referida diretriz apresenta um *checklist* que deve ser usado pelos profissionais de saúde a fim de compreenderem a experiência de cuidado dos pacientes:

- **Pergunte-me:** verifique se eu entendi o que você disse, questione o que eu acho que acontecerá e se você pode compartilhar com outras pessoas as coisas que conversamos.
- **Respeite-me:** leve-me a sério, trate-me como uma pessoa, acredite quando eu lhe falar algo, converse comigo privadamente se eu lhe pedir.
- **Envolva-me:** nas decisões e no planejamento de meus cuidados. Deixe-me fazer escolhas sobre as coisas que importam para mim.
- **Fale comigo:** não use palavras difíceis, explique-me as coisas de maneira clara e use outras formas de expressão, como figuras, para se comunicar.
- **Ajude-me a compreender:** as coisas boas e ruins que acontecerão, quais são meus direitos e como eu faço para ter a ajuda de que eu preciso.
- **Entenda-me:** não me julgue. Saiba que eu posso mudar de ideia.
- **Escute-me:** descubra o que eu estou pensando e sentindo, descubra a melhor maneira de se comunicar comigo, me dê tempo suficiente para falar, descubra o que eu penso sobre os meus cuidados e aja.
- **Apoie-me:** auxilie-me a fazer as coisas de que eu gosto, a me comunicar e a lutar pelos meus direitos.
- **Ajude-me a ficar confortável:** seja gentil, mostre interesse por mim, deixe que eu veja as pessoas que eu queira, cuide para que o ambiente seja prazeroso e confortável[9].

No Brasil, a Lei 8.069, de 13 de julho de 1990, dispõe sobre o Estatuto da Criança e do Adolescente e prevê, em seu artigo 15, que "a criança e o adolescente têm direito à liberdade, ao respeito e à dignidade como pessoas humanas em processo de desenvolvimento e como sujeitos de direitos civis, humanos e sociais garantidos na Constituição e nas leis"[10]. O artigo 16 estabelece que o direito à liberdade compreende o direito à opinião e à expressão, e o artigo 71 reconhece o direito à informação.

Assim, apesar de não existir nenhuma norma jurídica no Brasil que mencione explicitamente a obrigatoriedade de preservação da autonomia decisória da criança, as normas de Direito Internacional e o Estatuto da Criança e do Adolescente reconhecem essa necessidade, cabendo aos pais e aos profissionais de saúde fazer valer esse direito.

É preciso, aqui, lembrar que os pais são presumidamente guardiões do superior interesse da criança. Ocorre que essa presunção é relativa e será ilidida no caso concreto quando a criança tiver autonomia decisória e sua decisão for lícita ou quando, diante da incapacidade decisória da criança, a decisão dos pais for danosa ao paciente.

Como a negação da morte é uma marca das sociedades ocidentais, a prática demonstra que, especialmente nas questões relacionadas com a fase final de vida, essa presunção é tida como absoluta, ou seja, a vontade dos pais é considerada em detrimento da autonomia decisória da criança. Isso se dá porque, nas questões de fim de vida, a autodeterminação dos pais tende para condutas de obstinação terapêutica, que privilegiam a vida biológica em detrimento da vida biográfica. Assim, a negação da morte acaba por se sobrepor ao respeito à autonomia, prolongando artificialmente a vida e causando intenso sofrimento para o paciente e para seus familiares.

CONSIDERAÇÕES FINAIS

> O COMEÇO DO FIM... Como vocês sabem, após receber os últimos resultados dos meus exames, eu fui enviado para casa para descansar e pensar sobre as duas opções possíveis... Eu poderia optar por outra avaliação médica, mas isso significaria viajar para o hospital e lidar com os efeitos colaterais das medicações, e também poderíamos esperar estender a minha vida ou... Eu poderia simplesmente não fazer nada, ficar em casa e deixar a natureza seguir seu curso, o que me levaria a perder a vida um pouco mais cedo do que se eu estivesse em tratamento. Minha mãe sempre pensou, nos últimos 5-6 anos, quando ela deveria ter a coragem de saber quando "basta" fosse "basta". Após cuidadosa consideração, minha mãe percebeu que, se fosse por ela, ela continuaria a me levar para o tratamento e não me perderia... Mas, se fosse por mim, ela me deixaria partir. Bem, ela está me deixando partir.

Esse texto foi escrito e publicado pelo menino inglês Reece Puddington, de 11 anos, em seu perfil no Facebook, no dia 13 de fevereiro de 2014[11]. Em 2008, aos 5 anos, Reece foi diagnosticado com neuroblastoma. Realizou o tratamento preconizado, mas teve uma recidiva no fígado em 2012. Com o auxílio da mãe, Reece criou uma página no Facebook e começou a compartilhar sua rotina e seus pensamentos.

De acordo com o ordenamento jurídico brasileiro, Reece é absolutamente incapaz. Segundo os critérios científicos de capacidade decisória, ele parece ter consciência de sua doença e ter condições de discernir sobre suas escolhas.

Ignorar a vontade de Reece e forçá-lo a realizar um tratamento que ele não deseja é antiético, imoral e ilícito. Mas, eventualmente, os profissionais de saúde se veem compelidos a proceder dessa forma. Mudar essa realidade não depende da aprovação de uma lei, depende de uma mudança cultural e é responsabilidade de toda a sociedade.

Referências

1. Schimitt EE. Oscar e a Senhora Rosa. São Paulo: Nova Fronteira, 2003.
2. Carvalho, CV, Dadalto L. A autonomia em face ao direito ao próprio corpo do paciente: Em busca de harmonização. In: Cardoso R et al. Livre-arbítrio: uma abordagem interdisciplinar. Belo Horizonte: Artesã, 2017: 58.
3. Brasil. Lei 10.406, de 10 de janeiro de 2002. Disponível em: http://www.planalto.gov.br/ccivil_03/leis/2002/l10406compilada.htm. Acesso em 31 mar 2022.
4. Rodrigues RL. Incapacidade, curatela e autonomia privada: Estudos no marco do Estado Democrático de Direito. 2005. 200f. Dissertação (Mestrado), Pontifícia Universidade Católica de Minas Gerais, Faculdade Mineira de Direito, Belo Horizonte, p. 27.
5. Ariès P. História social da criança e da família. 2. ed. Rio de Janeiro: LTC, 1981.
6. Jeremic V et al. Participation of children in medical decision-making: Challenges and potential solutions. J Bioeth Inq 2016 Dec; 13(4):525-34. Disponível em: https://link.springer.com/article/10.1007/s11673-016-9747-8 . Acesso em 31 mar 2022.
7. Wijngaarde RO. Chronically ill children's participation and health outcomes in shared decision-making: a scoping review. Eur J Pediatr 2021 Aug; 180(8):2345-57. Disponível em: https://link.springer.com/article/10.1007/s00431-021-04055-6. Acesso em 31 mar 2022.
8. Council of Europe. Strategic Action Plan on Human Rights and Technologies in Biomedicine. Disponível em: https://rm.coe.int/strategic-action-plan-final-e/1680a2c5d2. Acesso em 04 abr 2022.
9. National Institute for Health and Care Excellence. Nice Guideline [NG204]: Babies, children and young people's experience of healthcare. Disponível em: https://www.nice.org.uk/guidance/ng204. Acesso em 04 abr 2022.
10. Brasil. Lei 8.069, de 13 de julho de 1990. Disponível em: http://www.planalto.gov.br/ccivil_03/leis/l8069.htm. Acesso em 31 mar 2022.
11. Puddington R. Post no Facebook. 13.02.2014. Disponível em: https://m.facebook.com/permalink.php?story_fbid=740013036010105&id=250253998319347. Acesso em 31 mar 2022.

Seção IV

Gestão em Saúde

Princípios de Gestão de Equipes na Saúde da Criança

Capítulo 14

Esther Angélica Luiz Ferreira
Felipe Theodoro Luiz Ferreira
Mirlane Guimarães de Melo Cardoso
Sheyla Ribeiro Rocha

INTRODUÇÃO

Gestão consiste na ação e no efeito de administrar ou dirigir determinado negócio. Portanto, através desse ato se desenvolverá uma diversidade de diligências que levarão ao cumprimento do objetivo traçado, de um negócio ou até mesmo de um simples desejo tão sumamente esperado. Como gestão também se subentende que é o que leva a organizar, dispor, dirigir e dar uma ordem para que se consiga determinado objetivo.

A cultura organizacional se caracteriza pelas experiências, crenças e valores dos indivíduos, podendo ser transferida de geração em geração, sendo difundida através de processos de socialização e aculturação, sob a influência direta dos fundadores e dirigentes. Esses dirigentes delineiam – através de suas visões, metas, crenças e valores pessoais – estratégias para que as "peças se encaixem" e tudo aconteça e flua da melhor maneira possível, lembrando ainda que a cultura não deve ser vista como uma variável estática, justamente por ser influenciada por diversos intervenientes sociais vividos pelos membros da organização. Assim, o papel de um gestor não é tarefa simples.

No que se refere à saúde, a gestão pode ser ainda mais complexa: a assistência a um paciente requer uma visão holística não apenas do ser humano a ser cuidado, mas também dos profissionais que realizam essa atenção. Na maior parte das vezes, a equipe que exerce essa atenção é composta por profissionais formados nas mais diversas áreas, muitas vezes com práticas em diferentes setores, mas que devem atuar em conjunto.

Além disso, toda estrutura, seja hospitalar, ambulatorial ou domiciliar, seja primária, secundária, terciária ou quaternária, também deve ser levada em consideração e estar organizada para que a atuação desses profissionais possa ocorrer de maneira harmônica. Assim, os profissionais de saúde necessitam desempenhar papéis diferentes em cada ambiente, a depender não apenas de sua formação, mas também de suas competências.

A realidade tem demonstrado que a gestão de equipes de saúde tem sido insuficiente para responder às necessidades de saúde da sociedade, o que demandou movimentos em prol de mudanças e de busca por outros referenciais que passaram a orientar a formação em saúde, tendo como base uma política de saúde direcionada para um sistema de saúde integralizado, equitativo e democrático e uma política de educação que responda às novas exigências em relação ao novo perfil profissional.

A pediatria, por sua vez, ainda traz questões ímpares que exigem coordenação, que são inerentes à assistência infantil, pois, além de ser marcada pelo binômio criança/família, deve considerar que cada criança suscita uma necessidade diferente, a depender de seu estado de saúde, idade e maturidade, entre outras especificidades. Aqui, a gestão é elemento essencial para que todo o cuidado ocorra adequadamente.

Dessa maneira, a gestão em saúde, especialmente no cuidado à criança, requer líderes qualificados para administrar seus setores e que tanto sejam aptos tecnicamente como capazes de enxergar globalmente sua equipe.

DEFINIÇÕES
Líder versus chefe

É preciso que alguém esteja à frente da gestão, uma vez que o processo administrativo exige isso: alguém que possa gerir, seja o processo, seja as pessoas que estarão nesse processo, enfim, o que e quem fará parte do todo organizacional para se alcançar o objetivo final da entidade.

O gestor transporta características próprias para sua administração. Assim, ele pode ser entendido como um líder ou unicamente como um chefe: é concebível ter um líder com características de chefe, porém um chefe sem liderança não é uma condição interessante para o desempenho de uma equipe e, consequentemente, de uma organização.

Ao longo do tempo, o termo *chefe* foi utilizado dentro do ambiente organizacional para expressar o poder e, muitas vezes, um modelo autoritário de gestão. O termo traz uma caracterização antiga, o nome de um cargo formal dentro da organização, sendo aquele que determinará as funções dos colaboradores da empresa. O gestor que adquire a essência dessa personagem distribui ordens de maneira imperial e, em algumas situações, deixa de visar, também, ao bem-estar coletivo de sua equipe.

Já o *líder* é aquele que, muito além de apenas cumprir metas, entende que trabalhar verdadeiramente em equipe trará efeitos positivos para todos. Esse tipo de gestor tem grande inteligência emocional e consegue que seus liderados façam o que é necessário por livre e espontânea vontade. O líder tem a habilidade de envolver as pessoas sem impor qualquer tipo de poder. Quanto aos erros que a equipe possa cometer, lida com isso de maneira transformadora, incluindo-se no processo e procurando auxiliar para que o problema seja resolvido da melhor maneira (mais características podem ser vistas no Quadro 14.1).

O bom gestor é aquele que se comporta muito mais como um líder, mas que, em momentos necessários, sabe equilibrar as decisões como um chefe.

Equipes multi, inter e transdisciplinares

O cuidado em saúde dirigido a um paciente resulta da união do trabalho de vários profissionais e de um grande número de vários pequenos cuidados parciais, que se complementam direta ou indiretamente a partir da interação de diversos prestadores que operam em um grupo assistencial. Assim, entende-se que os cuidados em saúde resultam de uma trama complexa de atos, procedimentos, fluxos, rotinas e saberes. A integralidade da atenção produzida irá depender de uma maior ou menor articulação das práticas desses trabalhadores, ou seja, das interações dentro das equipes, as quais podem se dar de maneira multi, inter ou transdisciplinar.

Quadro 14.1 Resumo de algumas características encontradas em tipos de gestores

Líder	Chefe
Foco nas pessoas	Foco nos sistemas
Orienta e guia	Dita
Curioso	Repete padrões
É admirado	É temido
Assume responsabilidades	Destaca culpados
Acompanha	Fiscaliza

Por mais que exista uma flutuação conceitual entre esses termos, de maneira geral, na multidisciplinaridade prevalece a soma de conhecimentos de diversas áreas, em que os atores carregam maior independência. Já a interdisciplinaridade privilegia o trabalho colaborativo entre profissionais de diferentes áreas, mantendo-se ainda a atuação disciplinar, enquanto a transdisciplinaridade consiste em uma proposta de interação mais intensa e profunda, com significativa apropriação do conhecimento de uma área pela outra.

A partir dessas definições, entende-se que o ideal seria que as equipes em saúde pudessem trabalhar em inter ou transdisciplinaridade, uma vez que o objetivo do cuidado integral poderia ser mais facilmente alcançado. Ao mesmo tempo, as ferramentas que o gestor tem em mãos devem ser analisadas de maneira individual para a decisão quanto ao fluxograma de trabalho: entender as condições reais pode demonstrar que a multidisciplinaridade pode ser a melhor solução para aquele momento.

COMUNICAÇÃO: UM PILAR ESSENCIAL

Na saúde, a comunicação é um pilar básico, sem o qual não há como cuidar integralmente. Além da comunicação com o paciente e sua família, que deve constar nos fluxogramas assistenciais, é fundamental a comunicação dentro da própria equipe. A escuta ativa de um gestor, utilizando métodos compassivos, poderá promover um ambiente de trabalho muito mais adequado a todos.

A comunicação entre os profissionais pode ocorrer de diversas maneiras, seja em reuniões periódicas pré-agendadas, seja no dia a dia, quando algo necessita ser modificado ou pontuado de forma mais urgente. Quando a comunicação precisa ser mais rápida, é importante que os gestores estejam sempre atentos, pois o ideal é que não existam ruídos "pelos corredores", já que a comunicação pode ser prejudicada ou nem acontecer, ou até mesmo acontecer de maneira errada. Cabe aos administradores, também, estabelecer um local para que essas conversas possam ocorrer com privacidade.

As reuniões intraequipe são momentos importantes para correção dos erros e reforço dos acertos, e é importante que sejam periódicas. Se possível, também é conveniente a realização periódica de reuniões do gestor com cada profissional, onde sempre ocorrem *feedbacks* específicos, dos dois lados, podendo elicitar opiniões individuais que serão complementares às conversas em grupo.

Educação em gestão na saúde

A formação dos profissionais da saúde vem sofrendo fortes críticas há várias décadas por ser ainda baseada em organização disciplinar, nos conteúdos biomédicos, na desarticulação entre teoria e prática, no consumo intensivo da tecnologia, estimulando a especialização precoce e conduzindo a uma aprendizagem fragmentada dos problemas de saúde. Essas características, até hoje tão marcantes, originaram-se do Relatório Flexner, publicado em 1910, que consolidou o paradigma da medicina científica e fundamentou a divisão do currículo médico em ciclo básico e ciclo clínico, no ensino centrado em atos de cura individual, em privilegiar o hospital como cenário de aprendizagem e na concepção da doença como processo natural e biológico. Desse modo, o social e o coletivo, bem como a organização do sistema de saúde, não eram considerados para o ensino em saúde.

A despeito das políticas de gestão da educação na saúde estabelecidas nas últimas décadas, a formação dos trabalhadores para o Sistema Único de Saúde (SUS) ainda apresenta desafios, como a mudança do modelo flexneriano, que se mantém em grande parte dos currículos com a formação centrada apenas no processo de ensinar e na especialidade e a manutenção do paradigma hegemônico da cura em detrimento das práticas que envolvem o cuidado centrado na pessoa e em suas necessidades e saúde, especialmente quando a cura não é mais possível. O significado da formação e a qualificação do cuidado integral devem estar presentes nos processos educativos das equipes de saúde, embasados em uma direcionalidade técnica de natureza coletiva. Trata-se de um processo que envolve a atuação de um conjunto de categorias e indivíduos que compartilham recursos técnicos e cognitivos; portanto, a produção depende do trabalho coletivo.

O profissional ideal que desejam para nosso sistema de saúde pode ser alcançado se reconhecermos as necessidades e o poder criativo de cada um, ouvir o que cada um tem a dizer e refletir sobre a prática profissional inicialmente repleta de valores e de significados, tão relevantes em cuidados paliativos, os quais, muitas vezes, se perdem pelo caminho. Nesse sentido, os educadores das diferentes profissões da saúde desempenham um papel de destaque na condução das abordagens críticas da prática pedagógica, pois nesse modelo o professor assume um papel de facilitador da aprendizagem, sabendo ensinar e aprender, e não somente dominar conhecimentos.

Dessa maneira, é importante que os programas educacionais na área da saúde contemplem tópicos em gestão e liderança, capacitando os profissionais para liderar e participar do trabalho em equipe. Gestores efetivos favorecem a implementação de equipes multiprofissionais de alto desempenho, as quais são importantes para o paciente, o profissional de saúde, a instituição e o SUS. Liderança e gestão fortes melhoram o desempenho das equipes, reduzindo as chances de erros assistenciais e aumentando a segurança do paciente e a qualidade do cuidado, além de promoverem níveis mais baixos de estresse e reduzirem o absenteísmo e a rotatividade da equipe. Os resultados de equipes eficazes superam os resultados individuais, acarretando melhor controle financeiro, força de trabalho mais saudável e atendimento de maior qualidade.

CUIDADO COM A EQUIPE

Cuidar de quem cuida também faz parte da gestão em saúde. Os profissionais que trabalham com enfermos e com o processo de morte e de morrer frequentemente estão expostos a uma pesada carga emocional e psicológica, o que repercute até mesmo em sua qualidade de vida: a falta de realização pessoal e a exaustão emocional têm sido relatadas pelos profissionais da saúde. Assim, é fundamental que um suporte seja direcionado à equipe de assistência.

Os gestores devem preocupar-se com ações de saúde mental e reuniões periódicas de tutoria, além de outras ações que julguem pertinentes e positivas para sua equipe, como grupos de meditação ou para prática de esportes, ou até mesmo a contratação de profissionais da saúde voltados para o cuidado da equipe.

COMO A GESTÃO PODE AUXILIAR A SAÚDE DA CRIANÇA?

Quando implantada de modo a visar ao melhor cuidado possível, a gestão em saúde traz uma série de benefícios ao paciente, inclusive ao paciente pediátrico (Quadro 14.2).

Participação da criança em seu cuidado

Como bons líderes valorizam a participação de todos os atores envolvidos com a produção do cuidado, é

Quadro 14.2 Resumo de como a gestão pode auxiliar a saúde da criança
Alguns benefícios de uma boa gestão na saúde em pediatria
A criança vista como sujeito, protagonista de seu cuidado
Preservação dos direitos da criança
Garantia da segurança do paciente pediátrico
Cuidado integral à criança
Redução do sofrimento da criança e de sua família
Diminuição de agravos à saúde do profissional de saúde
Controle de custos e sustentabilidade

fundamental reconhecer quem é o protagonista: a criança. Por ser um direito seu participar dos processos decisórios, ouvi-la trará componentes importantes para o plano terapêutico. A criança deve ser tratada como sujeito ativo de seu processo de cuidado em saúde para que suas necessidades, vontades e preferências possam ser asseguradas e incluídas nessa ação.

No que se refere à segurança do paciente pediátrico, a participação ativa da criança em seus processos de saúde também é uma maneira de garantir sua segurança, seja no ambiente hospitalar, seja no domiciliar.

Cuidado integral

A assistência coordenada aumenta a satisfação do paciente e de sua família por enxergar o cuidado integral da criança. Um plano de cuidados que estabeleça as verdadeiras necessidades reduz o sofrimento físico, emocional, social e espiritual dos pacientes e de suas famílias.

Sustentabilidade

Para os administradores das instituições de saúde, é interessante pontuar que a gestão é uma ferramenta importante para diminuição dos custos assistenciais ou gerais, assim como para a sustentabilidade da própria empresa.

CONSIDERAÇÕES FINAIS

A gestão é um assunto primordial no contexto da saúde, uma vez que a maioria dos profissionais irá trabalhar em equipes multi ou interdisciplinares, integrando-as ou liderando-as. Trabalhar de maneira coordenada, dentro dos propósitos comuns de um grupo, traz benefícios ao paciente, que será cuidado integralmente, assim como à família, que se sentirá contemplada em seus anseios. Ao mesmo tempo, o profissional da saúde, ao observar essa realidade, se sentirá realizado em seu trabalho, o que o levará a querer sempre melhorar sua atuação. Considerando os impactos na segurança, na qualidade e nos custos do cuidado, a formação em gestão da saúde deve ser implementada em todos os programas educacionais na área em um contínuo, contemplando a graduação, a residência e os programas de educação continuada e de pós-graduação.

Bibliografia

Care Quality Commission. The state of health care and adult social care in England in 2015/2016. The Stationery Office, 2016.

Castilho RK, da Silva VCS, Pinto CS. Manual de Cuidados Paliativos da Academia Nacional de Cuidados Paliativos. 3. ed. Rio de Janeiro: Atheneu, 2021.

Castro JL, Vilar RLA, Liberalino FN. Gestão do Trabalho e da Educação na Saúde. Natal: EDUFRN, 2012.

Eler K, Valete COS, Albuquerque A, Dalcin TC, Lopes CRC, Ferreira EAL. Direito de participação da criança e do adolescente na qualidade e na segurança do seu cuidado: estratégias para sua implementação. Resid Pediatr 2020; 0(0).

Ferreira EAL, Barbosa SMM, Costa GA et al. Mapeamento dos Cuidados Paliativos Pediátricos no Brasil: 2022. 1. ed. São Paulo: Rede Brasileira de Cuidados Paliativos Pediátricos [] RBCPPed, 2022.

Ferreira EAL, Valete COS, Santos AFJ, Passarini JNS, Silva AE, Miwa MU. Health care professionals and end-of-life care during the COVID-19 pandemic. Revista da Associação Médica Brasileira 2021; 67:1261-7.

Fonseca ACD, Estevam SR, Mariz SLL, Oliveira LC, Souza CMP. Interdisciplinarity in elderly care management. Brazilian Journal of Health Review 2021; 4(2):4045-50.

Pagnano JRA, Barbosa I. Gestão hospitalar humanizada: Perspectiva dos profissionais de saúde em uma unidade de terapia intensiva neonatal. Universidade do Minho. Dissertação de mestrado, 2020. Disponível em: https://hdl.handle.net/1822/67126.

Rocha CM et al. Chefe x Líder: estudo comparativo. Revista Científica on-line Tecnologia, Gestão e Humanismo 2019; 9(1):2-15.

Rumo à multi, inter e transdisciplinaridade. Disponível em: https://www.unifesp.br/reitoria/dci/edicoes-anteriores-entreteses/item/2267-rumo-a-multi-inter-e-transdisciplinaridade. Acesso em 30 mai 2022.

Gestão em Cuidados Paliativos Pediátricos

Capítulo 15

Carolina Paula Jesus Kasa
Esther Angélica Luiz Ferreira

INTRODUÇÃO

Atualmente, o Brasil conta com 90 serviços de cuidados paliativos pediátricos (CPP), 80 dos quais foram criados a partir de 2010 e, destes, 32 nos últimos 4 anos. Esse perfil jovem demonstra que os CPP constituem uma área de trabalho recente no país, mas que ao mesmo tempo necessitam um olhar especial para a gestão em vista dos detalhes de grande importância na formação e cuidado da equipe que atua nesse tipo de assistência.

FORMAÇÃO DA EQUIPE DE CUIDADOS PALIATIVOS PEDIÁTRICOS

As equipes de CPP, assim como as equipes de cuidados paliativos gerais, atuam em quatro regimes de atendimento: ambulatorial, internação, atendimento domiciliar e unidades especializadas em cuidados paliativos. Em ambiente hospitalar, é importante que o serviço disponha de espaço físico para sediar as atividades, o qual deve incluir, além dos leitos e consultórios ambulatoriais, um local para conversas privativas com a família e para discussões interdisciplinares.

A criança se mantém em desenvolvimento constante, tanto físico como hormonal, cognitivo, expressivo e emocional, tornando o cuidado mais complexo e exigindo membros da equipe de cuidados especializados e experientes em pediatria. Segundo a literatura e a prática de muitos serviços, uma equipe mínima deve contar com médico (preferencialmente pediatra e paliativista), enfermeiro (com especialização em pediatria e conhecimento e prática em cuidados paliativos), assistente social e psicólogo. A equipe interdisciplinar não precisa necessariamente ser exclusiva, mas é importante que tenha bom vínculo e interação com os membros principais.

A formação da equipe que assiste a criança em cuidados paliativos deve ser interdisciplinar. O trabalho da equipe multiprofissional visa avaliar o paciente de maneira independente de acordo com cada especialidade, enquanto a atuação da equipe interdisciplinar consiste na colaboração de várias especialidades que denotam qualificações e conhecimentos distintos, mas que atuam em conjunto. A complexidade dos CPP torna necessário um grupo assistencial bem coordenado e treinado, com competência na avaliação e tratamento de sintomas em sua multifatoriedade, além de habilidades na comunicação com o paciente, a família e a equipe.

Cabe destacar a necessidade de ambulatórios e/ou equipes de cuidados de transição, ou seja, que acompanham de maneira integrada adolescentes que serão futuramente assistidos por uma equipe de cuidados paliativos adultos, uma vez que algumas crianças e adolescentes têm sobrevida longa e na vida adulta deixam de apresentar as demandas da população infantil e passam a ter necessidades de cuidado e orientações pertinentes à vida adulta, o que exige o encaminhamento para serviços especializados.

Além do cuidado oferecido ao paciente e à sua família e da comunicação, outro pilar importante na gestão dos cuidados paliativos é a dedicação à pesquisa. A dedicação à literatura científica mantém a equipe atualizada com práticas baseadas em evidência, além de propiciar subsídios para a produção acadêmica interna, com as quais é possível conhecer como os cuidados paliativos são realizados no país e contribuir com recomendações que funcionam no cenário nacional.

DIMENSIONAMENTO PROFISSIONAL

Dimensionar os profissionais na assistência consiste em mensurar a quantidade de colaboradores para exercer determinada função. A função de cada membro da equipe, a complexidade das atribuições e o tempo despendido nas atividades são fatores levados em consideração para o dimensionamento dos profissionais em assistência à saúde. Esse dimensionamento em cuidados paliativos é uma tarefa desafiadora porque, além dos papéis exercidos por cada especialista na equipe, todos devem trabalhar com a comunicação e apoio aos múltiplos fatores de sofrimento da criança e da família, tornando muito variável o tempo despendido e difícil de quantificar.

A principal ferramenta para auxiliar o dimensionamento profissional na área da saúde é o método *Workload Indicators of Staffing Need* (WISN), proposto pela Organização Mundial da Saúde (OMS) em 2010 e que se baseia no cálculo da carga de trabalho dos profissionais a partir da definição de padrões de atividades e do tempo necessário para executar as tarefas realizadas por cada categoria. A ferramenta trabalha com dados estatísticos disponíveis na instituição e identifica padrões de atividades diretas, como procedimentos, e indiretas, como atividades de apoio e comunicação.

A precisão do método WISN é determinada pela apuração das próprias estatísticas. Se uma unidade de saúde mantém os dados pobres, os resultados serão imprecisos, e as imprecisões nos resultados quase sempre se devem à subestimativa da carga de trabalho. A ferramenta pode ser utilizada manualmente, o que torna mais complexa a execução, ou através de *software*. Ambas as formas de execução são detalhadas no *site* da OMS. No entanto, é importante lembrar que o dimensionamento em cuidados paliativos é muito desafiador e exige grande atenção quanto ao tempo de execução das atividades indiretas, que em muitas situações é subjetivo e varia muito nos diferentes cenários. Por isso, é importante, independentemente do uso de ferramentas, ouvir o profissional sobre as atividades realizadas, o tempo de execução, a sobrecarga de trabalho e o resultado da assistência ao paciente e à família.

A rotina de rever com frequência a estrutura do serviço auxilia a gestão a realizar mudanças no dimensionamento, melhorando a distribuição de profissionais no serviço e até mesmo otimizando seu número em determinadas áreas.

GERENCIANDO A EQUIPE

Para a efetividade do trabalho em equipe, é muito importante que a liderança incentive uma relação saudável entre os profissionais, o que inclui a confiança entre as partes, a tomada de decisões em conjunto e o respeito mútuo.

Para o bom funcionamento de uma equipe, é necessário oferecer suporte ao grupo, promovendo reuniões regulares que proporcionem decisões compartilhadas e coesão nas ações com o paciente, a família e entre a própria equipe, educação contínua mediante estímulo à aquisição de novos conhecimentos na literatura científica, eventos ou compartilhamento de conhecimento com outros profissionais, bem como reavaliações frequentes e programadas das atividades e resultados do grupo como equipe e das implicações das ações com o paciente e a família. Além disso, é importante promover a abertura para conversas individuais com os profissionais sob demanda e oportunidades de encontros não programados para reestruturação do grupo e das atividades.

Além do suporte para o bom funcionamento da equipe, focando na assistência, é necessário olhar para o colaborador como ser individual que nem sempre dispõe de recursos para lidar com o sofrimento e a morte dos pacientes após tamanho vínculo formado com uma assistência baseada na empatia. Estimular e possibilitar o autocuidado é muito importante, bem como a troca de experiências entre os membros da equipe e o suporte emocional especializado aos profissionais.

INDICADORES DE QUALIDADE NOS CUIDADOS PALIATIVOS PEDIÁTRICOS

Para que os objetivos no cuidado sejam alcançados, é importante dar atenção à avaliação das necessidades dos pacientes e de seus familiares, ao plano terapêutico elaborado junto à equipe, ao controle de sintomas, ao suporte social, emocional e espiritual e à comunicação empática, respeitando os valores e mantendo a ética clínica, organizando internamente as ações e os recursos, avaliando e monitorando os resultados e, por fim, melhorando continuamente a qualidade da assistência.

É no contexto da avaliação dos resultados obtidos e da melhora da qualidade da assistência que surgem os indicadores, os quais têm como objetivos conhecer o cenário dos pontos relevantes no cuidado, monitorar e planejar ações de modo a promover melhorias. Avaliar a qualidade nos CPP implica identificar eficiência e ineficiência em determinadas áreas da assistência à criança e à família e possibilita verificar a relação entre os cuidados prestados e os objetivos do cuidado, além de implementar melhorias e analisar continuamente os resultados.

Os indicadores, por definição, não são medidas absolutas de qualidade, mas marcadores de resultados que, quando identificados, possibilitam a análise e a implementação de medidas para melhorias. A implementação e a avaliação contínua dos indicadores implicam o aumento inicial da carga de trabalho da equipe de gerenciamento, porém, sem dúvida, o tempo despendido é justificado por uma assistência futura mais bem direcionada e resultados positivos no cuidado e na confiança depositada na equipe. Com base nisso, é possível refletir que o tempo pode ser otimizado com as melhorias efetivas, visto que famílias confiantes e pacientes bem assistidos e cuidados demandam menos tempo de assistência nas mudanças frequentes de condutas e discussões de planejamento.

Para implementação dos indicadores em uma instituição, é importante selecionar o menor número possível de itens avaliativos, uma vez que é preciso ter foco no elemento de acompanhamento para promover melhorias. A utilização de muitos indicadores dificulta a dedicação ao acompanhamento e o enfoque nos resultados. Por essa razão, o ideal é contar com poucos e, após a melhora nos resultados, seguir com a implementação de novos indicadores em busca do aperfeiçoamento contínuo. No início da implementação dos indicadores são importantes avaliadores internos e externos ao serviço ou setor, de modo a verificar se o método avaliativo está correto e não suscitar outras interpretações ou vieses.

É importante manter o acompanhamento sob constantes revisões para que permaneçam como indicadores apenas questões que tenham como finalidade a avaliação para promoção de melhorias. Um indicador que mostre apenas o quanto um serviço é excelente perde totalmente a importância como indicador de qualidade, bem como dados que ilustrem o serviço e não dependam de bons resultados para serem efetivos à assistência.

Preferencialmente, a coleta de dados, interpretação, análise formal e proposta de ações devem ser realizadas sempre pelo mesmo grupo de pessoas treinadas. Desse modo, os dados terão a mesma característica de análise e a comparação entre os valores será mais fidedigna.

ESCOLHA DOS INDICADORES

Em cuidados paliativos, os indicadores devem fazer parte de uma dessas grandes áreas:

- **Avaliação:** capacidade de autorrelato dos sujeitos, gravidade e frequência dos problemas encontrados, impacto das situações difíceis, preferências, nível de alívio desejado, entre outros.
- **Tratamento:** tratamento etiológico específico, manejo dos sintomas, educação de pacientes e familiares, comunicação, prognósticos, documentação e registro.
- **Acompanhamento:** seguimento dos sintomas apresentados, comparando se houve melhora ou piora, monitoramento dos ajustes terapêuticos, realização do plano terapêutico instituído, reavaliações que denotem alterações importantes no contexto clínico.

Como os estudos científicos que abordam especificamente os indicadores de assistência em CPP são escassos, têm grande valor a inclusão de estudos de indicadores em cuidados paliativos na população geral e a reflexão de como esses indicadores têm relevância nos CPP.

Em 2019, Capelas e cols. publicaram um estudo que abordava indicadores de qualidade para os serviços de cuidados paliativos. Os resultados mostraram que dor, dispneia, comunicação, tomada de decisão e planejamento do cuidado foram as principais temáticas abordadas. A satisfação do paciente e de sua família com o cuidado prestado foi um tópico que se destacou no estudo, visto proporcionar informações sobre o quanto o serviço prestado está sendo satisfatório ou apresentando resultados positivos para quem realmente importa no processo: o paciente e sua família. Esse estudo se baseou em uma revisão sistemática da literatura internacional entre 1994 e 2010, a qual mencionou todos os indicadores de qualidade em cuidados paliativos publicados. Ao final deste capítulo, o estudo citado é referenciado para busca na íntegra.

No Quadro 15.1 foram organizados tópicos com alguns dos indicadores já publicados na literatura e que devem ser utilizados em CPP.

Os indicadores de qualidade são amplamente utilizados em serviços com acreditações em vista da busca contínua de melhora nos resultados e processos assistenciais. Contudo, independentemente do serviço em que os indicadores forem implementados e da necessidade de resultados continuamente melhores, os indicadores de qualidade representam a garantia para os pacientes e seus familiares de uma busca constante de fazer por eles sempre o melhor e aperfeiçoar cada vez mais as práticas para seu cuidado.

REFLEXÕES SOBRE O BRASIL

Após a publicação do *Mapeamento dos Cuidados Paliativos Pediátricos no Brasil*, passou-se a entender como se estrutura o panorama atual dos serviços pediátricos no país, ou seja, como estamos e onde devemos melhorar.

Grande parte das equipes conta com médicos (97,9% dos serviços), psicólogos (83,5%) e enfermeiros (79,4%), mas ainda deixa a desejar no que diz respeito tanto ao número desses profissionais como de outras formações da saúde, como serviço social, que aparece em apenas 63,9% dos serviços. A falta de equipe mínima pode causar

Quadro 15.1 Indicadores de assistências que podem ser utilizados nos cuidados paliativos pediátricos

- Número de mortes de pacientes em cuidados paliativos por complicações do tratamento
- Pacientes com "ordem de não ressuscitar" que sofreram manobras de reanimação no final da vida
- Número de famílias capacitadas para o cuidado do paciente em casa
- Registro de avaliação e seguimento dos pacientes com sintomas depressivos e ansiosos
- Avaliação de ansiedade de membros da família
- Registro de monitoramento de qualidade de vida do paciente
- Registro em prontuário sobre o suporte ao paciente após extubação paliativa
- Registro sobre cuidados do corpo pós-morte
- Realização de quimioterapia nos últimos 14 dias de vida do paciente em cuidados paliativos
- Internação nos últimos 30 dias de vida do paciente em cuidados paliativos
- Realização de procedimentos invasivos nos últimos 30 dias de vida do paciente em cuidados paliativos
- Pacientes que faleceram nos locais que referiram desejo anteriormente
- Pacientes em cuidados paliativos internados em unidade de terapia intensiva na fase final de vida
- Frequência de comparecimento a serviços de urgências e consultas não programadas no final de vida
- Diminuição da intensidade dos sintomas nas primeiras 48 horas de manejo
- Permissão de visitas de familiares e amigos ao paciente paliativo sem restrição
- Número de reuniões entre equipes e com familiares
- Registro das reuniões de planejamento de cuidado e de partilha de experiências entre membros da equipe
- Pacientes com relatório ou encaminhamento a outros serviços em casos de urgência
- Registro de reavaliação do plano de cuidados
- Registro das discussões com paciente/familiar sobre objetivo e planejamento do cuidado
- Disponibilização de recursos de transporte para retorno ao hospital em caso de paciente vulnerável socialmente
- Registro em prontuário sobre informações ao paciente/família a respeito do processo de doença, prognóstico e efeitos das intervenções propostas
- Famílias que tiveram acesso a plano de apoio ao luto
- Registros de planos de intervenções sociais em famílias vulneráveis
- Registro das discussões com a família sobre a não realização de medidas invasivas
- Suporte espiritual ao doente e à família por profissional capacitado
- Registro em prontuário da religião do paciente e de sua família
- Registro da informação transmitida à família sobre o processo ativo de morte vivenciado pelo paciente
- Famílias que compreendem a causa da morte do paciente
- Anotação da preferência do local da morte
- Registro das decisões compartilhadas de não realização de medidas invasivas
- Registro das vontades e preferências dos pacientes
- Monitoramento da opinião e da satisfação do paciente e da família quanto ao cuidado prestado
- Satisfação do paciente e da família a respeito da clareza das informações prestadas
- Registro das expectativas e preferências do paciente e de sua família
- Satisfação da família quanto ao controle de sintomas físicos, emocionais, espirituais e sociais do paciente

prejuízos tanto ao paciente como aos próprios profissionais, que podem sentir-se sobrecarregados ou até mesmo atuar em áreas que não são de sua expertise.

Além disso, mais da metade (51,11%) dos profissionais da saúde dedica menos de 10 horas semanais à equipe de CPP, o que pode prejudicar o engajamento dos profissionais até mesmo com o grupo. Da mesma maneira, a grande maioria dos serviços presta os atendimentos por meio de interconsultas (76,30%), o que exige grande alinhamento entre a equipe e os demais serviços de saúde para que o paciente seja mantido em seguimento, já que os atendimentos ambulatoriais são disponibilizados por apenas 44,30% dos serviços, e somente 20,60% contam com visitas domiciliares.

Outro fato importante é que apenas 24,4% dos serviços têm profissionais que atuam exclusivamente em cuidados paliativos, ou seja, a equipe ainda se divide entre a assistência e/ou a gestão de outras áreas. Ao mesmo tempo, 63,3% dos profissionais atuam exclusivamente com pediatria, uma vez que o atendimento pediátrico necessita de capacitação diferenciada, o que pode representar um desafio para os gestores, os quais deverão empreender ações de educação continuada. No Brasil, 71,1% dos serviços relatam adotar mecanismos de educação continuada para sua equipe.

Sobre a formação dos gestores, sabe-se que 42,3% dos líderes têm pós-graduação *stricto sensu*, 56,7%, pós-graduação *lato sensu*, 28,9%, residência médica/multiprofissional, e 27,8% têm título na área de atuação. Como a formação acadêmica na área é de suma importância, é interessante notar que ainda existem gestores sem formação específica.

O cuidado com os profissionais de saúde também deve ser um ponto de preocupação dos gestores no que se refere aos CPP. Estratégias de "cuidar de quem cuida", como grupos de saúde mental, reuniões periódicas de tutoria, grupos de meditação, grupos de prática de esportes, entre outros, são encontradas em apenas 36,7% dos serviços.

CONSIDERAÇÕES FINAIS

A gestão dos serviços de CPP é um assunto de extrema importância, especialmente no Brasil, onde grande parte dos serviços tem pouco tempo de existência. Há vários perfis possíveis de formação de equipe, mas os diversos níveis de atuação precisam ter interlocução para que o trabalho seja harmonioso e adequado às necessidades da população. Espera-se que o líder da equipe tenha formação em cuidados paliativos e em pediatria, assim como é sugerido seu aperfeiçoamento constante na área de gestão, tendo em vista a necessidade de manter um olhar holístico para cada membro da equipe.

Bibliografia

Capelas MLV. Indicadores de qualidade para os serviços de cuidados paliativos. Universidade Católica Editora, 2019.

De Roo ML, Leemans K, Claessen SJ et al. Quality indicators for palliative care: update of a systematic review. J Pain Symptom Manage 2013 Oct; 46(4):556-72. doi: 10.1016/j.jpainsymman.2012.09.013. Epub 2013 Jun 26. PMID: 23809769.

Fernando G, Hughes S. Team approaches in palliative care: a review of the literature. Int J Palliat Nurs 2019 Sep 2; 25(9):444-51. doi: 10.12968/ijpn.2019.25.9.444. PMID: 31585054.

Ferreira EAL, Barbosa SMM, Costa GA et al. Mapeamento dos Cuidados Paliativos Pediátricos no Brasil: 2022. 1. ed. São Paulo: Rede Brasileira de Cuidados Paliativos Pediátricos – RBCPPed, 2022.

Hui D, Bruera E. Models of palliative care delivery for patients with cancer. J Clin Oncol 2020 Mar 20; 38(9):852-65. doi: 10.1200/JCO.18.02123. Epub 2020 Feb 5. PMID: 32023157; PMCID: PMC7082156.

Pasman HR, Brandt HE, Deliens L, Francke AL. Quality indicators for palliative care: a systematic review. J Pain Symptom Manage 2009 Jul; 38(1):145-56. doi: 10.1016/j.jpainsymman.2008.07.008. PMID: 19615636.

Rogers MM, Friebert S, Williams CSP et al. Pediatric palliative care programs in US hospitals. Pediatrics 2021; 148(1):e2020021634.

Shipp PJ, World Health Organization. Division of Human Resources Development and Capacity Building. Workload indicators of staffing need (WISN): A manual for implementation. World Health Organization, 1998. Disponível em: https://apps.who.int/iris/handle/10665/64011.

Silva AP. Dimensionamento de pessoal para cuidados paliativos em uma instituição complexa de oncologia/[Staff sizing for palliative case in an institution oncology complex]. Rio de Janeiro; s.n. 2020. 254 p.

Seção V

Controle dos Sintomas Físicos

Dor em Pediatria: Aguda e Crônica

Capítulo 16

Carlota Vitória Blassioli Moraes
Sílvia Maria de Macedo Barbosa
Esther Angélica Luiz Ferreira

INTRODUÇÃO

A dor é considerada um dos sintomas mais presentes durante a vida: todo bebê, criança e adolescente experimentarão dor ao menos uma vez ao longo da vida. A dor na infância pode ser aguda ou crônica, pode ser causada por procedimentos e/ou tratamentos, por lesões, como na prática esportiva ou em acidentes, ou pode estar relacionada com doenças. Apesar da onipresença e do impacto na vida dos indivíduos, o tratamento da dor representa um grande desafio, pois, independentemente de todos os avanços na área da saúde, os pesquisadores ainda chamam a atenção para seu subtratamento em todo o mundo.

Como uma experiência subjetiva e pessoal, a dor muitas vezes é oculta e pode não ser tratada e avaliada como realmente deveria. A dor subtratada, isto é, não reconhecida ou mal gerenciada na infância, pode levar a consequências negativas significativas e duradouras, podendo até mesmo se perpetuar na vida adulta como dor crônica contínua, sensação de incapacidade e angústia.

Quando a dor está associada a doenças complexas que ameaçam a vida, como nos cuidados paliativos, nos referimos a um sintoma persistente e muito prevalente que causa sofrimento físico, bem como psicossocial, aos pacientes e familiares. A dor está presente, por exemplo, em 86% dos pacientes oncológicos, em 73% das crianças com condições complexas neurológicas e em 33% dos pacientes com o vírus da imunodeficiência humana (HIV). As crianças com condições complexas ou com doenças que ameaçam a vida costumam apresentar dor intensa, de modo que para elas nada é tão importante quanto encontrar alívio rápido e eficaz para essa dor. No entanto, é muito comum que a dor nos outros evoque um sentimento menos urgente, de modo que profissionais da saúde podem negligenciar a dor de seus pacientes.

A dor precisa ser compreendida por meio de um modelo biopsicossocial, prestando-se atenção à história individual de cada paciente. Muitos fatores influenciam a intensidade da dor, como a capacidade de enfrentamento individual, incluindo suscetibilidades genéticas, vias neurológicas, fatores psicológicos, além da história pessoal. Embora o controle da dor seja um princípio básico para a qualidade de vida e as diretrizes de seu tratamento estejam bem estabelecidas, sua avaliação e tratamento ainda são críticos.

Com muita frequência, equipes de saúde consideram a dor transitória, importante para o diagnóstico, suportável e facilmente esquecida. Normalmente, mais importância é dada à doença de base e logo se esquece quanto sofrimento a dor causa à criança e ao adolescente. Além disso, o cuidado com os pacientes com dor é prejudicado em vista da falta significativa de medicamentos para controle adequado da dor nas crianças. No último levantamento feito pela Rede

Brasileira de Cuidados Paliativos Pediátricos (CPP), 36% dos serviços de cuidados paliativos apresentavam alguma dificuldade de acesso aos opioides. Ademais, a avaliação da dor nas crianças também é um grande desafio por exigir a compreensão do desenvolvimento e do comportamento infantil, pois, de acordo com a faixa etária, ocorrem variações nas manifestações da dor e do sofrimento.

O paciente em cuidados paliativos muitas vezes se mostra ansioso, triste e com medo de sofrer, da morte e de sentir dor. O diagnóstico desses fatores exige um olhar cuidadoso e abrangente da equipe, lembrando mais uma vez que, como a dor é um fenômeno biopsicossocial, sua avaliação e alívio se tornam ainda mais complexos, sendo necessária a disponibilidade de uma equipe interdisciplinar para tratamento da dor.

DEFINIÇÃO DA DOR – DOR AGUDA E DOR CRÔNICA

Em 2020, a Sociedade Internacional para Estudo da Dor (IASP) publicou uma nova definição e seis notas importantes de atenção em relação à dor:

> A dor é uma experiência sensitiva e emocional desagradável, associada, ou semelhante àquela associada, a uma lesão tecidual real ou potencial.

Notas:

- A dor é sempre uma experiência pessoal que é influenciada, em graus variáveis, por fatores biológicos, psicológicos e sociais.
- Dor e nocicepção são fenômenos diferentes. A dor não pode ser determinada exclusivamente pela atividade dos neurônios sensitivos.
- Através das suas experiências de vida, as pessoas aprendem o conceito de dor.
- O relato de uma pessoa sobre uma experiência de dor deve ser respeitado.
- Embora a dor geralmente cumpra um papel adaptativo, ela pode ter efeitos adversos na função e no bem-estar social e psicológico de um indivíduo.
- A descrição verbal é apenas um dos vários comportamentos para expressar a dor. A incapacidade de comunicação não invalida a possibilidade de um ser humano ou um animal sentir dor.

A dor aguda é uma resposta fisiológica esperada a um estímulo químico nocivo, térmico ou mecânico, e geralmente acompanha pós-operatório, lesão traumática, dano tecidual ou processos inflamatórios. Autolimitada, costuma resolver-se em dias a semanas, mas pode persistir por mais tempo à medida que ocorre a cicatrização.

A dor crônica é definida como dor intratável que persiste por 3 meses ou mais, apesar do tratamento adequado. Cabe lembrar que:

- A dor é um sintoma importante em muitas condições médicas.
- A dor pode ter causas físicas, emocionais e espirituais.
- A dor pode interferir na qualidade de vida de uma pessoa e em seu bem-estar, pois a dor não tratada pode causar intenso sofrimento.
- É comum que pessoas com dor contínua tenham mais de um tipo de dor.
- A dor não tratada tem consequências para crianças, adolescentes e familiares.
- As crianças sentem dor exatamente da mesma maneira que os adultos.
- A dor aguda não tratada pode causar alterações metabólicas que aumentam a morbidade e até a mortalidade.
- A dor aguda não tratada pode resultar em dor crônica.

Os pacientes em cuidados paliativos durante a vida são expostos a vários tratamentos e procedimentos dolorosos, o que pode redefinir o limiar de dor para o resto da existência da criança, principalmente quando esses procedimentos são realizados nos recém-nascidos. Para o profissional da saúde, pode tratar-se apenas de mais um procedimento, mas para a criança com uma doença complexa representa a repetição diária de punções e procedimentos que se tornam insuportáveis e fonte de grande sofrimento.

A dor não tratada pode causar ansiedade, depressão, irritabilidade, exaustão, insônia e perda do apetite e da vida social, já que a criança não brinca nem estuda. Em outras palavras, a dor não tratada significa perda da qualidade de vida.

AVALIAÇÃO DA DOR NA CRIANÇA

A avaliação da dor na criança é um desafio que cada vez mais pesquisadores buscam entender e enfrentar. Para a avaliação da dor, pode-se perguntar sobre o sintoma diretamente à criança e/ou aos cuidadores, bem como é possível aferi-la por intermédio dos próprios profissionais de saúde. Uma vez que os parâmetros fisiológicos isolados não são efetivos para essa avaliação, a dor deve ser sempre avaliada por meio de escalas já validadas para a faixa etária e a condição em questão: há escalas para crianças e adolescentes não verbais, como a escala FLACCr (sigla em inglês para face, pernas, atividade, choro e consolabilidade revisada [Quadro 16.1]).

As escalas de cores também são ótimas ferramentas, especialmente quando associadas aos esquemas corporais: em desenho que mostra o esquema do corpo humano, a criança pinta os locais onde estão situadas suas dores, utilizando lápis de diferentes cores conforme a intensidade da dor (verde – sem dor; amarelo – dor leve; laranja – dor moderada; vermelho – dor forte). Um resumo das ferramentas mais utilizadas pode ser encontrado no Quadro 16.2.

Quadro 16.1 Versão final em português falado no Brasil da escala de avaliação de dor FLACCr (Face, Pernas, Atividade, Choro, Consolabilidade revisada)

Categorias	Pontuação		
	0	1	2
F Face	Sem expressão particular ou sorriso	Presença ocasional de careta ou sobrancelhas salientes, introspecção, desinteresse Parece triste ou preocupado	Sobrancelhas esporádica ou constantemente salientes, mandíbulas cerradas, queixo trêmulo Face aparentando estresse: expressão assustada ou de pânico
L Pernas (*Legs* em inglês)	Posição normal ou relaxada	Desconforto, inquietação, tensão Tremores ocasionais	Chutes ou pernas soltas Aumento considerável da espasticidade, tremores constantes ou sacudidelas
A Atividade	Em silêncio, posição normal, movimentando-se facilmente	Contorcendo-se, movimentando o corpo para frente e para trás, tensão Moderadamente agitado (p. ex., movimento da cabeça para frente e para trás, comportamento agressivo); respiração rápida, superficial, suspiros intermitentes	Corpo arqueado, rígido ou trêmulo Agitação intensa, cabeça chacoalhando (não vigorosamente), tremores, respiração presa em *gasping* ou inspiração profunda, intensificação da respiração rápida e superficial
C Choro	Sem choro (acordado ou dormindo)	Gemidos ou lamúrias, reclamações ocasionais Impulsos verbais ou grunhidos ocasionais	Choro regular, gritos ou soluços, reclamações frequentes Repetidos impulsos verbais, grunhidos constantes
C Consolabilidade	Contente, relaxado	Tranquilizado por toques ocasionais, abraços ou conversa e distração	Difícil de consolar ou confortar Rejeita o cuidador, resiste ao cuidado ou a medidas de conforto

Fonte: Bussotti e cols., 2015.

Quadro 16.2 Resumo de algumas escalas para avaliação da dor na criança que já estão validadas para a faixa etária em questão

Escala	Idade	Comentários	Extra
Escala de classificação numérica 0-10	A partir de 8 anos	O escore é relatado pela criança Não há necessidade de nenhum material	
Escala Visual Analógica (EVA ou VAS)	A partir de 8 anos	O escore é apontado pela criança Fácil de aplicar e reproduzir	
Escala FLACC (Face, Pernas, Atividade, Choro, Consolabilidade)	Do nascimento até 3 anos	O escore é avaliado pelo profissional Há necessidade de treinamento, mas é de fácil aplicação	
Escala FLACCr (Face, Pernas, Atividade, Choro, Consolabilidade revisada)	Do nascimento até 18 anos, acometidas por paralisia cerebral, apresentando ou não comprometimento cognitivo e impossibilitadas de relatar sua dor A escala pode ser usada nos casos de crianças não verbais no geral	O escore é avaliado pelo profissional Há necessidade de treinamento, mas é de fácil aplicação	0 a 3: dor leve 4 a 6: dor moderada 7 a 10: dor intensa
Esquema corporal	Pode ser utilizada em crianças a partir da pré-escola	A criança necessita ter noção corporal Boa ferramenta para localização da dor Há necessidade de ter o material disponível	
Escala de cores (do verde ao vermelho)	Pode ser utilizada em crianças a partir da pré-escola	A criança necessita ter noção de cores Há necessidade de ter o material disponível	
Escala de dor facial revisada, *Faces Pain Scale Revised* (FPS-R)	4 a 12 anos de idade	O escore é apontado pela criança Fácil de aplicar e reproduzir	

Quadro 16.3 Resumo das perguntas que o profissional de saúde deve fazer durante a avaliação clínica da criança

Quais palavras a criança e a família usam para a dor?

Quais pistas verbais e comportamentais a criança usa para expressar dor?

O que os pais e/ou cuidadores fazem quando a criança sente dor?

O que os pais e/ou cuidadores não fazem quando a criança tem dor?

O que funciona melhor para aliviar a dor?

Onde está a dor e quais são as características (local, gravidade, caráter da dor como descrito pela criança/pais – p. ex., afiada, queimando, doendo, esfaqueando, atirando, latejando)?

Como começou a dor atual (foi súbita/gradual)?

Há quanto tempo a dor está presente (duração desde o início)?

Onde está a dor (local único/múltiplos)?

A dor está perturbando o sono/estado emocional da criança?

A dor está restringindo a capacidade da criança de realizar atividades físicas normais (sentar-se, ficar de pé, andar, correr)?

A dor está restringindo a capacidade/vontade da criança de interagir com os outros e a capacidade de brincar?

Fonte: traduzido e adaptado de WHO, 2012.

Além das escalas, outras perguntas devem ser feitas à criança e/ou seu cuidador de modo a contribuir para uma avaliação holística e que retrate o mais próximo possível a dor sentida pela criança ou adolescente. Um resumo dessas questões pode ser visto no Quadro 16.3.

TRATAMENTO DA DOR

A escada da OMS para o tratamento de dor em crianças é diferente da utilizada para os adultos (Figura 16.1). O primeiro degrau consiste em analgésicos simples e anti-inflamatórios não esteroides (principalmente paracetamol em virtude das restrições ao uso de dipirona em determinados países). Ao contrário dos adultos, em que há um degrau intermediário com opioides fracos, em crianças há apenas o segundo degrau, uma vez que elas apresentam restrições ao uso de tramadol e, especialmente, de codeína. Alguns medicamentos comumente usados em pediatria, assim como as doses, são mostrados no Quadro 16.4

Dor leve DEGRAU 1	Dor moderada e intensa DEGRAU 2
Analgésicos AINE	Opioides fortes + Analgésicos AINE
Drogas adjuvantes e tratamentos não farmacológicos	

Figura 16.1 Escada analgésica da Organização Mundial da Saúde (OMS) para crianças. (*AINE*: anti-inflamatórios não esteroides.)

A terapia com opioides ainda é considerada a pedra angular do tratamento para dor aguda, a dor relacionada com procedimentos e pós-operatória e a dor de forte intensidade, além de ser regularmente prescrita para condições de dor crônica grave e debilitante. Embora os opioides sejam benéficos e importantes para muitos pacientes, a terapia com esses medicamentos pode ter efeitos colaterais, incluindo depressão respiratória, constipação intestinal, disfunção cognitiva e comorbidades psiquiátricas. O uso persistente de opioides também está associado à tolerância física, à dependência e à adição, bem como maior sensibilização à dor, além de apresentar eficácia às vezes limitada quando em terapia única.

Portanto, os tratamentos multidisciplinares de gestão da dor que incorporam tanto terapias farmacológicas como não farmacológicas têm se mostrado eficazes no manejo da dor aguda e crônica em pediatria. Uma abordagem multidisciplinar também pode beneficiar o funcionamento psíquico e a qualidade de vida, além de ter o potencial de reduzir a dose de opioides e os efeitos colaterais indesejados.

Atualmente, como mostra a Figura 16.2, vêm aumentando os esforços para adoção de tratamentos de analgesia multidisciplinares (ou seja, tratamento concomitante fornecido por profissionais de diferentes disciplinas). A combinação de terapias farmacológicas e não farmacológicas, que têm diferentes modos de ação, tem reduzido o uso de opioides, bem como melhorado os sintomas de dor aguda e o bem-estar emocional. Quando a dor aguda se transforma em dor crônica, os cuidados multidisciplinares podem tornar-se ainda mais centrais para facilitar o conforto, de modo a diminuir a dependência da terapia com opioides e melhorar a funcionalidade. Vale destacar que em 2016 os Centers for Disease Control (CDC) publicaram diretrizes para prescrição de opioides para adultos com doenças crônicas não malignas nos EUA, afirmando que a terapia não farmacológica e a terapia farmacológica sem opioide são preferidas para dor crônica.

Para pacientes com 18 anos de idade ou menos, ainda não existem diretrizes de consenso específicas sobre a prescrição de opioides para dor crônica. Os pediatras são aconselhados a adotar o melhor julgamento clínico ao usarem opioides após o uso apropriado de outras terapias farmacológicas sem opioides e não farmacológicas. Os opioides não costumam ser indicados como terapia de primeira linha para distúrbios de dor primária e crônica. No entanto, evidências atuais indicam que sua prescrição deve ser mantida e que eles constituem a principal terapêutica para condições dolorosas moderadas a graves associadas a doenças complexas, como o câncer.

Os tratamentos multidisciplinares de analgesia, incorporando terapias farmacológicas e integrativas não farmacológicas, podem ser eficazes tanto para controle da

Quadro 16.4 Medicamentos comumente usados para analgesia em pediatria

Medicação	Dose	Observações
Dipirona	15 a 25mg/kg, até 6/6h	A partir de 3 meses de idade
Paracetamol	Oral ou retal: Neonatos – 10mg/kg a cada 6 a 8h conforme necessário; máximo: quatro doses em 24h Lactentes e crianças – 15mg/kg, até 1g, a cada 4 a 6h conforme necessário; máximo: quatro doses ou 4g em 24h	Liberado desde o nascimento Cuidado com pacientes com insuficiência hepática
Ibuprofeno	A partir de 3 meses: 5 a 10mg/kg três ou quatro vezes ao dia, com ou após as refeições Dose diária total máxima: 40mg/kg/dia, divididos em quatro doses (6/6h)	Após 3 meses de idade Cuidado com insuficiência renal e hepática
Cetoprofeno	0,5 a 1mg/kg de 8/8h	Após 6 meses de idade
Morfina	Dose inicial para pacientes virgens de opioides: Oral (formulação de liberação imediata): Lactentes de 1 a 12 meses – 80 a 200mcg/kg a cada 4h Crianças de 1 a 2 anos – 200 a 400mcg/kg a cada 4h Crianças de 2 a 12 anos – 200 a 500mcg/kg a cada 4h – dose oral máxima inicial: 5mg Oral (formulação de liberação prolongada): Crianças de 1 a 12 anos – inicialmente 200 a 800mcg/kg a cada 12h Injeção subcutânea: Neonatos – 25 a 50mcg/kg a cada 6h Lactentes de 1 a 6 meses – 100mcg/kg a cada 6h Lactentes ou crianças de 6 meses a 2 anos –100mcg/kg a cada 4h Crianças de 2 a 12 anos – 100 a 200mcg/kg a cada 4h; dose inicial máxima: 2,5mg Injeção EV (fazer durante 5 minutos): Neonatos – 25 a 50mcg/kg a cada 6h Lactentes de 1 a 6 meses – 100mcg/kg a cada 6h Lactentes ou crianças de 6 meses a 12 anos – 100mcg/kg a cada 4h; dose inicial máxima: 2,5mg Infusão EV contínua: Neonatos – inicialmente por injeção EV durante pelo menos 5 min – 25 a 50mcg/kg, seguidos por infusão EV contínua – 5 a 10mcg/kg/h Lactentes de 1 a 6 meses – inicialmente por injeção EV durante pelo menos 5 min – 100mcg/kg, seguidos de infusão EV contínua – 10 a 30mcg/kg/h Lactentes ou crianças de 6 meses a 12 anos – inicialmente por injeção EV durante pelo menos 5 min – 100 a 200mcg/kg, seguidos de infusão EV contínua – 20 a 30mcg/kg/h Infusão SC contínua: Lactentes de 1 a 3 meses – 10mcg/kg/h Lactentes ou crianças de 3 meses a 12 anos – 20mcg/kg/h Continuação: após a dose inicial de acordo com as dosagens acima, a dose deve ser ajustada para o nível que é eficaz (sem máximo), mas o aumento máximo da dosagem é de 50% por 24 horas	A dose será diferente de acordo com a via de administração Cuidado com pacientes com insuficiência renal e/ou hepática
Fentanil	Dose inicial para pacientes virgens de opioides: Injeção EV: Recém-nascidos ou lactentes – 1 a 2mcg/kg por dose lentamente durante 3 a 5 min; pode ser repetida a cada 2 a 4h Crianças – 1 a 2mcg/kg por dose, repetida a cada 30 a 60 min Infusão EV contínua: Recém-nascidos ou lactentes – *bolus* EV inicial de 1 a 2mcg/kg (lentamente ao longo de 3 a 5 min), seguido de 0,5 a 1mcg/kg/h Crianças – *bolus* EV inicial de 1 a 2mcg/kg (lentamente durante 3 a 5 min), seguido de 1mcg/kg/h (titular dose para cima, se necessário) Continuação: após uma dose inicial de acordo com as dosagens acima, a dose deve ser ajustada ao nível que é eficaz (sem máximo), mas o aumento máximo da dosagem é de 50% por 24 horas	Cuidado com rigidez torácica em injeção rápida Cuidado com insuficiência renal e hepática A dose EV usual é de 1 a 3mcg/kg/h, mas algumas crianças precisam de até 5mcg/kg/h

Fonte: elaborado pelas autoras com base na bibliografia apresentada neste capítulo.

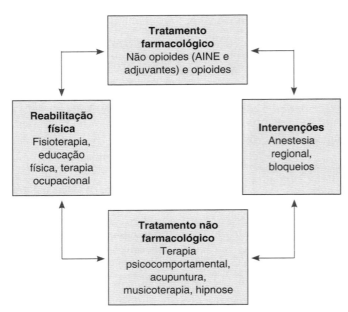

Figura 16.2 Manejo multimodal da dor crônica e da dor aguda.

dor crônica como para melhorar a qualidade de vida e o bem-estar geral dos pacientes com dor aguda ou crônica e em cuidados paliativos. As terapias integrativas não farmacológicas incluem modalidades como terapia cognitivo-comportamental (TCC), *mindfulness*, hipnose médica, acupuntura, massagem e musicoterapia, entre outras.

O tratamento multimodal é definido como uso simultâneo de intervenções terapêuticas com diferentes mecanismos de ação, visando agir em diferentes mecanismos que causam a dor. Essa abordagem de tratamento, envolvendo vários medicamentos para controle da dor, é considerada ideal no cenário de dor aguda, em que o objetivo principal é uma suficiente analgesia imediata para promover a recuperação de tratamentos/procedimentos médicos com efeitos colaterais mínimos.

Embora os opioides sejam os principais medicamentos para tratamento da dor aguda de moderada a forte intensidade, a analgesia multimodal incorpora agentes adjuvantes que poupam o uso de opioides e visam agir em aspectos específicos da fisiologia da dor nociceptiva e neuropática. Entre os analgésicos nociceptivos estão o acetaminofeno, os anti-inflamatórios não esteroides e os glicocorticoides. Já os analgésicos neuropáticos incluem gabapentinoides, lidocaína, cetamina e agonistas alfa-2 e antidepressivos tricíclicos, como a amitriptilina e a nortriptilina. A anestesia regional e a injeção de anestésicos locais também são utilizadas regularmente para promover analgesia direcionada para uma área cirúrgica específica. Esses agentes fornecem analgesia e sedação seguras e eficazes e podem ajudar a reduzir a necessidade de terapias com opioides.

As intervenções farmacológicas agudas podem ser auxiliadas por intervenções não farmacológicas integrativas (ou seja, tratamento multidisciplinar). No tratamento da dor aguda pediátrica, a integração de um psicólogo à equipe de tratamento pode apoiar os esforços de controle da dor no período perioperatório, informando o paciente sobre os procedimentos médicos, o plano de controle da dor e a adoção de comportamentos para intervenções de controle da dor (p. ex., distração, brincadeira, treinamento de relaxamento ativo) para reduzir a dor e a ansiedade pós-operatória.

Um acupunturista e um massoterapeuta também podem dar suporte ao tratamento da dor pediátrica aguda após procedimentos médicos e cirurgias. A incorporação de terapias integrativas não farmacológicas aos tratamentos multidisciplinares de analgesia para dor aguda pediátrica demonstrou reduzir a ansiedade perioperatória e a dor do procedimento. Portanto, tem o potencial de reduzir a quantidade e o tempo de intervenções farmacológicas, como o uso de opioides e benzodiazepínicos, e até mesmo diminuir o tempo de internação e, consequentemente, o custo do próprio tratamento.

Por outro lado, para manejo da dor crônica, a ênfase passa da analgesia imediata para o gerenciamento da dor e a facilitação da função em todos os domínios (p. ex., desempenho das atividades de vida diária). Uma abordagem multidisciplinar para o tratamento da dor crônica constitui o padrão de atendimento em ambientes de tratamento da dor pediátrica. Para o tratamento da dor crônica são enfatizadas técnicas integrativas não farmacológicas, minimizando os efeitos colaterais e, idealmente, fornecendo à criança habilidades que possam ser usadas para gerenciar seus sintomas de maneira mais independente.

Muitas vezes, no tratamento da dor em casos complexos, a utilidade das terapias integrativas não farmacológicas é discutida apenas quando foram esgotadas todas as opções de terapia farmacêutica. Entretanto, a essa altura o paciente pode começar a sentir que os cuidados médicos estão de algum modo sendo limitados ou retirados ou que o uso de terapias integrativas não farmacológicas indica que a "dor está na cabeça", que é apenas psicológica. Isso pode levar os pacientes e os familiares a resistirem ao aprendizado e à incorporação dessas ferramentas integrativas não farmacológicas essenciais para o gerenciamento da dor – por isso, a abordagem integrativa e de gerenciamento da dor deve ser incorporada desde as fases iniciais do tratamento.

As intervenções farmacológicas propostas nesse cenário geralmente incluem analgésicos, como acetaminofeno ou dipirona, agentes não esteroides, gabapentinoides, clonidina, antidepressivos tricíclicos e, quando apropriado, inibidores da recaptação de serotonina-noradrenalina. Outra terapia adjuvante que merece menção como possível agente poupador de opioides é o canabidiol (CBD), que vem ganhando popularidade para o tratamento multimodal da dor. O CBD é o canabinoide não psicoativo identificado na *cannabis*, enquanto o tetraidrocanabinol, ou THC, é responsável pelos efeitos colaterais alucinógenos da erva. Mais pesquisas são necessárias para avaliar a eficácia e o perfil de efeitos colaterais do CBD no tratamento da dor crônica, bem como elucidar os efeitos colaterais e seus riscos.

O uso de opioides para tratamento da dor crônica deve ser uma opção nos casos que não respondam ao tratamento inicial. Os benefícios analgésicos dos opioides são frequentemente comprometidos por seus efeitos colaterais negativos de longo prazo, como constipação intestinal, náusea, vômito, sedação, bem como risco de tolerância, dependência, indução de opioides e hiperalgesia. Se forem considerados clinicamente necessários, os opioides devem ser prescritos e os pacientes acompanhados por equipe de especialistas em dor e em pediatria. A anestesia regional também pode desempenhar um papel menor, pois a duração do anestésico local e o tempo pelo qual um cateter pode ser inserido com segurança podem não fornecer os benefícios analgésicos de longo prazo geralmente exigidos em caso de dor crônica.

Um dos objetivos do manejo das dores crônica e aguda em pediatria consiste na restauração funcional em conjunto com o manejo do alívio da dor e o maior conforto do paciente. Por isso, o tratamento deve ser multimodal e interdisciplinar, sempre buscando melhorar a qualidade de vida do paciente.

Bibliografia

Agoston AM, Sieberg CB. Nonpharmacologic treatment of pain. Semin Pediatr Neurol 2016; 23:220-3.

Anwar K. Pathophysiology of pain. Dis Mon 2016; 62:324-9. [CrossRef] [PubMed].

Berde C, Nurko S. Opioid side effects – Mechanism-based therapy. N Engl J Med 2008; 358:2400-2.

Bussotti EA, Guinsburg R, Pedreira MLG. Cultural adaptation to Brazilian Portuguese of the Face, Legs, Activity, Cry, Consolability revised (FLACCr) scale of pain assessment. Revista Latino-Americana de Enfermagem 2015; 23(4):651-9.

Chung CP, Callahan ST, Cooper WO et al. Outpatient opioid prescriptions for children and opioid-related adverse events. Pediatrics 2018; 142. [CrossRef] [PubMed].

Dash GF, Wilson AC, Morasco BJ, Feldstein ESW. A model of the intersection of pain and opioid misuse in children and adolescents. Clin Psychol Sci 2018; 6:629-46. [CrossRef] [PubMed].

Dowell D, Haegerich TM, Chou R. CDC guideline for prescribing opioids for chronic pain – United States, 2016. MMWR Recomm Rep 2016; 65:1-49. [CrossRef].

Eccleston C, Fisher E, Howard RF et al. Delivering transformative action in paediatric pain: a Lancet Child & Adolescent Health Commission. Lancet Child Adolesc Health 2021 Jan; 5(1):47-87. doi: 10.1016/S2352-4642(20)30277-7. Epub 2020 Oct 13.

Eccleston C, Palermo TM, Williams AC et al. Psychological therapies for the management of chronic and recurrent pain in children and adolescents. Cochrane Database Syst Rev, 2014.

Ferreira EAL, Barbosa SMM, Costa GA et al. Mapeamento dos cuidados paliativos pediátricos no Brasil: 2022. 1. ed. São Paulo: Rede Brasileira de Cuidados Paliativos Pediátricos – RBCPPed, 2022.

Friedrichsdorf SJ. Contemporary pediatric palliative care: Myths and barriers to integration into clinical care. Curr Pediatr Rev 2016; 13:8-12.

Fudin J, Raouf M, Wegrzyn EL. Opioid dosing policy: Pharmacological considerations regarding equianalgesic dosing. American Academy of Integrative Pain Management: Lenexa, KS, USA, 2017.

Golianu B, Seybold J, Almgren C. Acupuncture helps reduce need for sedative medications in neonates and infants undergoing treatment in the intensive care unit. Med Acupunct 2014; 26:279-85.

Gomes T, Mamdani MM, Dhalla IA, Paterson JM, Juurlink DN. Opioid dose and drug-related mortality in patients with nonmalignant pain. Arch Intern Med 2011; 171:686-91.

Gritsenko K, Khelemsky Y, Kaye AD, Vadivelu N, Urman RD. Multimodal therapy in perioperative analgesia. Best Pract. Res. Clin. Anaesthesiol 2014; 28:59-79.

Grunkemeier DM, Cassara JE, Dalton CB, Drossman DA. The narcotic bowel syndrome: Clinical features, pathophysiology, and management. Clin Gastroenterol Hepatol 2007; 5:1126-39.

Hain R, Goldman A. Oxford textbook of palliative care for children. Oxford Textbooks in Palliative Medicine. 3th ed. OUP Oxford, 2021.

IASP Pain Terminology. International Association for the Study of Pain Committee on Taxonomy. Disponível em: http://www.iasp-pain.org/Taxonomy#Pain. Acesso em 25 abr 2022.

Jensen B, Chen J, Furnish T, Wallace M. Medical Marijuana and Chronic Pain: a Review of Basic Science and Clinical Evidence. Curr Pain Headache Rep. 2015;19(10):50.

Kamper SJ, Apeldoorn AT, Chiarotto A. Multidisciplinary biopsychosocial rehabilitation for chronic low back pain: Cochrane systematic review and meta-analysis. BMJ 2015; 350:h444. [CrossRef].

King S, Chambers CT, Huguet A et al. The epidemiology of chronic pain in children and adolescents revisited: A systematic review. Pain 2011; 152(12):2729-38.

Krane EJ, Weisman SJ, Walco GA. The National Opioid Epidemic and the Risk of Outpatient Opioids in Children. Pediatrics, 2018; 142.

Lee C, Crawford C, Swann S. Active Self-Care Therapies for Pain (PACT) Working Group. Multimodal, integrative therapies for the self-management of chronic pain symptoms. Pain Med 2014; 15(Suppl. 1):S76-S85.

Lee M, Silverman SM, Hansen H, Patel VB, Manchikanti L. A comprehensive review of opioid-induced hyperalgesia. Pain Physician 2011; 14:145-61.

Manworren RCB, Girard E, Verissimo AM et al. Hypnosis for postoperative pain management of thoracoscopic approach to repair pectus excavatum: Retrospective analysis. J Pediatr Surg Nurs, 2015; 4:60-9.

Moore RA, McQuay HJ. Prevalence of opioid adverse events in chronic non-malignant pain: Systematic review of randomized trials of oral opioids. Arthritis Res Ther 2005; 7:R1046-R1051. [CrossRef] [PubMed].

Odell S, Logan DE. Pediatric pain management: The multidisciplinary approach. J Pain Res 2013; 6:785-90.

Panella JJ. Preoperative care of children: Strategies from a child life perspective. AORN J 2016; 104:11-22.

Raja SN, Carr DB, Cohen M, Finnerup NB et al. The revised International Association for the Study of Pain definition of pain: concepts, challenges, and compromises. Pain 2020 Sep 1; 161(9):1976-82.

Schechter NL, Walco GA. The potential impact on children of the CDC Guideline for prescribing opioids for chronic pain: Above all, do no harm. JAMA Pediatr 2016; 170:425-6.

Suresh S, Wang S, Porfyris S, Kamasinski-Sol R, Steinhorn DM. Massage therapy in outpatient pediatric chronic pain patients: Do they facilitate significant reductions in levels of distress, pain, tension, discomfort, and mood alterations? Paediatr Anaesth 2008; 18:884-7.

The International Association for the Study of Pain (IASP) Task Force on Multimodal Pain Treatment Defines Terms for Chronic Pain Care. [2020-03-05]. The IASP Council, 2017 Dec 14. Disponível em: https://www.iasppain.org/PublicationsNews/NewsDetail.aspx?ItemNumber=6981.

Tick H, Nielsen A, Pelletier KR et al. Evidence-based nonpharmacologic strategies for comprehensive pain care: The Consortium Pain Task Force White Paper. Explore (NY) 2018; 14:177-211.

Wang SM, Escalera S, Lin EC, Maranets I, Kain ZN. Extra-1 acupressure for children undergoing anesthesia. Anesth Analg 2008; 107:811-6.

World Health Organization (WHO). Persisting pain in children package: WHO guidelines on the pharmacological treatment of persisting pain in children with medical illnesses. WHO Library Cataloguing-in-Publication Data. 2012. Publications of the World Health Organization are available on the WHO web site (www.who.int). ISBN 978 92 4 154812 0.

Tratamento Intervencionista da Dor na Criança

Roberta Cristina Risso

INTRODUÇÃO

O controle adequado da dor é fundamental no cuidado do paciente paliativo[1]. Mais de metade das crianças em cuidados paliativos pediátricos (CPP) são expostas a sensações dolorosas[2,3]. Infelizmente, a dor pode tornar-se incapacitante e provocar vários efeitos nas crianças e em suas famílias, como diminuição da mobilidade, perda da qualidade do sono e aumento do estresse e dos custos da internação[2].

O controle da dor é influenciado por vários fatores, como idade, capacidade de comunicação do paciente, capacidade da criança de compreender seus sintomas, contexto familiar, além do receio quanto à prescrição de medicamentos e seus efeitos colaterais[2]. Ainda hoje o uso de analgésicos sistêmicos é a base do tratamento, conforme orientação da escada analgésica da Organização Mundial da Saúde (OMS) (Figura 17.1)[4]. A OMS sugere que, em pediatria, a escada analgésica tenha dois degraus, usando no lugar do opioide fraco a morfina em dose equianalgésica, suprimindo-se com isso o degrau 2. Para adultos, a escada analgésica mantém o degrau 2.

No entanto, em algumas situações o tratamento medicamentoso não consegue promover alívio ou os efeitos colaterais causados pelo tratamento prejudicam sua eficácia[1,5]. Estima-se que 5% a 10% dos pacientes com câncer avançado não alcançam controle satisfatório da dor com medicamentos convencionais e poderiam se beneficiar de algum tratamento intervencionista[3]. Os bloqueios para analgesia constituem uma alternativa para manejo da dor[1]. Cerca de 8% a 10% dos pacientes oncológicos podem beneficiar-se do bloqueio de nervo periférico e 2% do bloqueio de neuroeixo[5].

A realização de bloqueios em crianças não é recente, sendo de 1898 a primeira descrição de bloqueio do neuroeixo nessa faixa etária, quando Bier administrou cocaína no neuroeixo de seis pacientes, dois dos quais eram crianças. No entanto, os bloqueios para controle da dor passaram a ser mais extensivamente praticados a partir da década de 1980[6]. Atualmente, ainda são realizados rotineiramente em casos irreversíveis e com limitação do tempo de vida com o objetivo de melhorar a funcionalidade e a qualidade de vida nesses pacientes mais próximos da fase final da doença[1].

Um ponto importante é que as técnicas de bloqueio utilizadas são baseadas em relatos sobre indivíduos adultos[1], e a maioria das publicações relacionadas com a população pediátrica consiste em relatos de caso ou séries de casos[1,6]. Essa prática não tem como intuito apressar ou adiar a morte, mas aliviar os sintomas angustiantes, afetando positivamente o curso da doença[5].

TRATAMENTOS INTERVENCIONISTAS

A técnica selecionada deve apresentar características e indicações clínicas específicas de acordo com o quadro clínico, a expectativa de analgesia,

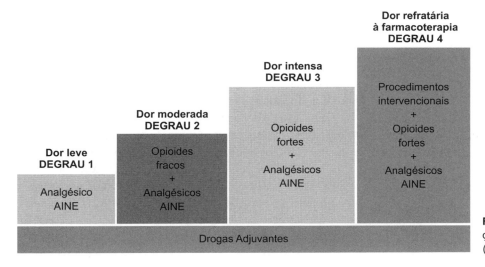

Figura 17.1 Escada analgésica da Organização Mundial da Saúde (OMS) para adultos. (*AINE:* anti-inflamatórios não esteroides.)

a tolerância aos efeitos colaterais e as contraindicações existentes[7].

A interrupção da transmissão do estímulo álgico pode ser realizada de forma definitiva ou temporária[7]. O bloqueio pode ocorrer na origem do estímulo ou próximo a ela, em algum ponto da transmissão aferente. Outra opção consiste em realizar o bloqueio de mecanismos reflexos que participam de algumas síndromes dolorosas, mediadas pelo sistema nervoso simpático[7].

Discute-se a realização de bloqueios de nervos periféricos, bloqueios de plexos, infusões, tanto peridurais como intratecais, e procedimentos cirúrgicos no sistema nervoso autônomo[3,5].

Para o bloqueio, anestésico local é administrado para diminuir ou eliminar completamente a transmissão do estímulo álgico em uma porção específica do corpo. Os bloqueios podem ser alcançados por meio de uma injeção única ou de um cateter com infusões contínuas ou injeções intermitentes[1].

Assim, os bloqueios de dor tratam o componente anatômico da dor com o objetivo de beneficiar a analgesia, mas convém enumerar os riscos do tratamento proposto, bem como os efeitos colaterais, os quais podem ser desconfortáveis e angustiantes para o paciente[5].

Os efeitos colaterais podem estar associados à região do bloqueio, aos medicamentos utilizados ou às doses. O uso de anestésico local pode acarretar, por exemplo, bloqueio motor, dormência, fraqueza e vasodilatação, e a neurólise pode dar início a casos de neurite com sintomas neuropáticos (queimação, ardência e choques)[1].

Bloqueios neuroaxiais

Os bloqueios neuroaxiais podem ser epidurais ou intratecais (subaracnoides). A primeira administração de morfina neuroaxial para controle da dor aconteceu em 1979 e desde então medicamentos opioides e não opioides têm sido administrados nessa região para proporcionar alívio da dor em diversas situações[3].

Os medicamentos podem ser administrados através de um bloqueio único, que pode ser associado à passagem de um cateter para administração de medicamentos de modo intermitente ou contínuo[3,5].

Os opioides administrados via epidural ou intratecal produzem analgesia por ligação aos receptores opioides da substância gelatinosa da medula espinhal. Por atuarem diretamente nesses receptores de dor, as doses necessárias para analgesia satisfatória são substancialmente mais baixas que as endovenosas ou orais, reduzindo a incidência de efeitos relacionados com o uso de opioide[3]. No entanto, é importante lembrar que a manipulação do neuroeixo expõe o paciente ao risco de infecção local[3].

É comum a associação de opioide a outros medicamentos, como alfa-2-agonistas e anestésicos locais, para melhorar o resultado analgésico, ao passo que agonistas gabaérgicos B são utilizados via intratecal para tratamento de espasticidade e de casos de dor neuropática[3].

Em 1998, autores franceses relataram o uso de analgesia peridural para tratamento de sete crianças com câncer, mostrando bom resultado em quadros de dor refratária[8].

O uso de agentes neurolíticos também está indicado nos casos em que não há melhora da dor com o uso de opioides e de outros adjuvantes em pacientes na fase final da vida. Um agente neurolítico que pode ser usado nesses casos é o fenol (6% a 10% de concentração)[3].

Recentemente foi relatado o uso de agente neurolítico intratecal (fenol glicerinado a 10%) para controle da dor em criança terminal com osteossarcoma em estágio avançado, acometendo o plexo lombar. Não foram descritos eventos adversos, e a analgesia foi satisfatória nos últimos dias de vida do paciente[9].

Os sistemas de infusão contínua podem funcionar por meio de bombas de infusão externas acopladas ao cateter ou bombas implantáveis, como a intratecal. O uso da bomba intratecal é mais comum em crianças com doenças espásticas, sendo o baclofeno o medicamento mais utilizado nesses casos[10]. Também pode ser utilizado nos pacientes oncológicos, considerando uma sobrevida de alguns meses[1].

As complicações mais frequentemente associadas aos bloqueios de neuroeixo incluem cefaleia pós-punção de dura-máter, depressão respiratória, taquifilaxia, toxicidade dos anestésicos locais e abscesso epidural, bem como efeitos secundários, como bloqueios sensoriais e motores e retenção urinária[1]. As principais contraindicações aos bloqueios de neuroeixo são alterações na coagulação e a recusa do paciente.

Em casos de doença mais avançada, quando não se obtém sucesso com outras técnicas para controle da dor, pode ser indicada a cordotomia, procedimento que causa a ruptura mecânica das vias nociceptivas no trato espinotalâmico com intuito de preservar a propriocepção e as vias motoras. O primeiro registro de cordotomia data de 1912, a qual foi realizada em um adulto com dor crônica intratável[11]. Em 2017, Steel e cols. publicaram o relato de dois casos de crianças com doença oncológica terminal submetidas à cordotomia nos últimos 10 dias de vida com efeito positivo sobre o controle da dor e a qualidade de vida nos últimos dias[11].

Bloqueio de nervos periféricos

Os bloqueios de plexos ou bloqueios de nervos são indicados quando a dor acontece em um local específico, no território de um ou mais nervos[5].

A dor pode ter origem no próprio nervo ou ser consequência de compressões de doença oncológica ou do tratamento (neuropatia pós-quimioterapia ou radioterapia), bem como pode ser secundária a doenças, como fraturas patológicas[5].

Os bloqueios podem ser realizados com anestésico local, que pode auxiliar durante o período de ação do medicamento, bem como a modulação da dor. Além dos anestésicos locais, podem ser utilizados também corticoides e outros adjuvantes seguros para uso em bloqueios[5].

Os bloqueios podem ser realizados em dose única, de forma seriada ou com a passagem de um cateter[12]. A passagem de cateter no nervo ou plexo envolvido na queixa álgica propicia a administração de medicamentos de maneira intermitente ou contínua, quando o cateter é ligado a uma bomba de infusão[1]. Para um efeito de longo prazo, está indicado o uso de agentes neurolíticos, como fenol ou álcool. No entanto, esses medicamentos podem causar neurite, devendo ser administrados por profissional experiente e com indicação precisa, pois esse evento adverso pode ser bastante desconfortável[1].

Esses bloqueios são realizados a partir de referências anatômicas, da utilização de exames de imagem o do uso de estimulador de nervos[12]. Os exames de imagem são a ultrassonografia, a radiografia ou a tomografia, os quais são utilizados de maneira dinâmica para um procedimento guiado, adicionando segurança à execução[5,12].

Em caso de doença oncológica muito extensa ou de cicatrizes, contraturas, invasão tumoral ou compressões no local de inervação desejado, o procedimento pode ser inviável[5].

Em 2017 foi publicado o caso de uma criança de 7 anos submetida à cirurgia para extração de tumor de costela e bloqueio de eretor da espinha, em dose única, com analgesia satisfatória no período pós-operatório[13]. Em 2019 foi registrado o caso de uma adolescente de 15 anos de idade com osteossarcoma de coluna lombar, internada para controle de dor, na qual foi passado cateter de plano eretor da espinha bilateral para controle da dor, com administrações intermitentes de solução com anestésico local[14].

Bloqueios autonômicos

O sistema nervoso simpático influi na percepção da dor em inúmeras síndromes dolorosas, principalmente em caso de dor neuropática, visceral ou vascular[15].

Atualmente, é muito comum a realização do bloqueio de gânglio simpático com anestésico local para avaliação da possibilidade de melhora da queixa álgica e, quando a melhora é satisfatória, realiza-se ablação do gânglio (testado previamente) com componentes químicos ou térmicos com o objetivo de promover uma analgesia mais prolongada[15]. Os agentes químicos mais utilizados são o álcool e o fenol, ao passo que a ablação térmica é feita com radiofrequência[15]. Cada gânglio é escolhido de acordo com a região anatômica referida de dor, como mostra o Quadro 17.1[15].

A escolha do gânglio celíaco, por exemplo, está indicada em casos de dor no andar superior do abdome. A ablação desse gânglio interrompe a transmissão das fibras aferentes viscerais e o eferente simpático, proporcionando alívio da dor e aumento da motilidade gastrointestinal[16].

Quadro 17.1 Gânglios mais frequentes no tratamento de dor e região dolorosa

Bloqueio	Indicação
Estrelado	Cefaleia ou dor nos membros superiores
Gasser	Neuralgia do trigêmeo ou dor facial
Torácico	Mediotórax, coração, pulmão
Celíaco	Pancreatite, dor abdominal
Simpático lombar	Membro fantasma e dor nos membros inferiores
Plexo hipogástrico	Dor perineal, abdominal ou visceral
Sacrococcígeo	Dor retal

Há na literatura relatos de tratamento satisfatório com o uso dessa técnica em crianças oncológicas. Um trabalho publicado em 2018 por Anghelescu e cols.[16] cita outros quatro relatos de bloqueio de plexo celíaco em crianças com melhora no controle da dor, bem como quatro pacientes com doença abdominal maligna submetidos à ablação de gânglio celíaco com álcool, obtendo controle satisfatório da dor.

CONSIDERAÇÕES FINAIS

Os bloqueios, quando bem indicados, têm efeito satisfatório no controle da dor, com poucos efeitos colaterais e, principalmente, com melhora importante na qualidade de vida dessas crianças. Contudo, são poucos os relatos sobre crianças, a maioria em fase terminal de doença, não havendo muitos dados da literatura para o incentivo e o aumento do uso dessa técnica.

Referências

1. Rork JF, Berde CB, Goldstein RD. Regional anesthesia approaches to pain management in pediatric palliative care: A review of current knowledge. J Pain Symptom Manage 2013; 6(46):859-73.
2. Thomas R, Phillips M, Hamilton RJ. Pain management in the pediatric palliative care population. Journal of Nursing Scholarship 2018; 50(4):1-8.
3. Joshi M, Chambers WA. Pain relief in palliative care: a focus on interventional pain management. Expert Rev Neurother 2010; 10(5):747-56.
4. Anekar AA, Cascella M. WHO Analgesic ladder. StatPearls [Internet]. Treasure Island (FL): StatPearls Publishing, 2022 Jan 2021 May 18.
5. Chambers WA. Nerve blocks in palliative care. British Journal of Anaesthesia 2008; 101(1):95-100.
6. Brown TCK. History of pediatric regional anesthesia. Pediatric Anesthesia 2012; 22:3-9.
7. Miguel R. Interventional treatment of cancer pain: The fourth step in the World Health Organization analgesic ladder. Cancer Control 2000; 7(2):149-56.
8. Portas M, Marty JY, Buttin C et al. Douleurs refractaires de l'enfant cancereux: place de l'analghie peridurale. Arch Pediatr 1998; 5:851-60.
9. Tashiro S, Godai K, Daitoku Y et al. Successful intrathecal neurolytic block for the management of cancer pain in a 10-year-old child: A case report. JA Clinical Reports 2021; 7:33.
10. Liew PY, Stewart K, Khan D, Arnup SJ, Scheinberg A. Intrathecal baclofen therapy in children: An analysis of individualized goals. Dev Med Child Neurol 2018:1-7.
11. Steel D, Kirkman MA, Thompson DNP, Aquilina K. Open thoracic anterolateral cordotomy for pain relief in children: Report of 2 cases. J Neurosurg Pediatr 2017; 20(3):278-83.
12. Shah RD, Cappiello D, Suresh S. Interventional procedures for chronic pain in children and adolescents: A review of the current evidence. Pain Practice 2016; 16(3):359-69.
13. Muñoz F, Cubillos J, Bonilla AJ et al. Erector spinae plane block for postoperative analgesia in pediatric oncological thoracic surgery. Can J Anesth 2017; 64:880-2.
14. Baca Q, Lin C, O'Hare K, Golianu B, Tsui B. Erector spinae plane block for pediatric palliative care. Paediatr Anaesth 2019 Apr; 29(4):386-7.
15. Day M. Sympathetic blocks: The evidence. Pain Pract 2008; 8(2):98-109.
16. Anghelescu DL, Guo A, Morgan KJ et al. Pain outcomes after celiac plexus block in children and young adults with cancer. J Adolesc Young Adult Oncol 2018; 7(6):666-72.

Capítulo 18

Dor em Neonatologia

Raquel Santos Ferreira
Maria Augusta Bento Cicaroni Gibelli

INTRODUÇÃO

De acordo com a Associação Internacional para o Estudo da Dor (IASP na sigla em inglês), "a dor é uma experiência sensorial e emocional desagradável associada a dano tecidual real ou potencial". Até poucos anos atrás, considerava-se que os recém-nascidos não eram aptos para essa experiência. A partir dos anos 1980 cresceram as evidências de que não só os neonatos sentem dor (apresentam condições neurais e anatômicas responsáveis pela percepção, integração e resposta aos estímulos dolorosos), como também são mais vulneráveis aos estímulos dolorosos devido à imaturidade das vias inibitórias descendentes.

O recém-nascido internado em terapia intensiva é submetido a uma taxa elevada de procedimentos dolorosos – um prematuro extremo, por exemplo, chega a ter 12 eventos estressantes ou dolorosos diários – e por não poder contar com a linguagem verbal, em razão do pouco uso das ferramentas de avaliação da dor nessa faixa etária, esses eventos acabam não sendo devidamente abordados.

A dor não tratada pode causar complicações de curto prazo e sequelas fisiológicas, comportamentais e cognitivas de longo prazo. Por outro lado, há estudos que mostram que a terapia analgésica desnecessária pode prolongar a necessidade de ventilação mecânica, atrasar a alimentação ou levar a alterações, como crescimento cerebral prejudicado e déficit no desempenho em tarefas de memória. Essas complicações ressaltam a importância do manejo adequado da dor dentro das unidades neonatais.

MANEJO DA DOR

Para o manejo adequado da dor em neonatologia, é fundamental compreender as escalas de avaliação existentes para esse grupo, bem como as formas de prevenção e tratamento.

Avaliação da dor

A avaliação da dor nas unidades neonatais deve ser realizada como o quinto sinal vital, de modo sistemático e rotineiro. Existem na literatura mais de 40 escalas para avaliação da dor em recém-nascidos (uni e multidimensionais), dentre as quais, de acordo com a Academia Americana de Pediatria (AAP), apenas cinco foram submetidas a testes psicométricos rigorosos com os pacientes servindo como seus próprios controles, medindo suas respostas fisiológicas e comportamentais: *Neonatal Facial Coding System* (NFCS), *Premature Infant Pain Profile* (PIPP-R), *Neonatal Pain and Sedation Scale* (N-PASS), *Behavioral Infant Pain Profile* (BIPP) e *Échelle Douleur Aiguëdu Nouveau-Né* (EDIN). No Quadro 18.1 encontram-se resumidas as escalas de avaliação mais comumente utilizadas no Brasil.

Capítulo 18 • Dor em Neonatologia

Quadro 18.1 Escalas de avaliação mais utilizadas no Brasil

Escala de avaliação	Idade	Componentes fisiológicos	Componentes comportamentais	Tipo de dor	Ajustada para prematuridade	Escala métrica
PIPP	28 a 40 semanas	FC, SatO$_2$	Prontidão, franzir sobrancelhas, apertar os olhos, sulco nasolabial	Aguda e pós-operatória	Sim	0 a 21
CRIES	32 a 56 semanas	FC, SatO$_2$	Choro, expressão facial, incapacidade de dormir	Pós-operatória	Não	0 a 10
NIPS	28 a 38 semanas	Padrão respiratório	Expressão facial, choro, posição de pernas e braços, prontidão	Aguda	Não	0 a 7
COMFORT (e COMFORT Neo*)	0 a 3 anos (COMFORT Neo*: 24 a 42 semanas)	Resposta respiratória, PA, FC	Prontidão, agitação, movimentos físicos, tônus muscular, expressão facial	Pós-operatória (COMFORT Neo: crônica)	Não	8 a 40
NFCS	25 a 40 semanas	–	Face	Aguda	Não	0 a 10
N-PASS	0 a 100 dias	FC, FR, PA, SatO$_2$	Alerta, agitação, face, tônus muscular	Aguda e prolongada	Sim	0 a 10

Fonte: modificada de Balda RCX, Guinsburg R. A linguagem da dor do recém-nascido. Documento Científico do Departamento de Neonatologia da Sociedade Brasileira de Pediatria, 2018.
Idade: idade na qual a escala é aplicada, definida em semanas para idade gestacional e em dias para idade pós-natal; FC: frequência cardíaca; FR: frequência respiratória; PA: pressão arterial; SatO$_2$: saturação de oxigênio; PIPP: *Premature Infant Pain Profile*; NIPS: *Neonatal Infant Pain Scale*; NFCS: *Neonatal Facial Coding System*; N-PASS: *Neonatal Pain and Sedation Scale*.

Como nenhuma escala é considerada padrão ouro para avaliação da dor neonatal, cada serviço deve usar a ferramenta que mais se adapte às práticas de sua unidade e os profissionais de saúde devem ser treinados para uso da ferramenta escolhida, garantindo assim uma avaliação consistente e rotineira. Vale ressaltar a importância de um olhar multiprofissional, sendo fundamental o treinamento de toda a equipe envolvida no cuidado ao paciente. O uso das escalas de avaliação deve ser o primeiro passo para manejo adequado da dor. Caso essa etapa não esteja bem consolidada na unidade, não haverá êxito no controle álgico.

Alguns autores sugerem uma avaliação ainda mais objetiva da dor, por meio de medidas relacionadas com as atividades autonômicas, cerebrais e hormonais do neonato, como variação da frequência cardíaca, avaliação da atividade cerebral de resposta à dor por meio do eletroencefalograma e da espectroscopia próxima ao infravermelho (NIRS na sigla em inglês) e dosagem de biomarcadores de estresse, como o cortisol; no entanto, até o momento não há um perfil padronizado para utilização desses instrumentos nas diferentes situações clínicas e idades gestacionais, aliado à falta de familiaridade da maioria dos profissionais da saúde com essas tecnologias, o que inviabiliza seu uso rotineiro na prática clínica atual.

Prevenção

A prevenção dos eventos dolorosos talvez seja a maneira mais eficaz para eliminar a dor neonatal. Os serviços devem desenvolver políticas de planejamento do cuidado que limitem o número de procedimentos invasivos e incentivar a manipulação mínima, sempre que possível, evitando causar estresse e dor sem necessidade nos recém-nascidos.

Formas de prevenção

- Adequação do ambiente ao recém-nascido: reduzir ruídos e luminosidade, respeitar o ciclo sono-vigília, manter um posicionamento confortável do neonato em incubadora/berço.
- Agrupar as manipulações da equipe, aproveitando um mesmo despertar do neonato para as avaliações e evitando as múltiplas intervenções.
- Otimizar a frequência de coleta de exames para o mínimo possível (atenção especial aos prematuros) e evitar a repetição do procedimento após tentativas sem sucesso.
- Instalar cateteres venosos ou arteriais para pacientes que necessitem de coletas frequentes de sangue.
- Utilizar dispositivos que permitam realizar diversas análises (gasometria, eletrólitos, bilirrubina, entre outros) a partir de uma pequena amostra de sangue, reduzindo o número de punções.
- Se clinicamente apropriado, usar monitoramento não invasivo, como níveis transcutâneos de PaO$_2$, PaCO$_2$, SatO$_2$, glicose, bilirrubina ou NIRS para evitar a necessidade de amostragem de sangue.

Tratamento

O tratamento ideal da dor exige uma abordagem multimodal e, sempre que possível, deve iniciar pelas medidas não farmacológicas e progredir para terapêutica farmacológica e invasiva de acordo com a intensidade da dor (escada analgésica):

- **Degrau 1:** medidas não farmacológicas e soluções adocicadas.
- **Degrau 2:** (a depender do procedimento) – anestésico tópico.
- **Degrau 3:** analgésicos não opioides.
- **Degrau 4:** opioides.
- **Degrau 5:** anestesia local (infiltração subcutânea ou bloqueios nervosos).
- **Degrau 6:** sedação ou analgesia profunda.

Neste capítulo serão abordadas as medidas realizadas até o degrau 4, que são as mais recorrentes dentro da unidade neonatal e que, na grande maioria dos casos, controlam de maneira satisfatória a dor neonatal. Caso não ocorra controle álgico adequado com o uso de opioides, a avaliação da equipe da dor será fundamental para os próximos passos (degraus 5 e 6).

Medidas não farmacológicas

O tratamento não farmacológico da dor deve ser mandatório no controle álgico em pequenos procedimentos. Os estudos evidenciam os benefícios de diversas medidas, como contenção facilitada (em prematuros) e sucção não nutritiva e amamentação (em termos) durante a punção do calcanhar.

Embora não se tenha padronizado um pacote ideal de intervenções não farmacológicas, as unidades neonatais, de maneira individualizada, devem selecionar as intervenções baseadas em evidências mais viáveis e utilizá-las consistentemente antes de todos os procedimentos dolorosos leves a moderados.

Estratégias que podem ser utilizadas:

- Sucção não nutritiva.
- Aleitamento materno.
- Contenção facilitada (segurar o bebê em posição flexionada com os braços próximos ao tronco).
- Contato pele a pele: o contato pele a pele deve ser iniciado antes e mantido durante e após o procedimento doloroso, quando possível.
- Método canguru.
- Saturação multissensorial: a estimulação de múltiplas vias sensoriais do recém-nascido, associada à administração de solução adocicada, leva o cérebro a ignorar os estímulos dolorosos, e o método consiste em: (1) criança em decúbito lateral, com braços e pernas fletidos e com liberdade de movimentos; (2) manter-se próximo da criança e encará-la de perto, para atrair sua atenção; (3) ao mesmo tempo, massagear a face e o dorso do neonato; (4) falar com a criança gentilmente; (5) permitir que a criança sinta o cheiro de uma loção para bebês aplicada nas mãos do cuidador; e (6) oferecer solução adocicada via oral. O procedimento doloroso deve ser realizado quando o bebê fixa seu olhar e suga ritmadamente.

Medidas farmacológicas

Solução adocicada (sacarose/glicose)

Embora a sacarose apresente benefício para as respostas comportamentais, não há impacto no consumo de oxigênio ou gasto de energia, concentrações de cortisol salivar ou plasmático ou atividade neural de circuitos nociceptivos na medula espinhal ou no cérebro. Dados sobre recém-nascidos prematuros mostram função motora prejudicada e dificuldades com atenção/orientação em idade equivalente ao termo em caso de uso de mais de 10 doses/dia de 0,1mL de sacarose oral a 24% administradas na primeira semana de vida. Assim, a falta de eficácia objetiva e o potencial para consequências adversas em longo prazo, em caso de altas doses cumulativas, devem levar a uma utilização criteriosa. Especificamente, o uso deve ser limitado à dose mínima eficaz (0,1mL de solução a 24%) com administração restrita a procedimentos invasivos que provocam dor leve a moderada, não ultrapassando 10 doses/dia.

A glicose (solução de 20% a 30%) também se mostrou eficaz na diminuição da resposta a procedimentos dolorosos breves, mas faltam recomendações sobre a dose ou o tempo de administração.

Anestésicos tópicos

A anestesia tópica pode proporcionar alívio da dor durante alguns procedimentos. Os agentes mais estudados e utilizados na população neonatal são o gel de tetracaína e a mistura eutética de anestésicos locais (EMLA na sigla em inglês), uma mistura de lidocaína a 2,5% e prilocaína a 2,5%. Esses agentes diminuem as medidas de dor durante punção venosa, inserção percutânea de cateter venoso central e punção arterial periférica. O EMLA não diminui as medidas relacionadas com a dor durante a punção do calcanhar, mas pode reduzir as medidas de dor durante a punção lombar, principalmente se o paciente receber simultaneamente sacarose oral ou solução de glicose.

As preocupações relacionadas com o uso de anestésicos tópicos incluem metemoglobinemia, tempos de aplicação prolongados para promover absorção para eficácia ideal, irritação local da pele e toxicidade (especialmente em bebês prematuros). A metemoglobinemia associada à lidocaína e à prilocaína dificilmente ocorre em níveis significativos, mesmo em prematuros, com o uso apropriado e nas quantidades recomendadas. Uma alternativa é o uso de lidocaína 4% em gel. O EMLA deve ser aplicado 1 hora antes do procedimento e seu efeito tem a duração de 30 a 60 minutos. Para reduzir os riscos de metemoglobinemia, convém limitar a área de aplicação e fazer apenas uma aplicação por dia.

Posologia: recém-nascidos < 1.500g: 0,5cm² e 0,2g; recém-nascidos prematuros > 1.500g: 1cm² e 0,3g; recém-nascidos a termo: 2cm² e 0,5g.

Analgésicos não opioides

Dipirona: medicação utilizada de forma *off-label* no período neonatal, a dipirona é pouco usada nos EUA e em outros países desenvolvidos. No Brasil, não se encontram disponíveis, a um preço acessível, outros agentes analgésicos não opioides que sejam administrados via endovenosa, e a grande experiência com o uso de dipirona demonstra segurança e eficácia analgésica e antitérmica, inclusive no período neonatal, sem incidência aumentada de efeitos colaterais comprovados.

Posologia: 15mg/kg/dose a cada 6 horas.

Paracetamol: o paracetamol pode ser usado para controle da dor leve a moderada após a realização de procedimentos ou da dor pós-operatória, mas o uso profilático não é eficaz. O *clearance* do paracetamol é menor no recém-nascido, principalmente no prematuro, sendo necessária a prescrição de doses a intervalos maiores (8 a 12 horas) ou a redução da dose diária para evitar toxicidade (Quadro 18.2).

Anti-inflamatórios não esteroides (AINE): No período neonatal, o uso dos AINE se restringe ao tratamento da persistência do canal arterial, não sendo recomendado para controle da dor em virtude da preocupação com insuficiência renal, disfunção plaquetária e desenvolvimento de hipertensão pulmonar.

Opioides

A maioria dos estudos que avaliam a intervenção farmacológica no tratamento da dor geralmente se limita a procedimentos específicos. A AAP recomenda o manejo rotineiro da dor durante procedimentos como circuncisão, inserção e remoção de dreno torácico e intubação não emergenciais. No entanto, as estratégias eficazes de manejo da dor e sedação durante a ventilação mecânica permanecem indefinidas.

Os principais opioides usados em neonatologia serão brevemente descritos a seguir, bem como o controle álgico em alguns procedimentos específicos:

Tramadol: Análogo da codeína, com potência analgésica considerada média (1/10 da potência da morfina), o tramadol tem uso *off-label* em neonatologia, sendo liberado pela Agência Nacional de Vigilância Sanitária (ANVISA) para maiores de 1 ano e pelo Food and Drug Administration (FDA) a partir dos 12 anos, devendo ser prescrito com cautela.

Suas vantagens sobre os demais opioides incluem a menor incidência de efeitos adversos, como depressão respiratória, náusea e vômitos, constipação intestinal e sedação.

Posologia: 1mg/kg/dose a cada 8 horas, em infusão lenta (30 minutos). Recomenda-se a associação com paracetamol ou dipirona.

Caso o controle da dor seja insuficiente com esse esquema medicamentoso, convém considerar substituí-lo por analgésicos mais potentes, como morfina ou fentanil. Vale ressaltar que, segundo a Organização Mundial da Saúde, a dor que não obtiver resposta ao tratamento com analgésico simples já pode ser tratada com opioide forte; no entanto, em nossa prática clínica, embora de forma *off-label*, vemos benefício no uso do tramadol em situações de controle da dor aguda moderada, como no pós-operatório.

Morfina: Usada para dor aguda de média a grande intensidade, a administração de morfina em casos de dor persistente deve ser criteriosa, avaliando-se riscos/benefícios e questões como tolerância, dependência e efeitos adversos. Com o uso agudo, seus efeitos adversos mais importantes são a depressão respiratória e a hipotensão (principalmente em prematuros extremos), podendo ocasionar aumento do tempo de ventilação mecânica, retenção urinária e diminuição da motilidade gastrointestinal.

Posologia: *bolus* de 0,05 a 0,2mg/kg/dose endovenosa, intramuscular ou subcutânea; contínua: a dose inicial de 5 a 20mcg/kg/h (no prematuro, 2 a 10mcg/kg/h), podendo ser necessário titular a dose para obtenção do efeito desejado.

Fentanil: A potência analgésica do fentanil é de 75 a 100 vezes maior que a da morfina, com início mais rápido de ação e menor duração, sendo associado a maior estabilidade hemodinâmica, menor sedação e menor retenção urinária em comparação com a morfina. Por outro lado, está associado a maiores tolerância e dependência, e sua infusão rápida produz rigidez torácica. A tolerância se desenvolve após 5 a 9 dias de uso em infusão contínua. Normalmente é administrado via endovenosa, mas doses

Quadro 18.2 Posologia do paracetamol segundo a idade gestacional			
Idade gestacional corrigida (semanas)	Dose (mg/kg)	Intervalo entre doses (horas)	Dose máxima diária (mg/kg)
24 a 28	7,5 a 10	8	30
28 a 32	7,5 a 10	6-8	40
32 a 36	7,5 a 10	6	50
> 36	15	6	60

isoladas podem ser aplicadas via intranasal (p. ex., em cuidados de fim de vida em sala de parto em paciente sem acesso venoso).

Posologia: *bolus* de 1 a 4mcg/kg/dose endovenosa, em infusão lenta, ou 1mcg/kg/dose intramuscular; contínua: dose inicial de 0,5mcg/kg/h – doses > 2mcg/kg/h frequentemente causam hiperalgesia e excitação neurológica, que pode ser confundida com dor.

Metadona: A metadona é um opioide sintético com metabolismo altamente variável entre os indivíduos. Além da ação analgésica, também atua reduzindo a tolerância aos opioides. Seu uso é reservado predominantemente para tratamento da abstinência e desmame de opioides no período neonatal. Embora os benefícios potenciais do uso de metadona para o tratamento da dor neonatal incluam efeitos analgésicos satisfatórios e biodisponibilidade enteral, bem como duração de ação prolongada relacionada com sua meia-vida longa e custo menor em comparação com outros opiáceos, regimes de dosagem seguros e eficazes ainda precisam ser desenvolvidos.

Procedimentos

Intubação orotraqueal

A interrupção da homeostase fisiológica pela intubação pode resultar em hipoxemia, bradicardia por estimulação vagal e hipertensão sistêmica, pulmonar e intracraniana. A pré-medicação com uma variedade de analgésicos, sedativos, vagolíticos e relaxantes musculares minimiza o trauma das vias aéreas e a instabilidade fisiológica. A pré-medicação também reduz o tempo do procedimento e o número de tentativas, independentemente da experiência do operador.

Recomenda-se o uso de fentanil como pré-medicação analgésica em razão de seu início de ação mais rápido e curta duração (administração lenta, em bomba de seringa, por no mínimo 3 minutos evita a rigidez torácica como efeito colateral). O midazolam não deve ser incluído na pré-medicação de recém-nascidos prematuros com menos de 34 semanas.

Ventilação mecânica

Embora promova redução da dor, não houve benefícios em longo prazo que favorecesse os grupos de tratamento rotineiro entre os pacientes em ventilação mecânica, tendo sido levantadas preocupações com efeitos adversos, como depressão respiratória, aumento da duração da ventilação mecânica e desenvolvimento de dependência e tolerância. Sugere-se, portanto, não iniciar o uso de opioide de maneira profilática, principalmente nos recém-nascidos prematuros com menos de 34 semanas. Convém manter a avaliação contínua da dor, caso o paciente demonstre desconforto já com as medidas ambientais e não farmacológicas instituídas e depois de otimizados os parâmetros respiratórios, dando início, então, à analgesia. Cabe evitar o uso de midazolam como agente sedativo em virtude de sua possível neurotoxicidade. O uso da dexmedetomidina pode ser benéfico.

Colocação de drenos

A introdução de drenos acarreta dor intensa e recorrente, que deve ser tratada de maneira ativa. Recomenda-se iniciar morfina em dose baixa (0,01mg/kg/dose endovenosa a cada 4 horas) e reavaliar a pontuação da dor usando a escala de dor aguda a cada 6 horas. Se o paciente mantiver pontuação compatível com dor, suspende-se a morfina e inicia-se o tratamento com fentanil contínuo (0,5mcg/kg/dia).

Analgesia pós-operatória

A base da terapia para o pós-operatório deve consistir em um opioide, seja de infusão contínua, seja em *bolus* programado, sendo recomendada a morfina para uso inicial em pacientes que nunca usaram opioides.

Adjuvantes

Gabapentina: A gabapentina é um análogo do ácido gama-aminobutírico (GABA) que se liga a canais de cálcio no gânglio do corno posterior no sistema nervoso central, prevenindo a transmissão de estímulos dolorosos. Suas principais indicações são:

- Irritabilidade de origem central.
- Dor crônica e agitação refratária ao tratamento com uso isolado de analgésicos nas doses recomendadas.
- Hiperalgesia visceral.
- Uso crônico de benzodiazepínicos e/ou opioides: a associação de gabapentina possibilita a redução do uso desses medicamentos em recém-nascidos.
- Procedimentos dolorosos inevitáveis de maneira rotineira, como as trocas de curativos em pacientes com epidermólise bolhosa. A retirada súbita da gabapentina pode levar a sinais de abstinência (irritabilidade, vômitos e taquicardia).

Posologia: prematuros: 5mg/kg/dose a cada 12 horas; recém-nascidos de termo: 5mg/kg/dose a cada 8 horas.

Clonidina: A clonidina liga-se aos receptores alfa-2-adrenérgicos periféricos e centrais, inibindo a liberação de noradrenalina e reduzindo a atividade simpática, o que resulta em analgesia, sedação de fácil despertar, supressão de *delirium* e diminuição da frequência cardíaca e da pressão arterial. Em neonatologia, é usada principalmente para o tratamento de abstinência por opioides ou outros sedativos. A clonidina tornou possível a redução das doses de fentanil e midazolam em pacientes que recebiam essas drogas durante a ventilação mecânica.

Posologia: 1mcg/kg/h em infusão contínua.

Dexmedetomidina: Agonista seletivo do receptor alfa-2--adrenérgico, com efeitos sedativos e analgésicos potentes e depressão respiratória mínima, o uso de dexmedetomidina vem crescendo na faixa etária neonatal, principalmente nos casos de recém-nascidos em uso de ventilação mecânica prolongada. Os efeitos adversos mais comuns incluem hipotensão e bradicardia, que são dose-dependentes e geralmente bem administrados com a redução da dose infundida. O desmame rápido da droga foi relacionado com o surgimento de hipertensão.

Posologia: infusão contínua de 0,05 a 0,2mcg/kg/h.

Reavaliação contínua

É importante que, uma vez realizada a intervenção, a dor seja reavaliada de 30 minutos a 1 hora depois, certificando-se da efetividade do tratamento. Posteriormente, convém manter a avaliação sistemática e rotineira da dor.

CONSIDERAÇÕES FINAIS

Recém-nascidos criticamente doentes são expostos a procedimentos dolorosos frequentes, e prevenir ou minimizar a dor em neonatos deve ser um objetivo constante na unidade. Apesar dos desafios significativos da avaliação da dor nessa população, os instrumentos validados de avaliação da dor neonatal devem ser usados de modo consistente antes, durante e após procedimentos dolorosos para monitorar a necessidade e a eficácia das intervenções para alívio da dor. Além disso, a necessidade de prevenção e manejo da dor deve ser avaliada continuamente durante toda a hospitalização.

Estratégias não farmacológicas, como aconchego facilitado, sucção não nutritiva e fornecimento de amamentação, demonstraram reduzir os escores de dor durante procedimentos dolorosos leves a moderados de curto prazo e devem ser adotadas de maneira rotineira. As soluções orais de sacarose e/ou glicose podem ser eficazes em neonatos submetidos a procedimentos dolorosos leves a moderados isoladamente ou em combinação com outras estratégias de alívio da dor.

Pediatras e outros profissionais da saúde neonatal devem receber educação continuada sobre reconhecimento, avaliação e manejo da dor em neonatos, incluindo novas evidências à medida que estejam disponíveis. É fundamental pesar os benefícios e encargos potenciais e reais ao adotar métodos de tratamento farmacológico com base nas evidências disponíveis. Convém ter cautela ao considerar medicamentos mais novos sobre os quais são escassos ou inexistentes os dados em neonatos (lembrar a possibilidade de danos em longo prazo).

Para abordagem das lacunas no conhecimento, mais pesquisas sobre ferramentas de avaliação da dor e estratégias farmacológicas e não farmacológicas para prevenir ou melhorar a dor devem ser conduzidas, além de estudos sobre farmacocinética e farmacodinâmica de novos medicamentos para prevenir desventuras terapêuticas nos pacientes mais vulneráveis na prática pediátrica.

O manejo eficaz da dor é um padrão desejável de cuidado para recém-nascidos e tem o potencial de melhorar seus resultados clínicos e de desenvolvimento neurológico.

Referências

1. American Academy Pediatric Committee on Fetus and Newborn and Section on Anaesthesiology and Pain Medicine. Prevention and management of procedural pain in the neonate: An update. Pediatrics 2016; 137:e2015.
2. Witt N, Coynor S, Edwards C, Bradshaw H. A guide to pain assessment and management in the neonate. Current Emergency and Hospital Medicine Reports 2016; 4(1):1-10.
3. Jones L, Fabrizi L, Laudiano-Dray M et al. Nociceptive cortical activity is dissociated from nociceptive behavior in newborn human infants under stress. Curr Biol 2017; 27:3846-3851.e3.
4. Balda RCX, Guinsburg R. A linguagem da dor do recém-nascido. Documento Científico do Departamento de Neonatologia da Sociedade Brasileira de Pediatria, 2018.
5. Walker SM. Long-term effects of neonatal pain. Seminars in Fetal and Neonatal Medicine. Disponível em: https://doi.org/10.1016/j.siny.2019.04.005.
6. Hall RW, Anand KJS. Pain management in newborns. Clin Perinatol 2014 Dec; 41(4):895-924. doi:10.1016/j.clp.2014.08.010.
7. McPherson C, Ortinau CM, Vesoulis Z. Practical approaches to sedation and analgesia in the newborn. Journal of Perinatology 2021; 41:383-95.
8. Pillai Riddell RR, Racine NM, Turcotte K et al. Non-pharmacological management of infant and young child procedural pain. Cochrane Database Syst Rev 2011; 20115(10):CD006275.
9. Shah PS, Herbozo C, Aliwalas LL, Shah VS. Breastfeeding or breast milk for procedural pain in neonates. Cochrane Database Syst Rev 2012; 12(12):CD004950.
10. Ranger M, Tremblay S, Chau CMY et al. Adverse behavioral changes in adult mice following neonatal repeated exposure to pain and sucrose. Front Psychol 2018; 9:2394.
11. Schneider J, Duerden EG, Guo T et al. Procedural pain and oral glucose in preterm neonates: brain development and sex-specific effects. Pain 2018; 159(3):515-25.
12. Kumar P, Denson SE, Mancuso TJ, Comitê de Feto e Recém-nascido, Seção de Anestesiologia e Medicina da Dor. Pré-medicação para intubação endotraqueal não emergencial no recém-nascido. Pediatria 2010; 125:608-15.
13. Le CN, Garey DM, Leone TA, Goodmar JK, Rich W, Finer NN. Impacto da pré-medicação nas intubações neonatais por estagiários pediátricos e neonatais. J Perinatol 2014; 34:458-60.
14. Âncora G, Lago P, Garetti E et al. Diretrizes clínicas baseadas em evidências sobre analgesia e sedação em recém-nascidos submetidos à ventilação assistida e intubação endotraqueal. Acta Pediatrica 2019; 108:208-17.

Intervenções não Farmacológicas para Controle da Dor

Graziela de Araujo Costa
Vivian Taciana Simioni

INTRODUÇÃO

A preocupação com a dor das crianças resulta do reconhecimento de que elas têm dor, armazenam a memória da dor e que a dor não tratada tem consequências em longo prazo, sendo consensual que a dor pode desencadear reações fisiológicas, emocionais e motoras. A experiência dolorosa está presente na vida fetal a partir de 20 semanas de gestação e está totalmente desenvolvida por volta de 28 semanas de gestação, mantendo-se ao longo de toda a vida[1,2]. Nesse contexto, é de grande valia a preocupação com a percepção dolorosa, assim como o controle dos diferentes estágios de dor.

Por ser a dor um fenômeno multidimensional complexo (Figura 19.1), o estado da arte do tratamento da dor em cuidados paliativos pediátricos (CPP) necessita um tratamento multimodal que leve em consideração a criança ou o adolescente como um ser biopsicossocial e espiritual. As intervenções não farmacológicas da dor englobam as dimensões físicas e psicológicas do paciente[3].

As intervenções não farmacológicas podem ser uma grande aliada para alívio da dor, tanto de maneira isolada como associadas à terapia medicamentosa. O objetivo dessas intervenções é desenvolver habilidades internas nos pacientes para melhora de sua qualidade de vida. O ideal é que sejam introduzidas o mais cedo possível, estimulando a participação ativa da criança e do adolescente na terapia proposta[3]. Essas intervenções privilegiam outros recursos e modalidades de cuidado, com atuação específica na etapa de modulação da experiência dolorosa[4], promovendo a reestruturação cognitiva e direcionando expectativas, avaliações e contrições que acompanham a vivência dolorosa, bem como

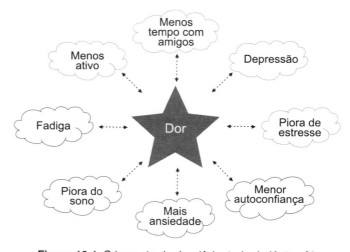

Figura 19.1 O impacto da dor. (Adaptada de Kuttner[3].)

modificando as cognições responsáveis pelas reações de medo, ansiedade, estresse e depressão[5]. Além disso, apresentam como vantagens o baixo custo de aplicação e pouco ou nenhum efeito colateral. De eficácia comprovada, devem ser incluídas no manejo da dor do paciente em cuidados paliativos[6].

Os recursos não farmacológicos são diversos, e o método de escolha dependerá dos objetivos do tratamento, da idade da criança e da preferência pessoal em casos de pacientes com capacidade de escolha, tendo como princípio orientador uma abordagem individualizada com a integração dos pais no processo, pois a separação pode causar estresse na criança, aumentando sua percepção de dor.

As estratégias podem ser classificadas como comportamentais, cognitivas, cognitivo-comportamentais, físicas ou periféricas, ambientais e emocionais.

INTERVENÇÕES NÃO FARMACOLÓGICAS NO RECÉM-NASCIDO

A resposta diante da dor apresentada pelo público neonatal envolve causas fisiológicas e instabilidade comportamental mediante aumento do cortisol, provocando alterações metabólicas e uma série de outras complicações[7]. Como processo compensatório, o bebê apresenta aumento da frequência cardíaca, variações na frequência respiratória e alterações comportamentais, como choro e irritabilidade, levando ao aumento do gasto energético. Portanto, as intervenções não farmacológicas nos recém-nascidos visam proporcionar conforto e estabilidade, reduzindo o estresse ante as intervenções ambientais e/ou terapêuticas, sendo recomendadas para alívio e controle da dor durante procedimentos que acarretam dor aguda ou como abordagem única em casos de dor leve ou ainda como estratégias adjuvantes nos casos de dor moderada a intensa.

Posicionamento terapêutico

O posicionamento terapêutico (PT) deve ser adotado principalmente em caso de recém-nascidos internados e submetidos a procedimentos invasivos dolorosos terapeuticamente necessários. Trata-se de uma intervenção de baixo custo, que pode ser utilizada pela equipe multidisciplinar, auxiliando a auto-organização e a inibição de posturas assimétricas, bem como a prevenção de deformidades, proporcionando alinhamento biomecânico, facilitando experiências sensório-motoras prazerosas, melhorando a oxigenação pulmonar e a qualidade do sono e reduzindo a sensação de dor.

Muitos são os benefícios de um PT harmonioso. A postura flexora facilita a autorregulação e minimiza os padrões patológicos que aumentam a irritabilidade e, consequentemente, a sensação de dor durante procedimentos estressantes. O recém-nascido pode ser colocado em decúbito lateral, ventral ou dorsal. O decúbito ventral, ou posição prona, promove mais estabilidade por proporcionar mais o padrão flexor e mais tempo em sono tranquilo[8].

Contenção facilitada

A contenção facilitada pode ser realizada pelo profissional de saúde, familiar ou cuidador, que deve envolver o neonato firmemente com as mãos e promover movimentos de flexão dos membros inferiores e superiores, tocando suavemente a cabeça do neonato para favorecer a posição de flexão generalizada e a posição mediana próximo ao corpo, simulando a contenção da parede uterina. Acredita-se que essa simulação traga ao recém-nascido sensações positivas e de segurança.

A contenção mecânica pode ser realizada mediante enrolamento com cobertor, envolvendo o tronco e os membros superiores e inferiores do recém-nascido, deixando-o maleável para movimentação.

Estudos mostram que o melhor posicionamento para manejo da dor durante os procedimentos dolorosos consiste em contenção facilitada[9], a qual apresenta resultados ainda melhores quando realizada pelos pais da criança por pelo menos 30 minutos: 15 minutos antes e durante o procedimento, mantendo-a por mais 15 minutos depois. Acredita-se que esse seja o tempo ideal para estabilização dos parâmetros fisiológicos e das respostas comportamentais[10].

Cuidados com o ambiente

Para os recém-nascidos, um ambiente muito ruidoso pode ser prejudicial ao desenvolvimento neuropsicomotor e acentuar os agravos no portador de doença que limite a vida, com impactos negativos em parâmetros como pressão arterial, frequência respiratória, frequência cardíaca e saturação, podendo promover a autodesorganização.

Situações constantes de estresse, como aumento da luminosidade e dos ruídos, além de piora do quadro clínico e atraso do desenvolvimento, aumentam o risco de sangramentos e danos auditivos[11].

Amamentação

Sabe-se que a amamentação promove diversos benefícios para o bebê e a mãe. Além de nutrir e alimentar, fortalece o vínculo afetivo e psicológico entre ambos e ainda proporciona estimulação tátil, olfatória, gustativa e visual. A amamentação reúne algumas sensações prazerosas, o conforto do colo que oferece aconchego, o contato pele a pele, o cheiro materno, a sucção e o sabor do leite, atenuando os momentos de dor e desconforto.

A Organização Mundial da Saúde (OMS) recomenda a amamentação para as crianças com capacidade de sucção durante procedimentos dolorosos. Estudos comprovam que o aleitamento materno reduz o tempo de choro dos bebês e os escores de dor, mas para sua eficácia o recém-nascido e/ou o lactente devem ser colocados ao seio 5 minutos antes do procedimento e permanecer alguns minutos depois[12,13].

Oferta de leite materno

O leite materno é um método natural e de baixo custo que pode auxiliar os processos agudos de dor, sendo ofertado através da amamentação ou de sucção não nutritiva, utilizando chupeta ou ainda por seringa.

A eficácia no processo álgico se deve ao triptofano contido no leite materno, um precursor da melatonina que aumenta a betaendorfina, bem como ao odor do leite materno, que pode contribuir de maneira significativa para alívio da dor[14].

Sucção não nutritiva e solução adocicada (glicose 25% ou sacarose 24%)

A sucção é um reflexo natural que diminui a hiperatividade ao modular o desconforto mediante a liberação de serotonina, auxiliando a auto-organização do recém-nascido diante de um estímulo agressor. A sucção não nutritiva pode ser a escolha para alívio da dor quando não há possibilidade clínica de amamentação ou em caso de alguma vulnerabilidade social. Ela pode ser ofertada através de chupeta ou do dedo enluvado do profissional de saúde. A sucção não nutritiva isoladamente não apresenta resultados relevantes para diminuição da dor, porém, quando associada a soluções adocicadas, como sacarose oral 24%, potencializa o poder analgésico[15].

Contato pele a pele – canguru

A posição canguru consiste em uma estratégia de baixo custo que pode ser recomendada como método não farmacológico para manejo da dor em recém-nascidos prematuros, atuando como mediadora da resposta fisiológica e acarretando maior estabilidade autonômica em razão do bloqueio da transmissão do estímulo nociceptivo pelas fibras aferentes ou da inibição das fibras descendentes. A estimulação tátil propiciada pela posição canguru parece estar relacionada com a ativação do sistema inibitório da dor através da modulação do sistema endógeno. A permanência na posição por 20 minutos altera o nível de cortisol no sangue do bebê e possibilita a liberação de betaendorfinas, levando à redução do processo álgico durante procedimentos invasivos dolorosos[16].

Outras medidas

Outras medidas não farmacológicas realizadas no recém-nascido de termo ou pré-termo ou em lactentes incluem musicoterapia, ofuroterapia e redeterapia, que alteram o estado comportamental por meio de mecanismos diferenciados com a liberação de endorfinas endógenas e a diminuição da sensação de dor.

INTERVENÇÕES NÃO FARMACOLÓGICAS PARA CRIANÇAS E ADOLESCENTES

Medidas cognitivas, comportamentais e cognitivo-comportamentais envolvem o ensino de comportamentos que promovam o alívio da dor e estratégias de autocontrole diante de um estímulo doloroso a fim de melhorar a capacidade de enfrentamento, como imaginação guiada, técnica de distração e técnicas lúdicas de brincar. Essas medidas podem diminuir o medo e a ansiedade ante um procedimento ou processo de internação (Quadro 19.1).

Musicoterapia, toque terapêutico e massagem podem ser benéficos para crianças de todas as idades, mas métodos como a arteterapia e a hipnose não são apropriados para todas as crianças e adolescentes em vista da dificuldade de implementação em lactentes, crianças não verbais e com atraso do desenvolvimento neuropsicomotor[3].

Musicoterapia

A musicoterapia é definida como o uso clínico e baseado em evidências de intervenções musicais para atingir objetivos individualizados dentro de um relacionamento terapêutico por um profissional credenciado. Consiste em uma terapia de baixo risco e de baixo custo, funcionando como adjuvante não farmacológico ao tratamento padrão. Os objetivos da musicoterapia no manejo da dor incluem ajudar o paciente a recuperar o autocontrole e a se envolver ativamente no manejo de sua dor.

O musicoterapeuta envolve os pacientes em diferentes tipos de intervenções musicais (p. ex., cantar, ouvir e escrever músicas) para aumentar a sensação de alegria e bem-estar e promover harmonia e relaxamento, oferecer oportunidades de autoexpressão, facilitar a comunicação com os entes queridos e trazer beleza ao sofrimento. Isso ajuda a aliviar a ansiedade, o medo e outros componentes do sofrimento[3,17].

Gutgusell e cols. demonstraram, em ensaio clínico randomizado de 2013, que a musicoterapia é efetiva na redução da dor em pacientes em cuidados paliativos[17]. Em 2020, Knott e cols. realizaram uma pesquisa com musicoterapeutas estadunidenses que trabalham em pediatria e demonstraram a priorização de atendimentos de pacientes em cuidados paliativos e com dor em áreas como terapia intensiva pediátrica, hematologia/oncologia e unidades de terapia intensiva neonatal[18].

Hipnose

A hipnose pode ser definida de diversas maneiras, mas pode ser mais bem compreendida como um estado

Quadro 19.1 Métodos integrativos de manejo não farmacológico da dor de acordo com a idade

Faixa etária	Conforto físico	Distração	Método cognitivo-comportamental
Lactente (0 a 1 ano)	Balanço, canguru, chupeta, sacarose, diminuição da luz e ruído, massagem, toque terapêutico	Música, canto, voz calma e familiar, chupeta, móbile, canção de ninar, outras falas ritmadas	Apoio dos pais e ensino orientado sobre como abordar o conforto do bebê
Pré-escolar (2 a 5 anos)	Balançar e abraçar, chupeta, sacarose, diminuição da luz e ruído, massagem, TENS, toque terapêutico, posicionamento para conforto, compressas de calor/frio, acupressão, fisioterapia	Músicas conhecidas, livros, fantoches, vídeos, soprar bolhas, histórias, palhaçadas, visitas de animais de estimação	Arte e musicoterapia, brincadeiras terapêuticas com imagens e hipnose, jogos de relaxamento, participação em histórias favoritas, explicações simples, apoio e orientação dos pais
Escolar (6 a 11 anos)	Aconchego, diminuição da luz e ruído, massagem, TENS, toque terapêutico, posicionamento para conforto, compressas de calor/frio, acupressão e acupuntura, fisioterapia	Músicas conhecidas, livros, fantoches, brinquedos e jogos favoritos, vídeos, soprar bolhas, histórias, livros de áudio, palhaçadas, visitas de animais de estimação	Arte e musicoterapia, jogos de relaxamento com imagens e hipnose, participação em histórias favoritas, *biofeedback*, psicoterapia, apoio e orientação dos pais
Adolescente (12 a 18 anos)	Massagem, TENS, toque terapêutico, posicionamento para conforto, compressas de calor/frio, acupressão e acupuntura, fisioterapia, ajuste do ambiente de acordo com a preferência do adolescente	Músicas favoritas, jogos, livros de áudio, vídeos, visitas de animais de estimação	Imagens e hipnose, arte e musicoterapia, informações de relaxamento e respiração profunda, *biofeedback*, psicoterapia, apoio e orientação dos pais

Fonte: adaptado de Kuttner[3].
TENS: estimulação nervosa elétrica transcutânea.

alternativo de consciência. Existem dois tipos de hipnose: a espontânea, que ocorre em cada ser durante todo o dia, e a "induzida", iniciada com o propósito de atingir um objetivo específico ou resolver algum tipo de problema.

A pessoa está "em hipnose" ou "fazendo" (auto)-hipnose sempre que estreita o foco e se concentra em algo com a intenção ou o propósito de fazer uma mudança. Além das experiências espontâneas, cotidianas, na "outra" forma de hipnose a pessoa é convidada, treinada ou guiada com o propósito expresso e explícito de resolver um problema, eliminar um hábito, reduzir um desconforto (como dor e sofrimento[3]), lidar com algum tipo de estresse, adormecer mais facilmente etc.

Na hipnose há uma facilitação, envolvendo a imaginação da criança como agente de mudança e criando experiências alternativas para promover a mudança terapêutica[19]. Em 2018, Friedrichsdorf e cols. exemplificaram o uso efetivo dessa modalidade clínica para diminuir os sintomas angustiantes e o sofrimento em três crianças vivendo com uma condição que limita a vida. A hipnose para pacientes pediátricos com doença que limita a vida não apenas integra o gerenciamento avançado de sintomas, mas também apoia as crianças que lidam com perdas e perdas antecipadas, sustenta e aumenta a esperança e ajuda crianças e adolescentes a viverem plenamente, fazendo valer cada momento até a morte[19].

Massagem e toque terapêutico

A massagem e o toque terapêutico são recursos que podem ser utilizados em lactentes e em adolescentes jovens e induzem alterações bioquímicas locais nos tecidos moles, melhorando a oxigenação e o fluxo sanguíneo, bem como a liberação de hormônios envolvidos na percepção da dor, como ocitocina, endorfinas e serotonina. No entanto, essas técnicas exigem atenção, pois alguns pacientes têm aversão ao toque ou há aspectos culturais que podem influenciar negativamente a aceitação da terapia.

Outros recursos

Entre os principais recursos para conforto físico de fácil acesso e baixo custo estão a eletroterapia com estimulação cutânea (TENS), a crioterapia e a termoterapia. A TENS diminui a dor mediante a estimulação de fibras nervosas com liberação de endorfina exógena. O uso de frio local (crioterapia) resultará em vasoconstrição com diminuição da circulação, do edema e da inflamação, resultando em redução da dor. Por fim, o calor (termoterapia) é utilizado com o objetivo de relaxar a musculatura local por meio da vasodilatação. Esses recursos devem ser utilizados com a orientação de um profissional da saúde para evitar efeitos colaterais indesejáveis.

CONSIDERAÇÕES FINAIS

De modo geral, uma variedade de abordagens terapêuticas não farmacológicas apresenta efeitos benéficos no controle da dor, as quais devem ser usadas de maneira individualizada. Portanto, faz-se necessária uma avaliação rigorosa da dor da criança para que seja controlada de forma efetiva, utilizando esses variados recursos, associados ou não a medidas farmacológicas, uma vez que o controle adequado da dor é imprescindível por impactar diretamente a qualidade de vida do indivíduo.

Referências

1. Valeri BO, Holsti L, Linhares MB. Neonatal pain and developmental outcomes in children born preterm: A systematic review. Clin J Pain Apr 2015; 31(4):355-62. Disponível em: https://www.ncbi.nlm.nih.gov/pubmed/24866853.
2. Gaspardo CM et al. Effects of neonatal pain and temperament on attention problems in toddlers born preterm. J Pediatr Psychol 2018; 43(3):342-51. Disponível em: https://www.ncbi.nlm.nih.gov/pubmed/29165703.
3. Kuttner L. Pain: An integrative approach. In: Goldman A, Hain R et al (eds.) Oxford textbook of palliative care for children. 2nd ed. Oxford, 2012: 260-70.
4. Cruz MD, Fernandes AM, Oliveira CR. Epidemiology of painful procedures performed in neonates: A systematic review of observational studies. Eur J Pain Apr 2016; 20(4):489-98. Disponível em: https://www.ncbi.nlm.nih.gov/pubmed/26223408.
5. Chen E, Joseph MH, Zeltzer LK. Behavioral and cognitive interventions in the treatment of pain in children. Pediatr Clin North Am Jun 2000; 47(3):513-25. Disponível em: https://www.ncbi.nlm.nih.gov/pubmed/10835988.
6. Barbosa SMDM, Molinari PCC. Dor em cuidados paliativos pediátricos. In: Barbosa SMDM, Zoboli I et al (eds.) Cuidados paliativos na prática pediátrica. Atheneu, 2019: 121-9.
7. Lima AH, Hermont AP, Friche AA. Analgesia in newborns: A case-control study of the efficacy of nutritive and non-nutritive sucking stimuli. Codas 2013; 25(4):365-8. Disponível em: https://www.ncbi.nlm.nih.gov/pubmed/24413426.
8. Badr LK. Pain in premature infants: What is conclusive evidence and what is not. Newborn and Infant Nursing Reviews 2013; 13:82-8.
9. Francisco ASPG et al. Positioning effects for procedural pain relief in NICU: Systematic review. Pain Manag Nurs 2021; 22(2):121-32. Disponível em: https://www.ncbi.nlm.nih.gov/pubmed/32863161.
10. Gomes Neto M et al. The effect of facilitated tucking position during painful procedure in pain management of preterm infants in neonatal intensive care unit: a systematic review and meta-analysis. Eur J Pediatr May 2020; 179(5):699-709. Disponível em: https://www.ncbi.nlm.nih.gov/pubmed/32222816.
11. Swathi S et al. Sustaining a "culture of silence" in the neonatal intensive care unit during nonemergency situations: A grounded theory on ensuring adherence to behavioral modification to reduce noise levels. Int J Qual Stud Health Well-being 2014; 9:22523. Disponível em: https://www.ncbi.nlm.nih.gov/pubmed/24646472.
12. Shah PS et al. Breastfeeding or breast milk for procedural pain in neonates. Cochrane Database Syst Rev Dec 12 2012; 12:CD004950. Disponível em: https://www.ncbi.nlm.nih.gov/pubmed/23235618.
13. Benoit B et al. Breast-feeding analgesia in infants: An update on the current state of evidence. J Perinat Neonatal Nurs Apr/Jun 2017; 31(2):145-59. Disponível em: https://www.ncbi.nlm.nih.gov/pubmed/28437305.
14. Appleyard L. Breastfeeding reduces procedural pain in infants: A review of the literature. New Zealand Journal of Medical Laboratory Science 2014:89-90.
15. Li Q et al. Efficacy and safety of combined oral sucrose and nonnutritive sucking in pain management for infants: A systematic review and meta-analysis. PLoS One 2022; 17(5):e0268033. Disponível em: https://www.ncbi.nlm.nih.gov/pubmed/35522649.
16. Brasil. Ministério da Saúde. Secretaria de Atenção à Saúde. Departamento de Ações Programáticas Estratégicas. Atenção humanizada ao recém-nascido: Método Canguru: manual técnico/ Ministério da Saúde, Secretaria de Atenção à Saúde, Departamento de Ações Programáticas Estratégicas. 2017. Acesso em 03 jun 2022.
17. Gutgsell KJ et al. Music therapy reduces pain in palliative care patients: A randomized controlled trial. J Pain Symptom Manage May 2013; 45(5):822-31. Disponível em: https://www.ncbi.nlm.nih.gov/pubmed/23017609.
18. Knott D et al. A survey of music therapists working in pediatric medical settings in the United States. J Music Ther Feb 25 2020; 57(1):34-65. Disponível em: https://www.ncbi.nlm.nih.gov/pubmed/31901199.
19. Friedrichsdorf SJ, Kohen DP. Integration of hypnosis into pediatric palliative care. Ann Palliat Med Jan 2018; 7(1):136-50. Disponível em: https://www.ncbi.nlm.nih.gov/pubmed/28866891.

Náuseas e Vômitos

Luciana Nunes Silva

Capítulo 20

INTRODUÇÃO

Muitas crianças vivenciam episódios de náuseas e vômitos durante a evolução de algumas doenças que ameaçam a vida. Trata-se de sintomas desagradáveis e frequentes no fim de vida e considerados entre os mais incapacitantes. Podem ser decorrentes de distúrbios subjacentes a uma doença crônica ou seu tratamento e estar relacionados tanto com causas físicas como psicológicas. Além disso, vômitos repetidos podem causar desidratação, distúrbios hidroeletrolíticos e desnutrição, deteriorando ainda mais a condição clínica do paciente.

Náusea é definida como uma sensação desagradável, geralmente no epigástrio ou no abdome, às vezes acompanhada de vômitos. Trata-se de uma percepção que só pode ser julgada pelo próprio paciente. Vômito consiste na ejeção de conteúdo estomacal através da boca causada por espasmos musculares involuntários do estômago e esôfago. É uma forma de o corpo remover venenos ou toxinas ingeridas e pode aliviar a náusea. Regurgitação é o refluxo do conteúdo gástrico não acompanhado de náuseas ou sensação de espasmos. Ânsia de vômito é a atividade espasmódica sem apresentar vômito propriamente dito e pode ser muito incômoda particularmente para crianças com comprometimento neurológico.

As náuseas parecem ser mais frequentes próximo ao fim da vida. Chang e cols. chegaram a avaliá-las como um dos sintomas preditores de sobrevida menor. Cerca de um terço dos pacientes apresenta o sintoma na admissão em serviço de cuidados paliativos e dois terços o manifestam nos últimos dias de vida. Para Baumann e cols., entre as diversas doenças de base dos pacientes em fim de vida, as neoplasias são as que mais causam náuseas e vômitos. Segundo seu estudo, 45% dos pacientes oncológicos se queixaram desses sintomas em parte devido à terapia, em parte devido ao aumento da pressão intracraniana no contexto de um tumor cerebral. No estudo, esses pacientes vomitaram significativamente mais do que os não oncológicos, embora os episódios de vômito também fossem frequentes entre os pacientes com doenças cardíacas (38%). Portanto, um manejo eficiente pode minimizar o sofrimento de muitas crianças e adolescentes.

FISIOPATOLOGIA

Os vômitos constituem um processo complexo que não tem todas as suas etapas bem esclarecidas. A Figura 20.1 esquematiza as principais vias envolvidas no mecanismo do vômito, destacando-se o papel dos receptores centrais e periféricos, da zona de gatilho quimiorreceptora e do centro do vômito.

Os receptores periféricos são mecanorreceptores e quimiorreceptores localizados no trato gastrointestinal e em outras vísceras. Quando estimulados por distensão ou inflamação, por exemplo, eles seguem pelas vias aferentes vagais e simpáticas até o centro controlador desse mecanismo, que se localiza no tronco encefálico. Receptores centrais, presentes em várias áreas do

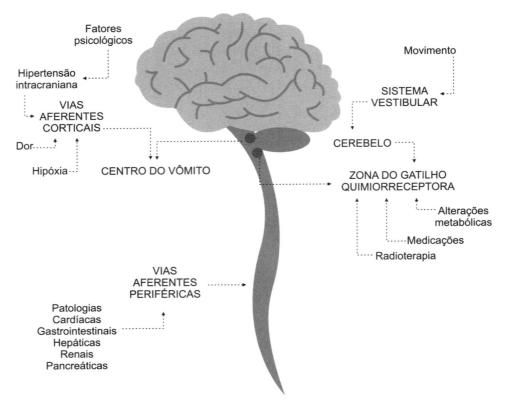

Figura 20.1 Fisiopatologia dos vômitos.

cérebro, também podem desencadear os estímulos, sendo chamados vias aferentes corticais. Fatores psicológicos, hipertensão intracraniana, dor e hipóxia são exemplos de estímulos centrais.

A zona do gatilho quimiorreceptora, situada na área postrema do trato solitário, no assoalho do quarto ventrículo, também estimula o centro do vômito e pode ser ativada por dopamina, serotonina, histamina, vasopressina e receptores muscarínicos, por meio de medicações, produtos metabólicos, como uremia ou hipoxemia, por toxinas bacterianas ou radioterapia. Há ainda estímulos provenientes do sistema vestibular que, através do cerebelo, podem afetar a zona do gatilho quimiorreceptora interligada ao centro do vômito.

O estímulo no centro do vômito desencadeia, por sua vez, respostas motoras para o ato de vomitar. Esses impulsos motores retornam pelas vias eferentes ao trato digestivo através do quinto, sétimo, nono, décimo primeiro e décimo segundo pares cranianos, atingindo o diafragma e os músculos abdominais através dos nervos espinhais e finalizando o ciclo do vômito.

ETIOLOGIA

A etiologia dos episódios de náusea e vômitos em pacientes em cuidados paliativos pode ser classificada nos seguintes grupos: (1) decorrentes de doença de base; (2) secundários a um efeito colateral da terapia (dirigida à doença ou ao controle dos sintomas); (3) problemas gastrointestinais; (4) disfunção metabólica; (5) infecção; (6) ansiedade.

Algumas doenças de base, assim como infecções e inflamações, podem causar náuseas e vômitos por diferentes mecanismos, seja por distensão de vísceras, seja por meio dos quimiorreceptores. As vias aferentes dos vômitos podem ser ativadas em diferentes localizações em doenças da faringe posterior ou do abdome (incluindo fígado, pâncreas e árvore biliar), do trato gastrointestinal, rins, bexiga, ureter e testículo ou colo uterino. As causas gastrointestinais podem estar relacionadas com alteração da motilidade, estase gástrica, íleo paralítico ou obstrução intestinal. As causas metabólicas incluem, entre outras, uremia, diabetes *mellitus* descompensado, distúrbios hidroeletrolíticos, descompensação hormonal (hiperêmese gravídica), hipertireoidismo, porfiria e doença de Addison. Além disso, hipovolemia e hipotensão também podem contribuir para o sintoma.

Várias medicações podem apresentar esses sintomas como efeito colateral em razão do estímulo da zona do gatilho quimiorreceptora, como quimioterápicos, antibióticos, anticolinérgicos, corticosteroides, dioxina, ferro, anti-inflamatórios não esteroides, opioides e antidepressivos tricíclicos. A radioterapia também pode ser responsável por episódios de êmese, os quais podem ocorrer em algumas horas ou dias após as sessões.

A habilidade da criança em lidar com o estresse também pode contribuir para a gravidade das náuseas e vômitos através de estímulos dos receptores aferentes centrais. Memórias desagradáveis e experiências prévias associadas à ansiedade precisam estar no foco para um melhor manejo clínico.

AVALIAÇÃO

A anamnese e o exame físico podem ser de grande valia para o entendimento do sintoma com o objetivo de revelar o mecanismo fisiopatológico que originou as náuseas e os vômitos para o direcionamento do tratamento adequado. Convém avaliar como se deu o início do sintoma, sua qualidade, cor (amarela, verde, sangue vivo, borra de café), se é intermitente ou constante, agudo ou crônico, se está associado às refeições e o tempo relativo à alimentação (antes, durante ou após), bem como o padrão das evacuações. Além disso, é preciso ainda checar os fatores desencadeantes, as intervenções previamente adotadas, se foi utilizada alguma medicação e a resposta a ela. Cabe ponderar também se os episódios são provocados pelo uso de medicações e se há outros sintomas associados. O Quadro 20.1 descreve as características dos sintomas, associando-as a possíveis etiologias.

Quadro 20.1 Características das náuseas e vômitos e correlação com sua etiologia

Sinais e sintomas	Etiologia do vômito
Vertigem, sintomas associados ao movimento	Disfunção vestibular
Cefaleia matinal e sintomas neurológicos	Hipertensão intracraniana
Poliúria e polidipsia	Hiperglicemia e hipercalcemia
Alteração do nível de consciência	Uremia, hiponatremia e hipertensão intracraniana
Rigidez de nuca	Doença meníngea
Evacuações infrequentes, fezes endurecidas, distensão abdominal	Constipação intestinal
Constipação intestinal, cólicas, vômitos esverdeados	Obstrução intestinal
Saciedade precoce e conteúdo residual gástrico	Estase gástrica
Queimação no esôfago, piora ao deitar	Refluxo gastroesofágico
Dor em quadrante superior direito	Doença hepática ou coledocolitíase
Dor epigástrica com irradiação em faixa para as costas	Pancreatite
Febre e diarreia	Gastroenterite infecciosa
Preocupações e respostas emotivas	Ansiedade

Para um bom controle das náuseas e vômitos, é sempre fundamental reavaliar as medidas adotadas repetidamente ao longo do tempo. O uso de uma escala pode contribuir para redução do tempo gasto em uma avaliação criteriosa por meio de parâmetros objetivos, de modo a avaliar sua evolução e a resposta à terapia antiemética, para facilitar o planejamento de estratégias efetivas de controle dos sintomas. Vários instrumentos podem ser utilizados para esse fim e são facilmente encontrados na internet, como a escala PeNAT, a escala de face para crianças da Baxter e a *Morrow Assessment of Nausea and Emesis* (MANE), esta última especificamente utilizada para manejo de vômitos induzidos por quimioterapia.

TRATAMENTO

Entender a fisiopatologia do sintoma é fundamental para o manejo clínico. As estratégias terapêuticas são embasadas na determinação e eliminação da causa subjacente e incluem qualquer medida que busque controlar a causa do vômito. É fundamental corrigir distúrbios hidroeletrolíticos, tratar a mucosite e a constipação intestinal e fazer uso de terapia antiemética, se necessário. Pode ser preciso interromper ou substituir medicamentos emetizantes.

A estratégia mais importante para controle dos episódios de náusea e vômitos consiste, se possível, na prevenção, principalmente nos pacientes mais sensíveis com histórico de náuseas e vômitos provocados por movimentação – cabe lembrar de acessar também as náuseas e não apenas os vômitos, pois se trata de um sintoma frequentemente não valorizado pelo profissional de saúde e que pode afetar profundamente o bem-estar da criança.

Medidas não farmacológicas

Várias recomendações podem ser endereçadas aos pacientes para minimizar o impacto dos sintomas, como, por exemplo, uma dieta mais leve consumida em pequenas quantidades e com mais frequência. O alimento deve ser escolhido pela criança – convém oferecer suas bebidas favoritas e evitar comidas gordurosas ou frituras. Pedaços de gelo e pequenos goles de água são recomendados para manter a criança hidratada. Elas aceitam bem sorvetes e picolés, o que pode ser uma estratégia interessante no contexto pediátrico. Convém manter a boca limpa e úmida, sendo importante lembrar que um gosto ruim na boca pode piorar os sintomas.

Algumas técnicas da medicina integrativa também podem ser de grande ajuda para controle desses sintomas, como hipnose, relaxamento, técnicas de respiração, aromaterapia (particularmente associada à ansiedade), musicoterapia e acupuntura ou acupressão.

Tratamento medicamentoso

A terapia com antieméticos para controle dos episódios de náusea e vômito deve ser bastante criteriosa e sempre pautada no mecanismo fisiopatológico mais provavelmente envolvido. Uma medicação utilizada para evitar náuseas e vômitos provocados pela quimioterapia, por exemplo, pode não funcionar bem no contexto de vômitos relacionados com o movimento. Por outro lado, medicações usadas de forma eficaz na profilaxia de náuseas e vômitos podem não funcionar quando o sintoma já está estabelecido. Algumas classes de medicamentos podem controlar bem os vômitos, mas podem não ajudar a combater as náuseas, e vice-versa, embora existam agentes eficazes para ambas as situações.

Idealmente, o antiemético deve estar disponível para uso oral, retal, endovenoso ou intramuscular, lembrando que a via retal não costuma ser utilizada em pacientes oncológicos, os quais podem estar neutropênicos e favorecer a translocação bacteriana. Se possível, deve ser preferida a via oral por ser a mais prática, menos onerosa e muitas vezes promover efeitos similares aos do uso parenteral. Apesar disso, algumas crianças recusam com frequência essa forma de administração. O ideal é utilizar a monoterapia, a qual nem sempre é suficiente, e o profissional deve acrescentar outros agentes terapêuticos em vez de substituí-los.

Antagonistas da 5-hidroxitriptamina (5-HT3)

Essa classe de medicamentos tem boa evidência em casos de pacientes com câncer após aplicação de quimioterapia, mas também para manejo de náuseas e vômitos em crianças com condições não malignas. Seu mecanismo de ação consiste no bloqueio seletivo e com alta afinidade dos receptores 5-HT3 de ação central e perifericamente no aferente vagal. Os antagonistas da 5-HT3 são rapidamente absorvidos quando administrados via oral, sendo metabolizados pelo fígado e ultrapassando a barreira hematoencefálica facilmente. Não é necessário o ajuste de dose em caso de insuficiência renal, mas deve-se ter cuidado nos casos de comprometimento hepático. Quanto aos efeitos colaterais, os antagonistas da 5-HT3 têm como vantagem não apresentar efeitos extrapiramidais ou comportamentais presentes em outras classes de antieméticos. Cefaleia e tontura, no entanto, não são incomuns, e altas doses costumam estar associadas à constipação intestinal e à dor abdominal por redução do trânsito intestinal.

A ondansetrona, a granisetrona e a palonosetrona apresentam diferentes meias-vidas, sendo a última muito utilizada nos casos de êmese tardia induzida por quimioterapia em virtude de sua longa meia-vida (cerca de 40 horas). A ondansetrona tem meia-vida curta e é disponibilizada para uso oral e parenteral. Comprimidos mastigáveis facilitam a aceitação pelas crianças, apesar de não haver solução oral disponível no mercado. A granisetrona transdérmica é particularmente interessante para uso no contexto de paliação.

Antagonista do receptor D2 da dopamina

Trata-se de uma classe terapêutica importante para manejo de náuseas e vômitos por bloquear os receptores dopaminérgicos na zona do gatilho quimiorreceptora. Os principais representantes são metoclopramida, domperidona, clorpromazina e haloperidol, o qual apresenta maior amplitude de ação por bloquear também receptores histamínicos, muscarínicos, serotonérgicos e alfa-adrenérgicos. Esses medicamentos também podem promover bloqueio vagal no trato gastrointestinal, com atividade procinética.

Justamente por apresentarem atividade em vários receptores, eles também causam muitos efeitos colaterais, estando associados a efeitos sedativos, reações extrapiramidais e síndrome discinética (1 em cada 5.000 casos), que pode ser tratada com anti-histamínico ou anticolinérgico de ação central, como a difenidramina. Podem ainda aumentar o intervalo QT, causar leucopenia e diminuir o limiar convulsivo.

Em 2013 foi divulgado um alerta de revisão acerca da farmacocinética da metoclopramida, apontando a redução da depuração da droga em neonatos e o aumento dos efeitos extrapiramidais em crianças pequenas, o que tornou seu uso contraindicado em menores de 1 ano, também deixando de ser recomendado às crianças de 1 a 18 anos de idade. A domperidona, por sua vez, não cruza a barreira hematoencefálica e não causa reações extrapiramidais, tornando-se uma opção como excelente pró-cinético, porém com menor potencial antiemético. Estresse, ansiedade e náuseas via receptor dopaminérgico periférico no plexo mioentérico podem ocasionar a redução do trânsito gastrointestinal e ser antagonizados pela domperidona. O haloperidol tem efeito sedativo menor, mas costuma estar mais associado a efeitos extrapiramidais. Quando utilizado em doses baixas (as doses antieméticas do haloperidol são mais baixas do que as dos antipsicóticos usuais), tem boa tolerância e costuma ser bastante eficaz. Já o efeito sedativo da clorpromazina pode ser útil no contexto de terminalidade.

Antagonistas do receptor da histamina (H1)/ muscarínico (AChm)

Anti-histamínicos e antimuscarínicos podem ser utilizados com objetivos antieméticos. A primeira geração de antagonistas do receptor H1 age nos receptores presentes no centro do vômito, nos núcleos vestibulares e na zona do gatilho quimiorreceptora. Prometazina, ciclizina, meclizina, hidroxizina, dimenidrato e difenidramina são exemplos dessa classe de medicamentos, e todos têm potencial antiemético. Sua atuação nos receptores muscarínicos varia – os com maior potencial antimuscarínico, como a ciclizina, são muito úteis em casos de obstrução intestinal. A prometazina deve ser evitada em crianças com menos de 2 anos de idade em razão de sua associação com morte súbita e eventos que ameaçam a vida.

Os antagonistas da acetilcolina nos receptores colinérgicos muscarínicos e os anticolinérgicos, como hioscina e atropina, têm ação antiespasmódica na fibra lisa gastrointestinal e podem contribuir parcialmente para o controle dos vômitos. Agem ainda minimizando os estímulos nos receptores do labirinto com efeitos nas vias vestibulares e na zona de gatilho quimiorreceptora. Entre seus efeitos está a redução da sudorese, da salivação, da secreção brônquica e da motilidade intestinal. Doses elevadas podem causar midríase e taquicardia.

Benzodiazepínicos

Os benzodiazepínicos, como midazolam, lorazepam e diazepam, apresentam alguma efetividade no manejo da náusea no cenário de cuidado paliativo pediátrico, mas não dos vômitos, também podendo ter um papel nas náuseas e vômitos induzidos por quimioterapia e classificados como antecipatórios em vista de seu efeito ansiolítico e amnésico. O lorazepam costuma ser preferido em virtude de sua meia-vida curta e por conter metabólitos inativos.

Antagonista do receptor da neurocinina 1 (NK-1)

Antagonistas do receptor NK-1 parecem exercer sua principal ação antiemética deprimindo a atividade neural do núcleo do trato solitário, possivelmente com algum efeito periférico do sistema vagal terminal no intestino. Esses medicamentos foram muito estudados para o tratamento dos vômitos induzidos por quimioterapia, fazendo o sintoma praticamente desaparecer quando utilizados no esquema de 3 dias. O aprepitan, um de seus principais representantes, tem ainda propriedades antidepressivas e ansiolíticas, além de antieméticas, sendo uma interessante opção no fim da vida, embora poucos estudos tenham avaliado seu uso nesse contexto.

Corticosteroides

Muito utilizados como antieméticos nos casos de vômitos induzidos por quimioterapia, os corticosteroides também podem ser úteis em casos de obstrução intestinal maligna e hipertensão intracraniana. Seu mecanismo de ação não é bem conhecido, embora se acredite que seja central. Quando utilizados de maneira contínua e crônica, podem ser responsáveis por muitos efeitos colaterais, como obesidade centrípeta, estrias, acne e outros mais graves, como imunossupressão, hipertensão, diabetes secundário, alterações de comportamento com irritabilidade e até psicoses.

Cannabis (D-9-tetraidrocanabinol – THC)

O *cannabis* tem-se mostrado efetivo no controle de náuseas e vômitos, embora não seja recomendado para uso em primeira linha. A ativação dos receptores do canabinoide (CB1) no sistema nervoso central suprime a liberação do neurotransmissor no intestino, estimulando o apetite e minimizando a náusea. Seus efeitos colaterais incluem tontura, disforia ou depressão, alucinações, paranoia e hipotensão arterial. Wong & Wilens fizeram uma revisão sistemática para avaliar o uso de canabinoide em crianças e adolescentes, encontrando como sua principal indicação o suporte em caso de vômitos induzidos por quimioterapia. Seu uso na prática ainda é bastante controverso, podendo produzir muitos efeitos colaterais, os quais podem ser percebidos como adversos por alguns pacientes, mas não por outros. Ainda não é de fácil acesso no Brasil, sendo necessária uma ação judicial, o que muitas vezes inviabiliza seu uso na prática clínica.

SITUAÇÕES ESPECIAIS NO FIM DE VIDA
Náuseas e vômitos induzidos por opioides

Entre 10% e 50% dos pacientes que iniciam o uso de opioides relatam episódios de náuseas e vômitos, sendo as primeiras muito mais comuns. O opioide ativa a zona de gatilho quimiorreceptora, mas também sensibiliza o labirinto e ativa o sistema vestibular. Vias periféricas ainda podem estar envolvidas através de constipação intestinal e estase. O acúmulo de metabólitos opioides, por sua vez, não parece ter um papel nessa patogênese. Na maioria dos casos, o sintoma desaparece depois de 5 a 7 dias, à medida que se desenvolve a tolerância, não sendo mais necessário tratamento específico.

Quando os pacientes apresentam vômitos persistentes, pode-se tentar a infusão de naloxona em doses baixas (0,5 a 2mcg/kg/h), uma vez que doses mais altas acarretam a perda do efeito analgésico do opioide. Também responde bem à dexametasona, mas os antagonistas do receptor 5-HT3 haloperidol ou clorpromazina podem ser uma opção. O controle da constipação intestinal e a aceleração da mobilidade intestinal por meio de um procinético podem auxiliar o manejo. Eventualmente, pode ser necessária a rotação do opioide.

Náuseas e vômitos induzidos por quimioterapia

A presença de náuseas e vômitos induzidos por quimioterapia pode ter efeito devastador, sendo um dos sintomas mais temidos pelos pacientes. Trata-se de um mecanismo complexo em que a quimioterapia estimula a zona de gatilho quimiorreceptora em uma resposta mediada por receptores 5-HT3 e NK-1. A quimioterapia pode causar ainda lesão da mucosa gastrointestinal, promovendo a liberação de neurotransmissores, entre os quais a serotonina, e ativando o centro do vômito pelas vias aferentes periféricas. Além desses mecanismos, a ansiedade e os efeitos neuro-hormonais também podem ter um papel; por isso, benzodiazepínicos, como o lorazepam, podem ajudar de maneira adjuvante.

As náuseas podem ser classificadas, de acordo com o tempo de início do sintoma, como agudas, quando ocorrem nas primeiras 24 horas após a administração da medicação, tardias, quando aparecem depois de 24 horas, ou antecipatórias, quando o sintoma acontece temporalmente longe de seu estímulo e em resposta a experiências prévias. A melhor maneira de controlar esse sintoma é tratá-lo agressivamente nas primeiras 24 horas. A êmese antecipatória é comumente desencadeada por ansiedade, consistindo em um reflexo de condicionamento por controle inadequado dos vômitos nos ciclos anteriores.

As náuseas e os vômitos induzidos por quimioterapia podem ser tratados com a combinação de antagonista do receptor 5-HT3, antagonista do receptor NK-1, corticoides e benzodiazepínicos. O potencial emetogênico do quimioterápico precisa ser levado em consideração na prescrição de medicações para prevenir o sintoma. Os antieméticos devem ser utilizados pelo menos 30 a 60 minutos antes da administração da quimioterapia para que haja tempo suficiente para a droga agir no neurorreceptor. Os pacientes com náuseas e vômitos antecipatórios podem não apresentar resposta adequada ao tratamento proposto, e terapias comportamentais, a dessensibilização sistemática e o uso de benzodiazepínicos, como lorazepam, podem ajudar.

Náuseas e vômitos por obstrução intestinal

A obstrução intestinal é uma urgência de fim de vida associada a extremo sofrimento. Os vômitos costumam aparecer precocemente em caso de obstrução gástrica ou do intestino delgado e mais tardiamente nos casos de obstrução do intestino grosso. A cirurgia pode estar indicada, quando viável, sendo importantes a discussão dos riscos e benefícios do procedimento e o compartilhamento da decisão entre o cirurgião e o paliativista e entre estes e o paciente/família. O uso de sonda nasogástrica também deve ser considerado, não devendo ser realizado se o controle dos sintomas for possível com medicamentos.

Além do controle da dor e do uso de antieméticos, convém considerar o acréscimo de medicação antissecretora como anticolinérgico, como hioscina, e um análogo da somatostatina, como octreotídeo. Os antagonistas dopaminérgicos, como haloperidol ou clorpromazina, e anti-histamínicos, como dimenidrato ou ciclizina, são os antieméticos de escolha. O corticosteroide pode cumprir um papel na redução do edema peritumoral.

Náuseas e vômitos por hipertensão intracraniana

A hipertensão intracraniana pode ser decorrente de tumores, infecções ou trauma e costuma promover vômitos em razão do estímulo das vias aferentes centrais através dos receptores H1 no centro do vômito. Assim, é possível utilizar um bloqueador H1 com atividade anticolinérgica, como a ciclizina, embora esse fármaco não seja muito bem tolerado por muitas crianças, sendo preferido o dimenidrato. Os corticosteroides também são utilizados para reduzir o edema peritumoral; embora sejam muito eficazes, seu efeito não costuma ser duradouro. Aqui também é fundamental ponderar os riscos e benefícios da indicação de uma neurocirurgia, seja para abordagem direta do tumor/abscesso/hematoma, seja para uma derivação ventriculoperitoneal. O uso de acetazolamida, que é controverso, pode ser tentado com o objetivo de reduzir a produção liquórica dos pacientes nos quais a cirurgia for contraindicada.

CONSIDERAÇÕES FINAIS

Náuseas e vômitos podem ser fonte de grande sofrimento no fim da vida de uma criança ou adolescente. O manejo eficiente desses sintomas pode ter um impacto profundo na qualidade de vida desses pacientes, uma vez que eles são capazes de afetar seu bem-estar e prejudicar a realização de seus afazeres habituais, além de comprometer a saúde mental e a vida social. O tratamento consiste em avaliação multidisciplinar individualizada, adaptações dietéticas, tratamento com equipe de medicina integrativa e associação à terapia medicamentosa guiada para o mecanismo fisiopatológico do sintoma.

Referências

1. American Society of Clinical Oncology, Kris MG, Hesketh PJ et al. American Society of Clinical Oncology guideline for antiemetics in oncology: update 2006. J Clin Oncol 2006; 24(18):2932-47.
2. Baumann F, Hebert S, Rascher W, Woelfle J, Gravou-Apostolatou C. Clinical characteristics of the end-of-life phase in children with life-limiting diseases: Retrospective study from a single center for pediatric palliative care. Children 2021; 8:523-33.
3. Chang VT, Hwang SS, Kasimis B, Thaler HT. Shorter symptom assessment instruments: the Condensed Memorial Symptom Assessment Scale (CMSAS). Cancer Invest 2004; 22(4):526-36.
4. Corli O, Pellegrini G, Bosetti C et al. Impact of palliative care in evaluating and relieving symptoms in patients with advanced can-

cer. Results from the DEMETRA Study. Int J Environ Res Public Health 2020 Nov 14; 17(22):8429.
5. Dupuis LL, Roscoe AJ, Olver I, Aapro M, Molassiotis A. 2016 updated MASCC/ESMO consensus recommendations: Anticipatory nausea and vomiting in children and adults receiving chemotherapy. Support Care Cancer 2017 Jan; 25(1):317-21.
6. Glare P, Miller J Nikolova T, Tickoo R. Treating nausea and vomiting in palliative care: a review. Clin Interv Aging 2011; 6:243-59.
7. Navari RM. Pharmacological management of chemotherapy-induced nausea and vomiting focus on recent developments. Drugs 2009; 69(5):515-33.
8. Phillips RS, Friend AJ, Gibson F, and Cochrane Childhood Cancer Group. Antiemetic medication for prevention and treatment of chemotherapy-induced nausea and vomiting in childhood. Cochrane Database Syst Rev 2016 Feb; 2016(2):CD007786.
9. Smith HS, Smith JM, Smith AR. An overview of nausea/vomiting in palliative medicine. Ann Palliat Med 2012; 1:103-14.
10. Stephenson J, Davies A. An assessment of a etiology-based guidelines for the management of nausea and vomiting in patients with advanced cancer. Support Car Cancer 2006; 4:348-53.
11. Patel P, Robinson PD, Thackray J. Guideline for the prevention of acute chemotherapy-induced nausea and vomiting in pediatric cancer patients: A focused update. Pediatr Blood Cancer 2017; 64(10).
12. Wong SS, Wilens TE. Medical cannabinoids in children and adolescents: A systematic review. Pediatrics 2017 Nov; 140(5): e20171818.
13. Wood GJ, Chega JW, Lynch B, Von Roenn JH. Management of intractable nausea and vomiting in patients at the end of life: "I was feeling nauseous all of the time... nothing was working". JAMA 2007; 298(10):1196-207.

Capítulo 21

Distúrbios do Sono

Guillermo Traslaviña

INTRODUÇÃO

O sono consome um terço do tempo de nossas vidas, e ainda assim o conhecimento sobre esse estado fisiológico é matéria de debate. Apesar dos grandes avanços nos últimos 50 anos, não há uma teoria unificada que responda: por que dormir? Sua importância é verificada claramente pelas consequências da privação do sono, levando a prejuízos cognitivos, físicos e fisiológicos significativos. Um rato com privação total de sono morre após 3 a 4 semanas em razão da disfunção metabólica. Além disso, a grande quantidade de sono durante a fase infantil indica seu papel significativo no desenvolvimento neuropsicomotor. Destacam-se suas funções reparadoras, de conservação de energia, proteção, consolidação de memória, recalibração de redes neuronais e imunológica.

A descrição neurofisiológica do sono é baseada no padrão das ondas cerebrais, atividade muscular e movimentos oculares. Assim, o sono é subdividido em cinco estágios. Os estágios de 1 a 4 correspondem ao sono sem movimentos rápidos dos olhos, o sono não REM[1] (NREM), enquanto o estágio 5 corresponde ao sono REM. Essas fases costumam apresentar proporção pouco variável, exceto nas crianças, nas quais há aumento na duração da fase REM.

As regiões responsáveis pela manutenção do sono incluem o sistema reticular ativador ascendente, o prosencéfalo basal, o hipotálamo anterior e núcleos pontinos, governados em conjunto por neurotransmissores, como ácido gama-aminobutírico (GABA), acetilcolina, dopamina, serotonina, noradrenalina e hipocretina/orexina.

Todos os anos, cerca de 21 milhões de crianças e adolescentes em todo o mundo são afetados por condições limitantes da vida que exigem cuidados paliativos. Essas condições são principalmente genéticas, doenças neurológicas e metabólicas e, menos comumente, doenças oncológicas. Um aspecto particular e desafiador para a equipe de cuidados é que muitas crianças afetadas são não verbais em razão de comprometimento neurológico grave e, portanto, não são capazes de se comunicar diretamente. Nas crianças, os distúrbios do sono têm uma taxa de prevalência que pode oscilar entre 50% e 80%, representando, portanto, um dos sintomas mais comuns nessa população, o que atinge diretamente o sono de pais e cuidadores. Este capítulo apresenta um panorama global dos distúrbios do sono em crianças, caracterizando sua epidemiologia, apresentação clínica, diagnóstico e tratamento.

CLASSIFICAÇÃO DOS DISTÚRBIOS DO SONO

A Classificação Internacional de Distúrbios do Sono inclui 60 diagnósticos específicos e é o texto clínico de referência para o diagnóstico de distúrbios do sono. Os distúrbios são agrupados em sete categorias principais: insônia, transtornos do sono relacionados com a respiração, hipersonias de origem central, transtornos do ritmo circadiano, parassonias, transtornos do movimento relacionados com o sono e outros transtornos do sono, além de incluir um apêndice

---
[1] REM: *rapid eye movements*.

para classificação de distúrbios associados a transtornos médicos e neurológicos (Quadro 21.1).

Insônia

A insônia é definida como dificuldade em iniciar ou manter o sono e está associada a prejuízo no funcionamento diurno. Não é atribuível a circunstâncias ambientais ou à falta de oportunidade para dormir. Trata-se do transtorno do sono mais comumente reportado na infância, chegando a estar presente em 20% a 40% das crianças em idade escolar e sendo particularmente mais prevalente em casos de distúrbios do desenvolvimento neuropsicomotor, doenças neurodegenerativas, síndromes genéticas e doenças neoplásicas.

A insônia pode ser classificada em três tipos: aguda, crônica e outros tipos de insônia. O diagnóstico é estabelecido quando um ou mais dos seguintes sintomas estão presentes: dificuldade para iniciar o sono, dificuldade para dormir sem intervenção parental ou de cuidador, resistência a ir para a cama em horário apropriado, dificuldade para manter o sono ou despertar mais cedo que o desejado. Adicionalmente, o paciente, os pais ou os cuidadores referem um ou mais dos seguintes fatores: fadiga/mal-estar, dificuldade de atenção, concentração ou memória, prejuízo social, familiar ou escolar, irritabilidade,

Quadro 21.1 Transtornos do sono de acordo com a 3ª Classificação Internacional de Transtornos do Sono

Insônia	Transtorno do trabalho em turno
Transtorno de insônia crônica	Transtorno do fuso horário (*jet lag*)
Insônia aguda	Transtorno do ritmo circadiano vigília-sono não especificado
Outras insônias	**Parassonias**
Distúrbios respiratórios do sono	Parassonias relacionadas com o sono NREM:
Apneia obstrutiva do sono:	Despertares confusionais
Adulto	Sonambulismo
Criança	Terror noturno
Síndromes da apneia central:	Transtorno alimentar relacionado com o sono
Apneia central do sono com respiração de Cheyne-Stokes	Parassonias relacionadas com o sono REM:
Apneia central do sono decorrente de doença clínica sem respiração de Cheyne-Stokes	Transtorno comportamental do sono REM
	Paralisia do sono isolada recorrente
Apneia central do sono decorrente de alta altitude com respiração periódica	Transtorno do pesadelo
	Outras parassonias:
Apneia central do sono primária	Síndrome da cabeça explodindo
Apneia central do sono decorrente de medicação ou substância	Alucinações relacionadas com o sono
Apneia do sono primária da infância (do recém-nascido)	Enurese do sono
Apneia central do sono primária do prematuro	Parassonias decorrentes de doença médica
Apneia central do sono decorrente do tratamento	Parassonias decorrentes de medicação ou substância
Transtorno da hipoventilação relacionada com o sono:	Parassonias não especificadas
Síndrome da obesidade-hipoventilação	**Transtorno do movimento relacionados com o sono**
Síndrome da hipoventilação alveolar congênita	Síndrome das pernas inquietas
Hipoventilação central de início tardio com disfunção hipotalâmica	Transtorno dos movimentos periódicos dos membros
	Câimbras das pernas relacionadas com o sono
Hipoventilação alveolar central idiopática	Bruxismo relacionado com o sono
Hipoventilação decorrente de medicação ou substância	Transtorno do movimento rítmico relacionado com o sono
Hipoventilação decorrente de doença médica	Mioclonia benigna do sono da infância
Transtorno de hipoxemia relacionado com o sono	Mioclonia proprioespinhal do início do sono
Hipersonias de origem central	Transtorno do movimento relacionado com o sono decorrente de doença médica
Narcolepsia tipo 1	Transtorno do movimento relacionado com o sono decorrente de medicação ou substância
Narcolepsia tipo 2	
Hipersonia idiopática	Transtorno do movimento relacionado com o sono não especificado
Síndrome de Kleine-Levin	
Hipersonia decorrente de doença médica	**Outros transtornos do sono**
Hipersonia decorrente de uso de medicação ou substância	APÊNDICE A – condições médicas e neurológicas relacionadas com o sono:
Hipersonia associada a transtorno psiquiátrico	
Síndrome do sono insuficiente	Insônia familiar fatal
Transtorno do ritmo circadiano	Epilepsia relacionada com o sono
Transtorno do atraso da fase de sono	Cefaleia relacionada com o sono
Transtorno do avanço da fase de sono	Laringoespasmo relacionado com o sono
Transtorno do ritmo vigília-sono irregular	Refluxo gastroesofágico relacionado com o sono
Transtorno do ritmo vigília-sono não 24 horas	Isquemia miocárdica relacionada com o sono

sonolência diurna, problemas comportamentais, pouca energia, iniciativa e motivação, relato de acidentes ou erros e preocupação ou insatisfação com o sono. As queixas relativas ao sono ou à vigília ocorrem pelo menos três vezes por semana. No caso de insônia crônica, os sintomas estão presentes há pelo menos 3 meses.

A fisiopatologia da insônia não está totalmente definida, mas é postulado que ela reflete um estado de hiperativação autonômica, somática e cortical associada a fatores como estresse ou predisposição genética, os quais resultam em aumento do processamento sensorial e em insônia. O aumento da atividade do eixo hipotálamo-hipófise-adrenal (HPA) e a redução dos níveis cerebrais de GABA aferidos por espectroscopia têm sido descritos em indivíduos com insônia.

A avaliação da queixa de insônia exige um interrogatório detalhado e, em algumas ocasiões, o uso de instrumentos clínicos de suporte. O registro do sono simples (diário de sono) por até 2 semanas consecutivas, contendo hora de dormir e de acordar, cochilos, número de despertares em que necessitou a presença do cuidador, comportamentos para adormecer e necessidades para voltar a adormecer, é suficiente para o diagnóstico de insônia.

O tratamento inicial visa identificar causas intrínsecas (médicas) ou extrínsecas (ambientais) que dificultam o sono. Desse modo, o conhecimento e a progressão da doença de base devem nortear ajustes terapêuticos farmacológicos e não farmacológicos para tratamento dos sintomas que favorecem a insônia (p. ex., dor muscular, tosse, sialorreia, refluxo gastroesofágico etc.). Da mesma maneira, deverão ser implantadas medidas gerais que favoreçam o sono, como estabelecer um horário apropriado para o sono, alimentar a criança em lugar apropriado e ter um horário regular para acordar pela manhã, evitando sonecas no final da tarde (higiene do sono).

Afastadas as causas clínicas, o aconselhamento comportamental é a principal ferramenta para manejo da insônia em crianças. Encontram-se descritas várias técnicas para extinção de hábitos inadequados, as quais se baseiam na persistência e paciência dos cuidadores, associadas a reforços positivos para as mudanças. Os cuidadores devem estar cientes de que a aquisição de novos hábitos para dormir envolve vários dias (em média 2 semanas). O uso de medicamentos restringe-se ao tratamento de outros distúrbios do sono coexistentes (p. ex., alteração do ciclo circadiano, despertares parciais), insônia comportamental, em que existe dificuldade para estabelecer o horário de dormir, insônia associada à dor, insônia durante hospitalização ou associada a fatores estressores intensos e insônia em caso de doenças crônicas.

As medicações mais frequentemente descritas na literatura incluem anti-histamínicos de primeira geração em doses baixas (difenidramina, 0,5 a 20mg/kg; prometazina, 0,25 a 0,5mg/kg; hidroxizina, 1mg/kg), fitoterápicos em forma de chás ou tinturas (*Valeriana officinalis*, *Matricaria recutita* [camomila], *Melissa officinalis*, *Passiflora sp.* [maracujá]), melatonina (0,05mg/kg ou 0,5mg/dose meia hora antes do horário de dormir), clonazepam (0,25 a 0,75mg/dia), clonidina (0,05 a 0,1mg/dia), zolpidem (2,5 a 10mg/dia, em adolescentes) e trazodona (25 a 100mg/dia – quando associado a transtorno do humor e ansiedade).

Distúrbios respiratórios do sono

Em crianças, o distúrbio respiratório relacionado com o sono abrange um amplo espectro de patologias, desde o ronco primário até a síndrome da apneia obstrutiva do sono (SAOS), apneia central do sono e hipoventilação relacionada com o sono. A gravidade do distúrbio respiratório relacionado com o sono baseia-se na presença de hipopneias (redução do fluxo de ar) e apneias (cessação completa do fluxo de ar). A etiologia pode ser obstrutiva, com esforço respiratório preservado ou aumentado, ou mediada centralmente por patologia do sistema nervoso central (SNC) ou agentes depressores respiratórios. Esses distúrbios respiratórios relacionados com o sono podem estar associados a quedas da saturação de oxigênio e aumento da frequência de despertares, resultando em fragmentação do sono ou hipercapnia, os quais contribuem para a morbidade associada.

Tipicamente, no contexto da atenção às doenças que limitam a vida, os distúrbios respiratórios do sono são mais prevalentes quando há comprometimento primário (genético ou congênito) ou secundário (adquirido) do SNC, muscular ou das vias respiratórias. Malformações congênitas do SNC, doenças neurodegenerativas, neuromusculares e metabólicas, sequelas pós-infecciosas ou hipóxico-isquêmicas, laringomalácia e hipoplasia maxilar, entre outras, aumentam o risco para esse distúrbio.

O Brasil foi particularmente atingido pela epidemia do Zika entre os anos de 2015 e 2016, o que causou uma emergência de saúde pública em razão da associação à microcefalia em recém-nascidos e a danos estruturais ao SNC incompatíveis com a vida, frequentemente cursando com sintomas de distúrbios respiratórios.

Os sintomas de SAOS incluem ronco alto e frequente, que pode estar acompanhado por pausas respiratórias, engasgos, posições anormais durante o sono (p. ex., pescoço hiperestendido), respiração bucal, sono agitado e aumento do esforço respiratório, resultando em alterações neurocomportamentais diurnas (p. ex., alteração do humor, hiperatividade, comportamento de oposição, desatenção e baixo aproveitamento acadêmico).

Em virtude da impossibilidade clínica de diferenciar roncos primários de distúrbios respiratórios do sono, a polissonografia (PSG) noturna é fundamental para comprovação do transtorno. Esse exame consiste no monitoramento em laboratório especializado dos sinais vitais e da atividade eletroencefalográfica, ventilatória, muscular e de esforço respiratório durante uma noite de sono. O tratamento, na maioria dos casos, exige intervenções interdisciplinares por equipe formada por otorrinolaringologia, odontologia, cirurgia bucomaxilofacial e especialista do sono. Dentre os tratamentos, destacam-se diminuição de peso, adenotonsilectomia, correções cirúrgicas de via aérea superior e uso de ventilação mecânica não invasiva com pressão positiva.

Transtornos do ritmo circadiano

Os transtornos do ritmo circadiano (TRC) envolvem desarranjos nas características biológicas intrínsecas do sono e sua relação com o ambiente, perdendo a periodicidade previsível do sono em torno de 1 dia, o que pode levar à insônia ou à sonolência diurna excessiva. A geração de ritmos circadianos (de 20 a 28 horas de duração) é endógena, governada por estruturas do SNC e ajustada por condições extrínsecas ao indivíduo. O núcleo supraquiasmático (NSQ) é considerado o marca-passo central que governa o ciclo de 24 horas do sono e vigília e outras variáveis fisiológicas. A luz solar estimula as células ganglionares da retina a sinalizarem ao NSQ que o ambiente está iluminado. Por sua vez, o NSQ sinaliza à glândula pineal, via projeções simpáticas, a secreção de melatonina em ambiente escuro, sendo a luminosidade seu estímulo inibidor. A melatonina então, via receptores acoplados à proteína G, promove, nas estruturas neurais e outros órgãos, ações para o período noturno.

O padrão atraso da fase do sono (ATFS) é o mais comum dos TRC em crianças e consiste em postergar a fase do sono para mais tarde do que o habitual e, como consequência, o acordar é mais tardio do que o necessário para as atividades diárias. Os critérios para diagnóstico incluem atraso da fase de maior sono do indivíduo em relação aos horários desejados para adormecer e acordar; se segue seu horário de sono típico, o paciente apresenta sono de duração e qualidade normais, mantendo relação atrasada da fase de sono com o dia ambiental; o diário de sono demonstra retardo estável do horário para adormecer e acordar e o distúrbio não é mais bem explicado por outra circunstância clínica.

Em geral, o diagnóstico dos TRC é construído a partir de uma anamnese detalhada, que compreende o diário de sono e questões referentes a hábitos matutinos e vespertinos. Nos contextos de internações prolongadas e doenças crônicas que restringem os pacientes ao leito, o tratamento envolve uma combinação de mudanças ambientais com pistas de luminosidade natural ou luz artificial brilhante (fototerapia) e aconselhamento comportamental ao paciente e aos cuidadores (higiene do sono), visando adequar as rotinas diurna e noturna. O tratamento farmacológico está indicado em caso de persistência do transtorno e envolve a administração de melatonina (0,05mg/kg – dose usual de 1 a 3mg/dia) no início da noite, pelo menos 1,5 hora antes do horário desejado para deitar.

Parassonias

As parassonias são definidas como eventos físicos indesejáveis ou experiências que ocorrem durante o início do sono, durante o sono ou ao despertar e podem ser classificadas como ocorrendo no sono NREM (também conhecidas como transtornos do despertar) ou no sono REM (p. ex., pesadelos, paralisia do sono, distúrbio comportamental do sono REM) (veja o Quadro 21.1).

As parassonias NREM, mais frequentes em crianças, geralmente desaparecem na adolescência, mas podem permanecer na vida adulta. Costumam ser associadas à epilepsia e a distúrbios do desenvolvimento neuropsicomotor. Os transtornos do despertar incluem despertares confusionais, terrores noturnos e sonambulismo, que se sobrepõem na sintomatologia e geralmente ocorrem nas primeiras horas de sono. Os despertares confusionais são caracterizados por confusão, desorientação, torpor e, às vezes, agitação significativa ao despertar do sono NREM ou após despertares forçados. As características clínicas dos despertares confusionais incluem agitação, choro ou gemidos, desorientação e, particularmente, lentidão mental ao despertar. Os episódios costumam ter de 5 a 15 minutos de duração, mas podem durar várias horas.

Em geral, os terrores noturnos ocorrem em crianças em idade pré-escolar, e a criança de repente parece extremamente agitada, assustada e confusa, muitas vezes com choro ou gritos e evidência de atividade autonômica elevada (p. ex., hiperventilação, taquicardia, sudorese, midríase). O sonambulismo é caracterizado por deambulação ou outros comportamentos complexos fora da cama. Durante os episódios de sonambulismo, a criança assume um aspecto confuso ou atordoado, com os olhos geralmente abertos, e pode murmurar, dar respostas inadequadas a perguntas ou, ocasionalmente, parecer agitada. Durante o episódio, a criança parece tipicamente desajeitada e pode executar ações bizarras, como urinar em um armário. Lesões podem ocorrer durante o sonambulismo, como cair de escadas ou sair de casa.

O diagnóstico das parassonias NREM costuma ser baseado na história clínica, mas a gravação em vídeo dos eventos pelos cuidadores pode ser muito útil. A história familiar é significativa, visto que os pacientes com sonambulismo apresentam duas vezes mais chances de ter um familiar de primeiro grau com história semelhante. Os gatilhos incluem a privação do sono e a retirada de medicamentos supressores do sono de ondas lentas (ou seja, benzodiazepínicos). A PSG noturna não é necessária para o diagnóstico, a menos que a história sugira características clínicas atípicas ou a presença de outro transtorno do sono, como o SAOS. Se o diagnóstico diferencial incluir epilepsia, a PSG com montagem estendida de eletroencefalograma deverá ser solicitada.

O manejo das parassonias NREM prioriza a tranquilização e a educação da família sobre a natureza benigna e autolimitada do distúrbio. As recomendações iniciais incluem medidas de segurança apropriadas (p. ex., trancas em portas, portões e janelas e alarmes, caso a criança tente sair de casa) e identificação de fatores desencadeantes e agravantes. O despertar programado tem se mostrado uma técnica comportamental eficaz e envolve fazer os pais acordarem a criança completamente cerca de 15 a 30 minutos antes da hora da noite em que o primeiro episódio costuma ocorrer. O tratamento farmacológico pode estar indicado em casos de episódios frequentes ou graves, alto risco de lesão, comportamento violento ou disfunção familiar grave. O agente farmacológico mais utilizado é o clonazepam, benzodiazepínico supressor do sono de ondas lentas.

Transtornos do movimento relacionados com o sono

Os transtornos do movimento relacionados com o sono são caracterizados por movimentos involuntários, simples e frequentemente estereotipados durante o sono ou em períodos de repouso, os quais podem estar associados à insônia e à fadiga diurna. O Quadro 21.2 mostra os mais prevalentes na faixa etária pediátrica. No paciente acamado ou portador de doença crônica que limite a vida é maior a frequência de bruxismo, câimbras e movimentos relacionados com medicação e doença sistêmica.

Quadro 21.2 Transtornos de movimento relacionados com o sono mais prevalentes em pediatria

	Principais sintomas	Diagnóstico	Tratamento
Mioclonia benigna da infância	Presente nos primeiros 6 meses de vida, exclusivamente durante o sono Há abalos mioclônicos (contrações musculares súbitas) bilaterais, mais nos braços do que nas pernas, podendo ocorrer no corpo inteiro Os movimentos ocorrem em grupos de séries de cinco abalos durante 3 a 15 minutos Desaparecem ao acordar o lactente	História clínica	Aconselhamento sobre a natureza benigna do movimento Acordar a criança
Síndrome das pernas inquietas	Início após os 8 anos de idade O diagnóstico inclui: (1) urgência em movimentar os membros associados a parestesias e disestesias; (2) sintomas que se iniciam ou pioram com o repouso; (3) melhora parcial dos sintomas com o movimento; (4) piora dos sintomas no final da tarde Pode estar associado à deficiência de ferro	História clínica, exames laboratoriais, para avaliar a cinética do ferro, imagem do SNC para diagnóstico diferencial	Exercícios de relaxamento, redução de cafeína, higiene do sono, sulfato ferroso em caso de ferritina < 50ng/mL
Movimento periódico dos membros	Presente em escolares Há episódios repetitivos de movimentos dos membros durante o sono, mas frequentemente inferiores Movimentos repetitivos, periódicos, rápidos, abalos de membros com duração entre meio segundo e 10 segundos, com intervalos entre 20 e 40 segundos no sono	Polissonografia Para o diagnóstico são necessários mais de cinco movimentos por hora Avaliar cinética de ferro	O mesmo realizado na síndrome de pernas inquietas
Bruxismo relacionado com o sono	Mais comum após os 10 anos de idade São frequentes antecedentes familiares Pode estar associado a doenças neuromusculares degenerativas, disfunção temporomandibular e desgaste dentário	História clínica	Protetores bucais, injeções de toxina botulínica
Câimbras relacionadas com o sono	Sensação dolorosa, súbita, intensa, com contração involuntária de grupos musculares dos membros inferiores (panturrilha e pé) Mais frequente em doenças crônicas e neurodegenerativas que restringem o paciente ao leito Alta prevalência com uso de estatinas e diuréticos	História clínica e exames de laboratório (p. ex., eletrólitos e glicemia)	Alongamento dos músculos, fisioterapia, tratamento e compensação da doença de base
Movimentos relacionados com a medicação	Movimentos que prejudicam o sono relacionados com o uso de medicações (p.ex., antidepressivos) ou abstinência de substância que promova vigília (p. ex., anfetaminas)	História clínica	Retirada do medicamento e tratamento de abstinência
Mioclonia relacionada com doenças sistêmicas	Movimentos que prejudicam o sono e estão relacionados com uma condição médica ou neurológica O transtorno não pode ser explicado por outro transtorno do sono ou distúrbio mental	História clínica e polissonografia	Acordar o paciente

Hipersonias de origem central

As hipersonias de origem central são distúrbios caracterizados por excesso de sonolência (hipersonolência) que não é atribuído a outro distúrbio do sono, especificamente aqueles que resultam em interrupções do sono (ou seja, distúrbios respiratórios associados ao sono) ou a anormalidades do ritmo circadiano. Esses transtornos são decorrentes, na maioria dos casos, de anormalidade do SNC no controle sono-vigília, embora medicamentos e outras condições médicas possam explicar a hipersonolência. Os diagnósticos específicos estão listados no Quadro 21.1.

As hipersonias de origem central são mais comumente diagnosticadas em adultos. Esses distúrbios têm em comum uma queixa de sonolência excessiva, relatada como episódios diários de uma "necessidade irreprimível de dormir" ou lapsos diurnos de sono. Em crianças, frequentemente há relatos de baixo aproveitamento escolar por dormir em lugares inadequados ou por mais tempo, em comparação com seus pares. A narcolepsia em crianças é pouco diagnosticada e exige verificação bioquímica (mensuração de hipocretina no SNC), além da demonstração objetiva de diminuição de latências para o início do sono REM.

No que diz respeito à queixa de hipersonolência em paciente portador de doença crônica que limite a vida, a abordagem diagnóstica precisa excluir as causas mais frequentes (ou seja, insônia, SAOS, TRC) e aprofundar-se no conhecimento da doença de base e dos tratamentos farmacológicos usados. Medicações hipnóticas (p. ex., benzodiazepínicos), sedativas (p. ex., anti-histamínicos, benzodiazepínicos, opiáceos, anticolinérgicos), anti-hipertensivas (p. ex., alfa-2-agonistas), antiepilépticas (p. ex., carbamazepina, ácido valproico), relaxantes musculares (p. ex., baclofeno) e antipsicóticas (p. ex., clorpromazina, haloperidol, quetiapina, risperidona) devem ser averiguadas ativamente. Da mesma maneira, há doenças que em algum momento de sua história natural cursam com hipersonolência como sintoma (p. ex., após traumatismo cranioencefálico, em doenças neurodegenerativas e metabólicas genéticas, como leucodistrofias, doenças lisossômicas e distúrbios do ciclo da ureia e em doenças psiquiátricas, como a depressão).

O tratamento é direcionado para a causa e os fatores de hipersonolência identificados. Por exemplo, a solicitação de avaliação dos níveis séricos de medicamentos, a troca de medicamentos com interação farmacológica ou a retirada de um fármaco são medidas iniciais de grande impacto. A abordagem não farmacológica, por meio do incentivo a bons hábitos para o sono e a programação de sonecas durante o dia, melhora significativamente os sintomas. Recursos farmacológicos específicos, como cafeína, anfetaminas, antagonistas dos receptores GABA e de receptores histamínicos, podem ser indicados.

ABORDAGEM DIAGNÓSTICA GERAL

Os principais sintomas relacionados com o sono incluem dificuldade em iniciar e manter o sono, múltiplos despertares, despertar cedo, sono não restaurador, movimentos anormais durante a noite, cansaço ou sonolência diurna, desatenção, irritabilidade, dores musculares, depressão ou ansiedade. O passo inicial na avaliação consiste em recopilar uma história clínica detalhada, seguida de observação e exame físico. A descrição do(s) sintoma(s), fatores precipitantes, predisponentes ou perpetuantes e a duração, frequência e gravidade deve ser detalhada.

Da mesma maneira, as características específicas do paciente e do ambiente devem ser ativamente averiguadas. Convém perguntar sobre a fase de progressão da doença de base, os medicamentos usados, as comorbidades neurológicas (p. ex., epilepsia, deficiência intelectual), mentais, sensoriais (p. ex., cegueira, surdez), respiratórias (p. ex., ronco, tosse), gastrointestinais (p. ex., refluxo gastroesofágico) e musculoesqueléticas (p. ex., espasticidade, restrições à mobilidade, dor), bem como a respeito de suporte familiar, social e econômico.

O exame físico deve incluir avaliação antropométrica, da circunferência do pescoço, dos sinais vitais e de todos os sistemas. Particularmente, maior atenção deverá ser direcionada ao exame de cabeça e pescoço, para verificar causas anatômicas de obstrução de via aéreas. Em geral, a história clínica é complementada por questionários ou inventários que visam identificar aspectos gerais do sono, como latência, movimentação excessiva, fragmentação do sono, uso de dispositivos eletrônicos e sintomas associados. Dentre essas ferramentas se destacam o questionário de hábitos de sono crianças (*Clinically Oriented Subtyping of Chronic Insomnia of Childhood* [CSHQ]), o inventário familiar para hábitos do sono (*Family Inventory of Sleep Habits* [FISH]), a escala de distúrbio do sono para crianças, o inventário dos hábitos de sono para crianças pré-escolares e o questionário sobre o comportamento do sono, todos validados para o português. Além disso, o questionário SNAKE (*Schlaffragebogen für Kinder mit Neurologischen und Anderen Komplexen Erkrankungen*) é um bom exemplo de ferramenta para uso em população específica e avalia o sono de crianças com prejuízo neurológico grave (p. ex., paralisia cerebral); no entanto, não tem tradução para o português.

Os principais exames solicitados para diagnóstico de transtornos do sono são a PSG noturna e a actigrafia. A PSG consiste em um registro multicanal de noite inteira, realizado em laboratório de sono, com montagem de eletroencefalograma, eletro-oculograma, eletromiograma, fluxo oronasal, movimento toracoabdominal, eletrocardiograma e oximetria de pulso. Esse exame não costuma ser utilizado rotineiramente para avaliação da insônia na infância. Entretanto, pode ser recomendado em casos de suspeita de insônia secundária a transtorno respiratório do sono, para auxiliar o diagnóstico da síndrome das pernas inquietas e na avaliação de outras possíveis causas de fragmentação do sono, como crises epilépticas e parassonias. A actigrafia é um método diagnóstico que se baseia na observação da movimentação diurna e noturna para análise do ciclo sono-vigília, podendo ser útil na diferenciação entre a insônia da infância e os TRC.

CONSIDERAÇÕES FINAIS

A caracterização na literatura dos distúrbios do sono em crianças com múltiplas comorbidades e doenças que limitam a vida estabelece alguns pontos práticos, que incluem:

- A prevalência e o tipo de distúrbio do sono dependem principalmente da extensão e severidade do comprometimento cerebral, sendo frequente a coexistência de mais de um distúrbio do sono.
- A insônia crônica, a hipersonia decorrente de doença médica e os TRC são os distúrbios mais frequentes em crianças cronicamente doentes em cuidados paliativos.
- O tratamento envolve o conhecimento da doença de base, além dos fatores sociais, psicológicos e físicos, tanto do paciente como dos cuidadores.
- A aplicação rotineira de questionários para avaliação do sono em pacientes e cuidadores é uma ferramenta com grande impacto na qualidade de vida.

Finalmente, são necessários mais estudos sobre o sono e os CPP que objetivem a mensuração e a descrição dos distúrbios do sono em populações portadoras de doenças específicas, visando à caracterização e ao entendimento dos componentes biopsicossociais que determinam os desfechos biológicos e comportamentais nos cuidadores e nos pacientes.

Bibliografia

Bacelar A, Ribeiro Pinto L. Insônia: do diagnóstico ao tratamento. São Caetano do Sul-SP: Difusão Editora/São Paulo: Associação Brasileira do Livro, 2019.

Brum Batista BH, Nunes ML. Validação para língua portuguesa de duas escalas para avaliação de hábitos e qualidade de sono em crianças. J Epilepsy Clin Neurophysiol 2006; 12(3):143-8.

Dreier LA, Zernikow B, Stening K, Wager J. Insights into the frequency and distinguishing features of sleep disorders in pediatric palliative care incorporating a systematic sleep protocol. Children 2021; 8(1):54.

Ferreira VR, Carvalho LBC, Ruotolo F, de Morais JF, Prado LBF, Prado GF. Sleep disturbance scale for children: Translation, cultural adaptation, and validation. Sleep Medicine 2009; 10:457-63.

Maski K, Owens J. Pediatric sleep disorders. Continuum (Minneap Minn). Child Neurology 2018: 210-27.

Moura GS, Neves L, Macedo P, Da M, Gomes M. Transtorno do sono: Atualização (1/2). Rev Bras Neurol 2017; 53(3):19-30.

Lélis ALPA, Cardoso MVLM, Hall WA. Sleep disorders in children with cerebral palsy: An integrative review. Sleep Medicine Reviews 2016; 30:63-71.

Lins Pessoa JH, Pereria Jr JS, Cardoso Alves RS. Distúrbios do sono na criança e no adolescente: Uma abordagem para pediatras. 2. ed. São Paulo: Editora Atheneu, 2015.

Sateia MJ. International classification of sleep disorders-third edition highlights and modifications. Chest 2014; 146(5):1387-94.

Tietze AL, Blankenburg M, Hechler T et al. Sleep disturbances in children with multiple disabilities. Sleep Medicine Reviews 2012; 16(2):117-27.

Mucosite Oral

Helderjan de Souza Mendes
Reyna Aguilar Quispe

INTRODUÇÃO

A mucosa da cavidade bucal é constituída por células que se dividem mais rapidamente e por isso se tornam especialmente mais suscetíveis aos efeitos danosos da terapia citotóxica. Assim, é esperado que durante a quimioterapia (QT) e a radioterapia (RT) complicações bucais ocorram devido a lesões diretas à mucosa da cavidade oral em virtude da citotoxicidade das terapias antineoplásicas[1].

Nesse sentido, a mucosite oral é a toxicidade mais comum dos regimes de câncer com efeito citotóxico e continua sendo, até hoje, um dos efeitos colaterais mais dolorosos e prejudiciais da terapia antineoplásica em razão de sua capacidade de interromper o tratamento radioterápico e, também, da terapia ablativa. No entanto, apesar de sua alta frequência e impacto significativo, resistem algumas dúvidas a respeito das melhores opções preventivas ou terapêuticas da mucosite oral[2].

Clinicamente, a mucosite oral caracteriza-se por ser uma reação inflamatória cujas lesões iniciais são geralmente um eritema que pode progredir para lesões erosivas e/ou ulceradas, apresentando baixa predileção pelas áreas de mucosa oral queratinizada e alta predileção pelas áreas não queratinizadas, como mucosa jugal, porção dorsal da língua, assoalho bucal e palato mole[3].

Em pediatria, considera-se que a mucosite oral é a principal complicação causada pela citotoxicidade dos tratamentos antineoplásicos em crianças e essa é, infelizmente, uma condição que apresenta alta prevalência em crianças que recebem QT e/ou RT, inclusive com taxas maiores do que as apresentadas pelos adultos[1]. Esse fato pode ser justificado pelas características fisiológicas das crianças, o que as torna mais suscetíveis, de maneira geral, aos efeitos dos tratamentos (principalmente as mais jovens). Para o tratamento antineoplásico isso é muito bom, mas essas mesmas características as tornam também mais suscetíveis aos efeitos indesejáveis associados a esse tipo de terapia e, por consequência, apresentam mais complicações[4]. Além disso, em alguns protocolos, durante o tratamento das neoplasias em crianças os agentes quimioterápicos são administrados em altas doses, causando ainda mais toxicidade nesse grupo de pacientes[5].

Como se pode observar, essa é uma condição que apresenta alta incidência na população pediátrica, além de ser considerada um dos efeitos colaterais mais dolorosos e debilitantes do tratamento do câncer pediátrico. De acordo com sua gravidade, a mucosite oral pode acarretar alterações no tratamento inicialmente proposto (atrasar os ciclos de tratamento e/ou reduzir sua intensidade) e aumentar o uso de nutrição parenteral, o consumo de medicamentos, o tempo de hospitalização, a incidência de infecções e os custos, bem como pode aumentar o sofrimento, a morbidade e a mortalidade[4,6,7].

ETIOLOGIA

A mucosite oral apresenta variações de acordo com o tratamento antineoplásico adotado. Por exemplo, em relação aos quimioterápicos, a importante relação entre eles e a mucosite oral se deve aos mecanismos de ação, já que os quimioterápicos de maneira geral não atuam somente contra as células neoplásicas, mas também contra as células normais com alto *turnover* celular, assim como ocorre nas células que constituem a mucosa da cavidade bucal, não sendo, portanto, capazes de diferenciá-las[8]. Todavia, em virtude das diferenças nas formas de atuação, bem como na estomatotoxicidade, os quimioterápicos não induzem a mucosite oral na mesma frequência e intensidade[4,8].

No tratamento radioterápico, a mucosite oral induzida por radiação (MOIR) é mais dose-dependente, e os primeiros sinais e sintomas (eritema e edema) podem ser observados com doses > 20Gy e posteriormente, com o avanço do tratamento, ao serem atingidas doses > 30Gy, aparecem as ulcerações, muitas vezes coalescentes e cobertas por pseudomembranas. Essas ulcerações podem permanecer por 3 ou 4 semanas após a conclusão do tratamento e devem diminuir progressivamente com o desenvolvimento de IMRT (radioterapia de intensidade modulada) e terapia volumétrica[9].

FISIOPATOLOGIA

A QT e a RT causam inflamação e dano tecidual direto à mucosa da cavidade bucal e, por conseguinte, ulceração devido a uma sequência de reações químicas, eventos metabólicos e biológicos que ocorrem em vários estágios. A fisiopatologia da mucosite oral pode ser sintetizada em quatro fases interdependentes: (1) fase inflamatória/vascular, (2) fase epitelial, (3) fase ulcerativa/bacteriológica e (4) fase de reparo.

A patogênese da mucosite oral para QT e RT envolve várias fases e diferentes processos biológicos complexos. Resumidamente, a fase de iniciação é caracterizada pelos danos causados pelos agentes antineoplásicos (radiação ou quimioterápicos) ao DNA em virtude da produção de espécies reativas de oxigênio (ROS) e da subsequente morte das células epiteliais basais. Em resposta aos gatilhos produzidos na fase de iniciação, ocorre a fase de geração de mensagem, que ativará uma cascata de eventos biológicos e imunológicos, causando apoptose e danificando o tecido conjuntivo.

Durante a amplificação da fase de mensagem, diferentes vias de sinalização são ativadas por citocinas pró-inflamatórias, causando eritema e edema na mucosa oral. Em razão dos danos causados às células epiteliais orais, o processo progride para a quarta etapa, a fase de ulceração, em que os pacientes desenvolvem ulcerações profundas sintomáticas e podem infectar-se por bactérias orais gram-negativas e gram-positivas.

Quando ocorre a contaminação, essas bactérias liberam moléculas que podem estender o dano da mucosa por estimulação direta de macrófagos infiltrantes, os quais liberam citocinas pró-inflamatórias, levando por fim à cicatrização da mucosa com *restitutio ad integrum*[4].

AVALIAÇÃO E DIAGNÓSTICO DA MUCOSITE ORAL EM PACIENTES PEDIÁTRICOS

A avaliação de mucosite oral em pacientes pediátricos apresenta algumas peculiaridades quando comparada à executada na população adulta, principalmente em razão da maturidade e do desenvolvimento do paciente pediátrico, que depende da idade, e influenciará a maneira como o cirurgião-dentista deverá passar as informações tanto ao paciente como aos pais e/ou responsáveis. Do mesmo modo, também haverá influência na abordagem, manejo e tratamento, que deverão adequar-se à idade do paciente.

A mucosite oral feta não somente o paciente, mas os familiares que o acompanham, principalmente quando existe dor associada. Desse modo, a mucosite oral pode ser avaliada a partir de diferentes aspectos, como os clínicos e funcionais, bem como do impacto na qualidade de vida. Portanto, a avaliação deve ser integral, abrangendo tanto o aspecto clínico da lesão como o emocional da criança e de seus familiares e/ou responsáveis. Somente assim será possível planejar e realizar um tratamento que impactará positivamente todos os aspectos e melhorará a qualidade de vida do paciente pediátrico.

Avaliação

Para uma avaliação adequada dos pacientes pediátricos, é essencial uma anamnese detalhada por intermédio dos pais e/ou responsáveis. Quando possível, de acordo com a idade da criança, deverão ser feitas perguntas aos próprios pacientes. Cabe lembrar que a dor e o desconforto bucais são subjetivos e variam de indivíduo para indivíduo e, quando se trata de crianças, a obtenção de informações mais precisas é ainda mais desafiante. Para isso, é necessário lançar mão de recursos lúdicos no momento da anamnese para coletar informações mais precisas.

Assim, existem recursos baseados em escalas com desenhos de faces que representam a percepção das crianças em relação à mucosite oral. Aspectos como intensidade da dor bucal, presença ou não de dor à alimentação e percepções emocionais que esses sintomas possam provocar na criança podem ser coletados por meio de questionários com representações gráficas[10]. Esse tipo de escala facilita a transmissão de informações por parte das crianças e/ou responsáveis, melhorando a qualidade das informações para uma conduta clínica mais eficaz.

Durante a avaliação clínica da boca da criança, o exame físico extraoral e intraoral é sempre desafiador, já que a dor bucal em caso de mucosite oral muitas vezes pode deixar a criança em um estado de irritabilidade e os pais e/ou responsáveis bastante sensibilizados em relação a essa dor ou desconforto. Portanto, os passos para uma boa avaliação da mucosite oral consistem em:

1. Orientar os pais quanto à necessidade de colaboração durante a avaliação bucal e mencionar que sem esta não será possível estabelecer um diagnóstico e, por consequência, não haverá a possibilidade de ajudar no tratamento da mucosite oral.
2. Avaliar a intensidade da dor através de anamnese com os pais e/ou responsáveis e, quando possível, também obter informação diretamente do paciente pediátrico.
3. Obter informações sobre o tipo de alimentos que o paciente consegue ingerir para estabelecer o grau de dificuldade da criança para se alimentar.
4. Obter informações em relação à higiene oral – se está sendo realizada ou se está sendo prejudicada pelas lesões decorrentes da mucosite oral.
5. Avaliar se a criança está conseguindo se comunicar.
6. Avaliar a mucosa labial externa.
7. Avaliar a mucosa bucal interna, começando pela mucosa labial interna, fundo de sulco vestibular, mucosa jugal, língua, assoalho bucal, palatos duro e mole e orofaringe.

Diagnóstico

A mucosite oral pode apresentar-se clinicamente com áreas de eritema e/ou úlceras de diferentes tamanhos (Figura 22.1*A*) e presença de dor leve ou intensa – em geral, costuma ser utilizada uma escala que possibilita graduar a intensidade da dor (Figura 22.1*B*), a qual poderá guiar o tratamento analgésico.

Várias graduações/escalas são usadas para avaliação e diagnóstico da severidade da mucosite oral, sendo a graduação proposta pela Organização Mundial da Saúde (OMS) a mais comum, embora outras escalas sejam mais precisas para o diagnóstico. No Quadro 22.1 são apresentadas as diferentes escalas para avaliação e diagnóstico da mucosite oral[11].

COMPLICAÇÕES

A mucosite oral pode apresentar diversas complicações, a depender de diversos fatores, como tipo e estadiamento do tumor e tipo de tratamento antineoplásico, assim como da resposta do paciente a esse tratamento. Entre os tipos de câncer com mais chances de ocorrência de mucosite oral severa e de mais complicações está o onco-hematológico, comparado aos tumores de órgãos sólidos[12,13].

As complicações estão presentes, principalmente, em casos mais severos, já que o paciente não consegue alimentar-se com alimentos sólidos nem líquidos. Muitas vezes, a dor causada pela mucosite oral pode ser intensificada até mesmo por atos espontâneos, como engolir a saliva. Portanto, além de debilitado pela doença e o tratamento antineoplásico, o paciente não consegue ingerir nutrientes que possibilitem sua recuperação. Em alguns casos, o tratamento antineoplásico chega a ser suspenso temporariamente até que o paciente se recupere da mucosite oral[14].

A mucosite oral e suas complicações podem estar relacionadas com alguns fatores, como pacientes com protocolos quimioterápicos de maior nefrotoxicidade, os quais podem alterar os níveis de creatinina e dificultar a excreção de alguns medicamentos, bem como a dose e a via de administração desses quimioterápicos. Entre os tipos que podem representar um risco para o desenvolvimento de mucosite oral severa estão o metotrexato, a cisplatina, o melfalano, a daunorrubicina, a doxorrubicina, a vincristina e o etoposídeo. A dose e a via de administração serão importantes para que se possa antecipar a possível manifestação de mucosite oral, o que possibilitará o planejamento de medidas preventivas[12,13].

Outro fator que pode levar ao desenvolvimento de mucosite oral com grande possibilidade de complicações que podem colocar em risco a vida do paciente é a condição sistêmica desse paciente, como a neutropenia febril. A neutropenia febril pode estar associada à mucosite oral severa e, em caso de dor bucal muito intensa, é necessária a prescrição de múltiplas medicações, como dipirona, paracetamol, tramadol ou morfina, entre outras. Além disso, o paciente precisará permanecer mais tempo internado, o que não terá apenas impacto negativo em sua qualidade de vida, como aumentará o custo hospitalar[13].

Como mencionado previamente, as complicações da mucosite oral estão relacionadas com dor bucal intensa, que impede a realização de diversas atividades diárias, maior comprometimento sistêmico, presença de soluções de continuidade, que são uma janela para infecções

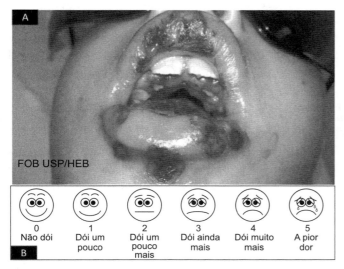

Figura 22.1 A Criança com leucemia mieloide aguda e mucosite oral grau IV (OMS). **B** Escala de dor para mucosite oral de uso pediátrico (Paiva e cols., 2018[10]).

Quadro 22.1 Escalas para avaliação de mucosite oral

Escala	Grau				
	0	1	2	3	4
Escala OMS (Organização Mundial da Saúde)	Nenhuma mudança nas mucosas bucais	Dor Eritema	Dor Eritema Consegue engolir alimentos sólidos	Úlceras extensas com eritema Paciente não consegue engolir alimentos sólidos	Extensa mucosite Paciente não consegue se alimentar
Escala GOR (Grupo de Oncologia de Radioterapia)	Nenhuma mudança nas mucosas bucais	Eritema da mucosa bucal	Reação pseudomembranosa focal (placas < 1,5cm de diâmetro e não contíguas)	Reação pseudomembranosa confluente (placas contíguas geralmente >1,5cm de diâmetro)	Necrose ou ulceração profunda, podendo incluir sangramento espontâneo
Escala Ocidental do Consórcio de Pesquisa em Enfermagem do Câncer	Lesões: nenhuma Cor: rosa Sangramento: nenhum	Lesões: 1 a 4 Cor: leve eritema Sangramento: nenhum	Lesões: > 4 Cor: eritema moderado Sangramento: espontâneo	Lesões: coalescentes Cor: eritema intenso Sangramento: espontâneo	
Escala de Avaliação de Mucosite Oral (EAMO), conhecida como OMAS (*Oral Mucositis Assessment Scale*)	Eritema	Nenhum (sem nenhuma mudança de cor da mucosa)	Moderado (com aumento moderado da intensidade da cor da mucosa)	Severo (eritema intenso da mucosa bucal)	
	Úlcera (a avaliação deve ser realizada em cada região da mucosa bucal)	Nenhuma lesão presente	Úlcera < 1cm	Úlcera de 1 a 3cm	Úlcera > 3cm

Fonte: adaptado de Nicola e cols., 2007[11].

secundárias que podem pôr em risco a vida do paciente, mais tempo de internação e maior custo hospitalar. As complicações mais comumente causadas por quadros de mucosite oral são:

- Dificuldade para se alimentar.
- Dificuldade para falar.
- Dificuldade para higiene bucal e/ou medo dos pais e/ou responsáveis de realizar a higiene bucal nas crianças.
- Presença de infecções oportunistas.
- Mais tempo de internação hospitalar.
- Impacto negativo na qualidade de vida.
- Maior custo hospitalar.

REPERCUSSÃO DA MUCOSITE ORAL NA QUALIDADE DE VIDA

As crianças com mucosite oral costumam sentir-se irritadas e debilitadas, o que dificulta as atividades diárias próprias da idade, como brincar, se alimentar e conversar com os pais e/ou responsáveis e amigos. A boca possibilita a realização de diversas atividades de inserção e torna possível a interação social. Portanto, quando apresenta alguma alteração, como a mucosite oral, essa característica inata do desenvolvimento da criança pode ser prejudicada. Um estudo que avaliou a relação da mucosite oral com a qualidade de vida de crianças com câncer relatou que a mucosite oral causa um desconforto psicológico e social mais significativo, comparado ao desconforto físico[15].

CUIDADOS BUCAIS E TRATAMENTO DA MUCOSITE ORAL

Como mencionado, as diversas repercussões sistêmicas da mucosite oral podem comprometer a qualidade de vida do paciente. Com a finalidade de minimizar esses efeitos negativos durante o tratamento antineoplásico e criar ferramentas que propiciem uma atuação mais oportuna e eficaz, a Multinational Association of Supportive Care in Cancer (MASCC) avalia periodicamente um grande número de estudos e publica suas diretrizes; no entanto, é importante ressaltar que a maioria dos estudos avaliados não inclui a população pediátrica[16].

Em 2020 foi publicada a revisão sistemática mais recente para atualização das diretrizes clínicas da MASCC com o objetivo de fornecer um conjunto de intervenções pautadas em fortes evidências em relação ao manejo da mucosite[17].

Diversos cuidados bucais devem ser tomados para reduzir a intensidade e as complicações da mucosite oral.

Higiene bucal

A higiene bucal é essencial para diminuir a intensidade da mucosite oral, e a escovação dentária com creme dental sem laurel sulfato de sódio e o uso de escova dentária extramacia, bem como de soluções antissépticas, como gluconato de clorexidina 0,12% sem álcool, reduzem a quantidade de biofilme microbiano que adere à mucosa bucal e às superfícies dentárias. Cabe ressaltar que o acúmulo abundante de biofilme microbiano nas mucosas bucais pode desencadear ou intensificar processos inflamatórios. Como a mucosite oral é um processo inflamatório, uma higiene bucal deficiente pode piorar o quadro clínico. Por essa razão, a literatura menciona que a orientação dos pais e/ou responsáveis e das crianças sobre a higiene bucal antes e durante o tratamento antineoplásico é essencial para reduzir o risco de desenvolvimento de mucosite oral grave[18,19].

Uso de laserterapia ou fotobiomodulação

Em virtude de seu efeito anti-inflamatório, analgésico e/ou de regeneração tecidual, a fotobiomodulação (FBM) tornou-se um tratamento cada vez mais reconhecido e aceito na área da saúde. Atualmente, há na literatura muitos estudos consistentes que justificam sua utilização para prevenir e gerenciar as complicações decorrentes da radioterapia e da quimioterapia. No entanto, a elaboração de protocolos detalhados de tratamento por meio da FBM tornou-se obrigatória para otimizar sua eficácia e garantir melhor reprodutibilidade de seus resultados[20].

Outro fator importante é que muitos desses pacientes, devido à imunossupressão, têm maior predisposição para apresentar infecções oportunistas na cavidade bucal, as quais, quando associadas a lesões de mucosite oral graves, podem dificultar a cicatrização tecidual e facilitar a ocorrência de infecções locais ou sistêmicas. Nesse contexto, a terapia fotodinâmica é uma opção terapêutica promissora para o tratamento de processos infecciosos da cavidade oral[21]. Todavia, segundo uma recente revisão sistemática e metanálise a respeito do efeito da terapia fotodinâmica para o tratamento da mucosite oral, os estudos apresentaram resultados promissores e confirmaram que a terapia fotodinâmica contribuiu para cicatrização e reparação do tecido lesionado. No entanto, a metanálise também apontou que são necessários mais ensaios clínicos cegos e randomizados para avaliação de diferentes parâmetros para o uso da terapia fotodinâmica, como o tipo de fotossensibilizador, a concentração, o tempo de incubação do fotossensibilizador e a dose de luz[22].

Outros tratamentos

Como mencionado previamente, embora o uso de laserterapia/fotobiomodulação seja mais frequente, alternativas são relatadas na literatura, como o uso de crioterapia com infusão de camomila, glutamina, bochechos de cloreto de zinco, própolis, aloe vera, gel de lidocaína, bochecho viscoso com xilocaína, entre outros coadjuvantes que não têm a mesma eficácia da fotobiomodulação, mas que têm promovido melhora significativa em comparação a placebos realizados em diferentes pesquisas[23,24].

CONSIDERAÇÕES FINAIS

A mucosite oral não é apenas um dos efeitos colaterais mais comuns do tratamento antineoplásico, é também, dependendo de sua gravidade, o motivo mais frequente de interrupções e alterações no tratamento antineoplásico, aumentando o uso de nutrição parenteral, o consumo de medicamentos, o tempo de hospitalização, a incidência de infecções, os custos e até mesmo o sofrimento, a morbidade e a mortalidade.

Cabe levar em consideração também que esse grupo de pacientes, independentemente das complicações citadas, já representava um grande desafio para as equipes de oncopediatria devido às incertezas e às dificuldades inerentes à própria doença.

Por isso, é imperativo entender que os cuidados com a cavidade bucal devem ser implementados logo no início do tratamento, nas estratégias de cuidado integral fornecidas pela equipe multiprofissional às crianças com câncer, até mesmo para os casos em que o plano de tratamento apresenta formas mais previsíveis de declínio, com o objetivo de dar continuidade ao tratamento dessas crianças, garantir melhor qualidade de vida e contribuir para seu restabelecimento físico, emocional e social.

Referências

1. Carreón-Burciaga RG, Castañeda-Castaneira E, González-González R, Molina-Frechero N, Gaona E, Bologna-Molina R. Severity of oral mucositis in children following chemotherapy and radiotherapy and its implications at a single oncology centre in Durango State, Mexico. International Journal of Pediatrics 2018; 2018:1-5.
2. Wardill HR, Sonis ST, Blijlevens NMA et al. Prediction of mucositis risk secondary to cancer therapy: a systematic review of current evidence and call to action. In: Supportive Care in Cancer. Springer Science and Business Media Deutschland GmbH 2020:5059-73.
3. Bowen J, Al-Dasooqi N, Bossi P et al. The pathogenesis of mucositis: updated perspectives and emerging targets. Supportive Care in Cancer 2019 Oct 1; 27(10):4023-33.
4. Villa A, Sonis ST. Mucositis: Pathobiology and management. In: Current Opinion in Oncology. Lippincott Williams and Wilkins, 2015: 159-64.

5. Dickens E, Ahmed S. Principles of cancer treatment by chemotherapy. In: Surgery. United Kingdom: Elsevier Ltd., 2018: 134-8.
6. Sonis ST, Elting LS, Keefe D et al. Perspectives on cancer therapy-induced mucosal injury: Pathogenesis, measurement, epidemiology, and consequences for patients. In: Cancer. John Wiley and Sons Inc., 2004: 1995-2025.
7. Davy C, Heathcote S. A systematic review of interventions to mitigate radiotherapy-induced oral mucositis in head and neck cancer patients. Disponível em: https://doi.org/10.1007/s00520-020-05548-0.
8. Cheng KKF, Lee V, Li CH, Yuen HL, Epstein JB. Oral mucositis in pediatric and adolescent patients undergoing chemotherapy: The impact of symptoms on quality of life. Supportive Care in Cancer 2012 Oct; 20(10):2335-42.
9. Bockel S, Vallard A, Lévy A et al. Pharmacological modulation of radiation-induced oral mucosal complications. In: Cancer/Radiotherapy. Elsevier Masson SAS, 2018: 429-37.
10. Paiva BSR, Barroso EM, Cadamuro SA et al. The Children's International Mucositis Evaluation Scale is valid and reliable for the assessment of mucositis among Brazilian children with cancer. Journal of Pain and Symptom Management 2018 Nov 1; 56(5):774-780.e2.
11. Niscola P, Romani C, Cupelli L et al. Mucositis in patients with hematologic malignancies: an overview. Haematologica [Internet] 2007 Feb 1; 92(2):222-31. Disponível em: http://www.haematologica.org/cgi/doi/10.3324/haematol.10232.
12. Damascena LCL, de Lucena NNN, Ribeiro ILA, Pereira TL, Lima-Filho LMA, Valença AMG. Severe oral mucositis in pediatric cancer patients: Survival analysis and predictive factors. International Journal of Environmental Research and Public Health 2020 Feb 2; 17(4).
13. Allen G, Logan R, Revesz T, Keefe D, Gue S. The prevalence and investigation of risk factors of oral mucositis in a pediatric oncology inpatient population: A prospective study [Internet] 2017. Disponível em: www.jpho-online.com
14. Mazhari F, Shirazi AS, Shabzendehdar M. Management of oral mucositis in pediatric patients receiving cancer therapy: A systematic review and meta-analysis. In: Pediatric blood and cancer. John Wiley and Sons Inc., 2019.
15. Bezinelli LM, Eduardo FP, Neves VD et al. Quality of life related to oral mucositis of patients undergoing haematopoietic stem cell transplantation and receiving specialised oral care with low-level laser therapy: A prospective observational study. Eur J Cancer Care (Engl) 2016 Jul 1; 25(4):668-74.
16. Lalla RV, Bowen J, Barasch A et al. MASCC/ISOO clinical practice guidelines for the management of mucositis secondary to cancer therapy. In: Cancer. John Wiley and Sons Inc., 2014: 1453-61.
17. Elad S, Cheng KKF, Lalla RV et al. MASCC/ISOO clinical practice guidelines for the management of mucositis secondary to cancer therapy. Cancer. 2020 Oct 1; 126(19):4423-31.
18. Bezerra PMM, Sampaio MEA, dos Santos FG et al. The effectiveness of an oral health education and prevention program on the incidence and severity of oral mucositis in pediatric cancer patients: a non-randomized controlled study. Supportive Care in Cancer 2021 Dec 1; 29(12):7877-85.
19. Yavuz B, Bal Yılmaz H. Investigation of the effects of planned mouth care education on the degree of oral mucositis in pediatric oncology patients. Journal of Pediatric Oncology Nursing 2015 Jan 12; 32(1):47-56.
20. Klausner G, Troussier I, Canova CH, Bensadoun RJ. Clinical use of photobiomodulation as a supportive care during radiation therapy. In: Supportive care in cancer. Springer Science and Business Media Deutschland GmbH, 2022: 13-9.
21. Chilakamarthi U, Giribabu L. Photodynamic therapy: Past, present and future. In: Chemical record. John Wiley and Sons Inc., 2017: 775-802.
22. de Oliveira AB, Ferrisse TM, Basso FG, Fontana CR, Giro EMA, Brighenti FL. A systematic review and meta-analysis of the effect of photodynamic therapy for the treatment of oral mucositis. In: Photodiagnosis and photodynamic therapy. Elsevier B.V., 2021.
23. Widjaja NA, Pratama A, Prihaningtyas RA, Irawan R, Ugrasena I. Efficacy oral glutamine to prevent oral mucositis and reduce hospital costs during chemotherapy in children with acute lymphoblastic leukemia. Asian Pacific Journal of Cancer Prevention 2020 Jul 1; 21(7):2117-21.
24. Nagi R, Patil DJ, Rakesh N, Jain S, Sahu S. Natural agents in the management of oral mucositis in cancer patients-systematic review. In: Journal of Oral Biology and Craniofacial Research. Elsevier B.V., 2018: 245-54.

Disfagia

Fabíola de Arruda Leite
Leila Costa Volpon

Capítulo 23

INTRODUÇÃO

Os pais de uma criança diagnosticada com doença limitante ou que ameace a vida enfrentam um processo de luto em que lidam com dúvidas e sentimentos mistos, até mesmo com a frustração pela condição de doença irreversível. O impacto dessa notícia fará os pais passarem por uma mudança em sua própria rotina e no manejo e cuidados com a criança, enquanto ressignificam a frustração da perda simbólica do filho que imaginaram ("esperado") e a realidade e reconstrução dos vínculos com o filho real.

Uma das primeiras manifestações de afeto entre mãe e filho ocorre no ato de alimentação pela boca, existindo um simbolismo de cuidado e afeto no aleitamento materno. Os pais ou cuidadores proverão a vida por meio do ato de alimentação, inicialmente no seio materno ou por aleitamento artificial, participarão do processo de desenvolvimento dessa criança, apresentando novos alimentos e hábitos alimentares, e, mesmo quando independentes, muitas vezes o momento de alimentação ainda será a representação de afeto e amor[1].

O que acontece quando esse ato natural ao ser humano não é possível em razão de alguma doença? Como os pais enfrentarão esse desafio? Será possível a alimentação por vias alternativas, como sondas e gastrostomia? Ou será suficiente apenas o ajuste de consistência com espessantes? Existe a possibilidade de ser necessária a nutrição parenteral total devido à patologia de base?

Os profissionais envolvidos nos cuidados paliativos dessas crianças devem ter sensibilidade para compreender que todos os questionamentos apontados e muitos outros causam sofrimento e angústia à família.

Nas condições em que a criança evolui com o distúrbio de deglutição tardiamente, ou seja, depois que adquiriu a capacidade de se alimentar via oral, as questões relacionadas com a alimentação podem ser mais desafiadoras. O processo pode ocorrer de maneira gradual em caso de doenças que levam à perda progressiva e até mesmo abrupta dessa capacidade. Um adolescente que conseguia alimentar-se passa a depender de um dispositivo para o ato devido a uma doença neurodegenerativa. Uma criança com tumor incurável do sistema nervoso passa progressivamente a apresentar dificuldade de deglutição e tem indicação de privação da via oral na perspectiva de evitar possíveis complicações por broncoaspiração. Há ainda o dilema bioético dos profissionais da saúde em indicar ou não o uso de via alternativa para alimentação, seja sonda, seja gastrostomia, e quanto ao momento ideal de transição entre a sonda nasoenteral e recomendação de gastrostomia. O universo que envolve a alimentação em cuidados paliativos engloba não apenas o sofrimento físico causado pela disfagia, frequente na população pediátrica, mas todo um contexto social e emocional dos envolvidos[1-3].

Um dos cenários em que frequentemente é preconizada a via alternativa de alimentação é a unidade de terapia intensiva, quando recém-nascidos prematuros não desenvolveram os mecanismos de alimentação (sucção, deglutição e coordenação da respiração) e com o tempo podem adquirir essa habilidade ou necessitar de suporte por toda a vida. Os avanços tecnológicos e terapêuticos têm aumentado a expectativa de vida de prematuros extremos e portadores de malformações congênitas, e os distúrbios de deglutição estão presentes de modo crescente nessa população. Nesses casos, a comunicação com os familiares deve ser clara e abordar questões de prognóstico e risco de comorbidades[4,5].

Dentre as possíveis intercorrências relacionadas com o distúrbio de deglutição está o risco de baixo ganho ponderal, desidratação, desnutrição e aspiração de saliva e alimentos. A aspiração leva a quadros como sibilância recorrente, pneumonias de repetição, processos pulmonares crônicos e aumento da frequência de internações hospitalares, o que impacta negativamente a qualidade de vida dessas crianças[5,6].

De modo geral, qualquer alteração ou dificuldade nas etapas do processo de deglutição é chamada disfagia (dificuldade de engolir a própria saliva ou alimento). Como a respiração e a deglutição estão interligadas pela faringe, qualquer alteração ou incoordenação desses eventos implica a perda de segurança na proteção das vias aéreas durante a ingesta de líquidos, alimentos e saliva, o que deve ser diferenciado de outros distúrbios alimentares que envolvem recusa alimentar, comportamento atípico com alguns alimentos e consistências (habilidade de deglutir preservada) ou dificuldade de levar o alimento à boca (p. ex., malformação ou ausência de membros)[2,7,8].

Em virtude dos riscos associados ao distúrbio de deglutição, as equipes de cuidados paliativos devem prever o risco de a criança apresentar essa disfunção, avaliando precocemente e contando com a expertise de diversos profissionais, sendo primordial o papel do fonoaudiólogo. Existem propostas de equipes mínimas (Quadro 23.1) que variam conforme a fonte consultada e a complexidade do caso[3,9].

FISIOLOGIA E DISFUNÇÕES DA DEGLUTIÇÃO

A deglutição é um processo que envolve estruturas da cavidade oral (ósseas, cartilaginosas, musculares e nervosas) e a musculatura faríngea e esofágica, além do amadurecimento dos reflexos, incluindo os sensório-motores protetores, com a finalidade de levar o alimento da boca até o estômago. Sabe-se que por volta da décima à décima segunda semana de gestação o reflexo da deglutição já está presente e que o de sucção surge em torno da vigésima semana. No entanto, a coordenação de sucção, deglutição e respiração costuma ocorrer após a trigésima quinta semana gestacional[4-6].

Para que a deglutição seja efetiva, são necessárias a integralidade das funções sensorial e motora de nervos específicos e a coordenação entre os músculos da deglutição e da respiração. Esse processo voluntário e reflexo é dividido em quatro etapas principais: (1) fase oral preparatória, (2) fase oral, voluntária ou transporte oral, (3) fase laríngea e (4) fase esofágica. Uma falha em qualquer uma dessas fases levará à disfagia.

Quadro 23.1 Sugestões para auxiliar a avaliação de disfagia	
Profissionais	**Atribuições**
Médicos (pediatra, pneumologista, gastroenterologista, neurologista, paliativista)	Realizar anamnese com dados sobre condições de nascimento, pesquisa ativa de sinais e sintomas sugestivos de disfagia, identificar intercorrências clínicas (pneumonias de repetição, internações), uso de medicações, como neurolépticos, exame físico detalhado, correlacionar fatores de risco (comorbidades), antever risco de complicações
Médico otorrinolaringologista	Anamnese direcionada aos sinais e sintomas relacionados com disfagia, intercorrências clínicas e avaliação de via aérea e busca por dismorfismos faciais. Realizar nasofibrolaringoscopia flexível
Enfermagem	Avaliar risco de disfagia, acompanhamento ponderal, avaliar condições das vias alternativas, se presentes
Fonoaudiólogo	Avaliação específica para risco de disfagia e dos órgãos fonoarticulatórios e desenvolvimento neuromotor
Nutricionista	Avaliação específica e elaboração de plano alimentar conforme as necessidades do paciente (considerar vias alternativas, como sondas e gastrostomia)
Fisioterapeuta	Orientação e técnicas para melhorar a postura e o tônus; reabilitação pulmonar em casos de aspiração e outras condições
Psicólogo	Acolhimento do sofrimento familiar e, no caso de crianças que perderam a capacidade de se alimentar quando já haviam adquirido essa função, auxiliar a ressignificação da alimentação por via alternativa
Odontólogo	Avaliação das condições da cavidade oral e prevenção de sua deterioração, assim como medidas para auxiliar quanto às questões de oclusão
Farmacêutico clínico	Atuação em pacientes com polifarmácia, avaliando quais medicamentos podem desencadear ou agravar os distúrbios de deglutição e auxiliar quanto à via de administração medicamentosa

A fase preparatória oral envolve a sucção (no caso dos lactentes, até aproximadamente 6 meses de idade) e a mastigação, que dependem do fechamento da boca. Nesse processo ocorrem movimentos das bochechas, dos lábios e da língua. O alimento é umedecido pela saliva e preparado por movimentos de mastigação que dependem da coordenação da língua e da estrutura do palato. Essa fase tem duração variável. No início da vida, a sucção ocorre de maneira involuntária (reflexa). Quando inicia a introdução de alimentos sólidos, espera-se que a criança tenha adquirido o controle voluntário da mastigação.

Em sequência, ocorre a fase do transporte oral, na qual o bolo alimentar é transportado para a cavidade posterior da boca, desencadeando o reflexo de deglutição, que é deflagrado em menos de 1 segundo, e a abertura do esfíncter glossopalatino. A passagem do alimento pela faringe (deglutição reflexa) ocorre na terceira fase do processo, por meio de reflexo (involuntária), e dura menos de 1 segundo. Essa é a fase considerada mais complexa, pois envolve diversas estruturas e a coordenação entre respiração e deglutição. A fase esofágica envolve os movimentos peristálticos do esôfago que transportarão o alimento pelo tudo digestivo, cuja duração varia de 4 a 40 segundos[2,4,6,10].

Em vista da grande complexidade da deglutição e da dependência anatômica das estruturas envolvidas, assim como do desenvolvimento neuropsicomotor, diversas patologias podem cursar com disfagia, desde a fase intrauterina e neonatal até a idade adulta. Alteração mais frequente dentre os distúrbios de deglutição em pediatria, a disfagia orofaríngea pode apresentar-se na fase oral, no gatilho do reflexo de deglutição e na fase faríngea e ser causada por ausência de reflexos orais, sucção débil ou incoordenada, ineficácia de mastigação e dificuldade na propulsão e contenção do alimento. Além disso, pode haver ausência do reflexo de deglutição ou atraso no disparo do reflexo, assim como incoordenação no ato de sugar-engolir-respirar. Durante a fase faríngea, é possível a ocorrência de aspiração, refluxo nasofaríngeo, resíduo faríngeo e, em situações graves, até mesmo asfixia[4,5,9].

ETIOLOGIA

Existem divergências nos dados da literatura quanto à prevalência dos problemas relacionados com a alimentação e a deglutição em crianças com desenvolvimento neuropsicomotor adequado. Os dados norte-americanos, por exemplo, apontam para algo em torno de meio milhão de crianças por ano com diagnóstico de disfagia, segundo os quais cerca de 40% dos casos têm relação com a prematuridade. Alguns autores sugerem que para as crianças acometidas em seu processo de desenvolvimento (prematuridade e outras condições médicas complexas, congênitas ou adquiridas) a prevalência pode chegar a 90%. Crianças com paralisia cerebral (lesão hipóxico-isquêmica) e acidente vascular cerebral apresentam estimativa semelhante, variando de 40% a 90% de prevalência conforme a gravidade da lesão[2,9-11].

Em oncologia pediátrica, os pacientes com mais chances de apresentar distúrbios permanentes de deglutição são diagnosticados com tumores do sistema nervoso central localizados na fossa posterior. A síndrome da fossa posterior cursa com disfagia, disartria, irritabilidade e mutismo e predispõe o paciente a risco maior de aspiração e problemas respiratórios, assim como desnutrição. Durante o tratamento quimioterápico, crianças com diferentes neoplasias podem desenvolver quadros de mucosite extremamente dolorosos, assim como as que receberam radioterapia em região cervical podem apresentar queixas como xerostomia, odinofagia e disfagia em intensidades variadas[12].

Os fatores envolvidos na disfagia são diversos e culminam com a desorganização das fases do processo que englobam coordenação entre os músculos da deglutição e da respiração. Um mesmo paciente pode apresentar mais de uma alteração nesses mecanismos, ou seja, falhas anatômicas, neurológicas e funcionais. Para auxiliar os profissionais de saúde no direcionamento da atenção aos pacientes com risco para desenvolver disfagia, alguns autores dividem os pacientes em três grupos, que englobam diversas patologias. A importância da determinação da etiologia está relacionada com a indicação do tratamento adequado para cada caso.

Os grandes grupos são: (1) malformações anatômicas orofaciais ou anormalidades do trato aéreo-digestivo (fissuras labial e palatina, malformações da língua, micro ou retrognatia, atresia de coanas, fístula traqueoesofágica, tumorações congênitas ou vasculares, laringomalácia, estenose laríngea, subglótica, glótica ou esofágica e alterações traqueais); (2) alterações do sistema nervoso central (malformações, infecções, tumores, encefalopatia hipóxico-isquêmica, neurodegeneração, alterações metabólicas, traumas, sangramentos e epilepsia); (3) imaturidade dos sistemas devido à prematuridade; (4) síndromes genéticas (multifatoriais) e (5) patologias cardiorrespiratórias[2,4].

Os portadores de algumas síndromes genéticas, em virtude dos dismorfismos faciais e de outras alterações associadas, apresentam propensão à disfagia, como de trissomia do 13, 18 ou 21, cornélia de Lange, Treacher-Collins, Moebius, Apert, Prader-Willi, Beckwith-Wiedemann, meningomielocele associada à malformação de Arnold-Chiari, sequência de Pierre Robin, CHARGE e microdeleção de 22q11.

Como causas neurológicas são apontadas várias patologias, como malformações do sistema nervoso central, doenças neurodegenerativas, encefalopatia metabólica, encefalopatia hipóxico-isquêmica, traumatismos com lesões cranioencefálicas, encefalopatia hiperbilirrubínica (*kernicterus*), meningites e encefalites, tumores do sistema nervoso central primários ou metástases, malformações vasculares, síndrome alcoólica fetal e infecções congênitas e adquiridas.

Outra situação que exige atenção dos profissionais da saúde consiste no uso de fármacos com potencial de interferir no processo de deglutição, destacando-se os que podem: (1) provocar xerostomia (anticolinérgicos, antidepressivos, opioides, antipsicóticos e anti-hipertensivos), (2) alterar a motilidade do esôfago e/ou reduzir o tônus do esfíncter esofágico (escopolamina, glicocorticoides e teofilina), (3) provocar lesões esofágicas (antibióticos, anti-inflamatórios, bifosfonatos, potássio e sulfato ferroso) e (4) causar efeitos neuromusculares (antipsicóticos, anticolinérgicos, anticonvulsivantes, opioides, antieméticos e quimioterápicos).

No entanto, há casos que não implicam um distúrbio definitivo, ou seja, condições clínicas que acometem lactentes e crianças, como quadros respiratórios agudos com desconforto respiratório, rebaixamento do nível de consciência ou mesmo imaturidade temporária dos mecanismos de deglutição[6].

DIAGNÓSTICO
História clínica e exame físico

Dentre as classificações da disfagia infantil, cabe considerar a disfagia orofaríngea, que apresenta maior prevalência nessa população, e a disfagia esofágica. A diferença entre elas está relacionada com a fase da deglutição alterada que, consequentemente, pode sofrer variações na apresentação clínica. Duas características da disfagia em pediatria são a possibilidade de acometimento de mais de uma das fases do processo e as diferenças entre o grupo de recém-nascidos e lactentes (que envolve a questão sucção-deglutição-respiração) e o que engloba as crianças maiores (alterações de controle motor oral e de mastigação e percepção do alimento). Um fator significativo diz respeito à idade de aparecimento da disfagia e ao diagnóstico precoce.

Os sinais e sintomas que sugerem distúrbios de deglutição são diversos, o que implica a necessidade de uma anamnese minuciosa e exame físico detalhado em busca de possíveis indícios de disfagia. A história clínica em pediatria geralmente depende do relato dos cuidadores, e o profissional deve investigar o início do quadro, sua progressão, se há dificuldade para líquidos e sólidos, os fatores de piora, as intercorrências associadas e as comorbidades. Quando o paciente apresenta um ou mais fatores de risco, o ideal é que ele seja avaliado durante o processo de alimentação, com atenção para possível recusa alimentar, tempo prolongado com o alimento na cavidade oral e movimentos, como arqueamento das costas e extensão do pescoço. A avaliação dos reflexos orais, assim como do desenvolvimento neuropsicomotor como um todo, é indispensável nesses casos.

Cada uma das fases da deglutição apresenta sintomas que podem ser considerados característicos. Nas fases preparatória e oral, convém atentar para recusa alimentar, escape extraoral do alimento, dificuldade de mastigação (caso esperado para a idade e a condição clínica), dificuldade para iniciar a deglutição, presença de sialorreia ou sialoestase, demora no tempo de alimentação (> 30 a 40 minutos) e sinais indiretos, como desidratação, perda ponderal e até mesmo desnutrição.

Outros sinais estão relacionados com a fase faríngea, merecendo destaque refluxo nasal, engasgos ou tosse antes ou depois da deglutição e alterações no padrão respiratório, principalmente com taquipneia ou até mesmo quedas de saturação de oxigênio com cianose. Na ausculta pulmonar, cabe atentar para ruídos, como sibilos, crepitações e estertores, e alteração da voz (rouquidão ou voz anasalada). Alterações na frequência cardíaca durante a deglutição devem ser avaliadas, assim como realizada a ausculta cervical[4,5,9].

Alguns pacientes apresentam aspiração silenciosa, que se deve à diminuição da percepção do reflexo laringofaríngeo, seja por alterações neurológicas, seja por incoordenação muscular ou tosse pouco efetiva, podendo estar ausente. Outro alerta é para os casos em que ocorrem infecções de repetição das vias aéreas, devendo a criança ser submetida a uma avaliação clínica complementar em virtude do risco de síndrome aspirativa crônica. Por isso, é importante questionar os cuidadores sobre sintomas relacionados com dismotilidade digestiva e sintomas de refluxo gastroesofágico (vômitos, regurgitações, dores relacionadas com alimentação) que podem envolver a fase esofágica da deglutição.

Em vista dos fatores de risco para disfagia, dos sinais e sintomas e dos achados no exame físico, o ideal é que o paciente seja avaliado por uma equipe que englobe diversos profissionais, sendo essencial a avaliação médica otorrinolaringológica e fonoaudiológica. A abordagem interdisciplinar evita exames desnecessários, o que protege a criança de desconforto e diminui o risco de iatrogenia e, quanto à gestão, possibilita a diminuição dos gastos, além de direcionar a terapia. A observação atenta de uma equipe capacitada para identificar os distúrbios no processo de deglutição evita atraso no diagnóstico e diminui o sofrimento da criança e dos cuidadores. Por se tratar de um tema desafiador, que envolve a segurança da alimentação e consequentemente questões de nutrição que impactam o crescimento e o desenvolvimento das crianças, a habilidade de reconhecer a disfagia deve fazer parte das competências da equipe de cuidados paliativos[13].

As equipes de fonoaudiologia estão capacitadas para avaliação da deglutição e podem auxiliar a prevenção e a redução de intercorrências e complicações. O direcionamento da terapêutica adequada ao paciente contribui para redução do tempo de internação e diminuição dos episódios de aspiração, bem como para compreensão dos cuidadores sobre a necessidade dos cuidados relacionados com a alimentação. A aplicação de escalas e protocolos específicos para a população infantil fornece uma metodologia baseada em evidências para diagnóstico, avaliação da gravidade e definição das condutas[2,3].

Avaliação instrumental

A avaliação instrumental ou exames complementares estão indicados para elucidar a causa da disfagia e principalmente para auxiliar a interpretação da segurança da via aérea e a elaboração do plano terapêutico individualizado. Para essa avaliação, podem ser citadas a videoendoscopia da deglutição e a videofluoroscopia de deglutição (VFD) e, de acordo com o quadro apresentado pelo paciente, cabe complementar a investigação com radiografias, tomografia de tórax, ressonância de encéfalo, testes de função pulmonar, broncoscopia, endoscopia e pHmetria.

A videoendoscopia da deglutição pode ser descrita como uma fibronasolaringoscopia que avalia de maneira direta a anatomia, a proteção da via aérea e a deglutição (saliva, secreções e alimento) dinamicamente. Outras vantagens são a possibilidade de realização em recém-nascidos, incluindo prematuros, a não utilização de contraste ou radiação e a possibilidade de ser realizada à beira do leito. Desse modo, trata-se de um exame que pode ser realizado para controle, ou seja, para seguimento da evolução da criança após a introdução da terapêutica.

O exame considerado padrão ouro na avaliação da disfagia é o videodeglutograma ou VFD, que possibilita a análise das estruturas anatômicas e de todas as fases da deglutição, especialmente com a investigação da coordenação das fases durante a passagem do bolo alimentar com o uso de diversas consistências. Dessa maneira é possível identificar a proteção de via aérea e a ausência ou presença de aspiração, bem como direcionar sua causa (por ser um exame dinâmico), determinar a gravidade da disfagia e direcionar o plano terapêutico, considerando a consistência alimentar mais segura ou contraindicando a via oral. No entanto, tem como desvantagens a exposição à radiação, a necessidade de administração de contraste (sulfato de bário) e a necessidade de uma equipe com experiência na realização e interpretação do exame (médico e técnico radiologista, enfermeiro e fonoaudiólogo). O exame deverá ser gravado para posteriores análise e investigação de anormalidades e distúrbios nas fases da deglutição[2,4,10,11].

TRATAMENTO

Para definição do plano terapêutico, convém considerar em primeiro lugar a segurança da via aérea, ou seja, se existe a possibilidade de manter a via oral ou se há indicação para uma via alternativa (sonda oro/nasoenteral ou gastrostomia) e se o quadro de disfagia pode ser reversível ou não. Desse modo, alinha-se o tratamento da disfagia ao da doença de base e das comorbidades da criança. Como prioridade, caso o paciente apresente sinais de desnutrição, hidratação inadequada ou síndrome aspirativa, deve ser considerada a intervenção por meio de sonda nasoenteral e fisioterapia respiratória e posteriormente realizado o tratamento específico[2,3].

A terapia fonoaudiológica, essencial para o tratamento da disfagia, envolve diversas técnicas ativas e passivas, visando melhorar a resistência muscular, a mobilidade e motricidade, a sensibilidade, a estimulação do reflexo de deglutição e de proteção da via aérea (tosse e vômito) e, nos casos em que for possível a reabilitação, preparando a reintrodução da dieta via oral. De maneira individualizada, o terapeuta pode indicar a utilização de dispositivos adequados (colheres, bicos de mamadeiras), a adaptação da consistência da dieta por meio de espessantes ou modificações do tipo de alimento, tamanho, modo de preparação e no posicionamento e uso de dispositivos para favorecer a postura adequada[2-4,9,10].

Nos casos em que a via oral não é considerada segura, a equipe multidisciplinar deverá discutir a indicação de sonda nasoenteral ou gastrostomia, sendo indicada a percutânea endoscópica. O momento da comunicação sobre a necessidade do dispositivo para alimentação é considerado a base para o desenvolvimento do plano de cuidados e a aderência ao tratamento[14]. Mesmo nas situações em que a criança necessita de via alternativa para alimentação, devem ser mantidos os estímulos na cavidade oral, a dessensibilização da região bucofacial, o estímulo para favorecer a oclusão oral e exercícios específicos para a língua. A higiene oral é fundamental para manter o conforto do paciente e evitar contaminação indesejada na saliva ou corpos estranhos na cavidade oral[2-4].

CONSIDERAÇÕES FINAIS

A prática clínica de cuidados paliativos pediátricos revela a realidade dos pacientes com altas taxas de distúrbios graves da deglutição que implicam a necessidade de uso de via alternativa para alimentação e suas complicações. Muitas dessas crianças apresentarão problemas respiratórios em algum momento da vida, incluindo quadros de pneumonia aspirativa que podem até mesmo ser o motivo de óbito. Em razão das comorbidades apresentadas, essas crianças costumam necessitar de polifarmácia para controle dos sintomas, e essas medicações podem desencadear ou agravar a disfagia. Para uma abordagem integral do paciente e dos cuidadores, a equipe deve manter-se alinhada quanto às propostas terapêuticas, sendo a tomada de decisão compartilhada um caminho para melhor aderência ao tratamento planejado.

Algumas vezes, a indicação de dispositivos, como sonda nasoenteral, não cumpre apenas a função de nutrição e hidratação, mas também garante a possibilidade de uma via segura para administração de medicamentos. Os cuidados paliativos oferecem uma abordagem integral, avaliando as mais diversas esferas do sofrimento e acolhendo as necessidades do paciente, dos familiares e dos cuidadores, e vão além, trabalhando com a prevenção dos possíveis agravos e as probabilidades de desfecho clínico, amparando aqueles que sofrem devido a uma doença grave.

Referências

1. Chocarro L et al. A grounded theory study of the perceptions and meanings associated with gastrostomies among parents of children with palliative needs. International Journal of Palliative Nursing 2019a; 25(1):19-28.
2. Dodrill P, Gosa MM. Pediatric dysphagia: Physiology, assessment, and management. Annals of Nutrition and Metabolism Ago 2015; 66(Suppl. 5):24-31.
3. Gosa MM et al. Evidence to support treatment options for children with swallowing and feeding disorders: A systematic review. Journal of Pediatric Rehabilitation Medicine 2017.
4. Lawlor CM, Choi S. Diagnosis and management of pediatric dysphagia: A review. JAMA Otolaryngology – Head & Neck Surgery Fev 2020; 146(2):183-91.
5. Raol N, Schrepfer T, Hartnick C. Aspiration and dysphagia in the neonatal patient. Clinics in Perinatology Dez 2018.
6. Tutor JD. Dysphagia and chronic pulmonary aspiration in children. Pediatrics in Review Mai 2020; 41(5):236-44.
7. Borowitz KC, Borowitz SM. Feeding problems in infants and children: Assessment and etiology. Pediatric Clinics of North America Fev 2018.
8. Durvasula VSPB, O'Neill AC, Richter GT. Oropharyngeal dysphagia in children. Otolaryngologic Clinics of North America Out 2014; 47(5):691-720.
9. Kleinert JOR. Pediatric feeding disorders and severe developmental disabilities. Seminars in Speech and Language Abr 2017.
10. Lefton-Greif MA, Arvedson JC. Pediatric feeding/swallowing: Yesterday, today, and tomorrow. Seminars in Speech and Language Nov 2016; 37(4):298-309.
11. Arvedson JC, Lefton-Greif MA. Instrumental assessment of pediatric dysphagia. Seminars in Speech and Language Abr 2017; 38(2):135-46.
12. Goethe EA et al. Predicting dysphagia in children undergoing surgery for posterior fossa tumors. Child's Nervous System Mai 2020; 36(5):925-31.
13. Piccione J, Boesch RP. The multidisciplinary approach to pediatric aerodigestive disorders. Current Problems in Pediatric and Adolescent Health Care Mar 2018; 48(3):66-70.
14. Chocarro L et al. A grounded theory study of the perceptions and meanings associated with gastrostomies among parents of children with palliative needs. International Journal of Palliative Nursing Jan 2019b; 25(1):19-28.

Sialorreia

Leila Costa Volpon
Fabíola de Arruda Leite

INTRODUÇÃO

A saliva é produzida por três pares de glândulas principais: parótidas, submandibulares e sublinguais. Estima-se que 500 a 2.000mL de saliva sejam produzidos todos os dias. As submandibulares são as principais glândulas responsáveis pela produção. A saliva contém água, eletrólitos, muco, componentes antimicrobianos e enzimas. Dentre as funções principais da saliva estão a lubrificação do alimento para facilitar a deglutição e dos lábios e da língua durante a fala, a higiene oral, a regulação da acidez no esôfago e a antissepsia, além de facilitar o paladar e a digestão.

A hipersalivação representa a produção aumentada de saliva, enquanto a sialorreia refere-se ao acúmulo excessivo de saliva e à perda não intencional pela boca (também conhecida como *drooling* em inglês).

A exteriorização da saliva pode ser uma ocorrência normal até os 18 meses de vida, pois a função motora oral não está totalmente desenvolvida, sendo patológica após os 4 anos de idade. Em crianças maiores, a sialorreia persistente costuma ser vista em pacientes com comprometimento neurológico grave. Há um pequeno grupo de crianças sem alterações neurológicas que salivam excessivamente até os 6 anos de idade por deglutição voluntária ineficiente.

A sialorreia pode ser anterior (classicamente identificável ao exame físico) ou posterior, quando a saliva desce pela orofaringe até a hipofaringe, que não é visível, mas costuma causar imensas consequências ao paciente. As duas formas de sialorreia podem coexistir. História de pneumonias de repetição, cursos de antibioticoterapia para tratamento de problemas pulmonares, evidência de doença pulmonar crônica e necessidade de aspirações frequentes de vias aéreas sugerem a presença de sialorreia posterior.

A prevalência de sialorreia crônica na infância aproxima-se de 0,6%, mas aumenta até 58% em crianças com encefalopatias graves, como paralisia cerebral. O manejo apropriado dessa condição está associado à melhora da qualidade de vida tanto da criança como da família.

ETIOLOGIA

A principal causa de sialorreia é a disfunção do controle motor oral, mas outras causas incluem hipersalivação, maloclusão dentária e problemas de postura. Presença de úlceras orais, nascimento do broto dentário, obstrução nasal, drogas, intoxicações, doença do refluxo gastroesofágico, náuseas, vômitos, encefalopatias, doença de Guillain-Barré, miastenia e paralisia facial também causam ou contribuem para piora da sialorreia.

A alta prevalência de sialorreia em pacientes com paralisia cerebral parece ser devida, principalmente, à ocorrência de disfunção do controle motor oral, disfagia e alterações na sensibilidade intraoral. Outras doenças neurológicas mais raras que costumam estar associadas à sialorreia são as síndromes de Dravet, Rett, Goldenhar e Angelman.

DIAGNÓSTICO E QUANTIFICAÇÃO

O diagnóstico de sialorreia é essencialmente clínico e fundamentado em história clínica detalhada e exame físico. No entanto, métodos tanto subjetivos como objetivos podem ser usados para avaliação (Quadro 24.1).

Entre os métodos objetivos estão a medida de peso de unidades coletoras de saliva e o uso de compressas e cotonetes. A escala de Thomas-Stonnel e Greenberg possibilita a observação direta do examinador, seguida da descrição: (1) lábios secos (sem sialorreia); (2) lábios úmidos (sialorreia leve); (3) lábios e queixos úmidos (sialorreia moderada); (4) umidificação de roupas ao redor do pescoço (sialorreia grave), ou (5) umidificação de roupas, mãos e objetos (sialorreia profusa). Além disso, outro método para quantificação da saliva pode ser a cintilografia de glândulas salivares, que se utiliza de isótopos radioativos. Contudo, esse método pode ser muito invasivo e, portanto, seu uso é limitado. Ainda não se encontra disponível um método padronizado e validado para mensuração da sialorreia anterior.

Entre os métodos subjetivos estão escalas como a *Drooling Impact Scale* (DIS), a *Drooling Severity and Frequency Scale* (DSFS) e a *modified Teacher's Drooling Scale* (mTDS), as quais são preenchidas por pacientes ou cuidadores, que expressam suas impressões qualitativas e quantitativas sobre a gravidade e o impacto da sialorreia. A DIS já foi traduzida e validada no Brasil (Quadro 24.2).

COMPLICAÇÕES ASSOCIADAS

A sialorreia anterior persistente pode causar tanto complicações físicas (p. ex., irritação da pele, infecções periorais, prejuízos para dentição e subnutrição) como isolamento socioafetivo. A sialorreia anterior grave exige constantes trocas de roupas e pode danificar livros, materiais escolares e telas e teclados de computadores, usados como ferramentas para comunicação e educação das crianças, o que representa enorme sobrecarga de trabalho para os cuidadores. A sialorreia posterior pode causar aspiração, pneumonias e doenças respiratórias crônicas.

Em crianças com sialorreia, a perda constante de saliva pode prejudicar a remoção do ácido gástrico refluído no esôfago e perpetuar a dismotilidade esofágica e a esofagite. Por sua vez, a irritação química causada pelo refluxo pode levar ao aumento na produção de saliva graças à mediação do sistema nervoso parassimpático e do reflexo vasovagal.

MANEJO

A sialorreia deve ser manejada por equipe multidisciplinar. O tratamento pode ser tanto conservador como farmacológico. A toxina botulínica e os métodos cirúrgicos são considerados quando falha o tratamento de primeira linha.

Manejo conservador

O manejo conservador é focado na redução da sialorreia de maneira não invasiva, inicialmente agindo em fatores que precipitam a piora do quadro, como obstrução nasal, doença odontológica e uso de medicamentos específicos (antipsicóticos, benzodiazepínicos, anticonvulsivantes, quetamina, anti-inflamatórios não esteroides, potássio, doxiciclina e sulfato ferroso), e em terapias biofuncionais, de comportamento, fisioterapia e técnicas de *biofeedback*.

A primeira abordagem para tratamento da sialorreia consiste em fazer a criança perceber a saliva, se possível, o que pode ser alcançado com vários métodos, como espelhos, lembretes visuais ou ensinando como fechar os lábios (p. ex., fazendo a criança pronunciar o som "mmmm"). Quando aprende a reconhecer a sensação de umidade, o paciente pode ser capaz de engolir com mais frequência ou limpar a saliva da face. Além disso, a criança pode ser

Quadro 24.2 *Drooling Impact Scale* (traduzida para o português)

Com que frequência seu filho produziu baba?
Qual era a quantidade de baba?
Quantas vezes por dia você teve de trocar o babador ou a roupa da criança por causa da baba?
Quão desagradável era o cheiro da saliva no seu filho?
Quanta irritação na pele seu filho apresentou por causa da baba?
Com que frequência você teve de secar a boca da criança?
Quão envergonhada a criança parecia estar por causa da baba?
Com que frequência você teve de secar ou limpar saliva deixada em artigos domésticos, como brinquedos, móveis e computadores?
Em que medida a baba afetou a vida de seu filho?
Em que medida a baba de seu filho afetou sua vida e a de sua família?

Quadro 24.1 Fatores clínicos importantes no paciente com sialorreia

Histórico clínico e socioemocional
Motivação, capacidade física e cognitiva para tentar reduzir a sialorreia
Uso de medicações
Exame neurológico
Avaliação orofacial (sinais de obstrução respiratória alta)
Higiene oral, oclusão e saúde dentária, vedamento labial
Linguagem e capacidade de comunicação
Cognição
Saúde respiratória e atopia
Presença de doença do refluxo gastroesofágico
Avaliação de disfagia
Estado nutricional e histórico alimentar

encorajada a desenvolver respostas automáticas aos comandos "sugue e engula" com a ajuda do terapeuta. Nessa linha de conduta, já foram relatados até 73% de redução no volume de saliva exteriorizada em 1 ano de seguimento.

A terapia biofuncional objetiva melhorar e estimular a atividade motora e o controle oral da criança com bons resultados clínicos, particularmente em pacientes com paralisia cerebral. Em geral, nessa modalidade de terapia, dispositivos acrílicos para boca e palato estimulam movimentos corretos dos lábios e da língua. O dispositivo deve ser colocado diariamente por períodos curtos. As crianças que apresentam crises convulsivas têm risco aumentado de desenvolver lesões orais.

O posicionamento do paciente na postura vertical também auxilia. De acordo com a orientação da equipe de fisioterapia, pode ser necessário modificar as cadeiras de rodas e as telas de computador para facilitar a postura e melhorar o controle da posição da cabeça.

O uso de bandagem elástica na musculatura supra-hióidea pode ser eficaz para controle da sialorreia ao melhorar a função motora mediante a estimulação dos mecanorreceptores cutâneos.

O uso de estimulação vibratória de baixa amplitude e alta frequência como impulso proprioceptivo que ativa as fibras musculares 1a pode ser considerado para melhorar o controle motor oral. Russo e cols. demonstraram que essa é uma terapia segura e efetiva para reduzir a sialorreia anterior em pacientes com paralisia cerebral, mesmo naqueles pouco colaborativos em seguir outros tipos de terapia.

As técnicas de *biofeedback* pretendem transformar a deglutição em um ato "consciente", ligando o reflexo de deglutição a um sinal auditivo. Quando o músculo contrai, a eletromiografia informa a mudança na atividade muscular por meio de sinais acústicos ou luminosos. Assim, o paciente pode "corrigir" ou melhorar certos componentes da deglutição. As limitações desse método são a idade (mais útil em crianças com mais de 8 anos) e a capacidade cognitiva necessária.

Tanto a técnica biofuncional como o *biofeedback* podem ser muito úteis na prática clínica e devem ser considerados tratamento de primeira linha para tornar crianças maiores e adolescentes conscientes da sialorreia anterior. Para resultados substanciais, é recomendável tratamento de longo prazo, o que demanda o comprometimento da criança e da equipe de profissionais da saúde. O sucesso dessas técnicas depende também do grau de disfunção motora oral e da habilidade do paciente em seguir comandos. O paciente não deve ser recompensado com comida porque isso piora a sialorreia. A melhor recompensa é o elogio.

Algumas crianças adoram sugar seus próprios dedos, o que pode piorar a sialorreia. O que leva as crianças a sugarem seus dedos é o conforto, pois elas apreciam essa sensação. A melhor estratégia consiste em oferecer algo a mais para distraí-las e manter as mãos longe da boca, como brincadeiras que usam as mãos, como quebra-cabeça, mobile ou brincar na água, brinquedos com texturas, luvas com texturas e brinquedos costurados, soprar bolhas de sabão, pinturas com as mãos, leitura de livros, dança e música (Figura 24.1).

A terapia ortodôntica deve ser usada como método complementar e tem por objetivo prevenir ou corrigir a mordida anterior aberta e outras anormalidades na oclusão dentária vertical.

Farmacoterapia

A secreção de saliva é mediada pelo sistema nervoso autônomo, primariamente pelos sítios de receptores muscarínicos do sistema colinérgico. Assim, o bloqueio desses receptores inibe a estimulação das glândulas salivares. Agentes antimuscarínicos podem ser usados, mas com a observação de que haverá efeitos antimuscarínicos em todos os órgãos estimulados pelo sistema colinérgico devido à seletividade limitada. Os fármacos mais usados incluem glicopirrolato, amitriptilina, atropina, triexifenidil, escopolamina e propantelina. Efeitos colaterais, como sedação, constipação intestinal, tonturas, náuseas

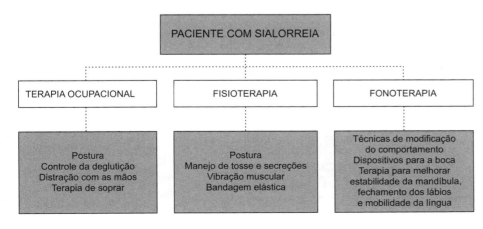

Figura 24.1 Intervenções não farmacológicas para manejo de sialorreia realizadas por diferentes profissionais.

ou insônia, podem limitar o uso da farmacoterapia. Cada medicamento escolhido deve ser introduzido gradativamente com aumentos lentos da dose em razão da variação da dose efetiva em cada indivíduo.

De cinco a seis vezes mais potente que a atropina, o glicopirrolato não está disponível no Brasil na forma de solução oral, a qual atualmente é liberada pelo Food and Drug Administration (FDA) americano para tratamento da sialorreia em crianças de 3 a 16 anos. Ao contrário de outros agentes anticolinérgicos, tem baixa penetração na barreira hematoencefálica e potencialmente menos efeitos colaterais relacionados com o sistema nervoso central. A dose por via oral é de 40 a 100mcg/kg/dia, uma ou duas vezes ao dia.

A amitriptilina é uma opção para os pacientes com transtorno de humor ou ansiedade associado ou dor crônica. A dose é de 1 a 2mg/kg/dia a cada 8 horas por via oral.

A escopolamina pela via transdérmica reduz a secreção de saliva em 67% dos pacientes e sua ação pode ser evidenciada 15 minutos após a aplicação. O adesivo de 1,5mg deve ser trocado a cada 3 dias. Os principais efeitos colaterais são dilatação pupilar e retenção urinária. Ela também pode ser aplicada por nebulização com boa absorção e poucos efeitos colaterais, na dose de 800mcg, duas a três vezes ao dia, ou 0,5mg/kg/dose, três vezes ao dia.

O triexifenidil, medicação usada habitualmente no tratamento de síndromes extrapiramidais, pode ser indicado para tratamento da sialorreia tanto por efeito anticolinérgico como por maior controle motor dos músculos envolvidos na deglutição. As doses variam entre 0,09 e 0,55mg/kg/dia em três doses.

O sulfato de atropina 0,5% (forma colírio/gotas) por via sublingual, na dose de uma a duas gotas a cada 4 a 6 horas, pode ter boa eficácia em pacientes com paralisia cerebral, sendo uma medicação de baixo custo, fácil acesso e com bom perfil de segurança.

O brometo de propantelina está disponível em solução oral (1mg/mL), cápsula (15mg) para uso oral e gel (10mg/g) para uso transdérmico retroauricular. O uso do gel tem sido mais rotineiro e apresentado bons resultados, sendo a boca seca o principal efeito colateral.

Toxina botulínica

A toxina botulínca é uma neurotoxina produzida pela bactéria *Clostridium botulinum*. São conhecidos sete tipos de toxina (A-G). Tanto a toxina botulínica A como a B têm sido usadas para tratamento da sialorreia, porém a toxina A é a mais amplamente utilizada e a única aprovada para tratamento da sialorreia crônica em pacientes com mais de 2 anos de idade nos EUA. A toxina B é contraindicada em alguns centros devido ao risco aumentado de desenvolvimento de anticorpos neutralizantes.

Um grande estudo duplo-cego randomizado e controlado de fase 3 sobre o uso de incobotulinum toxina A em pacientes pediátricos (entre 2 e 17 anos) com sialorreia (SIPEXI) confirmou a eficácia e a segurança desse tratamento, o qual é considerado mais bem tolerado do que os agentes anticolinérgicos quanto aos efeitos adversos. Esse resultado confirma o que já havia sido demonstrado no mesmo estudo realizado em adultos (SIAXI) (Quadro 24.3).

A toxina é injetada via percutânea, guiada por ultrassom, nas glândulas parótida e submandibular. Os efeitos duram cerca de 4 meses. Recomenda-se uma agenda fixa de aplicações. Cerca de 10% dos pacientes não respondem ao tratamento. Com o passar do tempo e a atrofia da glândula, pode ser necessária a redução da dose da toxina. Os efeitos colaterais mais importantes são locais: xerostomia, reações de hipersensibilidade, cefaleia, náuseas, vômitos e hematomas que podem comprimir a artéria carótida e o nervo facial, o qual também pode ser lesionado. Problemas com mastigação e deglutição também são possíveis e diretamente causados pela ação da toxina nos músculos mastigatórios e faríngeos.

São desvantagens desse tratamento: a necessidade de *staff* especializado, os custos, a necessidade de doses múltiplas em virtude do efeito transitório, o envolvimento de injeção e o fato de ser uma terapia direcionada ao sintoma (diminuir a produção de saliva) e não à causa (disfunção motora oral).

Alguns autores discutem se a toxina botulínica não deveria ser considerada uma terapia de primeira linha, antes mesmo dos agentes anticolinérgicos, devido ao perfil de segurança.

Métodos cirúrgicos

Os métodos cirúrgicos para manejo da sialorreia são geralmente reservados aos pacientes com encefalopatia grave e sintomas refratários ao tratamento não farmacológico, medicamentoso e à toxina botulínica. Os pacientes com sialorreia posterior têm mais chances de submeter-se à terapia cirúrgica. Em geral, até os 6 anos de idade ainda pode haver maturação da função orofacial em

Quadro 24.3 Tabela de doses de incobotulinum toxina A (concentração de 2,5UI/mL) do estudo SIPEXI

Peso (kg)	Parótidas (esquerda e direita)	Submandibulares (esquerda e direita)	Total (U)
12 a < 15	6	4	20
15 a < 19	9	6	30
19 a < 23	12	8	80
23 a < 27	15	10	50
27 a < 30	18	12	60
≥ 30	22,5	15	75

crianças com necessidades especiais; portanto, o método cirúrgico não está indicado em pacientes com menos de 6 anos. Dentre as muitas técnicas descritas, as mais bem-sucedidas são os procedimentos que objetivam reduzir a quantidade total de saliva produzida mediante secção do nervo parassimpático que chega à glândula salivar, retirando a glândula salivar ou ligando os ductos salivares, os procedimentos que visam ao redirecionamento do fluxo de saliva, realocando o ducto salivar, e os procedimentos que combinam as duas técnicas. Além disso, existe ainda como opção a separação laringotraqueal.

A realocação dos ductos submandibulares é contraindicada em pacientes com sialorreia posterior que aspiram. Os benefícios da cirurgia de denervação são perdidos depois de 1 ano, possivelmente porque ocorre a regeneração do nervo. A remoção de glândulas submandibulares é uma cirurgia que pode deixar cicatrizes faciais e carreia o risco de dano permanente ao nervo, hemorragia e xerostomia. Ademais, pode haver atividade compensatória das glândulas salivares remanescentes. No caso de ligação dos ductos submandibulares e das parótidas bilateralmente, a taxa de recanalização e recorrência de sintomas é de 69%. A separação laringotraqueal com traqueostomia permanente é a cirurgia mais rara, invasiva e extrema para prevenir sialorreia posterior e aspiração persistente. O paciente perde totalmente a capacidade de emitir sons, o que representa grande impacto para a família e o indivíduo.

A taxa de resposta à combinação das diferentes opções cirúrgicas para tratamento de sialorreia chega a 81,6%, segundo escalas subjetivas respondidas pelo cuidador, e as taxas de complicações alcançam 40%.

A redução importante de saliva pode acarretar xerostomia, perda de dentes e piora dos problemas de deglutição. Portanto, qualquer paciente submetido a tratamento cirúrgico para controle da sialorreia deve ser seguido de perto (a cada 4 a 6 meses) por dentistas e ter a rotina de higiene oral bem estabelecida com pelo menos duas escovações diárias, usando pasta de dente com flúor. As desvantagens dessa modalidade de tratamento são: efeitos colaterais de longo prazo, necessidade de anestesia geral, equipamentos e equipe cirúrgica treinada e não tratar a causa básica.

Ablação por radiointervenção

A escleroterapia de glândulas salivares pode ser um tratamento alternativo da sialorreia minimamente invasivo e com baixas taxas de complicações, sendo a complicação mais temida a lesão de nervo. Outras complicações possíveis são edema facial, dor e xerostomia. A vantagem dessa terapia está em seu efeito mais duradouro, sendo necessário comparar no futuro, em estudos prospectivos, o grupo de pacientes submetidos à cirurgia com o grupo submetido à ablação em termos de eficácia, custos e riscos.

Medicina integrativa

A acupuntura pode estimular a rede nervosa da língua, melhorando a secreção salivar e os mecanismos de deglutição. Wong e cols. observaram que esse tratamento não apresentou complicações e se mostrou bem tolerado e eficaz. No entanto, depende de grande experiência prática do terapeuta. A acupuntura pode ser considerada como terapia complementar em crianças com sialorreia não tratável.

Estratégias compensatórias

A saliva deixa mancha nas roupas e pode ser malcheirosa. Quando a criança é muito jovem, babadores impermeáveis ou de tecidos com capacidade de absorção podem ser trocados com frequência. Conforme a criança cresce, é necessário pensar em alternativas, como:

- Cachecol e lenço de tecido atoalhado que podem ser colocados ao redor de pescoço e combinados com a roupa e outros acessórios. É interessante ter mais de um da mesma cor para troca.
- Camisas, casacos e moletons com punho feito de tecido atoalhado de modo a poder limpar a boca.
- Coletes que possam ser trocados com facilidade e vestidos por cima da roupa.
- Roupas com velcro que permitam a troca do colarinho conforme fique úmido.

Cabe lembrar que os tecidos estampados escondem mais as manchas de umidade.

Futuro

A combinação de toxina botulínica e agentes anticolinérgicos, quais os maiores beneficiários de cada modalidade ou da combinação de tratamentos e o papel da toxina botulínica em pacientes com sialorreia posterior são temas de grande interesse nessa área de pesquisa.

CONSIDERAÇÕES FINAIS

A sialorreia, sem dúvida, representa uma comorbidade maior, pois afeta sobremaneira a qualidade de vida das crianças e adolescentes, colocando-os em risco de serem evitados por seus pares e levando grande sofrimento à família. O manejo clínico mais apropriado da sialorreia envolve a análise de cada comorbidade como um todo no paciente complexo e começa com seu reconhecimento.

Bibliografia

Begley KA, Braswell LE, Noritz GH, Murakami JW. Salivary gland ablation: introducing an interventional radiology treatment alternative in the management of sialorrhea. Pediatric Radiology 2020; 50:869-876.

Cavalcanti NS, Sekine L, Manica D et al. Translation and validation of the drooling impact scale questionnaire into Brazilian Portuguese. Brazilian Journal of Otorhinolaryngology Dec 2020. Disponível on-line.

Department of Plastic and Maxillofacial Surgery of The Royal Children's Hospital, Melbourne, Australia. Saliva control in children. Disponível em: https://www.rch.org.au.

Dias BLS, Fernandes AR, Maia Filho HS. Sialorreia em crianças com paralisia cerebral. J Pediatr (Rio J) 2016; 92(6).

Gutierrez GM, Siqueira VL, Rodriguez JPL et al. Effects of treatments for drooling on caries risk in children and adolescents with cerebral palsy. Med Oral Patol Oral Cir Bucal 2019; 1;24(2):e204-10.

Jost WH, Steffen A, Steffen B. A critical review of incobotulinumtoxin A in the treatment of chronic sialorrhea in pediatric patients. Expert Review of Neurotherapeutics 2021; 21(10):1059-68.

Morgante F, Bavikatte G, Anwar F, Mohamed B. The burden of sialorrhoea in chronic neurological conditions: current treatment options and the role of incobotulinumtoxin A. Therapeutic Advances in Neurological Disorders 2019; 12:1-21.

Riva A, Frederici C, Piccolo G, Amadori E, Verrotti A, Striano P. Exploring treatments for drooling in children with neurological disorders. Expert Review of Neurotherapeuthics. On-line: 21 de novembro de 2020.

Russo FE, Calabrò RS, Sale P et al. Can muscle vibration be the future in the treatment of cerebral palsy-related drooling? Int J Med Sci 2019; 16(11):1447-52.

Sordi C, Araújo BL, Cardoso LVD et al. A bandagem elástica como recurso terapêutico para o controle de sialorreia: análise de sua eficácia. Distúrb Comun, São Paulo, 2017; 29(4):663-72.

Weitzman RE, Kawai K, Nuss R, Hughes A. A 10-year retrospective review of botulinum toxin injections and surgical management of sialorrhea. Cureus 2020; 12(5):e7916.

Wong V, Sun JG, Wong W. Traditional Chinese medicine (tongue acupuncture) in children with drooling problems. Pediatr Neurol 2001; 25:47-54.

Prurido

Graziela de Araujo Costa

INTRODUÇÃO

Definido como "uma sensação cutânea desagradável que provoca o desejo de coçar"[1-3], o prurido pode ser um dos sintomas mais desconfortáveis e um dos mais desafiadores, afetando a qualidade de vida em diferentes graus[1,3] e podendo interferir no sono, nas atividades da vida diária e no desenvolvimento cognitivo normal, além de poder causar escoriações e infecções secundárias da pele[2].

O prurido apresenta múltiplas variáveis, bem como muitas causas fisiopatológicas, e pode ser agudo ou crônico, localizado ou generalizado, ou de origem cutânea ou sistêmica (Quadro 25.1)[4]. A identificação da etiologia do prurido pode auxiliar o estabelecimento de um plano terapêutico[3]. O prurido crônico, segundo definição do Fórum Internacional para Estudo do Prurido, é aquele que persiste por 6 semanas ou mais e piora à noite, independentemente da etiologia[1]. Ainda de acordo com o Fórum Internacional, o prurido pode ter uma causa dermatológica ou ser decorrente de doenças sistêmicas (incluindo o prurido induzido por drogas), neurológicas ou psiquiátricas[5].

Acredita-se que as vias neuronais para transmissão do prurido estejam intimamente relacionadas com as vias da dor, mas distintas[3]. A estimulação não é mecânica (como para as fibras da dor), mas por "pruritógenos" químicos, incluindo histamina, papaína, calicreína, acetilcolina e interleucina-2[2]. As fibras do tipo C, que transmitem tanto o sinal de dor como de prurido, levam o estímulo até o gânglio da raiz dorsal da medula e, então, os neurônios do corno dorsal transportam o sinal do prurido pela medula espinhal até o tálamo. A percepção da coceira estimula a resposta de coçar, o que causa uma dor leve que ativa as fibras nervosas de baixo limiar de condução rápida, as quais inibem a coceira. Acredita-se que o prurido esteja sob controle inibitório dos sinais relacionados com a dor.

Quando o prurido tem causa dermatológica, as fibras C periféricas devem ser ativadas para transmitir o sinal do prurido. Os pruritógenos são liberados

Quadro 25.1 Causas de prurido

Causa	Exemplos
Alérgena	Sabonetes, detergentes, medicações, material adesivo
Dermatológica	Pele seca, dermatite atópica, psoríase, eczema, picada de inseto, queimadura
Distúrbios eletrolíticos	↑ Mg, ↑ Ca, ↑ fósforo, ↓ ferro
Infecção	Infecção bacteriana da pele, infecção fúngica, escabiose, piolho
Doenças malignas	Policitemia, leucemia, linfoma, tumor do SNC
Medicações	Opioides, aciclovir, alprazolam, amlodipina, tramadol, antifúngicos, penicilina, fenitoína
Neuropática	Nevralgia pós-herpética, infecção HIV, esclerose múltipla
Psicológica	Ansiedade, depressão
Doença sistêmica	Diabetes, doença hepática, disfunção da tireoide, uremia, HIV/AIDS

Mg: magnésio; Ca: cálcio; SNC: sistema nervoso central; HIV/AIDS: vírus da imunodeficiência adquirida/síndrome da imunodeficiência adquirida.
Fonte: adaptado de Hunt e cols., 2014[4].

por diversos tipos de células intracutâneas e estimulam as fibras C, liberando neuropeptídeos, como a substância P. Esses neuropeptídeos agem em outros tipos de células não neuronais, como os mastócitos, que liberam mais pruritógenos, criando um ciclo vicioso que aumenta o prurido. O ato de coçar aumenta a inflamação, o que estimula a liberação de mais pruritógenos. A quebra desse ciclo vicioso pode ser um desafio[3].

Os pruridos de causa neurológica se devem ao dano causado aos nervos em qualquer parte da via aferente, podendo ocorrer em neuropatias periféricas ou em casos de compressão de nervos ou tumores, abscessos ou trombose do sistema nervoso central[3].

No contexto dos cuidados paliativos pediátricos, o prurido está associado à presença de doença de base, medicamentos e pele seca. Anamnese e exame físico adequados podem ajudar na escolha terapêutica. Na história é importante saber a localização (localizado ou generalizado), a frequência, a intensidade, a duração, os fatores que pioram e os que melhoram, as medicações em uso e a história de atopia e de viagens[3,4]. No exame físico é importante atentar para a presença de pele seca, icterícia, perda de peso e alterações do padrão neurológico[3].

TRATAMENTO NÃO FARMACOLÓGICO[4]

- Evitar alérgenos cutâneos.
- Evitar coçar e manter as unhas cortadas.
- Usar roupas de algodão forradas.
- Resfriar o ambiente.
- Utilizar compressa fria.
- Limitar o tempo no banho – banhos mornos ou frios e evitar banhos quentes.
- Reidratar a pele com hidratante, especialmente após o banho (hidratantes hidrofílicos, sem perfume e sem lanolina).
- Utilizar técnicas de distração, relaxamento ou hipnose.

TRATAMENTO FARMACOLÓGICO[4]

- **Tópico:** cremes de barreira (vitamina A+D ou óxido de zinco), corticoides tópicos (hidrocortisona) e antifúngicos (em caso de infecção fúngica local).
- **Sistêmico:** anti-histamínicos (difenidramina, hidroxizina), corticoides (metilprednisolona, prednisolona, prednisona) e antidepressivo tricíclico.

PRURIDO DE CAUSA NÃO DERMATOLÓGICA[1]

Os tipos de prurido sistêmico são: prurido hepático, prurido associado a doença renal crônica e prurido associado a doenças hematológicas. A fisiopatologia e o manejo de cada uma dessas condições encontram-se descritos no Quadro 25.2.

Quadro 25.2 Características, fisiopatologia e manejo do prurido sistêmico

Tipo de prurido	Característica	Fisiopatologia	Manejo	
Prurido hepático	Frequentemente debilitante, incessante e refratário a medicamentos Mais comum em colestase intra-hepática Prurido pode ser generalizado ou localizado em palmas e plantas Pacientes tendem a ter mais prurido se desnudos	Pouco conhecida Aumento dos níveis de ácidos biliares, bilirrubina, ácido lisofosfatídico e histamina; desbalanço do sistema opioide endógeno Bilirrubina pode induzir sensação de coceira por ativar diretamente receptores Mrgpr A[1] ou MrgprX[4]	Terapia de suporte	Hidratação da pele, reduzir exposição a altas temperaturas, cortar as unhas para evitar escoriações
			Hidroxizina via oral: 2mg/kg/dia (à noite ou duas a três vezes ao dia) Difenidramina endovenosa: 3 a 4mg/kg/dia (três a quatro vezes ao dia)	Efeitos colaterais: sonolência, boca seca, turvação visual
			Ácido ursodesoxicólico: 10 a 30mg/kg/dia (duas a três vezes ao dia)	Reduzem prurido por estimulação do fluxo biliar Efeitos colaterais: gosto metálico, cólica biliar, desconforto abdominal, diarreia
			Colestiramina: 0,25 a 0,5g/kg/dia (com café da manhã)	Resina que sequestra ácidos biliares do intestino Efeitos colaterais: esteatorreia, constipação intestinal, diarreia, desconforto abdominal; se usado concomitantemente ao ácido ursodesoxicólico, é importante uma diferença de 4 horas entre as administrações Necessário o monitoramento das vitaminas lipossolúveis
			Rifampicina: 10 a 20mg/kg/dia (1 hora antes da dieta ou 2 horas após)	Indutor da citocromo P450 e agonista do receptor PX (PXR), reduzindo o nível sérico de autotaxina e seus produtos (ácido lisofosfatídico) Efeitos colaterais: fluidos alaranjados, trombocitopenia, anemia hemolítica, elevação das enzimas hepáticas e hiperbilirrubinemia

(Continua)

Quadro 25.2 Características, fisiopatologia e manejo do prurido sistêmico (*continuação*)

Tipo de prurido	Característica	Fisiopatologia	Manejo	
Prurido associado a doença renal crônica	É comum em doenças renais crônicas, mais especificamente nos estágios finais da doença renal. É generalizado, com alguns apresentando piora durante o verão ou à noite	Não é bem estabelecida. Pode estar associado à superexpressão dos receptores do sistema μ-opioide e redução dos receptores κ-opioide. Pode estar associado ao aumento dos níveis de células T_H1, IL-2 e IL-31. Pode estar relacionado com o aumento de substâncias liberadas na diálise: paratormônio (PTH), β-2-microglobulina, alumínio e mastócitos. Altos níveis de fósforo, PTH e produto cálcio x fósforo estão frequentemente associados ao prurido urêmico. Não há correlação direta entre os níveis de ureia e a intensidade do prurido	Terapia de suporte	Uso de emolientes, banhos mais frios, cuidados com escoriações
			Tratamentos tópicos: inibidores de calcineurina (tacrolimus 0,1%)	Pode ser utilizada uma loção formulada de quetamina 5% a 10%, lidocaína 5% e amitriptilina 5% (componentes do Lipoderm®) para áreas muito pruruginosas (essa formulação inibe os canais iônicos e os receptores NMDA na pele)
			Hidroxizina via oral: 2mg/kg/dia (à noite ou duas a três vezes ao dia) Difenidramina endovenosa: 3 a 4mg/kg/dia (três a quatro vezes ao dia)	Efeitos colaterais: sonolência, boca seca, turvação visual
			Gabapentina: 10 a 15mg/kg/dia	Necessita de ajuste de dose de acordo com o *clearance* de creatinina
			Fototerapia Broadband UV-B	Reduz níveis de IL-2 e IL-31
			Hemodiálise com alto fluxo	
			Acupuntura por pressão	
			Estimulação elétrica transcutânea	
Prurido associado a doenças hematológicas	Ocorre mais comumente em neoplasias mieloproliferativas (policitemia *vera*), linfoma de Hodgkin e linfoma não Hodgkin	Não está bem estabelecida. Alguns mecanismos de ação propostos são expressão de citocinas relacionadas com T_H2, IL-3, liberação de histamina pelos mastócitos, IL-31	Terapia de suporte	
			Hidroxizina via oral: 2mg/kg/dia (à noite ou duas a três vezes ao dia) Difenidramina endovenosa: 3 a 4mg/kg/dia (três a quatro vezes ao dia)	Efeitos colaterais: sonolência, boca seca, turvação visual
			Mirtazapina em baixa dose (máximo 15mg/dia)	Crianças > 10 anos
			Gabapentina + mirtazapina	Em caso de falha das demais terapêuticas
			Corticoide oral	Curso curto de 3 semanas

Mrgpr: *Mas-related G protein-coupled receptors*; PXR: *pregnane X receptor*.
Fonte: adaptado de Gurnani e cols., 2021.

Referências

1. Gurnani P et al. Systemic causes of non-dermatologic chronic pruritus in the pediatric population and their management: An unexplored area. Pediatr Dermatol Sep 2021; 38(5):1051-60. Disponível em: https://www.ncbi.nlm.nih.gov/pubmed/34515372.
2. Liang Y, Denyer J. Skin symptoms. In: Oxford textbook of palliative care in children. USA: Oxford University Press, 2012:328-30.
3. Bower KA et al. Dermatologic conditions and symptom control. In: Wolfe J, Hinds PS et al. (eds.) Textbook of interdisciplinary pediatric palliative care: Elsevier, 2011: 352-4.
4. Hunt MON et al. Pruritus. In: HOSPISCRIPT (ed.) Pediatric palliative care consultant. 2014: 240-5.
5. International Forum for the Study of Itch. Disponível em: https://www.itchforum.net/for-patients/occurrence/. Acesso em 29 mai 2022.

Tosse e Soluço

Aline Maria de Oliveira Rocha
Carlota Vitória Blassioli Moraes

INTRODUÇÃO

A tosse e o soluço são sintomas frequentes nas crianças em cuidados paliativos e podem causar diversos incômodos, como interferência no sono, na respiração e até mesmo na fala. Infelizmente, muitas vezes esses sintomas são minimizados pelos profissionais da saúde[1]. Algumas das causas mais comuns desses sintomas são infecções pulmonares, refluxos gastroesofágicos, aspiração, desnutrição e invasão pulmonar por doença maligna[1].

TOSSE

Definida como reflexo natural do aparelho respiratório devido a um processo irritativo local, a tosse precisa ser efetiva (dependente da tenacidade da mucosa e da musculatura, bem como da capacidade de criar uma velocidade de fluxo de ar adequada) no paciente com doença crônica em cuidados paliativos para prevenir a persistência do quadro irritativo[2].

A eficiência da tosse exige a coordenação das ações motoras, fibras nervosas sensoriais vagais quimiossensíveis desencadeadas por calor, frio, acidez ou inflamação. Embora tenha uma função protetora, o reflexo da tosse pode estar prejudicado em diversas situações (Quadro 26.1)[3].

Apesar de natural, a tosse pode ser um incômodo ou uma fonte de sofrimento, causando tensão muscular, crescente fadiga e interrupção do sono, o que deixa a criança estressada e cansada, fazendo piorar outros sintomas, como náusea, dor ou até mesmo dispneia[4].

A causa da tosse, especialmente no âmbito pediátrico, pode ser multifatorial e associada a diversas condições, como o uso de determinadas medicações (inibidores da enzima conversora de angiotensina), gotejamento pós-nasal, causas infecciosas agudas ou crônicas, asma, doença pulmonar crônica, refluxo gastroesofágico ou distúrbios de deglutição associados a microaspirações[5].

Identificar essas possíveis causas e tratá-las é fundamental para interrupção do processo irritativo, utilizando, por exemplo, medidas antirrefluxo, tratamento de quadros infecciosos e broncoespasmos, medidas xerostômicas para

Quadro 26.1 Fatores relacionados com a inefetividade da tosse	
Musculares	Debilidade geral, anemia, fraqueza, nível de consciência prejudicado, fraqueza dos músculos respiratórios, síndrome de caquexia, déficit neurológico, tumores cerebrais, compressão da medula espinhal, uso ineficaz ou fraqueza dos músculos respiratórios etc.
Relacionados com a via aérea	Paralisia nas cordas vocais, compressão tumoral das vias áreas etc.
Depuração mucociliar	Aumento da viscosidade e da adesividade do muco, discinesia ciliar, tabagismo, asma, obstrução crônica das vias aéreas, bronquiectasia, fibrose cística

controle de sialorreia, mudanças das vias de alimentação e fracionamento das dietas nas crianças disfágicas, além das medidas de controle da tosse propriamente ditas, as quais são fonte de controvérsias em razão da escassez de ensaios clínicos realizados com a população pediátrica[6].

Nos casos de invasão de massa tumoral, ocasionando obstrução das vias respiratórias e secreções pulmonares e pleurais, a tosse pode estar presente em cerca de 40% a 70% dos pacientes. Nesses casos, convém conversar com o oncologista assistente para considerar ou não tratamentos para redução da massa com adequação das medidas terapêuticas e com a finalidade de proporcionar conforto respiratório[6,7].

Abordagem clínica da tosse

A partir da história clínica, devem ser definidas as características da tosse, como produção de secreção, tempo de início, fatores precipitantes e de melhora, associação a determinados horários do dia, possibilidade de broncoaspiração etc.[5,6].

De acordo com os achados da anamnese, alguns exames podem auxiliar, como radiografia de tórax em caso de pneumonia, derrame pleural, tumores pulmonares, cardiomegalia ou broncoaspiração, espirometria nas doenças obstrutivas crônicas e pHmetria em caso de suspeita de doença do refluxo gastroesofágico, entre outros[5,6].

Tratamento sintomático

Opioides

Por agirem diretamente nos receptores centrais da tosse, os opioides são considerados a classe de medicamentos mais efetiva no controle da tosse persistente, havendo trabalhos que demonstram sua superioridade em relação a placebo[4]. No entanto, seu uso em pediatria envolve algumas questões, como a contraindicação de alguns fármacos de acordo com a faixa etária (p. ex., tramadol ou codeína em menores de 12 anos), de modo que a morfina é o opioide mais indicado por ser de fácil titulação e ter segurança e eficácia reconhecidas em pediatria[8]. A dose inicial para aqueles que não faziam uso prévio representa 25% a 50% da usada para dor; para crianças que já utilizaram opioides, recomenda-se a manutenção da dose e da medicação. A via de administração pode ser oral, endovenosa ou subcutânea, não havendo indicação de inalação de opioide[8].

Corticoide inalatório

Acredita-se que seja benéfico o uso de corticoide inalatório associado à administração de beta-2-agonista, especialmente em portadores de doença pulmonar crônica, reduzindo a tosse associada à inflamação das vias aéreas e ao aumento da produção de muco[6].

Não opioides

Não há evidências de benefícios de outras classes de medicações. Além disso, há muitas controvérsias acerca de sua eficácia, como[7]:

1. Os mucolíticos podem auxiliar a redução da secreção e os anticolinérgicos o controle da salivação[7].
2. Os antitussígenos, anti-histamínicos e descongestionantes não mostraram benefícios[2].
3. Os anestésicos locais inalatórios, como lidocaína 2% ou bupivacaína 0,25%, não contam com evidências suficientes para apoiar seu uso em pacientes pediátricos, apesar de serem utilizados em adultos, podendo ocasionar broncoespasmo e aumento do risco de aspiração em razão da perda de sensibilidade local[6,7].

Medidas não farmacológicas

- Fisioterapia respiratória para melhorar a efetividade da tosse e da drenagem das secreções, uma vez que, se a tosse for ineficaz, seu reflexo será estimulado persistentemente[5].
- Inalação e lavagem nasal periódicas com soro fisiológico 0,9% para auxiliar a mobilização de secreções[5].
- Há relatos de melhora na irritação de vias aéreas superiores com seu *atapetamento* e menor produção de secreção com o uso de preparados à base de mel, porém sem comprovação dos benefícios na população em cuidados paliativos[7].
- Máquinas para auxílio na tosse mimetizam a tosse, insuflando e desinsuflando as vias aéreas inferiores[7].
- Já há evidências da efetividade das práticas integrativas em adultos, e entende-se que elas podem ser úteis em crianças e devem ser ofertadas.

SOLUÇO

Soluços são contrações espasmódicas involuntárias do músculo diafragmático causadas por irritação do nervo vago, levando a um som característico quando há coluna de ar inalada. Em geral, são autolimitados e benignos, mas podem ser patológicos em algumas situações[9].

A incidência de soluço intratável em pacientes com doença avançada é indeterminada, especialmente em pacientes em cuidados paliativos, sendo mais frequente nos adultos do que nas afecções pediátricas. A experiência clínica sugere que essa população apresenta mais frequentemente soluços prolongados em comparação com a população geral, os quais acometem mais frequentemente os homens do que as mulheres[10].

O desconforto produzido pelos soluços prolongados causa grande incômodo, interferindo na capacidade de comer, beber e dormir[11]. As causas podem ser variadas, desde quadros gastrointestinais, como doença do refluxo gastroesofágico, até infecção, ansiedade e, menos comumente, toxicidade, medicação e tumor de sistema nervoso central[10,11].

O componente central dos soluços permanece mal localizado, contudo provavelmente envolve conexões com o quarto ventrículo cerebral, o centro respiratório no tronco encefálico, a formação reticular medial, o hipotálamo, bem como os núcleos do nervo frênico. Embora existam prováveis neurotransmissores, os mais implicados continuam sendo a dopamina e o ácido gama-aminobutírico (GABA)[10,11].

Se a causa for identificada, convém tratá-la. Entretanto, muitas vezes a causa não pode ser identificada nem abordada, e as abordagens farmacológicas costumam ser as terapias mais úteis.

Classificação

Soluços que persistem por menos de alguns minutos são chamados de "ataques"; os que persistem por mais de 48 horas são rotulados como "prolongados", e os que persistem por mais de 1 mês são considerados "intratáveis". Enquanto as crises curtas de soluço não são consideradas mais do que um incômodo, não sendo indicadas intervenções, as mais prolongadas podem causar complicações graves ou alterações, como fadiga, anorexia, perda de peso, distúrbios do sono e do humor, além da associação a vômitos, aspiração e pneumonia[12].

Abordagem clínica

O diagnóstico do soluço é clínico, e crises curtas são, por definição, autolimitadas, não exigindo investigação. As investigações se fundamentam na suspeita de fatores precipitantes, como triagem para insuficiência renal, uremia e distúrbios eletrolíticos (hiponatremia, hipocalemia e hipocalcemia)[10,11].

O soluço é uma experiência comum, e seu tratamento só se justifica quando se torna persistente e incômodo. Quando persistente, pode afetar a conversa, as brincadeiras, o sono e a ingestão oral, além de poder acarretar frustração, fadiga e insônia, bem como contribuir para aumento da dor[13].

A prevalência de soluços em caso de doença terminal não é conhecida. Em geral, são mais frequentes em crianças, e mais em homens adultos do que em mulheres, sendo mais comuns nos que apresentam comorbidades. Um indivíduo costuma apresentar frequência consistente para cada episódio de soluço, ocorrendo de quatro a 60 soluços por minuto[1]. Vale ressaltar que em pacientes em cuidados paliativos mesmo alguns dias de soluço podem ser extremamente desconfortáveis.

Tratamento

Não há grandes ensaios clínicos randomizados nem consenso sobre o tratamento dos soluços. As estratégias, portanto, permanecem um tanto empíricas. A maior parte do entendimento sobre o uso de medicamentos para soluços advém de relatos de casos e de pequenas séries de pacientes. As intervenções sugeridas podem ser tanto farmacológicas como não farmacológicas, se causas reversíveis não puderem ser encontradas.

Tratamento sintomático

1. **Baclofeno:** análogo GABA que ativa um neurotransmissor inibitório, é considerado auxiliar no bloqueio da estimulação do soluço.
2. **Gabapentina:** aminoácido estruturalmente relacionado com o neurotransmissor inibitório GABA, a gabapentina é efetiva isoladamente ou de maneira combinada no tratamento do soluço intratável. Um estudo que envolveu 43 pacientes adultos observou melhora e redução dos soluços em 32 pacientes com doses diárias de 900mg e em nove pacientes com doses diárias de 1.200mg[14]. Em todos os pacientes, a gabapentina foi administrada como medicamento inicial para o tratamento dos soluços[14].
3. **Nifedipina:** bloqueadora de canal de cálcio, a nifedipina é igualmente efetiva[11].
4. **Metoclopramida:** agente pró-motilidade que se liga aos receptores da dopamina[12].
5. **Clorpromazina:** único medicamento aprovado para soluços pelo Food and Drug Administration (FDA), foi por muitos anos a droga de escolha. A clorpromazina é uma dimetilamina derivada da fenotiazina e atua centralmente por antagonismo da dopamina no hipotálamo. Tem efeitos colaterais potencialmente graves, como hipotensão, retenção urinária, glaucoma e delírio; por isso, não costuma ser recomendada como primeira linha de tratamento[15].
6. **Metilfenidato:** neuroestimulante, o metilfenidato pode diminuir os soluços mediante inibição da captação de dopamina e noradrenalina. Pode ser uma boa escolha para pacientes com sedação induzida por opioides, para a qual também pode ser indicado o metilfenidato[15].
7. **Agentes procinéticos:** agentes antieméticos podem funcionar bem com agentes procinéticos, como domperidona e metoclopramida, que ajudam a esvaziar o estômago. A metoclopramida também apresenta ação antagonista à dopamina, embora menor que a clorpromazina[13-15].
8. **Dexametasona:** embora possa ser uma causa medicamentosa de soluços, a dexametasona mostrou-se efetiva contra soluços em caso de leucoencefalopatia multifocal progressiva relacionada com a AIDS, talvez por agir no edema[14].
9. **Haloperidol:** demonstrou ser eficaz presumivelmente através do antagonismo da dopamina[14].

Medidas não farmacológicas

Se existe um sintoma para o qual quase todos têm uma receita para sua cura, esse é o soluço. Há inúmeras manobras populares para atuar nos nervos vago e frênico, e algumas delas realmente são eficazes.

Alguns procedimentos populares podem auxiliar o alívio dos soluços, como prender a respiração por alguns segundos, respirar dentro de uma bolsa ou sacola, hiperventilar, engolir pão ou gelo picado, esfregar suavemente os olhos, pressionar com os dedos o globo ocular, arrotar ou estimular o nervo vago (puxar os joelhos para o peito, por exemplo).

Algumas medidas não farmacológicas vêm sendo estudadas, como dieta fracionada e estímulo da úvula ou engolir uma colher de sopa com gel de xilocaína[5,12].

Uma revisão sobre o uso da acupuntura para o tratamento de soluços concluiu não haver estudos de alta qualidade que apoiem sua indicação, mas os resultados disponíveis são encorajadores[14].

CONSIDERAÇÕES FINAIS

O soluço e a tosse são experiências comuns entre os seres humanos, mas podem causar grande desconforto físico e emocional em cuidados paliativos.

A tosse em cuidados paliativos tem como principal aliado para seu controle os corticoides e os opioides, bem como medidas não farmacológicas. Muitos tratamentos são descritos, e algumas terapias não farmacológicas e populares podem ser efetivas.

Quanto ao uso de medicamentos, esse ponto permanece empírico. O uso de gabapentina, agente da motilidade gástrica, seguido da administração de baclofeno, parece ser uma boa escolha[15], mas são necessários mais estudos para confirmação dessa conduta para o tratamento do soluço, principalmente em pediatria.

Referências

1. Selvaggi KJ, Abrahm JL. Sympton management in palliative medicine. ACP Medicine, 2012.
2. Rossa P, Zoboli I. Sintomas respiratórios. In: Barbosa SMM, Zoboli I, Iglesias SOB (eds.) Cuidados paliativos na prática pediátrica. Sociedade de Pediatria de São Paulo, 2019.
3. Bastos FV, Paula FMO, Mota LPC. Outros sintomas respiratórios. In: Velasco IT, Ribeiro SCC (eds.) Cuidados paliativos na emergência. 1.ed. Manole, 2021.
4. Craig F, Handerspn EM, Bliebond LM. Management of respiratory symptoms in paediatric palliative care. Cur Opin Support Palliative Care 2015; 9:217-26.
5. National Consensus Project for Quality Palliative Care. Clinical practice guidelines for quality palliative care. 2nd ed. 2009. Disponível em: http://www.nationalcon sensusproject.org. Acesso em 26 fev 2022.
6. Wolfe J, Hinds P, Sourkes B. Textbook of interdisciplinary pediatric palliative care. 1st. Elsevier, 2011.
7. Paul IM, Beiler J, McMonagle A, Shaffer ML, Duda L, Berlin CM Jr. Effect of honey, dextromethorphan, and no treatment on nocturnal cough and sleep quality for coughing children and their parents. Arch Pediatr Adolesc Med 2007; 161(12):1140-6.
8. Morice AH, Menon MS, Mulrennan SA et al. Opiate therapy in chronic cough. Am J Respir Crit Care Med 2007; 175(4):312-5.
9. Woelk CJ. Managing hiccups. Can Fam Physician 2011 Jun; 57(6):672-5, e198-201. Erratum in: Can Fam Physician 2021 Feb; 67(2):84.
10. Nabal Vicuña M, Guanter L. Therapeutic approach of difficult symptoms in palliative care. Med Pal 2002; 9:96-101.
11. Chang FY, Lu CL. Hiccup: mystery, nature and treatment. J Neurogastroenterol Motil 2012; 18(2):123-30.
12. Marinella MA. Diagnosis and management of hiccups in the patient with advanced cancer. J Support Oncol 2009 Jul-Aug; 7(4):122-7, 130.
13. Schiff E, River Y, Oliven A, Odeh M. Acupuncture therapy for persistent hiccups. Am J Med Sci 2002 Mar; 323(3):166-8. doi: 10.1097/00000441-200203000-00010.
14. Choi TY, Lee MS, Ernst E. Acupuncture for cancer patients suffering from hiccups: a systematic review and meta-analysis. Complement Ther Med 2012 Dec; 20(6):447-55. DOI: 10.1016/j.ctim.2012.07.007. EPUB 2012 Aug 15.
15. Zhang Y, Jiang X, Wang Z, He M, Lv Z, Yuan Q, Qin W. Efficacy of acupuncture for persistent and intractable hiccups: A protocol for systematic review and meta-analysis of randomized controlled trials. Medicine (Baltimore) 2021 Feb 26; 100(8):e24879. dci: 10.1097/MD.0000000000024879.

Diarreia e Constipação Intestinal

Capítulo 27

Marcelo Rech de Faria
Janaina Hostins

INTRODUÇÃO

Constipação intestinal e diarreia são sintomas comuns na população pediátrica em geral, mas seu impacto nos pacientes em cuidados paliativos pode ser mais significativo tanto física como emocionalmente.

CONSTIPAÇÃO INTESTINAL

A constipação intestinal é caracterizada pela presença de evacuações difíceis ou dolorosas associadas a fezes endurecidas e evacuações pouco frequentes. Na infância, a constipação funcional (definida pelos critérios de Roma) consiste na apresentação mais comum[1]. Entretanto, pacientes em cuidados paliativos tendem a apresentar outras causas que podem estar associadas à condição de base ou a seu tratamento[2].

A constipação também é causa frequente de dor e angústia em pacientes no final da vida: até 40% dos pacientes apresentavam constipação em seus últimos 14 dias de vida[3]. Além do desconforto físico associado (como náuseas, cólicas e inapetência), a constipação pode contribuir para o sentimento de perda de dignidade, especialmente entre crianças maiores e adolescentes.

Entre as causas mais comuns de constipação em pacientes com doença crônica estão os efeitos da ingestão insuficiente de líquidos e da dieta (principalmente nos quadros de final de vida e em pacientes com agudização de sua condição de base); além disso, também devem ser considerados distúrbios metabólicos, alterações neurológicas, uso de medicamentos (principalmente opioides) e alterações no períneo (Quadro 27.1).

Quadro 27.1 Fatores associados à constipação intestinal

Medicamentos	Opioides, anticolinérgicos, antidepressivos tricíclicos, bloqueadores dos canais de cálcio, simpaticomiméticos e antipsicóticos
Alterações metabólicas	Desidratação, uremia, hipocalemia, hipotireoidismo, hipercalcemia
Alterações estruturais	Alterações estruturais no intestino ou na medula espinhal, mielomeningocele, compressão medular, distúrbios autonômicos, tumoração abdominal
Anormalidades no períneo	Fissuras, hemorroidas, compressão distal do reto por tumoração
Dieta	Baixa ingesta de fibras, baixa ingesta hídrica ou desproporção entre a ingesta de fibras e a de água
Mobilidade	Paciente acamado ou com baixa mobilidade, espasticidade, dificuldades de posicionamento para evacuar em virtude da presença de dor ou desconforto abdominal, dificuldade para acessar o banheiro

Avaliação

Uma anamnese cuidadosa, incluindo sinais de desconforto evacuatório, frequência e aspecto das fezes, deve ser realizada. A escala de Bristol[4] pode ser usada para avaliar a consistência das fezes. Essa informação nem sempre é percebida pelos pais ou referida adequadamente pelo paciente em acompanhamento ambulatorial; nesses casos, um recordatório de sintomas pode ser útil para melhor compreensão da extensão do problema. Os pacientes também podem apresentar perda de fezes ou diarreia resultante de obstipação com transbordamento.

Pacientes com dor podem não considerar a evacuação regular uma prioridade, podendo permanecer vários dias sem evacuar antes de comunicarem a equipe, muitas vezes necessitando de medidas mais agressivas em razão do atraso no diagnóstico da constipação.

Os opioides reduzem a motilidade e as secreções intestinais, aumentando o tempo de permanência das fezes no cólon, o que aumenta a quantidade de água absorvida do bolo fecal, endurecendo as fezes e dificultando a evacuação[5]. A constipação é comum independentemente da potência ou da via de administração do opioide e, ao contrário de outros efeitos colaterais, não melhora ao longo tempo, tendendo a piorar com o uso contínuo.

Ao exame físico, os pacientes podem apresentar fezes palpáveis no exame abdominal com ou sem desconforto à palpação. O toque retal pode ser utilizado para avaliar o tônus do esfíncter anal e a presença de fezes no reto, embora a constipação muitas vezes possa ser avaliada e tratada sem um exame digital. A avaliação externa da região perianal e do períneo é necessária para descartar a presença de lesões, como hemorroidas ou fissuras. Uma radiografia abdominal simples (ortostática, sempre que possível) pode ser útil para avaliar a possibilidade de obstrução e para identificação da constipação em caso de dúvida sobre o diagnóstico.

Tratamento

Sempre que possível, o manejo deve ser preventivo, mediante avaliação periódica dos sintomas e planejamento adequado dos cuidados em conjunto com o paciente e seu núcleo familiar, buscando evitar a polifarmácia e tendo como objetivo evacuações confortáveis e satisfatórias, evitando a impactação fecal e prevenindo sintomas, como inapetência, náusea e dor abdominal.

Intervenções não farmacológicas

Fibras

O consumo diário de fibras e água deve ser avaliado em todos os pacientes com histórico de constipação. Segundo a Sociedade Brasileira de Pediatria, a quantidade de fibra indicada para crianças é de 5g/dia mais a soma da idade (válido de 2 a 20 anos de idade).

Alguns alimentos específicos podem ser incluídos ou aumentados na alimentação, como feijão, ervilha, lentilha, grão de bico, milho, pipoca, coco, verduras, frutas *in natura* (quando possível com casca e bagaço), frutas secas, aveia em flocos (ou farinha, em casos de necessidade de ajuste de consistência), ameixa-preta, farelo de trigo e *psyllium* (este exclusivamente por via oral)[6].

Uma opção consiste em ofertar o coquetel laxativo de frutas tanto por via oral como por via alternativa de dieta, desde que na consistência da dieta enteral – a receita contém suco natural de laranja, mamão, ameixa seca sem caroço e, quando possível, aveia em farelo ou *psyllium*[7].

Hidratação

A hidratação é importantíssima não apenas para a suplementação de fibras, mas também para o funcionamento adequado de diversas intervenções medicamentosas. A ingesta diária pode ser calculada do mesmo modo que a hidratação endovenosa: para crianças de até 10kg, 100mL/kg/dia; para crianças de 10 a 20kg, 1.000mL + 50mL para cada kg que exceda os 10kg, e para as > 20kg, utilizar 1.500mL + 20mL para cada kg que exceda os 20kg.

As quantidades adequadas podem estar presentes na dieta por via alternativa ou por via oral a partir de metas estabelecidas em intervalos regulares ("tomar 250mL de água até as 8h da manhã", por exemplo).

Uma ingesta elevada de fibras sem o devido aporte de água pode acabar agravando o sintoma, até mesmo com risco de impactação fecal.

Óleos vegetais

Os ácidos graxos de cadeia longa, provenientes dos óleos vegetais, em conjunto com os ácidos biliares induzem a propulsão e secreção colônica, características importantes para melhora da constipação através da lubrificação das fezes. Recomenda-se o uso de azeite de oliva ou óleo de linhaça, de 3 a 5mL uma ou duas vezes ao dia[8]. Esses óleos são preferíveis por serem ricos em ômega 3, facilitando um balanço mais adequado entre os ácidos graxos; entretanto, o óleo de canola e até mesmo o de milho também podem ser utilizados, caso outras opções não estejam disponíveis.

Probióticos

Não há padrão específico de anormalidades da microbiota fecal na constipação intestinal. Apesar dos efeitos positivos dos probióticos para o hábitat intestinal, ainda não há evidências para sua recomendação no tratamento da constipação em pediatria[9].

Intervenções farmacológicas

Os medicamentos usados no tratamento da constipação incluem emolientes das fezes, agentes osmóticos e estimulantes. Os emolientes, como o docusato, têm eficácia limitada como agentes únicos para pacientes com constipação significativa, mas podem ser úteis quando combinados aos estimulantes, atenuando o desconforto causado pela passagem de fezes endurecidas.

Os agentes osmóticos, como lactulose, sulfato de magnésio e polietilenoglicol, atraem água para o lúmen intestinal por meio de efeitos osmóticos, mas, assim como as fibras, necessitam boa hidratação para apresentarem o efeito esperado e podem causar meteorismo e distensão abdominal (especificamente a lactulose).

Medicamentos estimulantes, como sene e bisacodil, agem de forma irritativa, estimulando a motilidade intestinal, e são bem tolerados em doses menores, mas podem causar cólicas; todavia, são bastante potentes, sendo uma estratégia importante para evitar impactação fecal e reduzir a necessidade de medicamentos por via retal em pacientes com quadros de constipação persistente ou com fatores de agravo, como baixa aceitação de hidratação, pouca mobilidade ou em uso contínuo de opioides.

A associação de emolientes e estimulantes da peristalse é útil nos casos em que as medidas dietéticas associadas ao uso de laxantes osmóticos ou emolientes não foram capazes de controlar o sintoma. Em pacientes com impactação fecal está indicado o uso de supositórios ou enemas. Em alguns pacientes, em caso de fracasso de outras medidas, a desimpactação manual pode ser necessária; nesse caso, o conforto do paciente durante o procedimento deve ser a prioridade[10].

DIARREIA

A diarreia pode ser definida como aumento da frequência das evacuações com redução da consistência das fezes. Em pacientes portadores de condições complexas, esse sintoma pode estar relacionado com efeitos colaterais de medicações, uso de dietas suplementares ou por via alternativa, bem como com a evolução ou agudização da doença de base.

Avaliação

Antes das intervenções, é importante uma anamnese com avaliação do tempo de sintomas, número de evacuações, sintomas associados, como cólicas e náuseas, e presença ou não de produtos patológicos nas fezes.

A presença de neutropenia e o uso prévio de quimioterapia ou radioterapia abdominal devem ser avaliados em pacientes oncológicos, os quais podem precisar de análises mais específicas devido ao risco de infecções atípicas.

Convém considerar também:

- Uso de medicações (procinéticos, antibióticos, suplementação de ferro ou laxativos).
- Volume, velocidade de infusão e osmolaridade da dieta em pacientes com via alternativa, bem como posicionamento do dispositivo.
- Presença de alterações anatômicas no intestino (fístulas, ileostomia etc.).

Quadro 27.2 Opções de intervenção medicamentosa via oral em caso de constipação intestinal[11]

Classe	Medicamento (dose inicial)	Observações
Emolientes das fezes	Docusato de sódio 5mg/kg VO uma a três vezes ao dia	Poucas apresentações no mercado, geralmente em associação a outras medicações Pode causar diarreia, náuseas e cólicas
Agentes osmóticos	Lactulose 1mL/kg uma a três vezes ao dia	Pode causar flatulência, náuseas ou cólicas
	Desimpactação: 1 a 1,5g/kg/dia de polietilenoglicol durante 3 dias Manutenção: 0,25 a 0,8g/kg/dia	Exige boa hidratação Há poucas formulações no mercado; pode ser manipulado
Estimulantes da peristalse	Bisacodil 5mg à noite (> 12 anos – 5 a 15mg)	Pode causar cólicas e diarreia
	Picossulfato de sódio 2,5 a 5mg à noite	Pode causar cólicas e diarreia

Tratamento

O tratamento da diarreia deve ocorrer em três frentes: reverter a causa (sempre que possível), evitar a desidratação e reduzir o desconforto.

Intervenções não farmacológicas

Convém favorecer a oferta de líquidos, priorizando soluções ricas em eletrólitos. A terapia dietética também pode auxiliar o controle do desconforto causado pela diarreia, visto que alguns compostos mais osmolares podem causar ainda maior desconforto ao paciente.

Lactose

A restrição de lactose é recomendada em caso de diarreia, quando ocorrem dano à mucosa do intestino delgado proximal e redução na concentração da lactase com consequente aumento da lactose não digerida na luz intestinal.

O excesso de açúcar, ao ser fermentado, dá origem a ácidos graxos de cadeia curta – radicais ácidos – o que explica a distensão e a dor abdominal e, em alguns casos, a hiperemia perianal[12].

Mudanças de dieta não são formalmente indicadas em caso de diarreia aguda, mas algumas restrições podem auxiliar o controle dos sintomas. Em virtude das poucas evidências acerca dessas medidas, recomenda-se levar em consideração as preferências do paciente e de sua família para sua indicação.

Alimentos e sucos com elevado teor de açúcar, frutose, sacarose e sorbitol podem ser evitados, pois apresentam osmolaridade maior e tendem a agravar as perdas diarreicas[13]. Cebola, alho, aspargo, alcachofra, ervilha, beterraba, couve, aipo, milho, couve-flor, maçã, pera, manga, melancia, pêssego, ameixa, abacate, leite de vaca, iogurte, queijo fresco, ricota, creme de leite, sorvete, feijão, grão-de-bico e soja são conhecidos como *foodmaps* (pouco absorvíveis e altamente fermentáveis). Uma dieta baixa em *foodmaps* pode ser indicada durante a fase aguda da diarreia, para auxiliar o controle dos sintomas[14]; entretanto, sua indicação deve ser criteriosa, buscando proporcionalidade na intervenção e evitando restringir excessivamente o cardápio da criança.

Suplementações

Probiótico: o uso de probiótico tem demonstrado reduzir a duração da diarreia aguda, sendo recomendada a administração de *Lactobacillus (L.) rhamnosus* (10^{10} UFC [unidades formadoras de colônias]) e *Saccharomyces (S.) boulardii* (250 a 750mg/dia, uma vez ao dia por 5 a 7 dias). Outra opção seria o uso de *L. reuteri* (10^{10} UFC) e *L. rhamnosus* (10^{10} UFC) duas vezes ao dia por 5 a 7 dias de tratamento[15,16]. O uso de probióticos não costuma ser indicado em caso de neutropenia.

Glutamina: a glutamina auxilia a recuperação epitelial, agindo também para melhora da permeabilidade intestinal. Seu uso em pacientes com diarreia demonstrou ser eficaz, principalmente em episódios pós-infecção, em pacientes com síndrome do intestino irritável e em quadros associados à quimioterapia ou à radioterapia. A dosagem indicada é de 0,3g/kg/dia durante 7 dias[17,18].

Zinco: a suplementação com zinco por via oral, na dose de 5mg/dia, pode auxiliar a redução de sintomas e geralmente é bem tolerada[19].

Intervenções farmacológicas

Os pacientes com quadro sugestivo de infecção bacteriana, como febre e presença de sangue ou pus nas fezes, devem iniciar o uso de antibióticos, bem como aqueles com quadro de colite pseudomembranosa. O tratamento com medicações que reduzam o trânsito intestinal não está indicado nesses casos.

Loperamida

A loperamida, um agonista opioide semelhante à meperidina, atua reduzindo fortemente a motilidade intestinal, bem como tem efeito antissecretório. Seu uso está contraindicado em quadros infecciosos, mas é um fármaco muito útil no controle de diarreias induzidas por drogas[20]. A dose em crianças é de 0,03mg/kg, três vezes ao dia, e a medicação costuma ser bem tolerada, sendo a náusea o efeito colateral mais comum. Adultos podem utilizar doses de ataque de 4mg, seguidas de resgates de 2mg nas evacuações.

Racecadotrila

A racecadotrila, uma medicação inibidora da encefalinase periférica, tem efeito antissecretor no intestino, reduzindo a perda excessiva de água e eletrólitos nas fezes sem alterar a motilidade intestinal, sendo considerada o agente de primeira escolha no tratamento das diarreias secretoras e podendo ser utilizada até mesmo nos quadros de infecção bacteriana[21]. A dose em crianças é de 1,5mg/kg, três vezes ao dia, e a medicação costuma ser bem tolerada. Aproximadamente 10% dos pacientes adultos apresentam cefaleia como efeito colateral, sintoma não relatado em crianças.

Referências

1. Leung AK, Hon KL. Paediatrics: how to manage functional constipation. Drugs Context 2021 Mar; 10:2020-11-2. doi: 10.7573/dic.2020-11-2. PMID: 33828605; PMCID: PMC8007206.
2. Hauch H, Kriwy P, Hahn A. Gastrointestinal symptoms in children with life-limiting conditions receiving palliative home care. Front Pediatr 2021 Mar; 9:654531. doi: 10.3389/fped.2021.654531. PMID: 33869119; PMCID: PMC8044350.
3. Baumann F, Hebert S, Rascher W, Woelfle J, Gravou-Apostolatou C. Clinical characteristics of the end-of-life phase in children with life-limiting diseases: Retrospective study from a single center for pediatric palliative care. Children (Basel) 2021 Jun; 8(6):523. doi: 10.3390/children8060523. PMID: 34205278; PMCID: PMC8235017.
4. Oliveira ISF, Ortolan EVP, Oliveira Junior WE. Brazilian Portuguese translation, cross-cultural adaptation and reproducibility assessment of the modified Bristol Stool Form Scale for children. J Pediatr (Rio J) 2019 May-Jun; 95(3):321-7. doi: 10.1016/j.jped.2018.01.006. Epub 2018 Mar 15. PMID: 29551322.
5. Stewart G, McNeilly P. Opioid-induced constipation in children's palliative care. Nurs Child Young People 2011 Oct; 23(8):31-4. doi: 10.7748/ncyp2011.10.23.8.31.c8725. PMID: 22132558
6. De Morais, MB, Maffei HVL. Constipação intestinal. J Pediatr 2000; 76(2):147-56.
7. De Sousa VBB et al. Constipação intestinal em crianças e a importância das fibras alimentares: Uma revisão da literatura. Revista Eletrônica Acervo Saúde 2019; 21:e561-e561.
8. Ramos CI. Efeitos dos óleos de oliva e linhaça no tratamento da constipação intestinal de pacientes com doença renal crônica em hemodiálise. 2014. Disponível em: https://bdtd.ibict.br/vufind/Record/UFSP_fbab5bb0d465500911f9ff2dd90e6a81.
9. Gomes DOVS, Morais MB. Gut microbiota and the use of probiotics in constipation in children and adolescents: Systematic review. Rev Paul Pediatr 2019 Nov; 38:e2018123. doi: 10.1590/1984-0462/2020/38/2018123. PMID: 31778407; PMCID: PMC6909257.
10. Santucci G, Mack JW. Common gastrointestinal symptoms in pediatric palliative care: nausea, vomiting, constipation, anorexia, cachexia. Pediatr Clin North Am 2007 Oct; 54(5):673-89, x. doi: 10.1016/j.pcl.2007.06.001. PMID: 17933617.
11. Rubio AV, Lima e Souza J. Cuidado paliativo: Pediátrico e perinatal. 1. ed. Rio de Janeiro: Atheneu, 2019.
12. Brandt KG, Antunes MMC, Silva GAP. Acute diarrhea: evidence-based management. Jornal de Pediatria 2015; 91:S36-S43.
13. Sullivan PB. Nutritional management of acute diarrhea. Nutrition 1998; 14(10):758-62.
14. Catassi G et al. The low FODMAP diet: Many question marks for a catchy acronym. Nutrients 2017; 9(3):292.

15. Deporter L, Vandenplas Y. Probiotics in pediatrics. A review and practical guide. Nutrients 2021 Jun; 13(7):2176.
16. Pour TR et al. Emergency centre management of paediatric diarrhoea: An overview. African Journal of Emergency Medicine 2013; 3:75-82.
17. Yalçin SS, Yurdakök K, Tezcan I, Oner L. Effect of glutamine supplementation on diarrhea, interleukin-8 and secretory immunoglobulin A in children with acute diarrhea. J Pediatr Gastroenterol Nutr 2004 May;38(5):494-501. doi: 10.1097/00005176-200405000-00007. PMID: 15097437.
18. Zhou Q, Verne ML, Fields JZ et al. Randomised placebo-controlled trial of dietary glutamine supplements for postinfectious irritable bowel syndrome. Gut 2019 Jun; 68(6):996-1002. doi: 10.1136/gutjnl-2017-315136. Epub 2018 Aug 14. PMID: 30108163.
19. Yazar AS, Güven Ş, Dinleyici EÇ. Effects of zinc or symbiotic on the duration of diarrhoea in children with acute infectious diarrhoea. Turk J Gastroenterol 2016 Nov; 27(6):537-540. doi: 10.5152/tjg.2016.16396. PMID: 27852545.
20. Pastrana T, Meißner W. Behandlung der Diarrhö mit Loperamid in der Palliativmedizin. Eine systematische Literaturübersicht [Treatment of diarrhea with loperamide in palliative medicine. A systematic review]. Schmerz 2013 Apr; 27(2):182-9. doi: 10.1007/s00482-013-1296-z. PMID: 23475156.
21. Eberlin M, Chen M, Mueck T, Däbritz J. Racecadotril in the treatment of acute diarrhea in children: A systematic, comprehensive review and meta-analysis of randomized controlled trials. BMC Pediatr 2018 Apr; 18(1):124. doi: 10.1186/s12887-018-1095-x. PMID: 29614995; PMCID: PMC5883268.

Fadiga e Síndrome da Anorexia-Caquexia

Andréa Gislene do Nascimento
Carlota Vitória Blassioli Moraes
Patrícia Zamberlan
Sílvia Maria de Macedo Barbosa

Capítulo 28

FADIGA

Um dos sintomas mais comuns em pacientes em cuidados paliativos com diagnóstico de câncer avançado ou outras doenças graves que ameacem a vida, a fadiga vem sendo cada vez mais estudada, porém a maior parte dos estudos e diretrizes ainda se restringe a adultos, havendo muito poucos trabalhos voltados para a faixa pediátrica[1]. A fadiga causa alterações físicas, psicossociais e econômicas substanciais para pacientes e cuidadores, diminuindo a qualidade de vida, e por sua natureza subjetiva, bem como por suas causas multidimensionais, a avaliação e o tratamento são complexos e desafiadores.

Tanto em adultos como em pediatria, a fadiga é definida como uma sensação subjetiva e persistente de cansaço, exaustão física, emocional e cognitiva, desproporcional à atividade recente, que não melhora com repouso e o sono, além de interferir nas atividades da vida cotidiana[2].

O sintoma de fadiga muitas vezes se apresenta como uma sensação crônica angustiante de exaustão que interfere na capacidade da criança de brincar e manter as atividades[3]. A fadiga clínica pode apresentar-se de várias maneiras, incluindo fraqueza física ou sonolência, alterações emocionais ou labilidade ou alterações cognitivas[3]. Ulrich e cols. demonstraram que a fadiga era o sintoma isolado mais comum em um grupo de crianças no final da vida, afetando 70% a 96% desses jovens[3]. A fadiga, como a dor, é altamente subjetiva e única para cada indivíduo.

Vários fatores físicos podem contribuir para o sintoma subjetivo de fadiga, incluindo doenças e tratamentos, sintomas não aliviados, baixo condicionamento físico, deficiência nutricional, anemia, desequilíbrio hormonal, perda de massa muscular, anormalidades metabólicas e oxigenação deficiente, bem como fatores psicossociais, depressão, ansiedade, medo, tédio e preocupações espirituais, existenciais, familiares e sociais.

Embora não seja completamente entendida, a fisiopatologia da fadiga é associada a:

- Ativação do sistema imune e inflamação.
- Função metabólica e mitocondrial alterada.
- Disfunção do eixo adrenal-hipotálamo-hipófise.
- Funções neuroendócrinas alteradas[4].

Essas alterações também estão envolvidas e são encontradas em outros distúrbios, como do sono, do humor e caquexia-anorexia, que também impactam a função física e a atividade cotidiana do paciente. Vários fatores influenciam e podem intensificar a fadiga, como estágio da doença, doença de base, comorbidades (caquexia-anorexia, dor intensa, alterações endócrinas e metabólicas, anemia, desidratação) drogas (sedativos, terapia hormonal, quimioterapia) e variabilidade genética, impactando a regulação da resposta imune e inflamatória.

Avaliação

Como a de qualquer sintoma subjetivo, a avaliação da fadiga é um desafio, e em pediatria esse desafio é ainda maior em razão da ampla faixa etária e dos desafios na comunicação[5].

Na avaliação é importante perguntar diretamente a respeito da fadiga tanto ao paciente como aos familiares. Convém questioná-los sobre cansaço ou se percebem a criança mais cansada e com diminuição das atividades. O questionamento deve ser feito de maneira objetiva, mas também subjetiva, por meio do uso de escalas ou instrumentos de avaliação. Ademais, é importante ressaltar que essa avaliação deve ser contínua para que seja possível estabelecer a melhor assistência ao paciente. Uma ressalva significativa consiste em sempre considerar os fatores contribuintes reversíveis, como anemia e alterações eletrolíticas.

Instrumentos para avaliação da fadiga

Para a faixa etária infanto-juvenil, podem ser mencionados alguns instrumentos que avaliam a fadiga:

- *Scale-Child* (FS-C) e *Fatigue Scale-Adolescent* (FS-A).
- *Fatigue Scale-Parent* (PFS) e *Fatigue Scale-Staff*[6], nenhuma delas traduzida e ou validada para o Brasil.
- Escala de Fadiga Multidimensional (PedsQL), com versões para autorrelato das crianças e adolescentes, divididos por faixa etária, e o relato dos pais[7,8].

A PedsQL é constituída de 18 itens que avaliam a percepção de fadiga no último mês pela criança e seus pais. Essa escala é utilizada para análise de várias patologias, como em crianças com fibromialgia[9], tumor do sistema nervoso central[7] e artrite reumatoide juvenil[10], e foi traduzida para o português do Brasil[8].

Tratamento

Em caso de doença muito avançada, é pouco provável a redução da fadiga a um grau muito menor ou sua resolução completa, porém é viável reduzi-la ao menor grau possível.

Manejo não farmacológico/educação do paciente

- Ouça as preocupações do paciente.
- Explique que as atividades, os exercícios e as brincadeiras são geralmente benéficos.

- O descanso, a pausa e o sono são importantes:
  - Evitar estimulantes antes do descanso e/ou do sono.
  - Evitar deitar-se na cama sem sono.
  - Limitar as sonecas durante o dia (1 hora).

As intervenções não farmacológicas podem incluir exercícios ou alongamentos de baixa intensidade, fisioterapia, musicoterapia e outras abordagens integrativas, como acupuntura, massagem e atenção plena[3].

O exercício físico para melhora da fadiga tem fortes recomendações entre os adultos. Em pediatria, Hinds e cols. demonstraram que os exercícios também reduzem significativamente a gravidade da fadiga em comparação com o grupo controle[1].

Como as crianças e adolescentes constituem um grupo heterogêneo, a evidência do benefício dos exercícios físicos na fadiga é mais clara para os adolescentes, sendo mais complexo o incentivo para atividade física nos casos de bebês e crianças pequenas, porém mesmo as crianças pequenas podem ser incentivadas a brincar.

A atividade física deve ser adaptada às necessidades individuais de crianças e adolescentes, levando em consideração idade, preferências e habilidades[11].

Manejo farmacológico

As intervenções farmacológicas incluem o uso de estimulantes, principalmente metilfenidato e modafinila; todavia, essas condutas ainda são muito pouco adotadas e mais indicadas em casos de fadiga mais intensa[3].

Uma atenção cuidadosa deve ser direcionada aos fatores que contribuem para a fadiga; por isso, as intervenções destinadas a aliviar esses fatores costumam ser mais úteis, como o uso de pressão positiva não invasiva ou ventilação noturna com hipoventilação crônica.

Como em geral não há uma causa única, a fadiga é mais bem tratada quando há uma estreita colaboração com a criança e a família para lidar com quaisquer condições associadas a ela. Esse tratamento pode consistir na combinação de terapias não farmacológicas e farmacológicas, sempre contando com uma equipe multidisciplinar.

O tratamento da fadiga deve ser multidisciplinar e conduzido por especialista pediátrico (como oncologista, cardiologista etc.), pediatra geral, enfermagem, psicólogo, fisioterapeuta, terapeuta ocupacional e educador físico, entre outros profissionais. Atividade física, relaxamento e atenção plena estão recomendados para redução da fadiga em crianças e adolescentes com câncer e em pediatria.

As abordagens farmacológicas sistêmicas não devem ser rotineiramente adotadas para controle da fadiga em crianças ou adolescentes. A base de evidências para essas recomendações ainda é dada principalmente por estudos randomizados realizados com adultos, em razão da escassez de dados pediátricos.

Pesquisas futuras devem identificar abordagens ideais para implementação bem-sucedida e segura de novos tratamentos na prática clínica pediátrica para a fadiga.

SÍNDROME ANOREXIA-CAQUEXIA

Muitos pacientes com doenças crônicas, avançadas e incuráveis, como o câncer, sofrem de perda de apetite, também chamada de anorexia. A prevalência desse sintoma varia entre os estudos, podendo ser um reflexo da variação geográfica e cultural no relato de sintomas, tempo de tratamento e métodos utilizados para avaliar a presença da condição. Entretanto, apesar dessa variação, a maioria dos estudos sugere que a perda de apetite é uma condição muito comum entre esses pacientes e frequentemente ocorre na presença de uma multiplicidade de outros sintomas, como dor, fadiga e fraqueza[12].

Definida como perda de apetite, a anorexia é considerada um componente importante da caquexia, podendo também desempenhar um papel na patogênese da sarcopenia. No entanto, pode ser distinta de ambas as síndromes e ocorrer independentemente de qualquer uma, além de estar presente em outras condições clínicas, como problemas psiquiátricos, uso de medicamentos, depressão, envelhecimento (que leva à diminuição do apetite), problemas gastrointestinais e alterações nos neurotransmissores centrais[13].

A anorexia pode ser dividida em duas categorias, de acordo com as alterações do controle volitivo ou não volitivo da alimentação. Quando se deve a uma alteração da percepção da imagem corporal, levando à recusa alimentar, é definida como anorexia primária (ou anorexia nervosa). Quando ocorre como consequência de um quadro inflamatório em resposta a doenças crônicas ou agudas, é definida como anorexia secundária (ou anorexia específica da doença)[13].

A anorexia secundária, o quarto sintoma mais comum em pacientes com estágios avançados de câncer, está associada à ingestão limitada de alimentos, o que leva a desfechos clínicos desfavoráveis, como aumento da morbidade e mortalidade e redução da qualidade de vida[13].

A caquexia é uma síndrome complexa que combina perda de peso com lipólise, perda da musculatura, anorexia crônica, náusea e fraqueza. Trata-se de um sintoma presente em muitos pacientes que apresentam câncer avançado, AIDS, cardiopatia e pneumopatia[14].

A palavra caquexia é derivada do grego *kakos*, "mau", e *hexus*, "estado de ser". Em 2008, um grupo de especialistas estabeleceu o primeiro consenso para definição da caquexia como "uma síndrome metabólica complexa associada a doença e caracterizada por perda de massa muscular com ou sem perda de massa gorda"[15].

A síndrome da anorexia-caquexia (SAC) consiste em má nutrição associada a doenças crônicas, como câncer, insuficiência cardíaca, insuficiência renal crônica e doenças autoimunes. Sua característica principal é a diminuição da massa muscular esquelética e associa-se a apetite diminuído e declínio nutricional. Como resultado desse processo, o paciente pode apresentar fraqueza, fadiga e deterioração funcional, o que pode ser um preditor da mortalidade. Essas alterações no apetite e na nutrição e as mudanças na musculatura se manifestam como sarcopenia e/ou caquexia[16].

A definição de SAC encontra-se em processo de mudança, uma vez que vários mecanismos, incluindo mau apetite, inflamação e desregulação hormonal, podem contribuir para redução da musculatura e da gordura dos pacientes. Convém salientar ainda que a apresentação clínica do paciente pode abranger um amplo espectro de sinais e sintomas, como perda de peso, diminuição no índice de massa corporal (IMC) e redução no desempenho físico[14].

A definição de Fearon é largamente utilizada para o diagnóstico da SAC, a qual utiliza o peso e enfatiza medidas diretas da musculatura, exigindo uma perda de peso > 5% nos últimos 6 meses ou > 2% em pacientes com IMC < 20kg/m² ou sarcopenia avaliada por antropometria e métodos radiológicos. Essa definição identifica a perda do músculo esquelético como chave no comprometimento funcional dos pacientes e destaca o conceito de massa muscular esquelética como um marcador para SCA[17].

Fearon também propôs a classificação em fases – pré-caquexia, caquexia e caquexia refratária – com base nas características dos pacientes, esforçando-se por identificar mais cedo sua doença, quando eles podem ser mais reativos e menos "refratários" aos agentes terapêuticos.

Uma definição alternativa de SAC, proposta por Evans e não restrita ao câncer, inclui os testes laboratoriais entre os critérios de definição. Para definição de caquexia, segundo Evans, é necessária uma perda de peso de ≥ 5% dentro de 12 meses ou IMC < 20kg/m² e pelo menos três dos seguintes: diminuição da força muscular, fadiga, anorexia, hipoalbuminemia, anemia (Hb < 12g/dL) ou PCR elevado.

Do ponto de vista nutricional, os fatores associados a essa condição estão relacionados com a anorexia e o aumento do gasto energético. Por exemplo, a caquexia oncológica é hoje considerada uma condição que apresenta anormalidade metabólica, imunológica e neurológica e não uma mera anormalidade nutricional[16].

A diminuição da massa muscular esquelética, da força muscular e da função causa um efeito adverso na qualidade e expectativa de vida do paciente. Essa é uma condição conhecida como sarcopenia. A sarcopenia consiste em uma baixa massa muscular que resulta em um estado funcional prejudicado. A caquexia, por outro lado, corresponde à perda do músculo esquelético predominantemente através de inflamação e alterações metabólicas que não podem ser revertidas apenas com suporte nutricional. A principal diferenciação entre sarcopenia e caquexia é que nesta há inflamação subjacente e aumento do metabolismo basal, enquanto a taxa metabólica fica inalterada ou diminuída[18].

A sarcopenia é considerada uma doença muscular (insuficiência muscular), com baixa força e massa muscular como principal determinante. Trata-se de um distúrbio progressivo e generalizado do músculo esquelético que está associado à maior probabilidade de resultados adversos, incluindo quedas, fraturas, deficiência física e mortalidade. A força muscular também pode ser utilizada para sua análise por ser melhor do que a massa na previsão de resultados adversos. A qualidade muscular também é prejudicada na sarcopenia[19].

Fisiopatologia

A SAC é caracterizada por uma complexa interação de vários mecanismos que levam à perda de músculo e gordura, assim como à falta de apetite. Com base no conhecimento atual, a resposta aberrante pró-inflamatória pode ser o mecanismo dominante que conduz a efeitos sistêmicos na regulação do músculo, da gordura e do apetite. Mecanismos adicionais que contribuem para a síndrome incluem disfunção endócrina, aumento do gasto de energia de repouso e diminuição do consumo calórico em razão de sintomas de impacto nutricional (NIS na sigla em inglês). Cabe destacar que os vários mecanismos envolvidos na SAC não devem ser considerados isoladamente, uma vez que parecem estar inter-relacionados[20-23].

A fisiopatologia da SAC em caso de câncer tem sido amplamente investigada por meio de modelos animais, uma vez que *in vivo* o uso de técnicas invasivas para o estudo das áreas centrais de regulação do apetite, como o hipotálamo, é limitado por dificuldades técnicas e considerações éticas[24].

Sabe-se que substâncias liberadas pelo tumor, como citocinas pró-inflamatórias (grupo de hormônios peptídicos), lactato e/ou peptídeo relacionado com o paratormônio, contribuem decisivamente para o desenvolvimento da anorexia, que parece ser o resultado final de alterações de sinais (centrais e periféricos) no sistema neuro-hormonal que controlam o apetite[24,25].

Muitas citocinas, como interleucina 1 (IL-1), interleucina 6 (IL-6), fator de necrose temporal alfa (TNF-α) e interferon-γ, têm efeito conhecido no apetite, modulando as cascatas de neurotransmissores do sistema nervoso central (SNC), e apresentam valores elevados em pacientes com vários tipos de câncer.

A leptina é uma adipocina que atua em receptores específicos do hipotálamo, promovendo a saciedade via neuropeptídeos a jusante, como o neuropeptídeo Y (NPY). A IL-1, produzida por linfócitos e macrófagos, é a citocina anoréxica mais potente, induzindo a anorexia ao estimular a expressão e liberação da leptina e imitando seu efeito hipotalâmico[25].

Monócitos, macrófagos e tumores produzem TNF-α, que causa anorexia por atravessar a barreira hematoencefálica ou ainda por produzir seus efeitos ao estimular fibras ascendentes do vago. Estudos com ratos demonstraram que a administração de inibidores de TNF-α promoveu aumento na ingestão de alimentos em ratos anoréxicos portadores de tumores[25].

Assim como o TNF-α, o interfron-γ e a IL-1, a IL-6 está implicada no desenvolvimento de anorexia nos casos de câncer. Astrócitos, micróglia e neurônios expressam a IL-6, cuja produção no SNC age para redução da ingestão alimentar. Evidências do papel da IL-6 na patogênese da anorexia e caquexia advêm de experimentos com ratos portadores de tumor do tipo adenocarcinoma, nos quais a terapia com anticorpos anti-IL-6 foi capaz de reverter os parâmetros-chave da anorexia/caquexia[25].

Quanto ao interferon-γ, sua administração via central parece reduzir a ingestão alimentar em ratos em curto prazo, o que inclui o tamanho e a duração das refeições. Em camundongos portadores de tumores pulmonares foi demonstrado que o desenvolvimento do tumor está associado à produção de interferon-γ com perda progressiva de peso. Evidência adicional que apoia o papel do interferon-γ na anorexia do câncer é o fato de anticorpos anti-interferon-γ neutralizarem a perda muscular observada na caquexia do câncer; além disso, a inoculação de células tumorais ovarianas em camundongos expressa o gene do interferon-γ, resultando em anorexia e caquexia[25].

Os portadores de tumores malignos geralmente apresentam aumento na glicólise associado ao aumento na atividade da desidrogenase lática (LDH), que converte piruvato em lactato. O lactato inibe a ingestão de alimentos mediante a ativação hipotalâmica da sinalização de adenosina monofosfato quinase/malonil-CoA, sendo considerado um potente agente anoréxico. O lactato age ativando os neurônios responsivos à glicose no hipotálamo ventromedial, resultando na redução da saciedade. Ingestão espontânea de alimentos é observada em ratos após infusão endovenosa e intraportal de lactato[25].

O zinco é um oligoelemento necessário na transcrição, nutrição, motilidade gastrointestinal, digestão, processos oxidativos, sinalização sináptica, transdução de sinal, memória e cicatrização. O câncer, por exemplo, prejudica o metabolismo do zinco em decorrência da liberação de citocinas na resposta de fase aguda, sendo sua deficiência bem conhecida na produção de anorexia, uma vez que níveis baixos de zinco resultam em hipogeusia, havendo também bloqueio na liberação do NPY. Além disso, tem sido relatado que animais com deficiência de zinco apresentam níveis mais baixos de dinorfina no hipotálamo, a qual é um potente peptídeo opioide orexígeno[25].

Causas

A SAC pode ser causada por diferentes fatores, como depressão, uso de medicamentos, quimioterapia e radioterapia, problemas gastrointestinais (retardo do esvaziamento gástrico, constipação intestinal e diarreia), obstrução intestinal, doenças (HIV/AIDS, câncer, insuficiência cardíaca congestiva, fibrose cística, tuberculose, entre outras) e doenças em estágio avançado[3].

As causas da anorexia podem ter origem em manifestações periféricas ou centrais[25]. As manifestações periféricas podem estar diretamente relacionadas com tumores que causam disfagia, fatores que interferem diretamente na função gastrointestinal ou alteram a ingestão alimentar, ao passo que as manifestações centrais podem consistir em depressão, dor e alterações nos neurotransmissores[25].

As complicações causadas pela SAC podem ser: arritmias cardíacas, bradicardia, hipotensão, anemia, alteração da motilidade intestinal, desidratação e alteração do sono.

Avaliação

Um dos desafios para entendimento da SAC consiste em avaliar quais fatores podem estar interferindo na falta de apetite para que seja possível adotar um manejo correto[13]. Convém utilizar métodos validados e confiáveis para avaliação da anorexia, como escalas analógicas visuais ou numéricas e questionários de qualidade de vida. Na prática clínica, os questionários devem oferecer como resposta "sim" ou "não" à pergunta "Você sente falta de apetite?". A escala de sintomas elaborada pela Organização Europeia de Pesquisa e Tratamento do Câncer (EQRTC na sigla em inglês) e o Questionário de Qualidade de Vida (QLQ-C30), em sua terceira versão, são os instrumentos mais utilizados[13].

Os sintomas mais comuns são: perda de apetite, perda de peso excessiva (< 85% do peso normal para altura e idade da criança), amenorreia (ausência de pelo menos três ciclos menstruais consecutivos sem outra causa), ansiedade, sonolência, palidez, fadiga, fraqueza, alopecia, hiperalgesia, falta de concentração e isolamento social[12,25].

Em caso de suspeita de SAC, deve ser obtida uma história multidimensional, incluindo identificação e gestão de contribuintes secundários. Essa avaliação deve incorporar ingestão nutricional, alterações de peso, determinação de massa, função física, avaliação psicossocial e de qualidade de vida e potenciais biomarcadores, particularmente inflamação, com foco na resposta de fase aguda das proteínas. Além disso, outros aspectos devem ser considerados:

- Problemas orais/deglutição (feridas na boca, aftas, boca seca e disfagia).
- Problemas digestivos (saciedade precoce, náuseas/vômitos, constipação e problemas intestinais, como obstrução).
- Má absorção.
- Fatores psicológicos (ansiedade, depressão, angústia familiar e espiritual).
- Alterações no olfato e no paladar.
- Outros sintomas (dor, delírio e fadiga).
- Distúrbios metabólicos (diabetes, hipogonadismo, insuficiência suprarrenal e insuficiência tireoidiana).

Cabe ressaltar que os sintomas associados a doenças específicas e os tratamentos relacionados com a doença podem estar simultaneamente exacerbando a SAC[18].

O agrupamento de sintomas é outra consideração importante na avaliação da SAC. Os três grupos de sintomas identificados incluem[18]:

1. Inchaço, dispepsia, náusea e saciedade precoce.
2. Depressão, ansiedade e insônia.
3. Náusea, fadiga e dor.

Manejo

O manejo da SAC deve concentrar-se na redução da inflamação e na melhora dos esforços anabólicos e do estado nutricional, incluindo a estimulação do apetite. A maioria das intervenções recentes é multimodal, incorporando duas ou mais abordagens focadas nos estágios específicos da SAC. Em geral, incluem intervenção farmacológica direcionada à inflamação e/ou aos esforços anabólicos, exercícios e intervenções nutricionais. As intervenções ocorrem dentro do contexto dos melhores cuidados de suporte e tratamento modificador da doença[26,27].

Os objetivos do tratamento são recuperar a perda de peso, evitar a instalação da SAC e tratar os sintomas presentes. A pedra angular do manejo não farmacológico consiste na combinação de exercícios e nutrição. Os dados limitados sobre as mais diversas patologias apontam melhor resistência física e menos sintomas de depressão; no entanto, não há muitas evidências de melhora no que tange a elementos como nutrição/peso, função geral, fadiga e qualidade de vida. Os preditores de adesão aos protocolos e provavelmente de melhores resultados foram o estado funcional e os níveis gerais mais baixos de inflamação. Em contraste, estudos realizados com outras populações menos graves, como doença pulmonar obstrutiva crônica, demonstram evidências mais robustas quanto aos exercícios multimodais e intervenções nutricionais que possam aumentar o peso, melhorar a função física, diminuir a depressão e prolongar a sobrevivência. Em conjunto, a pesquisa precisa delinear o momento ideal para incorporação do exercício e nutrição em pacientes com doença grave e SAC[26,27].

O manejo farmacológico da SAC inclui tratamentos com anti-inflamatórios, agentes anabolizantes e estimulantes do apetite. O acetato de megestrol é aprovado pelo

Food and Drug Administration (FDA) para caquexia e considerado o mais eficaz dos tratamentos disponíveis, mostrando, comparado a placebo, benefícios na melhora do apetite e ganho de peso em pacientes com câncer quando utilizado em doses altas[12,28]. Em crianças com HIV/AIDS, promoveu a melhora do apetite[13]. O dronabinol é aprovado pela FDA para SAC relacionada com AIDS e náusea induzida pela quimioterapia, mas não está associado a ganho de peso. Para uso em curto prazo, os corticoides demonstram eficácia no manejo da caquexia, mas o uso prolongado é prejudicial em razão do catabolismo muscular, resistência à insulina e insuficiência[27], podendo também promover aumento do apetite e melhora do bem-estar em pacientes com câncer avançado[12]. O estudo da talidomida não ofereceu evidências que apoiem ou reprovem sua indicação como estimulante do apetite[28]. Os estimulantes do apetite podem melhorar o apetite, mas não a qualidade de vida do paciente[12].

Estudos mostram que a suplementação de proteínas para pacientes com câncer e HIV/AIDS melhora o ganho de massa muscular. O EPA, um ácido graxo com propriedades anti-inflamatórias, parece promover resultado promissor no tratamento da anorexia em pacientes com câncer[12].

A decisão sobre o suporte nutricional a ser indicado deve ser analisada caso a caso, de acordo com as condições clínicas de cada paciente. Vários estudos analisados pela Associação Americana de Gastroenterologia mostraram que o uso de nutrição parenteral em pacientes com câncer avançado e SAC pode aumentar o número de complicações[12].

A Sociedade Europeia de Nutrição e Metabolismo (ESPEN na sigla em inglês) recomenda o uso de suporte nutricional em pacientes com câncer em estado terminal que não conseguem alimentar-se através da via oral, bem como iniciar com suplementação oral, seguida de nutrição enteral e, por último, nutrição parenteral[12].

Orientações nutricionais

- Oferecer os alimentos em pequenas porções.
- As refeições devem ter boa apresentação e devem ser variadas.
- Oferecer os alimentos preferidos pela criança e/ou adolescente.
- Não ser rígido quanto aos horários das refeições.
- Promover um ambiente calmo para oferecer os alimentos e fazer coincidir a hora da refeição com os momentos do dia em que a criança se sente melhor.
- Tentar, sempre que possível, fazer as refeições em família, a menos que a criança ou o adolescente esteja acamado.
- Se houver lesões na boca, convém dar preferência aos alimentos de consistência mole ou líquida e frios. Não oferecer alimentos ácidos.
- Oferecer suplementos alimentares.
- Quando possível, envolver a criança e/ou o adolescente no preparo dos alimentos.
- Respeitar o limite de saciedade do paciente; não forçar a alimentação.
- As práticas de coerção e gratificação são desaconselhadas.

CONSIDERAÇÕES FINAIS

A perda do apetite é um dos sintomas mais frustrantes para os familiares de crianças e adolescentes portadores de doenças graves com impacto negativo na qualidade de vida e associação à progressão da doença, além de causar grande angústia para os pais de pacientes com doenças avançadas. A equipe multiprofissional deve estar atenta a todos os sintomas e suas implicações no paciente.

A SAC é um desafio. Embora alguns aspectos de sua fisiopatologia tenham sido esclarecidos recentemente, ainda não há tratamento que melhore todos os aspectos dessa síndrome, a qual é responsável por sofrimento importante para o paciente e sua família. As intervenções não farmacológicas e farmacológicas devem ser adotadas na tentativa de melhorar a qualidade de vida.

Estão indicadas orientações nutricionais e farmacológicas que melhorem a aceitação da alimentação de acordo com as condições de vida de cada paciente. Além disso, é importante contar com suporte psicológico e estimular a prática de exercícios físicos de acordo com as limitações de cada paciente.

Referências

1. Hinds PS, Hockenberry M, Rai SN et al. Clinical field testing of an enhanced-activity intervention in hospitalized children with cancer. J Pain Symptom Manage 2007; 33:686-97.
2. National Comprehensive Care Network. Cancer related fatigue. In: Clinical Practice Guidelines in Oncology, 2014. Disponível em: www.nccn.org.
3. Ullrich C, Mayer O. Assessment and management of fatigue and dyspnea in pediatric palliative care. Pediatric Clinics of NA 2007; 54(5):735-56.
4. Saligan LN et al. The biology of cancer-related fatigue: A review of the literature supportive care. Cancer 2015; 23:2461-78.
5. Mota DDCF, Pimenta CAM. Fadiga em pacientes com câncer avançado: Conceito, avaliação e intervenção. Rev Bras Cancer 2002; 48(4):577-83.
6. Hockenberry MJ, Hinds PS, Barrera P et al. Three instruments to assess fatigue in children with cancer: The child, parent and staff perspectives. J Pain Symptom Manag 2003 Apr; 25(4):319-28.
7. Varni JW, Burwinkle TM, Katz ER, Meeske K, Dickinson P. The PedsQL in pediatric cancer: Reliability and validity of the pediatric quality of life inventory generic score scales. Multidimensional fatigue scale and cancer module. Cancer 2002 Apr; 94,2090-106.
8. Silva RZM. Avaliação da fadiga em sobreviventes de câncer infantil e correlação com sintomas depressivos, distúrbios do sono e variáveis clínicas. São Paulo: Fundação Antonio Prudente (mestrado), 2009.
9. Varni JW, Burwinkle TM, Limber CA, Sizer IS. The PedsQL as a patient-reported outcome in children and adolescents with fi-

bromyalgia: An analysis of OMERACT domains. Health Qual Life Outcomes 2007 Feb:5-9.
10. Varni JW, Burwinkle TM, Sizer I. PedsQL multidimensional fatigue scale in pediatric rheumatology: Reliability and validity. J Rheumatol 2004 Dec; 31:2494-500.
11. Robinson PD, Oberoi S, Tomlinson D et al. Management of fatigue in children and adolescents with cancer and in pediatric recipients of haemopoietic stem-cell transplants: A clinical practice guideline. Lancet Child Adolesc Health 2018 May; 2(5):371-8. doi: 10.1016/S2352-4642(18)30059-2. Epub 2018 Mar 7. PMID: 30169270.
12. Childs DS, Jatoi A. A hunger for hunger: A review of palliative therapies for cancer-associated anorexia. Ann Palliat Med 2019; 8(1):50-8.
13. da Silva SP, Santos JMO, Costa e Silva MP, da Costa RMG, Medeiros R. Cancer cachexia and its pathophysiology: links with sarcopenia, anorexia, and asthenia. J Cachexia Sarcopenia Muscle 2020; 11(3):619-35.
14. Bruera E, Higginson IJ, von Gunten CF, Morita T. Textbook of palliative medicine and supportive care. 3rd ed. CRC Press, 2021. Disponível em: https://doi.org/10.1201/9780429275524.
15. Hain R, Goldman A, Rapoport A, Meiring M. Oxford textbook of palliative care for children. 3rd ed.
16. Nishikawa H, Goto M, Fukuniishi S. Cancer cachexia: its mechanism and linical significance
17. Del Fabbro E, Orr TA, Stella SM. Practical approaches to managing cancer patients with weight loss. Curr Opin Support Palliat Care 2017 Dec; 11(4):272-7.
18. Malec M, Shega JW. Management of gastrointestinal symptoms (nausea, anorexia and cachexia, constipation) in advanced illness. Med Clin North Am 2020 May; 104(3):439-54. doi: 10.1016/j.mcna.2019.12.005. Epub 2020 Feb 13. PMID: 32312408.
19. Cruz-Jentoft AJ, Bahat G, Bauer J et al. Writing group for the European Working Group on Sarcopenia in Older People 2 (EWGSOP2), and the Extended Group for EWGSOP2. Sarcopenia: Revised European consensus on definition and diagnosis. Age Ageing 2019 Jan 1; 48(1):16-31.
20. Balkwill F, Mantovani A. Inflammation and cancer: Back to Virchow? Lancet 2001; 357(9255):539-45.
21. Khan S, Tisdale MJ. Catabolism of adipose tissue by a tumor-produced lipid-mobilizing factor. Int J Cancer 1999; 80:444-7.
22. Simons JPF, Schols AMW, Buurman WA, Wouters EFM. Weight loss and low body cell mass in males with lung cancer: Relationship with systemic inflammation, acute phase response, resting energy expenditure, and catabolic and anabolic hormones. Clinical Science 1999; 97:215-23.
23. Laviano A, Meguid MM, Rossi-Fanelli F. Cancer anorexia: Clinical implications, pathogenesis, and therapeutic strategies. Lancet Oncology. 2003; 4(11):686-94.
24. Laviano A, Koverechb A, Seelaenderc M. Assessing pathophysiology of cancer anorexia. Curr Opin Clin Nutr Metab Care 2017; 20:340-5.
25. Ezeoke CC, Morley JE. Pathophysiology of anorexia in the cancer cachexia syndrome. J Cachexia Sarcopenia Muscle 2015; 6:287-302.
26. Hall CC, Cook J, Maddocks M et al. Combined exercise and nutritional rehabilitation in outpatients with incurable cancer: A systematic review. Support Care Cancer 2019; 27:2371-84.
27. van de Bool C, Rutten EPA, van Helvoort A et al. A randomized clinical trial investigating the efficacy of targeted nutrition as an adjunct to exercise training in COPD. J Cachexia Sarcopenia Muscle 2017; 8(5):748-58.
28. Zhang F, Aomei S, Yinghui J, Wanmin Q. The management strategies of cancer-associated anorexia: A critical appraisal of systematic review. BMC Complementary and Alternative Medicine 2018; 18:236.

Capítulo 29

Dispneia

Andrea Nogueira Araujo
Eduardo Alberto de Morais

INTRODUÇÃO

A função vital da respiração pode ser descrita sob diferentes perspectivas, desde a fisiológica, envolvendo os sistemas cardiorrespiratório, neuromuscular e hematopoiético, até a perspectiva da experiência espiritual ou religiosa, conforme pode ser lido em Gênesis 2:7: "Então o Senhor Deus formou o homem do pó da terra e soprou em suas narinas o fôlego de vida, e o homem se tornou um ser vivente." Dentre as funções vitais, a respiração é a única sujeita à regulação voluntária e autonômica.

No campo dos cuidados paliativos pediátricos (CPP), a dispneia é um dos mais frequentes sintomas em pessoas com câncer, doenças cardiorrespiratórias e outras condições crônicas, em fases diversas da evolução, independentemente do acometimento pulmonar[1], com impacto na unidade de cuidados, ou seja, no paciente, em sua família e em seus cuidadores. A despeito disso, ainda há uma relevante lacuna nos estudos sobre o tema, tanto em número como em qualidade da evidência[2].

Na diretriz da American Thoracic Society, atualizada em 2012, dispneia é definida como um sintoma complexo, uma experiência subjetiva de desconforto respiratório com sensações qualitativas distintas, de intensidade variável e de caráter multidimensional, envolvendo fatores físicos, psicológicos, emocionais e ambientais[3]. Muitos textos baseiam-se nessa definição.

Vale destacar que existe referência na literatura médica nacional, presente na formação de algumas gerações de profissionais da saúde, à definição de dispneia como respiração difícil, seja como sintoma – sensação subjetiva do paciente –, seja como sinal, percebida objetivamente pelo examinador[4]. Nos descritores em ciências da saúde, dispneia é definida como respiração com dificuldade ou com esforço, sendo "falta de ar" uma expressão alternativa.

As causas de dispneia são diversas, podendo manifestar-se pelo comprometimento de diferentes instâncias: infecção, anemia, acidose metabólica, dor, ansiedade, fraqueza muscular, insuficiência cardíaca, arritmia, cardiopatia cianogênica, edema pulmonar, derrame pleural ou pericárdico, pneumotórax, massa tumoral, obstrução de veia cava superior ou broncoaspiração[1]. A fisiopatologia envolve aspectos fisiológicos relacionados com a mecânica respiratória, a circulação, os circuitos neurais, os processos intracelulares, bem como aspectos psicossociais, o que tem implicações na avaliação e no manejo do sintoma.

Crianças e adolescentes elegíveis para cuidados paliativos por condições limitantes e/ou ameaçadoras à vida podem apresentar dispneia em fases diferentes da evolução. O esquema apresentado na Figura 29.1 ilustra o modelo de cuidados paliativos integrados que devem ser ofertados a partir do diagnóstico.

Em geral, nas fases iniciais, em que o tratamento modificador de doença pode ter papel preponderante (ponto A no esquema), eventual sintoma de dispneia pode ser aliviado pelo tratamento dirigido à condição causal reversível. Conforme avança

Capítulo 29 • Dispneia

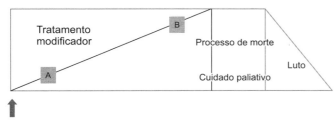

Figura 29.1 Modelo de cuidados paliativos integrados. (Adaptada de Carvalho, 2018[5].)

a doença e os tratamentos modificadores se tornam menos efetivos ou indisponíveis, ganham destaque as intervenções paliativas voltadas para auxílio no controle de sintomas (ponto B no esquema). Nessa fase, intervenções protocolares para insuficiência respiratória aguda, se descontextualizadas, podem causar mais dano que benefício[5]. Idealmente, as decisões terapêuticas em fase avançada deveriam ser tomadas com base em objetivos de cuidado definidos e conforme o planejamento antecipado de cuidados, elaborado a partir de convergência da equipe multiprofissional e diálogos com o paciente, quando cabível, e sua família. Neste capítulo será abordada especialmente essa fase.

AVALIAÇÃO

A maneira mais adequada de avaliação da dispneia é por meio do autorrelato do paciente, o que pode causar dificuldades para a equipe quando se trata de crianças não verbais.

Embora não existam escalas de avaliação de dispneia validadas em pediatria, elas constituem um recurso a que muitos serviços recorrem, a exemplo da escala de Borg modificada e da escala analógica visual, ambas para avaliação quantitativa, com escore que vai de zero (sem dispneia) a dez (pior dispneia)[1,6], e da escala de Dalhousie, que se propõe a avaliar a dimensão física, mas não a afetiva do desconforto respiratório[7].

Por se tratar de uma experiência subjetiva e multidimensional, a avaliação da dispneia deve ser individualizada, considerando-se as dimensões física, psicossocial e espiritual do indivíduo, o que pode exigir a atuação de equipe multidisciplinar.

O acolhimento dos familiares e cuidadores é necessário, visto que o sintoma pode apresentar simbolismos diversos e tem impacto também sobre esse grupo de pessoas.

MANEJO

Os cuidados básicos para manejo da dispneia devem contemplar intervenções em causas modificáveis e o cuidado dirigido à experiência subjetiva da dispneia (Quadro 29.1). Como a respiração está sujeita a controle autonômico e voluntário, medidas de autorregulação tendem a contribuir para alívio do sintoma. Cabe atentar para o cuidado da dor e da ansiedade, que podem exacerbar a dispneia. A equipe deve assegurar uma presença acolhedora junto ao paciente e sua família em todas as fases do cuidado[8].

Oxigenoterapia

Estudos sobre a oxigenoterapia suplementar não mostraram benefícios em relação ao ar ambiente. Em pacientes hipoxêmicos pode ser razoável iniciar uma prova terapêutica com oxigênio, se a criança tolerar uma máscara ou cânula nasal. Se essa medida for mal tolerada e não trouxer benefício, a intervenção deve ser interrompida e as razões contextualizadas em diálogo cuidadoso com a criança e a família[1].

Ventilação não invasiva

O uso de ventilação não invasiva de longo prazo em pediatria aumentou na última década, principalmente em crianças com doenças neuromusculares na fase A de evolução (veja a Figura 29.1). Há benefícios reconhecidos, como redução do trabalho respiratório, alívio da dispneia e diminuição das complicações respiratórias agudas e internações. Também há risco potencial de complicações, como lesão da pele pelo contato com a máscara, irritação ocular e achatamento da linha média da face. Pode ser difícil a decisão pela transição para ventilação invasiva crônica, por traqueostomia, quando o suporte passa a ser necessário por mais de 16 horas diárias[1]. Esse é um debate sensível, recente e em aberto na literatura, não podendo ser esgotado neste capítulo.

O uso pontual de ventilação não invasiva para alívio da dispneia a partir da fase B no esquema e em cuidados de fim de vida deve ser avaliado de modo criterioso e individualizado, sendo contraindicado em adultos quando o paciente já está em fase de rebaixamento do nível de consciência[9].

Na fase final da vida, a respiração ruidosa, resultante da vibração de secreção na hipofaringe, pode impactar a família mesmo quando não causar desconforto na criança, a qual pode ter seu nível de consciência rebaixado nessa fase. Compartilhar essas informações pode ser o apoio suficiente, mas outras intervenções também podem ser consideradas, visando ao conforto da família. Medidas para posicionamento da criança e cuidados com secreções são adotadas por algumas equipes, até mesmo com uso de medicações, como glicopirrolato, hioscina, escopolamina ou atropina, com alívio na perspectiva das famílias, ainda que alguns estudos controlados não tenham comprovado o benefício[10].

Essas são práticas usuais descritas na literatura. Cabe ressaltar a necessidade de produção de evidências científicas de maior qualidade para manejo da dispneia no contexto dos CPP. No presente, de acordo com a revisão

Quadro 29.1 Medidas para manejo da dispneia

Controle de sintomas	Oxigênio*	Manter se houver benefício inicial manifestado por conforto clínico; suspender se não houver melhora (veja adiante)
	Opioides (via oral/enteral)*	Primeira linha de intervenção farmacológica; 25% a 50% da dose analgésica; em crianças, os benefícios podem incluir relaxamento, alívio da angústia e conforto
	Opioides (transmucosos)**	Evidência de redução de esforço respiratório em recém-nascidos com fentanil nasal
	Ventilador/circulador de ar voltado para a face*	Alivia dispneia em adultos
	Práticas integrativas**	Auto-hipnose, técnicas de controle respiratório
	Cuidados com o ambiente	Temperatura, umidade, estímulos
Tratamento de eventos modificáveis	Infecção	Antibioticoterapia com proposta curativa ou para redução de secreção purulenta
	Acúmulo de secreção em vias aéreas	Intervenção farmacológica (veja adiante) Intervenção fisioterapêutica – cuidados para posicionamento; considerar aspiração
	Desconforto físico	Analgesia, verificar causas de dor, medidas não farmacológicas
	Anemia	Considerar transfusão, de acordo com objetivos e plano de cuidados
	Ansiedade	Apoio e segurança, verificar causas de ansiedade, considerar ansiolítico; as evidências para uso de benzodiazepínicos em adultos não são robustas, devendo ser considerados como segunda ou terceira linha no tratamento farmacológico
	Fraqueza de musculatura respiratória	Fisioterapia, considerar ventilação de longo prazo (veja adiante), conforme objetivos e plano de cuidados
	Massa tumoral	Radioterapia e corticoides
	Edema pulmonar	Diuréticos, restrição de líquidos, considerar milrinona em domicílio (se falência ventricular refratária a outras medidas)
	Falência ventricular por insuficiência valvar	Considerar milrinona em domicílio

Fonte: adaptado de Harrop, 2021[1].
*Evidências disponíveis somente para adultos.
**Evidências disponíveis para crianças.

de trabalhos de impacto na literatura, não há evidências de qualidade para recomendar treinamento muscular inspiratório para crianças e adolescentes com doenças neuromusculares[11] e fibrose cística[12]. Vale destacar que os estudos tendem a avaliar e mensurar o sintoma da dispneia por meio de parâmetros objetivos, como dados de espirometria, sem abordar a experiência subjetiva de dispneia.

Por outro lado, há melhores níveis de evidência acerca do efeito positivo de práticas integrativas e complementares*, como massagem terapêutica e Reiki, no manejo do conjunto de sintomas dor-ansiedade-dispneia para crianças e adolescentes com câncer que recebem cuidados paliativos[13].

CONSIDERAÇÕES FINAIS

A dispneia é sintoma frequente em crianças e adolescentes com indicação de cuidados paliativos, ocorrendo em diferentes fases de condições diversas, como câncer, doenças cardiorrespiratórias e outras condições crônicas. Trata-se de uma experiência subjetiva, tornando necessária uma avaliação individualizada e multidimensional. Há a possibilidade de intervenções farmacológicas e não farmacológicas. O cuidado também deve ser dirigido aos familiares e cuidadores por equipe multiprofissional, assegurando-lhes uma presença acolhedora.

Ainda são necessários estudos de mais qualidade quanto ao nível de evidência para fundamentar ações e diretrizes para o cuidado da dispneia. É imprescindível que o cuidado não se reduza a medidas para controle dos sintomas, mas seja multidimensional, como se espera na oferta de cuidados paliativos. Idealmente, deve estar alinhado com os objetivos e o plano de cuidados oportunamente elaborados e revisados sempre que necessário.

---

*No Brasil, o Sistema Único de Saúde (SUS) dispõe de Política Nacional de Práticas Integrativas e Complementares (PNPIC). Para mais informações, acesse https://aps.saude.gov.br/ape/pics.

Referências

1. Harrop E, Kirsch R. Cardiorespiratory symptoms. In: Hain R, Goldman A, Rapoport A, Meiring M (eds) Oxford textbook of palliative care for children. 3rd ed. Oxford University Press, 2021.

2. Pieper L, Zernikow B, Drake R, Frosch M, Printz M, Wager J. Dyspnea in children with life-threatening and life-limiting complex chronic conditions. J Palliat Med 2018 Apr; 21(4):552-64.
3. An Official American Thoracic Society Statement: Update on the mechanisms, assessment, and management of dyspnea. Am J Respir Crit Care Med 2012 Feb; 185(4):435-52.
4. Lopez M, Medeiros JL. Semiologia médica. As bases do diagnóstico clínico. 3. ed. Atheneu, 1990.
5. Carvalho RT. Cuidados paliativos – conceitos e princípios. In: Carvalho RT et al. (eds.) Manual da residência de cuidados paliativos. Barueri, SP: Manole, 2018.
6. Rossa P, Zoboli I. Sintomas respiratórios. In: Barbosa SMM, Zoboli I, Iglesias SBO (coords.) Cuidados paliativos na prática pediátrica. 1. ed. Rio de Janeiro: Atheneu, 2019.
7. McGrath PJ, Pianosi PT, Unruh AM et al. Dalhousie dyspnea scales: construct and content validity of pictorial scales for measuring dyspnea. BMC Pediatr 2005; 5(33).
8. Saunders C. Velai comigo. Inspiração para uma vida em cuidados paliativos. Santos FS (ed). 2018.
9. D'Alessandro MPS, Pires CT, Forte DN *et al*. Manual de cuidados paliativos. São Paulo: Hospital Sírio Libanês – Ministério da Saúde, 2020.
10. Davies D, Baker J. Care in the final hours and days. In: Hain R, Goldman A, Rapoport A, Meiring M (eds.) Oxford textbook of palliative care for children. 3rd ed. Oxford University Press 2021.
11. Human A, Corten L, Jelsma J, Morrow B. Inspiratory muscle training for children and adolescents with neuromuscular diseases: A systematic review. Neuromuscul Disord 2017 Jun; 27(6):503-17.
12. Reid WD, Geddes EL, O'Brien K, Brooks D, Crowe J. Effects of inspiratory muscle training in cystic fibrosis: A systematic review. Clin Rehabil 2008 Oct-Nov; 22(10-11):1003-13.
13. Lopes-Júnior LC, Urbano IR, Schuab SIPC, Pessanha RM, Rosa GS, Lima RAG. Effectiveness of complementary therapies for the management of symptom clusters in palliative care in pediatric oncology: A systematic review. Rev Esc Enferm USP 2021 May; 55:03709.

Seção VI

Cuidados Específicos

Vias de Acesso em Cuidados Paliativos Pediátricos

Capítulo 30

Camila Amaral Borghi
Rita Tiziana Verardo Polastrini

INTRODUÇÃO

Na abordagem das vias de acesso em pediatria, é necessário avaliar o tipo de medicamento, o volume prescrito, os materiais necessários e o próprio desenvolvimento da criança. Quando se adentra a temática de cuidados paliativos pediátricos (CPP), é preciso avaliar também a própria condição clínica da criança e do adolescente. Vale ressaltar que uma das características dos cuidados paliativos é o conforto promovido ao paciente; então, torna-se fundamental que a escolha da melhor via de acesso à medicação da criança e/ou adolescente busque não interferir e/ou prejudicar esse conforto[1].

A Organização Mundial da Saúde (OMS) ressalta que também se deve avaliar a aptidão do profissional que realizará o procedimento, se há disponibilidade do material e o custo dessa via de acesso (tanto para instalação como para manutenção)[2]. Neste capítulo serão citadas as vias de acesso mais utilizadas em crianças e adolescentes em CPP: as vias oral, endovenosa, intramuscular, nasal, retal e transdérmica.

A via mais utilizada é a oral. Pesquisas relacionadas com o manejo da dor e o uso de opioides em crianças e adolescentes em cuidados paliativos indicam-na como a melhor opção. Cabe destacar que algumas crianças e adolescentes podem apresentar disfagia, dificultando assim a utilização/escolha dessa via[3,4]. Em relação ao paciente que apresenta disfagia, existem alternativas, como a via enteral[1,4], para a qual são utilizados dispositivos que auxiliam a administração dos medicamentos no sistema digestivo do paciente. Esses dispositivos podem ser sondas nasoenterais e/ou ostomias (gastrostomia).

Pesquisas destacam a eficácia da administração de medicamentos pelas mucosas (orais, nasais, retais) de crianças e adolescentes em cuidados paliativos para alívio dos sintomas, bem como a facilidade de administração principalmente em pacientes com dificuldade na deglutição[1,5,6].

Em sua grande maioria, os medicamentos mais utilizados em CPP estão disponíveis para administração via endovenosa. Uma das principais dificuldades é o fato de a maioria das crianças e adolescentes que se utilizam dessa via estar internada, o que diminui sua mobilidade, e necessitar de um cuidado maior com os dispositivos de modo a evitar infecção[1,3]. Outra via bastante comum é a intramuscular, de utilização fácil e rápida, mas que pode provocar dor quando se inicia a administração[1,3].

Outra alternativa, porém mais cara e pouco disponível no mercado, consiste nos medicamentos transdérmicos[3,7], os quais se apresentam na forma de gel ou emplastos e são de simples utilização, podendo ser adotados fora dos hospitais e centros de atendimento à saúde.

O mais importante é que o profissional da saúde tenha sempre em mente a importância de preservar o conforto do paciente e avaliar a condição clínica da criança e/ou adolescente em cuidados paliativos[1].

Referências

1. Kestenbaum MG, Vilches AO, Messersmith S et al. Alternative routes to oral opioid administration in palliative care: A review and clinical summary. Pain Med 2014 Jul; 15(7):1129-53. 10.1111/pme.12464.
2. World Health Organization. Integrating palliative care and symptom relief into paediatrics: a WHO guide for health care planners, implementers and managers. In: Integrating palliative care and symptom relief into paediatrics (who.int). Geneva, Switzerland: World Health Organization, 2018 [citado em 2022 jun15].
3. World Health Organization. Guidelines on the management of chronic pain in children. In: Guidelines on the management of chronic pain in children (who.int). Geneva: World Health Organization, 2020. Licence: CC BY-NC-AS 3.0 IGO. [citado em 2022 jun 15].
4. Eccleston C, Fisher E, Cooper TE et al. Pharmacological interventions for chronic pain in children: An overview of systematic reviews. Pain 2019; 160(8):1698-707.
5. Norman C, Maynard L. Buccal opioids for breakthrough pain in children with life-limiting conditions receiving end-of-life care. Int J Palliat Nurs 2019 Oct; 25(10):472-9. doi: 10.12968/ijpn.2019.25.10.472.
6. Harrop E, Jamieson L, Choy TH, Ho WHP, Wong ICK. Barriers to the use of buccal and intranasal fentanyl for breakthrough pain in paediatric palliative care: An exploratory survey. BMJ Support Palliat Care 2018 Sep; 8(3):355-6. doi: 10.1136/bmjspcare-2017-001413.
7. Friedrichsdorf SJ, Postier AC, Andrews GS, Hamre KE, Steele R, Siden H. Pain reporting and analgesia management in 270 children with a progressive neurologic, metabolic or chromosomally based condition with impairment of the central nervous system: Cross-sectional, baseline results from an observational, longitudinal study. J Pain Res 2017; 10:1841-52. doi:10.2147/JPR.S138153.

Hipodermóclise

Rita Tiziana Verardo Polastrini

Capítulo 31

INTRODUÇÃO

Este capítulo tem como objetivo oferecer conhecimento a respeito da terapia subcutânea, suas indicações, contraindicações, vantagens, desvantagens, principais medicamentos utilizados e possíveis complicações.

A terapia subcutânea ou hipodermóclise (HDC) é uma técnica de infusão que data do século XIX e que, apesar de muito difundida nos últimos 30 anos, ainda é desconhecida por muitos profissionais da saúde, o que causa desconfiança, dúvidas e preconceito a respeito de sua utilização. Alguns registros históricos indicam que o médico Alexandre Wood desenvolveu a primeira agulha e seringa hipodérmica em 1853 e infundiu morfina em uma paciente com dor. Mais tarde, no auge da epidemia do cólera na Europa, a via subcutânea foi utilizada para hidratar pacientes acometidos pela doença, e essa experiência foi relatada em artigo publicado em 1885. Em pediatria, sua utilização data de 1915, quando foi usada para tratar situações agudas e subagudas de desidratação em crianças[1-4].

A técnica perdeu força com o advento da Segunda Guerra Mundial, quando houve um avanço das técnicas e dispositivos relacionados com a terapia endovenosa e o relato de complicações causadas pela infusão inadequada de soluções, eventos adversos e falta de protocolos estruturados[1-3,5]. Estudos posteriores indicaram que essas complicações estavam relacionadas com a escolha inapropriada das soluções utilizadas e não com a técnica de punção[2,5].

A HDC voltou a ser utilizada no final da década de 1960, impulsionada pelo movimento dos cuidados paliativos em adultos e idosos[1,3]. A partir daí, nota-se uma crescente utilização dessa via de administração, uma vez que muitos estudos e publicações recomendam sua prática para os pacientes em fim de vida e em *home care*[3].

A terapia subcutânea vem sendo utilizada como alternativa quando não há a possibilidade de uso da via oral ou em caso de precariedade e/ou impossibilidade de uso da via endovenosa, também possibilitando praticidade, conforto e risco menor de complicações, se comparada ao uso de cateter venoso central[6]. Em pediatria, observa-se um crescimento na prática clínica; no entanto, são poucos os estudos publicados sobre o uso dessa via de administração[4].

Alguns conceitos e termos utilizados precisam ser esclarecidos:

- **Hipodermóclise:** técnica que consiste na infusão de fluidos e eletrólitos no tecido subcutâneo para tratamento e prevenção da desidratação leve e moderada[1,3].
- **Terapia subcutânea ou infusão subcutânea:** refere-se ao estabelecimento de acesso subcutâneo para casos repetidos/intermitentes de doses de medicamentos e/ou infusão subcutânea contínua de medicamentos[1,3].

USO DA VIA SUBCUTÂNEA

Considerada o maior órgão do corpo, a pele é dividida em epiderme (onde estão pelos, poros, terminações nervosas e a camada queratinizada), derme (onde estão as glândulas sebáceas e sudoríparas, folículo piloso e músculo eretor do pelo) e hipoderme (onde estão as artérias, veias e tecido adiposo).

A espessura da hipoderme é variável conforme o local do corpo, sendo em grande parte composta por tecido adiposo organizado em lobos que variam de tamanho, separados por uma rede de tecido conjuntivo e que compõem a matriz extracelular (MEC). A MEC é a primeira barreira para absorção, fornecendo estrutura mecânica em razão da presença de moléculas de colágeno.

O ácido hialurônico, que tem carga negativa e está presente na estrutura do tecido, é responsável por limitar o volume recebido pela célula. Além da carga, o tamanho da molécula também interfere na absorção dos medicamentos pela hipoderme.

Os capilares sanguíneos são responsáveis por absorver as moléculas dos medicamentos que, em sua maioria, são pequenas, permitindo que aconteça o processo de transporte de medicamentos – a chamada difusão capilar. Esse transporte pode ser prejudicado quando o paciente apresenta vasoconstrição, hipoperfusão ou atrofia capilar, sinais que acometem pacientes em fim de vida e podem interferir no processo de transporte do medicamento até a circulação[2,3].

Outros fatores podem alterar a absorção do medicamento, como o fluxo sanguíneo no local da aplicação e a profundidade do tecido subcutâneo; além disso, a presença de calor no local e o atrito também podem interferir na absorção[3].

INDICAÇÕES

Idealmente, os medicamentos devem ser administrados via oral, que é a menos invasiva e mais fisiológica. No entanto, em algumas situações essa via pode não estar disponível, e outras vias de administração podem ser consideradas, como a enteral ou a parenteral (endovenosa, muscular ou subcutânea). Para administração de medicamentos via parenteral, as opções disponíveis podem ser limitadas, a rede venosa do paciente pode estar muito comprometida, dificultando a obtenção de acesso venoso, e a via intramuscular deve ser evitada, uma vez que é muito dolorosa; então, a melhor opção pode ser a via subcutânea[3,7].

As indicações para administração de medicamentos e soluções via subcutânea são[2,3,6,7]: dificuldade ou impossibilidade de obtenção do acesso venoso por deterioração; náusea, vômito, diarreia ou obstrução do trato gastrointestinal; desidratação leve ou moderada; confusão mental, sonolência ou rebaixamento do nível de consciência; dispneia intensa, e controle de sintomas com melhora do conforto, evitando procedimentos invasivos e dolorosos no fim de vida.

CONTRAINDICAÇÃO

Algumas situações podem contraindicar o uso da via subcutânea[2,3,6,8]:

- **Absolutas:** necessidade de reposição rápida de volume (desidratação grave, choque hipovolêmico), anasarca, distúrbios de coagulação, falência circulatória, hematomas, hemorragia e recusa do paciente.
- **Relativas:** proeminência óssea, região próxima às articulações, caquexia, ascite, infecções ou lesões de pele.

VANTAGENS

As vantagens do uso da via subcutânea estão relacionadas com a segurança e o conforto do paciente. No Quadro 31.1 estão listadas algumas[1-3,6].

DESVANTAGENS

A condição clínica do paciente pode impedir o acesso pela via subcutânea. O Quadro 31.2 lista algumas desvantagens[1-3,6].

SÍTIOS DE INSERÇÃO

Para a escolha do local de punção devem ser levados em consideração o conforto, a mobilidade e a independência do paciente[2,3]. Convém avaliar a indicação da terapia e observar o comportamento do paciente, uma vez que se trata de lactentes, crianças ou adolescentes gravemente

Quadro 31.1 Vantagens do uso da via subcutânea
Baixo custo
Fácil inserção e manutenção do cateter
Não haver necessidade de salinização ou heparinização do dispositivo
Não utilizar materiais complexos
Risco mínimo de complicações locais e sistêmicas
Raras complicações locais
Risco menor de infecção
Várias opções de locais de inserção com menores desconforto e limitação
Poder ser realizada em diferentes ambientes de cuidado (hospital, ambulatório e no domicílio)
Promover maiores segurança, conforto e qualidade de vida

Quadro 31.2 Desvantagens do uso da via subcutânea
Limitação para administração de alguns fármacos e tipos de fluidos
Volume e velocidade de infusão limitados
A absorção pode ser influenciada pela perfusão e vascularização
Possibilidade de reação local
Precisar de mais tempo para alcançar níveis plasmáticos, se comparada à via endovenosa

enfermos e que muitas vezes não se comunicam ou pacientes em fim de vida. Os locais de punção são[2,3,6]: torácica ou subclavicular, deltoide, escapular, abdominal (devendo ser observado o mínimo de 5cm da cicatriz umbilical para realizar a punção) ou anterolateral da coxa.

Dos locais eleitos para infusão subcutânea, o abdome e a coxa são os que comportam maior volume, e o deltoide, o menor volume[2,3,6].

Quanto à inserção do cateter, para que haja risco menor de complicação, a direção deve ser centrípeta, ou seja, a direção da drenagem linfática – essa conduta pode reduzir o edema[2,3,6].

ADMINISTRAÇÃO DE FLUIDOS E MEDICAMENTOS VIA SUBCUTÂNEA
Infusão de fluidos

As soluções mais seguras para administração subcutânea são as consideradas isotônicas, como soro fisiológico (SF) 0,45%, SF0,9%, soro glicosado (SG) 5% e solução glicofisiológica[1-3,6]. Teoricamente, o Ringer lactato também é considerado seguro por ser uma solução isotônica e apresentar pH próximo à normalidade, mas não há estudos que recomendem essa prática[1,3,6].

Infusão de eletrólitos

A correção com eletrólitos pela via subcutânea é possível por meio, principalmente, de cloreto de sódio (NaCl) 20% com recomendação para diluição em SF0,9% ou SG5% sempre com volume > 100mL, e cloreto de potássio (KCL) 19,1%, também com diluição em SF0,9% ou SG5% e volume > 100mL. Em pediatria, no entanto, é preciso manter-se atento e utilizar um volume proporcional à idade e ao peso do paciente.

Volume de infusão

O volume máximo para cada sítio de infusão está bem estabelecido para o público adulto, mas ainda não há consenso em pediatria; assim, o cálculo se baseia no peso da criança e, conforme alguns estudos publicados, para pacientes com desidratação leve ou moderada, o volume está em torno de 20mL/kg/h[4,5,9]. O volume de infusão também pode variar de acordo com a condição e a tolerância do paciente[1-3].

Recentemente, a Infusion Nurses Society (2021) publicou em sua diretriz algumas atualizações sobre o uso da via subcutânea, sugerindo que o ajuste da taxa, volume e dosagem para infusões contínuas deve ser feito com base no peso, na idade e nas condições clínicas do paciente, pois a absorção é individual e pode variar, mas o volume nunca pode exceder ao administrado pela via endovenosa[10]. Para crianças que necessitam de hidratação diária, a sugestão é 365mL de solução isotônica com hialuronidase, com infusão em até 3 horas. A taxa de infusão para hidratação sugerida para pacientes pediátricos é de 15mL/kg/h, ao passo que para infusão de medicamentos a taxa varia em até 5mL/h. Para os pacientes que necessitam de hidratação e medicamentos é possível obter dois locais de infusão para maiores controle e conforto do paciente[10].

O uso da hialuronidase tem sido descrito em vários artigos para facilitar a absorção e a dispersão em infusões contínuas, como nos casos de desidratação leve ou moderada, ou particularmente se a infusão não for bem tolerada por inchaço ou dor local[1,9,10].

Infusão de medicamentos

O Quadro 31.3 lista os principais medicamentos utilizados para infusão subcutânea, seu diluente e algumas observações[1-3,6,11,14].

Medicamentos contraindicados

Alguns medicamentos não devem ser administrados via subcutânea por apresentar baixa solubilidade em meio aquoso ou possuir veículo oleoso, como o diazepam e o diclofenaco, entre outros. Medicamentos com extremos de pH (< 2 e > 11) não devem ser administrados por essa via, pois apresentam risco maior de irritação ou precipitação local. Soluções como glicose em concentração > 5% e soluções coloidais, concentrado de hemácias e seus componentes e nutrição parenteral com ou sem lipídio também são contraindicados.

Compatibilidade dos medicamentos

Medicamentos líquidos compatíveis são aqueles considerados hidrossolúveis e com pH próximo à normalidade. Recomenda-se que em cada local de infusão sejam administrados no máximo três medicamentos diferentes, nunca simultaneamente, ou seja, administra-se um após o outro, para que se possa observar qualquer tipo de reação local conforme ocorra a infusão[3,6].

ASPECTOS IMPORTANTES SOBRE A PUNÇÃO SUBCUTÂNEA
Dispositivos indicados para punção subcutânea

A escolha do cateter é de fundamental importância para o sucesso do procedimento e o conforto do paciente. O cateter deve ser de calibre fino e livre de agulha metálica. O cateter sobre agulha ou cateter periférico não agulhado (Jelco®) é recomendado para punção subcutânea por se tratar de material biocompatível e flexível com baixo risco de complicação. O calibre pode variar entre 24G (lactentes, crianças pré-escolares e escolares) e 22G (crianças com prega subcutânea maior ou adolescentes).

Quadro 31.3 Principais medicamentos utilizados para infusão subcutânea

Medicamento	Diluente	Observação
Ampicilina	SF0,9%	Tempo de infusão 60 minutos
Cefepima	SF0,9%	Tempo de infusão 60 minutos
Ceftriaxona	SF0,9%	Tempo de infusão 60 minutos
Cetamina	SF0,9%	Não misturar com outros medicamentos
Cetorolaco	SF0,9%	Via exclusiva
Ciclizina	AD	Incompatível com SF
Clonazepan	SF0,9% ou AD	Pode ser irritante; tempo de infusão 60 minutos
Clonidina[13]	SF0,9%	Pacientes com sintomas refratários em fim de vida; resultados promissores
Clorpromazina	SF0,9%	Uso intermitente
Dexametasona	SF0,9%	Uso intermitente; via exclusiva
Dexmedetomidina[12]	SF0,9%	Infusão contínua ACM
Dimenidrinato	SF0,9%	Uso intermitente
Dipirona	SF0,9%	Tempo de infusão 30 minutos; via exclusiva
Ertapenem	SF0,9%	Tempo de infusão 60 minutos
Escopolamina	SF0,9%	Tempo de infusão 30 minutos
Fenitoína	SF0,9%	Tempo de infusão > 40 minutos
Fenobarbital	SF0,9%	Tempo de infusão > 40 minutos; via exclusiva
Fentanil	SF0,9%	Infusão contínua somente ACM
Furosemida	SF0,9%	–
Haloperidol	SF0,9% ou AD	Uso intermitente
Levomepromazina	SF0,9%	Pode causar irritação; fotossensível
Meropenem	SF0,9%	Tempo de infusão entre 40 e 60 minutos
Metadona	SF0,9%	Pode causar irritação local; tempo de infusão 60 minutos
Metoclopramida	SF0,9%	Pode causar irritação local; tempo de infusão 30 minutos
Midazolam	SF0,9%	Pode causar irritação; infusão contínua ACM
Morfina	SF0,9%	Pode ser realizada de maneira intermitente ou infusão contínua
Naloxona	SF0,9%	–
Octreotídeo	SF0,9%	Pode causar irritação
Ondansetrona	SF0,9%	Tempo de infusão > 30 minutos
Omeprazol	SF0,9%	Não misturar com outros medicamentos
Tramadol	SF0,9%	Tempo de infusão > 60 minutos

SF0,9%: soro fisiológico 0,9%; AD: água destilada; ACM: a critério médico.

Outros dispositivos, como saf-T-Intima® ou Nexiva®, podem ser utilizados em lactentes, crianças e adolescentes, mas seu uso é restrito em virtude do custo elevado do dispositivo se comparado ao do cateter sobre agulha. O uso do cateter agulhado (Scalp®) tem sido desencorajado devido ao risco maior de complicação local[2,3,10,15]. Recomenda-se que o dispositivo seja trocado a cada 7 dias, desde que todos os cuidados de manutenção sejam realizados ou se houver qualquer sinal flogístico[10,15].

Procedimentos de punção

Antes do procedimento, é importante verificar a finalidade da via subcutânea, preparar o medicamento e os materiais necessários, avaliar a criança e explicar o que será feito. Para a punção, é necessária uma prega no local e a introdução da agulha com o bisel voltado para cima em ângulo de 45 graus; em lactentes ou crianças muito emagrecidas, esse ângulo pode ser diminuído até 30 graus; nesse caso, convém evitar a área do tórax. Uma espessura mínima de 1,0 a 2,5cm é recomendável para punção subcutânea. A agulha deve assumir direção centrípeta, considerando a direção da drenagem linfática[2,3,6]. Além do controle de sintomas e do conforto e segurança do paciente, em pediatria cabe atentar para detalhes, como o posicionamento da criança no leito e durante o sono e a facilidade do cuidador para manipular a criança no momento do banho, a troca e ao pegá-la no colo.

Cuidados de manutenção

- Após a punção, é importante cuidado adequado com o dispositivo para que permaneça o tempo necessário sem efeitos indesejáveis, oferecendo conforto e segurança ao paciente[2,3,10,15].
- Utilizar filme transparente estéril (ou película estéril) para estabilizar e fixar o cateter de maneira adequada. Na ausência dessa película, utilizar fita adesiva hipoalergênica e trocá-la diariamente.
  - Realizar inspeção diária do local de inserção.
  - Monitorar sinais de saturação local.
  - Monitorar sinais de inflamação ou infecção local.
  - Evitar molhar o curativo do cateter durante o banho.
  - Realizar rodízio de punção a cada 7 dias ou se houver sinais flogísticos.

COMPLICAÇÕES

As complicações relacionadas com a via de administração subcutânea são raras quando os profissionais são capacitados e seguem os protocolos de cuidados desde a punção até a velocidade de infusão dos medicamentos, motivo pelo qual é considerada uma via segura e eficaz. A utilização de materiais adequados e o acompanhamento diário do local podem evitar complicações, as quais, no entanto, podem ocorrer, como dor importante, irritação local, eritema, endurecimento, inflamação, celulite, infecção do sítio de inserção, sangramento, hematoma e, em casos graves, necrose tecidual[1-4,6].

Ao se observar algum sinal flogístico, o acesso deve ser imediatamente retirado e realizada nova punção em outro local. Uma nova punção no local onde ocorreu a complicação só poderá ser realizada no prazo de 10 dias, tempo necessário para recuperação tecidual[3].

Condutas diante das principais complicações[3,6]:

- **Dor, edema, calor local por tempo prolongado:** retirar o dispositivo e fazer punção em outro local.
- **Endurecimento local:** retirar o dispositivo e fazer punção em outro local.
- **Hematoma:** retirar o dispositivo e fazer a aplicação de polissulfato de mucopolissacarídeo com massagem local a cada 4 horas até melhora do aspecto.
- **Celulite:** retirar o dispositivo, fazer compressa fria no local, realizar curva térmica, comunicar ao médico e avaliar diariamente o local (equipe de enfermagem).
- **Secreção purulenta:** retirar o dispositivo imediatamente, realizar drenagem manual do local, limpeza com SF0,9% e aplicação de clorexidina alcoólica 5%, manter curativo oclusivo com troca a cada 24 horas e comunicar ao médico (considerar o uso de antibiótico conforme prescrição médica).

LEGISLAÇÃO DE ENFERMAGEM

Em 2014, o Conselho Regional de Enfermagem de São Paulo (COREN-SP) publicou o parecer 031/2014, orientando que qualquer membro da equipe de enfermagem (enfermeiro, técnico e auxiliar de enfermagem) poderá realizar a hipodermóclise ou terapia subcutânea, desde que o profissional seja capacitado e treinado e suas habilidades sejam constantemente validadas por meio de educação permanente[16].

CONSIDERAÇÕES FINAIS

O uso da via subcutânea tem ocupado espaço importante na assistência à saúde, sendo considerado um procedimento bem aceito na prática clínica para paciente adulto, e muitas publicações reconhecem seus benefícios, principalmente para os pacientes em cuidados paliativos, portadores de doenças crônicas e em atendimento domiciliar.

Em pediatria, essa prática começa a ser considerada passível de realização não somente para pacientes em cuidados paliativos em fim de vida, mas também para os portadores de doenças crônicas complexas. No entanto, ainda é grande o desconhecimento sobre o assunto, não somente dos profissionais de enfermagem, mas também dos médicos.

Essa prática precisa ser disseminada com a capacitação profissional. Além disso, a elaboração de rotinas operacionais e protocolos institucionais pode contribuir para implantação dessa modalidade de infusão. As publicações nessa área são escassas, sendo necessários estudos que possam comprovar a eficácia e a segurança dessa via de administração.

Referências

1. Álvarez Colorado M, Amoedo Albero MC, Cano Tébar AM et al. Guía de recomendaciones prácticas. Uso de la vía subcutánea. Martínez Cruz MB. (coord.) Madrid: IM&C, 2021.
2. Ferreira EAL, Ramos FT, Polastrini RTV. Uso da via subcutânea em Pediatria. São Paulo: ANCP, 2019.
3. Azevedo DL. O uso da via subcutânea em geriatria e cuidados paliativos. 2. ed. Rio de Janeiro: SBGG, 2017.
4. Ramos FT, Alencar RA. Hipodermóclise na administração de fluidos e medicamentos em crianças. São Paulo: Rev Recien 2021; 11(34):394-404.
5. D'Amato M, Escobar A, Fernández M, Irazuzta JE. Hipodermoclisis como alternativa para la rehidratación en niños. Medicina UPB jul-dic 2014; 33(2):138-44.
6. Vasconcellos CF, Milão D. Hipodermóclise: alternativa para infusão de medicamentos. Pajar 2019; 7(1):e32559.
7. Santos AG. Manual para uso de medicamentos por via subcutânea e hipodermóclise. Fortaleza: Hospital Geral de Fortaleza, 2020.
8. Gomes NS et al. Nursing knowledge and practices regarding subcutaneous fluid administration. Rev Bras Enferm 2017; 70(5):1096-105.
9. Allen CH, Etzwiler LS, Miller MK et al. Recombinant human hyaluronidase-enabled subcutaneous pediatric rehydration. Pediatrics 2009 Nov; 124(5):e858-67.
10. Infusion Nurses Society. Infusion Nursing Standards of Practice. J Inf Nursing 2021; 185-7.
11. Chirivella CM et al. Administración de medicamentos por vía subcutánea em cuidados paliativos. Farm Hosp 2015; 39(2):71-9.
12. Uusalo P, Al-Ramahi D, Tilli I, Aantaa RA, Scheinin M, Saari TI. Subcutaneously administered dexmedetomidine is efficiently absorbed and is associated with attenuated cardiovascular effects in healthy volunteers. European Journal of Clinical Pharmacology 2018 Apr.
13. Howard P, Curtin J. Efficacy and safety of subcutaneous clonidine for refractory symptoms in palliative medicine: a retrospective study. BMJ Support Palliat Care 2022 Jun.
14. Bruno VG. Hipodermóclise: Revisão de literatura para auxiliar a prática clínica. Einstein 2015; 13(1):122-8.
15. Carrara D, Polastrini RTV. Infusion Nurses Society Brasil (INS Brasil). Diretrizes Práticas para a Terapia Infusional. 3. ed. São Paulo, 2018.
16. Conselho Regional de Enfermagem de São Paulo. Parecer 031/2014 – CT PRCI 102.681/2013. Ementa: punção e administração de fluídos na hipodermóclise.

Capítulo 32

Cuidados com a Pele, Feridas e Estomias

Rita de Cássia Quaglio
Maressa Gasparoto Lenglube Lisboa

INTRODUÇÃO

A pele tem como principal função servir de barreira protetora, contribuindo com a homeostase, impedindo a invasão de microrganismos, a absorção de agentes químicos, os desequilíbrios eletrolíticos e as perdas hídricas transepidérmicas (PHTE) e promovendo a termorregulação.

O desenvolvimento histológico, iniciado na 24ª e completado na 34ª semana de gestação, passa por uma série de adaptações e alterações no momento do nascimento, mantendo constante evolução até o final do primeiro ano de vida. Mesmo após esse período, a pele da criança é considerada mais permeável comparada à do adulto.

A imaturidade cutânea, reflexo do desenvolvimento dos sistemas orgânicos e diretamente relacionada com a idade gestacional (IG) e o peso ao nascer, resulta em diminuição da ancoragem da epiderme e aumento da suscetibilidade às forças de cisalhamento e fricção, elevando a vulnerabilidade às feridas.

A lesão de pele pode ser definida como uma ruptura estrutural e fisiológica da pele, podendo ser causada por agentes físicos, químicos ou biológicos.

CUIDADOS COM A PELE PARA PREVENÇÃO DE FERIDAS

Na vida intrauterina, o vérnix tem como função proteger a pele das enzimas do líquido amniótico, promovendo benefícios antibacterianos e antioxidantes para sua maturação adequada. No pós-parto, a manutenção do vérnix sobre a pele promove maior hidratação tegumentar, melhor proteção contra microrganismos patogênicos e pH mais fisiológico.

A imaturidade estrutural do sistema tegumentar, o baixo peso ao nascer e as deficiências no desenvolvimento do sistema imune aumentam o risco de infecção para os recém-nascidos (RN), sendo a pele o principal foco de sepse até o terceiro dia de vida. Estudos recentes relatam que a aplicação tópica de óleos de girassol, canola ou petrolato aumenta a hidratação e diminui a incidência de infecções em prematuros com melhora da nutrição ocasionada pela absorção percutânea de lipídios. Santos e cols. (2019) recomendam que a aplicação seja iniciada imediatamente após o nascimento, com a pele intacta, a fim de aperfeiçoar os benefícios evidenciados.

Os mesmos autores descrevem que a aplicação, duas vezes ao dia, de óleo de coco em recém-nascidos pré-termo (RNPT), desde o nascimento até 28 dias de vida, mostrou-se eficiente para ganho de peso e manutenção da integridade da pele com redução do risco de infecção da corrente sanguínea e da dermatite atópica. Quando aplicado em RN com muito baixo peso, melhora a condição da pele, reduz a PHTE, não aumenta a colonização do tegumento e não causa nenhum efeito adverso no RNPT com menos de 30 semanas de IG.

A Association of Women's Health, Obstetric and Neonatal Nurses (AWHONN) indica a utilização de emolientes em RNPT, recomendando atenção em relação aos sinais de infecção sistêmica durante o uso desses produtos em RN com peso < 750 gramas. Em virtude do risco de feridas por queimadura, o uso de óleos e cremes para hidratação e hidrogel para tratamento de feridas é contraindicado em crianças que estão em incubadoras e berços aquecidos. A prevenção de lesão de pele por fricção, pressão e retirada de fitas adesivadas durante a fototerapia prima pela escolha de protetores oculares ajustados à cabeça e aos olhos da criança.

O banho é apontado em vários artigos como causa da quebra da integridade cutânea em razão do uso de produtos químicos, descontrole de temperatura e manejo da criança. Na prevenção de feridas por escaldamento, recomenda-se que o banho seja de imersão com a temperatura da água criteriosamente mensurada com termômetro e cuidadosamente mantida entre 35°C e 36,5°C. O uso de água estéril está indicado em caso de quebra da barreira cutânea.

Em relação aos produtos para o banho do RN, a AWHONN recomenda a utilização de água morna com chumaço de algodão para banho e higiene, ressaltando que a utilização de agentes tópicos pode destruir o manto ácido, desencadeando aumento no pH e mudança na composição da microbiota e na atividade enzimática da epiderme e agindo na lipase da gordura da superfície da epiderme, o que acarretará xerose e descamação, as quais poderão favorecer o desenvolvimento de irritações, eczemas, dermatite atópica e feridas. A Sociedade Brasileira de Pediatria (SBP) orienta que os produtos de banho devem ser suaves, destinados à pele do bebê, e não alterar significativamente nem o pH ácido fisiológico da pele nem a hidratação do estrato córneo.

No cuidado com o coto umbilical, o Ministério da Saúde (MS) indica a utilização de álcool etílico 70% ou solução de clorexidina alcoólica 0,5% para higienização do coto umbilical em RN a termo e solução de clorexidina aquosa em RNPT extremo. Proteger a pele periumbilical no momento da aplicação de soluções alcoólicas previne queimaduras.

Dermatite associada à incontinência

A dermatite associada à incontinência (DAI), descrita como inflamação relacionada ao contato da pele com a composição química e à osmolaridade das excretas, tem na área fechada pelas fraldas fatores que contribuem para seu surgimento, como o contato da pele entre si, proporcionado pela convexidade das nádegas e pelas dobras da parte interna das coxas, o ambiente úmido e quente, resultado da presença de urina e fezes, e a higienização inadequada da pele. Os sinais clínicos de DAI são eritema brilhante, exsudato, edema, fissuras, pápulas, vesículas, descamação, erosão e ulcerações.

As estratégias de prevenção incluem avaliação constante, uso de fraldas com alto poder de absorção e trocas frequentes, limpeza suave e sem fricção, realizada com água morna e algodão e/ou tecido macio, e exposição da região ao ar. O uso de emolientes está indicado para minimizar o risco de dermatites, além de prevenir ressecamentos e fissuras. Os produtos à base de óxido de zinco são os mais utilizados na prevenção da DAI, pois não são absorvidos pela pele, repelem os fluidos e têm propriedades adstringentes, antissépticas e antibacterianas. Para o tratamento, o mais indicado é o uso de creme de barreira, composto por 40% de óxido de zinco com formulação de óleo de fígado de bacalhau.

A incontinência foi associada a aumento do risco de desenvolvimento de lesões por pressão (LPP), especialmente nos pacientes com incontinência fecal.

Lesão por pressão

De acordo com definição do National Pressure Ulcer Advisory Panel (NPUAP, 2016), LPP é um dano localizado na pele e/ou tecidos moles subjacentes, geralmente sobre uma proeminência óssea, resultante da pressão intensa e/ou prolongada combinada com cisalhamento. Sua complexidade está relacionada com imaturidade estrutural da barreira cutânea, localização, dimensão e profundidade e com seus reflexos: dor, infecção, sofrimento e alteração da imagem corporal.

A prevenção da LPP baseia-se no aperfeiçoamento da percepção do risco e em intervenção precoce. Ser RN, ter menos de 5 anos de idade e estar internado em UTI representam, isoladamente, alto risco de LPP.

RN e crianças menores têm circunferência cefálica aumentada e risco maior de desenvolver LPP na região occipital. A prevenção inclui o reposicionamento e a reavaliação da cabeça enquanto as crianças estiverem sedadas ou incapazes de se movimentar, bem como a utilização de protetores de espuma viscoelástica e almofadas em forma de ninho para alívio da pressão sob essa região, controlando os movimentos laterais.

Colchões de oscilação de ar com regulagem manual, compatíveis com o peso e a altura, bem como com as dimensões de cada área do corpo da criança, auxiliam a manutenção da integridade da pele, promovendo a circulação e distribuição das áreas de pressão, além de manterem a temperatura adequada. Colchonetes de material viscoelástico e almofadas de gel, sobrepostos ao colchão comum, podem promover a redistribuição eficaz da pressão superficial. O uso de coxins macios sob o joelho, na região externa das coxas e sob a região cervical, evita o deslizamento do corpo da criança sobre as superfícies de apoio; sob as panturrilhas, é útil para elevar os calcâneos e eliminar a pressão. O posicionamento correto dos pés previne deformidades.

O reposicionamento da criança no leito por meio de lençóis deve ser realizado no mínimo por duas pessoas, a fim de elevá-la completamente da superfície do leito, diminuindo a ação das forças de cisalhamento. Quando a mudança de decúbito estiver contraindicada, será necessária a descompressão das saliências ósseas com coxins. A hidratação da pele com soluções emolientes aumenta a coesão das células e evita xerose e descamação, fatores que contribuem para formação de LPP e ruptura da pele.

Mudanças de decúbito rotineiras, avaliação constante e hidratação da pele são os principais cuidados para prevenção de LPP, mesmo com o uso de superfícies de apoio. A intensificação desses cuidados deve ser baseada nas condições clínicas e na tolerância à manipulação e ao estresse. Massagem em proeminências ósseas e uso de almofadas e coxins em forma de anel e colchões de água fria ou quente estão contraindicados.

Quando as lesões já se instalaram, a remoção de tecidos desvitalizados torna possível a regeneração do tecido viável. O método de remoção deve ser preferencialmente autolítico e não agredir o tecido viável. Na remoção do tecido desvitalizado, em forma de crosta, escara seca ou esfacelo aderido ao leito da lesão, poderá ser utilizada analgesia ou sedação. O desbridamento instrumental conservador é permitido ao enfermeiro de acordo com os regulamentos da prática profissional e a validação das competências. O limite dessa intervenção é a fáscia.

O curativo ideal deve ser indolor, ajustado ao estágio da lesão e modificado de acordo com sua evolução. A escolha do produto deve favorecer um ambiente adequado para cicatrização com manutenção de meio úmido, fornecer proteção contra invasão bacteriana e, sobretudo, proporcionar conforto ao paciente (Quadro 32.1).

Nas lesões com sinais de infecção são necessárias culturas a fim de identificar o agente patogênico e guiar o tratamento antimicrobiano. O tratamento por pressão negativa a vácuo tem apresentado efeito em relação à perfusão local, granulação e contração da ferida, com benefício relacionado com a diminuição do edema intersticial e da carga bacteriana.

Uma orientação importante para realização de qualquer procedimento em pediatria, inclusive curativos, é que seja efetuado por no mínimo duas pessoas, uma delas responsável pelas técnicas de distração.

Para os usuários de órteses e próteses externas, faz parte da rotina diária de prevenção a inspeção dos pontos de apoio, pés, dorso, calcanhares, tornozelos, dedos e do espaço poplíteo. Aos cadeirantes é orientado o alívio periódico da pressão nas regiões sacral e isquiáticas. Nesses pacientes, a inspeção engloba as reações da criança e a busca ativa em relação ao aparecimento de marcas de pressão, avaliação da perfusão, coloração, temperatura e odor da pele adjacente.

As cadeiras especiais, órteses e próteses externas precisam ser reavaliadas periodicamente quanto a desgaste, peso e crescimento, pois essas variações tornam o equipamento inadequado ao uso. A posição do encosto das cadeiras, ajustada com o auxílio de pequenas almofadas de espuma ou silicone, reduz os efeitos da fricção e cisalhamento. A tolerância da pele pediátrica também é menor em relação à umidade da transpiração, diurese e/ou drenagens, o que leva à necessidade de trocas mais frequentes das estruturas de apoio. O uso de roupas confortáveis complementa o cuidado.

Quadro 32.1 Cuidados com as lesões

Limpeza	A limpeza por irrigação remove bactérias e restos celulares e protege o tecido de granulação A escolha de solução de água destilada estéril ou fisiológica passa pela observação das reações de sensibilidade e expressões não verbais do paciente: choro, postura de proteção e alteração de sinais vitais
Coberturas	O tratamento com coberturas está indicado por proteger a ferida da manipulação infantil, ser recortável e adaptável ao tamanho da ferida, ser de fácil aplicação e remoção não traumática e permanecer sobre a lesão por 48 a 72 horas Curativos adesivos à base de silicone, filme de poliuretano, hidrocoloide fino e extrafino e hidrogel para tratamento de lesões de pele favorecem o controle da umidade, o desbridamento autolítico e o preenchimento de espaço morto, contribuindo para o processo de cicatrização Quando a cobertura escolhida não for autoadesiva, utilizar malhas para fixação sem compressão, que possibilitam a fixação em diferentes regiões e posições, preservando a pele de novos danos Em crianças maiores, o uso de filmes semipermeáveis, placas de hidrocoloides finas ou extrafinas e silicone favorece a proteção contra fricção
Alertas	Para seleção do produto, é preciso considerar tipo de tecido no leito da lesão, profundidade, quantidade de exsudato e sinais de infecção Terapias tópicas, enzimas e pomadas antibióticas devem ter prévia comprovação de eficácia e segurança em pediatria devido ao risco elevado de alergias e toxicidade em razão da absorção de componentes Coberturas impregnadas com prata geralmente são isentas de reações de hipersensibilidade; em queimados, contudo, há relatos de absorção sistêmica quando combinadas com sulfa; por isso, a indicação deve ser criteriosa

Lesão por pressão não clássica

Outra classe de LPP é a "não clássica", constituída de lesões relacionadas com o uso de dispositivos médicos e que surgem em regiões distantes das proeminências ósseas e pouco habituais, como orelha, nariz, pescoço e abdome.

Os dispositivos médicos costumam ser constituídos de materiais rígidos e podem criar pressão sobre os tecidos moles, especialmente na ausência de ajuste adequado e na presença de edema, sendo o local da inserção e/ou de apoio o mais suscetível a dano tecidual. As LPP em mucosas também estão relacionadas com o uso de dispositivos médicos. A tolerância do tecido mole à pressão e ao cisalhamento também é afetada por microclima, nutrição, perfusão, doenças associadas e condições do tecido mole.

A avaliação da pele, em especial ao redor dos dispositivos, deve ser realizada preferencialmente uma vez a cada plantão, incluindo as regiões que não aparentam fragilidade ou comprometimento, e criteriosamente documentada, considerando os seguintes aspectos: temperatura, cor, nível de umidade, turgor, fragilidade e integridade. Convém avaliar a pele antes da aplicação dos dispositivos e adesivos e antes de cada troca.

Em pacientes em ventilação mecânica é importante evitar as pressões sobre a mucosa, e as trocas frequentes da fixação diminuem o risco de lesão. Em pacientes que fazem uso de prongas, a meta é prevenir deformidades e dor mediante a adoção de medidas que minimizem os riscos inerentes a seu uso.

Nas lesões por uso de dispositivos médicos adesivados (*Medical Adhesive-Related Skin Injuries* [MARSI]), o mecanismo de trauma acontece quando a ligação entre o adesivo e as células da pele é maior do que as ligações das células entre si, causando o rompimento das camadas epidérmicas e sua remoção juntamente com o adesivo. A MARSI é caracterizada por eritema contínuo 30 minutos após a remoção do adesivo médico e pode estar associada à presença de vesículas, flictenas, erosões ou rupturas na pele.

Pires-Júnior e cols. descreveram dois fatores preditivos para o desenvolvimento da MARSI: o turgor diminuído, que eleva o risco de integridade da pele, e o aumento da fragilidade da pele, ocasionado por rompimento de vasos sanguíneos, provocando hemorragias sob a pele e redução do aporte de oxigênio e nutrientes, favorecendo o risco de lesões.

A retirada do adesivo acaba por reduzir a função de barreira protetora da pele, favorecendo o surgimento de reações inflamatórias, com presença de edema e dor, e elevando o risco de infecções e retardo da cicatrização.

Pacientes críticos, especialmente os oncológicos, apresentam risco maior de desenvolvimento de MARSI em virtude de alterações nos sistemas imunológico, circulatório e respiratório, as quais se refletem na estrutura da pele. A aplicação e a remoção dos adesivos de maneira incorreta são ainda mais comprometedoras nos extremos de idade.

Pesquisadores chineses recomendam o uso de curativos líquidos, de silicone, hidrocoloides e barreiras protetoras de isolamento da pele antes do posicionamento desses adesivos, bem como a adoção do método de colagem sem tensão, o uso de óleo mineral ou removedor de cola para auxiliar a retirada, a redução ao máximo do tamanho do adesivo e a preferência pelos hipoalergênicos.

Os curativos à base de hidrocoloide, poliuretano e silicone são uma alternativa eficiente como barreira protetora, quando colocados entre a pele e o dispositivo ou adesivo, protegendo a pele da pressão durante o uso e a remoção. Quando a lesão já se encontra instalada, é recomendada a irrigação para remoção residual do adesivo e do tecido necrótico, promovendo a manutenção dos tecidos viáveis e acelerando a cicatrização.

CUIDADOS COM ESTOMIAS

Estoma é uma palavra de origem grega que significa "boca", "orifício" ou "abertura" artificial de qualquer víscera oca no corpo, criado cirurgicamente, temporária ou definitivamente. As funções das estomias variam de acordo com o tipo de órgão ou víscera exposta. As estomias em crianças são geralmente realizadas no período neonatal e indicadas como tratamento adjuvante das atresias e malformações congênitas e de doenças adquiridas, fazendo parte de tratamentos de doenças malignas, benignas, inflamatórias, congênitas ou por traumas mecânicos.

Segundo Chocarro (2019), a incorporação desse dispositivo é considerada difícil pelas famílias, principalmente em razão da falta de informações médicas e da sobrecarga ao ser agregado mais um cuidado, por vezes especializado.

A criança e o adolescente, como seres em desenvolvimento, podem apresentar também, a partir das alterações físicas, alterações comportamentais com danos ao próprio desenvolvimento. A aceitação do estoma pela família interfere diretamente na definição de sua autoimagem e autoestima.

Os profissionais envolvidos no cuidado pediátrico precisam desenvolver habilidades de observação, escuta e comunicação para que possam compreender as necessidades bioafetivas próprias de cada faixa etária, sendo importante considerar a situação socioeconômica, a dinâmica do relacionamento familiar e os sentimentos dos pais, inclusive do sentimento de culpa pela doença do filho e por autorizar procedimentos, a fim de estabelecer um plano terapêutico de cuidados individualizado em conjunto com a família.

Convém aliar esse trabalho inter e multiprofissional a recursos educacionais para um aprendizado que possibilite a continuidade do cuidado em domicílio, objetivando melhorar a percepção da família em relação ao dispositivo e às demandas gerais de cuidado, o que se reflete positivamente na criança e no adolescente, prevenindo a dor e as complicações físicas e psicológicas.

O paciente, seus pais e os cuidadores devem receber informações antecipadas quanto ao tipo de estoma e às possíveis complicações, bem como sobre os equipamentos disponíveis e as políticas públicas de saúde, e devem ser motivados a contatar associações e núcleos formados por estomizados e voluntários. No Brasil, as pessoas com estomias são consideradas com deficiência e estão amparadas pela Lei 13.146, de 2015.

Os cuidados com os estomas iniciam no pré-cirúrgico. Nas cirurgias eletivas são preconizados tanto a demarcação do estoma por enfermeiro estomaterapeuta como o teste de sensibilidade do dispositivo, no mínimo 48 a 72 horas antes da cirurgia, principalmente em crianças com risco potencial de alergias, além da limpeza e preparo do cólon, no caso dos estomas digestivos.

Os tipos de estomias dependem de sua localização: estomias de respiração (traqueostomia), de alimentação (gastrostomia) e de eliminação (urostomia, colostomia e ileostomia).

Esofagostomia

A esofagostomia é realizada na região cervical com a finalidade de desviar secreções salivares e evitar aspirações pelo trato respiratório. O estoma é plano e, em razão da exiguidade da superfície periestomal, o uso de bolsas coletoras é difícil, principalmente em crianças menores. O efluente drenado não é corrosivo, mas contínuo, e a umidade excessiva provoca complicações, como candidíase. O cuidado com essa pele é preventivo: limpar e secar a pele suavemente e aplicar na região periestomal curativo de placa protetora flexível extra fina (hidrocoloide). Outra opção consiste na captação do efluente por meio de coletores urinários infantis.

Traqueostomia

A estomia respiratória – a abertura em um segmento do aparelho respiratório, sendo a traqueostomia a mais comum – é um procedimento cirúrgico que torna possível a comunicação direta da traqueia com o meio externo.

A limpeza periestoma deve ser realizada delicadamente para evitar o deslocamento da cânula e lesões por fricção. Os curativos de espuma de poliuretano contêm fibras de característica hidrofílica e capacidade de absorver e reter exsudato, assim como evitam macerações e lesões por pressão, promovendo a proteção mecânica da pele ao redor da cânula. Compressas de gazes podem ser utilizadas, mas seu uso tende a promover a maceração da pele em virtude do acúmulo e retenção de secreções periestomal.

Para fixação, são priorizados materiais almofadados e que auxiliem o controle da transpiração. O uso de cadarço é contraindicado. Todo o procedimento deve ser realizado por dois profissionais e na presença dos familiares, já que as crianças tendem a ficar agitadas.

Gastrostomia

A gastrostomia, utilizada para alimentação, pode ser realizada por via cirúrgica, endoscópica ou radiológica. O ideal é que o local de sua confecção seja definido previamente com o objetivo de selecionar uma região de 2,5cm, sem dobras cutâneas nem cicatrizes, que possibilite a estabilização do cateter e evite qualquer compressão que possa causar lesões ou vazamentos, prevenindo complicações de pele e facilitando os cuidados, especialmente em crianças com escoliose que usam coletes ortopédicos ou cadeiras de rodas.

Os cateteres convencionais e os dispositivos de baixo perfil podem ser utilizados para nutrição enteral. Os de baixo perfil, normalmente indicados para longa permanência, facilitam os cuidados com as gastrostomias e contribuem para melhora da qualidade de vida dos usuários; sua instalação deve ser realizada em condições clínicas adequadas, uma vez que desnutrição, neutropenias, anemias e uso de corticoides podem levar à cicatrização inadequada, deiscências ou infecção.

O local da confecção da gastrostomia deve ser lavado com soro fisiológico até a cicatrização completa, mantendo uma gaze no local. Após esse período, a higienização deverá ser realizada com água e sabonete líquido de pH neutro, observando-se diariamente a marcação da numeração do dispositivo. Quando um dispositivo de estabilização externa é usado, é preciso manter um espaço de 3 a 5mm entre ele e a pele. Não convém utilizar cremes, pomadas ou colônias, pois podem causar alergias.

Ao cateter convencional ou de baixo perfil é aplicada diariamente uma rotação de 360 graus (giro completo) para evitar a aderência do balão à parede abdominal e prevenir o crescimento da mucosa gástrica nos orifícios da parede interna. Os cateteres colocados via cirurgia sofrerão rotação somente depois de retiradas as suturas.

Quando o dispositivo for uma sonda de Foley, esta deve ser tracionada e fixada com curativo adesivado. A falta de fixação adequada desse tipo de dispositivo favorece o vazamento do efluente gástrico e o surgimento de dermatite. A sonda de Foley não tem ancoragem própria e pode ser "engolida" pelos movimentos peristálticos. Após o pertuito ter cicatrizado, o dispositivo pode ser trocado sempre que necessário por profissional experiente e o balonete preenchido somente com água destilada. A fixação do dispositivo deve ser realizada diariamente, a fim de evitar a formação de granuloma nas bordas do estoma.

Granuloma é um termo aplicado para designar lesões inflamatórias nodulares, firmes e persistentes, contendo fagócitos mononucleares compactamente agrupados, de aspecto vegetante, úmido, friável e facilmente sangrante. O nitrato de prata é utilizado para tratamento, sendo necessário proteger a pele com vaselina para evitar o aparecimento de manchas no momento da aplicação. Após a aplicação, convém cobrir com compressa de gaze por 2 horas, para evitar que escorra a secreção da região cauterizada, e não molhar o local por 24 horas. A cauterização deve ser feita, no máximo, três vezes por semana e até que se resolva a lesão. A aplicação de uma camada de anestésico tópico de 2 a 3mm, 20 minutos antes da cauterização, auxilia o controle da dor.

O vazamento do conteúdo gástrico causa dermatite, caracterizada pela reação inflamatória e erosão cutânea; portanto, a primeira ação consiste em identificar e corrigir a origem do vazamento. Recomenda-se água destilada para limpeza da pele periestomal lesionada. Em crianças maiores e fora do ambiente hospitalar, recomenda-se o uso de sabonetes líquidos sem perfume e de pH neutro. Em qualquer situação, a limpeza de toda a área deve ser realizada de maneira suave, evitando esfregar a pele já ferida; após a limpeza, se necessário, aplica-se uma camada fina de pó protetor de pele para estomias de modo a secar a pele ferida, que estará exsudativa, e em seguida creme de barreira. Utiliza-se compressa macia ou absorvente higiênico tipo protetor íntimo feminino para absorver os vazamentos até sua resolução. O absorvente higiênico, em virtude da maior capacidade de absorção, mantém o local seco, prevenindo as complicações cutâneas e exigindo menos trocas do que as compressas.

O tratamento adequado da dermatite previne celulite, febre e edema local. Os imunossuprimidos, neutropênicos ou pessoas com higiene precária apresentam risco elevado de infecção relacionada com a gastrostomia.

Não devem ser aplicados curativos oclusivos para contenção de secreções, pois o efluente é cáustico e aumentará as lesões e a dor.

Jejunostomias

Nas jejunostomias, a preocupação é com a maior suscetibilidade à infecção em virtude da ausência da barreira contra os germes promovida pela secreção gástrica, principalmente em crianças menores. Assim, as dietas deverão ser estéreis, em fluxo contínuo e na temperatura ambiente.

Estomias de eliminação

As estomias de eliminação também são procedimentos cirúrgicos que consistem na exteriorização de parte dos sistemas digestivo e urinário em razão de disfunções, traumas ou lesões, criando uma abertura para eliminação de fezes, gases e urina para o meio externo, e podem ser temporárias ou definitivas. As complicações relacionadas com o estoma podem ocorrer no pós-operatório imediato, mediato ou tardio e consistem em estenose, edema, infecção, necrose, prolapso, retração, sangramento, fístulas, hérnia periestomal, abscessos, obstrução, granulomas, irritação cutânea e úlcera de pele.

A integridade da pele ao redor é essencial para os cuidados com o estoma e a aderência dos dispositivos, e as trocas frequentes do equipamento coletor, a presença de secreções em curativos, a excessiva umidade da pele e alergias em razão do uso de produtos químicos para limpeza da pele alteram essa integridade. As complicações locais variam de eritema leve a ulceração profunda e podem ser prevenidas com limpeza da pele, uso de barreira protetora e adequação e troca do equipamento coletor assim que sejam detectados vazamentos ou acúmulo de secreção entre a base e a pele. Alergias locais podem ocorrer por infecção bacteriana ou fúngica, que causa abrasão, irritação, maceração da epiderme e foliculite. A base dos equipamentos coletores pode contribuir para as alergias

A educação para o autocuidado facilita o ajuste à nova condição, reduz as complicações e contribui para melhora da qualidade de vida e independência do paciente. As crianças incontinentes até 2 anos de idade usam fralda ou bolsa coletora com base na necessidade de proteção da pele.

Estomias de eliminação urinária

As estomias urinárias são causa de sequelas ou consequência do tratamento de determinadas doenças ou traumas. As principais indicações para confecção da derivação urinária são os tumores do trato urinário, as lesões funcionais graves e as anomalias anatômicas. Podem ser permanentes ou temporárias, continentes e incontinentes. Em geral, as complicações podem ser evitadas mediante adequada demarcação prévia do local e técnica cirúrgica apropriada.

Estomias de eliminação intestinal

Nos estomas intestinais, a característica e a consistência das fezes dependem da porção do intestino exteriorizada. Nas ileostomias e cecostomias, as fezes são líquidas, contínuas e enzimáticas, podendo causar irritação intensa em razão do contato com a pele periestomal. Nas colostomias de cólon ascendente e transverso, as fezes variam de semilíquidas a pastosas e podem causar moderada a grave irritação ao contato com a pele. Nas exteriorizações de cólon ascendente e sigmoidostomia, as fezes são moldadas, sólidas e periódicas, apresentando risco menor de irritação ao contato com a pele.

Após o término do procedimento cirúrgico, é indicado o dispositivo transparente, o qual deverá ser colocado no sentido vertical, somente quando o paciente tiver condições de deambular.

As crianças submetidas à ileostomia e com colostomias com efluente de alto débito devem fazer uso de dispositivo coletor. Na ileostomia, o efluente é constituído por enzimas digestivas que causam lesões na pele. No caso da confecção de fístula mucosa, ela pode ser protegida com gaze e o dispositivo coletor adaptado no estoma que elimina fezes. Nas jejunostomias e ileostomias é necessário manter balanço hídrico rigoroso no período de adaptação, devido ao alto débito de efluentes. Os coletores devem ser adequados à idade do paciente e ao tamanho do estoma.

Feridas oncológicas

As feridas oncológicas são decorrentes da quebra de integridade da pele em virtude da proliferação celular descontrolada e da infiltração das células malignas nas estruturas da pele. Costumam aparecer na fase final da doença, originárias de metástases ou tumor primário localizado próximo à superfície da pele. Esse tipo de ferida é conhecido como feridas neoplásicas.

Inicialmente, as feridas oncológicas podem manifestar-se como uma inflamação caracterizada por endurecimento, hipertermia, calor e/ou sensibilidade local. Com as alterações no fluxo vascular e linfático ocorre a expansão do tumor, ocasionando a destruição dos tecidos e a formação de ferida. Essas feridas geralmente são friáveis, dolorosas, liberam grande quantidade de exsudato, têm odor fétido e podem apresentar sangramento ativo, levando a um progressivo desfiguramento da área corporal. Assim, as diretrizes para manejo dessas feridas passa pelo conhecimento das coberturas elegíveis para controle desses sintomas. O cuidado deve ser direcionado para o controle dos sintomas e não para a cicatrização (Quadro 32.2).

Coberturas que favoreçam o processo de reparação tecidual, em especial a angiogênese, não podem ser utilizadas nessas feridas. Para melhor controle da dor, convém realizar a troca do curativo com analgesia prévia – pelo menos meia hora antes do início do curativo – e aplicar técnica de retirada delicada dos curativos com ajuda de água ou óleo mineral. A analgesia deve ser mantida durante e após o curativo. Utiliza-se irrigação para retirada dos restos celulares e limpeza completa do leito da lesão.

Cabe considerar o uso de gelo, técnica de distração e respiração guiada, quando possível, para controle da dor, além de registrar e discutir com a equipe a necessidade de adequação da analgesia ao momento da lesão e à sensibilidade do paciente.

Fístulas

No cuidado com as fístulas, convém proteger a pele perilesão com protetor cutâneo à base de óxido de zinco, polímeros ou creme de barreira, podendo ser necessário adaptar equipamento coletor para contenção do efluente

Quadro 32.2 Cuidados com as feridas oncológicas

Controle de sangramento	
Não farmacológico	Digitopressão diretamente sobre os vasos sangrantes; compressa gelada; compressão local com campos cirúrgicos verdes ou toalhas de rosto escuras é indicada a fim de evitar o impacto no paciente e nos cuidadores
Farmacológico	Coberturas à base de colágeno hemostático, alginato de cálcio, adrenalina e ácido tranexâmico. Manter o curativo úmido para evitar aderência e novo sangramento no momento da troca
Controle do odor	
Não farmacológico	Manter no ambiente um recipiente próximo ao paciente com grãos de café torrado ou algumas gotas de odorizante inibidor de odores sanitários diluídas em 20mL de água
Farmacológico	Metronidazol gel tópico (gel a 0,8%). Para irrigação, utilizar um comprimido de 250mg de metronidazol macerado e diluído em 250mL de SF0,9% ou metronidazol ampola, utilizada na proporção de 1:1 em SF0,9%. Como cobertura primária: gaze vaselinada ou umedecida em óleo mineral. Avaliar a necessidade do uso de antibióticos sistêmicos
Controle de exsudato	
	Proteger a pele com protetor cutâneo em pó ou *spray*; creme de barreira; creme à base de óxido de zinco. Para controle do exsudato, proteger a pele com protetor cutâneo, creme de barreira ou creme à base de óxido de zinco, evitando dermatites pelo excesso da umidade. Curativos absortivos (carvão ativado, alginato e espumas) evitam a troca constante de curativos

drenado; se a fístula estiver localizada no nível da pele, utilizar hidrocoloide em pasta e sem álcool ou o moldável para simular um estoma ao redor do orifício da fístula, evitando ou minimizando a drenagem do efluente sob a base adesiva, o que causaria dermatite química.

CONSIDERAÇÕES FINAIS

Nos cuidados com a pele em pacientes pediátricos, em abordagem paliativa ou não, cabe considerar como meta prioritária a prevenção, incluindo a identificação precoce dos fatores que possam aumentar o risco de comprometimento da integridade da pele. As medidas preventivas precisam ser difundidas e adotadas por toda a equipe de modo a evitar e/ou minimizar o máximo possível sua ocorrência.

Com a progressão da doença, mesmo com a adoção adequada de todas as medidas de prevenção, os riscos se intensificarão. A pele se tornará mais vulnerável como reflexo das disfunções dos sistemas orgânicos, tornando-se imprescindível que a equipe pondere e estabeleça objetivos realistas em relação ao tratamento proposto e possa orientar o paciente e/ou sua família sobre o plano de cuidados adotado e os possíveis resultados.

O tratamento deve basear-se nas demandas identificadas, na fase de evolução da doença e na condição clínica do paciente. Os impactos relacionados com as lesões de pele interferem nos aspectos psicológicos, como alteração da imagem corporal e da autoestima, também se refletindo socialmente no custo afetivo e efetivo de um cuidado que já é caro emocionalmente para os pais e cuidadores. Assim, é de extrema importância que os curativos, além de funcionais, possam ser confortáveis para o paciente e os mais estéticos possíveis para os familiares.

Bibliografia

Angelo MFF, Franck EM. Cuidados com feridas neoplásicas. In: Carvalho RT, Souza MRB, Franck EM (eds.) Manual da residência de cuidados paliativos. Barueri-SP: Manole, 2018.

Blanes L, Ferreira LM, Pellegrino DMS, Chacon JMF, Blanes L, Ferreira LM. Úlcera de pressão na criança. In: Blanes L, Ferreira LM (eds.) Prevenção e tratamento de úlcera por pressão. São Paulo: Atheneu, 2014.

Brasil. Atualização sobre os cuidados com a pele do recém-nascido. Sociedade Brasileira de Pediatria. Departamentos Científicos de Dermatologia e Neonatologia, 2019-2021.

Brasil. Guia de atenção à saúde da pessoa com estomia. Ministério da Saúde, Secretaria de Atenção Especializada em Saúde, Departamento de Atenção Especializada e Temática. Brasília, 2021.

Chocarro L, González P, Moreno A, Barceló M, Martino R. A grounded theory study of the perceptions and meanings associated with gastrostomies among parents of children with palliative needs. International Journal of Palliative Nursing 2019 Jan; 25(1):19-28. doi: 10.12968/IJPN.2019.25.1.19.

Forest-Lalande L. Gastrostomias para nutrição enteral. Tradução por: Elisabeth Dreyer. Campinas: Lince, 2011.

Evidence-Based Medicine G, Neonatologist S, Chinese Medical Doctor A. [Guidelines for neonatal skin management in the neonatal intensive care unit (2021)]. Zhongguo Dang Dai Er Ke Za Zhi. 2021 Jul;23(7):659-670. Chinese. doi: 10.7499/j.issn.1008-8830.2106004. PMID: 34266521; PMCID: PMC8292657.

Pires-Júnior JF, Chianca TCM, Borges EL, Azevedo C, Simino GPR. Medical adhesive-related skin injury in cancer patients: A prospective cohort study. Rev Latino-Am Enfermagem 2021; 29:e3500. Disponível em: http://dx.doi.org/10.1590/1518-8345.5227.3500.

Rocha ABO, Frutuoso DS, Souza TJ, Oliveira DF, Silva JN, Silva AF. Conhecimento da enfermagem na prevenção de lesões em prematuros. Revista Recien – Revista Científica de Enfermagem 2022; [S. l.] 12(37):34-44. doi: 10.24276/rrecien2022.12.37.34-44.

Santos SV, Ramos FRS, Costa R, Batalha LMC. Evidências sobre prevenção de lesões de pele em recém-nascidos: Revisão de integrativa. ESTIMA, Braz J Enterostomal Ther, São Paulo 2019; 17:e2219.

Seção VII

Cuidados de Final de Vida em Pediatria

Assistência à Fase Final de Vida e ao Processo Ativo de Morte

Capítulo 33

Débora de Wylson Fernandes Gomes de Mattos
Isabela Schiffino Carvalho

A criança é o amor feito visível.
(Friedrich Novalis)

INTRODUÇÃO

A criança desejada é o símbolo da continuidade de uma geração, um filho é o que nos eterniza na terra. Este capítulo inicia com essa reflexão para tornar possível alcançar a complexidade de manejar o fim de vida de uma criança, tendo no conceito de "morte antinatural" a primeira barreira para o sucesso de sua intervenção.

Em pediatria, as exigências para manutenção obstinada da vida sem qualidade são maiores do que na população adulta por diversos fatores, e as principais barreiras encontradas para os cuidados paliativos pediátricos (CPP) são apresentadas na Figura 33.1.

Neste capítulo serão abordadas as questões ligadas ao fim de vida das crianças e a busca de qualidade de vida até o dia da morte por doenças incuráveis.

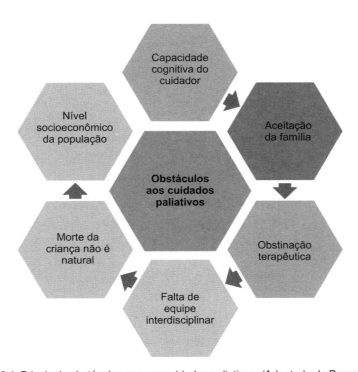

Figura 33.1 Principais obstáculos para os cuidados paliativos. (Adaptada de Ramos, 2014[1].)

PARTICULARIDADES DA COMUNICAÇÃO DE MÁS NOTÍCIAS NO FIM DE VIDA DA CRIANÇA

A comunicação em pediatria tem várias peculiaridades, principalmente porque não é centrada apenas no paciente, mas em uma unidade de tratamento – criança e família. Entende-se que, quando uma criança adoece, de algum modo seus pais também adoecem.

É necessário estabelecer um diálogo franco com os familiares e demais cuidadores em relação a diagnóstico, prognóstico e terapêutica para definição das melhores estratégias que atendam às necessidades da criança em fase final de vida[2]. Para isso, utiliza-se a comunicação empática e compassiva, que inclui contar os fatos de maneira verdadeira e piedosa.

De acordo com a Academia Americana de Pediatria, recomenda-se, sempre que possível, incluir os pacientes em discussões sobre os cuidados paliativos, apesar da dificuldade em definir em que idade as crianças podem participar das decisões, o que depende de seu grau de amadurecimento, o qual nem sempre acompanha a idade cronológica. Entende-se que a autonomia da criança é um processo a ser construído e respeitado, sendo essa uma avaliação individual. Em alguns casos, crianças muito jovens são capazes de tomar decisões mais acertadas do que adolescentes; no entanto, crianças com mais de 10 anos costumam apresentar um grau cognitivo que permite um bom entendimento de seu quadro clínico e podem ser consultadas quanto ao planejamento de seu cuidado[3].

A comunicação em CPP apresenta algumas dificuldades, principalmente pelo fato de a morte de uma criança ser um processo antinatural. Isso não facilita o planejamento do cuidado devido à negação dos pais, somada, em alguns casos, à negação dos próprios profissionais da saúde e à obstinação terapêutica da equipe. Muitos pais, com base em fundamentos religiosos, mesmo conhecendo o prognóstico do filho, recusam-se a conversar sobre o planejamento do cuidado de fim de vida[4].

No diálogo com uma criança é necessário estabelecer uma estratégia. Estudos mostram que a literatura infantil pode ser uma ferramenta, uma vez que vários livros abordam o tema da morte e de morrer de maneira lúdica e compreensível para as crianças[5]. O recurso de comunicação não verbal, como a linguagem simbólica construída por meio de desenhos, revela até mesmo o entendimento das crianças sobre seu estado de saúde[6].

PLANEJAMENTO AVANÇADO DE CUIDADO DE FIM DE VIDA EM PEDIATRIA

Em revisão sistemática sobre cuidados de fim de vida detecta-se a importante significância estatística no planejamento avançado de cuidado realizado por especialista, melhorando a aceitação e o luto da família. A tomada de decisão facilitada por uma equipe de cuidados paliativos capacitada diminui a fragilidade e a possibilidade de adoecimento do cuidador[7].

Quando se pensa nos fatores que podem melhorar os cuidados de fim de vida destinados às crianças, o primeiro que vem à mente é o planejamento do local onde ocorrerá a morte. Um ambiente tranquilo e pessoal é de crucial importância para diminuição do sofrimento. O falecimento de uma criança em centro de terapia intensiva é por si só indicador de má qualidade do cuidado de fim de vida. No entanto, quando são realizadas manobras de reanimação e outras substitutivas da vida, isso indica que a equipe não conseguiu fazer um planejamento para determinar onde as medidas fúteis de suporte seriam limitadas ou retiradas.

Um estudo realizado no Instituto Nacional de Câncer demonstrou que a conferência familiar e o planejamento avançado dos cuidados com a participação da equipe de cuidados paliativos modificaram o processo de fim de vida das crianças, melhorando os indicadores de qualidade da morte propriamente dita. Crianças com doenças incuráveis que realizavam o plano de cuidados não faleciam em unidades de terapia intensiva ou recebiam qualquer medida invasiva ou substitutiva da vida, sendo essa prática um fator de proteção para esses pacientes, comparados ao grupo não acompanhado pelo paliativista[8].

A conferência familiar pode contar ou não com a participação da criança/adolescente, o que irá depender de fatores abordados no tópico relacionado com a comunicação. No entanto, é importante frisar que o compartilhamento de decisões não consiste em passar à família a decisão sobre o que é de competência técnica, mas fornecer subsídios para que a tomada de decisão promova o máximo benefício ao paciente com base na preservação máxima dos valores do paciente e de sua família. Quanto mais precocemente os cuidados paliativos são introduzidos em pediatria, maior o vínculo entre a equipe e a unidade de tratamento, o que facilita a abordagem e a aceitação da família quanto aos cuidados focados no impecável controle de sintomas e do sofrimento multidimensional e que constituem a melhor prática clínica.

Alguns pontos importantes no planejamento de cuidado de fim de vida devem receber a máxima atenção do paliativista pediátrico. Em geral, as decisões sobre limitações de suporte não devem ser tomadas no ambiente de emergência, dada sua natureza diversas vezes considerada hostil, insegura e temerária segundo a visão da família. Prioriza-se um ambiente acolhedor para que o planejamento de cuidados seja bem elaborado, o qual poderá ser revisitado ao longo do tempo.

A adoção ou não de medidas substitutivas da vida (aminas vasoativas, ventilação mecânica, diálise, reanimação cardiopulmonar etc.) será discutida no planejamento avançado, após acolhimento adequado do paciente/família na unidade de internação. Medidas substitutivas poderão ser retiradas ou não introduzidas de acordo com os valores ditados.

Em relação à proporcionalidade terapêutica, são construídos os planejamentos do cuidado ao longo da vinculação com o paciente e a família, quando os sintomas já estão sendo controlados. A finalidade nunca é a limitação de suporte, mas a transcrição médica para termos técnicos dos valores de cada paciente/família que foram priorizados. Certas discussões, como uso de antibióticos, dispositivos, dieta, hidratação venosa, agentes inotrópicos (que, embora sejam considerados medidas substitutivas da vida, podem ser abordados nesse momento, dependendo do *status funcional* da criança), serão elaboradas e individualizadas nesse contexto de proporcionalidade terapêutica.

CONTROLE DE SINTOMAS

No fim da vida de uma criança é preciso que a equipe de saúde esteja treinada para avaliar os sintomas, quando o paciente não consegue relatá-los com precisão. Em virtude da dificuldade de comunicação das crianças menores, os pais serão seus procuradores para relatar tanto a intensidade como a periodicidade dos sintomas.

Para aumentar a precisão diagnóstica e orientar o tratamento farmacológico e não farmacológico no fim da vida, são necessários anamnese e exame físico impecáveis. Ferramentas visuais, como a escala de dor FLACC, são muito úteis em pediatria.

Fadiga, dor, anorexia e dispneia são os sintomas mais relatados no fim de vida das crianças. É preciso dar atenção, também, aos sintomas psíquicos, como ansiedade, tristeza e medo, muitas vezes pouco valorizados em pediatria. O tratamento da criança gravemente enferma deve ser conduzido por equipe interdisciplinar[9].

SEDAÇÃO PALIATIVA NO FIM DE VIDA

A sedação paliativa é utilizada para controlar sintomas refratários, e o pilar ético dessa prática é: "não sedar a criança, mas aliviar o sintoma que não se conseguiu tratar com todos os recursos existentes."

A sedação paliativa tem como premissa a utilização da menor dose possível para alcançar o benefício máximo. A literatura mostra que 25% dos pacientes terminais irão precisar de sedação profunda para controle adequado de sintomas e para proporcionar qualidade no fim da vida[10]. O principal sintoma refratário para utilização da sedação paliativa é a dispneia[11]. Essa prática difere da eutanásia tanto no conceito e como no resultado, mas deve ser uma decisão compartilhada com a unidade de tratamento e amplamente relatada em prontuário.

ACOMPANHAMENTO DO LUTO

O aumento dos CPP tem aprimorado o acompanhamento do luto. Um mero pensamento sobre a morte de uma criança já torna o processo terapêutico extremamente difícil, porém uma cultura baseada tão somente em vencer a morte pode causar ainda mais sofrimento para uma criança e sua família.

Um estudo de revisão sobre o luto mostrou que as famílias se sentem grande parte das vezes abandonadas pelos médicos após a morte de um filho. Por isso, é muito importante que a equipe esteja treinada para caminhar ao lado do enlutado, apontando caminhos e fornecendo estratégias para que ele possa ressignificar a vida.

O primeiro luto da família e da criança acontece com o diagnóstico e a perda da saúde e do corpo perfeito. Cabe ressaltar que o apoio multidisciplinar e sensível ao luto deve começar bem antes da morte e seguir de acordo com as necessidades individuais apresentadas no decorrer do processo[12].

CONSIDERAÇÕES FINAIS

A morte de uma criança é um processo que causa muito sofrimento na equipe de saúde e é preciso que essa equipe fique atenta ao desgaste por compaixão, tão frequente em pediatria. Entende-se que os cuidados paliativos iniciados ao diagnóstico de uma doença que ameace a vida ou o mais precocemente possível estão diretamente associados ao aumento da qualidade no fim da vida.

O vínculo com a equipe de cuidados paliativos promoverá segurança para o compartilhamento de decisões e se refletirá no planejamento avançado dos cuidados de fim de vida, sendo importante fator de proteção para a criança[13]. Famílias acompanhadas precocemente também terão melhor acompanhamento do luto.

A busca pela melhor qualidade de fim de vida em pediatria é um objetivo diário dos cuidados paliativos, e é imprescindível aliar a habilidade de comunicação – permeada de compaixão – ao binômio ciência/técnica para assim conseguir dar à criança e à sua família o suporte adequado antes, durante e depois da morte.

Referências

1. Ramos Z. Revisión bibliográfica: Vulnerabilidad y cuidados paliativos. Instituto Nacional de Ciências Médicas y Nutrición "Salvador Zubirán". Departamento de Medicina del Dolor y Paliative. Disponível em: http://www.dolorypaliativos.org/art69.asp. Acesso em 05 mai 2022.
2. Piva JP, Garcia PCR, Lago PM. Dilemas e dificuldades envolvendo decisões de final de vida e oferta de cuidados paliativos em pediatria. Rev Bras Ter Intensiva 2011; 23(1):78-86.
3. Beale EA, Baile WF, Aaron J. Silence is not golden: Communicating with children dying from cancer. Journal of Clinical Oncology: official journal of the American Society of Clinical Oncology, New York, 2005; 23(15):3629-31.
4. American Academy of Pediatrics, Committee on Bioethics and Committee on Hospital Care. Palliative Care for Children. Pediatrics 2000; 106(2):351-7.

5. Arruda-Colli MNF, Weaver MS, Wiener L. Communication about dying, death, and bereavement: A systematic review of children's literature. J Palliat Med 2017 May; 20(5):548-59. doi: 10.1089/jpm.2016.0494. Epub 2017 Mar 27. PMID: 28346862; PMCID: PMC5704745.
6. Bach S. Life Paints Its Own Span: On the significance of spontaneous pictures by severely ill children. Editora Daimon, 1990.
7. Singer AE, Goebel JR, Kim YS et al. Populations and interventions for palliative and end-of-life care: A systematic review. J Palliat Med 2016 Sep; 19(9):995-1008. doi: 10.1089/jpm.2015.0367. Epub 2016 Aug 17. PMID: 27533892; PMCID: PMC5011630.
8. Mattos DWFG, Thuler LC, da Silva Lima FF, de Camargo B, Ferman S. The do-not-resuscitate-like (DNRL) order, a medical directive for limiting life-sustaining treatment in the end-of-life care of children with cancer: Experience of major cancer center in Brazil. Support Care Cancer 2022 May; 30(5):4283-89. doi: 10.1007/s00520-021-06717-5. Epub 2022 Jan 28. PMID: 35088149.
9. Brighton LJ, Bristowe K. Communication in palliative care: Talking about the end of life, before the end of life. Postgrad Med J 2016 Aug; 92(1090):466-70. doi: 10.1136/postgradmedj-2015-133368. Epub 2016 May 6. PMID: 27153866.
10. Garetto F, Cancelli F, Rossi R, Maltoni M. Palliative sedation for the terminally ill patient. CNS Drugs 2018 Oct; 32(10):951-61. doi: 10.1007/s40263-018-0576-7. PMID: 30259395.
11. Bobb B. A review of palliative sedation. Nurs Clin North Am 2016 Sep; 51(3):449-57. doi: 10.1016/j.cnur.2016.05.008. PMID: 27497018.
12. Schuelke T, Crawford C, Kentor R et al. Current grief support in pediatric palliative care. Children (Basel) 2021 Apr; 8(4):278. doi: 10.3390/children8040278. PMID: 33916583; PMCID: PMC8066285.
13. Heath JA, Clarke NE, Donath SM, McCarthy M, Anderson VA, Wolfe J. Symptoms and suffering at the end of life in children with cancer: an Australian perspective. Med J Aust 2010 Jan; 192(2):71-5. doi: 10.5694/j.1326-5377.2010.tb03420.x. PMID: 20078405.

Extubação Paliativa

Carolina de Araújo Affonseca
Maíla Cristina da Cunha Guimarães
Rita de Cássia Guedes de Azevedo Barbosa

Capítulo 34

INTRODUÇÃO

O avanço tecnológico em suporte avançado de vida promoveu, ao longo das últimas décadas, um benefício incontestável no que se refere à otimização do tratamento e à recuperação clínica de pacientes pediátricos com doenças que provocam graves acometimentos das funções vitais. Entretanto, observa-se que todo esse aparato tecnológico tem sido utilizado de maneira rotineira e natural, mesmo naqueles pacientes portadores de doenças graves, complexas e irreversíveis, tornando-os dependentes de suporte artificial para manutenção de funções vitais de modo definitivo, o que pode impactar negativamente a qualidade de vida do paciente, da família e da equipe assistencial.

Esse cenário tem suscitado discussões éticas e morais no que diz respeito ao significado de vida biológica, vida biográfica e sobrevida. O prolongamento artificial da vida biológica sem o concomitante prolongamento da vida biográfica tem sido considerado fútil e associado a um sofrimento adicional muitas vezes desnecessário, significando, na verdade, um prolongamento do processo de morrer.

CONSIDERAÇÕES ÉTICO-PROFISSIONAIS

Embora habitualmente se presuma que oferecer medidas de suporte de vida seja o mais indicado, há situações em que não iniciar ou suspender medidas de suporte é eticamente adequado ou mesmo recomendável. Em crianças graves e irreversivelmente doentes, manter tratamentos invasivos pode deixar de ser benéfico e se tornar deletério a partir do momento em que o sofrimento associado ao tratamento se sobrepõe aos benefícios para a criança.

A tomada de decisão quanto à manutenção e/ou retirada de medidas de suporte deve basear-se no princípio ético do melhor interesse da criança que, embora em algumas situações possa parecer altamente subjetivo e de difícil definição, deve ser o foco dos profissionais da saúde quando se estabelecem os objetivos de cuidado. O processo de retirada e/ou não introdução de tratamento médico de suporte de vida pressupõe uma decisão compartilhada a partir da comunicação respeitosa e sincera entre os membros da equipe, o paciente e a família.

CONCEITO

A extubação paliativa consiste na suspensão da ventilação mecânica de pacientes com doenças irreversíveis caso o objetivo de tratamento definido com a família seja continuar a ofertar cuidado e conforto e permitir que a doença possa seguir seu curso natural até a morte. Trata-se de um procedimento complexo que demanda a presença de profissionais com formação avançada em cuidados paliativos e que envolve habilidade de comunicação, planejamento adequado, participação de equipe multiprofissional com experiência em cuidados paliativos e técnicas adequadas para controle de sintomas.

Neste capítulo, a expressão *extubação paliativa* será utilizada para referir-se tanto à retirada do suporte ventilatório dos pacientes em uso de tubo endotraqueal como à desconexão da ventilação mecânica em pacientes traqueostomizados.

HISTÓRICO

O primeiro caso de extubação paliativa ocorreu em 1975, em Nova Jersey. Uma jovem de nome Karen Ann Quinlan foi mantida em estado vegetativo permanente após um episódio de parada cardiorrespiratória prolongada. Sua vida era mantida pelo uso de ventilação mecânica e da alimentação artificial por meio de gastrostomia. Os pais, entendendo a gravidade e a irreversibilidade do quadro, solicitaram à equipe assistencial que retirassem o suporte ventilatório da filha. A equipe do hospital, entretanto, foi contrária ao pedido dos pais, pois considerou que a retirada da ventilação mecânica levaria a paciente à morte e os membros da equipe não seriam coniventes com essa situação. Os pais, insatisfeitos com a decisão da equipe assistencial, levaram o pedido à Suprema Corte de Nova Jersey que, aproximadamente 1 ano após a solicitação, concedeu uma ordem para a suspensão do suporte ventilatório. Após a retirada do suporte, para surpresa dos médicos e dos pais, Karen foi capaz de assumir e manter adequado padrão respiratório, viveu por 10 anos em estado vegetativo e faleceu em 1986, por pneumonia.

EPIDEMIOLOGIA

Mark e cols. realizaram revisão sobre a prevalência da retirada do suporte de vida de adultos em unidades de cuidados intensivos em diferentes países e encontraram que a prevalência de suspensão de medidas de suporte variou de 0%, em Israel, a 84,1%, nos EUA. No Brasil, embora ainda incipientes e pouco relatadas, entre 1988 e 2002 houve aumento de 30% nas ações de limitação de suporte de vida em unidades de terapia intensiva (UTI), que passaram de 6%, em 1988, para 36%, em 2002, embora ordens de não ressuscitação tenham sido a principal forma de limitação. Observou-se, ainda, aumento da participação da família no processo de tomada de decisão, que passou de 22%, em 1988, para 55%, em 2002.

Em 2008, um estudo publicado no Brasil avaliou a incidência de limitação de suporte nas últimas 48 horas de vida de crianças em sete UTI pediátricas nas regiões Sul, Sudeste e Nordeste do Brasil, analisando o registro de prontuário de 428 pacientes. Lago e cols. identificaram que a maior parte das ações de limitação de suporte consistiu na decisão de não ressuscitação cardiopulmonar (RCP) em caso de parada cardiorrespiratória. Em apenas 2,5% dos pacientes que não receberam RCP houve suspensão ou redução das medidas de suporte à vida, como diminuição de agentes inotrópicos ou do suporte ventilatório nas últimas 48 horas de vida. A infusão de inotrópicos foi mantida ou aumentada em 66% dos pacientes com orientação de não ressuscitação, e em 48,3% dos pacientes foram aumentados os parâmetros de ventilação mecânica nas últimas 48 horas de vida. Chama a atenção que a decisão tenha sido registrada de maneira clara no prontuário em apenas 52,5% dos pacientes com limitação de suporte. Recentemente, estudo realizado em UTI pediátrica no Sul do Brasil, em que foram avaliados retrospectivamente 53 pacientes que morreram após pelo menos 24 horas de internação, reportou uma prevalência de 45,3% de medidas de limitação de suporte de vida.

REGULAMENTAÇÃO

Embora descrito há mais de 40 anos, ainda pairam muitas dúvidas sobre o procedimento de extubação paliativa, tanto de caráter técnico como de caráter ético e jurídico. Com frequência, observam-se questionamentos quanto à legalidade do procedimento, muitas vezes erroneamente associado à prática de eutanásia, que consiste na execução ou omissão de uma ação cujo objetivo é provocar a morte de alguém que esteja em intenso sofrimento, motivada pelo sentimento de compaixão e que é considerada crime pelo Código Penal Brasileiro.

Desde 2006, o Conselho Federal de Medicina (CFM) tem apresentado argumentação ética que embasa a limitação e/ou suspensão de procedimentos e tratamentos que prolonguem a vida de doentes na fase terminal de doenças graves e incuráveis. Entretanto, cabe ressaltar que mesmo entre os conselhos regionais de medicina não existe consenso quanto à adequação ética da prática de extubação paliativa. Em 2017, o Conselho Regional de Medicina de São Paulo emitiu parecer favorável à realização da extubação paliativa desde que respeitadas as condições descritas na Resolução 1.806 do CFM. Já em 2020, o Conselho Regional de Medicina de Minas Gerais emitiu questionamentos éticos ao procedimento por meio do parecer 37/2020.

Cabe ressaltar que a realização da extubação paliativa não configura a prática da eutanásia, uma vez que não tem como objetivo provocar a morte do paciente, mas permitir que a doença que o acomete possa seguir seu curso natural. Quando um paciente morre após a retirada do suporte ventilatório, a causa da morte a ser registrada na declaração de óbito deve ser a doença de base que acomete o paciente e não a extubação paliativa. Vale destacar que nos países em que a eutanásia é permitida a realização da extubação paliativa não é considerada eutanásia. Por fim, a possibilidade de retirada do suporte ventilatório permite que a equipe de saúde que atua em salas de emergência e em UTI sinta-se mais confortável ao realizar a intubação endotraqueal em cenários de incerteza. A partir do momento em que se compreende melhor a história biológica e biográfica do paciente, constrói-se a realização da extubação paliativa.

ASPECTOS TÉCNICOS

Na literatura há diferentes protocolos e diretrizes institucionais para realização da extubação paliativa em adultos e em pacientes pediátricos. Os principais aspectos e condições descritos estão explicitados a seguir e podem ser encontrados de maneira detalhada no protocolo *Retirada de Ventilação Mecânica em Fase Final de Vida em Pediatria*, da Fundação Hospitalar do Estado de Minas Gerais (disponível em: http://www.fhemig.mg.gov.br/acesso-rapido/protocolos-clinicos):

1. Condições necessárias para a recomendação ética de extubação paliativa: (a) o paciente encontra-se em fase terminal de uma doença grave e incurável; (b) a intenção da suspensão do suporte é permitir a evolução natural da doença; (c) o paciente, quando maior de 18 anos e plenamente capaz, ou seu responsável legal está de acordo com a retirada do suporte ventilatório; (d) todos os cuidados paliativos indicados serão mantidos ou intensificados a fim de oferecer conforto ao paciente e à sua família.
2. O paciente e/ou a família compreendem o diagnóstico e o prognóstico da doença, os desfechos e os sintomas possíveis após a extubação paliativa e o plano de cuidados proposto.
3. Há consenso na equipe quanto à realização da extubação paliativa.
4. A preparação para o procedimento deve iniciar no dia anterior. É desejável zerar ou negativar o balanço hídrico e considerar o uso de agentes anticolinérgicos a fim de reduzir o volume de secreções em vias respiratórias, auxiliando o controle de sintomas após a suspensão do suporte. Se necessário, podem ser usados diuréticos para otimizar a eliminação do excesso de fluidos do organismo. Convém considerar o uso de corticoide quando o paciente estiver em uso do tubo endotraqueal, para reduzir o edema periglótico e o risco de falência respiratória por obstrução alta após a extubação. Medidas de conforto e medicamentos para dor e dispneia devem ser mantidos e otimizados. Cabe oferecer e honrar ritos religiosos ou culturais de acordo com o desejo do paciente ou da família, favorecendo momentos de privacidade. A equipe deve ser preparada, repassando e esclarecendo dúvidas sobre o procedimento e o plano de cuidados. Cabe organizar a escala presencial entre os profissionais da equipe de cuidados paliativos nas primeiras horas após a retirada do suporte. Prescrever e deixar no quarto os medicamentos para controle dos sintomas mais prevalentes (dor, dispneia e ansiedade), bem como materiais para infusão endovenosa ou subcutânea dos medicamentos. Preparar o ambiente e o paciente: evitar luz forte e ruídos, manter uma temperatura ambiente agradável, posicionar o paciente de modo confortável, realizar medidas de higiene e troca de fraldas, facilitar a presença da família quando esta desejar e restringir a entrada de pessoas que não estejam diretamente envolvidas com o paciente ou com o procedimento.
5. Realização do procedimento: a retirada do suporte pode ser feita com ou sem a prévia redução dos parâmetros ventilatórios. Alguns autores relatam que sintomas de obstrução respiratória alta e *gasping* tendem a ser mais prevalentes quando o suporte é retirado sem a redução prévia de parâmetros, o que exigiria maior habilidade da equipe de cuidados paliativos quanto ao controle de sintomas. Além disso, o estresse da equipe parece ser menor quando a desconexão é precedida pelo desmame progressivo da ventilação mecânica. No Quadro 34.1 estão listados os passos sugeridos para redução progressiva dos parâmetros ventilatórios.

A família deve ser apoiada e encorajada a participar dos cuidados, aproveitando o momento para esclarecer dúvidas eventuais. O paciente deve ser continuamente avaliado para que a equipe possa detectar precocemente e tratar de maneira adequada qualquer sintoma de desconforto. Convém suspender medicamentos, monitorações e exames que não sejam benéficos na fase atual do tratamento.

Os principais sintomas descritos após a retirada do suporte ventilatório são dispneia e dor, e os principais medicamentos utilizados para controle dos sintomas, os analgésicos opioides e benzodiazepínicos.

DESFECHOS

Em revisão sistemática e síntese narrativa de percepções, experiências e práticas em relação à retirada terminal da ventilação mecânica em UTI de adultos, Efstathiou e cols. observaram uma variação significativa em termos mundiais. Os autores destacam que em muitos casos o tempo

---

Quadro 34.1 Desmame da ventilação mecânica com redução progressiva dos parâmetros ventilatórios

Reduzir PEEP para 5cmH$_2$O e FiO$_2$ para 21%. Observar por 2 a 5 minutos e tratar sintomas conforme a necessidade
Reduzir a FR para 5 a 10 incursões por minuto. Observar por 2 a 5 minutos e tratar sintomas conforme a necessidade
Reduzir suporte ventilatório até parâmetros mínimos (pressão de suporte = 8 a 12cmH$_2$O, a depender da idade e do diâmetro interno do TOT do paciente). Observar por 2 a 5 minutos e tratar sintomas conforme a necessidade

PEEP: pressão expiratória final positiva; FiO$_2$: fração inspirada de oxigênio; FR: frequência respiratória; TOT: tubo orotraqueal.

entre a retirada da ventilação mecânica e a morte é muito curto e que preditores para estimativa do tempo de sobrevida podem ser utilizados para orientar a escolha de intervenções farmacológicas para tratar sintomas. Os médicos devem preparar pacientes e familiares para o processo de retirada e progressão esperada, além de oferecer suporte imediato e de longo prazo após a retirada da ventilação.

Alguns pesquisadores investigaram características capazes de prever o tempo entre a suspensão do suporte ventilatório e a morte do paciente. Em 2016, utilizando uma ferramenta (*Dallas Predict Tool*) em crianças com o objetivo de prever o tempo entre a retirada de suporte de vida e a ocorrência de morte em pacientes menores de 18 anos internados em UTI, Das Ashima identificou que os fatores associados à redução do tempo de sobrevida após retirada das medidas de suporte ventilatório foram: idade ≤ 1 mês, ausência de respiração espontânea, necessidade de parâmetros elevados de suporte ventilatório, uso de altas doses de agentes vasoativos e/ou inotrópicos e uso de circulação extracorpórea. O tempo médio entre a retirada do suporte de vida e o óbito foi de 25 minutos. Por sua vez, Huynh, avaliando pacientes adultos, identificou que pacientes idosos, de raça não branca, com falência de dois ou mais órgãos, portadores de doenças cirúrgicas, em uso de vasopressores ou de fluidos endovenosos antes da extubação e em uso de fração inspirada de oxigênio > 70% apresentavam tempo de sobrevida menor após extubação paliativa. O tempo médio de sobrevida foi de 54 minutos. Não há, até o momento, estudo semelhante realizado com pacientes pediátricos no Brasil.

AMBIENTE DO PROCEDIMENTO

Convém abordar a escolha parental com relação ao ambiente em que a criança passará os últimos momentos de vida, considerando aspectos relacionados com a preservação da privacidade e o sentimento de segurança quando em ambiente familiar. A realização da extubação paliativa no domicílio pode dar aos pais maior sensação de controle da situação, podendo influenciar positivamente o processo de luto. Em um estudo realizado em Boston, nos EUA, foram entrevistados pais que optaram por realizar os cuidados de fim de vida de seus filhos em casa, incluindo a extubação paliativa. Todos consideraram a experiência positiva e muito significativa e expressaram gratidão, pois deu a todos a oportunidade de se despedir, suscitando memórias de conforto e sensação de dever cumprido.

Entretanto, vários autores chamam a atenção para o fato de a extubação paliativa em ambiente extra-hospitalar necessitar de um planejamento ainda mais acurado, que inclui desde o transporte entre o hospital e o domicílio até os cuidados e o acompanhamento em casa. Como na maior parte das vezes não é possível prever o tempo de sobrevida após a suspensão do suporte ventilatório, é necessário um plano de cuidado detalhado para controle de sintomas em domicílio, bem como a organização de toda a retaguarda para apoio após o óbito, incluindo fornecimento da declaração de óbito e articulação do serviço funerário.

CONSIDERAÇÕES FINAIS

A extubação paliativa é um procedimento amplamente utilizado como medida de limitação de suporte de vida no mundo, bem descrito em adultos. Em pediatria, ainda são poucos os estudos publicados. Trata-se de um cuidado extremamente especializado que exige a presença e a disponibilidade de equipe multiprofissional com formação avançada em cuidados paliativos.

Bibliografia

Affonseca CA, Carvalho LFA, Quinet RPB, Guimarães MCC, Cury VF, Rotta AT. Palliative extubation: A five-year experience in a pediatric hospital. J Pediatr 2019; S0021-7557(19)30363-8.

Campbell ML. How to withdraw mechanical ventilation. AACN Advanced Critical Care 2007; 18(4):397-403.

Coradazzi AL, Inhaia CLS, Santana MTEA et al. Palliative withdrawal ventilation: why, when and how to do it? Hos Pal Med Int Jnl 2019; 3(1):10-14.

Das A, Anderson IM, Speicher DG et al. Validation of a pediatric bedside tool to predict time to death after withdrawal of life support. World J Clin Pediatr 2016; 5(1):89-94.

Efstathiou N, Vanderspank-Wright B, Vandyk A et al. Terminal withdrawal of mechanical ventilation in adult intensive care units: A systematic review and narrative synthesis of perceptions, experiences and practices. Palliat Med 2020 Oct; 34(9):1140-64. doi: 10.1177/0269216320935002. Epub 2020 Jun 27.

Huynh TN, Walling AM, Le TX et al. Factors associated with palliative withdrawal of mechanical ventilation and time to death after withdrawal. Journal of Palliative Medicine 2013; 16(11):1368-74.

Kipper D, Piva J, Garcia PC et al. Evolution of the medical practices and modes of death on pediatric intensive care in southern Brazil. Pediatr Crit Care 2005; 6:258-63.

Lago PM, Piva J, Garcia PC et al. End-of-life practices in seven Brazilian pediatric intensive care units. Pediatric Critical Care Medicine 2008; 9(1):26-31.

Lago PM, Piva J, Kipper D et al. Limitação em suporte de vida em três unidades de terapia intensiva pediátrica do sul do Brasil. J Pediatr 2005; 81:111-7.

Mark MN, Rayner SG, Lee NJ, Curtis JR. Global variability in withholding and withdrawal of life-sustaining treatment in the intensive care unit: A systematic review. Intensive Care Med 2015; 41(9):1572-85.

Nelson H, Mott S, Kleinman ME, Goldstein RD. Parents' experiences of pediatric palliative transports: A qualitative case series. J Pain Symptom Manage 2015 Sep; 50(3):375-80.

Sedação Paliativa

Fernanda Fukushima
Manuella Pacífico de Freitas Segredo

*Eu quero uma licença de dormir,
perdão pra descansar horas a fio,
sem ao menos sonhar
a leve palha de um pequeno sonho.
Quero o que antes da vida
foi o sono profundo das espécies,
a graça de um estado.
Semente.
Muito mais que raízes. (Exausto).*
(**Adélia Prado**)

Capítulo 35

INTRODUÇÃO

O alívio do sofrimento é parte central dos cuidados paliativos; entretanto, apesar da abordagem multidimensional do sofrimento por equipes qualificadas, essa meta não pode ser alcançada na totalidade dos pacientes. A sedação paliativa surge como um meio para alívio do sofrimento intratável em situações desafiadoras, possibilitando a manutenção da dignidade e da integridade de pacientes e familiares.

DEFINIÇÃO

A expressão *sedação paliativa* foi definida pela primeira vez em 1990, como redução deliberada da consciência de um paciente durante o último estágio de sua vida[1]. Atualmente, a definição mais aceita é: uso de medicamentos sedativos para aliviar o sofrimento intolerável de sintomas refratários, reduzindo a consciência do paciente[1].

Por muito tempo foi utilizada a expressão *sedação terminal*, a qual caiu em desuso por ser fonte de muita confusão, seja porque fica pouco claro se o termo *terminal* se refere ao paciente que recebe ou ao objetivo da administração, seja pelo fato de o termo abranger duas decisões distintas: sedação até inconsciência para sofrimento intratável e retirada ou não introdução de nutrição artificial e hidratação seguida de sedação até inconsciência. Desse modo, entende-se que a designação sedação terminal pode ser relacionada a outra expressão problemática: eutanásia lenta[2].

SINTOMAS INTRATÁVEIS

Segundo Cherny, sintomas refratários são aqueles que não podem ser controlados adequadamente, apesar dos esforços agressivos para identificação de uma terapia tolerável que não comprometa a consciência[3]. São considerados de manejo difícil, resistentes ao tratamento, de difícil alívio ou controle, e que não respondem ao tratamento clínico[3].

É importante, entretanto, distinguir os sintomas que não podem ser controlados daqueles que não são aliviados pelas medidas disponíveis dentro de um prazo aceitável de tempo, com toxicidade aceitável. Nessas situações, a experiência da equipe na abordagem do sofrimento do paciente é fundamental, e a avaliação de uma equipe específica de cuidados paliativos pediátricos/neonatais (CPP) se faz essencial.

Antes de ser iniciada a sedação paliativa, todas as outras terapias e intervenções devem ser consideradas e oferecidas. Os sintomas físicos que são mais propensos à refratariedade são delírio e dispneia e, em menor frequência, dor e vômito[4]. A sedação paliativa também está indicada para casos de crises convulsivas intratáveis, hemorragias maciças, obstrução intratável de vias aéreas e outras situações clínicas irreversíveis.

AVALIAÇÃO DO PACIENTE

Como o objetivo central da sedação é o alívio dos sintomas, são fundamentais a avaliação adequada do paciente e o entendimento das causas de sofrimento para ele (quando possível) e sua família. A tomada de decisões será embasada na gravidade dos sintomas refratários e deve ser sempre discutida pela equipe de saúde, paciente e/ou familiares[5]. A abordagem dos aspectos não físicos do sofrimento relaciona-se frequentemente com melhor controle dos sintomas físicos e sua avaliação é de extrema importância; assim, todas as dimensões do sintoma (física, psicológica, social, emocional, existencial/espiritual) devem ser levadas em conta e abordadas/tratadas.

Eric Cassel, médico e eticista, declara em seu trabalho que não é possível entender a natureza do sofrimento humano se antes não nos debruçarmos sobre a natureza do ser humano que sofre[6]. No contexto de pacientes pediátricos, muito mais do que em pacientes adultos, esse olhar também precisa alcançar as famílias. Um diálogo aberto com os parentes é importante para que entendam alguns pontos quanto à sedação paliativa[4]:

- Trata-se de um procedimento indicado na ausência de outros meios de controle de sintomas refratários.
- Não tem por objetivo acelerar nem retardar a morte.
- Pode reduzir ou eliminar a possibilidade de comunicação verbal com a família.
- Pode ser reversível, se as condições clínicas do paciente permitirem.
- O objetivo maior é o bem-estar do paciente.

LOCAL DO CUIDADO

Antes do início da sedação, é importante determinar, em conjunto com a família e o paciente, o local de preferência para realização dos cuidados. Sempre que possível, os pacientes devem ser questionados sobre onde preferem morrer. Essa informação é fundamental para que possam ser estabelecidos planos adequados que respeitem esse pedido e planejamento posterior das possibilidades de sedação paliativa a serem oferecidas.

Independentemente do local onde a sedação ocorrerá, incertezas, inconsistências e expectativas quiméricas (em relação ao procedimento) podem causar ansiedade, medo e, possivelmente, a sensação de abandono na família. Por esse motivo, o alinhamento e a comunicação efetiva devem permear a relação entre paciente, familiares/cuidadores e equipe de saúde.

A sedação paliativa ocorre com maior frequência em ambiente hospitalar, mas pode ser implementada no domicílio. Nesse caso existe a necessidade de ampla cooperação e comprometimento entre a equipe e a família. No domicílio, a participação de uma equipe de cuidados domiciliares é fundamental para dar suporte ao paciente e aos familiares, além de redirecionar os esforços da família do cuidado físico para troca de afeto e carinho.

NUTRIÇÃO E HIDRATAÇÃO

Não existe contraindicação ao oferecimento de nutrição e hidratação durante o processo de sedação paliativa; nesse momento, entretanto, é pouco provável que o alimento ou a hidratação contribua com o alívio do sofrimento. De fato, essa medida pode contribuir para sobrecarga hídrica e/ou desconforto gastrointestinal.

A suspensão da hidratação e da alimentação no momento do início da sedação paliativa não está associada à diminuição da sobrevida[7], mas é um assunto delicado, e é fundamental que esse ponto seja discutido com a família antes do início da sedação (veja o Capítulo 36).

RECOMENDAÇÕES QUANTO ÀS MANOBRAS DE RESSUSCITAÇÃO

Como a sedação paliativa tem por objetivo oferecer conforto aos pacientes com sofrimento intratável de uma doença que ameaça a vida e de prognóstico limitado, é necessário deixar registrada em prontuário a permissão para morte natural. Mesmo quando a sedação é iniciada de maneira intermitente ou temporária, existe novamente a possibilidade de que essa criança não recupere a consciência e as manobras de reanimação podem ser fonte de sofrimento[8].

COMUNICAÇÃO E PROCESSO DE TOMADA DE DECISÃO

A sedação paliativa está estreitamente relacionada com situações de terminalidade, e falar sobre a morte com os pacientes e familiares é um aspecto delicado e desafiador dos cuidados paliativos. Idealmente, discussões desse tipo devem ser iniciadas quando o prognóstico de vida de um paciente é de anos a meses e reavaliadas no decorrer do tratamento curativo, sendo cuidadosamente reiniciadas quando a expectativa de vida do paciente diminui para meses ou semanas[9]. Quanto ao tema morte, é discutido com antecedência, reforçando o comprometimento da equipe com a qualidade de vida e o controle adequado dos sintomas, bem como uma presença amorosa de todos os profissionais durante o processo de adoecimento, independentemente do desfecho final, em momentos em que a possibilidade de morte permear as relações, e a insegurança e o medo não devem prejudicar o vínculo entre equipe, paciente e familiares.

Decisões como a de suspender as intervenções que potencialmente mantêm a vida são frequentemente desafiadoras e necessitam múltiplos momentos de diálogo para que possam ser entendidas as causas de sofrimento e estabelecido um plano terapêutico coerente com os objetivos, valores, necessidades e desejos do paciente e da família. Uma vez iniciada a sedação paliativa, novas dúvidas podem surgir, e a proximidade da equipe provedora de cuidados paliativos à família é fundamental para esclarecer medos e garantir que o plano de cuidado se mantenha coerente.

Estudos que analisaram a satisfação dos familiares quanto à sedação paliativa oferecida a seus entes queridos apontam que aproximadamente 25% dessas famílias relataram algum grau de sofrimento relacionado com o procedimento. São preocupações comuns[10]:

- A possibilidade de o paciente sedado estar em sofrimento.
- A falta de clareza sobre o procedimento.
- O medo de que o procedimento encurte a vida do paciente.
- O entendimento de que aquele sofrimento poderia ter sido aliviado de outra maneira.

Também permeiam esse processo arrependimentos quanto a conversas que não foram realizadas com o paciente antes do início da sedação e a sensação de sobrecarga emocional em virtude da responsabilidade pela tomada da decisão quanto ao início da sedação.

Assim, sentimentos como culpa, desamparo e exaustão física e emocional não são incomuns. O olhar atento da equipe para o sofrimento do cuidador e para os medos e as necessidades relacionadas com esses sentimentos pode proporcionar um ambiente adequado para manutenção das relações de afeto entre o paciente e seus familiares e prevenir um luto complicado após o momento do óbito.[7]

De modo ideal, a equipe multidisciplinar responsável pelos cuidados e que participará do processo de tomada de decisão relacionada com o início da sedação paliativa deveria ser composta pelo pediatra do paciente (oncologista, neonatologista, pediatra geral, neuropediatra etc.), especialistas em cuidados paliativos, psicólogos, psiquiatras, enfermeiros e capelão ou conselheiro espiritual, além de outros profissionais eventualmente envolvidos no cuidado da criança[4].

A família deve ser preparada para a iminência da morte. Nesse sentido, é importante deixar claro o desejo da equipe médica de que o paciente seja tratado com respeito e dignidade e resgatar, nesse momento, a biografia da criança, suas preferências, músicas, brincadeiras e histórias favoritas. A família deve ser estimulada a estabelecer qualquer comunicação com o paciente antes do início da sedação e orientada quanto à sequência de eventos esperados a partir daquele momento. Por mais doloroso que esse diálogo possa parecer, é a partir dele que a família terá a oportunidade de se preparar para esse momento, cuidar de assuntos inacabados e, assim, propiciar a oportunidade de um luto menos doloroso para aqueles que ficam[10].

O diálogo entre a equipe e a família deve buscar um equilíbrio entre manter a esperança, ser realista e traçar metas de tratamento reais. Recomenda-se que a equipe seja sempre clara quanto aos objetivos do cuidado, discuta preocupações comuns e mal-entendidos, antecipe questionamentos sobre o processo de morrer (o que inclui a questão da alimentação/hidratação) e reforce possíveis medidas de conforto[11].

Antes do início da sedação, recomenda-se uma discussão sobre a decisão com todos os familiares e cuidadores. A diferença entre sedação paliativa e eutanásia deve ficar clara. A equipe deve estar preparada para responder as dúvidas, medos e sugestões que a família trouxer[9].

Deve ser estabelecido um plano terapêutico com fármaco, dose e ajuste de acordo com a necessidade do paciente, sempre mantendo um diálogo aberto com os familiares e o paciente, e todo o processo deve ser documentado em prontuário. Após o óbito, a família passa a ser o centro dos cuidados e deve ser acompanhada longitudinalmente[11]. No *checklist* apresentado no Quadro 35.1 há um resumo dos principais pontos na introdução da sedação paliativa.

Quadro 35.1 *Checklist* de procedimentos antes do início da sedação paliativa (com base nas diretrizes para sedação paliativa propostas por Rosseau[12])
Paciente com doença avançada em fase final de vida
Esgotamento de todos os tratamentos paliativos disponíveis (inclusive tratamento para depressão, ansiedade, *delirium* etc.)
Avaliação psicológica por clínico habilitado
Avaliação espiritual por clínico ou profissional habilitado
Desejo do paciente/família de evitar manobras de ressuscitação
Discussão dos desejos quanto à nutrição/hidratação
Consentimento informado/obtido e documentado

Fonte: disponível em: https://www.canva.com/design/DAE_dSOvlvU/4IntuoV5-O_Rir2MvLwpCg/edit?utm_content=DAE_dSOvlvU&utm_campaign=designshare&utm_medium=link2&utm_source=sharebutton.

CONSIDERAÇÕES CLÍNICAS
Profundidade

De maneira geral, a profundidade de sedação adequada consiste na menor dose de sedativos suficiente para aliviar o sofrimento. A Figura 35.1 apresenta um resumo das diferentes profundidades de sedação.

A sedação consciente é considerada ideal para preservar a interação entre o paciente e seus familiares/cuidadores. Caso o paciente apresente sofrimento persistente, será necessário aprofundar a sedação. De modo ideal, aumenta-se gradativamente a dose dos sedativos até o alívio dos sintomas. Ocasionalmente, em situações extremas, pode ser necessário que o paciente permaneça inconsciente. Uma sedação profunda introduzida com rapidez costuma ser necessária quando existem sinais de morte iminente e sintomas físicos intoleráveis refratários aos tratamentos convencionais (sangramento maciço, obstrução de carina, herniação cerebral etc.)[8].

A sedação também pode ocorrer de maneira intermitente. Nessa situação, a sedação é realizada por tempo limitado para um sintoma específico e descontinuada para propiciar a interação entre o paciente e a família. Um exemplo comum de sedação intermitente é o uso de sedativos no período noturno em situação de agitação noturna ou insônia[3].

Cabe lembrar que a sedação pode impactar a sobrevida do paciente; entretanto, para alguns autores, o impacto da sedação paliativa não é um assunto que mereça muita atenção, visto que a prioridade da sedação paliativa no cenário de fim de vida é a qualidade de vida. Assim, mesmo um efeito prejudicial para a sobrevivência pode não ser considerado de particular relevância. Desse modo, para alguns autores, a sedação paliativa não tem relação com o impacto negativo na sobrevida[4].

Seleção de fármacos, dose e escalonamento

A escolha do fármaco será guiada pela clínica do paciente, pelo local onde ocorrerá a sedação e pela urgência da situação. As classes farmacológicas mais utilizadas na sedação paliativa são os opioides e os benzodiazepínicos, embora neurolépticos e outros hipnóticos também possam ser utilizados. A via de administração mais frequentemente utilizada é a endovenosa ou subcutânea (hipodermóclise), mas em alguns casos, em geral relacionados com a sedação intermitente, também é possível utilizar a via oral[4].

Além da ação analgésica, os opioides têm efeito sedativo intrínseco. Seu uso é frequente em pacientes em cuidados paliativos e, nesses casos, eles podem proporcionar sedação efetiva quando associados a agentes hipnóticos e reduzir a necessidade desses medicamentos. Entretanto, se o paciente não estiver em uso de opioides, o escalonamento de opioides de maneira isolada não é recomendado por estar relacionado com efeitos neuroexcitatórios, como delírio, hiperalgesia e mioclonia. De modo geral, opta-se por essa classe farmacológica em razão da diminuição da resposta do centro respiratório à hipercarbia, por promoverem efeitos anticolinérgicos (redução das secreções) e por deprimirem o reflexo da tosse, além do efeito analgésico. Os opioides não têm efeito teto e, por isso, a dose adequada é a que controle melhor o sintoma desejado com o menor efeito adverso.

Neurolépticos, benzodiazepínicos e barbitúricos também podem ser utilizados como fármacos isolados ou em associação aos opioides. Todos os agentes usados na sedação paliativa costumam ser administrados em *bolus*, seguidos de infusão contínua de manutenção. O uso de neurolépticos está frequentemente relacionado com o tratamento do *delirium*. O haloperidol mostra-se mais efetivo no controle de alucinações, mas seu efeito sedativo é mais baixo que o dos benzodiazepínicos. Uma alternativa ao uso do haloperidol é a levomepromazina[4]. O midazolam é o fármaco mais utilizado, especialmente em razão do início de ação mais rápido e meia-vida mais curta[13]. Essas propriedades farmacológicas facilitam o procedimento de titulação durante a primeira fase da sedação. Preconizam-se a reavaliação periódica da eficácia da intervenção a partir de escalas de conforto/sedação e o reajuste da infusão de acordo com a necessidade do paciente. O Quadro 35.2 mostra as medicações mais frequentemente utilizadas para sedação paliativa.

Estudos mostram que os benzodiazepínicos são utilizados de maneira isolada em 19,4% e combinados à morfina em 50% dos casos[14]. Estima-se que a sedação tenha início aproximadamente 1 semana antes da data do óbito do paciente e que em metade dos casos a nutrição e a hidratação do paciente sejam mantidas até o momento da morte da criança[14].

Todos os pacientes em sedação paliativa devem ser monitorados quanto ao manejo e alívio do sofrimento, além da profundidade da sedação (nível de consciência) e potencial evento adverso das medicações. O Quadro 35.3 apresenta um resumo das possíveis doses e da abordagem

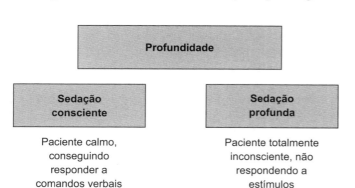

Figura 35.1 Diferentes profundidades da sedação. (Reproduzida de: https://www.canva.com/design/DAE_euEZ-1s/O1KhYPpZoysgEmkU-VwSznw/edit?utm_content=DAE_euEZ-1s&utm_campaign=designshare&utm_medium=link2&utm_source=sharebutton.)

Quadro 35.2 Medicações frequentemente utilizadas na sedação paliativa

		Dose	Titulação	Sintoma	Observações
Benzodiazepínicos	Midazolam	*Bolus*: 0,03 a 0,05mg/kg – repetir a cada 5 minutos (máximo 2mg) Manutenção: 25% a 33% da dose	*Bolus* adicionais iguais ao total da infusão em 1 hora a cada 5 a 15 minutos. Se houver necessidade de mais de 3 *bolus*/h, aumentar a infusão contínua em 30%. Risco de tolerância	Ansiólise, amnésia. Efeito sinérgico sedativo quando associado a neuroléptico e opioides	A monoterapia com benzodiazepínicos ocasionalmente é incapaz de sedar adequadamente. Risco de efeito paradoxal (agitação), especialmente em pacientes portadores de insuficiência hepática
	Lorazepam	0,05mg/kg a cada 2 a 4 horas como *bolus* intermitentes	Pico de ação 30 minutos após administração EV		
Outros anestésicos	Pentobarbital	*Bolus* 2 a 3mg/kg EV em 30 minutos (máximo 50mg/min) Em caso de sedação inadequada, após 30 minutos, segundo *bolus* de 1 a 2mg/kg em 30 minutos Manutenção: 1 a 2mg/kg/h	Em caso de piora dos sintomas, *bolus* de 1mg/kg EV em 30 minutos. A tolerância pode ocorrer rapidamente. Titular a infusão a cada 20 a 60 minutos	Anticonvulsivante, antipruriginoso, antiemético. Não tem efeito analgésico	
	Dexmedetomidina	Infusão inicial de 1mcg/kg EV em 10 minutos Manutenção: 0,1 a 1mcg/kg/h	Titular a infusão com acréscimos de 1mcg/kg/h a cada 10 minutos até atingir o efeito desejado	Analgésico, simpatolítico e ansiolítico	O efeito alfa-2-agonista pode causar sedação sem depressão respiratória. Pode causar bradicardia e hipotensão
	Propofol	Iniciar com 1mg/kg/h EV	Acrescentar 0,5mg/kg/h a cada 30 minutos Para sintomas agudos graves, o *bolus* pode ser administrado a cada 10 minutos (não mais que 3mg/kg/h)	Ansiolítico, antiemético, antipruriginoso, anticonvulsivante, antimioclonia, broncodilatador (sem efeito analgésico)	Não pode ser administrado via subcutânea. Incompatível com outras medicações EV administradas no final da vida; exige via separada para infusão. Início de ação em 30 segundos. Duração de ação: 5 a 10 minutos; necessita infusão contínua para manutenção

EV: endovenoso.

para sedação profunda até a inconsciência em situações de sofrimento agudo irreversível.

Monitoramento do conforto do paciente

O uso de instrumentos padronizados pode ser desafiador, uma vez que o instrumento ideal ainda não está definido para a população pediátrica e neonatal. O conforto do paciente vai variar de acordo com a perspectiva de cada paciente e cada familiar envolvido.

De maneira ideal, o conforto, o nível de consciência e os efeitos potencialmente adversos da sedação (como agitação) devem ser avaliados a cada 15 minutos

Quadro 35.3 Sedação profunda, até a inconsciência, para sofrimento agudo refratário da terminalidade (p. ex., sangramento maciço, obstrução de vias aéreas, convulsões etc.)

Midazolam (mucosa jugal ou parenteral) 0,5mg/kg – repetir a cada 10 minutos até sedação completa
Morfina (mucosa jugal ou parenteral) 0,2mg/kg – repetir a cada 10 minutos até sedação completa
Iniciar assim que possível infusão de midazolam 0,3mg/kg/24h e morfina (na dose titulada)
Reajustar as doses sempre que necessário (lembrando que a morfina não tem dose teto)
Preparar-se para tratamento de eventuais efeitos adversos da morfina (náusea, vômito, constipação intestinal)

Fonte: adaptado de Amery, 2016[15].

durante a primeira hora, 30 minutos na segunda hora e 2 horas nas 6 horas seguintes, podendo, após as primeiras 8 horas, ser reavaliados a cada 4 horas. A escala de sedação de Ramsay (Quadro 35.4) mostra-se efetiva para graduar a profundidade da sedação em leve, moderada ou profunda.

Em geral, evita-se o monitoramento contínuo dos sinais vitais (monitoramento cardíaco não invasivo – ECG), oximetria de pulso ou outros monitores, uma vez que não há indicação de manobras de reanimação e os alarmes podem ser fonte de ansiedade e estresse para o paciente e os familiares.

Como o paciente apresenta diminuição da mobilidade e dos reflexos de proteção, como piscar, deglutir e tossir, devem ser intensificados os cuidados com a pele (mudança de decúbito, hidratação da pele e massagem), os olhos (película protetora) e as mucosas (oferecer gaze embebida em água ou gelo). Esses cuidados se constituem em uma oportunidade para que a família possa demonstrar afeto pelo paciente e podem ser estimulados, na medida do possível[8].

Aspectos éticos

É frequente o entendimento de que a sedação paliativa nada mais é do que uma eutanásia lenta. Sabe-se, entretanto, que a eutanásia é uma intervenção que tem por objetivo abreviar a vida do paciente. O objetivo da sedação paliativa é aliviar o sofrimento refratário ao tratamento. Desse modo, a principal diferença entre eutanásia e sedação paliativa é a intenção da intervenção. Assim, a sedação pode ser considerada uma intervenção clínica legítima do ponto de vista ético e se justifica dentro do conceito do duplo efeito. Existe uma distinção moral entre a intenção da equipe de saúde (alívio do sofrimento) e o efeito colateral indesejado do tratamento. Sob o prisma do duplo efeito, alguns pontos são fundamentais:

- A ação é moralmente adequada, independentemente das consequências.
- O efeito adverso indesejado não deve ser o meio para alcançar o efeito benéfico primário (alívio do sofrimento).
- Deve haver proporcionalidade entre os efeitos primários desejados e o efeito secundário não intencional.

Na sedação paliativa, entende-se que existe a necessidade urgente de alívio do sofrimento, balizada pelo consentimento do paciente ou procurador, e a inexistência de meio menos prejudicial para atingir esse objetivo. Assim, o objetivo da sedação paliativa é fornecer alívio do sofrimento insuportável causado por um sintoma refratário, enquanto a eutanásia é concebida para acabar com a vida de alguém que está sofrendo. O sucesso da sedação paliativa é avaliado pelo alívio que proporciona ao sofrimento[4,11].

Quadro 35.4 Escala de sedação de Ramsay

Grau 1: paciente ansioso, agitado
Grau 2: cooperativo, orientado, tranquilo
Grau 3: sonolento, atendendo aos comandos
Grau 4: dormindo, responde rapidamente ao estímulo glabelar ou ao estímulo sonoro vigoroso
Grau 5: dormindo, responde lentamente ao estímulo glabelar ou ao estímulo sonoro vigoroso
Grau 6: dormindo, sem resposta

Referências

1. Lossignol D. End-of-life sedation: Is there an alternative? Curr Opin Oncol 2015 Jul; 27(4):358-64.
2. Billings JA, Block SD. Slow euthanasia. J Palliat Care 1996 Dec; 12(4):21-30.
3. Cherny NI, Radbruch L, Board of the European Association for Palliative Care. European Association for Palliative Care (EAPC) recommended framework for the use of sedation in palliative care. Palliat Med 2009 Oct; 23(7):581-93.
4. Maltoni M, Setola E. Palliative sedation in patients with cancer. Cancer Control J Moffitt Cancer Cent 2015 Oct; 22(4):433-41.
5. Rodrigues P, Crokaert J, Gastmans C. Palliative sedation for existential suffering: A systematic review of argument-based ethics literature. J Pain Symptom Manage 2018 Jun; 55(6):1577-90.
6. Cassel EJ. The nature of suffering and the goals of medicine. N Engl J Med 1982 Mar; 306(11):639-45.
7. Hasselaar JGJ, Reuzel RPB, van den Muijsenbergh METC et al. Dealing with delicate issues in continuous deep sedation. Varying practices among Dutch medical specialists, general practitioners, and nursing home physicians. Arch Intern Med 2008 Mar; 168(5):537-43.
8. Naipaul A, Ullrich C. Palliative sedation. In: Textbook of interdisciplinary pediatric palliative care. 1st ed. Philadelphia: Elsevier/Saunders, 2011.
9. National Comprehensive Cancer Network. NCCN Clinical Practice Guidelines in Oncology: Palliative Care. v2 [Internet]. National Comprehensive Cancer Network 2022 [citado 13 de abril de 2022]. Disponível em: http://www.nccn.org/professionals/physician_gls/PDF/palliative.pdf.
10. Morita T, Ikenaga M, Adachi I et al. Concerns of family members of patients receiving palliative sedation therapy. Support Care

Cancer Off J Multinatl Assoc Support Care Cancer 2004 Dec; 12(12):885-9.
11. Lo B, Rubenfeld G. Palliative sedation in dying patients: "We turn to it when everything else hasn't worked". JAMA 2005 Oct; 294(14):1810-6.
12. Rousseau P. Existential suffering and palliative sedation: a brief commentary with a proposal for clinical guidelines. Am J Hosp Palliat Care 2001 Jun; 18(3):151-3.
13. Kiman R, Wuiloud AC, Requena ML. End of life care sedation for children. Curr Opin Support Palliat Care 2011 Sep; 5(3):285-90.
14. Pousset G, Bilsen J, Cohen J, Mortier F, Deliens L. Continuous deep sedation at the end of life of children in Flanders, Belgium. J Pain Symptom Manage 2011 Feb; 41(2):449-55.
15. Amery J. A really practical handbook of children's palliative care for doctors and nurses anywhere in the world. U.S. Lulu Publishing Services, 2016.

Capítulo 36

Nutrição e Hidratação

Andréa Gislene do Nascimento
Fernanda Fukushima
Patrícia Zamberlan
Simone Brasil de Oliveira Iglesias

INTRODUÇÃO

Dentro dos fundamentos do cuidado pediátrico, hebiátrico e neonatal, a garantia de oferecimento de nutrição e hidratação adequadas é ponto central tanto para o conceito de um bom profissional da saúde como para o que representa ser um bom pai e uma boa mãe.

Em pediatria, os objetivos principais da manutenção desse tipo de tratamento são proporcionar ao paciente crescimento e desenvolvimento ótimos, suprir o gasto energético necessário para as necessidades metabólicas basais e garantir um balanço nutricional adequado para manter as funções imune e regenerativa[1]. No contexto dos cuidados paliativos, a nutrição tem papel preventivo, contribui para redução dos efeitos adversos relacionados com o tratamento, auxilia o controle dos sintomas, mantém uma hidratação satisfatória, retarda a síndrome anorexia-caquexia e ressignifica o alimento, sendo ponto importante na melhora da qualidade de vida.

Em cuidados paliativos, entretanto, o olhar respeitoso e atento aos desejos e necessidades da criança e/ou adolescente e da família guia a equipe no processo de fornecer conforto e indicar terapias com intuito de minimizar o sofrimento. Existem controvérsias quanto à contribuição da alimentação e da hidratação nesse processo. Normalmente, esses pacientes apresentam comprometimento do estado nutricional, mas, devido à gravidade da doença, nem sempre essa recuperação é possível com a terapia nutricional[2].

Em crianças e/ou adolescentes em cuidados paliativos com doença em estágio avançado, com sinais de maior gravidade, sem expectativa de melhora ou reversão, a diminuição na aceitação alimentar ou recusas alimentares são frequentes, causando angústia e desconforto nos familiares. Por esse motivo, os profissionais da saúde precisam estar aptos a entender quais serão os benefícios da nutrição e hidratação dentro do contexto da melhora na qualidade de vida, além de analisar as necessidades relatadas pelos pais e cuidadores[2].

Na percepção dos familiares, a nutrição e a hidratação significam uma fonte de energia para recuperação de seus filhos e uma maneira de continuar lutando contra a doença. Oferecer alimentação é um ato de carinho e amor, sendo um dos cuidados básicos de vida. O não comer e a perda de peso podem significar progressão da doença, perda do controle sobre o próprio corpo, fraqueza física e emocional, bem como a proximidade da morte.

Em síntese, dentro dos cuidados paliativos, o papel da nutrição é promover o alívio dos sintomas, a diminuição da ansiedade em torno da alimentação e a melhora da qualidade de vida, sempre respeitando as vontades do paciente. Nesse contexto, convém ter em mente que sintomas como a diminuição na ingesta de alimentos e a incapacidade de tolerar a alimentação pela via gástrica (refluxo, distensão abdominal, desconforto associado à alimentação) podem ser sinais de terminalidade que merecem um olhar atento da equipe e sugerem a necessidade de conversas sinceras com a família[3].

ASPECTOS FISIOLÓGICOS

A perda do apetite pode acontecer por um processo de anorexia/caquexia, geralmente mediado por citocinas inflamatórias, como o fator de necrose tumoral alfa, a interleucina 1, a interleucina 6 e o interferon gama. Entende-se que essas citocinas inflamatórias atuam direta ou indiretamente na sinalização orexígena hipotalâmica e inibem os mecanismos fisiológicos compensatórios à redução da ingesta de alimentos e à perda de peso[3].

No final da vida, entretanto, algumas alterações irreversíveis do sistema nervoso central poderão acontecer e limitarão a alimentação, destacando-se[4]:

- Alteração do nível de consciência, o que aumenta o risco de aspiração.
- Alteração da função autônomica, podendo causar retardo no esvaziamento gástrico, redução da peristalse, redução da capacidade absortiva, supressão do reflexo da tosse e prejuízo da capacidade de deglutir o alimento.
- Alteração da função hipotalâmica com mudanças na regulação da temperatura corporal e diminuição do apetite.
- Alteração no tônus vasomotor (resultando em edema).

O conhecimento dessas alterações relacionadas com a fase final da vida é fundamental para planejamento dos cuidados e orientação das condutas, além de suscitar uma rediscussão com o paciente (quando possível), os familiares e os cuidadores quanto aos objetivos do cuidado e ao planejamento da assistência.

AVALIAÇÃO NUTRICIONAL

Uma abordagem importante na definição do plano de cuidado nutricional, a avaliação nutricional dos pacientes em cuidados paliativos deve ser realizada independentemente do momento da doença, porém não é necessário um aprofundamento maior quando o paciente se aproxima do fim da vida. As informações auxiliam o planejamento dietético a ser adotado, o qual pode ser voltado para manutenção ou recuperação do estado nutricional, alívio dos sintomas, bem-estar e conforto do paciente e do cuidador[5]. Na fase final da vida, esse processo pode causar desconforto físico e emocional e, em algumas situações, pode ser considerado um procedimento fútil e desnecessário.

Os pacientes em cuidados paliativos costumam apresentar inapetência, desinteresse pelos alimentos e recusa aos de maior preferência, o que pode acarretar baixa ingestão alimentar, perda ponderal e depleção do tecido magro e adiposo, levando ao surgimento da síndrome de anorexia-caquexia[6].

A avaliação do estado nutricional deve ser composta pelas avaliações antropométricas, da composição corporal, da alimentação e bioquímica. As medidas antropométricas mais utilizadas em pediatria são peso (P), comprimento ou estatura (E), perímetro cefálico até os 2 anos de idade e as medidas de composição corporal (circunferência do braço e a dobra cutânea tricipital)[7].

Em relação à avaliação bioquímica, é importante analisar os resultados do hemograma, albumina, proteína C-reativa, colesterol total e frações e glicemia. Os resultados dos exames devem ser interpretados em conjunto com a história, a evolução clínica e a avaliação antropométrica e da alimentação da criança e/ou adolescente.

Quanto à alimentação do paciente, é preciso conhecer o responsável pelo preparo e a oferta das refeições, as preferências e aversões alimentares, seu apetite, local onde são realizadas as refeições e verificar se a criança tem condições de se alimentar sozinha ou se apresenta dificuldades de mastigação e deglutição. Além disso, é necessário conhecer seus hábitos alimentares e identificar o número e o tipo de refeições, bem como os alimentos, as quantidades consumidas e as variações na alimentação. Desse modo serão possíveis adaptações na dieta, respeitando hábitos, preferências e os aspectos emocionais e sociais da criança.

Na avaliação clínica, convém investigar a presença de sintomas gastrointestinais, o nível de consciência e o estado de hidratação. Não se pode perder de vista que na fase final da vida o foco do atendimento devem ser o conforto e a qualidade de vida, respeitando os desejos e a autonomia do paciente[4]. Para os pais, muitas vezes, é difícil diferenciar a progressão da doença da falta de alimentação e hidratação; assim, é importante que na avaliação sejam analisados tanto o entendimento dos pais e cuidadores sobre a gravidade da doença como as expectativas de evolução do quadro. O entendimento, por parte da equipe, das causas de sofrimento para a criança e/ou adolescente e sua família e cuidadores é fundamental para conduzir o planejamento nutricional e as possíveis intervenções necessárias.

TERAPIA NUTRICIONAL

As doenças crônicas podem levar a hospitalizações recorrentes, que comprometem a qualidade de vida dos pacientes e de seus familiares. Ao longo do curso da doença, é muito comum o paciente apresentar inapetência em decorrência dos sintomas da própria patologia ou dos efeitos do tratamento medicamentoso. Entre os principais sintomas que afetam a ingestão alimentar estão dor, dispneia, náuseas, vômitos, diarreia, saciedade precoce, má absorção, obstipação intestinal, xerostomia, disgeusia e disfagia.

Em relação aos aspectos nutricionais, durante a progressão da doença os cuidados paliativos exercem papel importante no manejo dos sintomas, prevenção ou redução da inapetência e suas consequências, como a depleção nutricional. Desse modo, o objetivo da terapia nutricional varia de acordo com a fase de progressão da doença. Na fase inicial, o intuito é manter ou recuperar o estado nutricional e evitar a progressão da doença. Na final, o objetivo é promover a sensação de bem-estar e conforto, qualidade de vida e alívio dos sintomas[2].

Sempre que possível, a dieta via oral deve ser preferencial, desde que o trato gastrointestinal esteja íntegro e o paciente apresente condições clínicas para realizá-la, se assim desejar. Uma das estratégias para melhorar a aceitação alimentar consiste em adaptar a dieta em termos de consistência, fracionamento e preferências do paciente, além de aumentar a frequência da oferta e mitigar as restrições alimentares, caso existam. Nos casos de aceitação alimentar inferior a 75% das necessidades nutricionais estimadas, especialmente as calóricas, a terapia nutricional pode estar indicada[8], considerando a expectativa de vida e os aspectos psicossociais, mas poupando, obviamente, os indivíduos sem indicação de intervenções desnecessárias.

Na prática clínica, a recusa alimentar ou a intolerância ao processo de alimentação e hidratação é frequentemente uma experiência estressante tanto para as famílias de crianças em cuidados paliativos como para a própria equipe. Para abordagem da anorexia e caquexia, próprias do paciente crônico, algumas intervenções podem ser instituídas para contornar a inapetência (Quadro 36.1). No entanto, o paciente frequentemente apresentará múltiplos episódios de intolerância alimentar antes da fase final da vida.

A terapia nutricional enteral refere-se a um conjunto de procedimentos terapêuticos para manutenção ou recuperação do estado nutricional do paciente por meio da nutrição enteral. Esta, por sua vez, consiste na administração de nutrientes ao trato gastrointestinal através da via oral ou de sondas enterais. Os tipos de nutrição enteral, segundo a forma de administração, são oral (terapia nutricional de suplementação oral [TNSO]) e por sonda (gástrica/pós-pilórica) ou ostomia.

Por ser mais fisiológica e menos invasiva, a TNSO é a primeira opção de terapia nutricional enteral quando a ingestão alimentar é insuficiente. Entretanto, o sucesso dessa terapia depende da aceitação do suplemento oferecido e da consequente adesão ao tratamento. O que se preconiza é o monitoramento da aceitação da TNSO para que ocorram benefícios ao paciente, sem desconfortos. Em caso de insucesso da TNSO, pode ser iniciada a terapia enteral por sonda.

Quadro 36.1 Intervenções para contornar a diminuição na ingestão
Modificação na velocidade de infusão
Modificação da via de administração (p. ex., transição da via jejunal para gástrica)
Modificação na composição da alimentação
Associação de medicação pró-cinética
Associação de antieméticos
Associação de analgésicos

Com frequência, crianças portadoras de doenças não oncológicas que ameacem a vida, especialmente as portadoras de comprometimento do sistema nervoso central, necessitam da instalação de sonda nasogástrica ou jejunostomia, seja para suplementação da dieta, seja como via preferencial para alimentação[9].

Com a evolução da doença, o paciente que se alimenta por sonda pode desenvolver intolerância à alimentação, que se manifesta clinicamente como piora do refluxo, vômito, distensão abdominal, íleo paralítico, diarreia, irritabilidade e dor. Naqueles pacientes que se alimentam por via oral, a recusa alimentar pode acontecer em quadros de evolução da doença ou deterioração do estado clínico[1].

A possibilidade de introdução da terapia nutricional enteral por sonda surge, muitas vezes, como possível tratamento para a intolerância alimentar. Para a introdução da terapia nutricional enteral por sonda de maneira adequada, dois aspectos de grande importância devem ser considerados: a via de acesso escolhida e o tipo de dieta ofertada. O nutricionista deverá considerar alguns fatores antes de iniciar uma terapia nutricional enteral ou parenteral:

- Condição clínica do paciente.
- Grau de desconforto causado pela doença ou pelo ato de se alimentar.
- Presença de dor.
- Estado nutricional.
- Estado psicológico.
- Expectativa de vida.

A dieta mais adequada é aquela que se adapta às necessidades específicas da criança, de acordo com sua doença e condições clínicas. Nos últimos anos houve grande avanço na tecnologia das sondas, tornando possível dispor de sondas modernas de poliuretano ou silicone que são mais macias e promovem mais conforto, não sofrem alterações de seu material, conservando sua flexibilidade e não provocam irritações e inflamações locais, podendo ser utilizadas por período prolongado.

Existem dois métodos para administração da terapia nutricional enteral: o intermitente e o contínuo. A administração intermitente apresenta vantagens fisiológicas e maior praticidade por não exigir necessariamente o uso de bomba para infusão (o que permite que o paciente deambule), podendo ser indicada especialmente para pacientes em ambiente domiciliar.

As crianças e adolescentes em cuidados paliativos em uso de terapia nutricional enteral por sondas devem ser monitorados quanto às possíveis complicações da terapia, sendo as gastrointestinais as principais. Náuseas, vômitos e distensão abdominal são frequentes nos pacientes, assim como diarreia e obstipação intestinal. A maioria dessas complicações normalmente ocorre em função da velocidade de infusão da dieta (muito rápida) e do volume elevado, e os cuidadores devem ser orientados sobre como proceder quando isso ocorre – reduzir o volume, bem como a velocidade de administração. A diarreia pode ocorrer em razão da osmolalidade inadequada da dieta ou da intolerância à lactose pelo paciente, sendo muitas vezes necessária a substituição da fórmula/dieta por uma isenta de lactose, ou ainda a utilização de dietas adicionadas de fibras solúveis ou prebióticos (que propiciam o crescimento de bactérias metabolicamente ativas no cólon, as quais são importantes para recomposição da flora intestinal). Medicações que aumentam o peristaltismo podem promover melhora do esvaziamento gástrico e, consequentemente, da intolerância gástrica.

Quando a intolerância se mantém apesar de todas as adequações de volume, velocidade de infusão, osmolaridade etc., entende-se que a doença caminha para seu curso final. Nesse momento, muitas dúvidas relacionadas com a terapia nutricional enteral são suscitadas: deve-se mantê-la apenas para hidratação ou convém interrompê-la? Cabe manter um aporte mínimo ou manter a meta nutricional em volume ao qual o paciente não apresenta sinais de intolerância?

ASPECTOS ÉTICOS E DILEMAS DA TERAPIA NUTRICIONAL NO FINAL DE VIDA

As questões éticas que envolvem o alimento e o alimentar-se em pediatria são desafiadoras. Na sociedade contemporânea, a alimentação tem importante valor simbólico e impacto emocional, incluindo aspectos referentes à nutrição materna, à infância, à representação familiar, bem como valores culturais, sociais e religiosos. Um olhar humanizado e sensível para a criança em final de vida e sua família é fundamental, reconhecendo o valor do cuidar e o processo de entendimento e aceitação de cada família.

Aspectos bioéticos que incluem a autonomia do paciente e da família, a justiça diante de sua condição de vulnerabilidade e suas consequentes demandas, a não maleficência em situações de intolerância alimentar e a beneficência, considerando aspectos biopsicossociais e espirituais, devem ser sempre considerados. Portanto, os riscos ou possíveis danos de uma terapia nutricional não podem superar seus potenciais benefícios. Alguns pontos são cruciais nessa ponderação bioética.

Necessidade de uma via invasiva de alimentação

Como os cuidados paliativos primam por evitar sofrimento desnecessário, as necessidades nutricionais e hídricas devem ser determinadas de acordo com a aceitação, a tolerância e os sintomas do paciente. A promoção do conforto e a melhora da qualidade de vida caminham lado a lado com o cálculo das calorias e nutrientes adequados para o paciente[2].

A terapia nutricional enteral ou parenteral pode ser uma importante intervenção no tratamento e recuperação de crianças doentes, inclusive daquelas em cuidados paliativos. Quando bem indicada, promove as funções metabólicas, a massa corporal, as funções imunes, o desenvolvimento neuropsicomotor e o crescimento.

A possibilidade de introdução de uma via nutricional invasiva é sempre uma excelente oportunidade para rediscutir os objetivos do cuidado tanto com o paciente (quando possível) como com sua família. Nesse momento, convém buscar compreender a percepção do que é qualidade de vida para aquela criança e quais são suas necessidades, bem como entender o que significa para a família modificar a via de alimentação, os riscos e os benefícios. O entendimento do prognóstico da doença pode auxiliar muito o alinhamento entre os objetivos dessa intervenção (via de alimentação invasiva) e os objetivos gerais do cuidado com esse paciente. Com frequência, esse processo de tomada de decisão ocorrerá em múltiplas ocasiões e será revisitado ao longo da evolução da doença.

Antes de indicar qualquer terapia nutricional, convém ouvir a criança e/ou adolescente e seus familiares, saber quais são suas vontades e desejos e conversar sobre os cuidados que podem ser adotados em curto, médio e longo prazo. O mais importante é saber ouvir e dar o direito, tanto à criança e/ou adolescente como à família, de participarem das tomadas de decisões e escolhas, decidindo juntos com o nutricionista e a equipe multiprofissional qual será a melhor maneira de iniciar os cuidados naquele momento[10]. Cabe deixar claro que, ainda que se opte por uma via invasiva de alimentação, caso a via oral seja segura e prazerosa para o paciente, é possível manter a oferta de alimento por via oral.

A terapia nutricional parenteral pode ser instituída quando o trato gastrointestinal se encontra comprometido por doença ou algum tipo de tratamento ou quando a via enteral não é suficiente para suprir as demandas nutricionais. Essa via prescinde da necessidade de um acesso venoso central e está associada a riscos importantes para o paciente, além da necessidade de cuidados substanciais. De modo geral, trata-se de uma via menos utilizada para nutrição por ser menos fisiológica, mais onerosa e estar mais associada a complicações infecciosas, metabólicas e vasculares. Em cuidados paliativos, benefícios da via de alimentação desse tipo não são claros, e ela deve ser reservada para situações agudas, de curta duração, quando se entende a situação como potencialmente reversível e os benefícios suplantam os riscos. Em crianças em cuidados de fim de vida, nunca está indicada.

Riscos e benefícios

No final da vida, o foco do cuidado desloca-se do prolongamento da vida para melhora da qualidade de vida e alívio do sofrimento. A nutrição e a hidratação, nesse momento do cuidado, quando pensadas e planejadas para suprir as necessidades do paciente e de seus familiares, podem reduzir a ansiedade associada ao processo de cuidar e proporcionar melhor qualidade nesse cuidado[8].

A percepção de que a alimentação e a hidratação podem ser grande causa de sofrimento não é intuitiva, uma vez que a alimentação e a hidratação estão intimamente relacionadas com a saciedade e o conforto. O fato é que, apesar de muitas crianças em fase avançada da doença manterem o desejo pelo alimento e o prazer da ingesta, frequentemente há alteração no padrão da ingesta, consumo de porções menores, saciedade precoce e algum desconforto ou distensão abdominal após a alimentação[11,12].

Outra questão importante é que a alimentação e a hidratação, quando ofertadas fora da demanda do paciente (via gástrica/enteral ou endovenosa), podem ser a causa de sofrimento. O desconforto pode decorrer primariamente da dificuldade de absorção e digestão do alimento, o que pode levar à ocorrência de distensão abdominal, cólicas, flatulência, sensação de plenitude gástrica ou até mesmo náuseas e vômitos. A alteração do tônus vasomotor em alguns casos associada à diminuição das proteínas plasmáticas predispõe o paciente à dificuldade em reter líquido no meio intravascular, facilitando assim a perda para o terceiro espaço, o que pode agravar quadros de edema e ascite e aumentar a quantidade de secreção em vias aéreas e a possibilidade de exacerbação da dispneia. Em situações extremas, há risco de descompensação de insuficiência cardíaca e pulmonar[1].

Não existe evidência de que a interrupção da hidratação ou nutrição aumente o sofrimento do paciente. Na verdade, no jejum o cérebro é capaz de utilizar corpos cetônicos (produzidos a partir da quebra de gorduras em condições de privação de glicose) como fonte de energia. Nesse estado cetótico, a sensação de fome é inibida, e opioides endógenos são secretados e podem promover, além de sedação, bem-estar e analgesia para o paciente. A restrição na hidratação pode ainda reduzir o desconforto relacionado com o acúmulo de líquidos, como comentado previamente[11,12].

Em pediatria são muitas as discussões desafiadoras, mas, dentre todas, conversar sobre a possibilidade de suspender a dieta e a hidratação de uma criança certamente ocupa lugar de destaque.

Retirada ou suspensão da alimentação e hidratação – quando?

Assim como a introdução da terapia nutricional no paciente em cuidados paliativos e em final de vida, a decisão de manter ou suspender a alimentação e/ou terapia nutricional deve ser baseada na sobrevida e na qualidade de vida (de acordo com os valores do paciente e dos familiares) e discutida com a equipe multiprofissional, com o paciente e sua família, sempre respeitando sua vontade e autonomia. Portanto, a terapia nutricional deverá ser mantida se assim for o desejo do paciente e/ou da família ou se o uso da terapia não promover desconforto ou incômodo.

Com a proximidade do final da vida, a intolerância alimentar pode atingir seu ponto máximo, não podendo ser revertida com as medidas já descritas neste capítulo, e mesmo vias invasivas podem causar grande desconforto e contribuir para o sofrimento da criança e/ou familiares, além de estarem associadas ao prolongamento do processo de morrer sem benefício em termos de conforto[3].

Nessas situações, é possível considerar a suspensão da alimentação ou, ao menos, a redução importante do volume ofertado. A família deve ser sempre orientada quanto à possibilidade de mudanças na aparência da criança ao longo desse processo, a depender do tempo esperado de vida. Alguns pontos merecem destaque:

1. **Duração:** entender qual é o tempo estimado de vida do paciente, uma vez sejam suspensas a hidratação e a alimentação, é de extrema importância. A família deve ser informada sobre essa estimativa de tempo em termos de horas, dias ou semanas – convém evitar utilizar um limite de tempo exato. O cálculo dessa estimativa acontecerá de acordo com múltiplos fatores. Estima-se que, por exemplo, uma criança em estado vegetativo persistente, sem lesões de outros órgãos, possa viver dias a semanas após a interrupção da hidratação e da alimentação. A anúria é um sinal de que a morte se aproxima e pode ocorrer alguns dias após a falência renal.

2. **Mudanças na aparência:** com a desidratação é possível observar as fontanelas afundadas, olhos fundos e abdome côncavo, e as mucosas se tornam progressivamente secas e as secreções espessas. A pele pode adquirir um aspecto flácido. Todas essas mudanças podem despertar na família a ideia de sofrimento e desnutrição. É importantíssimo que a família diferencie o sofrimento, a dor e o desconforto da aparência do paciente. Criar espaços onde a família tenha oportunidade de expressar suas preocupações e medos é fundamental e, em certos casos, reiniciar a hidratação pode diminuir o desconforto da família.

3. **O que pode ser feito:** a interrupção da nutrição e da hidratação, como já salientado, não implica sofrimento ao paciente, especialmente quando há alteração da consciência. Alguns cuidados, entretanto, podem auxiliar o paciente e sua família nesse processo. A administração de lágrimas artificiais pode prevenir úlcera de córnea, se os olhos estiverem muito secos e as pálpebras não fecharem completamente por conta da desidratação. Da mesma maneira, gaze umedecida com água ou solução fisiológica ou mesmo gelo pode umedecer os lábios, e hidratantes labiais também podem ser úteis nesse momento. Os cuidados devem ser redirecionados para aumentar a conexão entre o paciente e sua família, e conversas, massagem, cantigas e histórias são ações que diminuem o estresse relacionado com esse momento e aliviam o desconforto. Caso o paciente deseje, alimentos ou bebidas podem ser ofertados por via oral, em pequenas porções – a chamada alimentação de conforto[2].

As Figuras 36.1 e 36.2 sintetizam como conduzir a nutrição de crianças e adolescentes em cuidados paliativos[10].

Suporte à família protagonista do cuidar

O diagnóstico de uma doença grave, potencialmente fatal ou que ameace a expectativa e a qualidade de vida de uma criança causa impacto em todos os membros da família. Nesse contexto, é fundamental o respeito à unidade familiar em sua dor, sua vulnerabilidade, seus recursos e valores, no processo de adoecimento e morte, aumentando a confiança em seu papel e facilitando a tomada de decisão. Ser um bom pai pode ser considerado como uma bússola para a tomada de decisões pelo melhor interesse da criança e para o senso de dever pessoal dos pais[13,14].

Preconiza-se, portanto, a abordagem do cuidado reconhecida como "cuidado centrado no paciente e na família", que se caracteriza pela valorização da família na garantia da saúde e bem-estar da criança, planejando, cuidando e trabalhando em parceria[14,15]. Nesse sentido, a família é a principal fonte de força e apoio da criança, e suas perspectivas e informações são importantes para a tomada de decisão clínica. As crenças e os valores dos pais devem ser considerados ante as decisões clínicas, e o familiar que tem a possibilidade de refletir e participar pode ter uma percepção melhor de seus comportamentos parentais mesmo durante uma trajetória de doença e de extrema vulnerabilidade. O protagonismo da criança e da família, portanto, é fator essencial para o bem cuidar, com respeito e dignidade, o compartilhamento de informações, a participação e a colaboração. O diálogo, o respeito e o acolhimento dos profissionais impactam fortemente esse processo[16].

CONSIDERAÇÕES FINAIS

As necessidades nutricionais de uma criança em processo de terminalidade são variáveis e impermanentes. Nesse contexto, é imprescindível uma reflexão profunda sobre o processo de cuidar e o sofrimento de sua família. Nutrir a criança em fase terminal tem um valioso simbolismo que não se deve perder de vista. Portanto, o cuidado centrado no paciente e na família, considerando seus valores e crenças, com uma postura humanista e ética, torna possível compreender suas particularidades, favorecendo o cuidado assistencial e o processo de decisão durante a fase de fim de vida. Cuidar, comunicar e controlar os sintomas em busca da melhor qualidade de vida possível nessa fase deve ser o propósito de toda equipe de assistência multiprofissional.

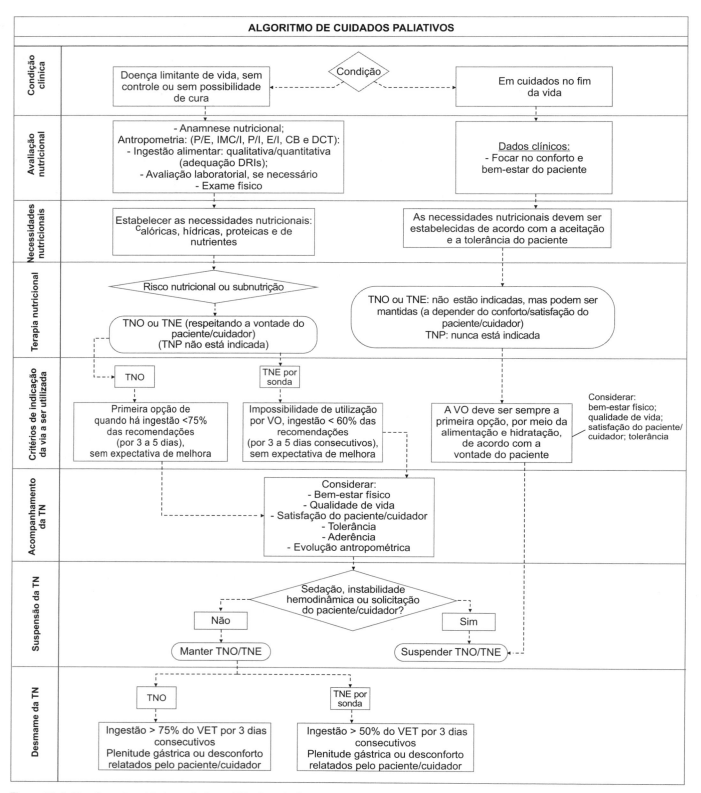

Figura 36.1 Algoritmo de cuidados paliativos. (CB: circunferência do braço; DCT: dobra cutânea tricipital; E/I: estatura para idade; IMC/I: índice de massa corporal para idade; OMS: Organização Mundial da Saúde; P/E: peso para estatura; P/I: peso para idade; TN: terapia nutricional; TNE: terapia nutricional enteral; TNO: terapia nutricional oral; TNP: terapia nutricional parenteral; VO: via oral.)

Nutrição e hidratação em cuidados paliativos

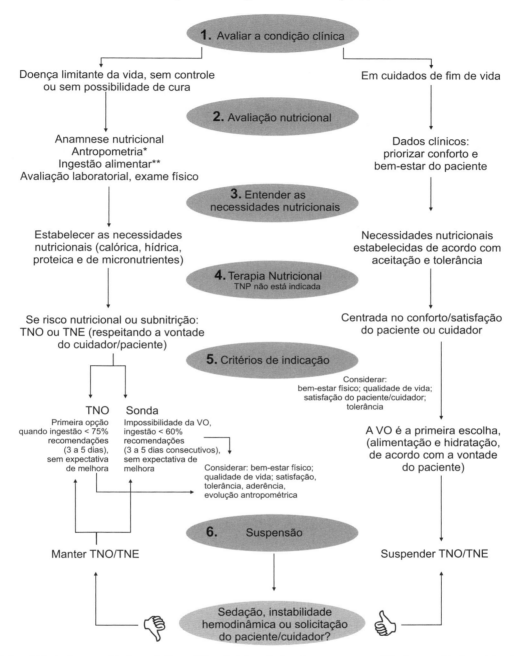

Figura 36.2 Nutrição e hidratação em cuidados paliativos. (*Peso/estatura, índice de massa corporal/idade, peso/idade, estatura/idade, circunferência do braço e dobra cutânea tricipital. ** Qualitativa/quantitativa [adequação DRIs].) (TNE: terapia nutricional enteral; TNO: terapia nutricional oral; TNP: terapia nutricional parenteral; VO: via oral.) (Reproduzida de: https://www.canva.com/design/DAE907XGHD4/KUzDUUR_84u5ZGqTWUz0ug/edit?utm_content=DAE907XGHD4&utm_campaign=designshare&utm_medium=link2&utm_source=sharebutton.)

Referências

1. Hain R, Rapoport A, Meiring M, Goldman A (org.) Oxford textbook of palliative care for children. 3. ed. New York: Oxford University Press, 2021.
2. Iglesias S, Falcão M, Blassioli C, Nascimento A, Bergara G. Gastrointestinais/aspectos nutricionais. In: Cuidados paliativos na prática pediátrica. 1. ed. Rio de Janeiro: Atheneu, 2019: 151-74.
3. Wolfe J, Hinds PS, Sourkes BM (org.) Textbook of interdisciplinary pediatric palliative care. Philadelphia: Elsevier/Saunders, 2011. 492p.
4. Lunney JR, Lynn J, Foley DJ, Lipson S, Guralnik JM. Patterns of functional decline at the end of life. JAMA 2003 May; 289(18): 2387-92.
5. Instituto Nacional do Câncer (INCA). Consenso Nacional de Nutrição Oncológica. In: Manual de cuidados paliativos. 2. ed. Rio de Janeiro: Academia Nacional de Cuidados Paliativos (ANCP), 2015. 590p.
6. Correa P, Shibuya E. Administração da terapia nutricional em cuidados paliativos. Rev Bras Cancerol 2007; 3(53):317-23.

7. Zamberlan P, Yonamine G. Avaliação nutricional – Parte 2. In: Manual de dietas e condutas nutricionais em pediatria. São Paulo: Atheneu, 2014:49-105.
8. Druml C, Ballmer PE, Druml W et al. ESPEN guideline on ethical aspects of artificial nutrition and hydration. Clin Nutr 2016 Jun; 35(3):545-56.
9. Hauer J. Feeding intolerance in children with severe impairment of the central nervous system: Strategies for treatment and prevention. Children 2017 Dec; 5(1):1.
10. Nascimento A, Zamberlan P, Barbosa S, Cardoso A. Cuidados paliativos. In: Nutrição clínica pediátrica em algoritmos. Barueri-SP: Manole, 2022: 344-8.
11. Preedy VR (org.) Diet and nutrition in palliative care. Boca Raton, FL: CRC Press, 2011. 446 p.
12. Youngner AJ, Arnold RM. The Oxford handbook of ethics at the end of life. New York: Oxford University Press, 2016. 470 p.
13. Weaver MS, October T, Feudtner C et al. "Good-Parent Beliefs": Research, concept, and clinical practice. Pediatrics 2020 Jun; 145(6):e20194018.
14. Shields L, Zhou H, Pratt J et al. Family-centered care for hospitalized children aged 0-12 years. Cochrane Database Systematic Reviews, 2012.
15. Institute for Patient- and Family- Centered Care. What is patient and family centered care? Disponível em: https://www.ipfcc.org./. Acesso em 03 jul 2022.
16. Knapp CA, Madden VL, Curtis CM, Sloyer P, Shenkman EA. Family support in pediatric palliative care: How are families impacted by their children's illnesses? J Palliat Med 2010 Apr; 13(4):421-6.

Antibioticoterapia em Cuidados Paliativos Pediátricos

Débora de Wylson Fernandes Gomes de Mattos
Ângela Mitiyo Ikeda

Morte, você é valente,
O seu poder é profundo,
Quando eu cheguei neste mundo,
Você já matava gente.
Eu guardei na minha mente,
Este seu grande rigor,
Porém lhe peço um favor,
Para ir ao campo santo,
Não me faça sofrer tanto,
Morte, me mate sem dor!
(Patativa do Assaré)

INTRODUÇÃO

Para a discussão sobre este tema, é muito importante lembrar que os cuidados paliativos não constituem apenas cuidados de fim de vida. Segundo a definição da Organização Mundial da Saúde (OMS), os cuidados paliativos consistem na assistência promovida por equipe multidisciplinar que objetiva a melhora da qualidade de vida do paciente e de seus familiares, diante de uma doença que ameace a vida, por meio da prevenção e alívio do sofrimento, identificação precoce, avaliação impecável e tratamento da dor e dos demais sintomas físicos, sociais, psicológicos e espirituais.

Assim, para o estudo da antibioticoterapia, a atuação em cuidados paliativos será dividida em três fases distintas: (1) cuidados paliativos associados à terapia modificadora da doença, (2) cuidados paliativos exclusivos e (3) cuidados de fim de vida.

CUIDADOS PALIATIVOS ASSOCIADOS À TERAPIA MODIFICADORA DA DOENÇA

Segundo a OMS, os cuidados paliativos devem ser iniciados quando é diagnosticada uma doença que ameace a vida. No início do tratamento do câncer, por exemplo, segundo recomendações do Instituto Nacional de Câncer (INCA), os cuidados paliativos auxiliam o controle dos sintomas e do sofrimento multidimensional com foco terapêutico voltado para o tratamento oncológico específico. À medida que a doença vai avançando, a atenção paliativa vai sendo ampliada até se tornar o foco do cuidado (quando se fala em doenças incuráveis)[1].

Eis a grande reflexão: o paciente recebe cuidados paliativos, mas recebe também, concomitantemente, todo o tratamento necessário para sua cura, incluindo o emprego de antibióticos de amplo espectro e seu escalonamento de acordo com a necessidade clínica.

CUIDADOS PALIATIVOS EXCLUSIVOS

Nessa fase do tratamento, certamente surgem dúvidas quanto ao emprego dos antibióticos, pois a doença é incurável, mas o paciente não se encontra em cuidados de fim de vida.

O objetivo dos cuidados paliativos, nesses casos, é apoiar a pessoa com doença incurável a viver o resto de sua vida da melhor maneira e da forma mais significativa possível, bem como apoiá-la durante todo o processo até chegar ao fim natural de sua vida[2].

Muitos profissionais ainda têm uma visão equivocada sobre os cuidados paliativos e confundem essa prática com não iniciar nenhuma outra medida terapêutica que não esteja estritamente relacionada com o controle de sintomas. Isso reforça o pensamento da família de que os "cuidados paliativos são não fazer mais nada".

Qual paliativista não ouviu a famosa frase: "Ele agora é cuidados paliativos; então vamos suspender o antibiótico"?

Ninguém é "cuidados paliativos" – o paciente tem uma identidade e é portador de uma patologia (biografia mais biologia). Os cuidados paliativos não podem ser utilizados como diagnóstico, mas verdadeiramente como uma atenção prestada ao paciente com doença que ameace a vida e que visa ao controle dos sintomas e do sofrimento em todas as dimensões.

Os cuidados paliativos não consistem apenas na retirada ou na limitação do suporte. Trata-se de um cuidado individualizado que leva em consideração o máximo benefício e o menor risco para o paciente. De acordo com o estágio da doença e o estado funcional do paciente em cuidados paliativos, até mesmo a intubação orotraqueal e a utilização de medidas substitutivas da vida podem ser indicadas e, em maior proporção, a antibioticoterapia pode ser empregada.

Indicações de antibioticoterapia em cuidados paliativos exclusivos

- Controle dos sintomas, principalmente dos associados à infecção, como febre e aumento da secreção respiratória.
- Controle das feridas e do odor das lesões de pele.
- Tratamento das doenças infecciosas em pacientes com boa funcionalidade, visando à prorrogação da vida com qualidade e à desospitalização, independentemente da possibilidade de cura da doença de base.

CUIDADOS DE FIM DE VIDA

Quando o paciente se encontra na fase terminal, ou seja, tem pouco tempo de vida, os cuidados paliativos tornam-se a prioridade e visam alcançar o conforto e a qualidade do fim de vida, sempre pautados na dignidade da pessoa.

Nessa fase, a antibioticoterapia para pacientes é bastante controversa, uma vez que o tratamento está focado unicamente no conforto, sendo questionado se o uso de antibiótico configuraria distanásia.

Em estudo recente, Hung e cols. analisaram o tempo de vida após a retirada do antibiótico em pacientes terminais e as possíveis consequências, ressaltando que nesse grupo de pacientes também não estavam indicados nem a coleta de exames laboratoriais nem o emprego de suporte inotrópico ou o escalonamento da ventilação mecânica e a ressuscitação em caso de parada cardiorrespiratória[3]. Esse importante estudo comprovou não haver aumento da mortalidade após a suspensão da antibioticoterapia por 7 ou 30 dias, ressaltando a segurança da interrupção do uso de antibiótico e o emprego de todas as medidas para controle dos sintomas[3].

Faz-se necessária uma extensa reflexão ética quanto ao uso de antibióticos no paciente terminal, devendo ser levado em conta o objetivo do cuidado, visando à máxima beneficência e à justa alocação de recursos finitos. A bioética principialista, em especial, pode auxiliar a deliberação adequada do emprego do antibiótico no fim da vida[4].

Os casos devem ser analisados de maneira individual, lembrando que o foco é o controle impecável dos sintomas e do sofrimento em todas as dimensões, buscando a qualidade e a dignidade no fim da vida.

Distanásia e emprego de antibiótico

A literatura comprova que, no Brasil, a maioria dos médicos tende a prescrever antibióticos no fim da vida, mantendo a prescrição mesmo quando não há resposta 72 horas após estabelecida a terapia, e essa decisão é quase sempre equivocada[6]. Muitas vezes, leva-se em conta a opinião da família, havendo dificuldade de comunicação da equipe para gerenciar o conflito e evitar a manutenção obstinada da vida.

Antibioticoterapia via subcutânea

De acordo com a literatura, os pacientes com doenças que ameaçam a vida (especialmente doenças crônicas complexas e múltiplas internações) apresentam dificuldade de punção de acesso venoso para as medicações. Com o envelhecimento da população, o emprego da hipodermóclise (via subcutânea [SC]) tem se tornado cada vez maior, sendo também muito útil em crianças.

A hipodermóclise é conhecida como a via de acesso do paliativista justamente por estar disponível até o fim da vida na maioria dos pacientes. É importante treinar a equipe de enfermagem para a punção subcutânea, de modo que seja empregada a técnica adequada. Ainda hoje esse recurso é pouco utilizado no Brasil por falta de divulgação e treinamento, sendo excelente para o controle de sintomas nessa população.

Quadro 37.1 Administração de antibióticos via subcutânea

Medicamento	Dose	Diluição	Comentários
Ampicilina	1g/dia	Diluir em 50mL de SF0,9%	Tempo de infusão: 20 minutos
Cefepima	1g a cada 8 ou 12 horas	Reconstituir em 10mL de água destilada e diluir em 100mL de SF0,9%	Tempo de infusão: 40 minutos
Ceftriaxona	1g a cada 12 horas	Reconstituir em 10mL de água destilada e diluir em 100mL de SF0,9%	Tempo de infusão: 40 minutos
Ertapenem	1g a cada 24 horas	Reconstituir em 10mL de água destilada e diluir em 50mL de SF0,9%	Tempo de infusão: 30 minutos. O protocolo original (Forestier, 2012) propõe alternativa de infusão em *bolus* com diluição de 1g de ertapenem em 3,2mL de lidocaína 1% (sem adrenalina)
Meropenem	500mg a 1g a cada 8 horas	Diluir em 100mL de SF0,9%	Tempo de infusão: 40 a 60 minutos. A solução é estável por 3 horas em temperatura ambiente após reconstituição ou por 15 horas sob refrigeração (Roberts e cols., 2009)

Fonte: Azevedo, 2017[5].
Cinza escuro: consenso na literatura e uso amplo em serviços de cuidados paliativos no Brasil.
Cinza claro: divergências na literatura e uso em alguns serviços de cuidados paliativos no Brasil.

Cabe ressaltar a importância da diluição correta e do respeito à infusão tolerável via SC, lembrando que nem todos os medicamentos podem ser administrados por essa via e que ainda há muita controvérsia quanto à liberação de alguns fármacos. O Quadro 37.1 apresenta os principais antibióticos utilizados por essa via no Brasil.

CONSIDERAÇÕES FINAIS

Pesquisadores de oncologia pediátrica do INCA demonstraram, em estudo retrospectivo de pacientes pediátricos que faleceram com tumores sólidos no Brasil, a importância dos cuidados paliativos precoces para evitar o emprego de medidas fúteis no fim de vida[7]. No entanto, os cuidados paliativos ainda são indicados em fase tardia de doença, já no caminho inexorável para a morte.

Recomenda-se o início dos cuidados paliativos no momento do diagnóstico da doença que ameaça a vida, bem como um cuidado individual pautado no máximo benefício do paciente, no acolhimento das expectativas da família e nas boas práticas clínicas.

Ao ser cogitada a introdução de antibiótico, convém ter muito claro um planejamento avançado de cuidado, atendendo aos objetivos previamente firmados, com reflexões bioéticas de maneira multidisciplinar. Assim, seguramente a conduta da equipe será a mais acertada possível.

Referências

1. Disponível em: https://www.inca.gov.br/tratamento/cuidados-paliativos. Acesso em 20 abr 2022.
2. García-Baquero Merino MT. Palliative care: Taking the long view. Front Pharmacol 2018 Oct; 9:1140. doi: 10.3389/fphar.2018.01140. PMID: 30386237; PMCID: PMC6198353.
3. Hung KC, Lee LW, Liew YX et al. Antibiotic Stewardship Program (ASP) in palliative care: Antibiotics, to give or not to give. Eur J Clin Microbiol Infect Dis 2022 Jan; 41(1):29-36. doi: 10.1007/s10096-021-04325-z. Epub 2021 Aug 20. PMID: 34414518.
4. Pereira SM, Brandão PJS, Araujo J, Carvalho AS, Marrero PH. Abordagem ética ao uso de antibióticos em cuidados paliativos: Revisão sistemática de literatura. Órgão Oficial da Sociedade Portuguesa. Cuidados Paliativos 2017 Jul; 4(1).
5. Azevedo DL (org.) O uso da via subcutânea em geriatria e cuidados paliativos. 2. ed. Rio de Janeiro: SBGG, 2017.
6. Crispim DH, da Silva IO, de Carvalho RT, Levin AS. End-of-life use of antibiotics: A survey on how doctors decide. Int J Infect Dis 2022 Jan; 114:219-25. doi: 10.1016/j.ijid.2021.10.026. Epub 2021 Oct 17. PMID: 34670142.
7. Mattos DWFG, Thuler LC, da Silva Lima FF, de Camargo B, Ferman S. The do-not-resuscitate-like (DNRL) order, a medical directive for limiting life-sustaining treatment in the end-of-life care of children with cancer: Experience of major cancer center in Brazil. Support Care Cancer 2022 May; 30(5):4283-9. doi: 10.1007/s00520-021-06717-5. Epub 2022 Jan 28. PMID: 35088149.

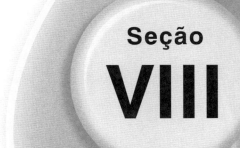

Tópicos Especiais

Cuidados de Transição

Fernanda Vieira Bastos
Rita Tiziana Verardo Polastrini
Cristhiane da Silva Pinto

Capítulo 38

INTRODUÇÃO

Nas últimas décadas, o crescente desenvolvimento tecnológico em saúde vem aumentando a expectativa de vida de crianças e adolescentes portadores de condições limitantes ou que ameaçam a vida[1,2]. No Reino Unido, o número de jovens de 16 a 19 anos que vivem com essas condições quase dobrou na última década[1-3]. O problema é que a fase adulta tem suas peculiaridades quanto ao desenvolvimento de comorbidades e necessidades, sendo, portanto, imprescindível um novo foco no atendimento à saúde. Assim, a transferência para um serviço dedicado aos cuidados de adultos torna-se inevitável.

A transição da infância para a adolescência e posteriormente para a vida adulta é por si só um período muito complexo. Trata-se de fases em que acontecem grandes mudanças físicas (hormonais, corporais, sexuais), psicológicas (construção do pensamento abstrato, alteração da autoimagem, impulsividade, comportamento de risco, aprendizado no controle das emoções) que coincidem com mudanças sociais (fim da escola, início do trabalho, novas relações sociais)[3]. Quando essas fases estão associadas a uma doença grave ou complexa, há muitos obstáculos adicionais, aos quais, por questões institucionais de administração e logística, se associa a angústia da mudança para um novo serviço de saúde.

Em muitos casos, abandonar o serviço pediátrico representa um sofrimento para o adolescente e a família, pois ao longo dos anos eles construíram vínculos fortes de cuidado, confiança, segurança e dependência com os diversos profissionais da pediatria, e a transferência consiste na representação concreta do fim desse longo relacionamento. A sensação de abandono, de serem despachados, e uma transição mal planejada aumentam as dificuldades enfrentadas nesse processo, podendo acarretar ansiedade do paciente/cuidador, claudicação ou desistência do acompanhamento em saúde, baixa adesão ao tratamento medicamentoso e/ou perda do seguimento médico, levando, consequentemente, às descompensações clínicas e ao aumento das visitas inesperadas ao serviço de emergência[3].

A literatura mostra que os desafios para o cuidado de jovens portadores de doenças graves estão apenas começando a ser enfrentados. Atualmente, cerca de 90% das crianças com necessidades especiais de saúde vivem além dos 21 anos, e cerca de 500.000 jovens entrarão no sistema de saúde dos adultos a cada ano[3]. Um grande obstáculo vivido por essa nova geração de "jovens adultos gravemente enfermos" é que muitas dessas condições são raras e até recentemente não eram familiares para a equipe de profissionais da saúde dos adultos[4].

Infelizmente, alguns estudos evidenciam que, ao deixarem o atendimento pediátrico, esses indivíduos apresentam risco aumentado de deterioração dos sintomas e aumento da morbimortalidade. Essa preocupação tem sido crescente, e diversos países vêm trabalhando em modelos de transição de cuidados[1-3].

Em 1993, o conceito de transição foi definido por Blum e cols. como o "movimento intencional e planejado de adolescentes e adultos jovens com condições físicas e médicas crônicas do atendimento de saúde centrado na criança para o atendimento de saúde orientado para adultos"[3]. O objetivo é planejar um processo que envolva questões médicas, psicossociais e educacionais/profissionais, garantindo, além dos cuidados de saúde ideais para o jovem, que suas necessidades mais amplas e suas aspirações para o futuro estejam no centro do processo de planejamento[4].

TRANSIÇÃO E CUIDADO PALIATIVO PEDIÁTRICO NO BRASIL

De acordo com o *Atlas de Cuidados Paliativos no Brasil*, em 2019 o país contava com cerca de 191 serviços de cuidados paliativos registrados, dos quais apenas 40,3% ofereciam atendimento à população pediátrica[5]. Novas publicações têm registrado aumento significativo do número de serviços de cuidados paliativos pediátricos (CPP) nos últimos anos[6,7].

Essa realidade tende a ser mais impulsionada pela nova portaria que institui a Política Nacional de Atenção à Oncologia Pediátrica, publicada em 8 de março de 2022 (Lei 14.308). A portaria engloba crianças de 0 a 19 anos e tem como objetivos aumentar os índices de sobrevida, melhorar a qualidade de vida e reduzir a mortalidade e o abandono do tratamento das crianças e adolescentes com câncer por meio de ações destinadas à prevenção, à detecção precoce e ao tratamento da doença, bem como à assistência social e aos cuidados paliativos dos pacientes. Pela primeira vez se fala de CPP em uma política pública no Brasil[8].

DIFERENÇAS ENTRE CUIDADO PALIATIVO PEDIÁTRICO E CUIDADO PALIATIVO ADULTO

Uma das grandes questões que precisam ser esclarecidas logo no início do trabalho com a transição de cuidados é: "existe diferença real entre cuidados paliativos pediátricos e adultos?"[9].

Quando se analisam os cuidados paliativos como uma forma de acompanhamento dos pacientes com doenças que ameaçam a vida desde o diagnóstico para controle de sintomas, visando manter a funcionalidade e a qualidade de vida, não há diferença. Por outro lado, pelo prisma do binômio paciente-família e suas particularidades, observam-se diferenças monumentais, as quais se encontram descritas nos Quadros 38.1 e 38.2[7,9].

OBJETIVOS DA TRANSIÇÃO DE CUIDADOS

Diante de um evento traumático, que pode ser uma transferência de cuidados inadequada, um programa de

Quadro 38.1 Doenças mais prevalentes em cuidados paliativos pediátricos e adultos

Doenças mais prevalentes em cuidados paliativos pediátricos	
HIV	29,6%
Prematuridade ou tocotraumatismo	17,7%
Malformação congênita	16,2%
Causas externas/envenenamento	16,0%
Desnutrição	3,8%
Doença inflamatória de sistema nervoso central	5,6%
Outras	11,1%
Doenças mais prevalentes em cuidados paliativos adultos	
HIV	22,2%
Neoplasias malignas	28,2%
Doenças cardiovasculares	14,1%
Demências	12,2%
Causas externas	6,4%
Doenças pulmonares	5,0%
Outras	11,9%

transição planejado diminui a insatisfação dos pacientes e familiares, além de aumentar a confiança na nova equipe de cuidados e de adequar os recursos do novo local de acompanhamento.

A transição tem como objetivo otimizar a qualidade de vida e o potencial futuro de pacientes jovens por meio das seguintes medidas[10-12,14]:

- Desenvolvimento de planos futuros e mobilização de recursos sociais relacionados com educação, moradia e finanças.
- Habilidade para navegar no sistema de saúde.
- Apoio psicológico/emocional para o ajuste a uma nova cultura de cuidado.
- Apoio e desenvolvimento de habilidades no processo de tomada de decisão.
- Auxílio na gestão da vida de maneira mais autônoma[15].
- Adequação dos recursos do sistema de saúde para continuidade do cuidado responsivos às necessidades do adulto jovem.
- Apoio e auxílio aos pais/familiares na mudança de papel diante da autonomia adquirida pelos adultos jovens.

SUGESTÕES PARA UMA BOA TRANSIÇÃO[10-12,14]
Início precoce

Apesar da imprecisão dos dados quanto à idade de início do processo de transição (entre 11 e 18 anos), o objetivo da precocidade consiste em possibilitar tempo suficiente para a construção de planos abrangentes e geralmente complexos, envolvendo diversos níveis de saúde regional e estruturas da comunidade para inclusão

Quadro 38.2 Comparação entre os cuidados paliativos pediátricos e adultos

Cuidados paliativos pediátricos[9-13]	Cuidados paliativos adultos[9-13]
População estimada: 3.957.030 (7%)	População estimada: 52.295.120
Fardo emocional: dos pais, que acreditam ser culpados pela doença da criança	Fardo emocional: paciente, medo de dar trabalho para os familiares (filhos, cônjuge)
Baixa aceitação quanto à terminalidade	Maior parte da população é geriátrica com maior aceitação da finitude
Maior incerteza prognóstica	Escalas de prognósticos amplamente divulgadas e validadas
Maior dificuldade de limitação terapêutica	Limitação de suporte avançado de vida mais clara e precoce
Papel dos pais/familiares: obter e administrar medicações, agendar consultas e retornos, explicar histórico do paciente e familiar, cuidados básicos de vida, tomada de decisões	Papel dos pais/familiares: suporte emocional e auxílio no cuidado em casos especiais ou mais avançados
Papel do médico: mais paternalista	Papel do médico: mais autonomia
Cuidado centrado na família	Cuidado centrado no paciente
Autonomia progressiva	Autonomia presumida
Tomada de decisão: pais	Tomada de decisão: paciente
Comunicação lúdica variável de acordo com a idade e o desenvolvimento cognitivo	Deterioração física e cognitiva com a idade
A compreensão sobre a morte e a doença varia com o estágio do desenvolvimento	A compreensão sobre a morte varia de acordo com as experiências prévias, cultura e religião
Escalas de avaliação de sintomas variam com a idade e o desenvolvimento cognitivo (p. ex., FLACC, escala de faces Wong-Baker, EVA)	Escala mais comum de avaliação de sintomas: EVA
Doses das medicações variam com o peso e a idade	Doses padronizadas (menos variações que em pediatria)
Os pais têm grande responsabilidade nos cuidados pessoais e de enfermagem e os irmãos estão especialmente vulneráveis	A dependência familiar costuma surgir na fase final de evolução da doença
Ambientes agradáveis e coloridos	Ambientes sóbrios e tranquilos
O acompanhamento com a equipe de cuidados paliativos pode durar anos ou décadas	O acompanhamento com as equipes de cuidados paliativos tende a durar meses ou poucos anos
Brincadeira é essencial para a criança (brinquedotecas)	Comunicação informativa e reflexiva
Educação é um direito legal (escola no hospital)	–
Muitas doenças são familiares; pode haver mais de uma criança afetada na família (TSFL)	–

do jovem em seu próprio processo de cuidado, como a consciência quanto à sua doença e prognóstico, o estímulo à autonomia, independência e autogerenciamento (de acordo com a capacidade permitida pela doença de base), além de acompanhamento e suporte psicológico aos pais na construção de seu novo papel. Quanto antes e mais estruturado esse processo começar, maior será a chance de sucesso.

Comunicação – Cooperação – Comprometimento

Uma das maiores barreiras para a transição está em encontrar um profissional do cuidado dos adultos adequado, capacitado e comprometido para assumir o acompanhamento desse adulto jovem. É importante que a pediatria assuma a capacitação dos novos profissionais que receberão essa nova família quanto à doença que irão acompanhar, e a manutenção de um canal aberto de comunicação entre as equipes para esclarecimento de dúvidas, orientações ou até mesmo atualizações quanto à evolução do estado de saúde aumenta a confiança no processo.

Introdução ao serviço adulto

Conhecer previamente a futura equipe de cuidado (equipe ou agentes do serviço adulto) e vê-la trabalhando em conjunto com a equipe atual (pediatria) aumenta a confiança do paciente e da família no novo serviço. Diversas estratégias encontram-se disponíveis, como a consulta conjunta tanto no ambiente pediátrico como antes da transferência.

Coordenador de transição/*keyperson*

O coordenador de transição é a pessoa de referência para o paciente e a família no processo de transição, aquela que conhece ambos os serviços e pode ajudá-los a navegar por eles. Será responsável por garantir que não haverá falhas nem lacunas na prestação de serviço durante o processo de transição e transferência.

Avaliação da prontidão da transição

Na literatura, o *Transition Readiness Assessment Questionnaire* (TRAQ)[16] tem sido a ferramenta mais usada para avaliações sucessivas das habilidades a serem adquiridas no processo de transição, mas não está validada para a maioria das condições acompanhadas em cuidados paliativos.

Envolvimento dos pais

Considerando os desafios da adolescência normal e a mudança de papel que os pais desempenharão na vida adulta do paciente, é importante garantir o acompanhamento psicológico dos principais cuidadores tanto para adaptação como para construção de seu novo lugar no cuidado. Cabe lembrar que até o momento da transferência os pais são responsáveis pelo cuidado, gerenciamento e manutenção da saúde, bem como pela tomada de decisões, sem esquecer que por muito tempo ainda terão um papel fundamental de apoio emocional e encorajamento do jovem; portanto, não devem ser excluídos do cuidado. Entender em quais áreas da vida o jovem quer ter mais responsabilidades e em quais gostaria de obter a ajuda dos pais é importante para determinação dos limites de sua participação no novo cenário de cuidado.

Plano de cuidados centrados na pessoa

Ao longo dos meses/anos do processo de transição, os jovens deverão ser incentivados a planejar ativamente seu futuro. Em geral, aconselha-se que sejam traçados dois planos em paralelo: um para o melhor e outro para o pior cenário. No melhor cenário, caso a doença permaneça estável por mais alguns anos, é importante endereçar todas as questões relevantes à educação, ao trabalho, à inclusão na comunidade, à saúde e ao bem-estar, incluindo saúde mental e sexual e opções de moradia. No pior, caso a doença comece a piorar, incluem-se o planejamento da fase final da vida e os desejos do paciente de como e onde prefere ser cuidado. Conforme os adolescentes crescem, é comum que suas prioridades sofram modificações com o amadurecimento e as novas experiências; portanto, é importante que o plano de transição seja revisado e atualizado todos os anos.

Planejamento escrito

É sabido que grande parte das instituições não conta com um sistema de informação integrado e universal. Portanto, recomenda-se a construção de um arquivo pessoal impresso ou mesmo digital para ser compartilhado com o novo serviço. É importante que esse arquivo contenha informações relevantes, como perfil biográfico do paciente, seus valores e desejos, informações sobre sua condição de saúde (brevíssimo resumo, em caso de doença rara), histórico de internações não planejadas, necessidades físicas (dispositivos, ostomias), pontos fortes, conquistas, esperança para o futuro e diretiva antecipada de vontade, além de plano e estratégias em caso de emergência.

Exceção

Pacientes que apresentem evolução para a fase final da vida e grande risco de óbito durante o processo de transição não devem ser transferidos. Por se tratar de um período de grande estresse, tanto o adolescente como os familiares receberão melhor assistência física, espiritual e emocional da equipe com a qual construíram um vínculo maior ao longo de toda a trajetória de cuidado.

CONSIDERAÇÕES FINAIS

Os cuidados de transição tornam-se cada vez mais urgentes para as doenças iniciadas na infância e que se perpetuam na vida adulta. Para a população que recebe CPP, que carrega sofrimentos biopsicossociais ao longo de sua curta vida, essa necessidade é ainda mais pungente, principalmente quando se consideram as dificuldades encontradas no cuidado dessa população tão peculiar, heterogênea, com doenças raras e de evolução incerta. Se para os pediatras os desafios dos cuidados paliativos são inexoráveis e evidentes, para a equipe que atua com a população adulta (em sua grande maioria geriátrica) a nova demanda de cuidado pode ser assustadora. A ausência de conhecimento, treinamento e experiência tanto com essas patologias raras como com esses organismos ainda em desenvolvimento aumenta as barreiras para a continuidade do cuidado de maneira integral, contínua e holística.

O mundo vem reconhecendo cada vez mais a necessidade de programas de transição. A literatura está longe de ser uníssona quanto à melhor estrutura desse processo, principalmente no cenário dos cuidados paliativos. Entretanto, não se mover diante desse desafio é fechar os olhos para o inevitável e falhar na própria definição da especialidade – "aliviar e prevenir o sofrimento".

Referências

1. Doug M, Adi Y, Williams J et al. Transition to adult services for children and young people with palliative care needs: A systematic review. Arch Dis Child published online Nov 30, 2009.
2. Tilton AH, Gusmao CM. Transition from pediatric to adult neurologic care. Continuum (Minneap Minn) ☐ American Academy of Neurology 2018 Feb; 24(1, child neurology):276-87.
3. Royal College Physicians of Ireland. Model of care for transition from paediatric to adult healthcare providers in rare diseases. The National Programme for Rare Diseases 2018 Jul.
4. DH/Child Health and Maternity Services Branch. Transition: Getting it right for young people Improving the transition of young

people with long term conditions from children to adult health services. 2006 Mar.
5. Santos AFJ. Atlas dos cuidados paliativos no Brasil 2019 [livro eletrônico]. 1. ed. São Paulo: ANCP, 2020.
6. Ferreira EAL, Barbosa SMM, Costa GA et al. Mapeamento dos cuidados paliativos pediátricos no Brasil: 2022. 1. ed. São Paulo: Rede Brasileira de Cuidados Paliativos Pediátricos – RBCPPed, 2022.
7. Pastrana T, De Lima L, Sánchez-Cárdenas M et al. Atlas de cuidados paliativos en Latinoamérica 2020. 2. ed.
8. Brasil. Decreto-lei 14.308, de 8 de março de 2022. Política Nacional de Atenção à Oncologia Pediátrica. Brasília, DF, mar 2022. Disponível em: https://www.in.gov.br/en/web/dou/-/lei-n-14.308-de-8-de-marco-de-2022-384520885.
9. Mellor C, Hain R. Paediatric palliative care: Not so different from adult palliative care? British Journal of Hospital Medicine 2010; 71(1).
10. Cook K, Siden H, Jack S, Thabane L, Browne G. Up against the system: A case study of young adult perspectives transitioning from pediatric palliative care. Nursing Research and Practice 2013.
11. Clark JK, Fasciano K. Young adult palliative care: Challenges and opportunities. American Journal of Hospice & Palliative Medicine 2015; 32(1):101-11.
12. Kerr H, Price J, Nicholl H, O'Halloran P. Facilitating transition from children's to adult services for young adults with life-limiting conditions (TASYL): Programme theory developed from a mixed methods realist evaluation. International Journal of Nursing Studies 2018; 86:125-38.
13. Got transition. Planning to move from pediatric to adult care? Here's how they can differ. Disponível em: https://www.gottransition.org/resource/?pediatric-vs-adult-care-differences.
14. Chambers L. Stepping up: A guide to developing a good transition to adulthood for young people with life-limiting and life-threatening conditions. Together for Short Lifes 2015.
15. Mora et al. The scope of research on transfer and transition in young persons with chronic conditions. Journal of Adolescent Health 2019; 65:581-589.
16. Anelli CG, Len CA, Terreri MT, Russo GC, Reiff AO. Translation and validation of the Transition Readiness Assessment Questionnaire (TRAQ). J Pediatr (Rio J) 2019; 95:180-7.

Capítulo 39

Educação Física e Cuidados Paliativos Pediátricos

Mateus Fabrício Pallone Manzini
Esther Angélica Luiz Ferreira

INTRODUÇÃO

Atualmente, ainda é limitado o campo de atuação da educação física no ambiente hospitalar como um todo, à exceção dos cuidados paliativos, mas são poucas as referências que fazem alusão ao profissional da educação física na atenção aos pacientes em cuidados paliativos pediátricos (CPP).

Em fevereiro de 2020 foi publicado, pela Classificação Brasileira de Ocupações (CBO), sob o código 2241-40, que o profissional de educação física é classificado como profissional da saúde, um passo muito importante para a área e que deu à categoria maior reconhecimento dentro do Sistema Único de Saúde (SUS), tornando possível o desenvolvimento de suas atividades com a respectiva remuneração, como as demais profissões da área da saúde. Outro marco legal é o artigo 3º da Resolução 391, de 26 de agosto de 2020, que garante a atuação do profissional de educação física em ambiente hospitalar, exercendo suas funções especificamente ou junto à equipe multidisciplinar, inclusive na esfera dos CPP. Pensando nos CPP como um cuidado holístico e integral ao paciente pediátrico e sua família, a educação física é uma área da saúde indispensável para o cuidado interdisciplinar completo, pois, como citado, contempla uma série de manifestações culturais próprias do universo infantil.

A educação física, enquanto campo do conhecimento, engloba uma vasta gama de conceitos, os quais, quando colocados em prática, requerem diferentes meios e métodos. Há diferentes definições para o objeto de estudo da educação física e vários autores já deram, e continuam dando, contribuições para essa discussão. Neste capítulo será adotada como objeto de estudo da educação física a "cultura corporal", conceito que contextualiza social, política e historicamente as manifestações do movimento humano. Nessa perspectiva, a educação física contempla os seguintes conteúdos: jogos, esporte, dança, lutas, ginástica e atividade circense.

Nesse contexto, é relevante também lembrar que a International Children's Palliative Care Network (ICPCN), entidade global que luta pelos direitos de crianças com limitações à vida, publicou uma carta em que declara que, sempre que possível, crianças com limitações de vida ou com risco de morte devem ter a oportunidade de brincar, ter acesso a oportunidades de lazer, interagir com irmãos e amigos e participar de atividades normais da infância.

Neste capítulo serão demonstradas, na prática, algumas possibilidades de atuação dos profissionais da educação física no contexto dos CPP.

ASPECTOS GERAIS

Nos últimos anos vem sendo enfatizada, por meio de pesquisas, a relevância das brincadeiras e dos jogos até mesmo no cenário hospitalar dos CPP. No entanto, em 2021, Gjærde e cols. apontaram várias lacunas nesse campo de estudo, principalmente no que diz respeito aos efeitos das atividades lúdicas em curto e longo prazo, além de como sistematizar as abordagens dos profissionais que implementam as atividades para atingir objetivos específicos entre as crianças atendidas.

As crianças encontram-se em um momento complexo, delicado e decisivo de seu desenvolvimento motor. Assim, além do aspecto lúdico que deve estar presente nas atividades oferecidas, também é importante, caso seja possível dentro do quadro de saúde do paciente, que os estímulos sejam direcionados ao desenvolvimento das capacidades físicas esperadas para a idade atendida. Manter o caráter lúdico das atividades é essencial para que a criança também tenha a possibilidade de dialogar com o mundo que a circunda, mesmo sem usar palavras para isso.

É importante que o profissional da educação física tenha a capacidade de, junto à equipe interdisciplinar de CPP, entender quais competências da criança ele irá assistir, enfatizando a mobilização de recursos, conhecimentos ou saberes vivenciados, assim como as limitações decorrentes da doença e suas fases de progressão, a fim de buscar o melhor cuidado para o paciente pediátrico. Como as competências se manifestam na ação ajustada diante de situações complexas, imprevisíveis, mutáveis e sempre singulares, o plano de cuidados deve ser traçado de maneira individual, analisando-se cada caso, considerando as necessidades da criança e de sua família e atentando também para a autonomia do paciente, o que pode mudar com o curso da doença.

ATUAÇÃO DO PROFISSIONAL DE EDUCAÇÃO FÍSICA NAS DIVERSAS FASES E ESTRUTURAS DE CUIDADO

Dentro de diferentes contextos de CPP encontram-se atividades em que os profissionais da educação física podem atuar junto aos pacientes pediátricos. Todas as atividades devem fazer parte do plano de cuidados e decididas de maneira compartilhada com a família, ou seja, escolha das atividades pelo profissional da educação física deve ser feita entendendo o paciente como um todo. Ao planejar a atuação, convém ter em mente o objetivo a ser alcançado com a atividade, as preferências do paciente e o que é possível realizar em termos de atividade em vista das potencialidades e limitações do paciente. Exemplos podem ser encontrados no Quadro 39.1, e as atividades também são detalhadas a seguir.

Cuidado domiciliar

Pacientes sem limitações físicas
Atuações possíveis

Aqui, o profissional da educação física deve incentivar ao máximo o paciente a desenvolver atividades que o estimulem tanto física como mentalmente. Os jogos, como esconde-esconde e amarelinha, são ótimos tanto para estímulos cardiovasculares como para o desenvolvimento motor. Esportes em equipe, como futebol e vôlei, promovem a expansão da capacidade de interação entre os colegas. As danças, como balé e jazz, além do potencial físico que agregam, fazem contribuições importantes para a socialização e o desenvolvimento da autoimagem. As lutas, como o judô, inserem o paciente na busca do equilíbrio, e a ginástica, como a musculação, promove benefícios corporais únicos, possibilitando o desenvolvimento da massa magra dos pacientes, que invariavelmente apresentam prejuízos nesses aspectos. As atividades circenses são grandes aliadas para estimular a criatividade e a comunicação.

Pacientes com limitações
Atuações possíveis

Aqui, o profissional da educação física deve entender exatamente as limitações e deficiências dos pacientes para planejar as metas possíveis. Os jogos eletrônicos começam a ser uma possibilidade, uma vez que rompem as barreiras da limitação física, sendo sempre uma opção para que as crianças e adolescentes se sintam acolhidos. Outros jogos também são bem-vindos, como dominó, pois o jovem estará em companhia de outro colega, o que agregará socialização. Esportes em equipe, como o futebol de cinco, para deficientes visuais, e o de sete, para atletas com paralisia cerebral, são bons recursos para o aprendizado do trabalho em equipe. As danças, como o balé, são meios importantes para extravasar emoções e criatividade, assim como as atividades circenses e a ginástica artística. A prática de lutas adaptadas também carrega um alicerce de autoconhecimento.

Pacientes em ambiente hospitalar

Enfermaria
Atuações possíveis

Na maior parte dos casos, o profissional da educação física também atua com a equipe pediátrica em geral, que muitas vezes é responsável pelo paciente na vigência de internação. Além da escuta ativa do paciente e de sua família, entendendo gostos e costumes, o profissional da educação física deve enfatizar as atividades relacionadas com a causa da internação, que muitas vezes foi necessária para o tratamento de uma infecção ou para controle da dor. Como esses pacientes ficam limitados a seus leitos ou enfermarias, os jogos eletrônicos e de cartas, assim como o dominó e o Stop, são uma ótima opção, pois podem ser jogados em duplas, o que se torna muito importante para manter a socialização no ambiente hospitalar. O xadrez e o ioiô estimulam intelectualmente o jovem, assim como a musculação, quando adaptada ao adolescente, pode ser uma ótima opção para estimular o movimento. A dança

Quadro 39.1 Resumo de atividades através das quais os profissionais da educação física podem atuar junto aos pacientes em cuidados paliativos pediátricos, a depender da assistência e da fase da doença

	Jogos	Esporte	Dança	Lutas	Ginástica	Atividade circense
Ambiente domiciliar							
Paciente sem limitações físicas	Esconde-esconde, pula-cela, carrinho de rolimã, estátua, amarelinha, pipa	Ciclismo, vôlei, basquete, tênis, tênis de mesa, futebol, natação, salto em distância	Danças circulares, hip-hop, coreografias em geral, balé clássico, sapateado, jazz	Judô, kung-fu, capoeira, caratê, aikidô, jiu-jitsu (lutas no geral)	Ginástica artística, calistenia, musculação, yoga, tai chi chuan	Andar sobre carretel, malabares com bola e claves, diabolô, pernas de pau, trampolim acrobático
Paciente com limitações físicas	Jogos eletrônicos no geral, dominó, stop, pipa	Basquete adaptado, tênis de mesa, futebol adaptado, natação	Coreografias em geral, balé adaptado	Lutas adaptadas de modo geral	Ginástica artística adaptada, musculação	Mágica, confecção de malabares, pinturas e atuação de personagens (p. ex., palhaço), equilíbrio de objetos, diabolô, malabares com bolas
Ambiente hospitalar							
Paciente em enfermaria	Jogos eletrônicos no geral, dominó, stop, cartas (baralho tradicional, Uno, Pokémon)	Xadrez, ioiô, bola ao cesto (adaptar uma cesta no quarto para o paciente acertar a bola)	Coreografias em geral com diferentes ritmos musicais	–	Musculação adaptada para o paciente	Mágica, confecção de malabares, pinturas e atuação de personagens (p. ex., palhaço), equilíbrio de objetos, diabolô, malabares com bolas
Paciente em unidade de cuidados intensivos	Jogos eletrônicos no geral	Xadrez	–	–	Musculação adaptada para o paciente	Mágica
Ambiente hospitalar e/ou domiciliar							
Paciente em final de vida	Jogos eletrônicos no geral (no ambiente domiciliar podem ser realizados os jogos adotados na enfermaria)	Xadrez	Danças em geral, a depender da capacidade física	–	Yoga, tai chi chuan	Mágicas

no próprio leito, com coreografias apropriadas, assim como a mágica, atividade que também incentiva a criatividade, também constituem uma excelente opção.

Unidade de terapia intensiva
Atuações possíveis

O profissional da educação física deve manter uma excelente articulação com a equipe da unidade de cuidados intensivos, além da de CPP, uma vez que as ações devem ser selecionadas com muito cuidado. Uma avaliação física e das comorbidades envolvidas criteriosa deve ser realizada por toda a equipe, além do profissional da educação física, para entender as limitações e atuar por meio de atividades que serão benéficas para o paciente. Os jogos eletrônicos são escolhas acertadas em razão das limitações do ambiente e da gravidade do quadro. O xadrez pode ser uma opção para as crianças que amam esporte, assim como a musculação é possível no leito. Nas atividades circenses, a mágica se destaca por sua fácil aplicação.

Domiciliar e/ou hospitalar
Paciente em final de vida
Atuações possíveis

Nesse momento, o profissional da educação física deve ter grande sensibilidade, sempre escutando o que o paciente tem a dizer, seus gostos e vontades, e entendendo o contexto em que ele se encontra, além de suas limitações físicas e outras, para selecionar as ideias que possam ser concretizadas. Os jogos eletrônicos sempre serão uma saída, uma vez que são adaptáveis a quaisquer circunstâncias, como nos casos de pacientes com grandes limitações físicas, mas cognitivamente ativos. As mágicas e as danças, dentro do possível, também podem promover benefícios emocionais únicos e a sensação de pertencimento.

CONSIDERAÇÕES FINAIS

A educação física uma área da saúde que enxerga a integralidade do cuidado, considerando a indissociabilidade das ações tanto promocionais como preventivas, de tratamento e reabilitação, e que são aspectos indispensáveis nos CPP. A atuação interdisciplinar, levando em conta a individualidade de cada paciente, também é o alicerce do trabalho do profissional da educação física. Assim, é imprescindível que os serviços de CPP contem com esse profissional da saúde em sua equipe.

Bibliografia

Dias IS. Competências em educação: Conceito e significado pedagógico. Revista Semestral da Associação Brasileira de Psicologia Escolar e Educacional, SP jan/jun 2010; 14(1):73-8.

Gjærde LK, Hybschmann J, Dybdal et al. Play interventions for paediatric patients in hospital: A scoping review. BMJ Open 2021 Jul; 11(7):e051957. doi: 10.1136/bmjopen-2021-051957. PMID: 34312210; PMCID: PMC8314749.

Profissionais da Educação Física conquistam reconhecimento na CBO. Conselho Regional de Educação Física, Primeira região RJ/ES. 24 de março de 2020. Disponível em: https://cref1.org.br/educacao-fisica/minha-profissao/profissionais-de-educacao-fisica-conquistam-reconhecimento-na-cbo/. Acesso em 6 jan 2022.

Rede Internacional de Cuidados Paliativos para Crianças (ICPCN) A Carta da ICPCN para os Direitos para Crianças Limitadas e Ameaçadas de Vida. ICPCN, South Africa 2008. Disponível em: http://www.icpcn.org/icpcn-charter/. Acesso em 7 jan 2021.

Resolução 391, de 26 de agosto de 2020. Diário Oficial da União. Disponível em: https://www.in.gov.br/en/web/dou/-/resolucao-n--391-de-26-de-agosto-de-2020-274726255. Acesso em 6 jan 2022.

Soares CL et al. Metodologia do ensino de educação física. São Paulo: Cortez, 1992.

Souza Filho BAB de, Tritany EF, Smethurst WS, Gomes de Barros MV. Inserção dos cuidados paliativos na formação dos profissionais de educação física. Rev Bras Ativ Fís Saúde [Internet]. 27 mar 2021 [citado 1º abr 2022]; 26:1-6. Disponível em: https://www.rbafs.org.br/RBAFS/article/view/14444.

Capítulo 40

Reabilitação da Criança e do Adolescente com Condições Crônicas de Saúde

Ana Carolina de Campos
Rayane Félix Lobo Monteiro
Olivia Campos Lopes
Paula Silva de Carvalho Chagas

INTRODUÇÃO

Os cuidados paliativos consistem em uma abordagem que visa à promoção da qualidade de vida dos pacientes e de seus familiares mediante a avaliação precoce e o controle de sintomas físicos, sociais, emocionais e espirituais desagradáveis, no contexto de doenças que ameaçam a continuidade da vida. A assistência é realizada por uma equipe multiprofissional durante o período do diagnóstico, adoecimento, finitude e luto[1].

As ações em cuidados paliativos devem ser conduzidas por equipe interdisciplinar e incluem apoio aos direitos dos pacientes e suas famílias, comunicação de notícias difíceis, estabelecimento de metas de cuidado, apoio na tomada de decisões, escolha de terapias, incorporação das crenças da família no cuidado e garantia da continuidade do cuidado[2].

Em pediatria, os cuidados paliativos previnem, identificam e tratam crianças que sofrem de doença crônica, progressiva e avançada, suas famílias e as equipes que as atendem, devendo preferencialmente ser iniciados logo após o diagnóstico[3]. São alvo de cuidados paliativos pediátricos (CPP) tanto os indivíduos com diagnósticos de sobrevida incertos (p. ex., doenças oncológicas e neurodegenerativas) como aqueles com condições sem perspectiva de cura, mas cuja sobrevida pode ser variável (p. ex., paralisia cerebral e sequelas de trauma grave), sendo crônicas ou agudas, reversíveis ou não, progressivas e incapacitantes ou com possibilidade de tratamento curativo, o qual pode ser direcionado ao corpo, à mente e ao espírito da criança[3].

A reabilitação em cuidados paliativos visa melhorar a qualidade de vida de pessoas que vivem com condições de saúde crônicas avançadas, ao possibilitar que se tornem as mais ativas e produtivas possíveis, dependendo minimamente dos outros[4]. É importante que toda a assistência seja realizada por equipe interprofissional no processo de diagnóstico, adoecimento, finitude e luto[5]. A indicação se inicia desde o período neonatal[3]. A morte em pediatria é um evento não natural e normalmente inesperado, embora seja uma realidade inquestionável[6].

O manejo da dor e de outros sintomas deve ser a pedra fundamental no cuidado da criança em cuidados paliativos. O suporte e a educação da família também devem estar presentes na trajetória da doença. Os profissionais da saúde responsáveis pelo cuidado devem ser capazes de discutir a possibilidade de morte, o potencial de desgaste físico e emocional e as estratégias para prevenção[5].

A cada ano, em todo o mundo, cerca de 21 milhões de crianças (incluindo recém-nascidos, crianças, e adolescentes de até 19 anos) precisam de cuidados paliativos[7]. Existem quatro grupos principais de crianças e adolescentes que recebem indicação para cuidados paliativos (Figura 40.1)[7,8].

OBJETIVOS DA REABILITAÇÃO EM CUIDADOS PALIATIVOS

O papel do fisioterapeuta e do terapeuta ocupacional no processo de reabilitação de uma criança em cuidados paliativos deve enfocar os seguintes objetivos[4]:

1. Minimizar os efeitos do avanço da condição de saúde ou de seu tratamento na funcionalidade da criança.
2. Manter e dar suporte para a independência da criança.
3. Empoderar as crianças de modo que elas possam lidar efetivamente com seus sintomas e sofrimento associados.
4. Habilitar as crianças a participarem em atividades significativas.
5. Proporcionar educação, informação constante e comunicação aberta.

A fisioterapia exerce um papel indispensável em cuidados paliativos, pois atua no manejo de diversos sintomas, como na diminuição da dor, um dos sintomas mais percebidos e sofridos por crianças em cuidados paliativos. A dor causa incapacidade, e a fisioterapia consegue auxiliar por meio de diversas técnicas, como cinesioterapia, eletroterapia, termoterapia e técnicas de liberação manual e massagem relaxante[6].

Outra característica comum nos pacientes em cuidados paliativos é a diminuição da mobilidade funcional, muito frequente entre as por crianças que lidam com condições de saúde em estágios avançados, o que diminui a realização das atividades de vida diária e a independência. A fisioterapia atua na preservação da mobilidade, promovendo a reinserção dessas crianças em suas atividades, e ajuda a restaurar nelas a vontade de viver com dignidade. A fisioterapia pode propor adaptações e prescrever o uso de próteses e órteses para favorecer a marcha do paciente, o que também contribui para sua independência funcional[6]. Outras complicações que podem ser prevenidas, tratadas ou aliviadas pelo fisioterapeuta são as alterações respiratórias[6].

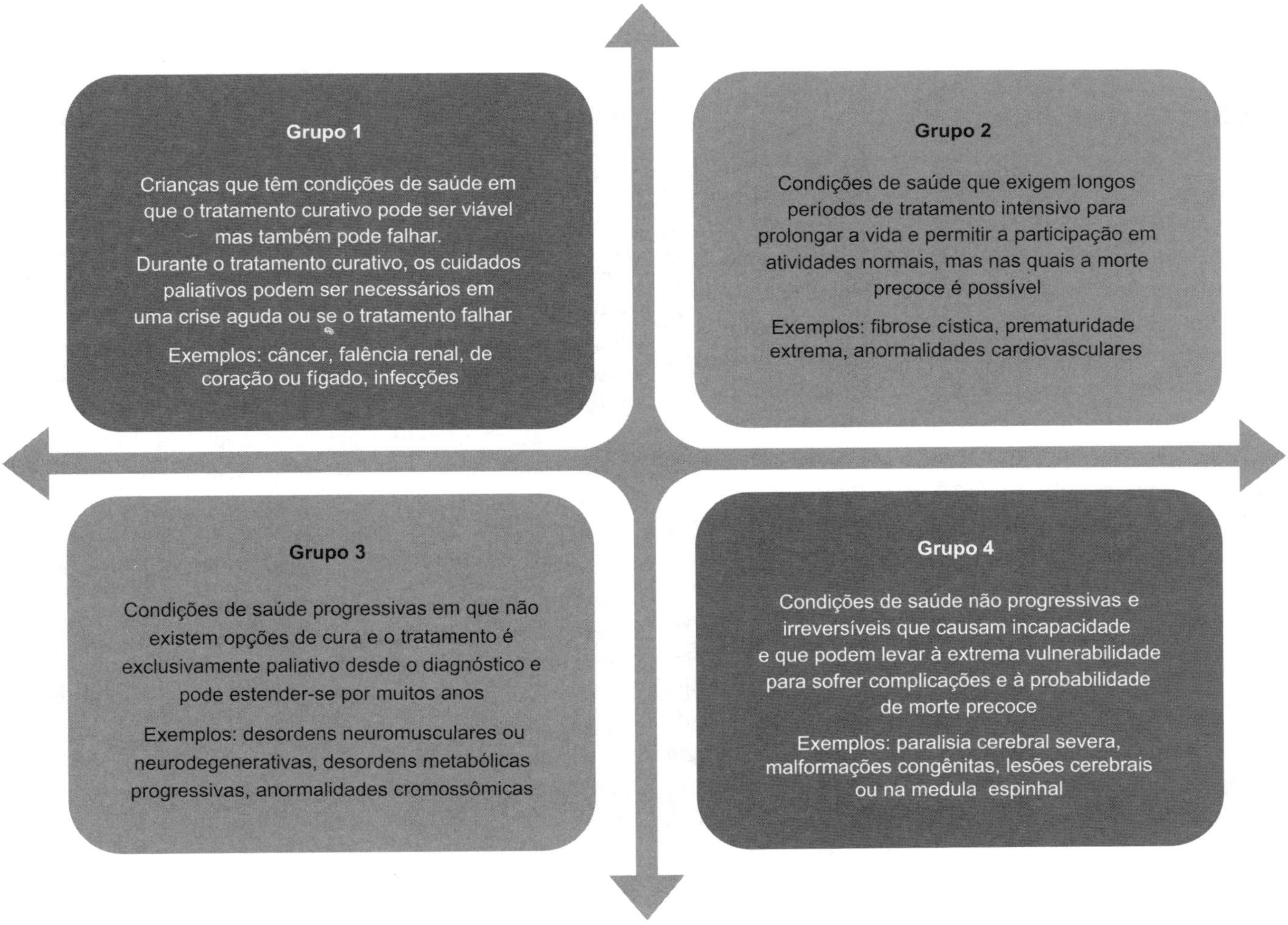

Grupo 1

Crianças que têm condições de saúde em que o tratamento curativo pode ser viável mas também pode falhar.
Durante o tratamento curativo, os cuidados paliativos podem ser necessários em uma crise aguda ou se o tratamento falhar

Exemplos: câncer, falência renal, de coração ou fígado, infecções

Grupo 2

Condições de saúde que exigem longos períodos de tratamento intensivo para prolongar a vida e permitir a participação em atividades normais, mas nas quais a morte precoce é possível

Exemplos: fibrose cística, prematuridade extrema, anormalidades cardiovasculares

Grupo 3

Condições de saúde progressivas em que não existem opções de cura e o tratamento é exclusivamente paliativo desde o diagnóstico e pode estender-se por muitos anos

Exemplos: desordens neuromusculares ou neurodegenerativas, desordens metabólicas progressivas, anormalidades cromossômicas

Grupo 4

Condições de saúde não progressivas e irreversíveis que causam incapacidade e que podem levar à extrema vulnerabilidade para sofrer complicações e à probabilidade de morte precoce

Exemplos: paralisia cerebral severa, malformações congênitas, lesões cerebrais ou na medula espinhal

Figura 40.1 Grupos de crianças e adolescentes com condições de saúde que exigem cuidados paliativos desde o diagnóstico.

É fundamental que o fisioterapeuta e a equipe de reabilitação tenham conhecimento da capacidade, das necessidades e dos desejos da criança que está em cuidados paliativos:

- *Capacidade* se refere à habilidade da pessoa em realizar atividades.
- *Necessidades* são atividades da funcionalidade do dia a dia para as quais se pode depender de alguém, como comer, tomar banho e se vestir.
- *Desejos* são *hobbies* ou atividades de lazer sem as quais as pessoas podem sobreviver, mas que dão significado e propósito à vida e melhoram a qualidade da existência.

Ao longo do tempo, a criança que convive diariamente com uma condição de saúde crônica vai perdendo sua capacidade, e seu adoecimento limita cada vez mais a possibilidade de realizar seus desejos e até mesmo as atividades básicas da vida diária[4].

Assim, a principal função da reabilitação em cuidados paliativos é habilitar a criança de modo que ela mantenha seu potencial e satisfaça suas necessidades e desejos com independência, tanto quanto possível, apesar do avanço da doença[4].

A CRIANÇA E O ADOLESCENTE COM CONDIÇÕES NEUROLÓGICAS

Dentre os grupos que são alvos dos cuidados paliativos estão os de crianças e adolescentes com condições neurológicas ou neuromusculares progressivas (p. ex., distrofias musculares – Grupo 3) ou não (p. ex., paralisia cerebral – Grupo 4). A paralisia cerebral (PC) é definida como um conjunto de desordens no desenvolvimento do movimento e da postura que podem ocasionar limitações nas atividades em razão de distúrbios não progressivos que comprometem o desenvolvimento do cérebro imaturo. Essas alterações podem ser acompanhadas por distúrbios relacionados com as sensações, comportamento e/ou percepção, a cognição, a comunicação e/ou um distúrbio convulsivo[9].

Nos últimos anos, as discussões sobre o prognóstico de indivíduos com PC têm se beneficiado do desenvolvimento de sistemas de classificação que facilitam a tomada de decisões e a comunicação entre a equipe interdisciplinar, os familiares e as crianças, como o sistema de Classificação da Função Motora Grossa (GMFCS na sigla em inglês)[10]. As curvas de desenvolvimento motor grosso esperado de acordo com o nível do GMFCS auxiliam os responsáveis e os profissionais de saúde a entenderem padrões de desenvolvimento motor a partir do nível funcional e da idade, podendo indicar seu potencial de aquisição motora e independência funcional[11].

Apesar do caráter não progressivo da lesão cerebral, a PC pode ser agravada por condições associadas que podem evoluir ao longo do tempo, como fraqueza muscular, espasticidade e deficiências neuromusculoesqueléticas, além de comorbidades diversas, como alterações na fala, epilepsia, deficiência auditiva e/ou visual e disfagia, dentre outras[11], o que torna os indivíduos com comprometimento motor mais significativo (níveis IV e V do GMFCS) elegíveis para acompanhamento por equipe interprofissional de cuidados paliativos.

As alterações gastrointestinais, como disfagia, distúrbios nos padrões alimentares, vômitos e constipação intestinal crônica, são mais prevalentes nos indivíduos com maior comprometimento motor, sendo associadas a fatores como disfunção motora oral, dificuldade da função manual e déficits cognitivos[12,13]. Cerca de 25% das crianças com alterações motoras mais severas, com disfunção motora oral, apresentam mau estado nutricional e, consequentemente, crescimento inadequado. Com frequência, a introdução alimentar por meio de sondas é realizada tardiamente, agravando não apenas o quadro nutricional, mas também o respiratório. O peso muito baixo é fator de risco para diminuição da qualidade de vida e aumento da mortalidade[12,14]. Assim, uma vez estabelecido o prognóstico motor da criança, esses riscos devem ser levados em consideração pela equipe multidisciplinar para apoiar a família na tomada de decisões determinantes para manutenção das condições de saúde e prevenção de agravos.

Além disso, a dor é um dos principais sintomas quando se trata de condições neurológicas crônicas avançadas, principalmente em pediatria, pois interfere no cotidiano e na qualidade de vida desses indivíduos e de seus familiares. Seu diagnóstico e avaliação são desafiadores em virtude de fatores como comprometimento cognitivo e de fala[15], exigindo o emprego de instrumentos e estratégias de avaliação adequados para essa população[16].

Em indivíduos com PC, uma das alterações musculoesqueléticas secundárias mais comuns e causa frequente de dor em pacientes com comprometimento motor significativo é a luxação de quadril, que também acarreta diminuição da função e da qualidade de vida. Indivíduos classificados como de níveis IV e V do GMFCS apresentam risco ainda maior de luxação do quadril. Atualmente, a estratégia com maior nível de evidência para minimizar as complicações relacionadas com essa condição consiste na vigilância do quadril, a qual deve ser implementada desde o primeiro ano de vida, visando minimizar os riscos de declínio das condições físicas[17].

A vigilância tem por objetivo monitorar e identificar os indicadores iniciais críticos de deslocamento do quadril. A frequência vai depender de fatores como idade, nível do GMFCS e tipo da marcha, iniciando-se a partir dos

2 anos de idade e aumentando de acordo com o aumento do nível do GMFCS[17], o que garante as intervenções em tempo oportuno que minimizem a progressão do deslocamento. Complementarmente, programas de ortostatismo têm mostrado resultados positivos em termos de estabilidade do quadril, além de amplitude de movimento, densidade mineral óssea e constipação intestinal em indivíduos que não deambulam[18]. O acesso aos serviços e recursos é elemento central para que essas intervenções possam ser implementadas adequadamente.

Dentre as intervenções que promovem melhora na funcionalidade e no desempenho das tarefas em crianças e adolescentes com PC, são indicadas abordagens que garantam a prática das metas estabelecidas pela criança e/ou seus familiares. Exemplos de intervenções dessa natureza incluem treino bimanual, terapia de contenção induzida, treinamento direcionado a metas, programas domiciliares usando treinamento direcionado a metas e treinamento de mobilidade[19]. Nota-se, porém, que essas intervenções são direcionadas para indivíduos com PC e com comprometimento motor menos significativo. Entre as intervenções aplicáveis àqueles com comprometimento maior, o gerenciamento postural tem se mostrado benéfico e com potencial de manter a qualidade de vida; no entanto, propostas de intervenção que abordem as complexas necessidades de saúde dos indivíduos que são alvos de cuidados paliativos ainda são escassas na literatura.

Doenças neuromusculares e neurodegenerativas

Dentre as doenças neuromusculares mais comuns na reabilitação em pediatria, encontram-se a atrofia muscular espinhal (AME) e as distrofias musculares, em especial a distrofia muscular de Duchenne (DMD).

A AME se caracteriza clinicamente por hipotonia, que pode estar presente precocemente no desenvolvimento ou ao longo da infância, com fraqueza muscular simétrica e progressiva, afetando mais os membros inferiores do que os superiores, e fraqueza dos músculos intercostais, o que causa sintomas respiratórios[20]. Além dos avanços no tratamento medicamentoso nos últimos anos, a reabilitação multidisciplinar tem sido apontada como fundamental para modificar as trajetórias de crianças com AME.

Em especial para aquelas crianças que não são capazes de se sentar com apoio, o gerenciamento postural durante os períodos diurno e noturno é uma das estratégias mais recomendadas para minimizar deficiências secundárias e maximizar a funcionalidade. Exemplos incluem a prescrição de órteses e *splints*, dispositivos de ortostatismo e adaptações para a postura sentada e gesso seriado. Órteses torácicas podem ser recomendadas para estabilização postural. A prescrição de cadeiras de rodas customizadas também favorece o posicionamento e a mobilidade; no quesito mobilidade, destaca-se a prescrição precoce de dispositivos de mobilidade motorizados, os quais promovem vivências que favorecem o desenvolvimento social e cognitivo, promovendo a participação de crianças em contextos relevantes[20,21].

Entre aqueles com DMD, condição caracterizada por declínio motor mais pronunciado ao final da primeira e ao longo da segunda década de vida, o cuidado multidisciplinar regular abrange aspectos respiratórios e musculoesqueléticos com vistas a prolongar a fase ambulatorial e maximizar a participação e a qualidade de vida da criança e do adolescente. A prevenção de contraturas inclui alongamento ativo, ativo-assistido e passivo, além de estratégias de posicionamento, órteses e dispositivos de ortostatismo conforme se tornam mais difíceis a posição em pé e a marcha.

O exercício físico funcional moderado, que pode incluir atividades aeróbicas e recreacionais, é considerado um recurso seguro para reduzir a atrofia por desuso e outras complicações secundárias da inatividade, como o ganho de peso. Um exemplo é a natação, que promove benefícios em termos de condicionamento aeróbico e respiratório, em especial até o início da fase não ambulatorial, porém pode ser continuada caso não haja contraindicações[22].

As recomendações atuais para DMD quanto ao manejo respiratório enfatizam a importância da prevenção em tempo oportuno e o gerenciamento das complicações com estratégias que incluem técnicas para recrutamento do volume pulmonar, tosse manual e mecanicamente assistida e ventilação noturna, evoluindo para diurna conforme necessário, as quais, em conjunto, têm demonstrado eficiência no prolongamento da sobrevivência[22].

É muito importante que a equipe de reabilitação trabalhe junto à família para esclarecer o papel e o resultado esperado com relação às intervenções propostas, garantindo que receba as informações necessárias para tomar decisões informadas que possam assegurar as melhores condições de saúde possíveis.

Dentre as diretrizes para um cuidado abrangente destaca-se também a importância de uma atenção primária em saúde que forneça um acompanhamento acessível, contínuo, coordenado e centrado na família. Uma atenção psicossocial compreensiva também favorece uma vida produtiva e com a máxima independência para crianças e jovens, mas exige suporte contínuo, que contemple questões emocionais e sociais e possibilite que a criança pense no futuro e desenvolva expectativas sobre sua participação ativa no cuidado e nas atividades diárias. Também é importante levar em conta elementos importantes para a criança, como a escola. Com o suporte de profissionais da fisioterapia e terapia ocupacional, atividades educacionais podem ser modificadas de acordo com as condições da criança. Para crianças com necessidades adicionais em termos cognitivos, comportamentais e de aprendizagem, devem ser considerados serviços adicionais, como fonoaudiologia e educação especial[23].

Em síntese, crianças e adolescentes com condições neurológicas que necessitam uma abordagem de cuidados paliativos precisam ser acompanhadas por equipe multidisciplinar que esteja preparada para compreender suas complexas necessidades de saúde, assim como as particularidades de cada caso, garantindo um cuidado individualizado e centrado nos indivíduos.

A CRIANÇA E O ADOLESCENTE COM CONDIÇÕES CARDIORRESPIRATÓRIAS CRÔNICAS

Crianças e adolescentes com disfunções cardiorrespiratórias crônicas e crianças que nascem com fibrose cística, malformações cardíacas e/ou que desenvolvem displasia broncopulmonar compõem o grupo 2, que corresponde a 9% dos indivíduos que necessitam de cuidados paliativos[24].

A criança ou adolescente com fibrose cística passa por uma série de tratamentos contínuos ao longo da vida, os quais consistem no uso de medicamentos inalatórios, medicações orais, higiene broncopulmonar assistida e oxigenoterapia. Muitas vezes, a única solução para aumentar a sobrevida desses pacientes é o transplante pulmonar. Essas crianças representam um desafio para os cuidados paliativos por vivenciarem uma condição clínica multissistêmica, que exige um regime complexo de tratamento, com impacto psicológico, isolamento social e de seus pares e a expectativa constante de transplante pulmonar[24].

Independentemente do tratamento medicamentoso, esses pacientes apresentam dispneia, fadiga e dor, sendo a dispneia o fator mais incapacitante por toda a vida, causando ainda mais isolamento, dificultando a independência para as atividades de vida diária e piorando a qualidade de vida[25]. O suporte aos familiares é imprescindível durante todo o tratamento para auxiliar a criança/ou adolescente nos cuidados diários e a melhorar sua qualidade de vida. Apesar de os estudos não demonstrarem melhora da função pulmonar em longo prazo ou até mesmo a interrupção do declínio dessa função, a reabilitação pulmonar é um dos tratamentos imprescindíveis para essas crianças e/ou adolescentes, principalmente em caso de transplantes pulmonares futuros[26].

Estudos atuais têm recomendado não apenas técnicas de higiene brônquica para esses pacientes[27,28], mas que eles participem de programas de treinamento físico que englobem atividade física rigorosa e regular para melhorar o desempenho físico, a função cardiovascular e/ou a força muscular[28]. Além disso, a prática de exercícios físicos tem sido considerada um importante preditor de aumento da sobrevida desses pacientes[27].

A CRIANÇA E O ADOLESCENTE COM CÂNCER

A criança e o adolescente com câncer infantojuvenil estão englobados no grupo 1 de cuidados paliativos e seu tratamento provoca diversas morbidades e sequelas[29], sendo responsável por muitas reações, como anemia, fadiga, leucopenia, apatia, perda do apetite, alopecia, perda de peso, diarreia, hematomas, mucosite, náuseas, vômitos, infecções e diminuição da densidade mineral óssea, da força muscular e da aptidão física[30].

Estudos têm demonstrado que a funcionalidade de crianças e adolescentes com câncer diminui durante o tratamento, o que pode interferir na qualidade de vida[29,31-33]. A reabilitação pode prevenir o declínio contínuo e promover um estilo de vida ativo, devendo ser ofertada como tratamento tão logo sejam identificados déficits no desempenho físico[34].

Estudos de intervenção sobre os efeitos de protocolos de reabilitação em pessoas com câncer que necessitam de cuidados paliativos têm relatado melhora na força muscular, na fadiga, na funcionalidade e nas atividades de vida diária, bem como na função social, independência e qualidade de vida. Os resultados que mais têm chamado a atenção da comunidade científica são os ganhos na funcionalidade, principalmente porque nesse grupo de pacientes é esperada uma tendência de deterioração da funcionalidade com o avançar da doença. Esses resultados demonstram o potencial da reabilitação não apenas para prevenir ou retardar a deterioração da funcionalidade, mas para melhorar ativamente o estado funcional no que diz respeito à independência física independentemente de a doença estar avançada. Pacientes com uma condição de saúde cujo desfecho final será o óbito expressam o desejo de manter as atividades rotineiras, a funcionalidade e a independência pelo maior tempo possível[4].

Os objetivos da fisioterapia em cuidados paliativos no câncer infantojuvenil são melhorar a qualidade de vida e aumentar ou manter o conforto e a independência desses pacientes, buscando reduzir o tempo de hospitalização, aumentando o tempo de convívio do paciente com a família e os amigos[4,35].

A atuação fisioterapêutica inicia com avaliação para identificação das disfunções dessas crianças e/ou adolescentes, de modo a garantir sua prevenção ou tratamento. A avaliação deve ser detalhada e minuciosa, incluindo toda a história do paciente e de seus pais, a avaliação da amplitude de movimento, força muscular, alterações posturais, tônus muscular e sistemas sensoriais, da dor, função respiratória e resistência cardiovascular, além do nível de atividade, que inclui transferências, marcha, mobilidade, habilidades motoras e atividades de vida diária. Após a avaliação, o fisioterapeuta será capaz de identificar possíveis complicações e implementar medidas preventivas, evitando sofrimento desnecessário[35].

A fisioterapia pode atuar em diversas disfunções por meio de diferentes condutas:

- **Fadiga oncológica:** a fadiga oncológica ocorre em 75% a 95% dos pacientes oncológicos e é considerada uma sensação subjetiva de cansaço, exaustão física, emocional e cognitiva que impacta negativamente as atividades de vida diária, o bem-estar, a independência e a qualidade de vida das crianças e adolescentes com câncer[8,35]. O objetivo da fisioterapia deve ser sempre prevenir a fadiga. Quando os sintomas já estiverem presentes, iniciar um programa de exercícios físicos pode beneficiar a qualidade de vida e a funcionalidade dos pacientes. Os exercícios devem ter intensidade moderada e respeitar as vontades e os limites do paciente.
- **Dor oncológica:** desencadeada por fatores neurofisiológicos, emocionais e comportamentais, a dor é um sintoma muito frequente nos pacientes em cuidados paliativos. A fisioterapia pode atuar com recursos como eletroterapia, terapias manuais, cinesioterapia, crioterapia e termoterapia. Programas educativos promovem resultados positivos, como controle e diminuição da intensidade da dor, aumento da adesão aos medicamentos, melhor aceitação do tratamento não medicamentoso e, consequentemente, melhora da qualidade de vida e independência[35].
- **Estresse:** contínuo e intenso, o estresse pode agravar ainda mais a doença, e a fisioterapia pode ajudar por meio de terapias manuais, técnica de Watsu na hidroterapia, técnicas de consciência corporal e relaxamento[35].
- **Depressão:** a depressão está presente em grande parcela dos pacientes, e a fisioterapia pode atuar por meio de atividade física, apoio emocional e orientação para suporte psicológico[35].
- **Complicações osteomioarticulares:** os pacientes em cuidados de fim de vida tendem a apresentar a síndrome do imobilismo devido ao excesso de descanso e à inatividade física, o que pode acarretar outras complicações e piorar a dor. A fisioterapia deve tentar sempre prevenir essas complicações; porém, quando já instaladas, podem ser realizados alongamentos, atividade física com exercícios ativos de intensidade leve a moderada, atividades funcionais, mudanças de decúbito, massagens para alívio da dor e, caso necessário, devem ser prescritos dispositivos de apoio e/ou auxiliadores para funcionalidade (andador, órteses, próteses etc.)[35].
- **Disfunções respiratórias:** a fisioterapia atua mediante mudanças de decúbito, manobras de reexpansão pulmonar, incentivadores de fluxo, exercícios respiratórios, ventilação não invasiva, manobras de higiene brônquica, estimulação de tosse, aspiração e instrumentos de oscilação expiratória[35].
- **Disfunções neurológicas:** essas disfunções variam de acordo com o tamanho e a localização do tumor, e em caso de câncer no sistema nervoso central, envolvem alterações comportamentais, déficit motor, movimentações involuntárias, distonias, paresias, plegias, parestesias, dificuldade de comunicação e alterações autonômicas. A fisioterapia desempenha um papel importante e atua com exercícios ativos e funcionais, treinos sensitivos, de equilíbrio e marcha, descarga de peso, coordenação motora, propriocepção e estabilidade postural, prescrição de órteses, adaptações do ambiente e fortalecimento de períneo, entre outras medidas[35].

É importante que o fisioterapeuta estimule atividades lúdicas de modo a proporcionar ao paciente um ambiente menos traumatizante e mais humanizado, facilitando a relação paciente/terapeuta e aumentando a adesão ao tratamento[35].

As crianças e adolescentes com câncer e suas famílias devem conhecer os conceitos de cuidados paliativos, os quais são fundamentais para escolhas consistentes com os objetivos do cuidado no início do processo de doença, independentemente do estado em que a doença se encontra. Eles devem ter acesso a apoio psicossocial longitudinal e cuidados de fim de vida adequados ao desenvolvimento de sua condição[36].

Um dos princípios dos cuidados paliativos é "oferecer um sistema de suporte que possibilite ao paciente viver tão ativamente quanto possível, até o momento de sua morte". Portanto, a inclusão de programas de atividades e a melhora da funcionalidade de crianças e adolescentes com câncer significam melhor qualidade de vida e uma vida com dignidade até o momento da morte.

PROPOSTA DE REDE DE CUIDADO

A equipe de reabilitação deve estar inserida em uma equipe multidisciplinar para promoção dos cuidados paliativos para a criança e o adolescente desde o diagnóstico (Figura 40.2), nunca esquecendo que os agentes principais desse processo são a criança e sua família.

CONSIDERAÇÕES FINAIS

A reabilitação em cuidados paliativos deve ser uma escolha da criança e da família para otimizar sua independência, autonomia e dignidade, assim como proporcionar suporte ativo até a morte[4]. A reabilitação cumpre um papel primordial ao otimizar e manter a funcionalidade das crianças pelo maior tempo possível. As prioridades da vida da criança, com objetivos centrados no paciente e na família, devem ser respeitadas e honradas até a morte.

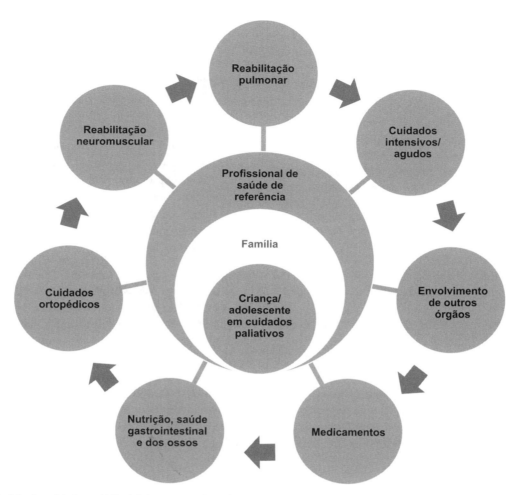

Figura 40.2 Modelo de cuidado multidisciplinar para a criança/adolescente em cuidados paliativos. (Adaptada de Mercuri e cols., 2018[20].)

Referências

1. WHO. Definition of palliative care. World Health Organization, 2022. Disponível em: https://www.who.int/health-topics/palliative-care. Acesso em 17 fev 2022.
2. O'Shea ER, Bennett Kanarek R. Understanding pediatric palliative care: What it is and what it should be. J Pediatr Oncol Nurs 2013 Jan-Feb;30(1):34-44. doi:10.1177/1043454212471725.
3. Iglesias SBO, Zollner ACR, Constantino CF. Cuidados paliativos pediátricos. Residência Pediátrica 2016; 6(Supl. 1):9.
4. Tiberini R, Turner K, Talbot-Rice H. Rehabilitation in palliative care. In: MacLeod RD, Block L (eds.) Textbook of palliative care, Springer, 2018:29.
5. D'Alessandro MPS, Pires CT, Forte DN et al. (coord.). Manual de Cuidados Paliativos, São Paulo: Hospital Sírio-Libanês; Ministério da Saúde, 2020:175.
6. Barbosa JLR, Iglesias SBO. O que o fisioterapeuta pode fazer pela criança em cuidados paliativos? Residência Pediátrica 2019; 9(3):4.
7. Ortiz-Campoy S, Lirio-Romero C, Romay-Barrero H, Alvarez DM, Lopez-Munoz P, Palomo-Carrion R. The role of physiotherapy in pediatric palliative care: A systematic review. Children (Basel) 2021 Nov; 8(11). doi:10.3390/children8111043.
8. Academia Nacional de Cuidados Paliativos – ANCP. Manual de cuidados paliativos – Ampliado e revisado. 2. ed. São Paulo-SP, 2012:592.
9. Rosenbaum P, Paneth N, Leviton A et al. A report: The definition and classification of cerebral palsy. Dev Med Child Neurol Suppl 2007; 109:8-14. NOT IN FILE.
10. Palisano RJ, Rosenbaum P, Bartlett D, Livingston MH. Content validity of the expanded and revised Gross Motor Function Classification System. Dev Med Child Neurol 2008; 50(10):744-50. DMCN3089 pii; doi: 10.1111/j.1469-8749.2008.03089.x. NOT IN FILE.
11. Chagas PSC, Drumond CM, Toledo AM et al. Study protocol: functioning curves and trajectories for children and adolescents with cerebral palsy in Brazil – PartiCipa Brazil. BMC Pediatr 2020 Aug; 20(1):393. doi: 10.1186/s12887-020-02279-3.
12. Dahlseng MO, Finbraten AK, Juliusson PB, Skranes J, Andersen G, Vik T. Feeding problems, growth and nutritional status in children with cerebral palsy. Acta Paediatr 2012 Jan; 101(1):92-8. doi: 10.1111/j.1651-2227.2011.02412.x.
13. Elbasan B, Bezgin S. The effects of reflexology on constipation and motor functions in children with cerebral palsy. Pediatr Neonatol 2018 Feb; 59(1):42-7. doi: 10.1016/j.pedneo.2017.01.005.
14. Brooks JC, Strauss DJ, Shavelle RM, Tran LM, Rosenbloom L, Wu YW. Recent trends in cerebral palsy survival. Part II: individual survival prognosis. Dev Med Child Neurol. 2014 Nov; 56(11):1065-71. doi: 10.1111/dmcn.12519.
15. Bacheladenski EP, Carmo ALS. Cuidados paliativos em neurologia pediátrica. Residência Pediátrica 2021; 11:5.
16. Swiggum M, Hamilton ML, Gleeson P, Roddey T. Pain in children with cerebral palsy: implications for pediatric physical therapy. Pediatr Phys Ther. Spring 2010; 22(1):86-92. doi: 10.1097/PEP.0b013e3181cd18a7.
17. AACPDM. Care pathways: Hip surveillance. 2017.
18. Paleg GS, Smith BA, Glickman LB. Systematic review and evidence-based clinical recommendations for dosing of pediatric supported standing programs. Pediatr Phys Ther Fall 2013;25(3):232-47. doi: 10.1097/PEP.0b013e318299d5e7.

19. Novak I, Morgan C, Fahey M et al. State of the evidence traffic lights 2019: Systematic review of interventions for preventing and treating children with cerebral palsy. Curr Neurol Neurosci Rep 2020; 20(2):3. Doi: 10.1007/s11910-020-1022-z; 10.1007/s11910-020-1022-z pii. NOT IN FILE.
20. Mercuri E, Finkel RS, Muntoni F et al. Diagnosis and management of spinal muscular atrophy: Part 1: Recommendations for diagnosis, rehabilitation, orthopedic and nutritional care. Neuromuscul Disord. 2018 Feb; 28(2):103-15. doi: 10.1016/j.nmd. 2017.11.005.
21. Livingstone R, Paleg G. Enhancing function, fun and participation with assistive devices, adaptive positioning, and augmented mobility for young children with infantile-onset spinal muscular atrophy: A scoping review and illustrative case report. Disabilities 2021; 1:22.
22. Birnkrant DJ, Bushby K, Bann CM et al. Diagnosis and management of Duchenne muscular dystrophy, part 1: diagnosis, and neuromuscular, rehabilitation, endocrine, and gastrointestinal and nutritional management. Lancet Neurol 2018 Mar; 17(3):251-67. doi: 10.1016/S1474-4422(18)30024-3.
23. Birnkrant DJ, Bushby K, Bann CM, et al. Diagnosis and management of Duchenne muscular dystrophy, part 2: respiratory, cardiac, bone health, and orthopaedic management. Lancet Neurol 2018 Apr; 17(4):347-61. doi: 10.1016/S1474-4422(18)30025-5.
24. Baumann T, Das S, Jarrell JA et al. Palliative care in pediatric pulmonology. Children (Basel) 2021 Sep; 8(9). doi: 10.3390/children8090802.
25. Boland J, Martin J, Wells AU, Ross JR. Palliative care for people with non-malignant lung disease: Summary of current evidence and future direction. Palliat Med 2013 Oct; 27(9):811-6. doi: 10.1177/0269216313493467.
26. Kapnadak SG, Dimango E, Hadjiliadis D et al. Cystic Fibrosis Foundation consensus guidelines for the care of individuals with advanced cystic fibrosis lung disease. J Cyst Fibros 2020 May; 19(3):344-54. doi: 10.1016/j.jcf.2020.02.015.
27. McIlwaine MP, Lee Son NM, Richmond ML. Physiotherapy and cystic fibrosis: What is the evidence base? Curr Opin Pulm Med 2014 Nov; 20(6):613-7. doi: 10.1097/MCP.0000000000000110.
28. Radtke T, Nevitt SJ, Hebestreit H, Kriemler S. Physical exercise training for cystic fibrosis. Cochrane Database Syst Rev 2017 Nov; 11:CD002768. doi: 10.1002/14651858.CD002768.pub4.
29. Spreafico F, Barretta F, Murelli M et al. Positive impact of organized physical exercise on quality of life and fatigue in children and adolescents with cancer. Front Pediatr 2021; 9:627876. doi: 10.3389/fped.2021.627876.
30. Rubira EA, Marcon SR, Belasco AGS, Gaíva MAM, Espinhosa MM. Sobrecarga e qualidade de vida de cuidadores de criança e adolescentes com câncer em tratamento quimioterápico. Acta Paul Enferm 2012; 25(4):7.
31. Lopes OC. Qualidade de vida e funcionalidade de crianças e adolescentes com câncer. Universidade Federal de Juiz de Fora, 2019.
32. Barbosa RMF. Força muscular e atividade em crianças, adolescentes e jovens com câncer. Universidade Federal de Juiz de Fora, 2021.
33. Goretti PF. Antropometria, aspectos nutricionais, mobilidade e qualidade de vida de crianças e adolescentes com câncer. Universidade Federal de Juiz de Fora, 2021.
34. Hoffman MC, Mulrooney DA, Steinberger J, Lee J, Baker KS, Ness KK. Deficits in physical function among young childhood cancer survivors. J Clin Oncol 2013 Aug; 31(22):2799-805. doi: 10.1200/JCO.2012.47.8081.
35. Paião RCN, Dias LIN. A atuação da fisioterapia nos cuidados paliativos da criança com câncer. Ensaios e Ciência: Ciências Biológicas, Agrárias e da Saúde 2012; 16(4):17.
36. Weaver MS, Heinze KE, Bell CJ et al. Establishing psychosocial palliative care standards for children and adolescents with cancer and their families: An integrative review. Palliat Med 2016 Mar; 30(3):212-23. doi: 10.1177/0269216315583446.

Capítulo 41

Adaptações e Intervenções da Terapia Ocupacional no Ambiente Hospitalar

Daniel Ferreira Dahdah
Aide Mitie Kudo

INTRODUÇÃO

Por definição, os cuidados paliativos necessitam de especialistas em uma equipe multiprofissional que trabalhe de maneira sintonizada e coesa para prestar a devida assistência a toda a complexidade dos casos[1,2], sendo fundamental que essa equipe construa e implemente um plano terapêutico transdisciplinar para atender integralmente aos pacientes, cuidadores e familiares. Esse plano terapêutico visa alcançar o controle refinado de sintomas, uma comunicação facilitadora, compassiva e eficaz, a estimulação e manutenção do desenvolvimento e da independência funcional, a facilitação da experiência de uma vida plena dentro das possibilidades, respeitando a autonomia, os valores, as crenças e a cultura de todos os envolvidos[1]. Assim, é fundamental a inserção do terapeuta ocupacional na equipe de cuidados paliativos.

Para a terapia ocupacional, a ocupação engloba tudo aquilo em que as pessoas se engajam cotidianamente, auxiliando-as no manejo do uso do tempo e que trazem sentido e propósito para a vida, resultando em satisfação e realização pessoal. Além disso, a ocupação é central e promotora de saúde e qualidade de vida, sendo fundamental para construção da identidade e do senso de autoeficácia, regulação emocional e aprendizado social[3], podendo ser categorizada como atividades de vida diária (AVD), atividades instrumentais de vida diária (AIVD), gerenciamento da saúde, sono e descanso, educação, trabalho, brincar, lazer e participação social[4].

Os pacientes em cuidados paliativos sofrem privação ocupacional que, por sua vez, modifica o senso de identidade e de autoeficácia do doente, sendo fundamental preservar a dignidade e a independência e conservar energia para as ocupações significativas que o paciente deseja completar diariamente. Além disso, cuidadores e familiares também sofrem privação ocupacional, pois necessitam modificar completamente seu engajamento e suas prioridades ocupacionais, sentem-se exaustos e fatigados pela privação de sono e descanso e culpados por pedirem ajuda. Também referem uma solidão esmagadora, e esse isolamento faz com que não saibam como buscar ajuda para as dificuldades[5].

Na prática, os terapeutas ocupacionais preocupam-se com o modo de as pessoas interagirem com os ambientes que frequentam e com as ocupações com as quais se envolvem para assim implementar intervenções que as habilitem para o desempenho de ocupações que elas querem fazer, precisam fazer ou que seu entorno social espera que elas façam[3,6].

Para o terapeuta ocupacional que atua com crianças, as ocupações infantis são compreendidas como ações intencionais que as crianças realizam no curso de seu desenvolvimento. Ao se envolver em ocupações com a família, os amigos ou outras pessoas, a criança vai constituindo um repertório ocupacional que lhe permitirá desenvolver seus papéis enquanto criança que brinca, que estuda, que se relaciona com outras pessoas e que cuida de si própria. A participação em ocupações infantis contribui para o desenvolvimento físico, cognitivo, social e afetivo da criança e influencia diretamente a saúde e o bem-estar infantil e da família[6].

A ocupação do terapeuta ocupacional na equipe hospitalar de cuidados paliativos pediátricos (CPP) envolve tudo aquilo que a criança faz, como ela faz, o impacto do adoecimento e da internação hospitalar no fazer, os facilitadores e as barreiras, os sentidos e significados, a expressão dos sentimentos e emoções e a construção das interações sociais mediadas pelo fazer, além de considerar as necessidades da família e do cuidador.

Desse modo, o principal objetivo do terapeuta ocupacional nessa equipe é aumentar a capacidade da criança de se envolver em ocupações[3] necessárias para maximizar o desenvolvimento e prevenir atrasos por meio do que ela deseja fazer, considerando: (1) seu desenvolvimento físico, cognitivo, social e emocional; (2) sintomas e processo de adoecimento; (3) funções e estruturas do corpo; (4) habilidades de desempenho ocupacional, e (5) a necessidade de modificação das exigências da ocupação ou do ambiente para garantir sua realização.

AVALIAÇÃO DO TERAPEUTA OCUPACIONAL NA EQUIPE DE CUIDADOS PALIATIVOS PEDIÁTRICOS

A avaliação deve sempre valorizar as queixas da criança e as consequências da privação de estímulos para o desenvolvimento global e para aquisição de habilidades de desempenho ocupacional. Sempre que necessário, o terapeuta ocupacional deve utilizar escalas padronizadas e validadas para a população atendida e que forneçam dados relevantes ao planejamento da intervenção terapêutico-ocupacional. Os principais pontos a serem considerados na avaliação foram selecionados e estão descritos suscintamente a seguir:

1. Identificação da criança: nome, apelido, data de nascimento, idade cronológica, idade corrigida (se for o caso), cor, escolaridade, naturalidade e endereço.
2. Identificação do cuidador: nome, grau de parentesco, idade, cor, escolaridade, profissão e religião.
3. Identificação da queixa da criança e/ou cuidador que possa impactar o desempenho ocupacional, considerando o afastamento de pessoas e ambientes anteriormente familiares e rotinas conhecidas.
4. Avaliação de sintomas limitantes: dor, cansaço, falta de ar, sonolência, náusea, tristeza e ansiedade.
5. Rede de suporte da criança e do cuidador: pessoas, na família e na comunidade, que oferecem algum tipo de suporte (instrumental ou social) durante e após a internação; identificar equipamentos de saúde, educacionais e de assistência social para contrarreferência.
6. Histórico e avaliação do desenvolvimento neuropsicomotor: aquisição de marcos de desenvolvimento motores, cognitivos, de linguagem e de interação social da criança, cronologicamente.
7. Histórico do adoecimento: são dados que tornam possível identificar a cronologia da doença (sinais e sintomas, quando começou, hipóteses diagnósticas, reinternações, tratamentos).
8. Compreensão da criança, cuidador e família sobre a necessidade da internação, o processo de adoecimento, diagnóstico e prognóstico e tratamentos.
9. Perfil ocupacional: resumo da história e experiências ocupacionais da criança, rotina doméstica e hospitalar, interesses, valores, necessidades e contextos (pessoais e ambientais) relevantes. Inclui identificar:
    a. O histórico ocupacional: considerar a história de vida da criança no contexto familiar e social antes da internação, adoecimento ou agravo e identificar a rotina e as relações pessoais (familiares, amigos e colegas) prévias.
    b. O repertório ocupacional: identificar quais as ocupações infantis que a criança desempenha e que são de seu interesse (inclui AVD, AIVD, brincar, atividades educacionais, lazer e participação social).
    c. Desempenho ocupacional: identificar como a criança desempenha as ocupações infantis, o grau de assistência necessário e se há privação ocupacional decorrente do processo de adoecimento. Atentar para e considerar a faixa etária e possível dependência por restrição clínica, principalmente para o desempenho: (i) do brincar (grau de independência, se existe necessidade de adaptação/modificação do brincar, se é o brinquedo adequado), e (ii) das AVD (grau de dependência para banho, higiene, alimentação, vestuário e mobilidade funcional).
10. Avaliação das funções neuromusculoesqueléticas e relacionadas com movimento (mobilidade e estabilidade articular, tônus, força e resistência muscular, reflexos motores, reações motoras involuntárias, controle motor e padrões de marcha) e habilidades motoras (posicionamento do corpo, alcance e manipulação de objetos, mover-se e mover os objetos no ambiente, fluidez e ritmo, mobilidade funcional no leito e no ambiente).
11. Avaliação das funções mentais globais (consciência, orientação auto e alopsíquica, temperamento) e específicas (atenção, memória, percepção, pensamento, crítica, julgamento, formação de conceitos, regulação, amplitude e adequação das emoções) e das habilidades

processuais (foco, ritmo, finalização da tarefa, aplicação do conhecimento, organização do tempo, dos espaços e objetos, correção do desempenho).
12. Avaliação das habilidades de interação social (iniciar e terminar interação, postura durante a interação, produção, manutenção, modulação e adaptação para a interação social).
13. Avaliação das funções sensoriais (visão, audição, vestibular, paladar, tátil, proprioceptiva e interoceptiva).
14. Monitoramento das funções cardíacas (pressão arterial, hipotensão postural batimentos por minuto), respiratórias (frequência e ritmo) e da pele (integridade, feridas, úlceras).

ABORDAGEM TERAPÊUTICO-OCUPACIONAL À CRIANÇA EM CUIDADOS PALIATIVOS NO AMBIENTE HOSPITALAR

O terapeuta ocupacional, após a avaliação, identifica e prioriza as demandas e necessidades da criança, do cuidador e de sua família e estabelece os objetivos terapêutico-ocupacionais a serem atingidos no tratamento.

Alguns objetivos das intervenções do terapeuta ocupacional da equipe hospitalar de CPP incluem:

1. Auxiliar a criança, o cuidador e a família a compreender melhor e a enfrentar o processo de adoecimento, tratamento e internação, favorecendo a aceitação e a adesão, bem como o gerenciamento do regime terapêutico. Em pediatria, a utilização de jogos, brinquedos, brincadeiras e outros recursos expressivos (p. ex., artes gráficas, pintura, criação e contação de histórias) é fundamental para auxiliar a criança no entendimento e enfrentamento do processo de adoecimento e do tratamento, incluindo o período de internação hospitalar.
2. Implementar técnicas específicas para aquisição, manutenção e recuperação de marcos e prevenção de possíveis atrasos no ambiente hospitalar, considerando: (a) a condição clínica da criança e que a imobilização em consequência de sondas e acesso venoso é uma barreira para experimentação psicomotora; (b) a orientação do cuidador quanto ao desenvolvimento da criança e às estratégias para reorganização do ambiente a fim de minimizar a privação sensorial e a restrição ambiental; (c) a vigilância do desenvolvimento neuropsicomotor por meio de instrumentos validados enquanto guias para intervenção.
3. Elaborar estratégias de intervenção com foco nas habilidades de desempenho ocupacional (motoras, processuais e de interação social). Consiste em estimulação, manutenção e/ou recuperação dessas habilidades, potencializando a independência da criança e sua participação nas ocupações significativas e de interesse. Em pediatria, terapeutas ocupacionais utilizam o brincar como estratégia central das intervenções por ser a principal ocupação infantil e remeter ao que é conhecido pela criança, pois faz parte de seu universo e contribui para o desenvolvimento físico, cognitivo, social e afetivo da criança.
4. Orientar técnicas de conservação de energia que vão facilitar o desempenho ocupacional sem a exacerbação de sintomas visando: (a) diminuir o esforço físico ao simplificar as exigências da ocupação; (b) utilizar adaptações e recursos de tecnologia assistiva para facilitar e favorecer o desempenho da ocupação; (c) definir prioridades e organização do ambiente para evitar gasto de energia desnecessário; (d) reorganizar a rotina e reestruturar a vida ocupacional, graduando e intercalando as ocupações com períodos de descanso.
5. Realizar manejo não farmacológico da dor. As estratégias de manejo físico da dor incluem a utilização de calor/frio, acupuntura, massagem, aromaterapia, cinesioterapia e posicionamento. As estratégias de manejo cognitivo da dor consistem em técnicas guiadas de respiração, relaxamento e distração.
6. Favorecer a independência para AVD e AIVD, considerando o desenvolvimento e as ocupações infantis: (a) analisar se a dependência é temporária ou permanente; (b) identificar se a criança tem as habilidades de desempenho de acordo com as exigências da ocupação; (c) considerar a utilização de sondas, drenos e acesso venoso como fator limitante para realização de AVD e AIVD e propor estratégias de modificação e/ou compensação; (d) realizar treino, orientação e adaptação na realização e no ambiente para obter máxima independência possível com segurança.
7. Avaliar, prescrever e confeccionar dispositivos de tecnologia assistiva para prevenir contraturas e deformidades e proporcionar conforto, alívio de dor e aquisição de maior independência para favorecer a participação da criança nas ocupações. Em pediatria, é necessária a reavaliação constante do dispositivo devido ao crescimento ponderoestatural e às alterações estruturais decorrentes do quadro clínico (p. ex., edema ou caquexia). Em casos recentes de instalação da incapacidade, avaliar a ortetização precoce e seguimento ambulatorial após a alta hospitalar.
8. Avaliar habilidades e indicar a melhor estratégia de comunicação alternativa e ampliada (CAA): (a) utilizada para pacientes que perderam temporária ou definitivamente a capacidade de fala ou escrita funcional ou que apresentam defasagem entre sua necessidade comunicativa e a habilidade de falar e/ou escrever; (b) trata-se de um conjunto de ferramentas (pranchas, *softwares*, vocalizadores, acionadores), estratégias (símbolos, figuras, frases, alfabeto) e técnicas

de seleção (direta, varreduras, codificação); (c) muito utilizada com pacientes em ventilação mecânica, com traqueostomia ou com sequelas neurológias que impossibilitem a comunicação oral; (d) durante a internação, uma possibilidade é confeccionar pranchas de comunicação contendo figuras e símbolos relacionados com as necessidades básicas do paciente para que ele possa sinalizá-las; (e) para crianças alfabetizadas, a prancha de comunicação pode ser composta por letras do alfabeto e frases prontas, como "estou com dor", "estou com sede", "estou com fome', "estou com sono", "trocar fralda', "estou com medo", "quero minha mãe"; (f) a prancha de comunicação deve ser individualizada, considerando o estado clínico atual e as necessidades de cada paciente.

9. Orientação quanto ao posicionamento adequado no leito e na poltrona. Engloba a confecção, utilização e orientação da equipe, do cuidador e da família sobre o uso de coxins, almofadas e rolos com o objetivo de prevenir lesão por pressão, posturas viciosas, contraturas e deformidades, proporcionando maior conforto e alívio da dor ao paciente.

10. Orientações para o cuidador e a família: pretendem ampliar a compreensão da família: (a) sobre o processo de adoecimento, necessidade de internação e prognóstico, auxiliando o enfrentamento e a organização familiar para os cuidados; (b) sobre o desenvolvimento neuropsicomotor, a fim de tê-la como parceira da estimulação, facilitando as experimentações psicomotoras da criança; (c) sobre as ocupações infantis, habilidades da criança e exigências ocupacionais, melhorando o desempenho ocupacional da criança e minimizando a dependência; (d) sobre o estresse do cuidador, ajudando a família na organização e divisão do cuidado; (e) sobre a morte, o morrer e o luto diante da irreversibilidade do quadro. A comunicação de más notícias e a comunicação não violenta são habilidades do terapeuta ocupacional para estabelecer comunicações claras e empáticas com os familiares de crianças em CPP.

Com os objetivos definidos, o terapeuta ocupacional seleciona as estratégias que serão utilizadas para dirigir a intervenção e atingir as metas do plano terapêutico, utilizando-se de diferentes abordagens. Entende-se como abordagem um conjunto de estratégias terapêutico-ocupacionais específicas com características, elementos e objetivos comuns e direcionados para o mesmo foco.

A definição das abordagens que serão utilizadas pelo terapeuta deve ser pautada na melhor evidência científica, centrada nos interesses da criança e de sua família, com base na ocupação e referenciada pela negociação entre os dados obtidos na(s) avaliação(ões), as demandas e necessidades da criança, da família e da equipe e os resultados esperados com a intervenção.

As abordagens centradas nos interesses da criança e de sua família (centradas no cliente) reúnem informações para compreensão do que é importante e significativo no momento (ou seja, o que a criança, o cuidador e a família querem e precisam fazer) e para identificar experiências e interesses pregressos que possam elucidar facilitadores e barreiras para o engajamento ocupacional atual. Os envolvidos no processo terapêutico (criança, cuidador, família) participam ativamente da construção dos objetivos, e suas necessidades e metas são consideradas prioritárias e colocadas como centro da avaliação, intervenção e resultados esperados. É por meio dessas informações que o terapeuta ocupacional identifica as prioridades e os resultados desejados que levarão ao envolvimento em ocupações que apoiam a participação na vida diária[4,7].

As abordagens baseadas na ocupação envolvem a criança na ocupação (cliente na ocupação) para avaliar ou intervir. Brincar, tomar banho, alimentar-se, dormir, tomar o remédio e contar histórias são estratégias utilizadas de acordo com a escolha ocupacional da criança, considerando níveis desejáveis de prazer, produtividade e restauração. A intervenção hospitalar deve aproximar-se do que normalmente acontece na vida cotidiana da criança e de sua família[8].

O Quadro 41.1 mostra possibilidades de estratégias específicas junto à criança, à família e à equipe.

CONSIDERAÇÕES FINAIS

A terapia ocupacional está interligada aos CPP na medida em que propõe intervenções centradas na criança, orientadas para a família e consistentes com seus valores, crenças e espiritualidade. Atua para proporcionar alívio de sintomas e qualidade de vida e tem como foco oferecer à criança possibilidades de experimentação psicomotora, aquisição e manutenção de marcos de desenvolvimento neuropsíquico-motor e de habilidades de desempenho ocupacional, bem como retardar ao máximo as perdas provocadas pelo processo de adoecimento, auxiliando a criança a viver o mais ativamente possível, engajando-se nas ocupações infantis que ela deseja, que são significativas e que ajudam a conectá-la com seu sentido de vida. Nenhuma criança deve ficar sem brincar ou explorar o mundo. Além disso, a intervenção terapêutico-ocupacional oferece apoio à família e aos cuidadores durante a doença do paciente, cobrindo também o processo de luto. Por fim, toda criança deve ter direito a uma assistência digna e de qualidade, o que inclui a intervenção terapêutico-ocupacional.

Quadro 41.1 Exemplos de atuação do terapeuta ocupacional da equipe de cuidados paliativos pediátricos no ambiente hospitalar junto à criança, à família e à equipe

Abordagem	Definição (adaptado de AOTA, 2020)	Exemplos
Promoção da saúde	Inclui estratégias que antecedem a existência de alterações no engajamento ocupacional. Fornece meios para o enriquecimento das experiências mediadas pelo desempenho ocupacional em diferentes contextos	**Criança:** utilizar diferentes espaços do hospital para que a criança possa realizar suas ocupações, minimizando a restrição ambiental e a privação sensorial **Família:** auxiliar o familiar/acompanhante a estruturar uma rotina intra-hospitalar que inclua as ocupações infantis e a divisão do cuidado com a criança, evitando a sobrecarga e o cuidado de si **Equipe:** orientar quanto aos interesses e desejos da criança a fim de facilitar a aproximação e a vinculação
(R)estabelecer habilidades	Inclui estratégias para estabelecer uma habilidade ou competência não desenvolvida ou restaurar alguma que tenha sido afetada	**Criança:** realizar atendimentos e intervenções voltados para aquisição ou restauração de habilidades motoras, processuais e de interação social da criança **Família:** orientar a família sobre a importância das estratégias de manutenção de estímulos adequados ao desenvolvimento infantil durante a internação hospitalar **Equipe:** traçar um plano de intervenção multidisciplinar a fim de potencializar a aquisição de marcos do desenvolvimento de acordo com cada especialidade envolvida no caso
Manter habilidades	Inclui estratégias que permitirão preservar as habilidades de desempenho ocupacional de modo a continuar a satisfazer as necessidades ocupacionais do paciente. Parte-se do pressuposto de que sem uma intervenção contínua de manutenção o desempenho ocupacional ficaria deficitário e as necessidades ocupacionais não seriam satisfeitas, afetando assim a saúde, o bem-estar e a qualidade de vida	**Criança:** planejar intervenções em que a criança possa utilizar as habilidades de desempenho já adquiridas por meio de ocupações significativas **Família:** auxiliar a família a criar momentos de co-ocupações (fazer a criança brincar, jogar, estudar), facilitando para que ela permaneça engajada em ocupações significativas e mantenha a rotina estruturada **Equipe:** informar a equipe quanto às habilidades preservadas da criança e orientar sobre manejos que possam favorecer o máximo grau de independência na realização das ocupações infantis
Modificar o desempenho ocupacional	Inclui estratégias para modificar as exigências da ocupação por meio de estratégias compensatórias ou modificações ambientais	**Criança:** utilizar recursos de tecnologia assistiva para facilitar o desempenho da ocupação (engrossadores, talheres e pratos adaptados, adaptações para escrita) e de comunicação alternativa e ampliada para facilitar a comunicação, além de implementar técnicas de conservação de energia **Família:** auxiliar a família a simplificar as exigências da ocupação a fim de assegurar a participação da criança nas tarefas que ela tenha habilidade para realizar (colocar a pasta na escova para que a criança escove sozinha com a escova de dente adaptada) **Equipe:** incentivar que outros profissionais também se utilizem dos recursos tanto de tecnologia assistiva como de comunicação a fim envolver a criança no próprio processo de cuidado
Prevenir perdas e incapacidades	Inclui estratégias para evitar a ocorrência ou a evolução de perdas ou incapacidades que vão limitar o engajamento ocupacional	**Criança:** indicação, confecção, avaliação e reavaliação do uso de órteses **Família:** ensinar os familiares sobre massagem, mobilização passiva das articulações, oferta de estímulos multissensoriais e manutenção das articulações em posições funcionais **Equipe:** auxiliar a equipe a realizar posicionamentos a fim de garantir a manutenção da amplitude de movimentos articulares e evitar posturas viciosas e deformidades

Referências

1. American Journal of Occupational Therapy. Occupational therapy practice framework: domain and process. 4. ed. American Journal of Occupational Therapy 2020; 74(Suppl 2):1-87. doi: https://doi.org/10.5014/ajot.2020.74S2001.
2. Fisher AG. Occupation-centred, occupation-based, occupation-focused: Same, same or different? Scandinavian Journal of Occupational Therapy 2013; 21(Suppl 1):96-107. doi: 10.3109/11038128.2014.952912.
3. Folha DRSC, Della Barba PCS. Produção de conhecimento sobre terapia ocupacional e ocupações infantis: Uma revisão de literatura. Cadernos Brasileiros de Terapia Ocupacional [online] 2020; 28(1):227-45. doi: https://doi.org/10.4322/2526-8910.ctoAR1758.
4. Keesing S, Rosenwax L. Is occupation missing from occupational therapy in palliativecare? Australian Occupational Therapy Journal 2011; 58(5):329-36. doi: 10.1111/j.1440-1630.2011.00958.x.
5. Pontes T, Polatajko H. Habilitando ocupações: Prática baseada na ocupação e centrada no cliente na Terapia Ocupacional. Cadernos Brasileiros De Terapia Ocupacional 2016; 24(2):403-12. doi: https://doi.org/10.4322/0104-4931.ctoARF0709.
6. Radbruch L et al. Redefining palliative care – A new consensus-based definition. Journal of Pain and Symptom Management 2020; 60(2):754-64. doi: https://doi.org/10.1016/j.jpainsymman.2020.04.027.
7. World Federation of Occupational Therapists. Definition of occupational therapy. Disponível em: https://www.wfot.org/about/about-occupational-therapy.
8. World Health Organization. National cancer control programmes: Policies and managerial guidelines. 2. ed. Geneva: WHO, 2002. Disponível em: https://apps.who.int/iris/handle/10665/42494.

Práticas Integrativas em Cuidados Paliativos Pediátricos

Capítulo 42

Aline Maria de Oliveira Rocha
Iole Miriam Lebensztajn
Simone Brasil de Oliveira Iglesias

Tratar alguém é, sempre, em certo grau, decidir empreender, ao serviço da vida, qualquer experiência.
(G. Canguilhem)

INTRODUÇÃO

Como um reflexo da necessidade de avaliar e melhorar a qualidade de vida das crianças diagnosticadas com condições crônicas complexas – condições que perdurem ao menos 12 meses ou nas quais a morte intervenha antes e acometam um ou mais sistemas de órgãos ou necessitam de atendimento pediátrico especializado, geralmente severas e/ou associadas à vulnerabilidade clínica[1,2] – e, portanto, com indicação de cuidados paliativos, somadas à insatisfação de pacientes e familiares com a medicina ocidental tradicional, a qual é centrada apenas na doença e não leva em consideração todas as dimensões do indivíduo, observa-se a expansão da medicina integrativa em saúde (MIS) e da medicina complementar e alternativa (MCA), integrando-se ao suporte paliativo[3].

A MIS e a MCA constituem um grupo de práticas médicas, produtos ou até mesmo um sistema médico completo que historicamente não fazem parte da medicina convencional e que parecem alcançar benefícios no controle de sintomas, promoção de bem-estar e qualidade de vida ao usuário[4]. Os termos utilizados para caracterizar essas práticas são comumente confundidos mesmo entre os profissionais da saúde. Apesar de comporem terapias consideradas não convencionais, quando usadas com a medicina tradicional ocidental, são consideradas "complementares", porém, se essa prática ocupa o lugar da medicina convencional, passa a ser considerada "alternativa", ainda que esteja presente em pequena parcela dos usuários[4].

A expressão *medicina integrativa* também pode ser empregada e geralmente combina abordagens convencionais e complementares de maneira harmônica e coordenada, uma vez que as fronteiras entre a MCA, a MIS e a medicina convencional não são absolutas, sendo frequente a incorporação em intervenções de cuidados paliativos. A MIS enfatiza a abordagem holística e focada no paciente e consiste em terapias que se integram, auxiliam e otimizam o tratamento convencional como coadjuvantes terapêuticos, oferecendo suporte e acesso a recursos disponíveis, que incluem cuidados com a mente, o corpo e o espírito[5].

As aplicações de MCA e MIS em crianças doentes têm ganhado popularidade e importância em todo o mundo, especialmente pelo enfoque no cuidado holístico e multidimensional, incluindo componentes sociais, espirituais e mentais e, assim como os cuidados paliativos, apesar de formas de atuação e objetivos diferentes, têm em comum a abordagem que prioriza o benefício do paciente[5,6].

O Centro Nacional de Medicina Complementar e Alternativa dos Institutos Nacionais de Saúde dos Estados Unidos (NIH) agrupa as práticas de MIS/MCA em categorias amplas[7]:

1. **Sistemas médicos completos:**
   - **Medicina ayurvédica:** princípios relativos à saúde do corpo físico e espirituais tradicionais da cultura indiana, unindo bem-estar e saúde a partir do princípio de que tudo que é consumido tem impacto direto no corpo físico e emocional, recorrendo à culinária, à meditação e às massagens.
   - **Homeopatia:** baseada no princípio vitalista e no uso da lei dos semelhantes, utiliza preparações diluídas de substâncias cujos efeitos visam aliviar sintomas e sinais clínicos dos pacientes.
   - **Medicina antroposófica:** abordagem médico-terapêutica complementar, de base vitalista, modelo de atenção organizado de maneira transdisciplinar no cuidado integral em saúde.
   - **Naturopatia:** tem por base uma abordagem holística com a prevenção de doenças mediante diminuição do estresse e alterações na dieta e no estilo de vida.
   - **Medicina tradicional chinesa:** filosofia segundo a qual a doença resulta de fluxo impróprio da força vital (Qi), o qual é restabelecido pelo equilíbrio de forças opostas, yin e yang, retrata simbolicamente as leis da natureza e valoriza a inter-relação harmônica entre as duas partes, visando à integridade. Inclui a teoria dos cinco movimentos, que atribui a todas as coisas e fenômenos, também no corpo, uma das cinco energias (madeira, fogo, terra, metal, água).

2. **Medicina mente-corpo:**
   - **Meditação:** técnicas para focar a mente em um objeto, pensamento ou atividade em particular, produzindo um relaxamento que se contrapõe à ativação excessiva de vias neuronais resultante do estresse repetido, ajudam a tolerar e regular melhor o desconforto. Auxilia o alívio da ansiedade, dor, depressão, estresse, insônia etc.
   - **Yoga:** tradição indiana com práticas psicofísicas associada à meditação que é promissora em aliviar a dor e o estresse, aumentar a autoestima e favorecer o autocuidado, a promoção da saúde e a qualidade de vida.
   - **Qi gong:** visa à mobilização da energia sutil do corpo (Qi), à correção de desarmonias e ao restabelecimento do equilíbrio da saúde física e emocional do praticante, unindo as habilidades de luta, expansão e consciência física e mental.
   - **Tai chi chuan:** arte marcial chinesa interna, de orientação taoísta, combina exercícios corporais milenares que envolvem a respiração, a concentração e os preceitos da medicina tradicional chinesa.
   - **Hipnoterapia:** indução de um estado de transe para facilitar o relaxamento e melhorar a adesão ao tratamento; pode aliviar a dor do câncer em pacientes adultos e pediátricos.
   - **Cura espiritual/fé:** uso de recursos religiosos no tratamento de doenças, como cirurgias espirituais e recebimento de passes magnéticos.
   - **Musicoterapia:** prática com música no contexto clínico de tratamento, reabilitação ou prevenção de saúde e bem-estar entre um musicoterapeuta e uma pessoa ou grupo, pode ser receptiva (passiva) e/ou ativa, mais comumente baseada na teoria psicanalítica, humanística, comportamental-cognitiva ou de desenvolvimento.

3. **Terapias baseadas em biologia:**
   - **Fitoterapia:** uso de plantas medicinais em suas diferentes formas farmacêuticas, sem a utilização de substâncias ativas isoladas, ainda que de origem vegetal.
   - **Aromaterapia:** utiliza o aroma e as partículas liberadas por diferentes óleos essenciais para estimular o sistema neuroquímico, ajudando a aliviar os sintomas de ansiedade, insônia e depressão e a promover o bem-estar.

4. **Práticas manipulativas e corporais:**
   - **Acupuntura:** procedimentos que promovem o estímulo preciso de locais anatômicos definidos por meio da inserção de agulhas filiformes metálicas para promoção, manutenção e recuperação da saúde, bem como para prevenção de agravos e doenças. Eficaz no alívio de náuseas e vômitos relacionados com a quimioterapia, pode contribuir para controle da dor.
   - **Quiropraxia:** trata os distúrbios osteomusculares por meio de orientação quanto aos hábitos dos pacientes, reorganização da postura, utilizando técnicas específicas e exercícios, e, principalmente, realizando manobras precisas que podem restaurar as articulações e retomar a funcionalidade do corpo.
   - **Manipulação osteopática:** consiste em técnicas terapêuticas manuais usadas para auxiliar no tratamento de doenças. Trata as disfunções somáticas vertebrais ou a hipomobilidade vertebral por meio de movimentos de deslizamento e rotação.
   - **Massagem terapêutica:** manipulação dos tecidos moles do corpo usando técnicas manuais e aplicando pressão e tração com redução dos níveis de estresse e ansiedade, podendo contribuir para controle da dor.
   - **Reflexologia:** pressão manual aplicada a áreas ou zonas específicas dos pés (às vezes em mãos ou orelhas) que correspondem a outras áreas ou órgãos do corpo, auxiliando o controle da dor, insônia e estresse.

- **Relaxamento:** resulta em normalização do suprimento sanguíneo para os músculos e diminuição do consumo de oxigênio, da frequência cardíaca, da respiração e da atividade musculoesquelética. Tem o potencial de aumentar o bem-estar e pode contribuir para controle da dor.
5. **Medicina energética:**
    - **Reiki:** criada no Japão, essa técnica consiste na imposição de mãos para transferência de energia de uma pessoa para outra a fim de alinhar centros de energia do corpo, promovendo o equilíbrio energético para manter o bem-estar físico e mental.
    - **Toque terapêutico:** utilização da energia do terapeuta (biocampo) para influenciar o campo biológico do paciente de modo a reduzir a ansiedade e aumentar a sensação de bem-estar.

O emprego cada vez mais frequente de MCA e MIS em pediatria tem diversos objetivos, como fortalecer o sistema imunológico, melhorar a força interior da criança, proporcionar estabilização física e mental com redução do estresse e da ansiedade, aumentar a eficácia dos medicamentos convencionais, auxiliar o gerenciamento de sintomas secundários a efeitos colaterais do tratamento sem a necessidade de um novo arsenal farmacológico e, finalmente, apoiar a criança no enfrentamento da doença, ou seja, proporcionar melhor qualidade de vida independentemente das circunstâncias[8].

As crianças, pelos motivos citados, podem tornar-se consumidoras significativas de terapias complementares e integrativas, apesar das controvérsias quanto ao uso desses recursos em razão da escassez de ensaios clínicos que comprovem sua eficácia e segurança[9]. Os estudos sobre a adoção de práticas integrativas em pacientes pediátricos limitam-se, em sua maioria, aos pacientes oncológicos e são muito inconsistentes, com prevalência variando de 6% a 91% (a maioria dos levantamentos na faixa de 20% a 60%)[10].

No Brasil, o debate sobre as práticas integrativas e complementares surgiu em meados dos anos 1970/1980, durante a 8ª Conferência Nacional de Saúde, um espaço de visibilidade das demandas e necessidades da população por uma nova cultura de saúde que questiona o modelo hegemônico de cuidado, o qual excluía outras formas de produzir e legitimar saberes e práticas. Contudo, apenas no ano de 2006 o Ministério da Saúde aprovou, por meio da Portaria GM/MS 971, a Política Nacional de Práticas Integrativas e Complementares em Saúde (PNPIC), que instituiu no Sistema Único de Saúde (SUS) abordagens de cuidado integral à população por meio de outras práticas que envolvem recursos terapêuticos diversos[11].

A princípio, as práticas disponibilizadas para os usuários do SUS foram fitoterapia, acupuntura, medicina antroposófica, medicina tradicional chinesa e homeopatia. Gradativamente, novas práticas foram sendo incorporadas, e a partir de 2017, com o lançamento de portaria mais recente, foram incluídas também apiterapia, arteterapia, biodança, bioenergética, constelação familiar, cromoterapia, dança circular, geoterapia, hipnoterapia, ayurveda, reiki, meditação, musicoterapia, naturopatia, osteopatia, ozonioterapia, quiropraxia, reflexoterapia, shantala, terapia de florais, yoga e termalismo social[11].

O uso de determinada prática é decidido com base no estágio de desenvolvimento e da saúde da criança, bem como de acordo com o objetivo do momento – por exemplo, a prática de yoga e massagem pode ajudar a manter o movimento, o tônus muscular e a força, enquanto a massagem e a reflexologia podem aliviar a dor muscular. Crianças e adolescentes podem hesitar em virtude do medo, e uma estratégia eficaz pode consistir em observar inicialmente uma sessão em outro paciente, pai ou irmão[12].

A MCA e a MIS podem abranger pais, irmãos e outros familiares que também costumam apresentar sofrimento psíquico e físico durante o processo de doença da criança e durante a fase subsequente do luto[13,14].

O Quadro 42.1 apresenta os principais sintomas em cuidados paliativos e as práticas que podem ser recomendadas.

A MCA/MIS deve basear-se em evidências que demonstrem benefício, de preferência com a padronização da aplicação de modo a minimizar o risco de contaminação, adulteração, dose e preparação inadequada no caso de

Quadro 42.1 Principais sintomas passíveis de controle por meio da medicina integrativa

Dor	Acupuntura Quiropraxia Toque terapêutico Reiki Técnicas meditativas
Náuseas e vômitos	Acupuntura Fitoterapia Aromaterapia Reiki Técnicas meditativas Medicina antroposófica
Insônia	Tradicional medicina chinesa Fitoterapia Reiki Aromaterapia Medicina antroposófica
Ansiedade, estresse	Yoga *Mindfullness* Tai chi chuan Aromaterapia Ayurveda
Fadiga	Reiki Acupuntura Tradicional medicina chinesa Ayurveda

fitoterápicos/óleos, evitando que se tornem um fardo para a equipe de saúde, o paciente e a família ou um obstáculo para a adesão ao tratamento[14].

CONSIDERAÇÕES FINAIS

As práticas integrativas podem ter objetivos preventivos, de manutenção ou curativos e devem ser indicadas de maneira precoce a fim de evitar a cronicidade dos sintomas e ajudar a antecipar problemas futuros. A elaboração de estudos clínicos de qualidade é dificultada pela grande variação de uso das práticas integrativas. Em razão do desconhecimento e do estranhamento quanto à medicina não tradicional, muitos profissionais simplesmente desaconselham e desaprovam seu uso. A medicina integrativa não rejeita a medicina convencional nem aceita terapias alternativas indiscriminadamente. Uma boa medicina é baseada em boa ciência e é orientada pela investigação e a abertura para novos paradigmas.

Apesar disso, a popularidade dessas práticas tem sido cada vez maior, havendo subnotificação de seu uso, o que demonstra à equipe de saúde assistente a necessidade de manter-se aberta à discussão, ao entendimento e até mesmo à recomendação de algumas modalidades que mais se apliquem a cada criança acompanhada[13]. Para fornecerem o apoio holístico proposto pelos CPP, os profissionais da saúde devem estar familiarizados e abertos para essa prática[12].

Uma possível estratégia para disseminação dessa prática de cuidados integrativos pode ser o aumento da oferta desse tipo de serviço aos próprios profissionais da saúde[15]. O benefício pode ser duplo: em primeiro lugar, nesses profissionais constantemente expostos a situações de estresse, luto e alta demanda, essas práticas podem favorecer a auto-observação e o autocuidado, prevenindo e aliviando situações de *burnout*; em segundo lugar, os profissionais que vivenciam essas práticas têm melhor apreciação do que está sendo oferecido aos pacientes e as indicam com mais frequência e mais precisão.

Referências

1. Cohen E, Kuo DZ, Agrawal R et al. Children with medical complexity: An emerging population for clinical and research initiatives. Pediatrics 2011; 127:529-38.
2. Iglesias SOB, Zollner ACR, Constantino CF. Cuidados paliativos pediátricos. Resid Pediatr 2016; 6(Supl.1):46-54.
3. Schutze T, Langler A, Zuzak TJ, Schmidt P, Zernikow B. Use of complementary and alternative medicine by pediatric oncology patients during palliative care. Support Care Cancer 2016; 24(7): 2869-75.
4. Mc Cann LJ, Newell SJ. Survey of paediatric complementary and alternative medicine use in health and chronic illness. Arch Dis Child 1991; (2):173-4.
5. Kassebaum N. Child and adolescent health from 1990 to 2015: Findings from the global burden of diseases, injuries, and risk factors. JAMA Pediatrics 2017; 171(6):573-92.
6. Tamburro RF. Care goals and decisions for children referred to a pediatric palliative care program. Journal of Palliative Medicine 2011; 14(5):607-13.
7. National Center for Complementary and Alternative Medicine. Exploring the science of complementary and alternative medicine: Third strategic plan 2011-2015. NIH 2011; 458:11-7643.
8. Connor SR, Downing J, Marston J. Estimating the global need for palliative care for children: A cross-sectional analysis. Journal of Pain and Symptom Management 2017; 53(2):171-7.
9. Wright LD. Complementary and alternative medicine for hospice and palliative care. American Journal of Hospice & Palliative Medicine 2004; 21(5):327-30.
10. Kelly KM. Complementary and alternative medical therapies for children with cancer. Eur J Cancer 2004; 40:2041-6.
11. Brasil. Ministério da Saúde. Secretaria de Atenção à Saúde. Departamento de Atenção Básica. Política Nacional de Práticas Integrativas e Complementares no SUS – PNPIC-SUS / Ministério da Saúde, Secretaria de Atenção à Saúde, Departamento de Atenção Básica. 2006.
12. Zuzak TJ, Bonkova J, Careddu D et al. Use of complementary and alternative medicine by children in Europe: Published data and expert perspectives. Complement Ther Med 2013; 21(Suppl 1): S34-47.
13. Clerici CA, Veneroni L, Giacon B, Mariani L, Fossati-Bellani F. Complementary and alternative medical therapies used by children with cancer treated at an Italian pediatric oncology unit. Pediatr Blood Cancer 2009; 53(4):599-604.
14. Tomlinson D, Hesser T, Ethier MC, Sung L. Complementary and alternative medicine use in pediatric cancer reported during palliative phase of disease. Support Care Cancer 2001; 19(11):1857-63.
15. Millspaugh J, Errico C, Mortimer S, Kowalski MO, Chiu S, Reifsnyder C. Jin Shin Jyutsu® self-help reduces nurse stress: A randomized controlled study. J Holist Nurs 2021 Mar; 39(1):4-15.

Sexualidade do Adolescente em Cuidados Paliativos

Capítulo 43

Esther Angélica Luiz Ferreira
Tatiana Mattos do Amaral

INTRODUÇÃO

A adolescência implica uma separação simbólica e a inscrição de um nome a partir de um desejo próprio. A adolescência, enquanto uma operação psíquica, consiste em um trabalho de reposicionamento subjetivo diferente do lugar ocupado na infância. A partir de apostas, ideais, perdas e luto, transcorre a passagem da infância para a vida adulta.

A capacidade simbólica insuficiente diante das convocações sociais predispõe ambiguidades, insegurança e impulsividade na tomada de decisões, deixando os adolescentes angustiados e vulneráveis a inúmeros riscos psíquicos e biológicos.

Há mudanças em relação à dependência com os pais, bem como uma busca por novos grupos de pares. A puberdade invade o corpo infantil. A imagem corporal se modifica e se perturba com a irrupção do potencial do corpo e do desejo sexual. Empenha-se em dar um sentido ao corpo púbere, que progressivamente se concretiza na construção de um corpo, objeto de desejo para o outro. Serão possíveis experimentações, encontros e definição progressiva dos objetos amorosos, além da compreensão da complexidade do encontro com o outro. Vivencia-se a sexualidade e explora-se a identidade sexual e de gênero. O adolescente se faz presente no encontro com seus pares.

Com o aumento do prognóstico dos pacientes assistidos pelos cuidados paliativos pediátricos (CPP), as crianças se tornam adolescentes que trazem consigo peculiaridades próprias da fase, como a sexualidade. Questões como o início da vida sexual, doenças sexualmente transmissíveis e gravidez precisam ser tratadas com a mesma importância de outras questões no plano de cuidados desses pacientes.

SEXUALIDADE

A medicina e a sexualidade têm uma parceria normativa e histórica com a marca preponderante do cristianismo no conceito de sexualidade atual. A medicina, a partir de seus documentos normativos, define ao longo da história as normas sexuais e os padrões da sexualidade, padrões e normas que não respondem aos determinantes sociais, culturais e éticos atuais da sexualidade humana. Essa herança histórica do conceito da sexualidade forjado no discurso médico, científico e jurídico, fundamentada no conceito binário (pressupõe uma adaptação do sexo biológico ao gênero e ao desejo) e encarnada como a verdade mais íntima e imutável da pessoa humana, promove uma ruptura do sujeito na constituição de sua sexualidade, quando o separa de seu contexto cultural e espaço social. Diante disso, a sexualidade pode ser entendida como um conjunto de práticas e discursos que permite, em um momento sócio-histórico específico, o laço social.

A saúde sexual é um estado de saúde física, emocional, mental e de bem-estar social em relação à sexualidade. A sexualidade, por sua vez, é um aspecto central do ser humano ao longo de toda sua vida e nela estão circunscritos elementos relativos ao sexo, às identidades e aos papéis de gênero, à orientação sexual, ao prazer, à intimidade e à reprodução. A Organização Mundial da Saúde (OMS) entende a sexualidade como influenciada pela interação de fatores biológicos, psicológicos, sociais, econômicos, políticos, culturais, legais, históricos, religiosos e espirituais.

A puberdade pode ser entendida como uma contingência biológica que transforma o corpo infantil e que impõe funções e atributos do corpo adulto. Há a partir daí o imperativo de um novo significado para a imagem corporal e uma adaptação a uma nova fisiologia. Esse novo despertar causa angústia – o sujeito adolescente não sabe *a priori* como subjetivar esse novo corpo. Como fazer com que esse corpo atraia e sustente o olhar do outro? Através do ato, da voz, ocupando o lugar de objeto que satisfaça o desejo do outro? Os diferentes modos de sexuação constituem enigmas. A busca por respostas converge em constantes experimentações da sexualidade. As mudanças puberais podem evidenciar a noção de não pertencimento ao gênero com o qual a pessoa se identifica, e a não identificação com essas marcas corpóreas pode resultar em sofrimento.

O contexto cultural, marcado por desenvolvimento tecnológico, menores barreiras sociais e familiares (menos interdições e limites) e novos dilemas éticos, produz a construção de corpos com variados contornos. Cirurgias plásticas, regimes radicais, tatuagens, *piercings*, anabolizantes e hormônios fazem parte do arsenal utilizado de maneira singular pelo sujeito na medida em que vai se reposicionando em relação ao sexo biológico (macho, fêmea e não ter sexo), ao gênero (masculino, andrógino, feminino ou não binário) e à sua orientação sexual (heterossexualidade, bissexualidade, pansexualidade e homossexualidade). Essa diversidade existencial evidencia a complexidade da sexualidade humana e cria demandas sociais, principalmente as de cuidado da saúde, além de políticas e normas jurídicas para garantia de direitos.

O cuidado integral à saúde do adolescente implica a intersetorialidade, ou seja, a articulação entre vários setores para uma política comum. A saúde articulada com educação, justiça, arte, esporte e comunicação fortalece a proteção dos adolescentes ante as violências e agravos à saúde decorrentes da vivência de sua sexualidade e sua autorização como adultos.

Os profissionais da saúde têm formação deficiente no que concerne ao atendimento em sexualidade. Alguns profissionais vivenciam situações de embaraço ao se confrontarem com a sexualidade de seus pacientes adolescentes, e a abordagem clínica passa a ser focada em aspectos orgânicos durante o atendimento. A abordagem das mudanças corporais e da educação em saúde, gravidez, maternidade e paternidade, bem como das diferentes formas de abuso, exploração e violências sexuais, aponta para o profissional aspectos de sua própria sexualidade, religiosidade, subjetividade e vulnerabilidade, cujo enfrentamento pode ser insuportável. Entre os principais motivos pelos quais os adolescentes procuram os serviços de saúde estão a depressão, o isolamento social, a ideação suicida, a defasagem e o abandono escolar, as violências físicas e sexuais, o abuso de álcool e a infecção pelo HIV.

A Estratégia e o Plano de Ação Regional sobre Saúde de Adolescentes e Jovens (2010-2018), aprovados pelos Estados Membros da Organização Pan-Americana da Saúde (OPAS) durante os Conselhos Diretivos 48 e 49, em 2008 e 2009, respectivamente, propõem uma ação integral para a saúde do adolescente, sendo necessária uma atenção especial ao envolvimento de adolescentes e jovens em discussões e decisões para o fortalecimento da resposta nacional da saúde dos adolescentes em situação de maior vulnerabilidade. Destacam-se aqui adolescentes com deficiência, doenças crônicas, que vivem em áreas remotas, migrantes e refugiados e aqueles estigmatizados ou marginalizados por sua orientação sexual, crença, raça ou etnia.

Na tentativa de mitigar as dificuldades de acesso à saúde, a Coordenação-Geral de Saúde de Adolescentes e Jovens (CGSAJ), em parceria com a Organização Pan-Americana da Saúde/Organização Mundial da Saúde (OPAS/OMS), realizou o evento "Construindo a Equidade no SUS: Sexualidade na Adolescência e Juventude" com o objetivo de iniciar uma reflexão para qualificar o cuidado e o acesso dessa população à saúde. A oportunidade de constituir espaços de debates com aqueles que elaboram, implementam, acompanham e utilizam os serviços da política de atenção integral à saúde é fundamental para garantir que os diferentes olhares estejam refletidos na operacionalização de suas diretrizes. A conclusão do evento apresenta o conjunto de desafios identificados e as propostas sugeridas para o aprimoramento da política voltada à saúde e à sexualidade de adolescentes. Em seu conjunto, esses resultados têm relevância ímpar para o fortalecimento da política integral de saúde de adolescentes na perspectiva de reinvenção de abordagens, métodos e práticas no que concerne à oferta de cuidados à saúde e à sexualidade de adolescentes. Para oferecer atenção e cuidado à saúde de adolescentes, é preciso considerar as especificidades, levando em conta as diferentes condições sociais, raças/cores, regiões, maneiras de viver a sexualidade, identidades e corporalidades.

O ADOLESCENTE EM CUIDADO PALIATIVO E SUA SEXUALIDADE

O adoecimento invade o sujeito, promove uma ruptura na ordem dos dias e convoca a um novo significado para a existência. Há uma quebra no processo de adolescer, a contingência de saída forçada do mundo familiar, principalmente quando o adolescente necessita do ambiente hospitalar para seu tratamento. Há a perda abrupta das referências identificatórias, a finitude do mundo reconhecido, o que convoca o sujeito adolescente à busca de novos significados sob pena de não existir.

É possível adolescer enquanto se morre? É possível adolescer em um corpo doente? É possível vivenciar a sexualidade em um corpo atravessado e mutilado pelas intervenções em saúde? Qual o estatuto do corpo de um(a) adolescente que morre?

Quais as referências a partir do adoecimento que irão localizar o desejo do sujeito adolescente? Referenciais a partir dos quais os adolescentes poderão se perguntar algo? Em relação à sua identidade, seu corpo, sua sexualidade, seus desejos e nomes a serem reinventados? Quem sou eu? Esse sujeito adolescente cheio de limitações, ameaçado pela morte? O que é importante para mim? O que eu quero? O que o outro espera de mim e o que eu quero do outro? A que servirá meu corpo? Há um lugar para mim na sociedade?

> A. agora com 17 anos e diagnosticada com lúpus eritematoso sistêmico aos 7 anos de idade, entra no consultório pela primeira vez maquiada e de salto alto. "Depois de muito esperar, menstruei. Agora me sinto mulher. Quem sabe até posso namorar?"

A puberdade costuma ser comprometida pelas lesões de órgãos, alterações hormonais, desnutrição, alterações metabólicas e uso de medicamentos relacionados com doenças e seus tratamentos ou complicações. Pode haver comprometimento definitivo da altura final. Esses prejuízos podem ser permanentes ou transitórios, quando a doença é controlada ou resolvida, ocorrendo depois crescimento compensatório acelerado.

O comprometimento da imagem do corpo, mudanças na cor da pele, do cabelo, mutilações ou perdas de funções produzem marcas visíveis ou exigem adaptações em ambientes sociais – são penosos, prejudicam a autoimagem, levando à insatisfação com o próprio corpo, insegurança, depressão, raiva, insegurança em relação ao olhar do outro e ao exercício da sexualidade. A rotina da doença e seu tratamento afasta os adolescentes dos ambientes sociais, tornando-os isolados e ainda mais vulneráveis no encontro com o outro. Os profissionais da saúde, os pais e os próprios adolescentes impõem barreiras ao convívio social. Ao se submeterem ao tratamento de câncer, adolescentes ficam imunologicamente expostos a complicações infecciosas logo após a quimioterapia, não podem ingerir alimentos em razão do risco de contaminação (comuns em ambientes sociais) e são protegidos pelos pais que, ao se depararem com os riscos reais de perda do filho, procuram mantê-lo em um ambiente com menos risco de complicações clínicas. Os próprios adolescentes não se autorizam ao encontro com pares fora dos ambientes de tratamento, não há identificação com "o mundo fora dos ambientes hospitalares e ambulatoriais". Esses ambientes se tornam desconhecidos e ameaçadores na medida em que consideram não ter os atributos e experiências necessárias para participarem deles.

> B., 4 anos após o tratamento de um osteossarcoma, chega muito chorosa para o atendimento. Seu namorado, também em tratamento de câncer, faleceu há 15 dias. "Ele era mais que meu namorado, era o único que me entendia por que passava por tudo o que passei. Estou sem perspectiva e sozinha. Qual outro homem vai querer uma mulher sem braço?"

É comum a vivência da sexualidade entre adolescentes que frequentam os espaços da saúde. O sofrimento é compartilhado e as limitações físicas e sexuais são parte do que se oferece ao outro nesses encontros. A dificuldade de pertencimento a grupos de iguais e a participação em encontros amorosos pode levar o adolescente a negligenciar seu tratamento ou mesmo negá-lo em uma tentativa de ocupar um lugar de "normalidade" em seu grupo social, respondendo ao que acredita ser o que o outro espera dele.

> C. se negava a ir com o oxigênio para a escola, não contava para ninguém que tinha fibrose cística, escondia como podia a gastrostomia. "Estou apaixonada por uma menina lá da escola. Imagina se ela sabe que eu tenho essas coisas? Por que ela conversaria comigo ou mesmo me namoraria se sabe que eu vivo internada?"

> D., por sua vez, ainda na UTI, em processo de melhora de uma cetoacidose diabética: "Claro que não uso insulina na escola ou quando durmo na casa de minhas amigas. Que mico! Ninguém lá usa insulina!"

O risco de morte ou dependência física para realização das atividades do dia a dia posterga ou impede o processo de separação simbólica dos pais e cuidadores esperado no trabalho psíquico da adolescência. Esse cenário de proteção que não corrobora a autonomia mantém os adolescentes sob a égide dos desejos dos pais e cuidadores e influencia a construção da identidade, o processo de tomada de decisão e o exercício da sexualidade.

> E., já em quimioterapia paliativa, diante da tentativa fracassada de convencer os pais e médicos de que já não queria seguir com um tratamento inútil enquanto morria, afirma: "Já cansei de tentar fazer o que quero e acabei decidindo seguir com a medicação. Eu vou morrer

mesmo. Pelo menos meus pais, que ficarão aqui, sentirão que fizeram o que podiam para prolongar a minha vida." Ainda em relação ao desejo de namorar: "Para que vou me envolver com alguém? O que vou poder oferecer? A minha morte?"

A impossibilidade do exercício da atividade sexual, a infertilidade e os impedimentos em constituir uma família envolvem muitas perdas de ideais e exigem dos adolescentes e jovens invenções quando o sentido para a vida culmina em uma vida a dois.

F. apresenta ao longo de seu crescimento e desenvolvimento uma piora pulmonar progressiva, sem possibilidade de tratamento curativo. Aos 16 anos, anuncia o desejo de casar-se com o namorado. "Não posso esperar muito tempo, quero aproveitar a vida com ele." Ao estabelecer o uso de oxigênio suplementar por 24 horas ao dia, aponta a dificuldade progressiva na atividade sexual e novamente convoca os profissionais da saúde a autorizarem uma gestação. "Não me importo se eu morrer, quero pelo menos dar um filho para ele."

G., durante o tratamento de sua leucemia, teve uma série de internações prolongadas e, apesar disso, estabeleceu amizades na instituição, experimentou vivências amorosas, expôs o investimento libidinal em seu corpo ao participar de sessões de fotos artísticas e de maneira objetificada durante cuidados de terapia intensiva. Mesclou o medo de morrer com esperanças e planos de futuro, procurou entender as fraquezas familiares e dar-se conta de seus desejos, apesar de se sentir invadida pelos pais. Um ano depois do final do tratamento, após experiências sociais e processo terapêutico, autorizou-se à mudança de gênero na constituição de sua identidade.

Todas essas questões são fonte de sofrimento e apontam para particularidades e dilemas éticos específicos do cuidado do adolescente e de seus familiares durante a evolução de uma doença crônica, seja com possibilidades curativas, seja com um cuidado que deve ser focado no conforto e na terminalidade.

Os princípios éticos na adolescência se referem principalmente à garantia da confidencialidade e do sigilo profissional durante os atendimentos, e o dilema se coloca na medida em que o sujeito adolescente sem autonomia plena e aquisição progressiva de seus recursos de linguagem precisa de um julgamento substituto para a tomada de decisões.

A imaturidade e a vulnerabilidade do nascituro lhe garantem o estatuto de objeto, mercê do julgamento do outro, principalmente em relação à incapacidade de expressão de suas vontades; todavia, o desenvolvimento progressivo da linguagem e da capacidade de estabelecer laços sociais proporciona ao adolescente a capacidade de decisão principalmente em relação a seu corpo, o exercício de sua sexualidade ou tomadas de decisão em relação a seu adoecimento e às intervenções de cuidado. Impõe-se aí o dilema entre vulnerabilidade e proteção *versus* permitir que a separação aconteça, que o adolescente possa decidir por si próprio, fazendo valer seu desejo, vivenciando aspectos de seu processo de adolescer ainda que doente.

O tempo costuma aumentar os conteúdos relativos aos modos de viver e de morrer. O compartilhamento oportuno e sensível desse conhecimento fornece base para recomendações de tratamento de alta qualidade e tomada de decisão de maneira que o adolescente vá construindo sua narrativa e dando sentido à sua vida. A direção do cuidado se dá na construção do conceito de autonomia, considerando a fase de desenvolvimento em que o adolescente se encontra e quais as capacidades de decisão se apresentam em relação a determinadas convocações da clínica. A partir da perspectiva do cuidado centrado na família, a participação do adolescente na tomada de decisões deve ser incentivada, buscando fazer a interpretação adequada da legislação e o dimensionamento entre a decisão dos pais ou responsáveis e o grau de sua capacidade de decisão. Trata-se de reconhecer que há adolescentes aptos a decidir autonomamente sobre situações existenciais, como, por exemplo, seu corpo e sexualidade. A avaliação deve ser feita considerando o diagnóstico, o momento da evolução da doença, a equipe de assistência e os medos e esperanças do adolescente e da família.

A rede de saúde está preparada para acolher as particularidades da adolescência? O impacto do adoecimento e da morte na adolescência? Da sexualidade na adolescência? A prática clínica evidencia uma ausência de lugar do adolescente na rede de saúde na medida em que não há vontade política ou acolhimento social da diversidade das soluções adolescentes no que diz respeito a seu adoecimento, sexualidade e morte. Os adolescentes se veem violentados quando privados de direitos, da liberdade de vivenciar sua adolescência e sua sexualidade, quando não são aceitos em sua diversidade.

O sofrimento pela impossibilidade de vivência sexual e a incompreensão de sua condição de saúde e preconceitos promovem uma espécie de apagamento dessa população adolescente, que fica vulnerável, sem competência social, cujo risco de morrer se torna maior que a possibilidade de viver. Os adolescentes com doença crônica habitualmente são considerados sem potencial social, de encontro com o outro e sem direito ou desejo sexual. Sofrem com a doença, com o mau sistema de saúde e com a impossibilidade sexual. Torna-se essencial a formação de profissionais capacitados para o atendimento de demandas diversas, discussões éticas de padrões normativos sociais ultrapassados e intersetorialidade dos espaços públicos para o estabelecimento de políticas e a garantia dos direitos dessa população.

DICAS E ORIENTAÇÕES A SEREM ABORDADAS COM O ADOLESCENTE

Falar com o adolescente sobre as mudanças corporais e o início da vida sexual é muito importante. Perguntar sobre a data da primeira relação sexual, se esta já tiver ocorrido, e, para as meninas, indagar sobre a menarca são questões que devem fazer parte da avaliação de rotina.

Nesse primeiro momento, cabe também fornecer orientações gerais sobre a sexualidade, bem como sobre o autoconhecimento do corpo e masturbação, com a equipe sempre aberta para tirar dúvidas. O bom vínculo do profissional de saúde com o paciente é primordial, sendo recomendada privacidade para que o adolescente possa conversar abertamente.

Para os adolescentes sexualmente ativos, a anamnese sexual é importante para compreender também quem é aquele paciente sob essa perspectiva. Perguntas sobre frequência sexual, número de parceiros no último ano, se o adolescente tem ou não vontade de manter relações sexuais e se sente prazer nessas relações precisam ser realizadas para esse entendimento. É indispensável indagar ao paciente se ele tem algum parceiro(a) fixo(a), assim como se esse(a) parceiro(a) sabe ou não de sua doença e se ele(a) o(a) apoia.

A gravidez de pacientes com doenças crônicas e graves na adolescência vem sendo objeto de artigos recentes. Esse assunto precisa ser conversado de maneira aberta com os pacientes, sendo parte essencial da consulta. Se o paciente já faz uso de algum método contraceptivo, é importante entender o contexto: se foi recomendado por algum profissional da saúde, convém questionar o porquê da escolha e se o utiliza da maneira correta. Se não faz uso, isso deve ser pensado e conversado em conjunto. As doenças sexualmente transmissíveis também precisam ser abordadas, devendo ser sempre recomendado o uso de preservativos, mesmo aos que já utilizam outro método contraceptivo.

Para as mulheres, é importante conversar sobre o ciclo menstrual, tanto para compreender se a paciente está tendo seu desenvolvimento esperado como para saber se há alguma questão ou desconforto a ser cuidado, como a presença de dismenorreia, por exemplo.

Um resumo dessas investigações e orientações encontra-se no Quadro 43.1.

CONSIDERAÇÕES FINAIS

Na adolescência, uma fase ímpar na vida do indivíduo, ocorrem mudanças diversas, desde físicas até emocionais, e a sexualidade faz parte desse processo. O adolescente que adoece e é acompanhado pelos cuidados paliativos apresenta minúcias ainda mais delicadas no que diz respeito às questões sexuais. Por isso, é de extrema importância que o tema seja abordado nos atendimentos.

Ainda são escassas as publicações sobre o assunto, assim como há poucos espaços científicos para discussão sobre

Quadro 43.1 Investigações e orientações a serem abordadas com o adolescente na consulta ou avaliação em cuidados paliativos

Vida sexual no geral	
O que perguntar?	**O que orientar?**
Início da vida sexual	Orientações sobre mudanças corporais
Se masturba? Com que frequência?	Orientações gerais sobre sexualidade
Tem vontade de ter relações sexuais?	Orientar sobre a importância do autoconhecimento
Para adolescentes com vida sexual ativa	
O que perguntar?	**O que orientar?**
Frequência sexual	Conversar sobre orgasmo e prazer abertamente
Se tem parceiro(a) fixo(a)	Retirar dúvidas que apareçam
Tem prazer nas relações sexuais?	Oferecer ambiente acolhedor e verdadeiro
Doenças sexualmente transmissíveis e gravidez	
O que perguntar?	**O que orientar?**
Usa métodos contraceptivos? Quais?	Uso de preservativos
Método contraceptivo foi decidido com profissional de saúde?	Métodos contraceptivos adequados
Número de parceiros no último ano	Aconselhamento sobre gravidez
Na mulher – ciclo menstrual	
O que perguntar?	**O que orientar?**
Menarca	Ter acompanhamento conjunto com ginecologista
Data da última menstruação	Orientações gerais sobre ciclo menstrual e menstruação
Caracterização do ciclo menstrual	Cuidar dos desconfortos do ciclo
Tem algum desconforto pré-menstrual ou na menstruação?	–

a temática. Sugere-se que, para solucionar essas lacunas, mais ambientes acadêmicos sejam criados para ampliar o debate sobre o assunto, assim como pesquisas específicas.

Bibliografia

Alberti S. O adolescente e o outro. Rio de Janeiro: Jorge Zahar Ed., 2004.

Bastos OM, Deslandes SF. Sexualidade e deficiência intelectual: Narrativas de pais de adolescentes. Physis: Revista de Saúde Coletiva [online] 2012; 22(3):1031-46. Disponível em: https://doi.org/10.1590/S0103-73312012000300010. Acesso em 19 jan 2022. EPUB 13 nov 2012.

Brêtas JRS, Moraes SP, Vitalle MSS. Educação escolar, sexualidade e adolescência: Uma revisão sistemática/School education, sexuality and adolescence: A systematic review. J Health Sci (Londrina) 2018; 20(3).

Curi TCGB. Entre atos e laços: Adolescência e psicanálise. Belo Horizonte: Edição dos Autores, 2006.

Lacadée P. O despertar e o exílio: Ensinamentos psicanalíticos da mais delicada das transições, a adolescência. Rio de Janeiro: Contra Capa Livraria, 2011.

Roy D et al. La práctica lacaniana en instituciones I: Otra manera de trabajar con niños y jóvenes. Adaptado por Coccoz V. 1. ed. Olivos: Grama Ediciones, 2014.

Silva CAA et al. Gravidez em adolescentes com dermatomiosite juvenil (DMJ). Revista Brasileira de Reumatologia [online] 2005; 45(3):180-4. Disponível em: https://doi.org/10.1590/S0482-50042005000300016. Acesso em 19 jan 2022. EPUB 8 mar 2006.

Vincentiis S et al. A sexualidade nas adolescentes com epilepsia. Journal of Epilepsy and Clinical Neurophysiology [online] 2007; 13(3):103-7. Disponível em: https://doi.org/10.1590/S1676-26492007000300003. Acesso em 19 jan 2022. EPUB 7 dez 2007.

Intervenção Assistida por Animais e Cuidados Paliativos Pediátricos

Capítulo 44

Thais Regina Frata Fernandes
Patrícia Regina Ferreira da Silva
Jussara Silva Lima

INTRODUÇÃO

Os cuidados paliativos, segundo a Organização Mundial da Saúde, tem por finalidade aliviar o sofrimento físico, psicológico, social e espiritual dos pacientes, familiares e família extensa. Para tanto, utiliza-se da melhoria da qualidade de vida, promovendo uma vivência digna e completa.

Os animais têm sido utilizados como coadjuvantes nos cuidados de crianças por colaborarem com a saúde física e mental por meio de uma linguagem que inspira amor, companheirismo, conforto e segurança.

Neste capítulo é apresentada uma ferramenta complementar à filosofia terapêutica do cuidados paliativos, a intervenção assistida por animais (IAA).

A RELAÇÃO ENTRE HOMENS E ANIMAIS

Estima-se que os primeiros contatos de domesticação dos animais ocorreram entre 10 mil e 20 mil anos atrás com a presença de lobos em acampamentos primitivos, colaborando na caça e na proteção.

No decorrer da história, reconhece-se o papel fundamental dos animais, que em muitas civilizações são retratados como seres que auxiliam a proteção e a evolução e até mesmo assumem o papel de divindades.

A capacidade do animal, com seu comportamento acalentador, o torna mais do que um "bicho" de estimação ou trabalho, passando de melhor amigo a "filho" do homem e fazendo surgir, no século XXI, o conceito de "família multiespécie", em que pessoas reconhecem e legitimam seus animais de estimação como membros da família, criando elos fundamentais de coexistência.

A Associação Americana de Medicina Veterinária define a relação entre humanos e animais como "uma relação dinâmica e mutuamente benéfica entre pessoas e outros animais, influenciada pelos comportamentos essenciais para a saúde e o bem-estar de ambos. Isso inclui as interações emocionais, psicológicas e físicas entre pessoas, demais animais e ambiente".

INTERVENÇÃO ASSISTIDA POR ANIMAIS

Em 1977, nos EUA, surgiu a Fundação Delta com o objetivo de promover pesquisas nas áreas de interação terapêutica entre humanos e animais. No início dos anos 1980, a Fundação alcançou o título de Sociedade, simbolizando a rápida expansão dos estudos sobre o tema. A Delta Society criou, então, o *Pet Partners*, o primeiro programa de treinamento com padrões de atendimento e avaliação da assistência animal destinado a profissionais da saúde e voluntários. Na década de 1990, a sociedade cunhou as expressões atividade assistida por animais (AAA), terapia assistida por animais (TAA) e, mais tarde, educação assistida por animais (EAA). Desde 2012, a Delta Society adotou o nome *Pet Partners* e é mundialmente reconhecida como instituição qualificada nas diretrizes dos programas de IAA.

Para a *Pet Partners*, a IAA é uma "intervenção estruturada e orientada para objetivos que incorporam intencionalmente animais na saúde, educação e serviço humano com o objetivo de obter ganhos terapêuticos e melhorar a saúde e bem-estar". Representa um procedimento científico amplamente comprovado por meio de estudos realizados ao redor do mundo. A expressão *pet terapia*, apesar de amplamente utilizada, deve ser evitada por ser imprecisa e dar margem à interpretação não científica dos programas.

Considera-se a AAA uma atividade de conteúdo espontâneo e casual, com a presença de um animal terapeuta previamente treinado e capacitado com o objetivo de oferecer momentos de descontração, lazer e motivação, estabelecer vínculos e socialização e promover benefícios emocionais e cognitivos. Obedece a critérios rígidos de comportamento e saúde, sendo oferecida a indivíduos com diversas doenças e em ambientes variados. Não há periodicidade predefinida ou planejamento dos objetivos. A maioria das atividades terapêuticas que envolvem animais no Brasil é caracterizada como AAA.

Na TAA, o animal é considerado parte integrante do tratamento e é utilizado para facilitar a obtenção de ganhos específicos. A terapia envolve conhecimentos especializados e deve ser conduzida por equipe interdisciplinar. O animal deve estar apto para cada faixa etária, e os períodos de tratamento têm intervalos predefinidos, geralmente semanal ou quinzenal, com a duração máxima de 1 hora. Essa prática se destina à promoção de saúde física, emocional e social dos assistidos e pode ser direcionada individualmente ou a grupos, exigindo metodologia e avaliação documentadas a cada sessão.

A EAA utiliza o animal terapeuta como facilitador nos processos educacionais, auxiliando professores, pedagogos e até mesmo profissionais da saúde, como dentistas e fonoaudiólogos. Segue os mesmos critérios da TAA, e tem por objetivo melhorar a comunicação entre o profissional e o indivíduo assistido, estimulando o comportamento cognitivo e as habilidades.

IMPLANTAÇÃO DE UM PROGRAMA DE INTERVENÇÃO ASSISTIDA POR ANIMAIS

Em 1792, relatos descrevem o uso intuitivo da IAA para o tratamento de doentes mentais, por meio dos animais de uma fazenda. Os primeiros relatos médicos citam a equoterapia como a modalidade adotada, seguida pelo uso de cães e o primeiro programa organizado foi relatado nos EUA, em um projeto da Cruz Vermelha para recuperação dos soldados da Segunda Grande Guerra.

No Brasil, os primeiros programas, ainda informais, datam da década de 1950, com a Dra. Nise da Silveira, e nos anos 1960 Boris Levinson relatou o uso de animais no tratamento de crianças.

A IAA foi regulamentada nos EUA na década de 1970 e no Brasil no final da década de 1990 com o programa *Pet Smile*. Em 2000 foi fundada a Organização Brasileira de Interação Homem-Animal Cão Coração com diretrizes fundamentadas nos programas da *Pet Partners*.

Para alcançar os benefícios terapêuticos, um programa deve cumprir os princípios da IAA, ou seja, seus objetivos e procedimentos devem ser descritos claramente e respeitados em relação ao aspecto humano e animal.

O Brasil conta com vários programas estruturados em IAA, nas vertentes de AAA, TAA e EAA, sem fins lucrativos e totalmente voluntariados, os quais podem ser utilizados por instituições de saúde como adjuvantes nos mais diversos tratamentos. Esses programas já são estruturados em objetivos, captação de recursos, segurança, avaliação e treinamento animal e confidencialidade, o que facilita a implementação da IAA nas instituições interessadas.

Segundo o Centers for Disease Control and Prevention (CDC) e o Healthcare Infection Control Practices Advisory Committee (HICPAC), alguns itens devem ser observados para garantir a eficácia e o sucesso da implantação do programa de IAA e, principalmente, prevenir danos.

Instituição

A implantação deve ser descrita formalmente, desde o fluxo de entrada do animal, passando por sua permanência, até sua saída da instituição. Todos os membros da instituição devem ser previamente informados sobre a terapia animal disponível e saber fornecer orientações sobre a segurança do programa, quando abordados. Isso minimiza os riscos e a avaliação negativa de pessoas não envolvidas no programa, pois a presença do animal em uma instituição de saúde ainda é restrita, causando desconfiança, medo e aversão. Recomenda-se que o assunto seja abordado em um termo de consentimento esclarecido assinado antes da visita do animal terapeuta.

Ambiente

O ambiente deve ser limpo, sem a presença de alimentos ou resíduos químicos acessíveis, sendo possível delimitar os locais de atuação do animal, como áreas livres, jardins, brinquedotecas ou corredores, embora seja seguro o acesso dos animais a quartos, salas fechadas, consultórios, ambulatórios e até mesmo aos leitos de UTI, onde podem estar os mais beneficiados. Salas de cirurgia e isolamento devem ser acessadas com cautela, mediante análise dos riscos e benefícios. O acesso do animal ao ambiente delimitado deve ser facilitado e ficar claro para o tutor e os colaboradores institucionais, devendo ser minuciosamente descrito nos protocolos.

Equipe de saúde

Recomenda-se a concordância prévia da equipe de saúde que receberá o animal terapeuta, sendo imprescindível sua presença do início ao fim da terapia. O profissional deve conhecer o protocolo institucional para visitação do animal, a fim de minimizar intercorrências, além de ser um importante observador das reações da criança, dos familiares e dos demais membros da equipe, o que é fundamental nos registros dos programas de TAA. Nos casos de AAA, a interação é informal e espontânea, mas nos de TAA deve constar uma prescrição formal do profissional da saúde solicitante que descreva o principal objetivo da visita. Um fisioterapeuta pode prescrever uma caminhada de 10 minutos pelo corredor e um nutricionista pode solicitar que o cão esteja presente logo após a aceitação da dieta, tornando necessária uma observação sistemática, bem como o registro dos resultados.

A criança

Preliminarmente, a criança deve concordar com a terapia, não deve ser alérgica ou fóbica, e não deve apresentar comportamento agressivo em relação aos animais. Na impossibilidade de decisão da criança, os pais podem decidir por ela. Crianças imunocomprometidas, submetidas a cirurgias de grande vulto ou neutropênicas não podem ser descartadas da interação, sendo sempre conveniente analisar se os benefícios vão se sobrepor aos riscos. Nos programas de AAA, a autorização pode ser prévia ou imediata, com a chegada do animal. Na TAA, a autorização deve ser dada previamente, e os objetivos da terapia devem ser relatados ao responsável pela criança.

O animal

O animal deve ter tamanho adequado ao ambiente e ser dócil na presença de estranhos, bem como saudável, limpo e tranquilo em ambientes diversos e desconhecidos. Cães, gatos, porquinhos-da-índia e iguanas devem estar sempre nas coleiras e ser conduzidos pelo tutor. Os cavalos devem ser presos às rédeas e conduzidos pelo treinador. Convém considerar a opinião da criança quanto à espécie do animal a ser utilizado, pois algumas crianças têm medo de cachorros, mas gostam de cavalos, aves, gatos etc. Para crianças não debilitadas, são preferidos animais mais ativos, enquanto para as acamadas são escolhidos animais mais calmos, de pelo liso, que possam acessar as camas. O animal ainda pode ser escolhido pelo profissional solicitante da terapia, no caso da TAA, sendo sua atuação adequada ao tratamento proposto.

OS ANIMAIS E SUAS APLICAÇÕES

Cão

O primeiro registro do uso de cães na literatura foi realizado por Boris Levinson, na década de 1960. Seu cão entrou acidentalmente, durante uma consulta, e uma criança, que não se comunicava, passou a falar com o cão, o que despertou no médico o interesse pelo uso do animal nos tratamentos, chamando-o de coterapeuta. Desde o estudo de Levinson, os cães demonstram ser os preferidos como terapeutas, pois, por seu comportamento de matilha, têm grande disponibilidade para dar e receber carinho, além de exercerem grande fascínio para a maioria das crianças.

Os cães terapeutas são utilizados para estimular os sentidos de olfato, tato, visão e audição, além do sistema límbico, podendo atuar como facilitadores para todos os profissionais da saúde. Estudos mostram que os cães favorecem uma melhora significativa da comunicação entre a criança e esses profissionais, levando à adesão às terapias necessárias no tratamento.

O cão é o animal terapeuta mais utilizado em IAA por ser de pequeno porte, e de fácil socialização, além de inspirar familiaridade e confiança e ser de fácil adestramento.

Gato

Os gatos têm uma natureza independente, mas não deixam de ser animais delicados e carinhosos, o que lhes confere aptidão como terapeutas.

Os primeiros registros de TAA no Brasil trazem relatos sobre gatos terapeutas, os quais eram utilizados por Nise da Silveira no tratamento de doentes internados com doenças psiquiatras no Rio de Janeiro, na década de 1950. Em seu trabalho, ela descreve o gato como um ponto de referência estável no mundo externo, nunca provocando frustrações e doando afeto sem pedir nada em troca.

Apesar de mais adequados para terapia com idosos, existem crianças que manifestam uma predileção natural pelos felinos, o que deve ser levado em consideração. Os gatos tendem a ser calmos, gostam de se aconchegar e podem ser colocados em contato com a criança, inspirando conforto e tranquilidade. Sua assistência pode ter a mesma abrangência da oferecida pelo cão terapeuta, e eles podem ser utilizados como facilitadores da comunicação entre a criança e a equipe de saúde. Como seu adestramento é mais difícil, sua utilização em algumas terapias, como a fisioterapia, é limitada.

Cavalo (equoterapia)

Os primeiros relatos sobre a equitação terapêutica datam de 1870, por Chaissige, que constatou sua utilidade em pacientes com várias síndromes neurológicas. Em

1952, o uso do cavalo como terapia foi estimulado pela sociedade médica após uma paciente com poliomielite, Liz Hortel, ter ganhado uma medalha de prata nos Jogos Olímpicos, na modalidade hípica. O termo hippoterapia foi criado em 1966 pelo neurologista Kaeser, e o termo equoterapia foi cunhado em 1965, com o primeiro relato científico no Centro Hospitalar Universitário da Universidade de Salpetrière, na França.

A equoterapia é um método terapêutico que se utiliza do cavalo e do ambiente em que ele está inserido. Nela, o contato com a natureza, a parceria e a cooperação entre o homem e o cavalo, o prazer da atividade e os movimentos tridimensionais do animal são meios que facilitam a intervenção terapêutica. Trata-se de uma abordagem interdisciplinar nas áreas de equitação, saúde e educação, buscando o desenvolvimento biopsicossocial de pessoas que apresentam alguma necessidade especial. Em teoria, a equoterapia se divide em três fases:

- **Hipoterapia (ou hippoterapia) ou dependência:** o praticante ainda não tem condições físicas e/ou cognitivas para conduzir o cavalo e necessita de auxiliares laterais. Nessa fase, a ênfase está na ação dos especialistas de saúde, especialmente fisioterapeutas, e os movimentos do cavalo influenciam mais o praticante do que o contrário.
- **Fase da reeducação ou semiautonomia:** o praticante tem condições de exercer alguma atuação sobre o cavalo e geralmente monta e apeia sem auxílio. Há equilíbrio nas ações dos especialistas da saúde, da educação e da equitação e as influências do cavalo e do cavaleiro são recíprocas.
- **Fase pré-esportiva ou de autonomia:** nessa fase, o praticante tem boas condições para conduzir o cavalo e participar de exercícios de hipismo. A ênfase recai sobre as ações dos especialistas da área da equitação, e o praticante influencia mais o cavalo do que o oposto.

A terapia por meio de um animal de grande porte e a sensação do praticante de ser o protagonista, de poder comandar o cavalo, despertam a ambivalência entre o medo e a coragem, fazendo prevalecer a afetividade e a sensação de grandiosidade. O praticante se sente motivado e tem elevadas sua autoestima e autoconfiança. A ação na terapia de um ser vivo, o paciente/praticante, através de outro ser vivo, o cavalo. A validade está em tratar o ser humano de maneira holística, interagindo com o cavalo de acordo com suas possibilidades e evolução.

Outros animais

Há registro de outros inúmeros animais terapeutas, como aves, golfinhos, répteis e porquinhos-da-índia, entre outros, porém com menos frequência. Ao escolher essas espécies, convém considerar a facilidade de acesso da criança ao animal terapeuta, sua fobia por animais mais comuns e as dificuldades de adestramento e controle da espécie, pois os benefícios terapêuticos advêm da interação positiva entre o animal e a criança.

BENEFÍCIOS DA INTERVENÇÃO ASSISTIDA POR ANIMAIS

A comunicação é um instrumento básico da assistência em saúde e sua efetividade é fundamental para o sucesso das terapias em crianças em cuidados paliativos. É a ação, nesse instrumento, o grande trunfo da IAA.

Os animais, por meio de sua linguagem não verbal, agem como um fator externo que promove alterações internas no organismo da criança e facilita a comunicação entre ela e a equipe integrada em seus cuidados. Esse foi o primeiro benefício relatado em estudo e consecutivamente evidenciado em outros ensaios sobre o assunto com o passar das décadas.

Dentre os principais benefícios psicológicos evidenciados nos estudos de IAA está a disponibilidade para dar e receber afeto, já que o animal estabelece uma interação afetiva gratuita e ininterrupta com a criança, aumentando sua tendência para sorrir, oferecendo companhia e amenizando a solidão. Além disso, promove a sensação de proteção, já que os animais não têm sentimentos dúbios e transferem segurança às crianças, reduz a ansiedade e melhora a autoestima, a autonomia e a autoconfiança, uma vez que a criança passa a ser o objeto do afeto do animal e responsável por sua condução ou cuidados.

A interação primária que acontece ao nomear ou chamar os animais é em si um excelente exercício para crianças com dificuldade de fala, comunicação e memória, o que confere ao animal um papel de facilitador para o fonoaudiólogo.

Na fisioterapia e na terapia ocupacional, os animais são utilizados de modo abrangente. Ações simples, como acariciar, pentear e jogar a bola, constituem exercícios de movimento e coordenação que podem ser realizados com cães e gatos.

A equoterapia confere à criança os maiores benefícios estudados em IAA em fisioterapia, facilitando o aprimoramento das habilidades, como experiências sensório-motoras variadas, mecanismos posturais e de equilíbrio normais, normalização tônica, coordenação motora dinâmica e fina (habilidades manuais), coordenação oculovisual, fortalecimento muscular específico, redução e prevenção de contraturas e deformidades, flexibilidade e mobilidade e consciência corporal e espaçotemporal.

As pessoas que se relacionam com animais apresentam melhora nos níveis de colesterol e triglicerídeos, bem como taxas menores de pressão arterial e batimentos cardíacos. Níveis maiores de endorfinas, ocitocina, prolactina e dopamina foram identificados em pessoas submetidas à terapia com animais e em tutores de animais de estimação, assim como melhores níveis de cortisol. Esses fatores explicam por que as pessoas se sentem mais felizes e menos estressadas na presença dos animais.

A CRIANÇA HOSPITALIZADA E A INTERVENÇÃO ASSISTIDA POR ANIMAIS

A criança hospitalizada está subtraída de seu lar, do convívio pleno com a família e os amigos, e as intervenções com animais revela-se, no âmbito da internação, uma importante estratégia de humanização da assistência à criança hospitalizada.

Estudos demonstram a imensa satisfação da equipe de saúde, familiares e crianças após as visitas dos animais, os quais ajudam a descontrair o clima "pesado" e trazem alegria ao ambiente hospitalar.

A facilitação da comunicação entre a criança e a equipe de saúde após a interação com os animais promove maior aceitação dos medicamentos, dos cuidados, como curativos, e da alimentação, além de maior adesão aos exercícios de fisioterapia, fonoaudiologia e terapia ocupacional.

Além da grande motivação proporcionada pela presença dos animais, estudos comprovam que crianças internadas em instituições que promovem a IAA apresentam incidência menor de complicações respiratórias, diminuição do nível de cortisol e aumento do número de leucócitos, menor percepção da dor e a consequente redução do uso de analgésicos (diminui em até 16% o uso desses medicamentos), bem como aumento da alegria, associada aos níveis maiores de endorfinas.

Esses fatores, somados, podem abreviar o período de internação em até 2 dias, promovendo alta antecipada em comparação a outras instituições.

PRINCIPAIS RISCOS DA INTERVENÇÃO ASSISTIDA POR ANIMAIS

Os principais riscos na implantação da IAA são reduzidos, alguns até anulados, quando é adotado um programa sério e são estabelecidos protocolos rígidos, de acordo com a literatura científica.

No trato principal com cães e gatos, as mordeduras e arranhaduras são acidentes mais frequentes, os quais podem ser minimizados pelo caráter dócil do animal terapeuta selecionado e treinado para essa atividade.

As alergias devem ser prevenidas com a exclusão das crianças alérgicas do contato direto com o animal e a promoção de atividades observacionais, caso se considere importante o benefício das visitas.

As quedas são a complicação mais comum da equoterapia e podem ser prevenidas com a escolha do animal e de condutores treinados, além da vigilância quanto às contraindicações, como obesidade, perda sensorial grave, período pós-cirúrgico de até 1 ano, escolioses graves, deformidades estruturadas na coluna vertebral e na pelve, crises convulsivas não controladas, luxação/subluxação do quadril com presença de dor, lesões por pressão e instabilidade da coluna vertebral.

Outro risco é representado pelas principais zoonoses, as quais são evitadas com a utilização de animais saudáveis, previamente submetidos à profilaxia para endoparasitas e ectoparasitas, sem lesões de pele e vacinados.

O temor quanto ao aumento dos índices de infecção hospitalar representa a principal dificuldade para implementação dos programas de IAA em hospitais, porém estudos comprovam não haver qualquer relação entre a presença dos animais e o aumento dessas taxas.

O CDC e o HICPAC tratam da IAA e propõem ações práticas para prevenção da infecção hospitalar, como banho do animal dentro das 24 horas que antecedem a visita, escovação dos dentes no dia da visita, atestado de saúde com vacina e profilaxia de parasitas, higiene das mãos antes e depois do contato com o animal, evitar que o animal lamba feridas e dispositivos, limitar o acesso dos animais à área de preparo de alimentos e centro cirúrgicos, comunicar acidentes à Comissão de Controle de Infecção Hospitalar (CCIH) e manter um membro da equipe de saúde durante todo o processo de interação com animal. As áreas de isolamento devem ser evitadas para garantir a segurança do animal.

Cabe salientar que os riscos são maiores no processo de visitação do animal de estimação da criança, por ser um animal desconhecido, e os protocolos devem ser diferentes dos adotados para o animal terapeuta. Recomenda-se que o animal de estimação não tenha contato com outras crianças ou áreas comuns, que seja conduzido em caixa de transporte e que as visitas ocorram em local privativo, na presença da equipe de saúde.

ASPECTOS BIOÉTICOS DA INTERVENÇÃO ASSISTIDA POR ANIMAIS

Estudos mostram que a IAA parece não promover alterações negativas, física ou emocionais, nos animais utilizados. No entanto, as organizações voluntárias e as instituições que se utilizam desses animais para fins terapêuticos devem desenvolver protocolos rígidos de modo a eliminar qualquer condição que interfira no bem-estar e na saúde dos animais e dos humanos.

Embora no Brasil os animais estejam protegidos pela Lei 9.605 (1998), não há legislação específica sobre o uso de animais em IAA, e os protocolos utilizados para implantação dos programas são formulados por instituições estrangeiras, como o CDC e o HICPAC, que contam com capítulos amplamente descritivos para proteção de pacientes, animais e equipe de saúde.

O uso de protocolos não validados aumenta a imprevisibilidade do processo e dos resultados, dando ao programa uma informalidade "recreacional" e, muitas vezes, impedindo seu reconhecimento como uma prática científica promotora de grandes benefícios.

Segundo a análise da IAA à luz da bioética, essas imprevisibilidades podem ser minimizadas mediante a promoção de protocolos validados pontualmente, de acordo com cada ambiente/instituição onde o programa será aplicado, e com o monitoramento contínuo de comissões de ética humana e animal.

CONSIDERAÇÕES FINAIS

A IAA nasceu do amor contínuo entre a criança e o animal, um amor que minimiza a dor, o medo e a ansiedade e traz alegria, descontração, comunicação efetiva, segurança e o desejo de lutar pela vida.

Bibliografia

Associação Nacional de Equoterapia – ANDE-BRASIL. Formação em equoterapia ANDE-BRASIL. Brasília, 1996. Disponível em: http://equoterapia.org.br/.

Brasil. Conselho Nacional de Controle de Experimentação Animal. Normativas do Concea para produção, manutenção ou utilização de animais em atividades de ensino ou pesquisa científica: Lei, decreto, portarias, resoluções normativas e orientações técnicas. 3. ed. Brasília: Concea, 2015.

Bussoti EA, Leão ER, Chimentão DMN, Silva CPR. Assistência individualizada: Posso trazer meu cachorro? Ver Esc USP 2005; 39(2):195-201.

Citterio-Nicolas D. Il cavallo come trumento nellari educazione del disturbi neuromotori. [S.l: s.n, 19__].

Delta Society. Standards of practice in animal assisted activity and therapy. Washington: Renton; 1996.

Dotti J. Terapia e animais. São Paulo: Livrus, 2014.

Dotti J. Terapias e animais: Atividade assistida por animais. São Paulo: Noética, 2005.

Faraco CB, Seminotti N. A relação homem-animal e a prática veterinária. Brasília, DF: Revista CFMV mai-ago 2004; 10(32):57-62.

Fischer ML, Zanatta AA. Análise bioética das intervenções assistidas por animais em ambiente hospitalar. Rio de Janeiro: Rev SBPH jul/dez 2021; 24(2):173-86.

Fitzpatrick JC. Hippotherapy and therapeutic riding: An international review. IN: 9 International Therapeutic Riding Congress, 1997, Denver. Denver: Handicapped Association, 1997: 41.

Fuchs, H. O animal em casa: Um estudo no sentido de desvelar o significado psicológico do animal de estimação. (Tese). São Paulo: Faculdade de Psicologia da Universidade de São Paulo, 1987.

Garcia A. O emprego de animais na terapia infantil. Pediatr Mod 2000; 26:75-9.

Gazzana C, Schmidt B. Novas configurações familiares e vínculo com animais de estimação em uma perspectiva de família multiespécie. III Congresso de Pesquisa e Extensão da FSG. Caxias do Sul, RS, 15-17 set 2015:1002-20.

Hooker SD, Freeman LH, Stewart P. Pet therapy research: A historical review. Holist Nurs Pract 2002:16-23.

Jofre ML. Animal assisted therapy in health care facilities. Rev Chilena Infectol 2005; 22(3):257-63.

Kawakami CH, Nakano CK. Relato de experiência: Terapia assistida por animais (TAA) – mais um recurso na comunicação entre paciente e enfermeiro. Na 8 Simp Comum Enferm, mai 2002.

Levinson BM. The dog as co-therapist. Ment Hyg 1962; 46(1):59-65.

Marcelino, JFQM, Melo ZM. Equoterapia: Suas repercussões nas relações familiares da criança com atraso de desenvolvimento por prematuridade. Estudos de Psicologia, 2006; 23(3):279-87. Disponível em: https://doi.org/10.1590/S0103-166X2006000300007.

Martins MF. Zooterapia ou terapia assistida por animais (TAA). Rev Nosso Clínico, 2004; 40:22-6.

Medeiros M, Dias E. Equoterapia: bases & fundamentos. Rio de Janeiro: Revinter 2002.

Pet Partners. Pet partners therapy dogs & other therapy animals [Internet]. 2017. Disponível em: https://bit.ly/3xS6JRi. Acesso em 12 mar 2022.

Silveira JAC. Hippoterapia. Revista Brasileira de Fisioterapia, São Carlos, out 1998; 3(supl):31.

Sobo JE. Canine Visitation (pet) Therapy – Pilot data on decreases in child pain perception. J Holistic Nurs 2006; 24:51-7.

Stefanelli MC. Comunicação com o paciente – Teoria e ensino. 2. ed. São Paulo: Robe, 1993.

Strauss I. Hippoterpapy. Canada: Ontario Therapeutic Riding, 1995.

Tsai C, Friedmann E, Thomas AS. The effect of animal-assisted therapy on stress responses in hospitalized children. Anthrozoos 2010; 23(3):245-58.

U.S. Department of Health and Human Service Center for Disease Control and Prevention (CDC). Guidelines for environmental infection control healthcare facilities. Recommendation of CDC and Healthcare Infection Control Practices Advisory Committee (HICPAC). Atlanta: Centers for Disease Control, 2003.

Vaccari AMH, Almeida FA. A importância da visita de animais de estimação na recuperação de crianças hospitalizadas. Einstein [Internet]. 2007; 5(2):111-6. Disponível em: https://bit.ly/36LynUn. Acesso em 12 mar 2022.

World Health Organization. The World Health Report 22: Reducing risks, promoting healthy life. Geneva, Switzerland: World Health Organization, 2002.

Yamamoto KCM, Silva EYT, Costa KN et al. Avaliação fisiológica e comportamental de cães utilizados em terapia assistida por animais (TAA). Arq Bras Med Vet Zootec 2012; 64(3):568-76.

A Esperança e os Cuidados Paliativos Pediátricos

Capítulo 45

Monika Wernet
Aline Oliveira Silveira
Zaida Borges Charepe

INTRODUÇÃO

A esperança é um construto relacional que tem um significado particular na experiência da família no contexto dos cuidados paliativos pediátricos (CPP), de modo a ganhar crescente atenção enquanto dimensão de avaliação e intervenção profissional. Este capítulo tem como objetivo apresentar possibilidades de práticas profissionais direcionadas à adoção de intervenções em esperança familiar nos CPP.

ESPERANÇA E CUIDADOS PALIATIVOS PEDIÁTRICOS: DEFINIÇÃO E MANIFESTAÇÕES

A esperança é experiência única[1], favorecedora de uma orientação interna para o enfrentamento[2], vivenciada no presente e que remete às expectativas de um futuro. Sua consideração na atenção em saúde sustenta-se nas contribuições para conforto e qualidade de vida por favorecer o enfrentamento de crises e adversidades relativas ao processo saúde-doença e sua implicação na vida[2]. Trata-se de fenômeno complexo, tratado sob múltiplas concepções.

Recente revisão assinalou ser a esperança uma experiência humana, universal, existencialmente aberta e dinâmica, de caráter singular, influenciada e afetada pelas interações sociais, relacionada com a vida e seu sentido e com os aspectos culturais que a estruturam[3]. Manifesta-se a partir de comportamentos e crenças e envolve expectativas diante de situações em que estão presentes incertezas, adversidades e desconfortos[3]. A esperança favorece a crença na possibilidade de um desejo se realizar, de se desvelarem os caminhos na direção de objetivos[3]. Relevante para a vida humana, mobiliza e mantém projeções e sentido para a existência, para a vida e o viver[4].

Estar sob situação de CPP imputa à criança e sua família a necessidade de manejo de sofrimentos, perdas e lutos em meio ao complexo, dinâmico e paradoxal cenário da esperança-desesperança. O escopo de crianças elegíveis aos cuidados paliativos abrange aquelas com risco de morte, apesar do tratamento curativo instituído, com chances de morte prematura inevitável, com doenças progressivas, sem alternativas de tratamento curativo e com condições incapacitantes graves e irreversíveis[5]. Na atualidade, a compreensão equivocada da associação dos cuidados paliativos simplesmente à impossibilidade de cura tem restringido o acesso de crianças e famílias aos cuidados paliativos[6] com repercussão na esperança. A esperança relaciona-se com resiliência e contribui para o bem-estar, a qualidade de vida e a saúde das pessoas e suas famílias, sendo compreendida como "recurso interno motivacional que orienta para o presente e o futuro"[2].

A Organização Mundial da Saúde (OMS) prospectou, em 2018, uma crescente ampliação de crianças e adolescentes elegíveis aos cuidados paliativos[7], o que implica a necessidade de profissionais capacitados para efetivar esse cuidado, e em seu bojo está a questão de como lidar com a (des)esperança. A comunicação junto aos profissionais da saúde tem sido percebida como promotora de desesperança pelas famílias de crianças em situação de adoecimento de longo curso e sob cuidados contínuos[1-3]. Desse modo, sinaliza-se aos profissionais da saúde a necessidade premente de assumirem a esperança como um núcleo profissional, com deliberada atenção e assunção de intervenções, atentos a fatores que a promovam e a ameacem[2].

A família da criança é igualmente demandante de cuidado nos cuidados paliativos, o que exige uma abordagem de cuidado centrada na família (CCF) com a identificação de necessidades e recursos familiares na direção de empoderamento e suporte nas tomadas de decisões. Estudo de revisão assinalou ser a esperança familiar dinâmica, tempo-dependente e influenciada pelas interações com a própria doença e a abordagem terapêutica prescrita, assim como dos membros familiares entre si[8]. As experiências dos familiares com sua própria dignidade são importantes para o cuidado digno, a participação e a esperança nesse contexto[9].

AVALIAÇÃO E INTERVENÇÃO DE ESPERANÇA: POSSIBILIDADES PARA AS PRÁTICAS PROFISSIONAIS

A adoção do referencial CCF é uma exigência aos profissionais que atuam em CPP, e focalizar o processo de esperança familiar, compreendido como dinâmico e relacional, exige a adoção de estratégias contínuas de "reunir a família" e "potencializar as narrativas de esperança". Essas estratégias, ao serem incorporadas de maneira planejada e sistematizada, possibilitam uma conexão mais profunda entre equipe, família e suas experiências com o objetivo de identificar o que é mais importante para a família em cada momento, suas necessidades e desafios à esperança.

A aproximação e a compreensão das experiências de esperança da família exigem dos profissionais o reconhecimento coletivo de que o cuidado precisa ser constantemente reavaliado, pensado e construído de maneira colaborativa com a família. Os encontros com a família são espaços relacionais importantes para exploração das dimensões sociais da esperança e como ela atua, é fortalecida ou dispersada, na trajetória de vivenciar os cuidados paliativos[10].

O fazer da esperança centra-se em formas dinâmicas e colaborativas de cuidado que colocam em primeiro plano a atribuição de significado e valor às atividades cotidianas e interações sociais para abrir possibilidades (ao contrário de limitar) de vida e futuro[10]. Esse fazer da esperança nos encontros interpessoais promove uma sintonia com as capacidades e vulnerabilidades dos atores sociais, influenciadas pelo passado, presente e futuro e interpeladas por valores e imperativos morais e o contexto social. Nessa complexa interação, o trabalho emocionalmente reflexivo de sentir e expressar a esperança faz-se presente na comunicação em cuidados paliativos[11].

Pensar a avaliação e intervenção em esperança como uma prática moral e interpessoal negociada ajuda os profissionais de saúde a ampliarem a compreensão para além da vivência momentânea e individual e alcançarem a dinâmica relacional da esperança na família. Assim, um importante passo consiste em apreender evidências da (des)esperança, para o que o modelo de Dufault e Martochio[12] representa uma possibilidade de referencial. Esse modelo propõe seis dimensões da esperança: afetiva (sentimentos e emoções), cognitiva (objeto desejado e resultado pretendido), comportamental (orientação para ação e motivação), afiliativa (interação social e autotranscendência), temporal (tempo passado, presente e futuro) e contextual (trajetória de vida e circunstância atual). Esses elementos são apreendidos a partir de diálogos com atenção na esperança, seus recursos e ameaças, e os vínculos de esperança intra e extrafamiliares.

A avaliação da esperança familiar perpassa o entendimento de como a família está a perceber, significar e se comportar diante da situação enfrentada, como isso se conecta à história de vida da família, sendo o modelo Calgary de avaliação familiar uma ferramenta potente para isso[13]. Na avaliação e intervenção familiar, o genograma e o ecomapa são instrumentos valorizados e têm importante aplicabilidade na assistência por conferirem maiores aproximação e abertura relacional à interpretação dos padrões de interação e recursos de esperança existentes no sistema familiar[14]. Destarte, atenção especial deve ser direcionada às manifestações de esperança nesse contexto, quando colocações relativas a sentimentos e emoções favoreçam o acesso à (des)esperança e precisam ser pensadas de maneira contextualizada.

A atribuição de novos significados ao genograma pode ser uma estratégia de representação dos padrões de interação em esperança, os atributos pessoais, as memórias moralizantes e a base espiritual, os quais podem ser identificados em cada membro de uma família. Os padrões de interação em esperança podem contemplar relações promotoras de esperança, relações com antecedentes de esperança e relações de ameaça à esperança. Os atributos pessoais são as características, a simbologia e/ou uma qualidade considerada positiva, como coragem e serenidade, força e energia, carinho, orientação para o futuro (estabelecimento e cumprimento de metas) e otimismo. Esses atributos disponibilizam uma proteção perante o desenvolvimento de atitudes de desespero/desesperança. As memórias moralizantes dizem respeito às experiências e recordações positivas. A base espiritual está relacionada com a presença de crenças e práticas espirituais e religiosas, identificadas na fé e na oração, na participação em atividades religiosas, na manutenção de rituais religiosos específicos, na visita a membros e/ou líderes de determinada comunidade espiritual. Faz-se importante entender a espiritualidade como diferente da religião. Isso significa reforçar o significado das atividades diárias, bem como o sentido da vida (Quadro 45.1)[14].

Quadro 45.1 Sugestões para abordagem da esperança nos diálogos com a família na vivência dos cuidados paliativos pediátricos

Questões direcionadas para construção do genograma e ecomapa com foco em padrões de interação em esperança

"Quem é sua família?"

"Quem, no momento atual, lhe transmite esperança? Como?" (relação muito forte na partilha, encorajamento e apoio emocional)

"Quem, no passado, lhe transmitiu esperança e em qual(is) situação(ões)?"

"Quem, no momento atual, você identifica como uma ameaça à manutenção de sua esperança?" (relação conflituosa na partilha, encorajamento e apoio emocional/abandono e isolamento)

Para caracterização dos relacionamentos e da intensidade com que promovem a esperança ou desesperança familiar, podem ser utilizadas questões do tipo escala:

Exemplo: *"Numa escala de 1 a 10, considerando que 10 é o relacionamento que o(a) fez se sentir com maior esperança (maior encorajamento) e 1 a sua ausência, que número atribuiria aos relacionamentos que identificou no ecomapa?"*

Nos relacionamentos que obtiverem um escore inferior a 5, é dirigida outra questão: *"O que é que o(a) faz manter esse relacionamento/ligação?"*

Se por outro lado a pontuação atribuída estiver entre os 5 e os 9: *"O que será necessário fazer para que a intensidade dos relacionamentos suba meio ponto?"*

Outras estratégias que possibilitam ao profissional potencializar a narrativa de esperança da família

Fotoelicitação: convidar as famílias a tirarem fotos que retratem suas perspectivas de esperança e elicitar as narrativas sobre os motivos e significados da imagem. Esse método pode ser utilizado com a criança e promove, também, reflexões sobre as experiências familiares

Outras perguntas que podem ser introduzidas com o objetivo de aprofundar a compreensão das experiências de esperança familiar:

"O que significa esperança para você?"

"Quais suas fontes de esperança?"

"O que o(a) deixa esperançoso (a) e o (a) ajuda a manter a esperança?"

"Em quais situações você se sente desesperançoso(a)?"

"De que maneira a situação atual afeta a sua esperança (crenças pessoais e familiares)?"

"Quem é mais esperançoso(a) na sua família e como manifesta isso?"

"Quem é menos esperançoso(a) e por quê?"

Fonte: Charepe e cols., 2011; Leite e cols., 2021[14-16].

Diante de evidências sugestivas de estar a esperança "enfraquecida", o profissional deve envolver-se com intervenções para potencializá-la. Destacam-se algumas ações nessa direção:

- Respeitar e promover a espiritualidade e/ou a crença religiosa familiar, inclusive favorecendo a presença do representante religioso e que práticas religiosas sejam exercidas.
- Promover e contribuir com o envolvimento e a participação dos pais e pessoas significativas da família na situação e cuidado da criança.
- Favorecer, via comunicação e escuta sensível, respeitosa e solicita, a manifestação de dificuldades, sentimentos e sofrimentos diante da experiência que a família está a viver.
- Dar suporte ao processo de enlutamento dos pais e pessoas significativas da família.
- Estimular os pais a participarem de espaços de apoio entre pares, a exemplo de comunidades de pais cuja criança experiencia a mesma doença ou situação que a deles – grupos de ajuda mútua.
- Atuar na promoção e proteção da relação colaborativa entre profissionais e pais nos cuidados da criança em situação de cuidados paliativos.
- Elogiar os esforços e alcances familiares no enfrentamento da situação.
- Identificar conhecimentos e habilidades dos pais e familiares sobre diagnóstico, tratamento e cuidado da criança e ampliá-los sempre que necessário, para o que é fundamental a adoção de linguagem clara, honesta e compreensível.
- Conhecer e dar suporte para a adoção de estratégias e recursos de esperança (p. ex., um objeto representativo para a família, bilhetes com memórias e/ou fotografias que traduzam conquistas/bons momentos ou diário de esperança).
- Ajudar a família a resgatar, manter, reajustar ou criar rituais familiares.

Os rituais familiares estão associados ao funcionamento adaptativo à doença pediátrica, e a coesão e a esperança são mediadores dessa associação em situações que ameaçam a vida. Muitos rituais familiares são perdidos ou interrompidos na vivência do adoecimento crônico, e a transformação (reajuste, criação e/ou restabelecimento) é um processo importante no enfrentamento familiar. Os rituais familiares estão diretamente associados a níveis maiores de coesão e esperança familiar, bem como a resultados psicológicos positivos. Esses rituais são espaços de (re)conexão e troca de apoio emocional familiar. Ademais, proporcionam à família a sensação de normalidade em meio aos desafios da cronicidade e ajudam a família a manter uma base de significado na vida que pode ser perdida[17,18].

Acessar as experiências e as percepções dos pais de crianças em CPP revela-se fundamental para a compreensão dos aspectos culturais, da singularidade de enfrentamento dos pais e da necessidade de manter uma "dupla consciência", da esperança e do apoio como componentes necessários à capacidade dos pais de lidar com o adoecimento e a terminalidade. Os profissionais precisam reconhecer a existência de uma "zona intermediária" na qual a "dupla consciência" pode ser mantida. Apesar do paradoxo, representa uma resposta adaptativa e uma forma de enfrentamento que ajuda esses pais a manterem um equilíbrio entre a realidade da morte e a realidade da vida, as oscilações entre esperança, negação e aceitação (e separação final) e as escolhas entre apoio e reclusão e entre hospital e casa. Nesse contexto, os profissionais devem ser instrumentalizados para avaliar e intervir, promovendo e apoiando a manutenção da esperança em pais e famílias de crianças em CPP[19].

As necessidades da família precisam ser cuidadosamente avaliadas e atendidas durante os CPP, pois estão associadas à vivência do luto. Necessidades não atendidas relacionadas com o domínio da esperança, das interações com irmãos e da confiança nos profissionais e no sistema de saúde, por exemplo, podem resultar em sintomas de luto complicado[20].

O reconhecimento e a valorização dos fatores de esperança em pais de crianças com doenças crônicas, como o compartilhamento de informações acerca da doença e tratamentos e a possibilidade de participação nos cuidados à criança como elementos que influenciam a esperança dos pais[2]. Sentir controle, confiança e satisfação com os cuidados promove esperança[2]. A aceitação da realidade, a aquisição de algum controle sobre essa realidade e a percepção de aumento da autonomia são uma necessidade familiar e favorecem o manejo dos medos e preocupações, assim como possibilitam pensamentos e atos relativos ao esperançar[2]. Nesse contexto, a identificação de recursos que favoreçam a esperança é essencial, a exemplo de símbolos de esperança e a elaboração de diários de esperança, entre outros.

CONSIDERAÇÕES FINAIS

Diante do exposto, os CPP clamam por suporte para o processo de elaboração de significados, acolhimento de subjetividades, na direção de promoção do luto emancipatório, quando a esperança desponta como favorecedora do viver diante de perdas. A experiência da esperança familiar congrega as dimensões da presença possível junto à criança, contribuição para controle de situações de dor e sintomas e existência com a criança na dualidade vida-morte, quando crenças espirituais e religiosas amparam e direcionam a compreensão e a atribuição de significado à situação[1]. Desse modo, a abordagem centrada na pessoa e na família favorece a construção de um cuidado que é singular, de consideração à biografia do evento. Ao profissional fica a indicação de se permitir ser guiado pela esperança individual e familiar manifesta na situação assistencial com vistas ao cuidado em seu sentido mais pleno e integral.

Referências

1. Szabat M. Parental experience of hope in pediatric palliative care: Critical reflections on an exemplar of parents of a child with trisomy 18. Nurs Inq 2020 Apr; 27(2):e12341. doi: 10.1111/nin.12341. Epub 2020 Jan 3.
2. Maravilha TL, Marcelino MF, Charepe ZB. Fatores influenciadores da esperança nos pais de crianças com doença crônica. Acta Paul Enferm 2021; 34: eAPE001545.
3. Doe MJ. Conceptual foreknowing's: An integrative review of hope. Nursing Science Quarterly 2020; 33(1):55-64. doi:10.1177/0894318419881805.
4. Du H, King RB. Placing hope in self and others: Exploring the relationships among self-construal's, locus of hope, and adjustment. Pers Individ Dif 2013; 54(3):332-7. doi: 10.1016/j.paid.2012.09.015.
5. Association for Children's Palliative Care. A guide to the development of children's palliative care services. 3. ed. Bristol: Association for Children's Palliative Care, 2009.
6. Lima SF, Lamy ZC, Motta VBR et al. Dinâmica da oferta de cuidados paliativos pediátricos: Estudo de casos múltiplos. Cad Saúde Pública 2020; (9):e00164319. Disponível em: https://doi.org/10.1590/0102-311X00164319.
7. Organização Mundial da Saúde. Integração de cuidados paliativos e alívio de sintomas em pediatria: Um guia da OMS para planejadores, implementadores e gestores de saúde. Brasília: Organização Mundial da Saúde, 2018.
8. Leite ACAB, Garcia-Vivar C, Neris RR, Alvarenga WA, Nascimento LC. The experience of hope in families of children and adolescents living with chronic illness: A thematic synthesis of qualitative studies. J Adv Nurs 2019; 75(12):3246-62. Disponível em: https://doi.org/10.1111/jan.14129.
9. Sandgren A, Axelsson L, Bylund-Grenko T, Benzein E. Family members' expressions of dignity in palliative care: A qualitative study. Scand J Caring Sci 2021; 35:937-44.
10. Kirby E, Broom A, Macartney J, Lewis S, Good P. Hopeful dying? The meanings and practice of hope in palliative care family meetings. Soc Sci Med 2021; 291:114471. doi: 10.1016/j.socscimed.2021.114471. EPUB 2021 Oct 9. PMID: 34663540.
11. Olson RE, Smtih A, Good S et al. Emotionally reflexive labour in end-of-life communication. Soc Sci Med 2021; 291:112928. doi: 10.1016/j.socscimed.2020.112928.
12. Dufault K, Martocchio B. Hope: Its spheres and dimensions. Nursing Clinics of North America 1985; 20(2):379-91.
13. Wright LM, Leahey M. Enfermeiras e famílias: Guia para avaliação e intervenção na família. 5. ed. São Paulo (SP): Roca, 2012.
14. Charepe ZB et al. (Re)descoberta de esperança na família da criança com doença crônica através do genograma e Ecomapa. Texto & Contexto – Enfermagem [online]. 2011; 20(2):349-58. Disponível em: https://doi.org/10.1590/S0104-07072011000200018. Acesso em 29 jun 2022. EPUB 15 jul 2011.
15. Leite ACAB, Garcia-Vivar C, Demontigny F, Nascimento LC. Ondas de esperança familiar: Narrativas de famílias no contexto da doença crônica pediátrica. Rev Latino-Am Enfermagem [online]. 2021; 29:e3504. Disponível em: https://doi.org/10.1590/1518-8345.5515.3504.
16. Leite ACAB, Garcia-Vivar C, Nascimento LC Using photo-elicitation interviews with families of children and adolescents with

chronic illness. Nurs Res 2021; 70(3):E21-8. doi: https://doi.org/10.1097/NNR.0000000000000501.
17. Santos S, Crespo C, Canavarro MC, Kazak AE. Family rituals and quality of life in children with cancer and their parents: The role of family cohesion and hope. J Pediatr Psychol 2015; 40(7):664-71. doi: 10.1093/jpepsy/jsv013.
18. Santos S, Crespo C, Canavarro MC, Kazak AE. Family rituals when children have cancer: A qualitative study. J Fam Psychol 2018; 32(5):643-53. doi: 10.1037/fam0000419.
19. Manor-Binyamini I, Schreiber-Divon M. Listening to parents of children with cancer – Between life and its end. Journal of Patient Experience Jan 2022. doi:10.1177/23743735221106589.
20. Bronsema A, Theißen T, Oechsle K et al. Looking back: Identifying supportive care and unmet needs of parents of children receiving specialist paediatric palliative care from the bereavement perspective. BMC Palliat Care 2022 May; 21(1):87. doi: 10.1186/s12904-022-00971-y. PMID: 35610720; PMCID: PMC9131617.

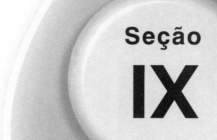

Seção IX

Espiritualidade

Introdução ao Conceito de Espiritualidade em Pediatria

Capítulo 46

Ana Cristina Pugliese de Castro

INTRODUÇÃO

Nos últimos 30 anos, as ciências da saúde voltaram-se com grande interesse para as questões pertinentes à espiritualidade[1-3]. Até meados do século XVIII, o cuidado em saúde se misturava ao cuidado espiritual, sendo exercido em boa medida por figuras como sacerdotes, xamãs e missionários e religiosos de maneira geral. O advento do Iluminismo e o nascimento do pensamento científico, que culminaram em uma revolução biotecnológica sem precedentes na história da humanidade ao longo do século XX, levaram a um modelo de assistência em saúde biomédico e com foco na cura[4-6].

Em contraposição a esse movimento, correntes holísticas de pensamento em saúde surgiram a partir da década de 1960, buscando resgatar um modelo de cuidado biopsicossocial e espiritual centrado no paciente. Esse movimento reaproximou as ciências da saúde da espiritualidade de uma forma técnica, e não mais mística como no passado[6]. O próprio nascimento dos cuidados paliativos, cujo marco é a fundação do St. Christopher's Hospice em Londres, em 1967, embasou-se em uma visão multidimensional do ser humano e de seu sofrimento, representando uma valorização da dimensão espiritual no cuidado médico[7].

O domínio espiritual é considerado primordial pelos pacientes em cuidados paliativos[8], e vários estudos vêm mostrando a associação entre crenças, valores e práticas religiosas e espirituais e o enfrentamento de doenças e o luto, a recuperação de condições mórbidas e a tomada de decisões de final de vida[9-11].

Em 2009, um consenso de especialistas definiu a espiritualidade como "o aspecto da humanidade que diz respeito ao modo com que indivíduos buscam e expressam significado e propósito e ao modo com que vivenciam sua conexão com o momento, consigo mesmos, com outros, com a natureza e com o significativo ou o sagrado"[3].

Espiritualidade, portanto, diz respeito a relações e conexões, busca de sentido e propósito, transcendência, imaterialidade e impermanência[3,9,12,13]. Esse conceito se contrapõe à definição de religião, que remete a um sistema predefinido de crenças e ritos que organiza atitudes, tradições, práticas e comunidades[10]. Importa, portanto, considerar religião e espiritualidade como campos correlatos, mas que não se trata da mesma coisa. Algumas pessoas encontram sentido e suporte em crenças, ritos e símbolos religiosos. Contudo, muitos indivíduos têm na espiritualidade poderosos recursos de enfrentamento sem a necessidade de uma religião que os organize[14].

Profissionais da saúde que atuam em cuidados paliativos devem estar preparados para avaliar, compreender e lidar com os aspectos essenciais da espiritualidade de seus pacientes e famílias, sabendo identificar recursos de enfrentamento baseados na religião e na espiritualidade, coletar valores e crenças que possam interferir em decisões do cuidado médico e diagnosticar e manejar adequadamente sofrimentos de natureza religiosa, espiritual e existencial[1-3]. Nessas situações, são imperativos o trabalho em equipe e o referenciamento para especialistas no cuidado espiritual e de saúde mental, recorrendo ao apoio da psicologia, psiquiatria e capelania[14-16]. O principal limite ético no cuidado espiritual consiste no absoluto respeito às crenças e valores do paciente, tornando inaceitável o proselitismo. A postura esperada para prover o cuidado espiritual caracteriza-se pela manutenção da neutralidade para avaliar, respeitar, acolher e apoiar os pacientes e suas famílias em um diálogo aberto que não pressuponha crenças ou valores "corretos"[3,6].

UM OLHAR PARA A ESPIRITUALIDADE NO CONTEXTO DA PEDIATRIA

As crianças não distinguem espiritualidade de religião[17]. Considera-se que a espiritualidade se manifesta desde o início da vida, a partir das relações que a criança estabelece ao nascimento; no entanto, sabe-se pouco sobre a espiritualidade na infância[18]. Em 1981, Fowler descreveu os estágios do desenvolvimento da fé, trabalho considerado paradigmático nessa matéria[19,20] e fundamental para compreensão das relações entre aspectos emocionais e transcendentes na criança dentro de uma perspectiva biopsicossocial e espiritual[18]. Do nascimento até os 2 anos, a criança se encontra em um estágio chamado de "fé indiferenciada", que se baseia na construção de uma experiência de confiança e amor com seus cuidadores. A partir dos 2 anos de idade ocorre a "convergência entre pensamento e linguagem", inaugurando o primeiro estágio, chamado de fé intuitivo-projetiva, até chegar ao estágio da fé individual-reflexiva, habitual na idade adulta[18-20].

No entanto, questionamentos frequentemente presentes entre profissionais da saúde que atendem crianças mostram que a manifestação da espiritualidade nessa faixa etária não se restringe à correlação com a fase de desenvolvimento cognitivo. Apesar de receber influências daqueles que participam de seu cuidado, a espiritualidade da criança é única e relacionada diretamente com sua própria constituição subjetiva – e não muito diferente da visão do adulto. A espiritualidade na criança difere da do adulto, portanto, mais por sua manifestação do que pela estrutura[17,18]. Igualmente, a expressão religiosa é influenciada por fatores étnicos, ambientais e familiares, podendo moldar de maneira positiva ou negativa a relação da criança com o sofrimento, o adoecimento e a morte[18].

A experiência do sofrimento ajuda a criança a se aproximar da dimensão espiritual[17]. Assim como adultos em sofrimento, crianças e adolescentes enfermos precisam encontrar significado na doença, transcendência no sofrimento e conexão durante os períodos de adversidade[18]. A experiência traumática da doença e da hospitalização desencadeia emoções como medo, isolamento, solidão, desamparo e desesperança, levando à perda de conexões e à experiência do sofrimento espiritual[18].

A espiritualidade na criança pode ser reconhecida por comportamentos e a expressão corporal e verbal, nas relações com outros indivíduos e nas relações com materiais lúdicos[18]. Choro incoercível, expressão de medos ou fantasias aterrorizantes, pesadelos, isolamento, apatia e agressividade podem ser sinais de sofrimento espiritual. Por outro lado, momentos de expressão, como orações, uso de amuletos e símbolos religiosos/espirituais, apego a imagens e textos religiosos ou seculares e comportamentos como ir à igreja ou meditar, sinalizam recursos espirituais que auxiliam o enfrentamento da doença[18].

PRINCÍPIOS DA ABORDAGEM DA ESPIRITUALIDADE EM PEDIATRIA

As crianças devem ser vistas de modo holístico. A chave para isso consiste em compreender o desenvolvimento da criança de uma perspectiva integrada: cognitiva, social, comportamental e espiritual[20]. É fundamental ampliar o olhar sobre a criança e sua família e, nesse sentido, evitar ater-se ou restringir-se à rigidez das religiões formalmente organizadas pode permitir uma compreensão mais refinada do contexto e a detecção de aspectos que fogem a considerações convencionais.

Não existem modelos exatos para abordar a espiritualidade na criança. A *Children's Hope Scale* é um instrumento desenvolvido e validado em língua portuguesa[21] para avaliar a esperança em indivíduos de 8 a 16 anos[18], relacionando-se, portanto, com o campo da espiritualidade, embora não direcionada para avaliação espiritual. É importante que a aproximação seja respeitosa e vise antes à formação de um vínculo a partir do qual a criança se sinta segura e confiante. A avaliação deve endereçar de maneira aberta crenças religiosas familiares e também aspectos da subjetividade da criança, frequentemente expressos mais por meio de manifestações lúdicas do que discursivas, especialmente em crianças e adolescentes cujo ambiente familiar não é vinculado a religiões formais[18].

Modelos de anamnese espiritual desenvolvidos para adultos, como *FICA Spiritual History Tool*[22,23], HOPE[24] e SPIRIT[25], podem ser utilizados em pais/responsáveis pelos pacientes e adolescentes ou até mesmo crianças mais velhas. Convém ter clareza de que esses instrumentos visam servir como guias para conversações desse tipo e não se prestam a ser utilizados como um *checklist* rígido de avaliação. Ainda assim, são mais efetivos diante de sistemas espirituais e religiosos formais, não se direcionando tanto à experiência de transcendência individual. A escuta respeitosa das experiências espirituais do indivíduo é o mais indicado para que sejam considerados seus valores e necessidades espirituais[6].

A abordagem espiritual dos pais é de extrema importância, considerando a avaliação multidimensional de aspectos sociofamiliares. Valores religiosos e espirituais dos pais enquanto representantes legais do paciente impactam diretamente as decisões de tratamento, a aderência às condutas da equipe de saúde e o processo decisório para planejamento dos cuidados no final da vida[9,18,26-28].

No escopo da dimensão religiosa/espiritual encontra-se um dos maiores desafios da prática clínica: a demanda de pais de crianças e adolescentes gravemente doentes por medidas extraordinárias, amplificada pela esperança baseada na crença no milagre, em situações nas quais o paciente se encaminha inexoravelmente para a morte. Essa situação tornou-se frequente em pediatria e se encontra no centro de vários conflitos entre famílias e provedores de saúde, especialmente no cenário de especialidades que lidam com doenças de alta letalidade, como a terapia intensiva pediátrica e a oncologia, por exemplo.

Quando a avaliação espiritual depara com essas circunstâncias, é preciso um manejo cuidadoso e empático, visando, ao mesmo tempo, respeitar crenças e valores espirituais, além de garantir a entrega de um cuidado tecnicamente impecável. A equipe de saúde deve ter clareza de que o "milagre" traduz uma miríade de emoções, como raiva, frustração, desapontamento, esperança, devoção e medo da perda; portanto, a melhor resposta a ele não é a competição argumentativa, confrontando o "milagre" com probabilidades, impossibilidades técnicas e o saber médico.

Não raro, a resposta essencialmente cognitiva dos profissionais da saúde faz com que o conflito escale para um nível que pode tornar-se irreconciliável. A compreensão da natureza da expectativa no milagre, e de que ela por si só já pressupõe a compreensão dos pais de que os recursos da medicina se esgotaram, auxilia muito o manejo.

Essas situações pedem uma abordagem individualizada e uma resposta equilibrada não argumentativa, mediante a adoção de estratégias de comunicação empática que busquem compreender e validar as emoções envolvidas sem julgamento, ressignificar o milagre, mostrar respeito aos valores religiosos e negociar um compromisso que preserve os cuidados dentro de limites tecnicamente aceitáveis (tanto do ponto de vista de adequação de tratamentos como do provimento de medidas de conforto, quando indicadas), bem como respeite a espiritualidade da família[30,31]. Essa postura será efetiva na maior parte das vezes.

Quando essas estratégias não forem suficientes para chegar a uma conciliação, uma mediação externa pode ser necessária, acolhendo os familiares, mas preservando o compromisso com a boa prática médica como pilar inegociável[30,31]. Os limites das condutas médicas precisam ficar claros, e a presença do assistente espiritual ou capelão nessas conversas pode ser de extrema valia[16].

CONSIDERAÇÕES FINAIS

O olhar para a dimensão espiritual-religiosa-existencial é imprescindível para o cuidado centrado no paciente sob a perspectiva de cuidados paliativos. A enfermidade e a perspectiva de proximidade da morte intensificam a importância do cuidado espiritual. Em pediatria, as particularidades da manifestação da espiritualidade em diferentes faixas etárias, as dificuldades de avaliação e intervenção e a influência de valores e crenças religiosas e espirituais dos pais sobre decisões que irão impactar o cuidado médico da criança ou adolescente exigem que a abordagem das questões espirituais seja cuidadosa, empática, delicada, precisa e ética. Para tanto, é preciso que os profissionais da saúde se capacitem e se articulem para prover esse cuidado em equipe interdisciplinar, que idealmente deve contar com a presença do assistente espiritual.

Referências

1. Ellis J, Lloyd-Williams M. Palliative care. In: Cobb M, Puchalski CM, Rumbold B (eds.) Oxford textbook of spirituality in healthcare. Oxford: Oxford University Press 2014: 257-63.
2. Chochinov HM, Cann BJ. Interventions to enhance the spiritual aspects of dying. J Palliat Med 2005; 8(Suppl 1):S103-15.
3. Puchalski C, Ferrell B, Virani R et al. Improving the quality of spiritual care as a dimension of palliative care: The report of the Consensus Conference. J Palliat Med 2009; 12(10):885-904.
4. Puchalski CM. Religion, medicine and spirituality: What we know, what we don't know and what we do. Asian Pac J Cancer Prev 2010; 11(Suppl 1):45-9.
5. Shorto R. Os ossos de Descartes. São Paulo: Objetiva, 2013.
6. de Castro ACP. Terapia de sedação paliativa e espiritualidade. In: Santos AFJ, Rodrigues LF (eds.) Manual de terapia de sedação paliativa ANCP. São Paulo: Lemar & Goi, 2020.
7. Clark D. Total pain': The work of Cicely Saunders and the maturing of a concept [internet]. Glasgow: University of Glasgow, 2014 Sept. Disponível em: http://endoflifestudies.academicblogs.co.uk/total-pain-the-work-of-cicely-saunders-and-the-maturing-of-a-concept/. Acesso em 22 ago 2022.
8. McCaffrey N, Bradley S, Ratcliffe J, Currow DC. What aspects of quality of life are important from palliative care patients' perspectives? A systematic review of qualitative research. J Pain Symptom Manage 2016; 52(2):318-28.e5.
9. Puchalski CM. Integrating spirituality into patient care: An essential element of person-centered care. Pol Arch Med Wewn 2013; 123(9):491-7.
10. Puchalski CM. Spirituality in geriatric palliative care. Clin Geriatr Med 2015; 31(2):245-52.
11. Weaver AJ, Koenig HG. Religion, spirituality, and their relevance to medicine: An update. Am Fam Physician 2006; 73(8):1336-7.
12. Frankl VE. Em busca de sentido: Um psicólogo no campo de concentração. São Leopoldo-RS: Sinodal, 2008.
13. Smith AR. Using the synergy model to provide spiritual nursing care in critical care settings. Crit Care Nurse 2006; 26(4):41-7.
14. Toloi DA, Landeiro LCG, Gadia R et al. Spirituality in oncology ▯ A consensus by the Brazilian Society of Clinical Oncology. Braz J Oncol 2022; 18:e-20220352.
15. Koenig HG. Role of the chaplain on the medical-surgical team. AORN J 2012; 96(3):330-2.
16. Harper JM 3rd, Rudnick JE. The role of the chaplain in palliative care. In: Hanks G, Cherny NI, Christakis NA, Fallon M, Kaasa S, Portenoy RK (eds.) Oxford textbook of palliative medicine. Oxford: Oxford University Press, 2011: 197-205.

17. Garanito MP, Cury MRG. A espiritualidade na prática pediátrica. Rev Bioét 2016; 24(1):49-53.
18. Sociedade Brasileira de Pediatria. Departamento Científico Medicina da Dor e Cuidados Paliativos. Manual de orientação: Espiritualidade nos Cuidados Paliativos Pediátricos. São Paulo: Sociedade Brasileira de Pediatria, 2020. Disponível em: https://www.sbp.com.br/fileadmin/user_upload/22541c-MO-_Espiritualidade_nos_CuidadosPaliativos_Ped.pdf.
19. Fowler JW, Dell ML. Stages of faith and identity: birth to teens. Child Adolesc Psychiatr Clin N Am 2004 Jan; 13(1):17-33. doi: 10.1016/s1056-4993(03)00073-7.
20. Neuman ME. Addressing children's beliefs through Fowler's stages of faith. J Pediatr Nurs 2011 Feb; 26(1):44-50. doi: 10.1016/j.pedn.2009.09.002. Epub 2009 Oct 17. PMID: 21256411.
21. Marques SC, Pais-Ribeiro JL, Lopez SJ. Validation of a Portuguese Version of the Children's Hope Scale. School Psychology International 2009; 30:538-51. DOI: 10.1177/0143034309107069. Disponível em: http://spi.sagepub.com/cgi/content/abstract/30/5/538.
22. Borneman T, Ferrell B, Puchalski CM. Evaluation of the FICA tool for spiritual assessment. J Pain Symptom Manage 2010; 40(2):163-73.
23. Puchalski CM. The FICA Spiritual History Tool #274. J Palliat Med 2014; 17(1):105-6.
24. Anandarajah G, Hight E. Spirituality and medical practice: Using the HOPE questions as a practical tool for spiritual assessment. Am Fam Physician 2001 Jan; 63(1):81-9.
25. Maugans TA. The SPIRITual story. Arch Fam Med 1996; 5(1):11-6.
26. Alvarenga WA, de Carvalho EC, Caldeira S, Vieira M, Nascimento LC. The possibilities and challenges in providing pediatric spiritual care. J Child Health Care 2017 Dec; 21(4):435-45. doi: 10.1177/1367493517737183.
27. Sulmasy DP. Spirituality, religion, and clinical care. Chest 2009; 135(6):1634-42.
28. Phelps AC, Maciejewski PK, Nilsson M et al. Religious coping and use of intensive life-prolonging care near death in patients with advanced cancer. JAMA 2009; 301(11):1140-7.
29. Widera EW, Rosenfeld KE, Fromme EK, Sulmasy DP, Arnold RM. Approaching patients and family members who hope for a miracle. J Pain Symptom Manage 2011; 42(1):119-25.
30. DeLisser HM. A practical approach to the family that expects a miracle. Chest 2009 Jun; 135(6):1643-7. doi: 10.1378/chest. 08-2805.
31. Shinall MC Jr, Stahl D, Bibler TM. Addressing a patient's hope for a miracle. J Pain Symptom Manage 2018 Feb; 55(2):535-9. doi: 10.1016/j.jpainsymman.2017.10.002.

Abordagem da Espiritualidade: Paciente e Família

Carlos Eduardo Jouan Guimarães

Capítulo 47

INTRODUÇÃO

Durante um período longo da história da medicina moderna, o conceito de cuidado baseou-se somente em pontos técnicos capazes de aferição, deixando aspectos como a espiritualidade aos misticismos. Com o desenvolvimento de pesquisas sobre espiritualidade e saúde, abriram-se novos horizontes para os cuidados com a saúde e sua relação com a espiritualidade, o sagrado. Passou-se a perceber a espiritualidade não mais como algo dogmático religioso, mas como uma visão transcendental da vida, da ética e da moral, motivando uma abordagem mais integral do ser humano[1].

Várias são as definições de espiritualidade, mas todas têm em comum tratar-se da busca e expressão do significado da vida, propósito, transcendência e relação ou experiência de conexão consigo próprio, com a família, os outros, a natureza e o significado do sagrado[2].

Para alguns pacientes, a espiritualidade está ligada à fé em Deus, mas pode ser uma ligação a uma Força Superior para outras famílias ou pacientes. Essa ligação muitas vezes traz à tona a fragilidade da família e do paciente diante do medo de algo desconhecido, assim como leva à tentativa de compreensão dos momentos associados ao final de vida, podendo ou não caminhar para questões religiosas[3].

A abordagem dos cuidados paliativos tem o objetivo de identificar e tratar o sofrimento humano como um todo, mas a espiritualidade acaba por ser um tabu nos cuidados em saúde[4].

Cicely Saunders aborda o conceito de *dor total*, descrevendo o sofrimento humano como multidimensional, composto por dor física, espiritual, emocional e social, e propondo que o tratamento do paciente, para ser integral, deve abranger todos esses aspectos.

ESPIRITUALIDADE E RELIGIOSIDADE

Apesar de equivocadamente considerados sinônimos, a religiosidade é englobada pela espiritualidade e ambos os termos têm significados diferentes. A religiosidade pode ser definida como a maneira de um indivíduo seguir, acreditar e praticar uma religião, a qual consiste no sistema organizado de crenças, práticas, rituais e símbolos relacionados com uma divindade ou poder superior[5].

Com a evolução do conhecimento, foi-se observando uma mudança na importância social atribuída aos termos, e atualmente a espiritualidade é considerada algo maior que a religiosidade, e a religiosidade, um meio para o indivíduo ou família acessar sua espiritualidade[5].

Uma pesquisa realizada nos EUA observou que 80% dos pacientes se sentem amparados por suas práticas religiosas. Em outro estudo, 90% dos pacientes referiram que suas crenças e práticas religiosas são formas importantes de enfrentamento e aceitação de suas doenças físicas, e para mais de 40% a religião é o fator mais importante de amparo nos momentos de doença[5].

No Brasil, a religiosidade está muito presente, havendo diversas vertentes religiosas, e o conhecimento e o respeito por parte da equipe de saúde que cuida dos pacientes pediátricos é de extrema importância nos cuidados paliativos.

Alguns pacientes expressam sua espiritualidade por meio de suas crenças religiosas, porém o fato de não declarar a crença religiosa não significa ausência de espiritualidade do paciente e de sua família, devendo a equipe explorar essa faceta humana desses indivíduos[6].

ESPIRITUALIDADE E CUIDADOS PALIATIVOS PEDIÁTRICOS

A espiritualidade é um dos domínios fundamentais dos cuidados paliativos pediátricos (CPP). Diferentemente dos distúrbios físicos, que podem ser notados de maneira mais palpável, a espiritualidade descreve o modo como cada indivíduo agrupa todo seu sentimento com o que vem vivenciando, associado à sua cultura pessoal e sua visão do mundo. Com isso, torna possível iniciar um processo de compreensão do papel individual com o universo, sua participação e responsabilidade[6].

Em casos de doenças que ameaçam a vida, a espiritualidade e a religiosidade podem ser uma ferramenta de ajuda no enfrentamento do sofrimento familiar e do paciente, e a manutenção da esperança é citada como um dos fatores ligados à espiritualidade[7].

A espiritualidade está fortemente associada à maneira como os pais desenvolvem sua forma de raciocínio nas tomadas de decisão e pouco ligada à decisão realmente tomada, o que mostra a importância da espiritualidade nesse processo de tomada de decisão[8].

Para as famílias em CPP, a espiritualidade promove grande conforto por dar um sentido à vida e estimular a bondade e a compaixão humana, bem como a aceitação de que "tudo acontece por uma razão". O sentido de um pós-vida ligado à religiosidade traz tranquilidade às famílias e aos pacientes[9,10].

DESENVOLVIMENTO DA ESPIRITUALIDADE NA CRIANÇA

O desenvolvimento espiritual na infância varia de acordo com a faixa etária, mas crianças com condições crônicas de saúde e risco de limitação da vida tendem a apresentar maior desenvolvimento emocional.

Como os adultos, as crianças tendem a utilizar a espiritualidade como uma conexão de sua identidade individual com o mundo, além de como amparo para seu sofrimento. Suas crenças servem de suporte contra o sofrimento, aumentando a aceitação e mantendo sua esperança[11].

Fatores como doenças anteriores e falecimento de entes ou amigos próximos podem influenciar a formação da espiritualidade da criança. A influência da espiritualidade familiar se faz presente, porém a criança desenvolverá uma espiritualidade própria de modo único e relacionado com sua própria constituição subjetiva[12].

A compreensão da morte tem relação com o desenvolvimento cognitivo baseado em Piaget e influencia o desenvolvimento da espiritualidade, podendo ser compreendida da seguinte maneira[13,14]:

- **Até os 2 anos de idade:** não há compreensão acerca da irreversibilidade da morte.
- **Entre os 3 e os 4 anos de idade:** a morte é considerada temporária.
- **Entre os 5 e os 7 anos de idade:** tem início a compreensão a respeito da irreversibilidade da morte, mas há pensamentos mágicos que as fazem entender a doença como um castigo.
- **Entre os 7 e os 13 anos de idade:** a criança começa a compreender que a morte é universal e irreversível e associar a parte biológica da morte.
- **Mais de 14 anos de idade:** passa-se a ter compreensão da irreversibilidade e universalidade da morte, com atitudes baseadas mais nas consequências de curto prazo, tendendo a considerar mais a opinião dos amigos do que a dos pais nas tomadas de decisão.

O desenvolvimento da fé na infância se dá quando a criança começa a ser capaz de realizar a convergência entre linguagem e pensamento, o que costuma ocorrer após o segundo ano de vida. Antes disso, a criança se encontra no estágio de fé indiferenciada. Nesse primeiro período ocorre o desenvolvimento da coragem, esperança, confiança e autonomia, características necessárias para o desenvolvimento da fé. Os estágios de desenvolvimento são[15]:

- **Estágio 1 – fé intuitivo-projetiva:** em geral, a criança tem cerca 2 anos de idade e apresenta pensamento fantasioso, grande imaginação, não compreendendo a relação causa-efeito e a irreversibilidade da morte. Combina histórias e imagens sobre o Divino e seus pais, descrevendo o Divino como algo ao seu redor, como o ar.
- **Estágio 2 – fé mítico-literal:** costuma ocorrer em torno dos 7 anos de idade com o aumento do pensamento operacional concreto, quando a criança passa a entender melhor a relação causa-efeito e consegue compreender e adotar a perspectiva de outros sujeitos. Ainda tem dificuldade de separar a fantasia da realidade. Os símbolos têm significado concreto, literal e unidimensional. O Divino é descrito como antropomórfico.
- **Estágio 3 – fé sintético-convencional:** costuma ocorrer na adolescência, mas pode manter-se até a fase de adulto jovem. Tem relação com o desenvolvimento operacional formal e a capacidade de refletir sobre os

próprios pensamentos. Nessa fase existe a capacidade de trabalhar com situações hipotéticas e com símbolos, ser idealista e julgar. Nesse estágio, a busca pelo Divino se torna mais presente. Tende a ser uma fase mais conformista.
- **Estágio 4 – fé individual-reflexiva:** ocorre na fase de adulto jovem. Passa a haver uma reflexão sobre o sistema de crenças e a separação dos símbolos de seus significados.

INSTRUMENTOS DE AVALIAÇÃO DA ESPIRITUALIDADE

Diversos instrumentos podem ser utilizados para auxiliar a abordagem da espiritualidade das famílias e adolescentes (veja os acrônimos apresentados no Quadro 47.1)[4,15-17].

A escala de avaliação de esperança para crianças entre 8 e 16 anos, *Children's Hope Scale*, pode ser utilizada para avaliação indireta da espiritualidade.

ABORDAGEM DA ESPIRITUALIDADE COM PACIENTES PEDIÁTRICOS E SUAS FAMÍLIAS

A abordagem dos profissionais de CPP visa ampliar o cuidado prestado aos pacientes, promovendo um tratamento pleno de todos os sofrimentos. A avaliação espiritual da criança em idade escolar pode revelar facetas importantes a respeito de sua capacidade de trabalhar com o sofrimento e o medo[19].

A abordagem pode ser realizada em três níveis diferentes, dependendo do grau de complexidade: pela equipe multidisciplinar, pelo capelão e pelo sacerdote[4]. A abordagem vai variar de acordo com a idade do paciente, porém deverá ser sempre empática, tranquila e acolhedora. As perguntas dos pacientes em CPP podem ser ferramentas úteis na avaliação do sofrimento espiritual[20,21]:

- "O que eu fiz para merecer isso?"
- "Eu queria que meu pai soubesse o quanto o amo."
- "Meus pais rezam para Deus me curar. Por que ainda estou doente?"
- "Por que Deus me deixou ficar doente?"
- "Morrer dói?"
- "Onde está Deus no momento em que mais preciso dele?"
- "Tenho medo de ninguém mais se lembrar de mim."
- "Não vou conseguir completar minha escola com meus amigos."

Perguntas e frases como essas estão relacionadas com sentimentos como culpa, raiva de Deus, solidão, perda do futuro, questionamento de ritos espirituais e religiosidade, sofrimento por causa da morte e sentimento de não resolução de alguns fatos ou relacionamentos.

Os adolescentes têm maior capacidade de compreensão da espiritualidade e a utilizam para aumentar a interação com seu próprio mundo e com o meio. Nessa faixa etária, a diferenciação entre religiosidade e espiritualidade é muito importante. O adolescente pode ser questionador, buscando sua autonomia e independência, e entrar em conflito com conceitos familiares tradicionais, como a religião. Por isso, desvincular religiosidade e espiritualidade para essa faixa etária pode facilitar a abordagem espiritual[22].

A abordagem da espiritualidade dos pais deverá incluir pontos como o peso que a família dá à espiritualidade, seus valores e religiosidade. Convém evitar a abordagem nos momentos de grande fragilidade e aflição[1].

Em casos de CPP perinatal, a espiritualidade vai basear-se somente em valores morais, religiosos e espirituais dos pais, sendo de grande importância a anamnese espiritual. Ritos de início de vida devem ser proporcionados às famílias. A espiritualidade nessa fase costuma ser associada à religiosidade e, como em outras doenças que limitam a vida, serve de amparo ao sofrimento pela perda do filho desejado[23].

A anamnese espiritual e religiosa deve ser sempre conduzida nas abordagens em CPP, podendo ser realizada por meio de rastreio (*screening*) espiritual, histórico espiritual e entrevista estruturada ou semiestruturada. O *screening* espiritual tem por objetivo a identificação do sofrimento espiritual com necessidade de maior cuidado espiritual[24].

Quadro 47.1 Instrumentos utilizados para abordagem da espiritualidade

	FICA
F	fé, espiritualidade do paciente
I	importância da espiritualidade
C	comunidade espiritual do paciente
A	resposta às necessidades espirituais do paciente
	SPIRIT
S	sistema de crenças espirituais
P	espiritualidade pessoal
I	integração com a comunidade espiritual
R	práticas e restrições relacionadas a rituais
I	implicações para cuidados médicos
T	planejamento de fase final de vida
	HOPE
H	fontes de esperança, força, significado, paz amor, conexão
O	papel da religião organizada para o paciente
P	espiritualidade e práticas pessoais
E	efeitos nos cuidados médicos e decisões de final de vida
	BELIEF
B	sistema de crenças
E	ética e valores
L	estilo de vida
I	envolvimento em uma comunidade espiritual
F	eventos futuros

RITOS, NORMAS E CONDUTAS RELIGIOSAS[5,7]

Catolicismo

Religião baseada na Bíblia, com os ensinamentos de Jesus Cristo, apresenta como rito de iniciação o Batismo, que em caso de urgência poderá ser realizado por qualquer pessoa da comunidade católica até mesmo durante uma reanimação cardiorrespiratória.

Durante o período de adoecimento, é comum a família fazer orações e leituras de trechos da Bíblia perto da criança. Quando possível, devido à idade, pode ser ofertada a comunhão.

A aceitação, pela família, do óbito de um filho se dará pela crença na vida pós-morte. Não existe ritual para o corpo, e os pais podem optar por enterro ou velório.

Protestantismo

Grupo de religiões nascidas a partir da Reforma Protestante, o protestantismo baseia-se em cinco pilares: somente a escritura, somente Jesus Cristo, somente a Fé, somente a Graça, somente a Glória de Deus. Tem como rito de iniciação a apresentação do bebê à comunidade em sua igreja; em caso de risco de falecimento próximo, isso poderá ser realizado em ambiente hospitalar.

Não apresenta rito de final de vida, e a pessoa morta pode ser enterrada.

Judaísmo

O judaísmo se baseia em leis ligadas à Torá e em estudos realizados pelos rabinos. Os meninos são circuncisados no oitavo dia de vida e seus nomes só serão anunciados no momento da circuncisão, enquanto os das meninas são anunciados pelo pai na sinagoga, logo após o nascimento. Caso ocorra o óbito antes que a criança receba um nome, ela poderá ser nomeada ao ser enterrada.

Aos 13 anos de idade, os meninos realizam o Bar Mitzvah e passam a ser considerados adultos, ao passo que as meninas realizam seu Bat Mitzvah aos 12 anos de idade.

Após a morte, o corpo da criança deverá ser limpo e deixado puro por meio do ritual denominado *taharah*, que é realizado pelos *chevrah kaddisha*. O corpo deverá ser, então, colocado em um caixão de madeira e não poderá ser deixado sozinho até o funeral, que deverá ocorrer em até 24 horas.

Islamismo

No islamismo, o primeiro rito após o nascimento consiste em banhar o bebê antes de entregá-lo à mãe. O chamado para oração (*adhan*) deverá ser realizado pela mãe o mais perto possível da orelha esquerda do bebê e, se possível, da orelha direita pelo pai. Normalmente, as cabeças são raspadas em sinal de limpeza das impurezas 6 a 7 dias após o nascimento, e óleo e açafrão podem ser esfregados na cabeça da criança.

Durante o período de adoecimento, são comuns leituras de trechos do Corão e orações ao redor da criança. Se possível, no período final da vida, a face da criança deverá estar voltada para Meca.

Após a morte, os parentes fecham os olhos da criança, arrumam seus membros e voltam sua face para Meca. O corpo deverá ser envolvido em tecido simples, sem símbolos religiosos. O corpo costuma ser removido para uma mesquita e ser banhado três vezes – os meninos pelos pais e as meninas pelas mães. Após a limpeza, o corpo é vestido em roupa confeccionada em tecido de algodão branco, e o enterro deverá acontecer o mais breve possível, no máximo em 24 horas. A criança deverá ser enterrada com a face voltada para Meca.

Budismo

O budismo não contempla ritos de início de vida, havendo apenas uma cerimônia para nomear a criança, para a qual o pai convida o monge e outras pessoas e oferece alimentos.

Próximo ao óbito, a família faz orações em torno da criança, a qual é banhada e vestida com roupas brancas e deitada com a face voltada para o norte. Os rituais funerários deverão ocorrer duas vezes: a primeira durante o enterro ou cremação e a segunda 7 dias depois, no intuito de ajudar o falecido a renascer no mundo espiritual.

Espiritismo

Doutrina codificada por Allan Kardec, o espiritismo adota como crenças principais os ensinamentos de Jesus Cristo e a reencarnação do espírito. Acredita-se na evolução contínua espiritual com base nos atos cometidos quando o indivíduo se encontra encarnado ou desencarnado.

O espiritismo não apresenta ou promove ritos de iniciação ou de cuidados para com o corpo da pessoa falecida. Solicita-se condescendência com o corpo, pois o espírito ainda pode estar ligado a ele. Alguns espíritas recomendam a cremação 72 horas após o falecimento, para evitar o sofrimento do espírito.

Religiões africanas e afrodiaspóricas

A mescla entre as religiões e crenças trazidas pelos escravos e o catolicismo e o espiritismo gerou novas religiões, como a umbanda. A partir das vertentes iniciais – religião tradicional Iorubá – foram formadas várias outras religiões e crenças, como quimbanda, candomblé, babaçuê, cabula, encantaria, terço e xambá, entre outras.

Os conceitos de saúde, doença e cura na concepção Iorubá têm relação com os de axé, ori e ebó. Axé é a força vital, não existindo força maior que essa. Ori é uma das partes imateriais dos indivíduos. Ebó são as oferendas aos orixás, ancestrais veneráveis.

CONSIDERAÇÕES FINAIS

A espiritualidade é uma ferramenta essencial no amparo e aceitação em momentos de dificuldade para os pacientes e suas famílias, sendo parte fundamental dos CPP.

No Brasil, a relação entre espiritualidade e religiosidade é muito comum. Por isso, o estudo e o conhecimento das crenças religiosas dos pacientes e suas famílias são imprescindíveis para o acolhimento espiritual.

Com base no conceito de *dor total*, não será possível um acompanhamento completo em CPP sem uma abordagem e o amparo à espiritualidade dos pacientes.

O desenvolvimento da espiritualidade entre as famílias em que acontece o óbito de um filho idealizado é ponto fundamental para o enfrentamento do luto.

Referências

1. Santos ALF, Serafim A, Cardoso CA (eds). Medicina e espiritualidade, baseado em evidências. 1. ed. São Paulo: Editora Atheneu, 2021.
2. Pulchalski CM, Vitillo R, Hull SK et al. Improving the spiritual dimension of whole person care; reaching national and international consensus. J Palliat Med 2014; 17(6):642-56.
3. Barbosa SMM, Zoboli I, Iglesias SOB (eds.) Cuidados paliativos na prática pediátrica. 1. ed. São Paulo: Editora Atheneu, 2019.
4. Castilho RK, Da Silva VCS, Pinto CS. Manual de cuidados paliativos. 3. ed. Rio de Janeiro, São Paulo: Editora Atheneu, 2021:3-6.
5. Pereira FMT, Braghetta CC, Andrade PAS, Branco TP. Tratado de espiritualidade e saúde – Teoria e prática do cuidado em espiritualidade na área da saúde. 1. ed. São Paulo: Editora Atheneu, 2021.
6. Cherny NI, Fallon MT, Kaasa S, Portenoy RK, Currow DC (eds.) Oxford textbook of palliative medicine. 5. ed. Reino Unido: Oxford University Press, 2015.
7. Hain R, Rapoport A, Meiring M, Goldman A (eds.) Oxford textbook of palliative care for children. 3. ed. Reino Unido: Oxford University Press, 2021.
8. Superdock AK, Barfield RC, Brandon DH et al. Exploring the vagueness of religion & spirituality in complex pediatric decision-making: A qualitative study. BMC Palliat Care 2018; 17(107). Disponível em: https://doi.org/10.1186/s12904-018-0360-y.
9. Hexem KR, Mollen CJ, Carroll K, Lanctot DA, Feudtner C. How parents of children receiving pediatric palliative care use religion, spirituality, or life philosophy in tough times. J Palliat Med 2011; 14(1):39-44. doi:10.1089/jpm.2010.0256.
10. Fernandes Ferreira L, de Pinho Freire A, Luiza Cunha Silveira A et al. A influência da espiritualidade e da religiosidade na aceitação da doença e no tratamento de pacientes oncológicos: Revisão integrativa da literatura. Rev Bras Cancerol [Internet] 25 de maio de 2020 [citado 18 de março de 2022]; 66(2):e-07422. Disponível em: https://rbc.inca.gov.br/index.php/revista/article/view/422.
11. Damsma Bakker AA, van Leeuwen RRR, Roodbol PFP. The spirituality of children with chronic conditions: A qualitative meta-synthesis. J Pediatr Nurs 2018 Nov-Dec; 43:e106-e113. doi: 10.1016/j.pedn.2018.08.003. EPUB 2018 Aug 16. PMID: 30122453.
12. Garanito MP, Cury MRG. A espiritualidade na prática pediátrica. Rev Bioét 2016; 24(1):49-53.
13. Eiser C, Patterson D, Tripp JH. Illness experience and children's concepts of health and illness. Child Care Health Dev 1984; 10(3):157-62.
14. Slaughter V, Griffiths M. Death understanding and fear of death in young children. Clin Child Psychol Psychiatry 2007; 12(4):525-35.
15. Neuman ME. Addressing children's beliefs through Fowler's stages of faith. J. Pediatr Nurs 2011; 26(1):44-50.
16. Snyder CR, Hoza B, Pelham WE et al. The development and validation of the children's hope scale. J Pediatr Psychol 1997; 22(3):399-421.
17. State of the Science of Spirituality and Palliative Care Research Part II: Screening, assessment, and interventions. J Pain Symptom Manage 2017; 54(3):441-53.
18. Kamper R, Van Cleve L, Savedra M. Children with advanced cáncer: responses to a spiritual quality of life interview. J Spec Pediatr Nurs 2010; 15(4):301-6.
19. Garanito MPC, Graminha MR. A espiritualidade na prática pediátrica. Revista Bioética [online] 2016; 24(1):49-53. Disponível em: https://doi.org/10.1590/1983-80422016241105. Acesso em 18 mar 2022.
20. Housekamp BM, Fisher LA, Stuber ML. Spirituality in children and adolescents: Research findings and implications for clinicians and researchers. Child Adolesc Psychiatr Clin N Am 2004; 13(1):221-30.
21. Terrah LF, Bell CF, Gilmer MJ. Symptom management of spiritual suffering in pediatric palliative care. J Hosp Palliat Nurs 2012; 14(2):109-15.
22. Weaver MS, Wratchford D. Spirituality in adolescent patients. Ann Palliat Med 2017 Jul; 6(3):270-8. doi: 10.21037/apm.2017.05.09. PMID: 28724299.
23. Kain VJ. Perinatal palliative care: Cultural, spiritual, and religious considerations for parents – What clinicians need to know. Front Pediatr 2021 Mar; 9:597519. doi: 10.3389/fped.2021.597519. PMID: 33859968; PMCID: PMC8042426.
24. Balboni TA, Fitchett G, Handzo GF et al. State of the Science of Spirituality and Palliative Care Research Part II: Screening assessment, and interventions. J Pain Symptom Manage 2017 Sep; 54(3):441-53.

Capítulo 48

A Morte em Pediatria – Um Encontro com o Sagrado?

Viviane Cristina Cândido
Simone Brasil de Oliveira Iglesias

A MORTE COMO PONTO DE PARTIDA

> Fazia tempo que o pato sentia que algo não ia bem.
> – Quem é você, e por que fica andando atrás de mim?
> – Ainda bem que você finalmente percebeu – disse a morte.
> – Eu sou a morte.

Assim inicia o livro infantil *O pato, a morte e a tulipa*, de Wolf Erlbruch (1948)[1], que traz como temas a doença e o processo de morrer – "Fazia tempo que o pato sentia que algo não ia bem".

Modernamente, em todos os espaços da vida humana e contraditoriamente também no campo da saúde, o tema da morte ocupa o lugar do vazio e do silêncio. Tememos falar dela, tememos lembrá-la, tememos atraí-la; nos afastamos de tudo que possa nos colocar cara a cara com a verdade de que iremos perecer. Inclusive nos afastamos daqueles que estão em processo de morte, vivenciando a experiência da finitude, o que para alguns autores, a exemplo do sociólogo Norbert Elias (1897-1990)[2], faz parte dessa negação. Não queremos estar com os moribundos, não queremos olhar para eles porque isso nos remeteria à consideração de nossa própria morte e de nossos entes queridos.

No campo da saúde, isso é muito contraditório, porque exatamente aí os profissionais se defrontam com a morte, às vezes até corriqueiramente, tornando-se imperativo levá-la em consideração, olhar para ela e falar dela; em vez disso, tanto esses profissionais como os que são atendidos e cuidados preferem pensar que a assistência e o cuidado em saúde consistem em salvar vidas – o que deve ser feito a todo custo – e os que são responsáveis pela formação em saúde pretendem garantir que esse tema – o da morte – não seja tratado; entretanto, a morte está sempre pronta para nos responder quando nos damos conta dela.

Felizmente, são muitos os pensadores e profissionais da saúde que vêm se dedicando ao tema da morte nessa área para, a partir daí, pensar nos processos de finitude e na necessária formação dos profissionais da saúde para que exerçam a tarefa de cuidar daqueles que vivenciam esse processo, entendendo esse fazer como parte de seu trabalho na saúde. É o que fazem os especialistas em cuidados paliativos, os quais atualmente estão sob a responsabilidade de profissionais específicos, mas poderiam, em um futuro próximo, ser de responsabilidade de todas as equipes que, considerando nossa finitude, estariam mais atentas para a percepção do momento em que os enfermos necessitam desses cuidados.

Figuram nessa lista, como exemplos de médicas voltadas para o tema da morte, Elisabeth Klüber-Ross, Ana Cláudia Quintana Arantes e Libby

Sallnow, cujo mais recente trabalho consistiu em um relatório produzido em conjunto com um grupo de especialistas da Comissão sobre o Valor da Morte e publicado na revista *The Lancet* com o título *Trazendo a morte de volta à vida*. Isso nos permite vislumbrar que se trata de, em vez de retirar a morte da vida cotidiana, devolvê-la ao seu lugar[3].

O pato pergunta: "Você veio me buscar agora?", e a morte responde: "Estou por perto desde que você nasceu." O filósofo Franz Rosenzweig (1886-1929) afirmou a morte como irmã da vida – quando esta cerra os lábios, antes eloquentes, a morte, antes eternamente calada, pode dizer: "Me reconheces? Sou sua irmã"[4].

A morte disse ao pato: "É tarefa da própria vida cuidar do acidente, e também da gripe e de todas as outras coisas que ocorrem a vocês patos. Eu só digo: raposa." Nesse momento o pato ficou todo arrepiado, sentiu que, como afirmou Rosenzweig, "contra a morte não há remédio. Tampouco a saúde é um remédio." Percebeu que "o enfermo chama a morte e se deixa carregar por ela em suas costas, meio morto de angústia mortal"[4], ou seja, quando se teme a morte, vive-se a angústia, o desespero, porém "a morte tinha um sorriso amigo".

"Até que ela era simpática, quando não se levava em conta *quem* ela era – bem simpática mesmo", afirmou o pato. Ele, que se aproximou da morte, conseguiu percebê-la como inerente à vida e a convidou: "Vamos até o lago?" Fez essa proposta porque estava são, ainda que não se sentisse muito bem, conseguia olhar para a morte de frente, tomá-la como amiga, e "o são tem força para andar no caminho que conduz à tumba pleno de vida. [...] A saúde vive a morte somente 'a seu devido tempo', e é muito amiga dela"[4].

Do ponto de vista ontológico, a morte é constitutiva do ser humano, é o que o torna real, parte da realidade – vivemos porque vamos morrer e, se morremos, já não pertencemos mais a essa realidade: "Lá de cima dava para ver o lago. Tão tranquilo – e tão solitário. 'Vai ser assim quando eu estiver morto', pensou o pato." Ao que contestou a morte: "Quando você estiver morto, o lago também não vai estar mais lá – pelo menos não para você." A realidade se esvai, do que decorre a afirmação de Sêneca (4 a.C. – 65)[5], o filósofo pré-socrático: "Deve-se aprender a viver por toda a vida e, por mais que te admires, durante toda a vida se deve aprender a morrer"[5].

Michel de Montaigne (1533-1592) afirmou: "O fim de nosso caminho é a morte, esse é o objeto necessário de nossa mira; se ela nos assusta, como é possível dar um passo à frente sem agitação?" Para o filósofo, "o remédio do vulgo é não pensar nela"; para ele, ao contrário, para filosofar é preciso aprender a morrer[6]. E não seria isso que fazia o pato em companhia da morte?

A MORTE COMO PARTE DO COTIDIANO DA SAÚDE

> Depois de algum tempo, a morte foi obrigada a admitir que não gostava muito de mergulhar.
> – Desculpe – ela disse –, mas quero sair daqui, estou toda molhada.
> – Está com frio? – perguntou o pato
> – Posso te esquentar?
> Ninguém jamais havia feito a ela uma proposta parecida.

O filósofo Hans Jonas (1903-1993) afirmou: "A medicina é uma ciência; a profissão médica é o exercício de uma arte baseada nela"[7]. Em sua compreensão, a profissão médica – e podemos ampliar para as demais profissões da saúde –, quando na prática do cuidado e da assistência, não está estritamente diante do conhecimento científico, biomédico, mas sim do desafio de fazer com que esse conhecimento seja colocado ao dispor das condições e das necessidades que a relação com os sujeitos que buscam atendimento e cuidado em saúde exija – o que, acrescentamos, é uma arte, posto que também os profissionais da saúde estão sujeitos àquelas condições e necessidades que acometem seus interlocutores – os sujeitos enfermos.

Em outras palavras, do ponto de vista de uma filosofia da saúde, é preciso considerar a condição humana, que tem em comum, para todos e todas, a certeza de que morreremos e, ao mesmo tempo, de que somos seres contingentes, ou seja, "produto(s) de condições (experienciais, contextuais, institucionais, e assim por diante) que são fundamentalmente variáveis e sempre até certo ponto imprevisíveis e incontroláveis"[8] e que fazem com que cada um, sujeitos que buscam atendimento e cuidado e sujeitos que atendem e cuidam, seja único e estabeleça diferentes relações entre si.

Para Rosenzweig, o que diferencia o leitor do conhecedor é que este último pretende sempre realizar o ato de pôr à prova e, por essa razão, jamais chegará a ser leitor. Dirigindo-se, porém, ao leitor, chama sua atenção para o fato de que este tem se acostumado a ser tutelado por aqueles que, vindos de fora, trazem prodígios metafísicos e estabelecem relações no começo das quais não está o tu. Ele, Rosenzweig, ao contrário, quer ser visto como um amigo que não abandonou a escola do senso comum e lembra que, embora tenham passado por outras e diferentes escolas, têm em comum, o autor e o leitor, o fato de terem ingressado na vida[4]. Rosenzweig e posteriormente Hans Jonas propõem em comum uma filosofia da vida e do vivente.

Profissionais da saúde (conhecedores) e aqueles que buscam assistência e cuidado (leitores) compartilham a vida, e disso decorre que a interlocução entre eles necessita partir dessa experiência em comum, e o conhecimento deveria ser fruto das relações que estabelecem entre si e a partir das quais se conhecem. Rosenzweig afirma a importância da relação que é condição para o conhecimento do Homem, do Mundo e de Deus, não havendo como conhecê-los *em si*, e sim nas relações que estabelecem entre si.

Também há uma relação entre a vida e a morte. Depois do mergulho no lago, o pato surpreende a morte ao propor esquentá-la, preocupando-se com ela que, como morte, nunca foi cuidada por ninguém. Está estabelecida uma relação entre ambas. Depois de uma noite de sono...

> – Eu não morri! – grasnou [o pato] feliz da vida.
> A morte ergueu a cabeça:
> – Fico contente por você – disse se espreguiçando.
> – Mas se agora eu estivesse morto...
> – Então eu não teria dormido tanto – bocejou a morte.

No cotidiano da saúde, acontecem as relações; o que acontece a um e ao outro depende de um e do outro – dos profissionais da saúde e daqueles que recebem a assistência e o cuidado; da saúde e da doença; da morte e da vida – tudo junto ao mesmo tempo, e não binômios indiferentes e independentes entre si. Tais relações acontecem no tempo.

O *Novo Pensamento* de Franz Rosenzweig, que considera a importância das relações, impõe a necessidade do outro: pensamos e falamos para alguém que, por sua vez, também pensa e fala. Esse pensamento toma em conta o tempo, visto que é nele que ocorre a relação. "Precisamente o tempo chega a ser para o narrador inteiramente real. Não o tempo em que algo acontece, e sim o que por si mesmo acontece"[9].

O tempo nos é dado, não estamos no controle dele, está fora de nós. Dar-se conta disso é assustador, como a morte, porque é nesse momento que nos damos conta de nossa fragilidade e insuficiência; percebemos que, apesar de desejarmos e investirmos muito para isso, não estamos no controle de nossas próprias vidas. Disso temos medo – de perdermos o controle – do que decorre a necessidade de salvar vidas; pensarmos que alguém pode fazer isso por nós; lutarmos a todo custo para nos manter no controle que imaginamos ter.

Com esse entendimento, quando a morte se aproxima, preferimos virar as costas, não vamos mais aos velórios, não olhamos para os mortos – e nem mesmo para aqueles que estão prestes a morrer – na tentativa de nos mantermos em nosso lugar de conforto, de onde continuamos pensando que temos tudo sob controle. No entanto, a vida perece – esse é o seu curso natural – e, nos ambientes em que cuidamos da saúde, nos defrontamos com os processos de morte e com a indesejada percepção da finitude como comum a todos nós porque nossas vidas acontecem no tempo.

A despeito de nosso entendimento e da vontade de negar a morte e não olhar para ela, quando ela se aproxima, as vidas que estão prestes ao não ser ainda são; caminham para a morte ainda vivas, do que decorre que a certeza do fim convida a um finalizar, a viver intensamente, a um fechamento de ciclo, a perguntar pelo sentido e ao desejo de respostas imediatas para as questões existenciais – não há mais tanto tempo e, ao mesmo tempo, esse é o tempo de que se dispõe e é preciso vivê-lo! O filósofo Montaigne nos aproxima dessa vivência em sua *Carta sobre a morte de um amigo*[10], um verdadeiro testemunho de um processo de finitude e, como entendemos hoje, do caminho a ser percorrido por aqueles que prestam cuidados paliativos.

Pensando no papel dos profissionais da saúde, Hans Jonas, por sua vez, tratando da "arte da cura" como uma particularidade da arte médica, aponta que "o curar não é a produção de uma coisa, mas o restabelecimento de um estado, e o próprio estado, ainda que se aplique arte a ele, não é um estado artificial, mais precisamente o estado natural ou tão próximo a ele quanto possível"[7]. Do que decorre que entender a finitude, reconhecer o lugar da morte, pode ser um farol para as decisões éticas no campo da saúde, quando nos depararmos com a morte, decisões que privilegiem a vida e o processo de morrer como parte dela.

RELIGIÃO, RELIGIOSIDADE E ESPIRITUALIDADE NO ENCONTRO COM A MORTE

> – Alguns patos dizem que a gente vira anjo e fica sentado numa nuvem olhando para a Terra lá embaixo.
> – Pode ser – a morte sentou-se – Afinal, asas vocês já têm.
> – Alguns patos também dizem que debaixo da Terra existe um inferno onde a gente é assado, se não tiver sido um pato bom.
> – Vocês patos imaginam cada coisa, mas quem sabe?

Questionando a filosofia sistemática, Rosenzweig afirma que, ao buscarmos pela essência das coisas – o que é o ser humano, o mundo e Deus? –, retiramos esses elementos da realidade, do fluxo da vida e, ao fazermos isso, não podemos mais compreendê-los, pois para tanto é preciso considerá-los nas relações que estabelecem entre si, as quais, por sua vez, acontecem no tempo e "a essência não quer saber nada do tempo"[8]. É nesse aspecto que o filósofo traz o pensamento religioso para dialogar com o pensamento filosófico. O mesmo acontece nas experiências de cuidado àqueles que em processo de finitude se voltam para uma busca pela religião/religiosidade/espiritualidade, pelo sentido, pelo encontro consigo mesmo e com os outros, pelo fechamento de um ciclo.

Além disso, dúvidas acerca do que acontece depois da morte – "Alguns patos dizem que a gente vira anjo" e "Alguns patos também dizem que debaixo da Terra existe um inferno" – remetem às crenças. As tradições religiosas são, afinal, sistemas de sentido. Considerando nossa condição – a humana –, oferecem consolo e respostas para as grandes perguntas existenciais acerca, principalmente, da morte. Ainda que possamos afirmar, criticamente ou do ponto de vista do estudo das religiões, que também elas têm submergido aos ditames da modernidade, rendendo-se à proposição de felicidade a todo custo e deixando, assim, de tratar da morte; fato é que a origem das religiões está na necessidade humana de encontrar respostas para o que se lhes acontece e apavora – a morte e, diante dela, encontrar sentido para a vida.

O cientista das religiões e filósofo Mircea Eliade (1907-1986) encontrou no homem primitivo um interesse cada vez maior pelo que chamou de *hierofanias da vida*, "em descobrir o sagrado da fecundidade terrestre e sentir-se solicitado por experiências religiosas mais 'concretas'". O homem primitivo também se afastou do Deus celeste e transcendente, todavia, aponta que "em casos de aflição extrema, quando tudo foi tentado em vão, e sobretudo em casos de desastres provenientes do Céu – seca, tempestade, epidemia –, os homens [primitivos] voltam-se para o Ser supremo e imploram-lhe"[11]. Acerca da morte, afirma: "O homem das sociedades primitivas esforçou-se por vencer a morte transformando-a em *rito de passagem*." E acrescenta: "a morte chega a ser considerada como a suprema iniciação, quer dizer, como o começo de uma nova existência espiritual"[11].

Eliade afirma que o homem religioso assume um modo de existência específica no mundo, seja qual for o contexto histórico, e "acredita sempre que existe uma realidade absoluta, o *sagrado*, que transcende este mundo, que aqui se manifesta, santificando-o e tornando-o real". Para o autor, acerca do homem moderno a-religioso se pode constatar que, em última instância, "assume uma existência trágica e que sua escolha existencial não é desprovida de grandeza"; contudo, esse homem profano carrega vestígios do comportamento do homem religioso, porém esvaziados dos significados religiosos[11]. Em outras palavras, a necessidade da transcendência está presente em ambos.

Sob outro ponto de vista, o filósofo contemporâneo André Comte-Sponville (1952) leva em conta a morte e aponta que as religiões não tranquilizam os crentes a respeito de sua própria morte; ao contrário, "a perspectiva do inferno é mais inquietante do que a do nada", assumindo a principal crítica feita pelo filósofo pré-socrático Epicuro (341-271/70 a.C.) contra as religiões de seu tempo. Este último ensinava que "a morte não é nada" nem para os vivos, porque a morte não está presente enquanto vivem, nem para os mortos, porque já não são, logo, ter medo da morte era ter medo do nada[12].

Rosenzweig, por sua vez, considera que a filosofia deveria ouvir os gritos da humanidade e entender que a morte e a angústia que ela gera não são o nada, são algo. Há muitas mortes, muitos nadas e, justamente por serem múltiplos, são algo. Não se trata de um nada – único e universal –, mas de um nada múltiplo no grito das vítimas da morte no mundo. E a filosofia, antes de ouvir esses gritos, pergunta-se sobre o que é o mundo e tem se dedicado durante séculos à disputa entre saber e crer[13].

> – Quando você estiver morto, o lago também não vai estar mais lá – pelo menos para você.
> – Tem certeza? – perguntou o pato espantado.
> – Certeza absoluta – respondeu a morte.
> – Menos mal. Então eu não preciso ficar triste por ele quando...
> – Quando você estiver morto – disse a morte.

Comte-Sponville, tendo como referência a história da filosofia, aponta que, ao contrário do que vimos em Eliade, diante da morte não há lugar para o sagrado/a religião, e sim para a razão, que pode contribuir para suprimir a angústia, colocando-a em seu lugar e ajudando a superá-la. Considerando os ateus, destaca que eles, ancorados pela razão, "não têm essas preocupações. Se aceitam como mortais, na medida do possível, e se esforçam por acostumar-se ao nada"; não se inquietam muito e pensam que "a morte levará tudo, inclusive as angústias que inspira. A vida terrestre lhes importa mais, e lhes basta"; entretanto, quando se trata de olhar para a experiência, o autor vê o ateu indefeso quando da morte dos outros que é tanto mais real, dolorosa e insuportável quando "a morte lhe arranca tal ser, aquele que amava acima de tudo – seu filho, seu pai, seu cônjuge, seu melhor amigo – Como pode não se sentir desgarrado? Não existe nenhum consolo para ele, nenhuma compensação" a não ser pensar que esse ente querido não sofrerá mais[12].

A exemplo de Rosenzweig, Comte-Sponville se dá conta da necessidade de ouvir os gritos da humanidade diante da morte e da angústia que ela gera. Será necessário aprender a aceitar e, para o filósofo, é nisso que as religiões são *invencíveis* ao aportarem com consolo, rituais e *cortesias diante da morte do outro* que ajudam a afrontá-la, a integrá-la, psicológica e socialmente, e, por fim, a aceitá-la. Diante disso, o autor afirma a necessidade dos ateus de buscarem um equivalente, algo que igualmente lhes possa consolar e contribuir para o processo de aceitação da morte – uma espiritualidade ateia[12].

> – O que a gente vai fazer hoje? Perguntou a morte bem-humorada.
> – Subir numa árvore? – perguntou de brincadeira.

E foi isso que fizeram! A religião, a religiosidade e a espiritualidade são, para o ser humano vivente, que sabe que irá morrer, a possibilidade de subir em uma árvore: sair de si em companhia da morte, lançar um olhar à distância para a vida e a possibilidade de vislumbrá-la sem a própria presença ou de seus entes queridos; em outras palavras, a possibilidade de sair de si – primeiro convite ético que nos fazem a morte, a religião, a religiosidade e a espiritualidade. Por essa razão é que quem se dá conta de que está vivenciando o processo de finitude deseja ir ao encontro do outro – familiar, profissional de saúde. Esse outro, por sua vez, caso fosse capaz de olhar diretamente para a morte, poderia ir ao encontro de quem vive seu processo de morrer, como fez Montaigne quando da morte de seu amigo, o Senhor de La Boétie[10].

A INCOMPREENSÍVEL MORTE DE CRIANÇAS – PARA QUEM?

> Vai ser assim quando eu estiver morto, pensou o pato. O lago, sozinho. Sem mim.

A morte de crianças, considerada um contrafluxo da vida humana, nos coloca frente a frente com nossa incapacidade de controle e compreensão da vida e seus mistérios, bem como com nossa própria finitude. É frequentemente uma experiência inimaginável e devastadora, provocando grande impacto nos pais, irmãos e famílias, ao mesmo tempo que pode afetar toda a comunidade que envolve a criança. O luto subsequente, traduzido por uma reação à quebra do vínculo afetivo implica, junto aos pais, a necessidade de ressignificação e readaptação à vida, agora com o peso de uma maternidade/paternidade interrompida[14].

A perda de uma criança afeta a dinâmica e a estrutura familiar, a formação da identidade individual, bem como a prática dos profissionais da saúde envolvidos. Nesse contexto, há que se olhar para a espiritualidade desses agentes diante do processo de finitude de uma criança com o objetivo de contribuir para que consigam ressignificar a dor, o sofrimento e a morte para si próprios e para os envolvidos – demais profissionais e famílias.

Cada indivíduo tem uma perspectiva única sobre a morte e o morrer, determinada por suas próprias crenças espirituais/religiosas. A situação de hospitalização de uma criança, muitas vezes, causa grande estresse emocional para sua família. Se a criança ou a família se identifica como espiritual/religiosa, a angústia espiritual pode surgir e suas necessidades espirituais devem ser atendidas durante a hospitalização.

Algumas necessidades consideradas espirituais podem incluir o fazer sentido no contexto do próprio valor e/ou sistema religioso, experimentar o mundo como um lugar seguro, a necessidade de proteção ou proteger os outros, ter um legado, a necessidade de outros testemunharem seu processo, encontrar um lugar em uma comunidade, reconciliar ou fazer reparações, rituais, presença de amigos ou familiares, poder compartilhar sentimentos, evidenciar o Divino, cumprir desejos e esperanças, dentre outras.

Ainda que as tradições religiosas e seus respectivos rituais sejam diversos, eles têm como propósito auxiliar a construção de sentido para as questões existenciais, entendendo que os ritos são contraposições aos incompreensíveis acontecimentos da experiência humana. As crenças espirituais/religiosas podem ser consideradas úteis e inúteis. Crenças úteis são consideradas positivas, e as inúteis, negativas pelo efeito que têm no enfrentamento da família. Aqueles que não são religiosos também são capazes de vivenciar um enfrentamento positivo no luto, criando legados para seu filho[14].

Esse enfrentamento diz respeito, para além da morte, à vida que ainda vive no processo de morrer. Algumas vezes, amigos ou familiares profundamente religiosos incentivam os pais a orar constantemente e a não desistir, fazendo promessas de que, se forem fiéis o suficiente, Deus vai curar seu filho. Esse tipo de apoio espiritual pode causar grande angústia, tanto no tempo dos cuidados em vida da criança como se a criança morre, pois, a família pode entender que suas orações não foram suficientes, o que afetará negativamente o enfrentamento ao luto. No fundo, essa postura reafirma o não enfrentamento e a não aceitação da morte, logo, não pode dar nenhum suporte na vivência do processo de morrer.

Familiares que se apresentam em intensa luta e dilema espirituais podem sofrer com grande isolamento e solidão. Nesse contexto, um dos maiores desafios para os pais é aceitar as incertezas e possibilidades não imaginadas. Cientes da vulnerabilidade da criança, do sofrimento relacionado à doença e dos esforços da criança decorrentes da doença, os pais almejam ser os melhores pais que seu filho poderia desejar. Assim, seus esforços são motivados pelo desejo de serem bons pais para o filho, o que é reconhecido como uma bússola na tomada de decisões[15,16]. Essa vivência de serem pais melhores para a criança necessita do tempo do processo de morrer para acontecer, daí a necessidade de olharmos para o fato de que, enquanto a morte não se efetiva, há vida, como havia vida para o pato em companhia da morte.

Diante da morte de crianças e da sofrida pergunta pelo seu sentido, nos vemos diante de nossa inconformidade, entendemos que isso não é natural, posto que o natural é que morram primeiro aqueles que já viveram o bastante, ainda que, quando da morte destes, nos encontremos diante da mesma dor. Na maioria das vezes, as religiões não pretendem – e não deveriam pretender – explicar e "dar" sentido, mas ajudam para que o crente tome distância, suba na árvore, como fizeram o pato e a morte, e consiga perceber que a vida da criança e o tempo desta vida lhes foram dados e, portanto, devem ser aproveitados o máximo possível. Quando o crente consegue enxergar isso, consegue dedicar-se ao filho enfermo e em processo de morte, sem culpa, com presença integral ao lado dele – presença esta que dará consolo e paz aos que ficam, no momento do luto.

Também a filosofia tem dificuldade para olhar para a morte de crianças, como afirmou Jacqueline Lagrée: "Os filósofos escreveram muito sobre a morte, pouco sobre o nascimento e jamais, creio, sobre a morte dos pequeninos"[17]. Para a filósofa e bioeticista, isso se deu porque "levamos muitos séculos a considerar a criança como uma verdadeira pessoa, e porque os filósofos eram, até o século passado, quase unicamente homens ou, em raros casos em que mulheres se ocupam de filosofia, mulheres sem filho"[17].

Mas, o que nos diz a criança que está em processo de morrer? Talvez precisássemos escutá-la.

PARA RELIGIOSOS, ESPIRITUALIZADOS OU ATEUS – COMPANHIA!

> Nas semanas seguintes, eles foram cada vez menos ao lago.
> Ficavam a maior parte do tempo sentados na grama, e falavam pouco.
> Quando um vento frio passou pelas suas penas, o pato sentiu um calafrio pela primeira vez.
> Estou com frio – disse o pato uma noite – Você não quer me esquentar um pouco?

Em outro trabalho afirmamos a interdependência entre o sofrimento (e bem-estar) das crianças e de suas famílias. "Por exemplo, as crianças costumam adotar atitudes protetoras em relação aos pais e evitam manifestar o próprio sofrimento, principalmente quando percebem que isso afetará negativamente os pais" pois, no campo dos cuidados paliativos pediátricos (CPP), é afirmação quase comum que, quando percebidas e escutadas, as próprias crianças, vivenciando seus processos de morte, não apenas se dão conta de que irão morrer como tentam proteger seus pais e entes queridos nesse momento. "Da mesma forma, outros membros da família, podem se autocensurar ou minimizar suas necessidades em face do sofrimento daquele que está doente", atitude percebida entre os irmãos, por exemplo, também crianças[18].

De modo que podemos afirmar que as crianças têm uma sensibilidade e uma percepção da finitude muito diferenciada daquela que nós, adultos, adquirimos com o passar dos anos, juntamente com o acirramento de nossa racionalidade em detrimento de nossas intuições, emoções e percepções acerca da vida e da morte. E para aprender com as crianças nesse momento é preciso fortalecer as relações.

Lagrée afirmou: "quando nos relacionamos com alguém que sabemos que vai morrer, vemos nele o moribundo que será e não o vivente que ainda é." Disso decorre que já o colocamos no limiar entre a vida e a morte, a pessoa já não pode mais ser ela própria, mas estar à espera de seu futuro – a morte e "Quem não pode mais aguardar e ter esperança, comunicar e amar, experimentar emoções e sentimentos, tão pouco quanto seja, já não vive mais, vegeta." Essa atitude necessita ser revista, aquele que vive seu processo de morrer, todavia, não está morto e é preciso que seja visto e tratado como o vivente que é – "Quando se trata de uma pessoa consciente, ajamos, portanto, de modo que seja justamente um vivente que acompanhamos até o fim, e que ele possa também ser, como diz a Bíblia, 'saciado de dias'"[17].

O pato e a morte foram cada vez menos ao lago, ficavam a maior parte do tempo sentados na grama e falavam pouco, mas estavam juntos e, quando chegou a hora, o pato perguntou à morte: "Você não quer me esquentar um pouco?" Desejava a companhia, sentir que o outro estava junto, como estiveram até ali em sua vida!

O filósofo Martin Buber (1878-1965) tratava das relações autênticas – aquelas cujos fins são elas próprias – e perguntava: "Que é necessário para que uma pessoa entre em relação com outra? Que é indispensável, acima de tudo?" E respondia: "voltar-se para o outro" como ele é, "para a face vital desta outra pessoa como à sua própria face; que dois seres se tornem presentes mutuamente"[19].

Ser e estar com aquele que vive seu processo de morrer, sabendo que ele está vivo, sendo presença: "Estou com frio, você não quer me esquentar um pouco?" Só poderá esquentar o outro que perece aquele que não se assustar diante da morte, não colocar seu medo e angústia em primeiro lugar e conseguir enxergar esse outro. Como dissemos, em muitos casos a criança se dá conta da gravidade de sua doença e da proximidade de sua própria morte e protege seus pais, pedindo, por exemplo, que lhe deem remédios quando sua mãe se afasta de seu leito, para que ela não saiba que está com dor. E se a criança se sentisse à vontade para falar de suas dores e percepções acerca da morte, em conversas francas com seus pais e familiares, com os profissionais da saúde? Estaríamos prontos para estabelecer relações autênticas com um outro que perece?

Ajudar-nos para tanto é o papel das religiões, da religiosidade, da espiritualidade, de uma filosofia da saúde e da literatura, uma vez que, ao nos aproximarem de temas como a condição humana, a dor, o sofrimento e a morte, podem nos ajudar a ver e viver a vida de uma maneira mais intensa. A morte levou o corpo do pato para o rio, o colocou ali com cuidado e deu um empurrãozinho... O rio... Rio da vida, fluxo, caminho, continuidade, tantas simbologias também elas trabalhadas pelas religiões, na espiritualidade e pela filosofia. Rosenzweig via a vida como um rio – querer saber das essências é retirar o Homem, o Mundo e Deus do rio da vida.

"Quando perdeu o pato de vista, por pouco a morte não ficou triste. Mas assim era a vida." Saber disso é apreciar cada minuto junto daqueles a quem amamos e de quem cuidamos.

CONSIDERAÇÕES FINAIS

Ao tratarmos do tema da morte de crianças e da espiritualidade/o Sagrado, quisemos destacar o fato de que as crianças que vivem o processo de morrer muitas vezes se dão conta desse processo e, quando não, podemos ajudá-las – e, com isso, a seus pais, familiares e profissionais da saúde. Quando tomamos como referência e dialogamos com a obra *O pato, a morte e a tulipa*, de Wolf Erlbruch, buscamos evidenciar que o diálogo multidisciplinar, que inclui a literatura em geral, e neste capítulo a literatura infantil, pode ser um caminho para aprendizados sobre a Vida e o Vivente, tanto para aqueles que vivenciam seu processo de morrer como para aqueles – familiares e profissionais – que deles cuidam.

Ao final da leitura do nosso livro, nos perguntamos:

| – Onde está a tulipa?

Propomos duas respostas possíveis, uma vez que cada um encontrará a sua:

| – A tulipa é a flor rara que nasce em meio às adversidades!
| – A tulipa é a flor que nasce da relação, da companhia, da vida e da morte!

Referências

1. Erlbruch W. O pato, a morte e a tulipa. Trad. José Marcos Macedo. São Paulo: Cosac Naify, 2009.
2. Elias N. Envelhecer e Morrer. A solidão dos moribundos, seguidos de Envelhecer e Morrer. Trad. Plínio Dentzien. Rio de Janeiro: Zahar, 2001.
3. Sallnow L et al. Report of the Lancet Commission on the Value of Death: Bringing death back into life. Lancet Commission on the Value of Death. 2022 Feb; 399(10327):837-84. doi: 10.1016/S0140-6736(21)-02314-X. Epub 2022 Feb 1. PMID: 35114146; PMCID: PMC8803389.
4. Rosenzweig F. El libro del sentido común sano y enfermo. 2. ed. Madrid: Caparrós Editores, 2001.
5. Sêneca. Sobre a brevidade da vida. Trad. Lúcia Sá Rebello, Ellen Itanajara Neves Vranas, Gabriel Nocchi Macedo. Porto Alegre-RS: L&PM, 2010.
6. Montaigne M. Ensaios: Que filosofar é aprender a morrer e outros ensaios. Trad. Julia da Rosa Simões. Porto Alegre-RS: L&PM, 2017a.
7. Jonas H. Técnica, medicina e ética – Sobre a prática do princípio responsabilidade. Tradução do grupo de trabalho Hans Jonas da ANPOF. São Paulo: Paulus, 2013.
8. Smith BH. Crença e resistência: A dinâmica da controvérsia intelectual contemporânea. Trad. Maria Elisa Marchini Sayeg. São Paulo: Editora UNESP, 2002.
9. Rosenzweig F. El nuevo pensamiento. Buenos Aires: Adriana Hidalgo Editora, 2005.
10. Montaigne M. Carta sobre a morte de um amigo. 2017b. Disponível em: https://chaodafeira.com/catalogo/caderno72. Acesso em 10 abr 2022.
11. Eliade M. O sagrado e o profano – A essência das religiões. Trad. Rogério Fernandes. São Paulo: Martins Fontes, 1992.
12. Comte-Sponville A. El alma del ateísmo: Introducción a una espiritualidad sin Dios. Buenos Aires: Paidós, 2006.
13. Rosenzweig F. La estrella de la redención. Salamanca: Ediciones Sígueme, 2006.
14. Jonas D et al. Bereavement after a child's death. Child Adolesc Psychiatr Clin N Am 2018 Oct; 27(4):579-90. doi: 10.1016/j.chc.2018.05.010. Epub 2018 jun 27. PMID: 30219219.
15. Nuss S. Redefining parenthood: Surviving the death of a child. Cancer Nurs 2014 Jan-Feb; 37(1):E51-60. doi: 10.1097/NCC.0b013e3182a0da1f. PMID: 24036438.
16. Weaver M et al. "Good-Parent Beliefs": Research, concept, and clinical practice. Pediatrics. 2020 Jun; 145(6):e20194018. doi: 10.1542/peds.2019-4018. PMID: 32439815; PMCID: PMC726305.
17. Lagrée J. Curar a morte? Revista Poliética – Revista de Ética e Filosofia Política. Filosofia e Saúde 2021; 9(1). Disponível em: https://revistas.pucsp.br/index.php/PoliEtica/article/view/55091/35766. Acesso em 16 abr 2022.
18. Moraes CVB, Cândido VC, Iglesias SBO. Cuidados paliativos na graduação: Um encontro transdisciplinar. Revista Poliética – Revista de Ética e Filosofia Política. Filosofia e Saúde 2021; 9(1). Disponível em: https://revistas.pucsp.br/index.php/PoliEtica/article/view/55088/35763. Acesso em 16 abr 2022.
19. Buber M. Sobre comunidade. Trad. Newton Aquiles Von Zuben. São Paulo: Editora Perspectiva, 1987.

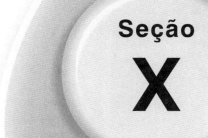

Seção X

Aspectos Emocionais, Perdas e Luto

Avaliação e Suporte Emocional do Paciente Pediátrico

Alessandra Aguiar Vieira

Capítulo 49

INTRODUÇÃO

> *(menina) chorava em pé, desconsolada, tão angustiada que parecia trazer no rosto toda dor e aflição do mundo [...] não sabia o que dizer à menina para consolá-la. Eram as lágrimas mais sinceras e dolorosas que já tinha visto. Lágrimas de uma angústia suprema e de uma tristeza insondável.*
> (Fabra, 2009: 20)

Diante de uma cena inesperada, Kafka é tomado pelo espanto e a curiosidade ao presenciar, em um parque, uma criança que chorava, um "choro alto", tão impactante que o deixou paralisado. Kafka não sabia o que fazer, o que dizer àquela pequena criança; porém, algo o capturou e, "diante de todo aquele sentimento", simplesmente não conseguia ir embora[1]. Permaneceu ali, aproximou-se da menina e, tal como o ofício de um investigador, pôs-se a perguntar sobre as razões de suas lágrimas. Diante do olhar curioso e dos questionamentos do escritor, a criança, Elsi, interrompe brevemente seu choro, anunciando que sua boneca Brígida havia se perdido naquele parque. Kafka, definitivamente, nem sequer imaginava a profundidade que teria a relação de uma criança com sua boneca. Mas, diante da constatação de um sofrimento tão profundo e autêntico e da experiência real de perda, pôs-se em um exercício de imaginação: precisava ter acesso a uma boneca, senti-la em sua mão, para assim compreender, aproximar-se dessa vivência.

O escritor lançou-se assim à árdua tarefa de "salvar aquela menina da dor, pois a primeira dor costuma ser dura e amarga. O primeiro choque de realidade, o despertar. Elsi nunca esqueceria a perda de sua boneca"[1]. Como um bom entendedor da arte da imaginação e da fantasia, Kafka tornou-se um "carteiro de bonecas viajantes", trazendo histórias diárias da boneca Brígida em suas aventuras na volta ao mundo, sustentando o laço entre a menina e sua boneca, mesmo à revelia de uma perda irreparável do ponto de vista concreto.

Essa cena singela, descrita de maneira tão delicada e poética no livro *O carteiro de bonecas viajantes*, coloca o leitor frente a frente com a experiência da perda de uma criança tão sofrida e sedenta de consolo, acolhimento. Uma criança e sua boneca – como um adulto, imerso nas preocupações da vida cotidiana, seria capaz de compreender a profundidade de tal relação? Como se aproximar do mundo da criança de modo a permitir-se tocar por sua dor, tão espontânea e autêntica? É nítido o quanto se aproximar das questões da criança causa espanto, como se a infância estivesse mesmo em um lugar longínquo e inacessível para o adulto, remetendo a um estrangeiro. Diante dessa estranheza que a criança apresenta, não é incomum banalizar seu sofrimento, considerando-o bobo ou desnecessário, como se as reais preocupações e mazelas da vida estivessem presentes apenas no mundo adulto. Desse modo, preserva-se a infância idealizada, solapando dela o mal-estar e a dor.

O campo dos cuidados paliativos pediátricos (CPP), em contrapartida, escancara o quão falacioso é a tentativa de proteger a infância das intempéries, pois desvela a fragilidade da vida em seu aspecto mais radical: nem as crianças podem ser poupadas e "salvas" da doença e da morte. Elas estão sujeitas, desde muito cedo, a perdas, lutos, dores, sofrimento psíquico. Lidar com o sofrimento de uma criança, no contexto do adoecimento crônico e da aproximação da morte, não é algo fácil ou confortável. Muitos profissionais abstêm-se de tal tarefa, priorizando a comunicação e o contato com a família sob a justificativa de uma fragilidade emocional e psíquica dos pequenos pacientes ou até mesmo de uma incapacidade de compreensão desses acerca de temas complexos da existência humana[2,3]. A criança doente é envolta, assim, no silêncio do adulto, como se não falar sobre o adoecimento do corpo e a possibilidade da morte pudesse fazer desaparecer, magicamente, todo o sofrimento.

Por conseguinte, este capítulo objetiva abordar o tema do sofrimento emocional do paciente pediátrico, mais especificamente da criança, atravessada pelo adoecimento crônico do corpo e pela aproximação da morte. Ao longo da escrita, buscar-se-á apreender os impasses psíquicos da criança diante das variadas perdas vivenciadas e impostas pelo adoecimento, assim como as possibilidades de intervenções no trabalho de suporte emocional ao paciente pediátrico. Desse modo, algumas questões se destacam: quais pistas a criança oferta de seu sofrimento psíquico e emocional? Como escutar e acolher esse sofrimento de modo a possibilitar construções e ressignificações? De que maneira a equipe multiprofissional pode colaborar para o cuidado emocional e psíquico da criança gravemente enferma?

APROXIMANDO-SE DA CRIANÇA: IMPACTOS DO ADOECIMENTO E DA IMINÊNCIA DA MORTE

A doença grave instaura-se na vida de uma pessoa como algo inédito, ocasionando um corte, uma ruptura importante tanto na organização da vida concreta como no âmbito emocional e psíquico. No caso da criança, isso não se dá de maneira diferente. Ao receberem o diagnóstico de uma doença que ameaça sua vida, os pequenos pacientes são submetidos a tratamentos longos que impõem perdas importantes, como a perda da vitalidade do corpo, que se presentifica por meio de sintomas que causam desconforto e mal-estar, a perda do convívio familiar e escolar em razão de hospitalizações prolongadas, assim como a perda do controle da vida em virtude dos inumeráveis procedimentos dolorosos a que são submetidos. Isso pode ser vivido pela criança pequena com estranheza e temor, pois rompe com o mundo conhecido, trazendo algo novo, às vezes assustador, e precipitando quadros psíquicos importantes.

Diante da urgência médica, vem à tona a necessidade de intervenções ágeis, na maioria das vezes objetificando a criança, pois, impossibilitadas de avaliar a real necessidade dessa invasão, elas ficam à mercê do saber do adulto. Desse modo, é exatamente essa situação da perda do controle que faz irromper nos pacientes uma angústia intensa, capaz de produzir efeitos subjetivos traumáticos. O trauma, por sua vez, conceito importante na clínica hospitalar, implica a existência de uma experiência vivida que leva a um acréscimo de estímulos psíquicos tão intensos que fracassa sua liquidação ou elaboração pelos meios habituais[4]. Esse excesso de psiquismo pode levar a quadros intensos de sofrimento, disparando angústias e acionando defesas primitivas até mesmo em pessoas que dispõem de certa organização psíquica*[5].

Nesse sentido, não é incomum observar crianças, após a notícia de um diagnóstico e o início do tratamento, mostrando-se desvitalizadas, muito chorosas, hipervigilantes ou até mesmo paralisadas no leito das enfermarias. Desistem de tentar mover-se, pois precisam ficar restritas ao leito do hospital, ligadas a acessos venosos; deixam de brincar, pois a dura realidade vivida corporalmente as impede de imaginar e fantasiar. Sentem-se desamparadas, pois seus cuidadores não mais podem protegê-las das intempéries trazidas pela doença e pelo tratamento**. Seus comportamentos podem ser marcados por um excesso que salta aos olhos, como choros e gritos compulsivos, ou até mesmo um silenciamento e uma exagerada cooperação, que a princípio pode facilitar o trabalho dos profissionais ou até mesmo agradá-los, mas que potencialmente esconde uma paralisia da afetividade. Inúmeras são as pistas que as crianças vão oferecendo de seu sofrimento para quem se dispõe a prestar atenção. Pistas essas que podem apresentar-se por palavras, gestos, olhares ou até mesmo pelo silêncio, já que muitas vezes as crianças ainda não dispõem de nomes para designar essa dor emocional.

Mesmo se a informação do que acontece com seu corpo não lhe chega ou se ainda não é capaz de identificar a gravidade da situação, a criança pode, ainda assim, captar o clima emocional ao seu redor: as tensões e angústias da

---

*Nesse ponto, no contexto do sofrimento presenciado na cena hospitalar, é possível perceber quadros psíquicos drásticos: situações ou comportamentos que beiram o enlouquecimento, o que corrobora a ideia de que o trauma ocasionado pode provocar uma desorganização psíquica importante nos pacientes e familiares, o que exige um cuidado e escuta especializados.
**Não é incomum, entre os choros e pedidos de socorro diante de um procedimento invasivo, que esses pacientes busquem a ajuda de seus pais, implorando para que eles "não permitam" ou "os salvem", o que causa intenso sofrimento a seus cuidadores, que, impotentes e culpados, precisam garantir que o tratamento prossiga.

família e da equipe. Como nos ensina uma criança de 4 anos que, após a conversa da equipe com a família sobre adequação terapêutica e cuidados em fim de vida, conta como todos estavam esquisitos, tanto a família como os médicos. Não queria perguntar de maneira alguma do que se tratava, mas iniciara, em suas sessões com a psicologia, a construção de inúmeras histórias sobre o céu e de como lá não havia nenhuma dor nem sofrimento*.

Assim, a criança, imersa no contexto do adoecimento, não fica ilesa às impressões e sentimentos que o momento desperta, pois, por ser uma investigadora curiosa, apresenta uma aguda capacidade de observação não só para o mundo físico, mas também para o psicológico. Sofre de angústias muito intensas que às vezes se evidenciam e outras vezes se escondem atrás de sintomas ou de dificuldades de conduta. Capta o que acontece a seu redor, às vezes o expressa em palavras e outras vezes não, e quando expressa, pode não ser compreendida[6].

Por outro lado, para além da percepção dos estados emocionais que a rodeiam, a criança pequena percebe também na fragilidade do próprio corpo que deteriora e no testemunho da morte de outros pacientes a aproximação de algo ruim. Desse modo, "exatamente por não ter a compreensão da experiência é que as sensações tomam conta, instigando o aparecimento de uma angústia de aniquilamento que corresponde a um terror sem nome"[5]. A morte é assim vivenciada pelas crianças nas diferentes idades, em momentos diversos de seu desenvolvimento cognitivo e emocional.

Torres[7], psicóloga desenvolvimentista, é categórica ao afirmar que a criança tem desde uma idade precoce uma representação da morte, a qual vai se modificando ao longo de sua infância, caminhando lado a lado com o desenvolvimento cognitivo**. Freud, em contrapartida, afastando-se de uma visão desenvolvimentista, acredita que há um momento exato, "singular", em que a criança percebe a distinção entre "o ter ido embora" e o "estar morto"[8]. A partir da construção freudiana, é possível constatar que alguns elementos podem favorecer e antecipar a compreensão acerca da irreversibilidade da morte, como a vivência real da perda de um ente querido ou de um animal de estimação, dentre experiências outras associadas a situações de sofrimento, como o adoecimento.

Na clínica hospitalar é possível perceber a presença de crianças pequenas com doenças crônicas que se mostram amadurecidas psiquicamente, tendo uma compreensão de seu estado clínico e da possibilidade de morte para além do esperado nos gráficos do desenvolvimento.

Aberastury[6], em seu célebre texto "A percepção da morte nas crianças", elucida as possíveis consequências diante do ocultamento do tema da morte para os pequenos. Em se tratando da perda de um ente querido, ressalta que a primeira reação da criança diante de mentiras ou do silêncio seria "negar a realidade desse fato", dificultando a passagem para outras fases de elaboração do luto. Assim, se o luto é um dispendioso trabalho psíquico que visa ao desligamento do objeto perdido***, por meio de sua assunção simbólica, se há uma negação ou uma resistência em desprender-se, um impasse importante se instaura[2]. Segundo as palavras de Aberastury[6], se os adultos mentem ou ocultam a verdade da criança, esta deixa de acreditar neles e pode não voltar a perguntar, circunstância que poderia acarretar uma inibição do impulso epistemofílico. Além disso, a criança sente uma terrível confusão e um desolado sentimento de desesperança, criado porque já não tem a quem recorrer.

Além do mais, o que não se pode falar pode reaparecer sob outras formas, manifestações, como ensina a clínica infantil. A criança, por meio da linguagem dos sintomas psíquicos, explicita verdades acerca de mistérios sustentados pelos adultos. Como o menino de 7 anos que expressava por meio do sintoma de pânico (falta de ar, taquicardia e "sensação de que vou morrer") sua vivência psíquica de seu saber sobre sua piora clínica e sua aproximação da morte, mesmo que seus pais o protegessem de toda e qualquer informação sobre o câncer e sobre sua piora drástica.

Nessa medida, desconstrói-se a ideia de que é possível proteger as crianças do tema da morte. A escuta cuidadosa dos pequenos oferece elementos e corrobora a ideia de que a morte invade seus mundos, colocando-os também a trabalho na árdua e impossível tarefa de compreendê-la. E, não encontrando com quem partilhar essas vivências, uma vez que o adulto também está tomado por sua dor, a criança pode vivenciar uma situação de intenso desamparo e solidão.

ESCUTA DO SOFRIMENTO DA CRIANÇA: A PRESENÇA E A COMUNICAÇÃO

O sofrimento psíquico da criança em meio ao tema do adoecimento e da morte exige uma escuta atenta, delicada, tendo em vista a especificidade das fases de desenvolvimento, assim como seu lugar na estrutura familiar. Desse modo,

---

*Cf. Vieira & Amaral, 2019:179.
**Para Torres (1979), antes dos 3 anos, a criança não apresenta um conceito sobre a morte, vivenciando-a apenas como ausência e falta. Dos 3 aos 5 anos, imersa em uma visão egocêntrica, há a compreensão da morte como um estado de sono. Nessa fase, as crianças acreditam que palavras, desejos e pensamentos podem causar e evitar a morte. Para Torres, somente entre os 5 e 7 anos de idade haveria a assimilação de três quesitos importantes associados à evolução do conceito de morte: irreversibilidade, inevitabilidade e não funcionalidade. Aos 10 anos, o conceito de morte da criança se assemelharia à visão do adulto, de maneira abstrata, abarcando hipóteses referentes à sua causalidade.

***Podemos dizer que a conclusão do trabalho de luto dispõe de um desligamento do objeto concreto morto e a capacidade de apropriar-se dele, mantê-lo vivo, em seus aspectos simbólicos: a partir daquilo que ele toca, ensina e transmite (cf. Vieira & Amaral, 2019).

há que se considerar a importância da família no cuidado com a criança. Os pais ou cuidadores não são figuras coadjuvantes, pelo contrário, são figuras centrais, pois não se pode falar da criança senão em sua relação com os pais. Cuidar dos pais é também cuidar da criança, e vice-versa.

Assim como uma criança de 7 anos que, mesmo à mercê de dores intensas em razão da metástase óssea, se negava a aceitar morfina, pois percebia o sofrimento e a negação de sua mãe quanto à sua piora clínica. Nesse contexto, a mãe associava o uso da morfina a um quadro irreversível e, diante do sofrimento de ver seu filho morrendo, não conseguia perceber a extensão de sua dor. Encolhida em seu leito, a criança negava seu sofrimento e qualquer intervenção da equipe. Aceitou a medicação após intervenção psicológica em que foi ressaltado seu impulso de proteger a mãe e de como seria possível cuidar dela e acolhê-la. Nesse caso, a possibilidade de suporte emocional de sua mãe permitiu a essa criança reconhecer sua dor, já que não mais precisava esconder-se para protegê-la. Percebe-se que essa criança, além de lidar com o perigo de estar morrendo, acompanhava sua mãe em sua árdua tarefa de suportar perdê-la*.

Casos como o mencionado, tão comuns na clínica pediátrica, ensinam que é preciso um olhar cuidadoso sobre a relação dos pais com a criança, pois o sofrimento se constrói e aparece nessa relação. A escuta dos pais é algo precioso para a compreensão dos impasses e das dificuldades das crianças e por isso deve ser priorizada na avaliação e no acompanhamento psicológico. No âmbito do adoecimento crônico e da aproximação da morte, a culpa parece povoar o universo dos pais, trazendo um sofrimento intenso e um luto prolongado e doloroso. A culpa pode suscitar comportamentos excessivos de reparações, que se expressam, muitas vezes, em dificuldades de definir limites, o que angustia ainda mais a criança.

O psicólogo pode, assim, acolher e escutar as crianças em variadas idades, a partir de um manejo técnico que prioriza as produções infantis, seja por meio da fala, seja do brincar, da expressão gráfica e, no caso dos bebês, a partir do discurso materno. Diferentemente do médico, que busca uma remissão rápida dos sintomas, o trabalho do psicólogo visa instaurar um tempo para compreender o mal-estar psíquico para assim abrir espaço para elaboração e ressignificação. Trata-se da escuta dos conflitos psíquicos do paciente para que ele consiga dar nome ao sofrimento que o aflige.

O brincar para a criança tem esse estatuto: a partir da encenação, trazer variadas versões da realidade vivida, sob as leis da fantasia e da imaginação. Assim, por meio do registro do brincar, a criança repete cenas que causaram impacto em sua percepção sobre o mundo e, ao encená-las, busca apropriar-se delas. O psicólogo, nessa vertente, com sua caixinha de brinquedos, aposta na capacidade da criança de falar por meio das encenações. Nas sessões lúdicas, as cenas hospitalares aparecem com o colorido singular da vivência de cada pequeno paciente e, a partir de sua expressão, o psicólogo pode aproximar-se de suas construções e intervir.

Diante da morte, o que se pode fazer? Do que dispõe o psiquismo diante do processo de desligamento da vida? Se a criança vê nos olhos dos pais a aproximação de sua morte, mesmo sem ainda ter a dimensão do que isso representa, ela precisa encontrar formas de lidar com essa angústia sem nome, (re)criando suas ficções, construções acerca de seu desaparecimento. Inúmeras são as histórias que as crianças constroem em seu fim de vida, buscando apaziguar sua angústia diante do desconhecido que é a morte. Cabe ao psicólogo propiciar, a partir da presença, da escuta e da palavra, um lugar de respiro, acolhimento e testemunho[3].

E quanto à equipe multiprofissional? Como é possível propiciar um cuidado emocional aos pequenos pacientes? É preciso ter em mente que cuidar em pediatria é pressupor na criança um sujeito, reconhecendo suas particularidades no modo de compreender e reagir às intempéries. É suportar escutar o sofrimento, traduzido em desenhos, encenações e jogos, compreendendo que não é somente a palavra que apazigua, conforta, mas também a presença e o silêncio. É ousar um encontro com a criança, dedicando um tempo para compreender sua visão de mundo, o que entende de sua doença e o que deseja saber sobre seu tratamento.

Assim, é preciso problematizar a ideia de que a comunicação em pediatria deva ser centralizada na família**, abrindo espaço para a construção de novas técnicas de abordagem com as crianças e permitindo a circulação da palavra. Ao cuidar do corpo da criança, o profissional da saúde pode transmitir toques, gestos e palavras, oferecendo a ela formas de dar sentido à vivência de adoecimento e iminência da morte. O olhar e a melodia da voz rompem o silêncio ensurdecedor, permitindo à criança dar nomes a medos arcaicos, reatualizados na deterioração do corpo. O medo e as fantasias intensificam-se quando não se pode falar ou compartilhá-las. Trata-se, assim, do desafio de ofertar um espaço para que as crianças possam falar de seus impasses ante o adoecimento e diante da morte. Esse é um desafio constante de quem se propõe a escutar essas crianças que por acaso estão morrendo, mas que estão vivas em sua plenitude: desejantes.

---

*Vinheta clínica, fragmento de uma narrativa, que permite ilustrar um tema comum na clínica hospitalar: o impulso das crianças para proteger seus pais do sofrimento.

**Gonçalves e cols.[9], em artigo intitulado "Comunicação de más notícias em Pediatria: a perspectiva do profissional", relatam resultados de uma pesquisa realizada com pediatras acerca da comunicação com crianças. O estudo revela que o foco dos pediatras é a família, sendo a criança excluída do processo, e destaca a recorrência de sentimento de tristeza e responsabilidade, o que culmina na tentativa de delegar a outros, dentre eles a família e psicólogos, a tarefa da comunicação de notícias às crianças.

CONSIDERAÇÕES FINAIS

É inegável o quanto o sofrimento da criança toca e emociona quem o presencia. Da infância nunca se esperam dificuldades, dor e intempéries, e a morte, nesse cenário, aparece como uma visita injusta e indesejável. O profissional da saúde imerso na rotina diária de cuidados com a criança gravemente enferma experimenta sentimentos variados de impotência diante de prognósticos reservados e dos cuidados de fim de vida. Afinal, como lidar com os impactos psíquicos que a morte pode causar em uma criança e sua família? O profissional da saúde deve conversar com a criança sobre sua doença e a morte ou deve delegar a tarefa à família? Como conversar com a criança? Essas questões parecem importantes quando se pensa na oferta do cuidado emocional em pediatria. Há que se pensar nos impactos do silêncio para o psiquismo da criança, conforme destacados ao longo deste capítulo.

Se os protocolos de comunicação ratificam a importância de um espaço para conversar com a criança, observa-se, em contrapartida, que ainda hoje, na prática, o foco da comunicação é a família. Assim, no que concerne à comunicação de notícias às crianças, as técnicas de treinamento ainda parecem incipientes, sendo o protagonismo médico ainda relativizado. Os profissionais da saúde vacilam em seu encontro com a subjetividade da criança, delegando a outros profissionais ou aos próprios pais a tarefa da comunicação, o que justifica a necessidade de formação acerca do tema. Os pais e profissionais da saúde, perante a impotência do destino desses sujeitos e embasados na ideia da proteção de "notícias difíceis", transformam a experiência do morrer em um segredo, abrindo espaço para fantasias avassaladoras*.

A conspiração do silêncio diante da morte iminente desses pacientes condena-os à solidão, sustentando-os na posição de objeto. No entanto, se o silêncio pode ser mortificante, o excesso de informações que desnudam a morte de maneira contundente parece ser desolador, o que exige um tato clínico importante para saber o momento de falar e calar-se. É preciso, assim, encontrar um lugar que sustente a ética do cuidado, lugar esse nem um pouco confortável, pois o contato com o sofrimento em carne viva exige um autocuidado constante.

Ao profissional da saúde resta, portanto, ousar um encontro, adentrando o mundo da criança a partir de formas de comunicação/expressão que sustentem o universo infantil. É preciso compreender que no interstício que desliza do silêncio à palavra há a presença e a escuta. No contato da criança com a morte não há palavras capazes de solapar, "acalmar" a dor de tal vivência, sendo importante evitar os excessos, excessos que se precipitam a partir do desejo de romper com o sofrimento da criança. Assim como Kafka não pôde resgatar a boneca Brígida e devolvê-la à pequena Elsi, também não se pode proteger o corpo da criança gravemente enferma do aniquilamento e da morte, perdas essas reais e irreparáveis. Contudo, se ninguém é capaz de salvar a criança de seu destino cruel, é preciso manter a aposta em que a presença, a palavra e as ficções possam de algum modo amortecer o sofrimento de estar morrendo, mantendo, no mais das vezes, a vida psíquica.

Referências

1. Fabri SI. Kafka e a boneca viajante. São Paulo: Martins Fontes, 2009.
2. Vieira AA, Amaral TMA. Luto em pediatria: Tecendo palavras no vazio das ausências. Residência Pediátrica 2019; 9(2):176-82.
3. Vieira AA. A criança, o adolescente e o morrer: Do silêncio à palavra. Manejo da comunicação na prática do Cuidado Paliativo Pediátrico. Trabalho de conclusão de curso. Faculdade de Ciências Médicas Virtual, 2019.
4. Freud S. (1916-1917). A fixação no trauma: o inconsciente. In: Obras completas. Trad. Paulo César de Souza. São Paulo: Companhia das Letras, 2014.
5. Disaró DR. O psicanalista nos cuidados paliativos com crianças. 2017. Tese (Doutorado em Psicologia: Psicologia Clínica) – Programa de Estudos Pós-Graduados em Psicologia: Psicologia Clínica, Pontifícia Universidade Católica de São Paulo, São Paulo, 2017.
6. Aberastury A. A percepção da morte nas crianças. In: A percepção da morte na criança e outros escritos. Trad. Maria Nestrovsk. Porto Alegre: Artes Médicas, 1984.
7. Torres WC. O conceito de morte para a criança. Arquivos Brasileiros de Psicologia 1979; 13(4):9-34.
8. Freud S. (1900). Sonhos sobre a morte de pessoas queridas. In: A interpretação dos sonhos. Trad. Jayme Salomão. Rio de Janeiro: Imago, 1996:276-95.
9. Gonçalves SP et al. Comunicação de más notícias em pediatria: A perspectiva do profissional. Arquivo Ciência e Saúde jul/set 2015; 3(22):74-8.
10. Ministério da Saúde – INCA – Sociedade Beneficente Albert Einsten. Comunicação de notícias difíceis: compartilhando desafios na atenção à saúde. Rio de Janeiro: INCA, 2010. Disponível em: https://bvsms.saude.gov.br/bvs/publicacoes/comunicacao_noticias_dificeis.pdf.

---

*Cabe ressaltar a existência de um protocolo que tenta abarcar as especificidades da criança – o SPIKES Jr., versão modificada do Protocolo SPIKES, sua versão júnior – e traz observações, por meio de adendos, de possíveis formas de manejo na comunicação com as crianças. Contudo, uma leitura cuidadosa torna possível perceber certa ressalva no contato com a criança em suas orientações aos pediatras. De acordo com o SPIKES Jr., a comunicação deve ser realizada sob três aspectos: (1) a família conversar com a criança; (2) o profissional da saúde na presença da família e (3) o profissional da saúde a pedido da família[10]. Desse modo, percebe-se um recuo do protagonismo médico na comunicação de notícias às crianças. Importante refletir sobre as razões disso, uma vez que isenta em certa medida a equipe de saúde da responsabilidade de ela própria construir um espaço junto à família para que a criança seja incluída no processo de seu tratamento. Nesse ponto, podemos refletir: o fato de a criança não poder decidir, do ponto de vista legal, isenta a equipe da responsabilidade de comunicá-la sobre seu tratamento e procedimentos que invadem seus corpos?[3]

Capítulo 50

Ansiedade e Depressão no Adolescente

Lígia Bruni Queiroz

Susan Sontag[1] define a doença como a zona noturna da vida, uma cidadania mais onerosa a partir da qual se dá a travessia da fronteira do reino dos sãos para o reino dos doentes. Essa onerosa cidadania, recebida já ao nascimento, é parte da condição humana e, infelizmente, utilizada muito precocemente em algumas trajetórias de vida, a exemplo da experiência de adolescentes com doenças crônicas que limitam a vida.

Para além das transformações físicas ocorridas na adolescência, Aberastury & Knobel[2] ressaltam a importância da vivência e elaboração dos lutos nesse período. Na trajetória entre a infância e a vida adulta, ao menos três grandes lutos são elaborados: o luto pela perda do corpo infantil, o luto pela perda dos pais da infância e o luto pela identidade e papel infantis.

A ocorrência da puberdade e as transformações psicossociais características da adolescência suscitam novas maneiras de ser, pensar, sentir e agir. Os adolescentes passam por uma acomodação à imagem corporal, pelo processo de independência emocional dos pais, adquirem pensamento abstrato, estabelecem novas relações com os grupos de pares, desenvolvem-se sexualmente e elaboram sua identidade pessoal, ideológica e profissional[3].

Quando a adolescência é atravessada pelo adoecimento crônico, o cenário é o de superposição de lutos e angústias. Adoecer gravemente nesse período do ciclo de vida é um paradoxo inexplicável: como ressignificar a experiência de limitações ante as transformações puberais que habitualmente apontam para a aquisição de um corpo potente e fértil? Como lidar com a interrupção dos projetos de futuro que vinham pavimentando o percurso da busca por autonomia e realização pessoal? Trata-se de um verdadeiro golpe do destino, uma afronta, uma espécie de ferida narcísica que causa um sofrimento desmedido, permeado por sentimentos de raiva, tristeza, negação da doença, desesperança, isolamento, ansiedade e frustração.

Não é incomum que a equipe de cuidados paliativos perceba esses afetos negativos por meio das relações transferenciais e contratransferenciais com o adolescente, expressos, muitas vezes, pelo estabelecimento de vínculos precários, agressividade ou apatia, falta de engajamento e de adesão ao plano de tratamento, conflitos constantes, dependência excessiva dos familiares, ou pela contestação das propostas de cuidado, entre outras manifestações possíveis.

No tocante ao neurodesenvolvimento, ocorre um intenso amadurecimento cerebral na adolescência; portanto, trata-se de um momento potencialmente vulnerável para o aparecimento de problemas emocionais, a exemplo de sintomas depressivos e ansiosos.

Os dados da Pesquisa Nacional de Saúde do Escolar/PeNSE, realizada pelo Instituto Brasileiro de Geografia e Estatística (IBGE), sobre a saúde mental de adolescentes de 13 a 17 anos, antes da pandemia de Covid-19, apontam para um cenário preocupante: 31,4% dos escolares afirmaram ter se sentido tristes; 50,6% sentiram muita preocupação com as coisas comuns do dia a dia; 40,9% sentiram-se irritados, nervosos ou mal-humorados, e 21,4% afirmaram sentir que a vida não valia a pena ser vivida na maioria das vezes ou sempre nos últimos 30 dias[4].

Nos EUA, a prevalência de ansiedade na população pediátrica é de 3%, enquanto a taxa de depressão varia de 2% a 8%[5]. Não há dados nacionais suficientes a respeito da prevalência de depressão e ansiedade em adolescentes com doenças crônicas limitantes e ameaçadoras da vida, embora os estudos epidemiológicos estrangeiros apontem para uma maior prevalência desses sintomas nessas condições.

Uma revisão sistemática e metanálise, publicada em 2019, demonstrou prevalência maior de depressão e ansiedade entre crianças, adolescentes e adultos jovens com condições limitantes de vida (19% de sintomas ansiosos e 14% de sintomas depressivos nessa população)[6]. Cobham e cols. também revelam que a prevalência de transtorno de ansiedade entre crianças e adolescentes com condições crônicas de saúde é maior, sobretudo na faixa etária dos adolescentes[7].

Woodgate[8] recolheu depoimentos de 23 adolescentes de 13 a 16 anos com diagnóstico de doenças crônicas inflamatórias (diabetes, asma, artrite e doença inflamatória intestinal). Trata-se de uma pesquisa qualitativa que buscou compreender as percepções e sentimentos de adolescentes ante a experiência de adoecimento crônico e as dificuldades de lidar com a doença na vida cotidiana. Dispostos em grupos focais, os participantes teceram suas considerações a partir de duas perguntas disparadoras: como é viver com uma doença crônica e como é lidar com ela. A autora encontrou como resposta de saturação, ou seja, o conteúdo que mais se repetiu nos discursos produzidos pelos adolescentes, a expressão "É difícil". Ao aprofundar a análise dos conteúdos, a dificuldade de viver com uma doença crônica foi compreendida a partir das seguintes chaves discursivas: (1) exige um esforço extra nas esferas física, mental e emocional, pois a doença requer um constante estado de alerta no planejamento do cuidado e no lidar com as frustrações recorrentes; (2) a doença impõe restrições e obstrui o desejo de viver uma vida normal, levando ao sentimento de raiva; (3) é doloroso viver com doença crônica – uma dor física dói o coração, "uma tristeza tão profunda como a provocada pela morte de alguém muito querido"; (4) viver com doença crônica causa muitas preocupações e, portanto, desperta sentimentos de ansiedade e medo diante das incertezas – medo das complicações da doença, da própria morte e da não inserção no futuro universo do trabalho[8].

Imaginando-se na situação hipotética de transmitir mensagens relevantes a seus pares recém-diagnosticados com alguma doença crônica, os adolescentes da pesquisa de Woodgate elaboraram algumas sugestões para lidar com ela: tente "cair em si", ou seja, aprenda a lidar com a doença; a doença não pode ser a principal prioridade de sua vida; faça o melhor possível; dê-se um desconto; fale com alguém, participe de grupos de adolescentes; e a sugestão para a equipe de saúde foi: "tente entender"[8].

No cenário atual da pandemia de Covid-19, há um incremento significativo de problemas relacionados com a saúde mental. A Organização Mundial da Saúde ressalta o aumento de 25% na prevalência global de ansiedade e depressão[9].

O inquérito "ConVid Adolescentes – Pesquisa de Comportamentos", realizado entre junho e setembro de 2020 pela Fiocruz, em parceria com a Unicamp e a UFMG, investigou o impacto da pandemia de Covid-19 na vida de adolescentes brasileiros. Os dados foram obtidos a partir da participação de cerca de 9,4 mil adolescentes entre 12 e 17 anos de idade. Os resultados evidenciam grande proporção de adolescentes com sentimentos de tristeza (31,6%) durante a pandemia. Em relação aos sentimentos de nervosismo, preocupação, irritação e mal-humor, 48,7% dos adolescentes relataram sentir-se assim na maioria das vezes ou sempre. A frequência de todos esses sentimentos foi maior entre as meninas e adolescentes mais velhos[10].

O aumento de sintomas de depressão e ansiedade em períodos de crise sanitária, como a emergência global da pandemia pelo novo coronavírus, não está desarticulado dos efeitos das concomitantes crises econômica, política, ambiental e humanitária. Compreende-se que o aumento de problemas relacionados com a saúde mental se deve em parte a múltiplos fatores estressores, como o desemprego, as preocupações financeiras, o medo de se infectar, o isolamento e as restrições para a busca de apoio comunitário e familiar, as situações de sofrimento e morte de entes queridos, o luto e o desamparo social por parte do Estado. Esta última situação é ainda mais evidente nos países de baixa renda e de governos neoliberais, onde subsiste uma precariedade de investimentos em políticas públicas de saúde, sobretudo na área de saúde mental, que foi negligenciada e desarticulada das outras medidas sanitárias no enfrentamento da atual pandemia[10].

A escolha por iniciar este capítulo sobre depressão e ansiedade na adolescência à luz dos cuidados paliativos, com referência a Sontag, uma pesquisadora oriunda das ciências humanas e da literatura, se deu pensando nos textos literários como produtores de arborização do pensamento e propulsores do processo de humanização. No tocante ao que se denominou de "humanização em saúde", a literatura pode ser considerada uma excelente fonte de reflexão acerca do sofrimento e da experiência de adoecimento e morte[11].

O silenciamento do paciente nas relações de cuidado em saúde tem sido alvo de discussões éticas nas últimas décadas. Entranhar-se na literatura e na arte em geral é também permitir que delas emerjam condições de pensamentos sensíveis e criativos que, articulados à linha de cuidado de adolescentes com doenças crônicas, possam dar conta dos desafios encontrados no dia a dia do processo de trabalho da equipe responsável pelos cuidados paliativos.

Por meio de sua pesquisa, Woodgate deu voz aos adolescentes, cedeu um espaço de narração e de alguma elaboração possível a partir das experiências vividas à luz da doença crônica, favorecendo a compreensão dessas narrativas.

No texto "Conto e cura", do filósofo alemão Walter Benjamin, a relevância da narrativa no percurso do cuidado diante do adoecimento é tão nítida que a imagem de uma criança doente na cama e a mãe a contar-lhe histórias se confunde com o poder curativo singular das mãos de quem cuida, como se os movimentos das mãos, de tão expressivos, fossem a própria expressão da narrativa:

> A criança está doente. A mãe a leva para cama e se senta ao lado. E então começa a lhe contar histórias. Como se deve entender isso? Eu suspeitava da coisa até que N. me falou do poder de cura singular que deveria existir nas mãos de sua mulher. Porém, dessas mãos ele disse o seguinte: seus movimentos eram altamente expressivos. Contudo, não se pode descrever sua expressão [...] era como se contassem uma história. [...] Daí vem a pergunta, se a narração não formaria o clima propício e a condição mais favorável de muitas curas, e mesmo se não seriam todas as doenças curáveis se apenas as deixassem flutuar para bem longe – até a foz – na correnteza da narração. Se imaginamos que a dor é uma barragem que se opõe à corrente da narrativa, então vemos claramente que é rompida onde sua inclinação se torna acentuada o bastante para largar tudo o que encontra em seu caminho ao mar do ditoso esquecimento. É carinho que delineia um leito para essa corrente[12].

O adolescente, quando escutado pela equipe de saúde, por meio da narração de sua história, no contexto do adoecimento por condições crônicas limitantes e ameaçadoras da vida, é capaz de ser o próprio afago que delineia o leito de sua correnteza.

Referências

1. Sontag S. Doença como metáfora, AIDS e suas metáforas. São Paulo: Companhia das Letras, 2007.
2. Aberastury A, Knobel M. Adolescência normal. 5. ed. Porto Alegre: Artes Médicas, 1986.
3. Leal MM, Queiroz LB. Desenvolvimento psicossocial do adolescente. In: Lourenço B, Queiroz LB, Silva LEV, Leal MM. Medicina de adolescentes. 1. ed. Barueri: Manole, 2015:32-40.
4. IBGE, Coordenação de População e Indicadores Sociais. Pesquisa nacional de saúde do escolar – PeNSE: 2019. Rio de Janeiro: IBGE, 2021.
5. Perou R, Bitsko RH, Blumberg SJ et al.; Centers for Disease Control and Prevention (CDC). Mental health surveillance among children – United States, 2005-2011. MMWR Suppl 2013; 62(2):1-35.
6. Barker MM, Beresford B, Bland M, Fraser LK. Prevalence and incidence of anxiety and depression among children, adolescents and young adults with life-limiting conditions. A systematic review and meta-analysis. JAMA Pediatr 2019; 173(9):835-44.
7. Cobham VE, Hickling A, Kimball H, Thomas HJ. Systematic review: anxiety in children and adolescents with chronic medical conditions. Journal of the American Academy of Child and Adolescent Psychiatry 2020; 59(5):595-618.
8. Woodgate RL. Adolescent's perspectives of chronic illness: "It's hard". Journal of Pediatric Nursing 1998; 13(4):210-5.
9. Organização Mundial de Saúde – OMS, 2022. Disponível em: https://www.paho.org/pt/noticias/2-3-2022-pandemia-covid-19-desencadeia-aumento-25-na-prevalencia-ansiedade-e-depressao-em. Acesso em 14 mai 2022.
10. Fundação Oswaldo Cruz – Fiocruz, 2020. ConVid Adolescentes – Pesquisa de Comportamentos. Disponível em: https://convid.fiocruz.br/index.php?pag=principaladolescentes. Acesso em 14 mai 2022.
11. Silva RCF, Hortale VA. Cuidados paliativos oncológicos: Elementos para o debate de diretrizes nesta área. Cad Saúde Pública 2006; 22(10):2055-66.
12. Benjamin W. Conto e cura. In: Benjamin W. Rua de mão única. 1. ed. São Paulo: Brasiliense, 1987:269.

Cuidando de quem Cuida: Familiares

Capítulo 51

Patrícia Luciana Moreira-Dias
Mariana Lucas da Rocha Cunha

INTRODUÇÃO

O diagnóstico de uma doença grave, complexa e que ameace a vida é um evento imprevisível que invade a história da criança e da família, ocasionando intensas mudanças e acarretando uma série de demandas, às quais os membros da família precisam se adaptar e enfrentar. Isso envolve desafios, como a identificação dos recursos e o desenvolvimento de novas habilidades para o cuidado da criança. A família é parte integrante e ativa para que os cuidados paliativos sejam praticados. Família é uma unidade emocional, um sistema de indivíduos interconectados e interdependentes. Em situações de doenças que ameaçam a vida, a unidade de cuidado deve ser o paciente e sua família e, portanto, a família se configura como um elemento central no que se refere à abordagem dos cuidados paliativos pediátricos (CPP).

Os profissionais da saúde geralmente vivenciam desafios para lidar com a presença, a participação e o envolvimento da família no planejamento do cuidado. Desse modo, a partir das inúmeras evidências dos benefícios da abordagem dos cuidados paliativos às crianças de maneira precoce e considerando a possibilidade de ocorrer por longos anos de suas vidas, é legítima a preocupação dos profissionais para lidar com as famílias como uma unidade indissociável à criança nesse processo. O adoecimento e a morte da criança são partes da história da família, podendo impactar todo o sistema familiar e a comunidade.

Compreendendo a família como um sistema dinâmico em que um evento, como uma situação de doença, não acomete somente a pessoa que recebeu o diagnóstico, mas a família como um todo, este capítulo tem como objetivo elucidar os aspectos emocionais diante das perdas e luto das famílias que vivenciam a experiência do CPP e as estratégias e intervenções de suporte e apoio às famílias na trajetória de doença da criança.

FAMÍLIA NO CONTEXTO DO CUIDADO PALIATIVO PEDIÁTRICO: ASPECTOS EMOCIONAIS, PERDAS E LUTO

As famílias de crianças com doenças que ameaçam a vida são desafiadas a lidar com inúmeras incertezas, perdas, mudanças e adaptações ao longo da trajetória da doença que invade a vida e a história da família. Atualmente, em função do aumento na expectativa de vida das crianças com condições elegíveis para cuidados paliativos, graças aos avanços tecnológicos e científicos do cuidado em saúde, essa trajetória pode ser longa e complexa.

Assim, a integração precoce dos cuidados paliativos na trajetória de doença da criança, com foco na comunicação, controle dos sintomas, manutenção de relacionamentos e atendimento às necessidades dos pacientes e familiares, é fundamental para uma abordagem estruturada e colaborativa de apoio às crianças e suas famílias[1].

No contexto do CPP, as necessidades da família podem ser semelhantes às da criança, já que a doença afeta todos os seus membros. As famílias precisam frequentemente receber apoio para prestar cuidados, os quais devem promover habilidades de adaptação ao curso da doença, aumentar a capacidade de oferecer cuidado ao membro da família que está doente e a prevenção de crises e do luto complicado[2]. Os medos e as preocupações dos pais em relação ao futuro referem-se à morte do filho, ao enfrentamento de decisões difíceis, ao possível sofrimento da criança, ao pesado fardo contínuo de cuidados e ao alcance de uma vida o mais normal possível para seu filho[3].

O diagnóstico de uma doença grave e que ameace a vida da criança põe em risco a identidade dos pais e os coloca diante da necessidade de reorganizar responsabilidades e redefinir papéis. Os esforços dos pais são motivados pelo desejo de serem bons pais para o filho e cientes da vulnerabilidade da criança e do sofrimento relacionado com a doença[4]. Além disso, também podem ser pais de outros filhos, o que os mobiliza para atitudes e comportamentos que visem manter a integridade familiar e o senso nos irmãos saudáveis de que também são amados[5].

Compartilhar perspectivas com a família é fundamental para garantir a qualidade de vida e o conforto da criança, especialmente em fim de vida. A maneira como os pais lidam com a perda futura do filho influencia a capacidade de discutir cuidados futuros, visto que a tendência é se concentrarem no momento presente. No entanto, como os cuidados paliativos são idealmente centrados na família, antecipar o futuro pode ser uma estratégia para explorar os valores e as preferências das famílias e facilitar a tomada de decisão compartilhada[6]. Diante disso, serão abordados os princípios do cuidado centrado no paciente e na família, os quais constituem uma filosofia de cuidado com estreita relação com os princípios dos CPP.

PRINCÍPIOS DOS CUIDADOS CENTRADOS NO PACIENTE E NA FAMÍLIA E INTERFACE COM OS CUIDADOS PALIATIVOS PEDIÁTRICOS

Os cuidados centrados na família podem ser definidos como uma filosofia do cuidado que reconhece a família como central na vida do paciente, considera sua singularidade e apoia os membros da família em seu papel de cuidadores. As definições concentram-se na parceria entre cuidadores e família, na construção do plano de cuidados de maneira colaborativa, na negociação da assistência e tomada de decisões sobre saúde e na avaliação contínua dos cuidados prestados ao paciente[7].

De acordo com o Institute for Patient- and Family-Centered Care (IPFCC), a definição de cuidados centrados no paciente e na família inclui quatro conceitos centrais: (1) respeito e dignidade, (2) informação compartilhada, (3) participação e (4) colaboração. O primeiro conceito central refere-se a respeito e dignidade, ou seja, os profissionais da saúde ouvem e respeitam as perspectivas e escolhas do paciente e da família. Os conhecimentos, valores, crenças e antecedentes culturais do paciente e da família são incorporados ao planejamento e à prestação de cuidados. A informação compartilhada significa que os profissionais da saúde comunicam e compartilham informações completas e imparciais com pacientes e familiares de maneira afirmativa e útil. Pacientes e familiares recebem informações oportunas, completas e precisas para participação efetiva no cuidado e na tomada de decisões.

O conceito de participação refere-se ao incentivo e apoio aos pacientes e às famílias na participação nos cuidados e na tomada de decisões no nível que escolheram. Colaboração significa que pacientes e famílias também estão incluídos em toda a instituição. Os líderes dos cuidados de saúde colaboram com os pacientes e as famílias no desenvolvimento, implementação e avaliação de políticas e programas, no desenho de instalações de saúde e na educação profissional, bem como na prestação de cuidados[8].

Em pediatria, essa abordagem baseia-se no entendimento de que a família é a principal fonte de força e apoio da criança, e suas perspectivas e informações são importantes na tomada de decisão clínica. A abordagem centrada no paciente e na família promove maior satisfação. As experiências positivas do cuidado em parceria podem melhorar a confiança dos pais em seus papéis e, com o tempo, aumentar a competência de crianças e jovens adultos para assumirem seu próprio cuidado[9].

A incorporação das premissas dos cuidados centrados no paciente e na família na prática dos CPP pode ser um caminho que possibilita um processo transformador e promotor de mudanças no contexto interacional entre equipes e famílias. As transformações visam expandir o olhar para a vida da criança e da família invadida e ameaçada pela doença, considerando-as indivíduos ativos nessa experiência; visam dar voz às famílias e ouvir com empatia e acolhimento suas aflições e angústias. Além disso, consideram como família não somente a criança e seus pais, mas todo o sistema familiar, incluindo irmãos, avós, tios ou quem entendam como família; e visam também dar apoio e suporte aos profissionais que atuam na difícil missão de cuidar de crianças e famílias nesse contexto, minimizando seu sofrimento enquanto pessoas e os fortalecendo para seguirem seguros no exercício de seu papel.

CUIDANDO DE QUEM CUIDA: AÇÕES DE SUPORTE À FAMÍLIA DE CRIANÇAS EM CUIDADOS PALIATIVOS

Cuidar da família de crianças em condições que ameaçam a vida – elegíveis, portanto, aos cuidados paliativos – é um dever ético, pautado na crença de que as crianças existem no contexto da família. A família é a principal influência na vida da criança, e o bem-estar da criança e o da família estão intrinsecamente vinculados. Além disso, as famílias têm o direito de cuidar em virtude do sofrimento e da vulnerabilidade de seus filhos, sendo fundamental que os profissionais assumam o dever de ouvir as famílias com compaixão, melhorando a comunicação e a tomada de decisão compartilhada quando as crianças vivenciam uma doença grave e ameaçadora[10].

O suporte oferecido pela equipe de CPP por meio da coordenação da assistência, apoio e atitude sensível e confiável pode proporcionar aos pais mais consciência acerca de seu papel e maior valorização da equipe. A equipe de CPP pode ajudar os pais a entenderem as necessidades de outros membros da família, como os irmãos, e a si próprios[11].

Diversos elementos compõem o cuidado da família da criança em cuidados paliativos. As interações construídas no contexto do cuidar são complexas, mas algumas ações podem nortear intervenções e embasar, a partir de evidências na literatura, o suporte às famílias de crianças com doenças que ameaçam a vida. Essas ações não esgotam a complexidade da experiência singular de cada família nem se limitam a uma proposta protocolar. Ao contrário, o cuidado é construído na interação com a criança e sua família com base em suas demandas atuais, nas fontes de sofrimento que emergem em cada história, conjunta e colaborativamente entre profissional, criança e família:

- **Construir um relacionamento empático e um cuidado compassivo:** empatia e compaixão são componentes éticos no contexto dos cuidados paliativos. A compaixão nasce como uma resposta empática ao sofrimento, mas vai além da empatia, pois inclui reações, reconhecimento e compreensão. Trata-se de um processo racional que busca o bem-estar do outro por meio de ações eticamente voltadas para o alívio do sofrimento. Portanto, a compaixão é uma sensibilidade demonstrada para compreender o sofrimento do outro, aliada à vontade de ajudá-lo, o que deve ser um dever no cotidiano dos profissionais da saúde[12].
- **Legitimar os valores e as necessidades da família para um cuidado colaborativo:** a parceria e o cuidado colaborativo são imperativos para o paliar. Os pacientes e as famílias em situação de doença necessitam de informação e de apoio; precisam ser ouvidos, ter suas escolhas consideradas e participar do cuidado e da tomada de decisões[13]. A tomada de decisão acerca da vida da criança é um processo contínuo de comunicação que transcende às conversas com os profissionais de CPP. Eles desejam que os profissionais considerem as necessidades individuais, tenham a criança como foco, discutam cenários hipotéticos e permitam a tomada de decisão sem pressão[14].
- **Reconhecer as necessidades de manter a integridade familiar e o exercício da parentalidade:** ações de apoio e suporte podem ajudar os pais a lidar com os desafios de terem um filho com uma doença que ameace a vida e desempenhar o papel parental, sustentando as relações familiares. Essas ações envolvem apoio para cuidarem dos outros filhos, participarem plenamente das relações com seu filho doente, filho(s) saudável(is) e parceiro(a) e cumprirem seu papel de pais, compreendendo os processos internos ao lidar com os dilemas de atender às necessidades de vários filhos[15]. Para o exercício da parentalidade, que precisa ser redefinida a partir das demandas da criança com diagnóstico de doença que ameaça a vida, ações são propostas como reconhecer o papel dos pais, o que pode ser fonte de encorajamento, estabelecer um relacionamento terapêutico, indagando a respeito de suas crenças sobre o papel de pai e mãe, e perguntar como a equipe médica pode promover ou reconhecer esse papel[16].
- **Validar a esperança como um recurso que sustenta a trajetória da família:** a esperança apoia e guia os pais para seguirem em frente e se adaptarem às circunstâncias incertas, além de promover um crescimento pessoal positivo e novos valores na vida. A esperança é dinâmica, constante e dual, um recurso que emerge das experiências de incerteza. Ela pode ser um guia para os desafios diários de lutar pela sobrevivência e se preparar para a morte de seus filhos[17].
- **Honrar a vida e a história da criança diante das perdas e do luto da família:** a experiência de luto pela morte de um filho foi descrita como viver com um "buraco no coração". Algumas ações foram elencadas pelos pais como ações que os ajudam nesse processo e que são mobilizadas pelos profissionais e pelas instituições antes mesmo da morte da criança. São elas: relações fortes e contínuas com a equipe, comunicação de qualidade entre a equipe e os pais, informações precisas, suporte decisório e orientação antecipatória ao luto. Por outro lado, algumas ações são consideradas experiências e interações negativas pelos pais enlutados, como comunicação ineficaz, confiança prejudicada entre a equipe e a família e a apresentação pela equipe de opções irrealistas ou que não ofereçam todas as informações sobre as condições da criança[18].

CONSIDERAÇÕES FINAIS

As famílias de crianças em cuidados paliativos vivenciam experiências de intenso sofrimento. Durante a trajetória da doença, pessoas que se amam são por vezes afastadas em um contexto permeado por incertezas, vulnerabilidade e ameaça à autonomia, o que nos convida a refletir: quem é essa família? O que a família precisa sacrificar para prosseguir em sua trajetória mesmo diante da incerteza? Como ela está sendo amparada? Os princípios dos cuidados centrados na família consideram a família como uma constante na vida da criança, com quem o profissional compartilha problemas, recursos, objetivos e decisões.

É necessário considerar que o diagnóstico de uma doença que ameaça a vida não é um evento isolado na vida da criança e da família. A doença invade uma história, um contexto no qual a criança está crescendo e se desenvolvendo, onde a parentalidade está sendo estabelecida e a família está avançando no ciclo de desenvolvimento familiar. Nesse contexto peculiar da vida, os pais precisam construir (reelaborar?) um novo papel: o de pai e mãe de uma criança com demandas impostas pela doença, ao mesmo tempo que também o são dos irmãos saudáveis.

Desafios são vivenciados nessa trajetória, sendo necessário tomar decisões, ultrapassar a vulnerabilidade e recuperar a autonomia em meio ao luto diante das perdas. Nesse sentido, cuidar de quem cuida da criança em cuidados paliativos é, enfim, assumir o compromisso de não deixar que a criança deixe de ser criança e a família deixe de ser família.

Referências

1. Akard TF, Hendricks-Ferguson VL, Gilmer MJ. Pediatric palliative care nursing. Ann Palliat Med 2019 Feb; 8(Suppl 1):S39-S48. doi: 10.21037/apm.2018.06.01.
2. Gómez-Batiste X, Connor S, Murray S et al. The model of comprehensive, person-centered, and integrated palliative care. In: Gómez-Batiste X, Connor S (eds.). Building integrated palliative care programs and services. Barcelona: Liberdúplex, 2017.
3. Fahner JC, Thölking TW, Rietjens JAC, van der Heide A, van Delden JJM, Kars MC. Towards advance care planning in pediatrics: A qualitative study on envisioning the future as parents of a seriously ill child. Eur J Pediatr 2020 Sep; 179(9):1461-8. doi: 10.1007/s00431-020-03627-2.
4. Verberne LM, Kars MC, Schouten-van Meeteren AYN et al. Aims and tasks in parental caregiving for children receiving palliative care at home: a qualitative study. Eur J Pediatr 2017; 176(3):343-54. doi: 10.1007/s00431-016-2842-3.
5. Mooney-Doyle K, Deatrick JA, Ulrich CM, Meghani SH, Feudtner C. Parenting in childhood life-threatening illness: A mixed-methods study. J Palliat Med 2018; 21(2):208-15. doi:10.1089/jpm.2017.0054.
6. Verberne LM, Fahner JC, Sondaal SFV et al. Anticipating the future of the child and family in paediatric palliative care: A qualitative study into the perspectives of parents and healthcare professionals. Eur J Pediatr 2021 Mar; 180(3):949-57. doi: 10.1007/s00431-020-03824-z.
7. Smith W. Concept analysis of family-centered care of hospitalized pediatric patients. J Pediatr Nurs 2018; 42:57-64. doi: 10.1016/j.pedn.2018.06.014.
8. Institute for Patient-and Family-Centered Care. Patient-and Family-Centered Care. Disponível em: http://www.ipfcc.org/about/pfcc.html. Acesso em 02 abr 2019.
9. American Academy of Pediatrics. Patient-and family-centered care and the pediatrician's role. Pediatrics 2012; 129(2):394-404. doi: 10.1542/peds.2011-3084.
10. Jones BL, Contro N, Koch KD. The duty of the physician to care for the family in pediatric palliative care: Context, communication, and caring. Pediatrics 2014 Feb; 133(Suppl 1):S8-15. doi: 10.1542/peds.2013-3608C.
11. Verberne LM, Schouten-van Meeteren AYN, Bosman DK et al. Parental experiences with a paediatric palliative care team: A qualitative study. Palliat Med 2017; 31(10):956-63. doi: 10.1177/0269216317692682.
12. Perez-Bret E, Altisent R, Rocafort J. Definition of compassion in healthcare: A systematic literature review. Int J Palliat Nurs 2016; 22(12):599-606. doi: 10.12968/ijpn.2016.22.12.599.
13. Angelo M. Nunca é demais falar sobre o cuidado centrado na criança e na família. Rev Soc Bras Enferm Ped 2018; 18(1):1-3. doi:10.31508/1676-3793201800001.
14. Hein K, Knochel K, Zaimovic V et al. Identifying key elements for paediatric advance care planning with parents, healthcare providers and stakeholders: A qualitative study. Palliat Med 2020; 34(3):300-8. doi: 10.1177/0269216319900317.
15. Mooney-Doyle K, dos Santos MR, Szylit R, Deatrick JA. Parental expectations of support from healthcare providers during pediatric life-threatening illness: A secondary, qualitative analysis. J Pediatr Nurs 2017; 36:163-72. doi: 10.1016/j.pedn.2017.05.008.
16. Weaver MS, October T, Feudtner C et al. "Good-Parent Beliefs": Research, concept, and clinical practice. Pediatrics 2020; 145(6): e20194018.
17. Bally JMG, Smith NR, Holtslander L et al. A metasynthesis: Uncovering what is known about the experiences of families with children who have life-limiting and life-threatening illnesses. J Pediatr Nurs 2018 Jan-Feb; 38:88-98. doi: 10.1016/j.pedn.2017.11.004.
18. Snaman JM, Kaye EC, Torres C, Gibson DV, Baker JN. Helping parents live with the hole in their heart: The role of health care providers and institutions in the bereaved parents' grief journeys. Cancer 2016; 122(17):2757-65. doi: 10.1002/cncr.30087.

Cuidando de quem Cuida: Profissionais da Saúde

Juliana de Almeida Prado
Karina Toledo da Silva Antonialli
Jair Borges Barbosa Neto
Larissa Campagna Martini

INTRODUÇÃO

Os cuidados paliativos são definidos como um conjunto de medidas que favorecem a qualidade de vida dos pacientes e de seus familiares que estão vivenciando uma doença terminal. Essas medidas são voltadas para prevenção de agravos e alívio do sofrimento por meio da identificação precoce, da avaliação correta e do tratamento da dor e de outros problemas físicos, psicossociais e espirituais. No processo de cuidados paliativos, o paciente e seus familiares devem, na medida do possível, ser protagonistas nas decisões sobre o tratamento[1].

Essa definição dá a dimensão de como ocorrem as relações dos profissionais da saúde com seus pacientes fora de possibilidades terapêuticas de cura: para além da oferta de recursos técnicos propriamente ditos, o profissional se envolve com os aspectos emocionais, sociais e culturais da pessoa e se deixa tocar em sua humanidade e em questões existenciais, como sofrimento, impotência e finitude da vida.

A prática dos cuidados paliativos exige um vínculo empático que viabilize o contato afetivo para que o profissional consiga perceber, entender e atuar sobre as necessidades integrais do paciente e de seus familiares. No entanto, há um paradoxo no fato de ser essa abertura afetiva que viabiliza o contágio emocional, um potencial desencadeador de sofrimento e sobrecarga para o profissional da saúde.

Assim, é importante refinar a compreensão dos aspectos envolvidos na relação profissional-paciente e lançar mão de recursos de cuidado em saúde mental assertivos para os profissionais da saúde que atuam com cuidados paliativos. Essas estratégias almejam protegê-los do adoecimento mental sem que tenham de abrir mão do artifício mais qualificado que possuem: a conexão emocional com seus pacientes.

Neste capítulo serão abordados os principais desafios cotidianos enfrentados pelas equipes de cuidados paliativos tanto no cenário hospitalar como no cuidado domiciliar. Em seguida, serão abordados possíveis caminhos para lidar com esses desafios e favorecer os processos de resiliência. Para tanto, serão exploradas as ações individuais, sociais e organizacionais.

DESAFIOS COTIDIANOS DAS EQUIPES DE CUIDADOS PALIATIVOS

A formação em saúde tem como foco a vida. O estudante do curso de graduação em saúde pouco vivencia as temáticas relacionadas com a finitude da vida e cuidados paliativos, o que pode limitar seu desempenho profissional ao se deparar com pacientes que apresentam condições sem possibilidades curativas[2]. O trabalho do profissional da saúde envolve lidar com os cuidados dos pacientes e de seus familiares, além de todos os aspectos relacionados com a terminalidade da vida[3]. Para isso, a prática profissional deve basear-se no trabalho em equipe e na interdisciplinaridade.

No ambiente hospitalar, os cuidados paliativos estão ligados ao fim da vida, e o momento da indicação desse tipo de cuidado pode ser um desafio para as equipes de saúde. Nesse espaço, as ações são predominantemente biomédicas, o que pode inviabilizar a interdisciplinaridade e dificultar o trabalho em equipe[3]. Os cuidados paliativos podem constituir-se em um estressor e provocar no trabalhador diversas emoções, sofrimentos e tensões relacionados com seus valores e crenças, como lidar recorrentemente com a morte, sobrecarga de trabalho, fadiga, culpa, impotência por não conseguir oferecer cuidados curativos, fracasso, desamparo e depressão[3]. Entretanto, é possível que o profissional vivencie sentimentos de recompensa e satisfação ao se permitir participar do cuidado do outro em um momento que exige tanto de todos os envolvidos[2].

Especificamente no cuidado às crianças e aos adolescentes há o "desafio extra" de lidar com a concepção geral de que não é natural que tenham seus planos e vida interrompidos tão precocemente. Essa ideia pode intensificar as vivências de luto, tristeza e frustração. Além disso, com o decorrer da doença vai se tornando mais desafiador ajudar a suprir as necessidades do paciente, o que pode intensificar as tensões entre os familiares e entre os integrantes da equipe profissional[2]. Por isso, reconhecer e elaborar as vivências afetivas é imprescindível para evitar prejuízos pessoais e profissionais. Para isso, espaços de acolhimento para as equipes, qualificação da comunicação e capacitação contínua são estratégias essenciais. O estabelecimento de uma comunicação adequada entre os profissionais e desses com o paciente e os cuidadores tem por objetivos promover a autonomia do paciente e minimizar o sofrimento entre todos os envolvidos nessa relação terapêutica. A capacitação contínua da equipe multidisciplinar pode contemplar o desenvolvimento de conhecimentos, habilidades e atitudes que permitam discutir aspectos relacionados com a morte e seus tabus, questões técnicas e interpessoais[3].

No contexto da atenção domiciliar, as equipes passaram a assumir situações cada vez mais complexas para garantir o cuidado integral, incluindo os cuidados paliativos. Em vista do envelhecimento da população, associado à alta prevalência de doenças crônico-degenerativas, a complexidade do cuidado demanda das equipes o manejo clínico e das angústias dos pacientes e familiares, que muitas vezes não têm os recursos necessários para garantir esses cuidados. Nesse cenário, o contato entre a equipe de saúde, os cuidadores e os pacientes é fundamental. Como esse contato se dá no ambiente onde o paciente vive, o processo de estabelecimento de vínculos e relações afetivas se potencializa. No entanto, acompanhar o processo de finitude da vida em meio às dinâmicas familiares pode intensificar a sobrecarga emocional[4].

Com relação às dificuldades enfrentadas na atenção domiciliar, destacam-se a falta de insumos e de estrutura para manter os cuidados paliativos, em especial em situações de maior vulnerabilidade, o baixo incentivo à qualificação por parte dos gestores e a limitação de tempo para prestar o cuidado necessário. Nesse sentido, a articulação intersetorial é apontada como um caminho para identificação dos limites dos serviços de saúde e articulação dos apoios necessários em cada situação e contexto. Além disso, os espaços de troca entre as equipes são estratégias apontadas como importantes no processo de tomada de decisão, pois possibilitam que as experiências e os afetos sejam compartilhados[4].

Os profissionais que lidam com cuidados paliativos são especialmente expostos a diversos estressores emocionais que se apresentam em pacientes diante do fim da vida. Embora os riscos de desfechos negativos, como *burnout*, fadiga empática e pouco autocuidado, sejam bem documentados[5,6], a maior parte dos paliativistas relata altos índices de satisfação e sentido no trabalho e reconhece que cuidar de pessoas no fim da vida é enriquecedor para a própria existência pessoal[7].

A exaustão emocional, conhecida como *burnout*, pode impactar a eficácia e o senso de realização profissional. O *burnout* é um problema comum enfrentado por trabalhadores que atuam em cuidados paliativos, com uma prevalência global de 17,3%. Para lidar com todas essas particularidades do trabalho em cuidados paliativos, é importante considerar as ações individuais e coletivas para favorecer os processos de resiliência. A resiliência é um processo dinâmico voltado para promoção de atitudes positivas e estratégias eficazes para manejo do estresse[8].

A seguir serão abordados os aspectos individuais, sociais e coletivos com intuito de contribuir com a discussão a respeito dos processos de resiliência como estratégia para manejo do estresse no campo dos cuidados paliativos.

PRESSUPOSTOS TEÓRICOS PARA ESTRATÉGIAS DE PREVENÇÃO E CUIDADO EM SAÚDE MENTAL DO PROFISSIONAL DE CUIDADOS PALIATIVOS

Três níveis de responsabilidade que influenciam o bem-estar psicológico do profissional de cuidados paliativos

Moreno-Milan e cols.[9] consideram a existência de três níveis de responsabilidade que influenciam diretamente o bem-estar psicológico do profissional que atua em cuidados paliativos: individual, social e organizacional/institucional.

No nível individual, os autores reconhecem que as pesquisas focam em fatores de risco modificáveis e não modificáveis para o sofrimento mental e que os preditores mais intimamente relacionados com o *burnout* são a carga de trabalho excessiva e a sobrecarga de responsabilidade individual, por trabalharem sob pressão e sozinhos por um número excessivo de horas (50 ou até 60h/semana). Os autores ressaltam que as abordagens tradicionais de treinamento de habilidades têm demonstrado baixa eficácia em médio e longo prazo. Um dos motivos para essa baixa eficácia é a falta de ações nos níveis social ou organizacional/institucional associadas às medidas de cuidado individuais. As abordagens centradas na formação das habilidades do trabalhador (comunicação, regulação emocional, autocuidado) atribuem grande parte da responsabilidade pelo *burnout* a um enfrentamento inadequado do profissional, responsabilizando-o indiretamente por seu desconforto. Desse modo, evita a responsabilização também dos níveis meso/macro, que também exigem uma intervenção específica e adequada.

Em um nível social mais amplo, o bem-estar do profissional que atua em cuidados paliativos depende dele próprio e também de sua relação com o ambiente. Seu esgotamento se relaciona com o ambiente de trabalho e os relacionamentos interpessoais que mantém com os demais membros da equipe e com os pacientes e familiares. Essa responsabilidade do trabalhador em relação a seu ambiente é bidirecional: os profissionais da saúde devem cuidar de seu ambiente e o ambiente deve cuidar deles. A partir da abordagem da compaixão, por exemplo, é possível diminuir o sofrimento psíquico causado pelo ambiente por sensibilizar-se para o sofrimento alheio e promover a humanidade nos próprios atos. Essa discussão será ampliada no próximo tópico.

No nível organizacional, as instituições são responsáveis pelo bem-estar dos profissionais. No entanto, apesar de uma estrutura de responsabilidades compartilhada que deve levar à busca de soluções globais (no nível individual, de equipe, organizacional e até do sistema), essas ações nem sempre acontecem de maneira significativa e construtiva. Por vezes, as instituições atribuem aos trabalhadores o valor de "capital humano", mas não cuidam desse capital como humano. Essa dinâmica está relacionada com múltiplas causas, entre elas o viés na delimitação do conceito de responsabilidade e a resistência a mudanças na cultura de equipe e das organizações, que por vezes atribuem aos indivíduos a responsabilidade pelo próprio bem-estar. Essa dinâmica tem se mostrado insuficiente e ineficaz, além de aumentar o sofrimento e a falta de compromisso com o trabalho. Outra falsa crença é a de que os trabalhadores devem cuidar apenas de si, o que decorre da falta de consciência do trabalho em equipe, criando barreiras para implementação plena do trabalho de cuidado integrativo e interdisciplinar, essencial nos cuidados paliativos.

Não é incomum uma má gestão do trabalho em equipe e que as necessidades organizacionais sejam colocadas antes das necessidades dos trabalhadores, mesmo em detrimento do bem-estar dos profissionais. Uma série de fatores psicossociais modula o equilíbrio entre o trabalho e o trabalhador e, infelizmente, a opção pela redução dos custos econômicos, a negligência com a formação continuada, a relevância do desempenho de produção e a diminuição dos intervalos para descanso culminam no desgaste físico e mental dos trabalhadores, e uma maior conscientização acerca da necessidade de cuidar do profissional teria impacto positivo nos objetivos da instituição.

Os autores concluem que é urgente abordar globalmente o esgotamento dos profissionais de cuidados paliativos, sendo necessárias estratégias coerentes voltadas para os maiores responsáveis pelo *burnout*: os próprios sujeitos, seu entorno imediato e as instituições.

A seguir serão explorados com mais profundidade os aspectos individuais com intuito de impulsionar as ações dos profissionais para o próprio cuidado como uma estratégia de fortalecimento dos processos de resiliência. Vale ressaltar, mais uma vez, que o nível individual de cuidado é parte do processo, possivelmente a parte em que o profissional tem mais autonomia para protagonizar os processos de mudança.

Sistema de cuidado, compaixão e resiliência

Neurobiologia das emoções sociais, como empatia e compaixão

Quando se olha para o comportamento social dos mamíferos, observa-se que uma das qualidades mais centrais é a relevância do "sistema de cuidado"[10]. Como se nasce vulnerável e dependente da proteção de cuidadores, o sistema nervoso humano (central e periférico) sofre profundas mudanças e adaptações evolutivas para refinar a capacidade de conexão interpessoal e permitir que a proximidade física, o compartilhamento e a atitude de cuidado tenham "propriedades tranquilizadoras". Por exemplo, o córtex cerebral é provido de "neurônios-espelho" que permitem imaginar e até sentir o que outra pessoa está experienciando ou sentindo. Quando se opera mentalmente para oferecer cuidado a alguém, concentra-se a atenção na angústia ou na necessidade do outro, sente-se preocupado por ele, procura-se proporcionar o que ele precisa. Esse engajamento em comportamentos de cuidado é altamente recompensador por meio da liberação cerebral de endorfinas e ocitocina[10]. Stephen Porges[11] detalhou a evolução do nervo vago (com seu ramo ventral mielinizado para o coração) e propôs que comportamentos de afiliação e de cuidado são fortes promotores de estados fisiológicos calmos e relaxados.

Conhecer os fundamentos básicos da neurobiologia interpessoal é importante para compreender como o comportamento humano de oferecer cuidado mobiliza o sistema nervoso, bem como o estado emocional. Como descrito previamente, todo o arcabouço neurobiológico está adaptado para possibilitar a conexão uns com os outros. Essa capacidade é evolutivamente fundamental para a sobrevivência e é um dos pilares das emoções sociais, como empatia e compaixão[12]. Empatia e compaixão são capacidades inatas de todo ser humano e não precisam ser adquiridas, mas exigem desbloqueio, cultivo e treino. Os seres humanos são suscetíveis a se sentirem sobrecarregados diante do sofrimento alheio, especialmente em contextos profissionais. Não há como negar essa natureza.

Rogers[13] define empatia como uma "compreensão apurada do mundo do outro como se fosse visto de dentro. Seria sentir o mundo do outro como se ele fosse nosso". Quando se cuida de pessoas que estão em sofrimento, o fenômeno de ressonância empática faz que se sinta o sofrimento alheio como sendo próprio. Diante da dor de outra pessoa, os centros da dor e do desconforto do próprio cérebro se tornam ativos, como a ínsula anterior e o córtex cingulado anteromedial[12,14].

No caso dos profissionais da saúde que cuidam de inúmeras pessoas com diferentes formas de adversidade, conviver com a ressonância empática pode ser difícil de suportar, e o esforço constante pode ser desgastante e levar à fadiga empática ou *burnout*[15]. Nesses casos, é comum e compreensível que o profissional tente bloquear ou dissimular os sentimentos desagradáveis. Em geral, há sinais de frieza emocional ou distração, episódios de irritabilidade, impaciência e raiva diante de demandas emocionais dos pacientes, comportamentos de evitação, dificuldade para dormir e abuso de substâncias psicotrópicas com intenção de entorpecimento do mal-estar[12].

A fadiga empática ou *burnout* do profissional de cuidados paliativos não é um sinal de fraqueza. Pelo contrário, é um sinal de cuidado. Na verdade, quanto mais os profissionais são capazes de ressonância empática (que é o elemento que frequentemente atrai as pessoas para as profissões da saúde), mais vulneráveis eles podem ser à fadiga[12].

No âmbito individual, há dois conselhos principais para prevenir o *burnout* do trabalhador. O primeiro deles consiste em delimitar fronteiras emocionais claras entre si e os que são cuidados. No entanto, nos profissionais da saúde é justamente essa sensibilidade emocional que permite oferecer um cuidado integral e efetivo às necessidades do paciente. Outro conselho comum é se envolver em atividades de autocuidado, como atividades físicas, alimentação nutritiva, descanso e atividades de lazer. Embora o autocuidado seja extremamente importante, ele ocorre fora do contexto de trabalho e não auxilia as interações com os pacientes durante o ato de cuidar[12].

Que papel a compaixão pode ter nesse sentido? A compaixão é uma emoção social positiva e fortemente energizante. Ela é uma forma evoluída da empatia, na medida em que sempre carrega consigo a motivação e a intenção de agir para aliviar o sofrimento percebido. Assim, além da sensibilidade e da preocupação com o sofrimento do outro, há uma disposição para se aproximar e servir, ajudar, cuidar ou confortar da melhor maneira possível. Essa motivação se associa a emoções "positivas", como bondade, amor e altruísmo, além de promover um estado psíquico de empoderamento, coragem e força cuidadora, gerando saúde, bem-estar e felicidade[16]. Na compaixão são ativados centros cerebrais de recompensa (como o córtex orbitofrontal medial e o estriado ventral), assim como centros motores relacionados com a ação[14]. Enquanto a empatia diz "eu sinto você", a compaixão diz "eu amparo você" e produz emoções positivas e tranquilizantes em quem a exercita.

A postura compassiva envolve sabedoria e presença, no sentido de estar aberto, disponível, atento e sintonizado com o outro, sem julgamento e sem estar preso à necessidade de resolver o problema. As atitudes compassivas são respostas naturais, flexíveis e adaptadas a cada momento do processo com atenção plena, interesse e curiosidade[16]. Segundo Gilbert[10], quando um profissional cuida de alguém a partir de uma postura compassiva, o sistema neurobiológico de acalmia é acionado, o que culmina com a redução dos fatores inflamatórios, a regularização da coerência cardíaca, o aumento da resposta imunológica e o fortalecimento da saúde desse profissional. Desenvolver a postura compassiva revelou ser um dos pilares para prevenção e atenuação do estresse e da síndrome de *burnout* entre profissionais da saúde[17].

Alguns estudos têm apontado para uma série de especificidades dos profissionais de cuidados paliativos e que estariam associadas a melhores desfechos em saúde mental e qualidade de vida, como sentimentos de gratidão, alto senso de espiritualidade, equanimidade, autocuidado e, de modo mais robusto, o cultivo da compaixão[18,19].

Trabalhador autocompassivo como alavanca para resiliência

Na rotina de trabalho de um profissional da saúde, diante da múltipla experiência da dor empática, é crucial que ele seja capaz de ter compaixão com ele próprio: a autocompaixão. O conceito de autocompaixão se iguala ao da compaixão, mas direcionado à própria pessoa. Segundo Foucault, há um vínculo inseparável entre conhecimento e ação e só um ser que se cuida de maneira legítima consegue oferecer cuidado genuíno ao outro[20]. Ainda de acordo com Foucault, ocupar-se de si próprio não envolve uma atitude egocêntrica, mas uma consciência plena de todas as potencialidades e limitações. Essa percepção como indivíduo ativa a sensibilidade ao mundo dos outros, em um processo de *feedback* que estimula a aprendizagem e a evolução como ser social[21].

Segundo Neff & Germer[12], a postura autocompassiva envolve alguns aspectos interligados, como autoconhecimento, autorrespeito, autoaceitação, autocuidado e autoacolhimento. A autocompaixão ativa os sistemas de acalmia e autorregulação fisiológica e emocional, promovendo a saúde de quem a exerce. Portanto, a autorregulação do trabalhador da saúde é a pedra angular de sua capacidade de ser agente promotor da saúde própria e do outro[22]. A arte de estar em estado de atenção plena e satisfazer as próprias necessidades emocionais, tranquilizando e acalmando a mente, fará a pessoa que está sendo cuidada sentir-se tranquilizada por meio da ressonância empática. Em outras palavras, cultivar o bem-estar desses trabalhadores contribui para que todos aqueles que estejam sob seu cuidado ecoem internamente a sensação de bem-estar. Exercitar práticas contemplativas de meditação centradas nas próprias necessidades e cultivar a autocompaixão são recursos muito valiosos para autorregulação emocional e prevenção de sofrimento dos profissionais da saúde.

Infelizmente, os profissionais da saúde costumam ser muito bons em cuidar dos outros, mas são pouco estimulados no cuidado de si. O imaginário social de que esses profissionais são super-heróis e "imbatíveis" acaba por contribuir para que negligenciem suas fragilidades e necessidades e se tornem vulneráveis à instalação de estados patológicos de sofrimento.

O estudo da natureza e da prática compassiva em contextos de cuidado vem ganhando interesse clínico e de pesquisa, especialmente nos cuidados paliativos. Halifax[23] e Breiddal[24] concluíram que a atitude autocompassiva em profissionais da saúde que trabalham em cuidados paliativos mostrou benefícios mútuos tanto para eles como para seus pacientes. Romani-Sponchiado e cols.[25], em estudo com 464 estudantes e profissionais da saúde (medicina, enfermagem e psicologia), observaram que aqueles que cultivavam a autocompaixão apresentaram prevalências maiores de emoções positivas, "tomada de perspectiva" de situações difíceis e estados de bem-estar.

Em recente revisão sistemática da literatura com trabalhadores da saúde que atuavam em cuidados paliativos, a postura autocompassiva associou-se à maior capacidade de autocuidado, à melhora da qualidade de vida e à diminuição da percepção de risco para *burnout* e estresse pós-trauma[6].

O ensino/aprendizagem da compaixão na graduação dos cursos da saúde

Segundo as Diretrizes Curriculares Nacionais (DCN), os cursos de graduação na área da saúde devem orientar a formação com o propósito de desenvolver competências com vistas à integralidade do cuidado em uma prática humanizada e respeitosa[26].

É importante reconhecer a relevância das emoções sociais, como empatia, compaixão e autocompaixão, como competências valiosas para a prática clínica dos profissionais da saúde e inseri-la nas grades curriculares dos cursos de graduação. Infelizmente, entretanto, os estudantes não se sentem suficientemente preparados. Por serem competências pouco valorizadas nos currículos, seu ensino costuma ser desestruturado e por vezes conflitante: os alunos são deliberadamente recomendados a "serem empáticos" com seus pacientes, mas, sem suporte e orientação adequados, acabam sendo expostos a grande desgaste emocional[27,28]. Disciplinas como psicologia médica, por exemplo, são apresentadas aos alunos somente nos anos iniciais, desconectadas da prática clínica. Nos anos finais, o ensino costuma restringir-se aos aspectos técnicos do processo saúde/doença, negligenciando a avalanche emocional despertada nos alunos pela prática clínica e que impacta diretamente seu desempenho profissional. Taquette e cols.[29] realizaram um estudo com recém-graduados em áreas da saúde e evidenciaram sentimentos de "despreparo para atitudes empáticas e compassivas" no final do curso. Nesse mesmo estudo, chamou a atenção a elevada prevalência de sentimentos de "angústia", "medo", "insegurança", "ficar perdido", que por si sós tornam o profissional em início de carreira vulnerável ao estresse e à sobrecarga emocional.

Millan e cols.[30] apontam que a insegurança dos profissionais recém-formados diante do sofrimento acarreta sentimentos de decepção e impotência, que se contrapõem às fantasias idealizadas de salvação da vida humana. Assim, a observação do futuro profissional da saúde fica dirigida às questões que ele não sabe, não pode e não consegue resolver, reforçando sentimentos de inadequação, inoperância, angústia e culpa.

Diante dessa realidade, há que se firmar compromisso com a capacitação docente e com o ensino qualificado das competências de empatia e compaixão na graduação dos cursos da saúde, legitimando a complexidade das emoções que emergem na prática clínica e qualificando os estudantes para sua gestão saudável e mitigação do adoecimento mental.

CONSIDERAÇÕES FINAIS

O bem-estar psicológico dos profissionais de cuidados paliativos deve ser uma construção coletiva, a exemplo do que ocorreu durante a pandemia por Covid-19, em que houve um senso coletivo de reconhecimento e compaixão pelos profissionais da saúde que estavam sobrecarregados com o cuidado das pessoas. Convém construir estratégias no âmbito individual, coletivo e institucional com a finalidade de cultivar ambientes profissionais mais saudáveis, que viabilizem o engrandecimento do espírito compassivo e das condições necessárias para um trabalho digno, em equipe interprofissional e colaborativo, centrado nas necessidades dos pacientes e das famílias. Dessa maneira, os profissionais não trabalharão sozinhos, com sobrecarga de trabalho e emocionalmente desconectados dos demais membros da equipe, mas poderão amparar uns aos outros e ter as condições necessárias para praticar a compaixão pelos sujeitos (pacientes, familiares, outros acompanhantes e outros membros da equipe) e a autocompaixão, aumentando a recompensa por realizar trabalho de tamanha importância e também amenizando sua exaustão emocional e o desencanto com o trabalho.

Referências

1. Machado MA. Cuidados paliativos e a construção da identidade médica paliativista no Brasil. Dissertação apresentada à Escola Nacional de Saúde Pública. Rio de Janeiro, 2009.
2. Areco NM. Cuidados paliativos: A vivência de profissionais de uma equipe interdisciplinar na assistência a crianças e adolescentes com câncer. Dissertação (Mestrado em Psicologia) – Faculdade de Filosofia, Ciências e Letras, Universidade de São Paulo, Ribeirão Preto, 2011.
3. Pinto KDC, Cavalcanti AN, Maia EMC. Princípios, desafios e perspectivas dos cuidados paliativos no contexto da equipe multiprofissional: Revisão da literatura. Psicol Conoc Soc 2020; 10(3):151-72. Disponível em: http://www.scielo.edu.uy/scielo.php?script=sci_arttext&pid=S1688-70262020000300151&lng=es&nrm=iso. Acesso em 21 mar 2022.
4. Barjud CA. Os sentidos do trabalho no cuidado paliativo para trabalhadores de saúde: Perspectiva de uma equipe de atenção domiciliar em Campinas. Campinas. Dissertação de Mestrado. Universidade Estadual de Campinas, Faculdade de Ciências Médicas, 2015.
5. Baer RA, Lykins ELB, Peters JR. Mindfulness and self-compassion as predictors of psychological wellbeing in long-term meditators and matched non meditators. The Journal of Positive Psychology: Dedicated to furthering research and promoting good practice [online] 2012; 7(3):230-8. Disponível em: http://dx.doi.org/10.1080/17439760.2012.674548.
6. Mesquita Garcia AC, Domingues Silva B, Oliveira da Silva LC, Mills J. Self-compassion in hospice and palliative care: A systematic integrative review. J Hosp Palliat Nurs 2021 Apr; 23(2):145-54. doi:10.1097/NJH.0000000000000727. PMID: 33633095.
7. Sansó N, Galiana L, Oliver A et al. Palliative care professionals' inner life: Exploring the relationships among awareness, self-care, and compassion satisfaction and fatigue, burnout, and coping with death. J Pain Symptom Manage 2015 Aug; 50(2):200-7. doi: 10.1016/j.jpainsymman.2015.02.013. Epub 2015 Feb 18. PMID: 25701688.
8. Koh YHM, Hum YMA, Hwee SK et al. Burnout And Resilience after a Decade in Palliative Care (BARD): What 'survivors' have to teach us. A qualitative study of palliative care clinicians with more than 10 years of experience. Journal of Pain and Symptom Management 2019. Doi: https://doi.org/10.1016/j.jpainsymman.2019.08.008.
9. Moreno-Milan B, Breitbart B, Herreros B, Olaciregui Dague K, Coca Pereira MC. Psychological well-being of palliative care professionals: Who cares? Palliative & Supportive Care 2021; 19(2):257-61. Disponível em: https://doi.org/10.1017/S1478951521000134.
10. Gilbert P. Terapia focada na compaixão. 3. ed. São Paulo: Hogrefe, 2019.
11. Porges SW. The polyvagal theory: New insights into adaptive reactions of the autonomic nervous system. Cleve Clin J Med 2009; 76:S86-S90.
12. Neff K, Germer C. Mindfulness e autocompaixão: Um guia para construir forças internas e prosperar na arte de ser seu melhor amigo. Porto Alegre: Artmed, 2019.
13. Rogers CR. Uma maneira negligenciada de ser: A maneira empática. In: Rogers CR, Rosenberg R (orgs.) A pessoa como centro. São Paulo, SP: EPU, 1977b:69-89.
14. Klimecki OM, Singer T. Compassion. Brain mapping: an encyclopedic reference. 2015; 3:195-9.
15. Dewa CS, Loong D, Bonato S et al. The relationship between physician burnout and quality of healthcare in terms of safety and acceptability: A systematic review. BMJ Open 2017:e015141.
16. Torres AR, Gabarra D. Brainspotting e autocompaixão. Semana de atualização em psicoterapia e neurociências. Associação Brasileira de Brainspotting, Brasil, 2021.
17. Horn DJ, Johnston CB. Burnout and self-care for palliative care practitioners. Med Clin North Am 2020 May; 104(3):561-72. doi: 10.1016/j.mcna.2019.12.007. Epub 2020 Mar 2. PMID: 32312415.
18. Rocha RCNP, Pereira ER, Silva RMCRA et al. Meaning of life as perceived by nurses at work in oncology palliative care: A phenomenological study. Rev Esc Enferm USP 2021 Jun; 18(55):e03753. doi: 10.1590/S1980-220X2020014903753. PMID: 34161446.
19. Tan A, Spice R, Sinnarajah A. Family physicians supporting patients with palliative care needs within the patient medical home in the community: An appreciative inquiry study. BMJ Open 2021 Dec; 11(12):e048667. doi:10.1136/bmjopen-2021-048667. PMID: 34857557; PMCID: PMC8640631.
20. Gomes MM, Ferreri M, Lemos F. O cuidado de si em Michel Foucault: Um dispositivo de problematização do político no contemporâneo. Fractal: Revista de Psicologia [online] 2018; 30(2):189-95. Disponível em: https://doi.org/10.22409/1984-0292/v30i2/5540. Epub 2018 May-Aug.
21. Foucault M. O governo de si e dos outros. São Paulo: WMF Martins Fontes, 2010b.
22. Salvador M. Brainspotting, sintonia e presença na relação terapêutica. In: Wolfrum G (ed.) The power of brainspotting: An international anthology. Asanger, 2018.
23. Halifax J. The precious necessity of compassion. Journal of Pain and Symptom Management 2011; 41:146-52.
24. Breiddal SMF. Self-care in palliative care: A way of being. Ilness, Crises & Loss 2012; 20:5-17.
25. Romani-Sponchiato A et al. Distinct correlates of empathy and compassion with burnout and affective symptoms in health professionals and students. Brazilian Journal of Psychiatry [online] 2021; 43(2):186-8. Disponível em: https://doi.org/10.1590/1516-4446-2020-0941. Epub 2020 Jul 3.
26. Moretto G, Blasco PG. A erosão da empatia nos estudantes de medicina: Um desafio educacional. Moreira Jr 2012.
27. Batista NA, Lessa SS. Aprendizagem da empatia na relação médico-paciente: Um olhar qualitativo entre estudantes do internato de escolas médicas do Nordeste do Brasil. Revista Brasileira de Educação Médica [online] 2019; 43(1 suppl 1):349-56. Disponível em: https://doi.org/10.1590/1981-5271v43suplemento1-20190118.
28. Hojat M, Gonnella JS, Nasca TJ, Mangione S, Vergara M, Magee M. Physician empathy: Definition, components, measurement, and relationship to gender and speciality. American Journal Psychiatry 2002; 159:1563-9.
29. Taquette SR, Stella R, Costa LM, Alvarenga FB. Currículo paralelo: Uma realidade na formação dos estudantes de medicina da UERJ. Abem 2003; 27(3):161-73.
30. Millan LR, Marco OLN, Rossi E, Arruda PCV. O universo psicológico do futuro médico: Vocação, vicissitudes e perspectivas. São Paulo: Casa do Psicólogo, 1999.

E os Irmãos? Da Vivência de Negligência não Intencional ao Luto Real

Capítulo 53

Paula da Silva Kioroglo Reine

> *O mundo das crianças não é tão risonho quanto se pensa.*
> *Há medos confusos, difusos, as experiências de perdas,*
> *bichos, coisas, pessoas que vão e não voltam...*
> (Rubem Alves)

INTRODUÇÃO

Ter um irmão diagnosticado com uma doença que ameace a vida exige cuidados especiais voltados para o irmão saudável. A vida dessa criança, que já tem como desafio lidar com as tarefas desenvolvimentais que incluem a compreensão do que a circunda, passa a ser inundada por um novo desafio: lidar com uma família que não é mais a mesma.

O irmão saudável é compelido a renunciar momentaneamente a seu espaço de segurança, seu pequeno mundo sobre o qual, em maior ou menor grau, acredita ter controle, para então vivenciar uma experiência inimaginável que fará com que ele perceba muito precocemente a falta de segurança e estabilidade diante de situações difíceis e complexas, como o adoecimento e a morte. Uma dessas experiências de perda que merecem atenção na infância e adolescência é a de um irmão, por todo impacto emocional e pelas repercussões ao longo da vida.

VIVÊNCIAS DE TER UM IRMÃO DOENTE

Com o adoecimento de uma criança, o sistema familiar muda e a vida cotidiana sofre uma alteração quanto à previsibilidade e ao lugar de amparo e continência, dando espaço a preocupações, tristeza e ansiedade. Nesse contexto, é necessário atentar para a qualidade do suporte familiar, social e escolar oferecido ao irmão saudável. Essa criança apresenta vulnerabilidade não só pela fase do desenvolvimento em que se encontra, mas também por estar vivenciando a iminência de uma perda que, muitas vezes, ela nem tem conhecimento. O irmão, portanto, vivencia um impacto direto de como os pais estão lidando emocionalmente e de maneira prática com o adoecimento do outro filho.

Existe, por toda a complexidade em torno dessa vivência, uma negligência não intencional. Os pais estão angustiados e preocupados "em nome de" cuidar do outro filho que adoeceu. O resultado é a ausência de um olhar "atento" para o filho saudável, sendo importante refletir se ele é saudável e até mesmo se ele continuará sendo saudável. Um comportamento muito comum dos adultos é não explicar ou evitar conversar com o filho sobre o que está acontecendo como uma tentativa de proteção. Na realidade, esse comportamento não protege e, além disso, expõe a criança a sofrimento e impacto muito maiores quando as más notícias chegam abruptamente.

Também pode estar presente uma divisão entre o "filho doente" e o "filho bonzinho", e essa é uma exigência velada quanto mais velha for a criança saudável, como se todos ao redor esperassem que ela fosse compreensiva com todo o processo e não se queixasse ou reclamasse de nada, para não dar mais preocupações aos pais tão aflitos emocionalmente[1]. O irmão saudável pode apresentar queixas somáticas em sua busca pela atenção dos pais, comportamento observado principalmente entre as crianças menores que elaboram uma crença de que quem está doente recebe atenção e carinho.

A relação e a interação fraternal também têm suas especificidades emocionais, como sentimentos ambíguos em razão dos ciúmes pela atenção dos pais ao irmão concomitantemente à preocupação com ele. Nesse contexto, percebe-se uma criança sem muitas informações, com sensação de abandono e sem conseguir expressar seus reais sentimentos ou mesmo necessidades.

Dussel[2] corrobora esses dados ao descrever alguns temas e desafios que o irmão acaba por vivenciar:

- Atenção e cuidado disponíveis prejudicados.
- Falta de compreensão sobre a causa da doença do irmão e, de modo geral, confusão emocional e mental.
- Medo de adoecer também.
- Preocupação familiar com o filho doente e a quebra de uma rotina com dificuldade de manter alguma normalidade em sua rotina escolar e social.
- Isolamento ou aumento da dependência de seus pares.
- Culpa pelo receio de ter causado a doença do irmão, por ter "escapado" de estar doente e por ser saudável.
- Ambivalência na interação com o irmão ao sentir, ao mesmo tempo, raiva e ressentimento, assim como a necessidade de proteger, cuidar e valorizar.

Por isso, aumenta o risco de quadros de ansiedade e depressão entre os irmãos saudáveis de crianças doentes[3]. Um dos fatores que podem mitigar esse sofrimento e possível adoecimento consiste em envolver o irmão saudável e fazê-lo participar de todo o processo de adoecimento, além de orientar os pais. A orientação envolve, na medida do possível, tentar estabelecer alguns dias/horários de atenção ao filho saudável que envolva atividades simples (p. ex., fazer as refeições ou assistir algo juntos) com o objetivo de trazer alguma normalidade a uma situação completamente adversa que terá benefícios para todos os envolvidos[3].

As crianças lidam melhor quando discussões honestas sobre vida, doença e morte ocorrem desde o diagnóstico e quando há disponibilidade para uma comunicação aberta sobre as dúvidas que elas possam vir a ter ao longo do tempo. Não há evidências de que participar e informar a criança de maneira sensível e adequada à idade cause problemas ou disrupção; pelo contrário, é a ausência de informações que mobiliza confusão, frustração, sofrimento e raiva[4].

É extremamente complexo explicar a gravidade e a possibilidade de morte a uma criança porque ela nem sempre consegue compreender o que é a morte. Assim como o adulto, a criança também precisa assimilar e lidar com a realidade da perda, elaborar o luto e a dor, ajustar-se ao mundo e à vida diferente sem o irmão e encontrar uma conexão com este que se mantenha mesmo sem a presença física[4]. Portanto, entender como a criança apreende o conceito de morte ao longo do desenvolvimento infantil é uma questão recheada de minúcias.

LUTO INFANTIL

A criança é naturalmente curiosa sobre o mundo, incluindo a morte. Desde cedo vivencia situações que lhe permitem criar uma noção de morte, mas nem sempre ela recebe uma educação cuidadosa sobre a morte[5].

As experiências de perdas são inerentes à vida humana, e a criança tem a oportunidade de perceber o ciclo da vida nos seres, nas plantas e nos animais. O tema morte está intensa e profundamente presente nos filmes de animação infantis, os brinquedos quebram e se perdem, e a literatura está repleta de contos infantis que envolvem morte. As crianças podem vivenciar perdas de animais de estimação, assim como vivenciar perdas de pessoas significativas.

A compreensão do conceito de morte ao longo do desenvolvimento infantil depende da assimilação de três características essenciais sobre a morte: universalidade (todos os seres vivos morrerão), irreversibilidade (a morte não é temporária) e não funcionalidade (cessação de todas as funções vitais)[6,7].

Segundo Rollings e cols., até os 3 anos de idade a criança não compreende o conceito de morte, mas percebe a ausência e a falta. Dos 3 aos 5 anos ainda há uma crença na reversibilidade – nessa fase, a criança atribui vida a tudo e apresenta um pensamento mágico e onipotente, podendo até mesmo acreditar que causou a morte. Dos 6 aos 9 anos de idade, a criança já compreende a irreversibilidade, mas pode ter dificuldade em entender sua universalidade. Nessa fase, ela pode acreditar que pessoas mais velhas ou mesmo desconhecidas podem morrer, mas não ela e sua família. Dos 9 aos 12 anos, compreende todas as características essenciais sobre a morte e, em decorrência dessa compreensão, pode demonstrar receio em relação à própria morte. Na adolescência, o pensamento onipotente pode colocar em risco o adolescente que sabe que determinado comportamento pode ser perigoso, mas nunca acredita que algo acontecerá com ele. Os adolescentes tendem a se preocupar mais como vivem do que com quanto tempo viverão. Na realidade dessa vivência infantil, o conceito se forma, mas o aprendizado de como lidar com a morte segue ao longo da vida.

Cabe destacar que a aquisição do conceito de morte não está correlacionada apenas à idade, depende também de aspectos sociais e psicológicos, incluindo a aquisição de experiências de vida[6]. Portanto, não se trata apenas de um desafio cognitivo, é também um desafio afetivo.

Sob a perspectiva familiar, antes do adoecimento de uma criança, a família vivenciava uma unidade familiar e o maior desafio do irmão era aprender a dividir a atenção dos pais com o irmão. Com o diagnóstico e o tratamento, essa família passa a vivenciar uma crise em sua unidade com a possível desorganização familiar para cuidar do filho doente. O desafio do irmão saudável passa a ser aprender a lidar com a falta de atenção dos pais e a ausência ("presença") do irmão, porque, mesmo não estando em casa em decorrência das internações, a presença emocional é marcante. Com a morte de uma criança, há uma família enlutada que pode vivenciar uma desestrutura temporária ou não. O desafio do irmão enlutado é ter os pais de volta, os quais, no entanto, não são mais os mesmos, e não ter mais seu irmão. Em meio ao processo de luto, a família não é mais a mesma porque foi transformada pela experiência da perda, e o desafio de todos, e também do irmão enlutado, é o de reorganização familiar diante da falta[8].

No luto fraternal infantil, a experiência da perda pode ser afetada por crenças positivas ou negativas. Positivamente, os sobreviventes relatam a continuidade de uma conexão com o irmão falecido. Crianças menores que receberam uma explicação podem compartilhar, por exemplo, que o irmão está no céu e sentem que podem continuar conversando com ele, que estão sendo cuidadas por dele. A construção dessas narrativas auxilia as crianças a encontrarem sentido para a perda e o vazio que se instala com a ausência física do irmão[3]. Negativamente, algumas crianças podem desenvolver medo intenso e descrever a sensação de presença do irmão e a percepção de que falar sobre ele em casa é um tema interdito e censurado.

Segundo Duncan e cols.[8], algumas experiências são comuns entre os irmãos enlutados, como a maturidade emocional proporcionada pela perda, acompanhada de emoções complexas que podem, entretanto, isolá-los de seu grupo de amigos. O irmão falecido pode ganhar um "lugar" idealizado na família ou o de um anjo guardião. A morte de um irmão mais novo pode mobilizar culpa, assim como a de um irmão mais velho pode deflagrar a sensação de um fardo de ter de seguir os passos do irmão que morreu.

O adolescente enlutado que perdeu um irmão apresenta algumas especificidades, como a dificuldade de falar sobre a perda e parecer diferente de seus colegas, que nessa fase constituem uma rede importante de suporte social. Por isso, pode ocorrer resistência a entrar em contato com a dor da perda e compartilhá-la pelo receio da rejeição. A percepção dos pais entristecidos com a disponibilidade afetiva possivelmente menor para o adolescente também mobiliza raiva e irritação. Tasker & Stonebridge[9] descrevem as necessidades de um adolescente ao vivenciar a perda de um irmão: atenção e reconhecimento, honestidade e comunicação familiar, inclusão nos cuidados, saber que é normal ter sentimentos e pensamentos negativos, suporte emocional e prático específico às próprias necessidades, "ser adolescente" e humor e leveza.

Seguem algumas falas de crianças e adolescentes de diferentes idades que perderam seus irmãos ao longo do desenvolvimento infantil:

> Eu consigo falar com meu irmão que está no céu; é só pegar o celular da minha mãe e ligar (Lucas, 3 anos).
>
> Queria ter brincado mais e brigado menos (Letícia, 6 anos).
>
> Isso que eu estou sentindo é saudade ou é tristeza? O que eu faço com essa saudade que sinto dele e de brincar com ele? (Renato, 8 anos).
>
> Nunca serei como ela; ela é idolatrada pela minha família (Cecília, 13 anos).

A criança enlutada adquire, através dessa experiência marcada pelo amor, perda e saudade, uma vivência de vulnerabilidade, uma sabedoria de que o mundo presumido tem uma fragilidade e que continuar seu desenvolvimento biopsicossocial não é uma escolha, é uma necessidade.

O luto infantil não é igual ao adulto, pois, embora algumas respostas à perda possam ser similares às do adulto, a capacidade elaborativa difere porque o psiquismo da criança ainda está em formação. A elaboração do luto infantil pode ocorrer ao longo da vida, conforme a criança vai agregando sentidos e significados à perda vivida[6].

Algumas reações comuns e esperadas da criança enlutada são a sensação de insegurança e abandono, o medo de perder outra pessoa amada e de ficar doente e a fantasia de que foi responsável pela morte (quanto mais nova for a criança)[1]. Também podem estar presentes emoções e comportamentos, como tristeza, saudade, cuidado com outras pessoas, culpa, raiva, medo de morrer, prejuízo escolar, perda de interesse, ansiedade de separação, dores físicas, irritabilidade e agressividade.

Infelizmente, o irmão enlutado costuma sofrer em silêncio por receio de entristecer os familiares com sua dor. A família, também enlutada, pode demonstrar uma disponibilidade diferente para lidar com o sofrimento do outro filho, bem como reagir com um comportamento de superproteção. A elaboração do luto da criança também vai depender da elaboração do processo de luto familiar e da disponibilidade de alguém que seja continente ao seu sofrimento[6].

Mentiras e silêncio levam ao desamparo, assim como a verdade e a escuta levam à continência. Pais enlutados que compartilham seus sentimentos com os filhos acabam construindo um ambiente seguro para que a criança expresse o que sente e como tem aprendido a lidar com a experiência da perda[3].

Quando a família está emocionalmente desorganizada pela perda, amigos podem prover cuidado, suporte e conexão. A experiência da perda, quando amparada e cuidada, pode promover crescimento emocional na criança.

PAPEL DA EQUIPE

No cenário de adoecimento, uma doença que ameace a vida causa uma complexidade ainda maior em relação ao cuidado estendido à família e especificamente aos irmãos. Perguntas como quando informar, quem informar, como informar e até mesmo se essa criança deve ser convidada a participar dos rituais de morte são comuns e merecem esclarecimentos (Quadro 53.1).

Muitas vezes, a maneira principal de ajudar a criança é cuidando e orientando os pais sobre como conversar e amparar o filho saudável; entretanto, às vezes é necessário contar com o auxílio especializado de um profissional da saúde mental, como um psicólogo e psiquiatra. É essencial, ao longo do tempo, considerar que as necessidades do paciente, do irmão saudável e dos pais podem ser diferentes[4].

Alguns cuidados da equipe podem ser necessários e podem envolver o amparo familiar, uma intervenção familiar, uma intervenção com os irmãos ou uma intervenção com os pais. O amparo familiar deve ser oferecido quando a equipe percebe um padrão satisfatório de relação, flexibilidade e comunicação e precisa estar atenta para orientar e amparar emocionalmente em caso de necessidade. A intervenção familiar precisa ser realizada diante da percepção de padrões disfuncionais com adoecimento e risco de luto complicado que exigem da equipe orientações, cuidados preventivos e indicação de tratamentos específicos (acompanhamento psicológico e/ou psiquiátrico). A intervenção específica com os irmãos saudáveis consistir em ludodiagnóstico, ludoterapia, oficinas para aproximação da criança do ambiente hospitalar, encontros com a equipe e psicoeducação. A intervenção voltada para os pais pode envolver uma psicoterapia com foco no luto e auxílio no resgate dos sistemas de suporte formais e informais.

Cuidados específicos direcionados ao irmão enlutado implicam que ele seja estimulado a expressar o que sente e, segundo Jonas e cols.[3], podem surgir questionamentos dirigidos a alguém da equipe, como:

- Eu também vou morrer?
- Eu fiz algo de errado?
- Por que o tratamento não deu certo?
- Mamãe e papai vão ficar bem?

Quadro 53.1	Como cuidar do irmão saudável diante do processo de adoecimento e morte do irmão doente
Quando?	A comunicação com o irmão saudável deve ter início desde o diagnóstico, passando pelo prognóstico até a fase final de vida e morte. Significa informar a criança sobre toda a evolução, incluindo as más notícias que permeiam o processo de diagnóstico, gravidade e morte
Quem?	Recomenda-se a presença de uma pessoa com vínculo com a criança que será informada. Trata-se de uma informação nova, por vezes difícil, trazida por alguém que ela ama e em quem confia. Os profissionais da saúde, idealmente o psicólogo, podem estar juntos durante essa comunicação, assim como preparar previamente o adulto que tem vínculo com a criança e que se propôs a informá-la. É esperado e natural que surjam perguntas por parte da criança, assim como a busca por contato físico (abraços) em uma tentativa de amparo e proteção. Na ausência de um familiar que faça essa comunicação amparada e assistida profissionalmente, a própria equipe que acompanha a criança doente deve preparar-se para realizar essa comunicação com o irmão. O fato é que é imprescindível que esse irmão receba informações
Como?	A explicação consiste em perguntar inicialmente o que a criança entende sobre o que está acontecendo e construir em conjunto a partir dessa percepção inicial da criança. Usualmente é surpreendente o quanto a criança já sabe. Isso ocorre porque a principal forma de comunicação da criança é a não verbal. Ela percebe nas expressões de preocupação crescente dos pais que algo não está bem. Convém não utilizar termos vagos e respeitar o limite da criança quando ela quiser parar de conversar[6]. A comunicação de óbito do irmão precisa conter termos concretos, como "morte" e "morrer", assim como ser esclarecido que não há nada de errado em chorar nesse momento e que está tudo bem se ela não quiser chorar. Implica informar concretamente, nomear e validar as emoções que surgem, assim como oferecer continência emocional. Essa comunicação pode conter uma explicação de acordo com a religião da família e que fará sentido para a criança. No caso de famílias ateias ou para as quais uma explicação religiosa não faz sentido, é importante explicar que a criança não estará mais presente fisicamente, mas permanecerá nas lembranças, ao sentir saudades, e no coração, ao sentir amor
Convite?	Os rituais de morte são uma forma de despedida, e não faz sentido apartar as crianças dessa despedida, se assim elas quiserem. Entretanto, cuidados devem ser tomados, desde explicação sobre os rituais de maneira concreta, incluindo detalhes do que ela vai ver, até convidá-la, explicando que ela estará o tempo inteiro com alguém em quem ela confia. Caso decida participar dos rituais, sugere-se que a criança não permaneça muito tempo. Além da possibilidade de despedida, homenagem e amparo, a participação nos rituais de morte auxilia a constatação da morte como uma realidade[5]

- Como é morrer? Dói?
- O que acontece depois de morrer?
- Existe algo que eu possa fazer para trazer meu irmão de volta?

Uma revisão sistemática destaca a necessidade de os irmãos receberem informações da equipe de cuidados e não apenas dos pais ou de outros familiares, assim como eles esperam poder participar da rotina de tratamento do irmão, o que se configura inclusive como fator de proteção para o processo de luto dessa criança[10].

Um modo de fazer as crianças e adolescentes participarem do processo de adoecimento e piora do irmão envolve incluí-las nas conferências familiares realizadas pela equipe, demonstrando assim sua importância e seu lugar na família. As equipes podem surpreender-se com os benefícios advindos dessa inclusão.

Caso a equipe e/ou a família não se sintam seguras em fazê-los participar das conferências familiares, recomenda-se incluí-los em uma rotina frequente de compartilhamento de informações sobre o estado clínico do irmão doente. Segundo Duncan e cols.[8], algumas estratégias de cuidados devem ser definidas e praticadas em relação aos irmãos. Os autores reforçam que o preparo emocional é essencial e deve incluir a compreensão da família e suas formas de enfrentamento, acesso a profissionais de saúde mental, identificação das necessidades específicas e preocupações dos irmãos que possam ser elucidadas pela própria equipe, preparo da comunidade para responder às necessidades da família e oferta de suporte ao luto, incluindo livros temáticos, *sites* e grupos de apoio a enlutados. Um esquema gráfico de participação do irmão saudável é apresentado na Figura 53.1.

CONSIDERAÇÕES FINAIS

A perda de um irmão na infância é uma experiência transformadora, podendo levar ao desenvolvimento de maturidade e resiliência da criança saudável, mas também resistência e sofrimento diante dessa vivência. Os profissionais da saúde têm um papel fundamental no cuidado à família, com destaque para os irmãos da criança doente, que merecem e exigem cuidados quanto às suas necessidades específicas em razão da vulnerabilidade emocional em que se encontram. Apesar da perda precoce de alguém tão importante, o cuidado oportuno do irmão saudável potencializa o aprendizado sobre a continuidade da vida de quem fica e do amor por quem morre.

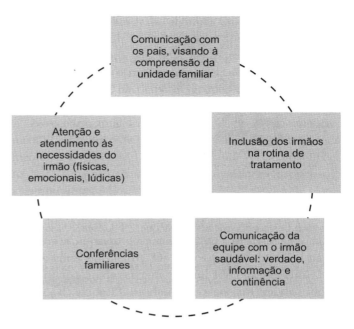

Figura 53.1 Esquema gráfico de participação do irmão saudável.

Referências

1. Nogueira AJSR. "Na sombra da doença": Um estudo exploratório com irmãos de crianças em cuidados paliativos. Tese de mestrado. Universidade de Lisboa. Faculdade de Psicologia, 2017.
2. Dussel V, Jones B, O'Brien K, Willians-Platt M. Impact on the family. In: Oxford textbook of palliative care for children. Hain R, Goldman A (eds.) 3 ed. 2021. doi: 10.1093/med/9780198821311.001.0001.
3. Jonas D, Scanlon C, Rusch R, Ito J, Joselow M. Bereavement after a child's death. Child Adolesc Psychiatr Clin N Am 2018 Oct; 27(4):579-90. doi: 10.1016/j.chc.2018.05.010. Epub 2018 Jun 27. PMID: 30219219.
4. Boucher S. Education and school. In: Oxford textbook of palliative care for children. Hain R, Goldman A (eds.) 3. ed. 2021. doi: 10.1093/med/9780198821311.001.0001.
5. Franco MHP. O luto no século 21: Uma compreensão abrangente do fenômeno. São Paulo: Summus Editorial, 2021.
6. Mazorra L, Tinoco V (orgs.) Luto na infância. Campinas-SP: Editora Livro Pleno, 2005.
7. Rollins JA et al. Meeting children's psychosocial needs across the health-care continuum. 2. ed. Austin: Pro-Ed, 2018.
8. Duncan J, Joselow M, Hilden JM. Program interventions for children at the end of life and their siblings. Child Adolesc Psychiatr Clin N Am 2006 Jul; 15(3):739-58. doi: 10.1016/j.chc.2006.02.002. PMID: 16797447.
9. Tasker SL, Stonebridge GG. Siblings, you matter: Exploring the needs of adolescent siblings of children and youth with cancer. J Pediatr Nurs 2016 Nov-Dec; 31(6):712-22. doi: 10.1016/j.pedn.2016.06.005. Epub 2016 Jul 18. PMID: 27439791.
10. Marsac ML, Kindler C, Weiss D, Ragsdale L. Let's talk about it: Supporting family communication during end-of-life care of pediatric patients. J Palliat Med 2018 Jun; 21(6):862-78. doi: 10.1089/jpm.2017.0307. Epub 2018 May 18. PMID: 29775556.

Capítulo 54

Luto Perinatal

Carla Betina Andreucci Polido
Heloisa de Oliveira Salgado

INTRODUÇÃO

O termo *Disenfranchisedgrief*[1], "luto desprivilegiado", em tradução livre, ou "luto não reconhecido", pode definir os lutos gestacional, perinatal ou neonatal. Trata-se do luto que não é reconhecido como legítimo pela sociedade ou de um luto considerado de "menor" importância.

Todos os anos, no mundo inteiro, um número expressivo de pessoas perde seus filhos durante a gestação, o parto ou o pós-parto, seja por abortos espontâneos, seja por partos prematuros, negligência no cuidado ou outras complicações próprias do período. No entanto, a relevância desses números em termos de desenho de protocolos específicos ou a discussão de sua prevalência como fator delineador de políticas públicas permanece fora do planejamento de ações em saúde e de protocolos de cuidado. Ademais, a sociedade tende a considerar essas perdas como lutos menores, uma vez que a maioria das pessoas acredita que, se não houve tempo de convivência (especialmente fora do útero), o sofrimento pela morte seria menor ou inexistente. Além disso, há um senso comum que acredita que esse bebê ou gestação perdida pode ser substituído por outra gestação ou outro bebê. Na prática, muitos indivíduos que passam por perdas gestacionais preferem não compartilhar esse sofrimento por medo de julgamentos ou porque percebem que não são compreendidos em seu luto. O luto de uma perda gestacional ou perinatal torna-se, portanto, um luto solitário, além de não reconhecido. Além disso, toda perda de gestação ou de um filho tem o potencial de desencadear um processo de luto traumático[2], o que torna essa vivência ainda mais complexa.

É preciso considerar que falar sobre o luto gestacional e perinatal passa pelo reconhecimento da criação de expectativas da família após a descoberta da gravidez, independentemente se são 7 dias, 7 semanas ou 7 meses de gestação. Além disso, é importante levar em conta que também há luto em caso de uma interrupção voluntária da gestação, seja pela escolha de não seguir adiante com uma gravidez naquele momento, seja porque houve um diagnóstico de doença genética ou de malformações que levou a família a optar por interrompê-la*.

A opção pela interrupção de uma gravidez, independentemente da motivação, pode causar processos de luto e conflitos emocionais mesmo quando os motivos que levaram a essa decisão pareçam lógicos e bem elaborados e, sobretudo, nos casos em que a decisão foi tomada em função do diagnóstico de doença ou malformações. Adicionalmente, é importante reconhecer que o luto nos casos de uma interrupção voluntária se torna mais complexo em sociedades como a brasileira. O luto passa a ser ainda mais negligenciado, silenciado e solitário. Cabe destacar que, apesar de uma em cada cinco brasileiras referir ter feito aborto no ano de 2016[3], a interrupção de uma gestação saudável só é permitida por lei em casos de estupro, fetos portadores de anencefalia ou de risco iminente de morte para a gestante. Além de ser considerada uma situação

---

Terminating a pregnancy for medical reasons (TFMR) é a expressão em inglês que designa a interrupção da gestação por motivos médicos.

criminosa, há as questões relacionadas com preconceito e tabus religiosos que contribuem para o agravamento do sofrimento emocional dos envolvidos.

Neste capítulo serão descritos os cuidados com as gestantes e as respectivas famílias quando recebem o diagnóstico de perda gestacional ou óbito fetal intraparto ou neonatal.

NOMENCLATURA E MAGNITUDE DO PROBLEMA

A perda gestacional consiste em interrupção da gestação (voluntária ou não) após a confirmação do diagnóstico de gravidez em qualquer idade gestacional, e o óbito fetal é a morte do concepto intraútero entre 20 semanas de gestação e o nascimento. A morte perinatal compreende o período de 20 semanas de gestação a 28 dias após o nascimento, onde está inserido o óbito neonatal, que consiste na morte de um bebê que nasceu vivo, mas foi a óbito até o 28º dia após o nascimento. Todas as situações descritas podem desencadear o processo de luto.

No mundo, estimam-se 2,6 milhões de natimortos a cada ano[4]. No Brasil, entre 2015 e 2019*, ocorreram 280.500 óbitos fetais e neonatais, sendo a média anual de 56.100 óbitos perinatais (em média, 30.723 óbitos fetais e 25.376 óbitos neonatais no período estimado).

O luto é um fenômeno universal e que pode envolver inúmeros sentimentos. Tem início quando um indivíduo sofre a perda de alguém por quem tem amor ou afeto ou quando perde uma relação (p. ex., divórcio) ou uma condição de vida (p. ex., aposentadoria). Também existe o luto antecipatório, quando o indivíduo fica sabendo da perda iminente de uma pessoa (p. ex., doença terminal) ou de uma condição de vida (p. ex., impossibilidade de engravidar). Mães, pais, familiares e amigos que vivenciam o óbito de um bebê por perda gestacional ou neonatal experimentam o luto, o que configura um enorme desafio para os profissionais da saúde e as equipes multiprofissionais que lidam com os cuidados obstétricos.

Do ponto de vista do luto perinatal, a ausência ou a escassez de memórias da família em relação ao bebê representa um grande desafio. Rando[5], em sua teoria sobre os "6 Rs" envolvidos no processo de luto – (1) reconhecer a perda, (2) reagir à separação, (3) revisar ou rememorar a perda, (4) renunciar ao apego, (5) reajustar-se à nova situação e (6) reinvestir em uma nova relação) –, aponta que a terceira tarefa de um enlutado é reviver ou rememorar lembranças do ente perdido. Desse modo, é importante que memórias sejam acessadas durante o processo de luto, e é exatamente essa a principal lacuna que os enlutados por perdas gestacionais ou perinatais enfrentam. Por esse motivo, os protocolos de luto[6] são recursos que visam organizar a instituição e a assistência e preparar a equipe multiprofissional de modo a garantir à família um cuidado digno e respeitoso, além de convivência com seu bebê para a criação de memórias. Independentemente de haver um coração batendo, ali nasceu um bebê que é filho, neto, talvez irmão de pessoas que o aguardaram e que estão conhecendo o novo membro da família. É preciso ter em mente que, se não houver a possibilidade de contato nesse momento durante a internação, não haverá a possibilidade de convívio no futuro, já que se trata de um bebê em óbito, e na sociedade brasileira é costume abreviar os ritos funerários. Por fim, esse bebê, ainda que sem sinais vitais, tem o direito de estar junto à família e ser tratado com dignidade e respeito, bem como ser reconhecido como um indivíduo.

Nesse sentido, estabelecer espaços protegidos e privativos, garantir uma comunicação verdadeira e respeitosa, proporcionar tempo, encorajar a família a ver e a segurar seu bebê, bem como coletar memórias físicas (mementos) do bebê, são ações que os protocolos de luto devem garantir e estimular.

COMO TRATAR O CONCEITO DE CUIDADOS PALIATIVOS NO CONTEXTO DO LUTO PERINATAL

De acordo com a Organização Mundial da Saúde (OMS)**, cuidados paliativos são uma

> [...] abordagem que melhora a qualidade de vida de pacientes (adultos e crianças) e suas famílias, que enfrentam problemas associados a doenças que ameaçam a vida. Os cuidados paliativos previnem e aliviam o sofrimento, através da identificação precoce, avaliação correta e tratamento da dor e de outros problemas físicos, psicossociais ou espirituais.

Diferentemente do foco habitual dose cuidados paliativos, que partem do indivíduo que está vivendo uma doença que ameaça sua vida, na grande maioria dos casos de perdas gestacionais e óbitos perinatais o foco do cuidado é a família. Isso acontece porque muitas vezes o bebê já se encontra em óbito ou a pessoa que gesta já está com um abortamento em curso e muito provavelmente o bebê nascerá em óbito. Assim, os cuidados paliativos no contexto do luto perinatal concentram-se principalmente na pessoa que gestou ou está gestando o bebê, em seu(sua) companheiro(a) e em seus familiares. Essas pessoas, ainda que não estejam em risco físico iminente de morte por conta de uma doença, obviamente estão em risco aumentado de sofrimento emocional. No entanto, é preciso lembrar que existem casos em que há um trabalho de parto prematuro ou um bebê com diagnóstico de doença ou malformação

---
*Dados retirados do Datasus em 04/04/2022.

**Definição disponível em: https://www.who.int/health-topics/palliative-care. Acesso em 15 mai 2022.

grave que irá sobreviver por certo tempo e que também receberá cuidados paliativos. Por esse motivo, entende-se que toda e qualquer situação que envolva óbitos gestacionais, perinatais ou neonatais se beneficia do paliativismo como forma de prevenção e alívio de sofrimento.

A gestação, o parto, o nascimento e o puerpério são fenômenos que se encontram na fronteira de duas principais áreas de conhecimento: a obstetrícia e a neonatologia. Em muitos países, o acompanhamento será realizado por um profissional formado para prestar assistência de qualidade a esse período em especial, como as obstetrizes. Essa não é a realidade da assistência ao parto no Brasil, conduzida prioritariamente por médicos, tanto em situações de risco habitual de gestação e parto como em casos de indicação de acompanhamento específico em função de alguma complexidade. Para além dos desafios do paliativismo, ou seja, daquilo que o fenômeno de adoecimento e morte exige, há também os desafios de cada uma dessas ciências exercidas por profissionais que atendem tanto pessoas que estão vivendo o luto por um bebê que morreu ou uma gestação que foi interrompida como pessoas que estão seguindo com tranquilidade sua gestação, parto e nascimento de um filho saudável. Desse modo, pensar em cuidados paliativos no contexto do luto perinatal exige um olhar ampliado para os desafios específicos do paliativismo, bem como para aqueles também próprios da obstetrícia e da neonatologia.

As boas práticas de assistência ao parto determinam que ver e segurar o bebê imediatamente após o nascimento e permanecer em alojamento conjunto durante a internação hospitalar sejam a regra em maternidades. O mesmo se aplica à presença de acompanhante de livre escolha da parturiente durante todo o período de internação, da entrada na maternidade até a alta hospitalar. No contexto do paliativismo, essas recomendações devem ser adaptadas e oferecidas às pessoas que vivenciaram a perda gestacional ou perinatal. É preciso compreender que a privação da presença de um acompanhante de livre escolha ou do contato da família com seu bebê, esteja ele com ou sem vida, é um desafio de longa data da obstetrícia e da neonatologia. Movimentos sociais locais e internacionais de mulheres, pessoas grávidas, mães e profissionais da saúde consideram que a não adoção das melhores práticas em todos os contextos de nascimento configura violência obstétrica.

COMUNICAÇÃO DE MÁS NOTÍCIAS

A comunicação de más notícias é um passo importante do atendimento ao luto gestacional ou perinatal e inclui a comunicação do óbito já ocorrido, em qualquer idade gestacional, bem como a comunicação de um desfecho grave da gestação que pode culminar com o óbito do bebê. Vários instrumentos foram validados internacionalmente com estratégias para a comunicação de más notícias. Dentre eles, destaca-se o protocolo SPIKES, já traduzido e adaptado transculturalmente para o português como P-A-C-I-E-N-T-E[7].

A seguinte adaptação do mnemônico P-A-C-I-E-N-T-E é sugerida para as situações de luto perinatal:

P – Prepare – e A – Acesse

Procure saber o quanto a família sabe sobre a condição da gestação ou do bebê e o quanto deseja tomar conhecimento nesse primeiro momento. Garanta privacidade para essa conversa, ofereça uma cadeira, e talvez um copo d'água, e tenha por perto uma caixa de lenços de papel. Essa atitude dá início à segunda parte do protocolo.

C – Convite à verdade

Indique, caso a família deseje ser atualizada sobre as condições da gestação ou do bebê, que essa condição é preocupante. Nesse momento é possível utilizar frases como: "Lamento, mas não tenho boas notícias." Espere alguns segundos para que a família se manifeste, indicando que está preparada para ouvir as informações que virão a seguir.

I – Informe

Nesse momento, a realidade sobre a condição de saúde da gestação ou do bebê deve ser exposta delicadamente. Esse momento pode não acontecer logo após o convite à realidade: é preciso esperar a sinalização de que a família está pronta para que ele aconteça. A não ser que precisem ser discutidas medidas de emergência, esse passo pode ser postergado.

E – Emoções

Quando o entendimento da situação acontece, a família passa a manifestar emoções. A equipe deve estar preparada para escutar lamentações e até mesmo para agressividade sem procurar justificar ou responder a cada uma das colocações dos pacientes. Convém acolher as reclamações e o sofrimento de maneira empática.

N – Não abandone o paciente

Deixe claro para a família que a equipe vai continuar oferecendo cuidado a todos, incluindo o bebê, até o fim dos procedimentos necessários, sempre respeitando as escolhas da família e adequando a realidade institucional a elas.

TE – Trace uma estratégia

Explique detalhadamente todos os procedimentos que podem ser realizados a seguir, perguntando sobre as escolhas e preferências da família, quando aplicável. Deixe claro que a equipe continuará dando suporte a todos nesse momento difícil.

AMBIÊNCIA E PRIVACIDADE

As boas práticas de cuidado à perda gestacional e perinatal devem seguir as recomendações de cuidado obstétrico baseadas em evidências, com especial atenção à individualização nesses casos. De acordo com a Lei do Acompanhante[8], pessoas grávidas que se internam, seja para indução de abortamento, seja para cirurgia de retirada de trompa, curetagem ou aspiração manual intrauterina de embrião ou gestações molares, bem como para indução de parto de fetos em óbito intrauterino, têm direito a acompanhante de livre escolha durante todo o processo, da admissão até a alta hospitalar. Além do acompanhante de livre escolha da pessoa grávida, a presença de uma doula pode melhorar a assistência recebida e o próprio processo de luto.

Da mesma maneira, devem estar disponíveis livre alimentação, deambulação e uso de métodos não farmacológicos e farmacológicos para controle da dor. O direito à privacidade deve ser assegurado, sendo muito importante a admissão hospitalar em alas onde não haja contato com o alojamento conjunto da maternidade, com gestantes e com o barulho de choro de bebê. O direito à privacidade durante a comunicação de notícias sobre diagnóstico e evolução da indução/trabalho de parto, ou mesmo das condições do bebê intraútero ou do recém-nascido em pré-óbito, deve ser respeitado, preferencialmente com a disponibilidade de salas isoladas e sem a interrupção de outros membros da equipe.

Recomenda-se que um membro da equipe em cada plantão seja responsável por manter a atualização da evolução do caso, estabelecendo vínculo de confiança com a família e permanecendo acessível sempre que requisitado.

O contato da família com o bebê que nasceu em óbito ou que provavelmente irá a óbito logo após o nascimento por condições específicas deve ser sempre estimulado. A instituição deve criar a possibilidade de permanência do bebê com a família pelo maior tempo possível e, no caso de bebês que precisam de cuidados imediatos e especializados, eles devem ser acordados previamente com a família, que deve, sempre que possível, ser autorizada a permanecer acompanhando os procedimentos em seu bebê.

Por fim, recomenda-se uma forma visual de identificação do prontuário, do quarto e do leito de pessoas em situação de luto gestacional e perinatal por meio de etiquetas de cor específica, adesivos, símbolos ou recursos semelhantes. Com esse procedimento simples, toda a equipe da maternidade, profissionais da saúde e funcionários, incluindo colaboradores terceirizados, deixam de errar ao abordar as famílias e cometer deslizes por não saber que ali estão pessoas enlutadas pelo óbito de um bebê. Por esse motivo, a capacitação dos profissionais e funcionários que prestam assistência às famílias enlutadas deve ser obrigatória dentro das maternidades.

QUANDO A MORTE CHEGA COM OU LOGO APÓS O NASCIMENTO OU ATÉ MESMO ANTES DE O BEBÊ NASCER

Existem quatro situações importantes quando se pensa em cuidados paliativos no contexto do luto perinatal: (1) o diagnóstico de uma doença, malformação ou complicação da gravidez que pode levar o bebê a óbito antes, durante ou após o nascimento ou que pode levar ao nascimento de um bebê com deficiência grave, (2) a constatação de que o bebê não tem mais batimentos cardíacos, ou seja, está em óbito intrauterino, em qualquer idade gestacional, (3) o óbito durante o parto e (4) o óbito após o nascimento, no período neonatal. Em cada uma dessas situações, convém permanecer atento a questões específicas.

Diagnóstico de doença, malformação ou complicação da gravidez que provavelmente levará ao óbito do bebê

Nessa situação há um bebê vivo, dentro do útero, porém com diagnóstico desfavorável quanto à sobrevivência. Não é incomum que pessoas que passaram por essa situação expressem o sentimento de que são tratadas como "cidadãs de segunda classe", ou seja, uma vez estabelecido o diagnóstico, passam a receber um tratamento para si e para seu bebê como se ele já estivesse em óbito ou como se ambos tivessem um "valor menor" para a instituição ou para os profissionais. Uma grande queixa, segundo essas pessoas, é com a expressão técnica comumente utilizada: "incompatível com a vida". Pais de bebês com esse diagnóstico perguntam-se como pode um bebê que cresce e se mexe dentro do útero, que talvez nasça com vida e sobreviva algumas horas, dias ou semanas, que apresenta tanta vida e desperta tanto amor, pode ser "incompatível com a vida"?

Essa provocação tem como intuito desencadear uma reflexão. Ainda que os profissionais da saúde saibam que o bebê provavelmente irá a óbito, para a família o bebê é seu filho, e os pais não costumam perder a esperança de ter seu filho vivo e a seu lado, por mais desfavorável que seja o prognóstico. Nesses casos, é importante que os pais não sintam que os profissionais deixaram de investir em seu bebê e possam receber da equipe informações e possibilidades para fazer suas escolhas.

Nos casos em que é possível a interrupção da gestação, é fundamental que os profissionais e a equipe entendam que a escolha é particular e intransferível e que em momento algum deve ser julgada por quem está oferecendo cuidado. Não é porque resolveram interromper a gestação que os pais não têm vínculo de amor e afeto com seu bebê; isso é um grande equívoco, e as melhores condições de nascimento e contato entre a família e seu bebê sempre devem ser ofertadas e estimuladas.

Quando a família decide manter a gestação, é fundamental planejar o nascimento e os cuidados pós-nascimento ainda durante a gravidez. Assim, a família deve ser informada sobre os possíveis desfechos e possibilidades para que possa se programar junto à equipe e preparar um plano de cuidados a ser ofertado ao recém-nascido para iniciar o suporte artificial à vida ou os cuidados paliativos. Desse modo, após o nascimento, a família poderá permanecer junto a seu filho a maior parte do tempo, se esse for seu desejo, e a equipe estará preparada para os procedimentos que se seguirão.

Óbito intrauterino

O diagnóstico de um óbito intrauterino, em qualquer idade gestacional, frequentemente ocorre durante a realização de ecografias de rotina. Em geral, esses exames não são conduzidos por profissionais que acompanham a gestação durante o pré-natal e não estabeleceram vínculos com a pessoa grávida.

A comunicação do óbito deve ser preferencialmente realizada pelo profissional que constatou o diagnóstico, especialmente mediante o questionamento da família no momento do exame, ainda que esses profissionais estejam alheios ao seguimento longitudinal da gestação. Nesse caso, recomenda-se a adoção do protocolo P-A-C-I-E-N-T-E até que a pessoa gestante seja atendida por sua equipe de confiança.

Em outra situação, pode haver a suspeita de óbito intrauterino após falha na ausculta dos batimentos cardíacos fetais durante consulta de rotina ou atendimento de emergência. Da mesma maneira, deve ser realizado o encaminhamento à ecografia para avaliação do bem-estar fetal, mas sempre com a explicação prévia sobre a possibilidade de um mau desfecho, também segundo o protocolo P-A-C-I-E-N-T-E. Não se devem omitir informações ou até mesmo mentir apenas para que a má notícia não tenha de ser dada pelo profissional que suspeitou do mau desfecho. Os pais percebem que algo não vai bem e sabem que não estão sendo devidamente – e corretamente – informados sobre o que está se passando com seu bebê.

Assim que o óbito é confirmado, é importante que a pessoa que gesta esteja acompanhada, e um contato com um familiar ou amigo deve ser garantido por algum profissional da equipe, de modo que ela não esteja sozinha nas próximas etapas. Em um local com privacidade, é imprescindível que sejam passadas todas as informações e que a gestante e o acompanhante possam tomar suas decisões, programar o nascimento e avaliar se terão contato com seu bebê. Caso decidam não ter contato, devem ser respeitados, porém deve ser ofertado tempo para que eles possam passar pelo nascimento e pós-parto e sejam novamente questionados sobre o desejo de ver o bebê ou de que algum familiar ou amigo possa vê-lo. Não é incomum que os pais decidam ver o bebê após alguém de confiança tê-lo visto e levado notícias e informações sobre o filho. Procedimentos funerários e de exames *post-mortem* devem ser postergados, e a família deve ser informada sobre os benefícios de ver e segurar seu filho[9]. Exceções protocolares hospitalares devem ser garantidas, e a gestante e o acompanhante devem ter a oportunidade de receber um número maior de visitas, em horários diferentes dos habituais, de modo que todos possam criar memórias ao conhecer e se despedir do bebê.

Óbito intraparto

O óbito que acontece durante o parto é extremamente traumático tanto para a família como para a equipe e tem o potencial de levar a um luto também traumático nos meses e anos subsequentes. Desse modo, é fundamental que a família e a equipe sejam amparadas por outros profissionais que não estiveram no momento do parto, para que todos os envolvidos possam ser acolhidos em seu luto. Recomenda-se avaliar a necessidade de substituir os profissionais, se estes demonstrarem dificuldade em lidar com a situação inesperada, de modo que a família possa seguir recebendo os melhores cuidados, informações e acolhimento da equipe.

Casos como esses costumam deflagrar situações de culpabilização da equipe por parte da família, e é preciso compreender que a busca de um culpado faz parte do luto dos pais. Assim, é recomendado que um profissional com mais habilidade para lidar com situações como essa assuma o caso e que a equipe entenda que ser culpabilizada pela família não significa ser de fato responsável pela morte, bem como que isso representa uma fase do luto pela perda de um filho. Um tempo maior para que o casal se recupere e entenda o acontecimento deve ser garantido, e devem ser seguidos os mesmos procedimentos abordados anteriormente sobre ver e segurar o bebê.

Óbito neonatal

De maneira geral, não há muita diferença no manejo dos casos em que o bebê nasce vivo e vai a óbito minutos, horas, dias ou semanas após o nascimento. O que foi discutido previamente contempla esse tipo de situação, e fornecer tempo e flexibilização dos protocolos hospitalares (como número de visitantes e horário de visita ampliados) é desejável e recomendável. No entanto, três particularidades serão abordadas aqui.

A primeira questão diz respeito à possibilidade de os pais estarem junto ao bebê durante toda a internação, até mesmo durante os exames e no momento da morte, sempre que manifestarem tal desejo. Cada minuto ao lado do filho é uma oportunidade de "materná-lo" (ou "paterná-lo", se é que existe essa palavra!) e será lembrado pela família durante toda sua vida.

A segunda questão se refere às atitudes dos pais que possam dar a impressão de que não compreenderam que o bebê irá a óbito. Os profissionais costumam incomodar-se com o que chamam de "negação (pelos pais) da gravidade do quadro do bebê", e isso é perfeitamente compreensível. Se os pais já foram informados sobre a gravidade da situação e o desfecho iminente, isso não significa que eles não compreenderam (na grande maioria das vezes), mas que apenas estão "em negação" para poderem vincular-se ao bebê. É muito difícil, para qualquer pessoa, vincular-se a alguém ou a algo que se sabe que não terá. Por isso, a negação é um mecanismo de defesa esperado e até desejado, uma vez que permitirá que os pais possam viver profundamente cada minuto de vida de seu bebê, enquanto ele estiver vivo, e essas lembranças e memórias serão fundamentais para a vivência do luto que se seguirá e para a história que está sendo escrita junto a seu filho.

Por fim, é preciso considerar a questão da doação de órgãos. Em algumas situações, como em caso de anencefalia, é possível a captação de órgãos para doação. No entanto, essa é uma situação muito delicada e que precisa ser conversada com muito cuidado com os pais. Eles precisam estar seguros de que a decisão de doar os órgãos de seu bebê não irá interferir nas condutas que ainda serão tomadas e deverão saber que esta decisão implica não permanecer com seu bebê até o final da vida. Essa possibilidade só deve ser discutida com os pais após a equipe se certificar de que será possível fazer a doação, para não criar expectativas frustradas. Muitos pais sentem conforto ao saber que os órgãos de seu bebê poderão ajudar outro bebê a sobreviver.

LEMBRANÇAS DO BEBÊ E A CAIXA DE MEMÓRIAS

Em todas as situações descritas neste capítulo, a intenção de, sempre que possível, preparar a família para o nascimento do bebê, bem como estimular o contato entre pais e bebês, está a serviço da garantia de memórias emocionais e sensoriais. A imagem do bebê, seu peso nos braços e no colo, seu cheiro e a textura da pele e do cabelo são memórias importantes que os pais levarão consigo e que fazem parte da história de seu filho. Contudo, o tempo é implacável, e essas memórias podem se perdem ou se dissipar com o passar dos anos. Além disso, há famílias que se recusam a ver o bebê e, portanto, fica comprometida a criação desse tipo de memória. Por esse motivo, é de suma importância a coleta de memórias concretas (mementos) do bebê, as quais serão acondicionadas em uma caixa de memórias do bebê, e a família deverá optar por levar a caixa no momento da alta ou buscá-la dentro de um período definido*[10].

CAIXA DE MEMÓRIAS (MEMENTOS)

A instituição onde a resolução da gestação aconteceu pode organizar a caixa de memórias adaptada aos diferentes contextos das perdas. Uma perda de primeiro trimestre por abortamento, por exemplo, terá menos itens disponíveis, uma vez que o próprio corpo do embrião/feto muitas vezes não está disponível para resgate de impressões palmares/plantares ou mecha de cabelo.

Recomenda-se que as caixas sejam organizadas e oferecidas às famílias no momento da alta hospitalar. Algumas famílias talvez não aceitem receber a caixa inicialmente, mas instituições que adotam protocolos de luto costumam receber solicitações dias, semanas ou até mesmo anos após o episódio da morte. Desse modo, as caixas devem ser armazenadas por mais tempo para que estejam disponíveis caso sejam requisitadas no futuro.

Sugere-se que a caixa de memória contenha os itens descritos a seguir (todos ou alguns, dependendo do caso e disponibilidade dos itens):

- Imagem do ultrassom.
- Carimbo da placenta.
- Coto umbilical (quando houve a perda).
- Pulseirinhas de identificação do bebê e cartão com informações sobre o bebê.
- Mecha do cabelo.
- Digitais da mão e do pé.
- Roupas do bebê e manta utilizada.
- Carta ou cartões de profissionais ou da equipe.
- Fotos do bebê sozinho e com a família.

CONSIDERAÇÕES FINAIS

Apesar de pouco abordado na assistência obstétrica, a oferta de cuidados paliativos e de acolhimento ao luto no contexto do óbito gestacional e perinatal é fundamental e deveria ser uma realidade nas maternidades brasileiras, mas ainda são muitos os desafios. O primeiro é a desconstrução do conceito de que uma assistência respeitosa a pais enlutados seria mórbida por estimular que eles vejam e segurem o bebê e o fotografem. É necessário avançar na ideia de que as maternidades são locais onde só há pessoas felizes pelo nascimento de filhos saudáveis. Ora

---

*Sugere-se um período entre 5 e 10 anos para armazenamento das caixas de memórias.

ou outra, bebês irão morrer e as famílias enlutadas precisarão de acolhimento, tempo e privacidade.

Também é preciso garantir exames *post-mortem* dos bebês. Esta deveria ser uma realidade, já que parte significativa dos pais espera por um diagnóstico para programar uma nova gestação e evitar outro óbito. Na realidade, agravada pelo contexto da pandemia de Covid-19, tornou-se evidente a incapacidade do sistema de vigilância de óbitos de garantir essa análise, concentrando-se nos casos em que há suspeita de crime. No entanto, a investigação das condições do feto que poderiam estar associadas à sua morte é fundamental, bem como de embriões em casos de abortamento. Não é incomum que a resposta a essas perdas só seja obtida após investigação. O conhecimento de eventuais causas para a morte do bebê é fator importante na elaboração do luto. Além da baixa oferta de necropsias, outra grande dificuldade é a enorme quantidade de exames *post-mortem* com qualidade questionável no Brasil.

Também não é possível esquecer que em muitos casos a pessoa gestante pode desenvolver um quadro grave de complicação gestacional e necessitar interromper a gestação e ser sedada ou permanecer inconsciente por alguns dias. Quando isso acontece, ela acaba sendo privada de conhecer seu filho, uma vez que não são previstas câmaras frigoríficas próprias para acondicionamento do bebê nas maternidades. Quando isso acontece, há pessoas que recobram a consciência desesperadas e sem a compreensão dos fatos, uma vez que foram admitidas ainda grávidas na maternidade e agora se encontram em um contexto de risco de morte, não são mais gestantes, não têm mais um filho vivo, e seu bebê não está disponível para contato e despedida, pois geralmente a própria família já realizou o funeral. Situações como essas carreiam enorme potencial traumático.

Do mesmo modo, é preciso instituir, de maneira protocolar, a distribuição de folhetos informativos que abordam o processo de luto, o manejo da produção do leite e os procedimentos funerários, de cartório e de direitos trabalhistas. Na maioria das vezes, os pais deram entrada na maternidade para o nascimento de seu filho sem saber que ele viria a óbito. Logo, ignoram essas informações tão importantes no decorrer do processo. Além disso, o choque provocado pela notícia de morte de um filho impacta a compreensão e a memória de todos os envolvidos, e é preciso garantir que essas informações sejam sempre escritas e acessíveis. O mesmo se aplica ao fornecimento, por escrito, do contato de grupos locais e grupos *online* de apoio ao luto perinatal, serviços de atendimento psicológico e de saúde mental, bem como orientações sobre sinais de risco emocionais e que necessitam de avaliação de especialista.

Por fim, mas não menos importante, é a continuidade do cuidado oferecido às famílias que vivem o luto pela perda de uma gestação ou de um bebê que nasceu vivo e que vai a óbito dentro dos primeiros 28 dias. Além de um atendimento especial dentro das maternidades, o cuidado ao luto gestacional e neonatal deve estender-se pelo período pós-parto até uma eventual nova gestação, configurando assim a continuidade do cuidado.

A gravidez após perda gestacional ou neonatal é uma situação de risco emocional para a pessoa gestante e seus familiares e deve ser acompanhada por meio de mais consultas e avaliações de vitalidade fetal, sempre que houver a demanda ou um sinal de preocupação por parte dos pais. Para isso, os serviços de pré-natal devem organizar-se para receber casais que se encontram grávidos após uma perda, de modo a garantir uma assistência que leve em consideração os medos e inseguranças próprios desse público, desde a nova gestação até o puerpério. A continuidade do cuidado tem efeitos importantes no processo do luto e no bem-estar da família em uma futura gravidez.

Esses e outros tantos desafios não podem ser ignorados. O caminho é longo, mas promissor.

> Pais não precisam de proteção; eles precisam da uma chance para serem pais, de prover dignidade para seus filhos e de criar memórias (relato de um pai enlutado, 2017).*

Referências

1. Doka K. Disenfranchised Grief: Recognizing Hidden Sorrow. New York: Lexington Books, 1989:04.
2. Parkes CM. Love and loss: The roots of grief and its complications. London: Routledge, 2013.
3. Diniz D, Medeiros M, Madeiro A. Pesquisa nacional de aborto 2016. Ciência & Saúde Coletiva 2017; 22:653-60.
4. Lawn JE, Blencowe H, Waiswa P et al. Stillbirths: Rates, risk factors, and acceleration towards 2030. Lancet 2016; 387:587-603.
5. Rando TA. A perspective on loss, grief and mourning. In: Rando TA (ed.) Treatment of complicated mourning. Champaign: Research Press 1993:19-77.
6. Salgado et al. The perinatal bereavement project: development and evaluation of supportive guidelines for families experiencing stillbirthand neonatal death in Southeast Brazil – A quasi-experimental before-and-after study. Reprod Health 2021; 18:5.
7. Baile WF, Buckman R, Lenzi R, Glober G, Beale EA, Kudelka AP. SPIKES – A six-step protocol for delivering bad news: application to the patient with cancer. Oncologist 2000; 5(4):302-11.
8. Lei Federal 11.108, de 7 de abril de 2005. Dispõe sobre o subsistema e acompanhante durante o trabalho de parto, parto e pós-parto imediato. [legislação na internet]. Brasília, 2005. Disponível em: http://www.planalto.gov.br/ccivil_03/_ato2004-2006/2005/lei/l11108.htm. Acesso em 14 mai 2022.
9. Kingdon C, Givens JL, O'Donnell E, Turner M. Seeing and holding baby: Systematic review of clinical management and parental outcomes after stillbirth. Birth 2015; 42(3):206-18.
10. Salgado HO, Andreucci CB. Como lidar com o luto perinatal: Acolhimento em situações de perda gestacional e neonatal. 1. ed. São Paulo: Ema Livros, 2018.

---

*National Bereavement Care Pathway for pregnancy and baby loss. Documento 'Stillbirth Full: Guidance Document". Disponível em: https://nbcpathway.org.uk/. Acesso em 15 mai 2022.

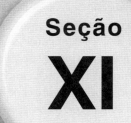

Cuidados Paliativos Pediátricos no Domicílio

Definição e Indicação

Esther Angélica Luiz Ferreira
Cristiane Rodrigues de Sousa

Capítulo 55

INTRODUÇÃO

Diante das mudanças na saúde e na cronicidade de doenças complexas, os desafios para organização do processo assistencial abrem portas para novos arranjos do cuidar. Partindo do princípio de que os cuidados paliativos pediátricos (CPP) são uma forma de cuidado holístico tanto para o paciente como para sua família, o cuidado domiciliar é uma estratégia importante em grande parte dos casos.

Quando bem realizados, os CPP em domicílio podem promover grandes benefícios, como a redução significativa de eventos adversos associados à internação hospitalar, como infecção por bactérias resistentes, bem como de intervenções fúteis e invasivas. No contexto social, as crianças podem conviver com seus familiares e amigos até os momentos finais de suas vidas, garantindo maior suporte emocional. Os familiares, muitas vezes, se sentem mais confortáveis quando permanecem em seus lares e têm sua privacidade preservada, o que é muito mais difícil em quartos compartilhados nas enfermarias. Em algumas situações, é possível a divisão de tarefas entre mais de um cuidador, o que favorece a própria saúde do cuidador, reduzindo a sobrecarga. Para a sociedade, os cuidados paliativos parecem reduzir os custos para os sistemas de saúde como um todo, sobretudo quando realizados em ambiente domiciliar.

Existem barreiras importantes para adequação do cuidado domiciliar. Quanto aos recursos necessários, ainda há dificuldade na liberação de alguns materiais, como bombas de infusão e respiradores. No que se refere aos profissionais da saúde, conceitos básicos de CPP ainda precisam ser desmistificados, assim como grande parte desses profissionais precisa de treinamento e educação continuada para esse tipo de atenção. Quanto aos pacientes e familiares, em determinadas situações resiste a cultura de que a criança está indo para casa por "não ter mais o que fazer", além de terem seu domicílio "invadido", uma vez que haverá profissionais da saúde e materiais nos diversos ambientes.

Cabe citar que a política pública que regulamenta e dá suporte financeiro ao atendimento domiciliar no Brasil é regida pelo Programa Melhor em Casa. Esse programa, lançado pelo Ministério da Saúde em 2011, contempla a oferta de cuidados paliativos em todas as fases, incluindo o final de vida e a morte domiciliar.

Aos poucos, o cuidado domiciliar vem se tornando uma estratégia cada vez mais utilizada em CPP, uma vez que promove grandes benefícios às crianças e suas famílias, bem como à sociedade como um todo.

DEFINIÇÃO

O cuidado domiciliar em CPP é pautado pelos "cuidados paliativos na comunidade". Os cuidados paliativos na comunidade, realizados fora do ambiente hospitalar, oferecem recursos para o cuidado adequado nos domicílios, nos *hospices* e nas instalações de longa permanência, entre outras, podendo ser geridos por quaisquer instituições que tenham como base a comunidade, e o apoio poderá ser fornecido presencialmente, por telefone ou por meio eletrônico.

Os cuidados domiciliares enfatizam a implementação de modelos que tornem o usuário e a família protagonistas do cuidado, garantindo o vínculo paciente/família/equipe de saúde, sempre em prol de escolhas que visem à qualidade de vida e de morte dos envolvidos.

CRITÉRIOS DE INDICAÇÃO E ELEGIBILIDADE PARA O CUIDADO DOMICILIAR

O cuidado domiciliar está indicado para pacientes em CPP que preencham alguns critérios, conforme resumido no Quadro 55.1.

Antes de qualquer tomada de decisão, durante o planejamento dos cuidados, a equipe deve identificar se existe o desejo da criança e/ou da família de vivenciar o cuidado domiciliar e em quais circunstâncias. O processo de escuta é essencial nesse momento, pois muitas vezes os pais relatam muito medo e insegurança por não se sentirem amparados em determinadas situações. A comunicação é um pilar essencial nesse processo.

Para a transferência do cuidado hospitalar para o domiciliar, o paciente necessita apresentar estabilidade do quadro, ou seja, estar fora de um momento crítico e que necessite atenção presencial contínua da equipe de saúde. É importante garantir uma retaguarda telefônica da equipe multiprofissional que presta a assistência domiciliar para orientações que se façam necessárias.

O domicílio deve ser adequado às necessidades básicas da criança, ou seja, deve garantir condições mínimas para assegurar um cuidado seguro e confortável. As condições de higiene devem ser checadas, inclusive presencialmente, se possível, antes da alta, para as orientações da equipe. O fornecimento de energia elétrica deve ser sempre garantido, já que pode ser necessário o uso de aparelhos essenciais, como suporte de vida e monitoração.

O próximo pilar consiste nas medicações e materiais. Além da garantia de fornecimento, é primordial que a família já tenha todos os itens disponíveis antes de voltar para casa. As vias de acesso desses medicamentos também são pontos sensíveis, pois, caso seja necessário o aprendizado sobre o manejo ou cuidado constante de algum profissional de saúde, esses detalhes devem estar contemplados. Os curativos seguem a linha das vias de acesso: os cuidadores devem ser capacitados para o cuidado, assim como os profissionais da saúde devem garantir visitas regulares e os materiais para sua realização. Outras medidas não farmacológicas realizadas no ambiente hospitalar devem ser adaptadas ou garantidas também no ambiente hospitalar a fim de manter o controle adequado dos sintomas.

É importante reforçar que os cuidadores sempre devem ser capacitados pela equipe de saúde antes da alta hospitalar. Uma vez que determinados cuidados não serão mais realizados pelos profissionais, mas pela família, o ensino é essencial. Após o treinamento, é importante observar as possíveis correções. Convém capacitar os cuidadores também para detectar os sinais e sintomas de alarme, assim como seu manejo – se há o que fazer em casa, quando se encaminhar para o serviço de urgência, quando fazer contato com a equipe de cuidado domiciliar, entre outros.

Outro ponto imprescindível para o cuidado domiciliar é poder contar com equipe de saúde disponível 24 horas por dia, 7 dias na semana. Mesmo que não esteja disponível uma equipe específica de CPP, deve ser assegurada a interlocução das equipes para garantir o cuidado continuamente. Alguns municípios, por exemplo, contemplam apenas serviços ambulatoriais de CPP, ou seja, funcionam de segunda a sexta-feira em horário comercial; nesses locais, para garantir o cuidado total, é necessário coordenar o cuidado com equipes de saúde da atenção primária do próprio Sistema Único de Saúde ou do sistema de saúde suplementar, ou até mesmo particular, além da garantia de transporte a algum serviço, o que pode ser obtido por intermédio do Serviço de Atendimento Móvel de Urgência (SAMU), por exemplo. O acesso ao cuidado deve ser ininterrupto, mesmo que exista a articulação de diversas equipes em variados níveis de assistência à saúde.

CONSIDERAÇÕES FINAIS

O cuidado domiciliar consiste em uma possibilidade de oferecimento adequado dos CPP; no entanto, eles devem obedecer a critérios próprios de indicação e elegibilidade. Políticas públicas regem e financiam esses cuidados, mas ainda existem barreiras a serem vencidas, uma vez que a falta de capacitação de profissionais da saúde em cuidados paliativos, os conceitos culturais das famílias e a remuneração específica dos serviços e procedimentos são itens que podem e devem ser melhorados.

Quadro 55.1 Critérios de indicação e elegibilidade para o cuidado domiciliar em pacientes pediátricos
Desejo da criança e da família de terem esse cuidado
Estabilidade relativa do quadro
Domicílio adequado às necessidades
Garantia de insumos básicos: medicações, dieta, curativos etc.
Cuidadores capacitados e treinados
Equipe de saúde disponível 24 horas por dia, 7 dias na semana

Bibliografia

Brasil. Ministério da Saúde. Secretaria-Executiva. Superintendência Estadual do Ministério da Saúde no Rio de Janeiro. Desospitalização: Reflexões para o cuidado em saúde e atuação multiprofissional [recurso eletrônico]/Ministério da Saúde, Secretaria Executiva, Superintendência Estadual do Ministério da Saúde no Rio de Janeiro. Brasília: Ministério da Saúde 2020. 170 p.: il. Disponível em: http://bvsms.saude.gov.br/bvs/publicacoes/desospitalizacao_reflexoes_cuidado_atuacao_ multiprofissional.pdf ISBN 978-85-334-2883-6.

Carvalho RT et al. Manual da residência de cuidados paliativos. Barueri, SP: Manole, 2018.

Kaye EC, Rubenstein J, Levine D, Baker JN, Dabbs D, Friebert SE. Pediatric palliative care in the community. CA Cancer J Clin 2015 Jul-Aug; 65(4):316-33.

World Health Organization. Integrating palliative care and symptom relief into paediatrics: a WHO guide for health care planners, implementers and managers. Geneva: World Health Organization 2018. Licence: CC BY-NC-SA 3.0 IGO.

Adaptação do Ambiente Domiciliar

Capítulo 56

Luciana Bolzan Agnelli Martinez
Tatiana Barbieri Bombarda
Fabiana Yumi Takatusi

INTRODUÇÃO

Almeja-se que os cuidados paliativos possam ser dispensados para além dos contextos hospitalares, em consultas ambulatoriais e atendimentos em domicílio, por meio de ações articuladas e estruturadas no âmbito da Rede de Atenção à Saúde (RAS).

A atenção domiciliar se configura como uma modalidade assistencial importante por propiciar à criança um cuidado mais próximo da rotina familiar e possibilitar aos pais um suporte especializado, o que contribui para impedir hospitalizações desnecessárias. É preciso considerar que a vivência de uma doença que ameaça a vida pode ter impactos multidimensionais na criança, como o desencadeamento de alterações funcionais, ocupacionais, emocionais, espirituais e sociais, resultando em necessidade de ajustes da rotina diária. Além disso, o processo de adoecimento repercute na estrutura familiar, promovendo, por vezes, não apenas alterações da rotina, mas também modificações significativas no ambiente da casa e nas relações produzidas nos cotidianos. Desse modo, destaca-se a importância de que a equipe de cuidados paliativos na prestação de atendimentos domiciliares encare o ambiente como um componente essencial a ser considerado na avaliação em vista de sua influência no processo de desenvolvimento neuropsicomotor (DNPM).

As crianças em cuidados paliativos continuam seu amadurecimento físico, emocional e cognitivo ao longo da trajetória de adoecimento, fator que exige um acompanhamento próximo e individualizado, considerando que alterações no desenvolvimento podem interferir no tratamento[1]. A influência do ambiente é um componente importante para manutenção e reabilitação das habilidades da criança. A depender do nível de comprometimento da criança, da quantidade e complexidade dos procedimentos de cuidados diários envolvidos, dos equipamentos de suporte solicitados, da falta de suporte e instrumentalização ofertados aos familiares cuidadores, há a tendência a uma descaracterização do ambiente domiciliar que pode refletir-se na minimização do conforto e em restrições de estímulos favoráveis ao DNPM.

Desse modo, em razão da faixa etária da criança, seu quadro clínico e suas necessidades, a adaptação do domicílio pode ser necessária para que seja oferecido um cuidado digno e seguro. Neste capítulo constam algumas informações para auxiliar os profissionais no processo de análise do ambiente domiciliar e de indicação de recursos e estratégias que possam vir a favorecer a estruturação de adaptação da casa.

AVALIAÇÃO DO CONTEXTO DOMICILIAR E ESTRATÉGIAS ADAPTATIVAS

A partir de uma abordagem centrada na pessoa e na família, defende-se a prestação de um cuidado biopsicossocial com necessidade de prover acolhimento e humanização[2,3], de modo que o domicílio possibilite a produção de um cuidado mais próximo e menos tecnicista do que o ambiente hospitalar[4].

Nesse contexto, é importante a estruturação de uma avaliação minuciosa e cuidadosa na qual o profissional deve considerar, de maneira geral, os seguintes aspectos:

- Estruturação familiar e número de pessoas que residem na casa.
- Rotina da casa e da criança (atentar para explorações ampliadas quando houver mais de uma criança no domicílio).
- Responsabilidade pelo gerenciamento do lar e pelos cuidados com a(s) criança(s).
- Ambiente (iluminação, ventilação, higienização, desníveis e degraus no piso ao longo do percurso de acesso entre os cômodos, presença de estreitamentos ao longo da área de circulação, irregularidades no piso, como buracos e rachaduras, cantoneiras pontiagudas de móveis, cômodos pequenos ou com muitos móveis, impedindo a passagem, presença de obstáculos na área de circulação, como tapetes, vasos de plantas e pesos para as portas, entre outros).
- Relação com os equipamentos do território (quais os equipamentos que a família frequenta e como percebe as relações instituídas com esses serviços).
- Percepções dos pais/familiares e da criança sobre os cuidados em casa (considerar dificuldades, anseios, preocupações, preferências, desejos etc.).

A partir da avaliação, a equipe pode identificar, por exemplo, necessidades de adaptação que podem envolver o estilo de vida da família diante de orientações voltadas para o bem-estar da criança, sua participação em atividades significativas, manejo do tempo e necessidades ligadas à conservação de energia durante as atividades diárias.

No entanto, cabe destacar que a adaptação do ambiente domiciliar deve ir ao encontro das necessidades identificadas e dos desejos da criança/família, levando em consideração as limitações e as habilidades remanescentes e priorizando a qualidade de vida e o conforto[5]. Assim, algumas estratégias podem ser adotadas, a começar pelo propósito das pessoas que ali residem ou frequentam e, consequentemente, da estruturação da rotina.

Em função das necessidades específicas comumente presentes, podem ser conduzidas ações envolvendo a organização familiar e o uso dos espaços domiciliares, como reservar um ambiente ou cômodo que ofereça privacidade para algumas ações de cuidado, proporcionar momentos e/ou locais de silêncio e tranquilidade para descanso, adequar os estímulos do ambiente no caso de crianças e adolescentes com confusão mental, favorecendo o nível de atenção, e providenciar materiais e local adequado para oferta de estímulos sensoriais agradáveis e recomendados para a criança (música, cheiro, toque etc.).

Independentemente do estágio de adoecimento, é importante manter e propiciar estímulos e atividades para a criança em locais da casa que sejam significativos para ela, a partir de brinquedos e recursos, como música e leitura, promovendo maiores acolhimento e participação. A criação de espaços de convivência também é essencial, especialmente se estiverem pautados nas potencialidades dos sujeitos[6], disponibilizando para isso cadeiras e outros mobiliários que facilitem as interações familiares, além de recursos de comunicação alternativa, quando indicados.

É importante um planejamento prévio em relação ao uso dos diferentes espaços da casa e das atividades a serem realizadas em cada um deles, de modo a organizá-los de maneira adequada às tarefas e pessoas envolvidas. O local das refeições, por exemplo, precisa ser bem pensado para que sejam momentos agradáveis, preferencialmente desfrutados em conjunto com familiares, respeitando-se as necessidades da criança quanto ao posicionamento mais indicado e à temperatura, textura e consistência dos alimentos, valorizando a quantidade e a qualidade da ingesta[7]. A atividade a ser realizada em cada cômodo irá influenciar diretamente a disposição dos móveis e utensílios necessários.

Além disso, podem ser implementadas adequações na disposição do ambiente domiciliar e de seus utensílios de modo a facilitar as ações de cuidado e ao mesmo tempo conferir qualidade aos diferentes momentos da rotina, procurando manter suas características próprias e diminuir as repercussões negativas da doença. Um exemplo é a disposição dos materiais utilizados em procedimentos de cuidado à saúde, como luvas, cateteres, materiais para curativo e seringas, dentre outros. Eles precisam estar bem localizados e acessíveis para quem for utilizá-los, para facilitar o cuidado e tornar o ambiente funcional, mas não precisam estar constantemente à vista, expostos permanentemente nos cômodos principais da casa. O mesmo se aplica aos medicamentos e materiais para reabilitação.

Nessa vertente, preconiza-se que o ambiente domiciliar seja mantido sempre limpo, arejado, com entrada de luz natural de maneira a evitar possíveis infecções, assim como essencialmente é preciso contar com saneamento básico e coleta de lixo com fluxo orientado acerca do descarte adequado de materiais perfurocortantes[8].

Nos casos em que são necessários equipamentos eletrônicos de suporte à vida, é importante providenciar geradores e/ou manter contato com a companhia responsável pela distribuição de energia elétrica na região a fim de estreitar a comunicação diante da possibilidade de "cortes" no fornecimento[8].

Na presença de características físicas do ambiente que representam barreiras às pessoas com mobilidade reduzida e seus cuidadores, algumas adequações propostas podem envolver arranjos na disposição dos móveis e objetos, assim como na altura e disponibilidade de dispositivos para controle do ambiente (interruptores, torneiras, maçanetas). Outras implicam a necessidade de reformas estruturais, como construção de rampa de acesso para cadeira de rodas, eliminação de degraus, adaptações necessárias nos banheiros para permitir a acessibilidade, nivelamento do piso diante de irregularidades na superfície e ampliação da largura das portas e passagens entre os cômodos.

Quando não é possível uma mudança estrutural para construção de rampa permanente, rampas removíveis podem ser adquiridas ou confeccionadas (em madeira, alumínio ou outro material). Além disso, para o deslocamento com a cadeira de rodas no ambiente interno, assim como para outros equipamentos que se fizerem necessários (como os *lifts* para transferência), é importante que haja uma área de circulação livre e que as passagens entre os cômodos permitam o acesso. As medidas das passagens e vãos livres devem ser calculadas a partir da largura total da cadeira de rodas e dos outros equipamentos. Quando houver recursos financeiros para investimento e espaço suficiente, plataformas elevatórias (de percurso vertical) poderão ser inseridas no domicílio, priorizando-se os modelos adequados para essa aplicação, que não exigem adequações estruturais complexas. Todavia, esse não é o perfil da maior parte das famílias atendidas no contexto do Sistema Único de Saúde (SUS).

Quando houver indicação, convém providenciar: ajuste na altura e na localização dos espelhos, com inclinação para baixo (se houver necessidade), para que a criança consiga se ver; instalação de interruptores de luz próximos à cama da criança e/ou na entrada dos cômodos; uso de luminárias para algumas atividades (p. ex., desenho, pintura, leitura, tarefas escolares); cobertura nos locais para embarque/desembarque (p. ex., garagem); campainha de emergência no quarto e/ou banheiro, para situações em que a criança permanece sozinha nesses locais (se aplicável). Outros elementos facilitadores podem ser introduzidos no ambiente domiciliar, como tapetes e materiais antiderrapantes, torneiras com alavanca e fácil acionamento, faixas para sinalização de degraus e barras de apoio e/ou corrimãos para a criança que tenham seção circular, sem arestas vivas, com diâmetro adequado para a empunhadura infantil e que sejam firmemente fixados em paredes ou divisórias estáveis, na altura adequada para o tipo de apoio e a atividade que será realizada.

A Classificação Internacional de Funcionalidade, Incapacidade e Saúde (CIF), proposta pela Organização Mundial da Saúde (OMS), considera que as características do ambiente físico, social e de atitude podem produzir um impacto facilitador ou limitador sobre os componentes de funcionalidade e incapacidade, nas condições de saúde, nas atividades e na participação em diferentes situações[9]. No entanto, não se trata apenas da eliminação de "barreiras" arquitetônicas, mas os locais acessíveis devem apresentar elementos que funcionem como facilitadores, ou seja, dispositivos assistivos podem ser incluídos no ambiente para que este seja funcional e para que a criança em cuidados paliativos consiga participar ativamente das atividades cotidianas.

É preciso considerar que um dos principais motivos de se optar pelos cuidados no domicílio, quando houver condições para isso, é propiciar à criança um ambiente familiar que ofereça confiança e traga sentido para sua vida. Dessa maneira, modificações ambientais drásticas devem ser evitadas, sempre que possível, para que sua essência e significados sejam preservados. Recomenda-se, portanto, que sejam mantidos no ambiente domiciliar elementos que conservem sua cultura, crenças e características próprias, como fotografias, itens de decoração, ilustrações, brinquedos preferidos e outros elementos lúdicos, conforme o costume da criança/família.

TECNOLOGIA ASSISTIVA COMO BASE PARA ADAPTAÇÕES NO AMBIENTE

Existe uma gama de recursos de tecnologia assistiva (TA) que podem ser indicados e cuidadosamente implementados para simplificar a realização de tarefas a fim de conservar a energia, evitar desgastes associados à execução de cuidados diários, melhorar o desempenho ocupacional e ampliar o nível de independência[10].

A OMS considera a TA um conceito abrangente, que inclui produtos, sistemas e serviços destinados à manutenção ou à melhora da funcionalidade e da independência de um indivíduo[11], sendo a expressão *produto assistivo* mais focada nos próprios dispositivos, equipamentos, instrumentos e *software*.

As crianças com deficiência, mobilidade reduzida ou qualquer outra condição de saúde que interfira na funcionalidade e no desempenho ocupacional estão incluídas no numeroso grupo de possíveis beneficiários de um ou mais produtos assistivos, estimado, mundialmente, em mais de um bilhão de pessoas[12]. As crianças que se encontram em cuidados paliativos, portanto, são consideradas potenciais usuárias de dispositivos de TA com o objetivo geral de maximizar as capacidades funcionais e melhorar a participação em atividades diversas, facilitando sua realização, o que vai ao encontro do princípio dos cuidados paliativos de manter o paciente ativo pelo maior tempo possível.

Diante da variedade de atividades que compõem o cotidiano, fases do desenvolvimento infantil e diferentes causas e graus de comprometimento funcional, a expectativa e o objetivo específico para cada dispositivo assistivo podem variar. Em casos de maior independência, é possível introduzir recursos que propiciem maior mobilidade da criança e que a auxiliem na realização de atividades de vida diária, de modo a graduar a quantidade de auxílio que o cuidador precisa oferecer, podendo ser implementados em uma ou mais tarefas de cada atividade. A TA pode ser aplicada para reduzir o auxílio dos familiares e/ou para melhorar a participação da criança, o tempo e a qualidade de execução, mesmo que ainda seja necessário o auxílio do cuidador. Dessa maneira, sua implementação na infância pode auxiliar as famílias nas ações de cuidado e apoiar as diferentes etapas do desenvolvimento global[13], influenciando, inclusive, a autoestima da criança, na medida em que esta se reconhece como alguém que participa das atividades e consegue "agir", "criar" e "fazer".

Quando totalmente dependente, o enfoque deve estar no posicionamento adequado, facilitando e melhorando a qualidade de execução das atividades por parte do cuidador, o que também confere à criança possibilidade de estar mais atenta e envolvida na atividade. Nos cuidados paliativos pediátricos (CPP) é preciso considerar a proteção e os direitos da criança[2], garantidos por um conjunto de ações voltadas para sua qualidade de vida, incluindo a aplicação de tecnologias necessárias à sua saúde, bem-estar e funcionalidade.

Desse modo, o processo de implementação de TA junto a crianças em cuidados paliativos deve ser criterioso, a começar pela avaliação do desempenho ocupacional e a determinação do objetivo desejado para a TA. Após a definição do problema e das ÁREAS/atividades prioritárias, inicia-se um processo de busca por soluções a fim de selecionar os modelos que melhor atendam às necessidades da criança. Para isso é importante que a família e os profissionais pesquisem e conheçam as opções de equipamentos existentes no mercado, experimentem algumas soluções (quando possível) e avaliem se eles irão atender a expectativa.

Cabe ressaltar que a equipe interdisciplinar deve atuar em parceria com os familiares, os capacitando e empoderando para que sejam os protagonistas na etapa de seleção: ao conhecerem as possibilidades e limitações das tecnologias exploradas, poderão tomar a decisão e escolher o recurso que melhor atende às necessidades que vivenciam, a fim de proporcionar ganho funcional e qualidade de vida[14]. Infelizmente, as opções comerciais existentes para o público infantil não atendem totalmente às necessidades – apesar da demanda crescente, não há variedade suficiente – e os modelos disponíveis nem sempre contemplam os diferentes tamanhos das crianças. Além disso, para muitas famílias, as possibilidades de escolha são limitadas, pois o acesso à TA restringe-se aos recursos do SUS, cuja "lista de concessão" contém alguns modelos básicos de equipamentos, disponibilizados após período de espera inviável no contexto dos cuidados paliativos.

Caso não seja encontrada uma alternativa viável ou a família não tenha conseguido adquirir o necessário, convém considerar a possibilidade de desenvolvimento de recursos que, em alguns casos, podem envolver alternativas de baixo custo. É possível e recomendada a indicação de dispositivos assistivos "sob medida", como órteses e utensílios substitutos de preensão, mostrando-se anatômicos e funcionalmente compatíveis com a criança na medida em que forem projetados e confeccionados de maneira individualizada, sendo o terapeuta ocupacional um profissional capacitado para essa ação.

A partir da seleção ou do desenvolvimento do dispositivo mais adequado, seguem-se o treinamento e o uso funcional gradativo, de modo que o acompanhamento do profissional, em um trabalho conjunto com a família, será importante para verificar se a TA está realmente auxiliando determinada atividade e cumprindo o propósito inicialmente planejado. Caso o dispositivo assistivo seja utilizado com frequência pela criança/família, serão maiores as chances de aprimoramento do desempenho durante o uso, possibilitando familiaridade cada vez maior com a TA, a qual se tornará cada vez mais efetiva enquanto agente facilitador. Nesse processo de acompanhamento e reavaliações periódicas, independentemente de serem adquiridos comercialmente ou desenvolvidos de maneira individual, podem ser necessários ajustes e adequações nos equipamentos, visando a melhorias em sua capacidade de uso.

Embora uma tecnologia possa parecer ideal para determinada necessidade, ela pode ser usada de maneira inadequada ou até mesmo ser abandonada[15]. Desse modo, o terapeuta ocupacional e os demais profissionais da equipe interdisciplinar devem planejar a rotina de uso de dispositivos de TA, juntamente com a família, nos contextos naturais, e monitorá-los periodicamente com orientações relativas a período de uso, forma correta de colocação e retirada (se aplicável), cuidados com a manutenção e outras demandas que forem surgindo. Se for identificado que determinado dispositivo assistivo não atende a expectativa, este precisa ser revisto imediatamente para modificação ou busca de novas soluções, otimizando o processo de implementação e minimizando prejuízos funcionais.

Além disso, considerando as mudanças constantes relacionadas com o crescimento e o desenvolvimento infantil, muitos dispositivos assistivos têm caráter temporário porque não se ajustam mais (ficam pequenos) e/ou porque houve mudança nas necessidades da criança, como agravamento de algumas condições da doença/deficiência, presença de deformidades, diminuição da força muscular e outras mudanças possíveis. Nos casos de paralisia cerebral de maior gravidade, distrofias musculares, doenças oncológicas avançadas e outras situações irreversíveis e em progressão, o processo de reavaliação em TA deve ser criterioso, pois a indicação e o uso de equipamentos adaptados devem acompanhar as alterações no quadro clínico e funcional. Nesse contexto, pode ser necessário incrementar ou trocar o modelo, modificar a maneira e o nível de assistência nas atividades e aumentar gradativamente o suporte oferecido pela tecnologia com adaptações cada vez mais extensivas.

Cabe destacar que o repertório de recursos assistivos existentes é amplo e que eles podem ser adquiridos comercialmente ou confeccionados sob medida com diferentes materiais, dependendo da atividade e do que se deseja alcançar. Considerando a limitação deste espaço para apresentação detalhada da gama de possibilidades, algumas opções podem ser encontradas nos Quadros 56.1 e 56.2.

O Quadro 56.1 apresenta informações centradas em recursos assistivos para o auxílio em atividades da vida diária, enquanto no Quadro 56.2 estão sistematizadas informações concernentes a exemplos de recursos assistivos para favorecer posicionamentos, mobilidade e controle do ambiente.

Quadro 56.1 Tecnologia assistiva para auxiliar a vida diária

	Recursos aplicáveis
Alimentação	Talheres engrossados, angulados, com alças, se possível ajustáveis Material antiderrapante, pratos com ventosas e pratos com bordas elevadas Copos leves, com alças, com borda recortada anatômica, com tampa e/ou canudo Colheres com proteção plástica ou emborrachada (para tornar a atividade mais agradável e funcional nos casos de espasticidade ou hipersensibilidade) Talheres com mecanismo de rotação da extremidade no seu próprio eixo ("balanço") Apoio sob os membros superiores da criança (especialmente nos casos de fraqueza)
Vestuário	Cabo longo com gancho em "S" na extremidade Roupas largas, de tecido macio (p. ex., algodão), com aberturas laterais ou frontais Modificações nas roupas (com elásticos e velcros), substituindo botões e zíperes (para facilitar sua colocação e retirada por parte da criança e do cuidador)
Banho	Cadeiras de banho disponíveis comercialmente ou confeccionadas em PVC (de acordo com o tamanho e as posturas habituais da criança) Cadeiras de plástico convencionais, com braços (com forração confeccionada em "espaguetes" de piscina e adaptações para ficarem mais pesadas) Assentos almofadados para banho Esponjas com cabo longo, esponjas com alça ou em modelo de luva
Higiene oral	Escovas com cerdas macias e pequenas (para garantir maior alcance dentário) Alças e substituidores de preensão acoplados à escova de dentes Escovas de dente com cabo engrossado e/ou alongado Escovas elétricas (para melhorar a qualidade dos movimentos e a higiene dos dentes, ou ainda melhorar a aceitação/satisfação da tarefa por parte da criança)
Tarefas escolares	Engrossadores ou adaptadores com alças para giz, lápis, caneta e outros materiais Lápis poroso (para facilitar o desenho e a escrita, na medida em que exige menor aplicação de força e favorece a qualidade da produção) Réguas com antiderrapante; pranchetas e suportes para segurar o papel Alfabetos móveis de diferentes tamanhos e materiais (papelão, EVA ou madeira)
Lazer e brincadeiras	Brinquedos leves e de fácil manipulação, com alça ou cordão para puxar Brinquedos eletrônicos adaptados para uso com acionadores Instrumentos musicais adaptados, livros com texturas e contrastes visuais Adaptações em bicicletas/triciclos (assentos maiores, apoios para tronco, manoplas anatômicas) Jogos de tabuleiro com pinos maiores ou alças nas peças Modificação de brinquedos e brincadeiras para que sejam inclusivos (para valorizar o brincar na rotina da criança e possibilitar sua participação em atividades de lazer)
Uso do computador	*Mouses* e teclados adaptados, bem como acionadores e telas sensíveis ao toque Ponteiras para digitação (para as mãos ou para a cabeça) Colmeias de acrílico para apoio e para evitar que se aperte mais de uma tecla Teclados virtuais com opção de varredura *Software* com finalidades diversas (leitura da tela ou reconhecimento de voz) Sistemas para controle do computador com movimentos da cabeça ou dos olhos Outros recursos de *hardware* e *software* que favoreçam comunicação, leitura, escrita, acesso à internet e a continuidade do processo educacional
Rotina e atividades em geral	Tabelas com horários de atividades ou quadros com a rotina (com fotos e figuras) Figuras para que as crianças façam escolhas Calendários ilustrados e outros recursos para facilitar a participação e o envolvimento da criança nas atividades, especialmente quando houver dificuldade para atenção, concentração, memória, orientação no tempo e no espaço

Fonte: elaborado pelas autoras, 2022.

Quadro 56.2 Tecnologia assistiva para mobilidade, posicionamentos e controle do ambiente domiciliar

	Recursos aplicáveis
Mobilidade	Dispositivos de auxílio para deambulação, como muletas e andadores, incluindo modelos que oferecem maior suporte corporal Carrinhos de bebê adaptados ou carrinhos posturais Cadeiras de rodas manuais, prescritas sob medida, com estrutura estável e recursos, como rodas com desmontagem rápida (*quick release*), centro de gravidade regulável, apoios para os braços ajustáveis em altura e removíveis, apoios para os pés removíveis e com regulagem de altura, manoplas para altura do cuidador, considerando o auxílio para propulsão, inclinação do "assento e encosto" em relação ao solo (*tilt*), dentre outros Extensores nos freios e nos aros de propulsão Cadeiras de rodas motorizadas para independência da criança, pois ela nem sempre terá bom desempenho para propulsão manual, gastando muita energia para isso "Guinchos" para transferências (*lifts*), para facilitar o cuidado
Adequação postural	Sistema de adequação postural ou *seating* individualmente projetado, que proporcione suporte corporal, estabilidade, conforto e função mediante bom posicionamento e boa distribuição de pressão corporal (uniforme) Diante de alterações posturais importantes, podem ser indicados assento e encosto moldados a partir do corpo da criança para corrigir o que for possível e acomodar as deformidades estruturadas (sistema personalizado por digitalização)
Mobiliários e acessórios	Adequações nos móveis que a criança usa (altura da cama, vaso sanitário, mesa, poltrona e cadeira), respeitando as medidas antropométricas Mesa infantil com recorte anatômico, facilitando o apoio do tronco e dos membros superiores, além de plano inclinado para leitura, escrita e outros materiais escolares Mobiliário para manutenção de postura sentada no chão ("cantinho") Cadeira alta para alimentação Mobiliários confeccionados com material de baixo custo: papelão de boa qualidade (que receba tratamento e acabamento) ou PVC (leve, durável, de fácil manuseio e higiene) Sistema antigravitacional para membro superior ("levitar"), para crianças que tenham fraqueza muscular e não consigam realizar movimentos contra a ação da gravidade (pode ser acoplado à cadeira de rodas ou a algum mobiliário); Colchões que favoreçam a circulação sanguínea e a prevenção de úlceras por pressão Rolos, cunhas, "calças de posicionamento", almofadas e outros acessórios que auxiliem as trocas de decúbito e previnam deformidades e úlceras por pressão (preferencialmente revestidos com material impermeável para fácil higiene)
Órteses	Estáticas rígidas (sem partes móveis), indicadas para estabilizar, proteger, reduzir dor, oferecer suporte, descanso ou imobilização, para os membros superiores ou inferiores Estáticas seriadas, para ganho de amplitude de movimento articular (se aplicável) Órteses maleáveis, feitas em Neoprene®, especialmente quando se deseja manter certa flexibilidade, sendo um material lavável e que oferece conforto à criança Órteses assistivas ou funcionais, bastante recomendadas para o público infantil, com o objetivo primário de facilitar determinados movimentos e posturas durante atividades funcionais (são as que mais se aproximam dos princípios da tecnologia assistiva)
Controle do ambiente	Controle remoto para ligar, desligar e ajustar aparelhos eletrônicos (luz, som, TV e ventiladores), abrir e fechar portas, bem como receber e fazer chamadas telefônicas Internet das Coisas ou *Internet of Things* (IoT), em que dispositivos físicos recebem e transferem dados por redes sem fio, com ou sem intervenção humana, sem muito investimento financeiro. Esses dispositivos funcionam por meio da internet e oferecem determinadas funções à distância, por meio do celular ou comando de voz Automação residencial, de modo geral, tornando as tarefas mais fáceis para a família e, a depender da idade e do entendimento da criança, ela irá se beneficiar e adquirir independência para algumas funções na casa, bem como autonomia e qualidade de vida

Fonte: elaborado pelas autoras, 2022.

Convém salientar que os materiais termoplásticos de baixa temperatura são os mais indicados para confecção de dispositivos assistivos para os membros superiores, os quais precisam ser anatômicos, como alças para utensílios e substituidores de preensão. Esses materiais estão disponíveis comercialmente na forma de placas, tiras pré-cortadas (com bordas lisas e cortados em máquina), malha ou fita (disponível em rolos) e em grânulos, com tempo de fusão rápida e que pode ser considerado prático para algumas aplicações[16-18]. A possibilidade de remodelagem e ajustes ao longo do tempo torna esse grupo de materiais atrativo para aplicação em cuidados paliativos, uma vez que alterações no quadro clínico e funcional podem exigir mudanças nos dispositivos indicados.

CONSIDERAÇÕES FINAIS

A prática em cuidados paliativos deve considerar a situação atual da pessoa com metas realistas na busca pela solução dos problemas, de modo que a adaptação domiciliar deve ser planejada em parceria com a família, buscando identificar e respeitar as necessidades e os desejos de todos os envolvidos[10].

É preciso considerar que o ambiente domiciliar tem uma história própria, construída ao longo do tempo, e que a disposição dos móveis, a distribuição dos cômodos da casa entre os familiares e a localização dos objetos podem ter um motivo ou um significado. Para tanto, o profissional deve atentar para o fato de que o domínio do ambiente é das pessoas que ali residem, e qualquer proposta de modificação ou orientação deve partir de relações interpessoais baseadas na ética e no respeito e pautar-se na biografia do núcleo familiar e de suas condições estruturais.

Referências

1. Barbosa S, Zoboli I, Iglesias S. Cuidados paliativos: Na prática pediátrica. 1. ed. Rio de Janeiro: Atheneu, 2019.
2. Maciel MGS. Definições e princípios (Parte 1 – Introdução). In: Oliveira RA. Cuidado paliativo. São Paulo: CREMESP – Conselho Regional de Medicina do Estado de São Paulo, 2008: 15-32.
3. Matsumoto DY. Cuidados paliativos: Conceitos, fundamentos e princípios. In: Carvalho RT, Parsons HA. Manual de cuidados paliativos ANCP. 2. ed. São Paulo: Academia Nacional de Cuidados Paliativos, 2012.
4. Fripp JC. Ação prática do paliativista na continuidade dos cuidados em domicílio. In: Carvalho RT, Parsons HA. Manual de cuidados paliativos ANCP. 2. ed. São Paulo: Academia Nacional de Cuidados Paliativos, 2012.
5. Sociedade Brasileira de Pediatria (SBP). Documento Científico. Cuidados paliativos pediátricos: O que são e qual sua importância? Cuidando da criança em todos os momentos. Departamento Científico de Medicina da Dor e Cuidados Paliativos: Sociedade Brasileira de Pediatria, 2017.
6. Othero MB. O papel do terapeuta ocupacional na equipe. In: Carvalho RT, Parsons HA. Manual de cuidados paliativos ANCP. 2. ed. São Paulo: Academia Nacional de Cuidados Paliativos, 2012.
7. Melo DA. Nutrição. In: Oliveira RA. Cuidado paliativo. São Paulo: CREMESP – Conselho Regional de Medicina do Estado de São Paulo, 2008: 81-2.
8. Vasconcelos GB, Pereira PM. Cuidados paliativos em atenção domiciliar: Uma revisão bibliográfica. Revista de Administração em Saúde, 2018; 18(70).
9. Organização Mundial da Saúde (OMS). CIF: Classificação Internacional de Funcionalidade, Incapacidade e Saúde. Centro Colaborador da Organização Mundial da Saúde para a Família de Classificações Internacionais. Coordenação da tradução: Cassia Maria Buchalla. São Paulo: Editora da Universidade de São Paulo, 2003.
10. Queiroz MEG. Atenção em cuidados paliativos. Cadernos de Terapia Ocupacional da UFSCar 2012; 20(2):203-5.
11. Smith RO, Scherer MJ, Cooper R et al. Assistive technology products: A position paper from the first global research, innovation, and education on assistive technology (GREAT) summit. Disability and Rehabilitation Assistive Technology 2018 Jul; 13(5):473-85.
12. Organização Mundial da Saúde (OMS). Assistive Technology – Key facts. Disponível em: https://www.who.int/news-room/fact-sheets/detail/assistive-technology, 2018. Acesso em 3 mar 2022.
13. Rocha EF, Castiglioni MC. Reflexões sobre recursos tecnológicos: Ajudas técnicas, tecnologia assistiva, tecnologia de assistência e tecnologia de apoio. Revista de Terapia Ocupacional da USP 2005; 16(3):97-104.
14. Bersh R. Introdução à tecnologia assistiva. Porto Alegre, 2017, 20p. Disponível em: https://www.assistiva.com.br/Introducao_Tecnologia_Assistiva.pdf. Acesso em 6 fev 2022.
15. Scherer MJ, Federici S. Why people use and don't use technologies: Introduction to the special issue on assistive technologies for cognition/cognitive support technologies NeuroRehabilitation 2015; 37(3):315-9. doi: 10.3233/NRE-151264. PMID: 26518529.
16. North Coast – Medical and Rehabilitation Products. Disponível em: https://www.ncmedical.com/categories/Splinting_14440004.html. Acesso em 3 mar 2022.
17. Orfit Industries – Leader in Thermoplastic Innovations. Disponível em: https://www.orfit.com/physical-rehabilitation/products/. Acesso em 3 mar 2022.
18. Performance Health. Disponível em: https://www.performancehealth.com/products/hand-therapy-splinting. Acesso em 3 mar 2022.

Orientações Burocráticas em Relação ao Óbito

Capítulo 57

Elaine de Freitas
Juliana Morais Menegussi

INTRODUÇÃO

Este capítulo tem por objetivo fornecer orientações sobre os procedimentos burocráticos que envolvem o óbito no contexto nacional. Para tanto, as autoras optaram por descrever por meio de quais caminhos cada serviço e/ou nível de atenção à saúde pode trabalhar com a questão. Além das informações burocráticas, algumas reflexões são ressoantes na prática profissional, envolvendo a necessidade de acolher o sofrimento em meio às dúvidas dos familiares e possibilitando que a orientação também seja pautada em práticas mais humanizadas diante da perda.

ACOLHIMENTO DIANTE DO ÓBITO

De acordo com a Política Nacional de Humanização (PNH), acolher significa reconhecer o que o outro traz como legítima e singular necessidade de saúde. O acolhimento deve comparecer e sustentar a relação entre equipes/serviços e usuários/populações. Como valor das práticas de saúde, o acolhimento é construído de maneira coletiva a partir da análise dos processos de trabalho e tem como objetivo a construção de relações de confiança, compromisso e vínculo entre as equipes/serviços, trabalhador/equipes e usuário/rede socioafetiva[1].

Assim, o acolhimento em saúde deve guiar a conduta do profissional de saúde independentemente do tipo de serviço em que ele esteja inserido. Acolher, conforme apontado na PNH, é uma atitude ética de escuta qualificada, empatia e estar com o outro diante dos desafios que permeiam a vida cotidiana, sendo a morte um fato da vida. Ao traduzirem, por meio de uma narrativa, a morte de um usuário na atenção básica, Dias, Vieira & Gomes[2] referem o quão importante e necessário é o acolhimento familiar em meio à burocracia para declaração do óbito.

A abordagem desse momento agudo de luto é bastante complexa para o profissional da saúde, uma vez que, ao mesmo tempo que precisa auxiliar a resolução de questões burocráticas, fornecendo a declaração de óbito, também precisa colocar-se em um lugar sensível de observação dos familiares e amigos ante a recente perda, acolhendo a dor e permanecendo à disposição com carinho e empatia[2].

Com base na premissa de uma escuta qualificada, acolhimento e empatia, conforme preconizado pelo Sistema Único de Saúde (SUS) e que também se sustenta como princípios e diretrizes dos cuidados paliativos pediátricos (CPP), espera-se que esses faróis guiem o fazer profissional diante de situações complexas e difíceis que envolvem os procedimentos de óbito, de modo que esse momento seja transformado em um espaço de cuidado.

NOTAS PRELIMINARES PARA TODOS OS NÍVEIS DE ATENÇÃO À SAÚDE

Neste capítulo serão discutidas as questões burocráticas que permeiam os três níveis de atenção à saúde em casos de óbito: atenção básica, especializada e hospitalar. Vale ressaltar que cada estado e/ou município tem sua forma própria de trabalhar e seus recursos independentes, sendo necessário verificar a rotina e os procedimentos de cada local.

Declaração de óbito

A Declaração de Óbito (DO) consiste em um documento padrão do Sistema de Informações sobre Mortalidade (SIM) e tem por finalidade cumprir as exigências legais de registro de óbitos, atender aos princípios de cidadania e servir como fonte de dados para as estatísticas de saúde[3].

A DO deve ser preenchida em todos os óbitos, inclusive os fetais, ocorridos em estabelecimento de saúde, domicílios ou em outros locais. Para orientação do óbito, é necessário ter ciência de que a DO (atestação) é uma obrigação exclusivamente médica. As DO são assinadas por médicos e preenchidas em formulário próprio, padronizado pelo Ministério da Saúde, numerado e disponibilizado para preenchimento médico pelas autoridades de saúde.

Nos casos de morte natural, sem assistência médica, a DO deve ser emitida pelo médico do Serviço de Verificação de Óbito (SVO). Caso esse serviço não esteja disponível, deverá ser emitida por médico do serviço público de saúde mais próximo de onde ocorreu o falecimento ou, em sua ausência, por qualquer médico da localidade. Caso não haja médico na localidade, a DO deverá ser emitida por um declarante e duas testemunhas, maiores e idôneas, podendo ser parentes da criança ou adolescente falecido, que teriam presenciado ou se certificado do óbito. Nos casos de morte natural com assistência médica, o médico que vinha prestando assistência ao paciente deverá emitir a DO.

Em caso de morte por causa externa (ou não natural), a DO deve ser obrigatoriamente fornecida pelo Instituto Médico Legal (IML) ou, nos municípios sem IML, por qualquer médico da localidade, investido pela autoridade judicial ou policial, na função de perito legista eventual.

Declaração de óbito em mortes fetais

De acordo com o *Manual de Vigilância do Óbito Infantil e Fetal* e do Comitê de Prevenção do Óbito Infantil e Fetal, em caso de óbito fetal, o médico que prestou assistência à mãe fica obrigado a emitir a DO quando a duração da gestação for ≥ 20 semanas ou se o feto apresentar peso ≥ 500g ou estatura ≥ 25cm[3].

Em caso de gestação < 20 semanas, feto < 500 gramas e estatura < 25 centímetros, a legislação prevê a emissão facultativa da DO para os casos em que a família queira realizar o sepultamento. Caso contrário, o corpo poderá ser incinerado sem DO no hospital ou entregue à coleta hospitalar adequada[3].

Por fim, somente de posse da DO assinada pelo médico, a família ou o responsável deve procurar a agência funerária para emissão da documentação necessária à contratação de velório e funeral. Essa DO emitida pelo médico ficará retida na agência funerária e uma nova declaração será entregue à família, contendo o protocolo para posterior retirada da Certidão de Óbito, emitida em cartório.

Velório e funeral

Para execução dos ritos mais comuns no cenário nacional, cada município tem sua forma de organização. Entretanto, há previsão na Lei Orgânica da Assistência Social (LOAS) para que esse direito social seja cumprido de maneira digna.

Como mencionado, não há no território nacional uma regra única seguida quanto ao que será garantido às famílias em vulnerabilidade de renda em caso de óbito de algum familiar, porém costuma ser comum a garantia de velório e sepultamento pelas secretarias municipais de assistência social, em parceria com as empresas funerárias.

Cremação

Caso a família opte pela cremação, em geral é necessário que a DO seja assinada por dois médicos. Se a morte for violenta, serão necessários para cremação: atestado médico assinado por médico legista, autorização judicial, laudo do IML, boletim de ocorrência e a declaração de um delegado, não se opondo à cremação. Só poderão ser cremadas sem ordem judicial as pessoas que tiveram morte natural.

Óbitos incluídos ou não no tratamento fora de domicílio

Todos os pacientes deverão estar cadastrados no tratamento fora de domicílio (TFD) para solicitação do pedido de traslado do corpo. O contato com o município e/ou estado deverá ser realizado e confirmada a inserção do paciente no TFD; caso ele não esteja incluído, o órgão responsável pode negar o traslado gratuito.

Quando o paciente é cadastrado, é necessário orientar o familiar sobre os documentos necessários para envio ao TFD (DO e documentos pessoais) para que o Estado possa contatar a agência funerária contratada e a passagem do responsável. A instituição responsável pela remoção informará os dados pessoais com telefones de contato do familiar ao TFD de origem, assim como do TFD ao familiar, para continuidade do processo.

Quando o TFD indeferir o atendimento, em virtude da não inclusão do paciente para tratamento fora de seu estado/município, a família poderá realizar o traslado de maneira particular ou, caso não tenha condições socioeconômicas, poderá verificar a possibilidade de serviço gratuito na cidade em que ocorreu o óbito.

Segundo o Ministério da Saúde, a Portaria 55, de 24 de fevereiro de 1999, dispõe de alguns artigos para inclusão do paciente no TFD, com destaque para o artigo 9º, que diz que, em caso de óbito do usuário em TFD, a Secretaria de Saúde do Estado/Município de origem se responsabilizará pelas despesas decorrentes[4].

ATENÇÃO BÁSICA E ATENÇÃO DOMICILIAR

De acordo com a Política Nacional de Atenção Básica (PNAB)[5], em seu artigo 2º, a atenção básica é definida como o conjunto de ações de saúde individuais, familiares e coletivas que envolvem promoção, prevenção, proteção, diagnóstico, tratamento, reabilitação, redução de danos, cuidados paliativos e vigilância em saúde, desenvolvida por meio de práticas de cuidado integrado e gestão qualificada, realizada com equipe multiprofissional e dirigida à população em território definido, sobre as quais as equipes assumem responsabilidade sanitária.

Pela primeira vez aparece na política de atenção básica a expressão *cuidados paliativos*; desse modo, parte-se do pressuposto que as equipes atuantes no território compreendem ou deveriam compreender os princípios que envolvem essa assistência; entretanto, essa não é a realidade encontrada nos serviços, seja pela fragilidade na formação, seja pelo próprio modelo de saúde e a incipiente articulação com as políticas sociais[6]. Nessa legislação, especificamente, não há informação sobre como proceder em caso de óbito nem sobre a forma de acolhimento em caso de morte e no luto das famílias, ainda que os cuidados paliativos sejam mencionados.

O mesmo acontece na redefinição da atenção domiciliar (AD), de 2016, que passa a ser indicada para pessoas em estabilidade clínica, necessitando de atenção à saúde em situação de restrição ao leito ou ao lar de maneira temporária ou definitiva ou em grau de vulnerabilidade, sendo considerada a oferta mais oportuna para tratamento, paliação, reabilitação e prevenção de agravos, tendo em vista a ampliação de autonomia do usuário, família e cuidador.

Cabe destacar o avanço ao inserir a paliação como forma de cuidado, porém não há menção que desdobre nos cuidados de óbito e pós-óbito. Entretanto, diferentemente da PNAB, no artigo 7º, inciso VI, da AD é citada a importância da pactuação de fluxos para o atestado de óbito, o que deve ser preferencialmente emitido por médico da EMAD ou da equipe de atenção básica do respectivo território.

Apesar desses direcionamentos legais, infelizmente morrer em casa ainda é um grande desafio para as famílias, pois nem sempre essa "facilidade" é encontrada nos municípios e territórios, tornando necessário um fluxo de informação de óbito mais complexo.

Segundo o *Caderno de Atenção Domiciliar*[1], nos casos em que a morte não é esperada, mas possível, para que seja possível a emissão da DO o médico da AD ou o médico substituto deverá:

- Com o prontuário domiciliar em mãos, examinar o paciente falecido e realizar entrevista com os cuidadores e familiares para checar possíveis causas do óbito.
- Caso não se sinta seguro quanto às causas do óbito, o médico deverá proceder ao encaminhamento ao SVO.
- Para que o corpo seja encaminhado para o SVO, a família deverá fazer a notificação do óbito por morte natural à delegacia da cidade ou do bairro mais próximo do domicílio para providências quanto ao traslado do corpo para o referido serviço, que, após verificação, emitirá a DO.
- Se o paciente estava em tratamento sob regime domiciliar, a DO deve ser emitida pelo médico da Estratégia de Saúde da Família ou do atendimento domiciliar e outros assemelhados pelo qual o paciente vinha sendo acompanhado.

ATENÇÃO ESPECIALIZADA

Não há na literatura e nas legislações referências e/ou orientações acerca de óbitos ocorridos na atenção especializada. Desse modo, cabe destacar a importância de que crianças, adolescentes e familiares e/ou responsáveis sejam acolhidos e ouvidos quanto a suas escolhas e demandas sobre o próprio desejo de morte e pós-morte. Em geral, nas consultas ambulatoriais, os usuários encontram-se estáveis, muitos deles em condições de refletir sobre sua finitude. Essas oportunidades de diálogo podem ser muito bem utilizadas na atenção especializada, avaliando desde as escolhas que envolvem o tratamento, como os encaminhamentos e recursos disponíveis para a família e o Estado em situação de óbito.

Merece destaque o caso de pacientes que estavam em tratamento ambulatorial, quando a DO deve ser fornecida pelo médico designado pela instituição que prestava a assistência ou pelo SVO.[8]

ATENÇÃO HOSPITALAR

Segundo Oliveira e cols.[9], a família merece cuidados e suporte desde a comunicação do diagnóstico, pois ela pode apresentar diversas reações à equipe, e muitas vezes a ansiedade familiar pode tornar-se um dos aspectos de mais difícil manejo. Os autores afirmam que no momento da perda concreta do paciente os familiares se deparam com a realidade e costumam vivenciar as fases do luto: negação, raiva, barganha, depressão e aceitação.

Na atenção hospitalar pediátrica, a comunicação do óbito é um fator essencial para evitar lacunas nas informações dadas à família, e essa comunicação deve ter bases humanistas, considerando todos os aspectos psicológicos e sociais.

Em caso de óbito de pacientes internados sob regime hospitalar, a DO deverá ser fornecida pelo médico assistente e, em sua ausência, por médico substituto pertencente à instituição.

CONSIDERAÇÕES FINAIS

Fornecer orientações sobre questões burocráticas do óbito é uma prática que permeia o dia a dia dos profissionais da saúde, sobretudo dos que atuam em contexto hospitalar. Entretanto, ao comunicar as regras que envolvem o óbito, o profissional deve ter a sensibilidade de acolher o sofrimento do indivíduo pela perda, promovendo um espaço de escuta e expressão dos sentimentos.

Referências

1. Brasil. Ministério da Saúde. Secretaria de Atenção à Saúde. Departamento de Atenção Básica. Caderno de atenção domiciliar. Brasília, 2013. Disponível em: https://bvsms.saude.gov.br/bvs/publicacoes/caderno_atencao_domiciliar_melhor_casa.pdf. Acesso em 21 jan 2022.
2. Dias APM, Vieira EF, Gomes ER. Declaração de óbito domiciliar na Atenção Primária à Saúde: acolhendo a morte no lar. Interface-Comunicação, Saúde, Educação. 24:e190873. Disponível em: https://doi.org/10.1590/Interface.190873. Acesso em 15 mar 2022.
3. Brasil. Ministério da Saúde. Declaração de óbito: documento necessário e importante/Ministério da Saúde, Conselho Federal de Medicina, Centro Brasileiro de Classificação de Doenças. Brasília, 2006. Disponível em: https://bvsms.saude.gov.br/bvs/publicacoes/declaracao_de_obito_final.pdf. Acesso em 22 fev 2022.
4. Brasil. Portaria 55, de 24 de fevereiro de 1999. Dispõe sobre a rotina do Tratamento Fora de Domicílio no Sistema Único de Saúde (SUS), com inclusão dos procedimentos específicos na tabela de procedimentos do Sistema de Informações Ambulatoriais do SIA/SUS e dá outras providências. Disponível em: https://bvsms.saude.gov.br/bvs/saudelegis/sas/1999/prt0055_24_02_1999.html. Acesso em 12 fev 2022.
5. Brasil. Portaria 2436, de 21 de setembro de 2017. Aprova a Política Nacional de Atenção Básica, estabelecendo a revisão de diretrizes para a organização da Atenção Básica, no âmbito do Sistema Único de Saúde (SUS). Disponível em: https://bvsms.saude.gov.br/bvs/saudelegis/gm/2017/prt2436_22_09_2017.html. Acesso em 7 mar 2022.
6. Justino ET et al. Os cuidados paliativos na atenção primária: Scoping review. Revista Latino-Americana de Enfermagem 2020; 28.
7. Brasil. Portaria 825, de 25 de abril de 2016. Redefine a Atenção Domiciliar no âmbito do Sistema Único de Saúde (SUS) e atualiza as equipes habilitadas. Disponível em: https://bvsms.saude.gov.br/bvs/saudelegis/gm/2016/prt0825_25_04_2016.html. Acesso em 7 mar 2022.
8. Resolução CFM 1.779/2005. Disponível em: https://www.cremesp.org.br/?siteAcao=PesquisaLegislacao&dif=s&ficha=1&id=6285&tipo=RESOLU%C7%C3O&orgao=Conselho%20Federal%20de%20Medicina&numero=1779&situacao=VIGENTE&data=11-11-2005.
9. Medeiros LA, Lustosa MA. A difícil tarefa de falar sobre morte no hospital. Rev SBPH Rio de Janeiro, dez 2011; 14(2). Disponível em: http://pepsic.bvsalud.org/scielo.php?script=sci_arttext&pid=S1516-08582011000200013. Acesso em 15 fev 2022.

Ventilação Mecânica Domiciliar em Pediatria

Capítulo 58

Rita de Cássia Guedes de Azevedo Barbosa
Carolina de Araújo Affonseca
Maíla Cristina da Cunha Guimarães

INTRODUÇÃO

A era moderna da ventilação mecânica (VM) desenvolveu-se principalmente como uma resposta à epidemia de poliomielite que eclodiu na década de 1950. O pulmão de aço, com ventilação à pressão negativa, foi desenvolvido e usado para tratar e manter a vida de pessoas cuja função respiratória foi prejudicada ou suprimida após o acometimento. Ventiladores invasivos de pressão positiva tornaram-se disponíveis nas décadas de 1940 e 1950.

O desenvolvimento histórico da ventilação mecânica é notável e reflete a evolução dos cuidados respiratórios intensivos. A ventilação mecânica domiciliar (VMD) tal como existe hoje surgiu em meados da década de 1980, mas até a década de 1990 a maioria dos pacientes dependentes de ventilação mecânica prolongada permanecia internada por meses a anos nas unidades de terapia intensiva (UTI).

Os avanços nos cuidados neonatais e pediátricos reduziram a mortalidade, porém têm levado a um número crescente de crianças com condições clínicas crônicas e complexas, hemodinamicamente estáveis, mas dependentes de suporte ventilatório por tempo integral ou intermitente. O desenvolvimento e a modernização dos ventiladores mecânicos têm permitido que adultos e crianças com necessidade de suporte ventilatório permanente possam ser transferidos para o ambiente domiciliar, utilizando aparelhos cada vez mais sofisticados e portáteis.

Uma definição bem conhecida de crianças com indicação para VMD é "qualquer criança que, quando clinicamente estável, continua a necessitar de ajuda mecânica para respirar, após uma falha reconhecida no desmame ou lentidão no desmame 3 meses após a instituição da ventilação".

Embora não seja possível saber com exatidão o número de pacientes em VMD, estima-se que a prevalência varie de 6,6 a 20,0 por 100 mil adultos e de 4,2 a 6,7 por 100 mil crianças. A maior parte das crianças em VMD é acometida por doenças graves que resultam em limitações funcionais e menor expectativa de vida. Embora possa manter a função respiratória, a VMD não é capaz de tratar a doença de base do paciente e pode impactar negativamente a qualidade de vida, o que torna a tomada de decisão quanto à introdução definitiva do suporte ventilatório extremamente desafiadora para a família e a equipe.

As estratégias de tratamento são determinadas pela alteração respiratória ou ventilatória de cada indivíduo. As indicações são muito variadas e, consequentemente, os desfechos diferem muito para cada criança. Para realização tanto da VMD invasiva como da VMD não invasiva é necessário um serviço complexo de acompanhamento respiratório, organizado para o ambiente domiciliar e para prestação de cuidados especiais com treinamento dos profissionais e cuidadores.

OBJETIVOS DA VENTILAÇÃO MECÂNICA DOMICILIAR

O principal objetivo da VMD é reduzir o esforço respiratório, que por sua vez promove o crescimento adequado da criança e da caixa torácica, fornece energia para todas as atividades diárias e melhora as condições que permitirão que ela atinja seu potencial máximo de desenvolvimento. Ao repousar os músculos respiratórios e otimizar a oxigenação e o estado ácido-básico, a VMD influencia positivamente a qualidade de vida, melhora o estado nutricional e possivelmente desacelera o declínio da função pulmonar. Além dos benefícios, como o potencial de aumentar a expectativa de vida com qualidade, muitos estudos confirmaram que a VMD melhora a qualidade das interações sociais da criança e da família, além de reduzir os riscos de infecção indiscutivelmente maiores no ambiente hospitalar. A ventilação mecânica de longo prazo em ambiente hospitalar tem influência social, psicológica e emocional negativa no desenvolvimento da criança.

Embora não seja um objetivo primário, o uso de VMD propicia a redução dos custos dos serviços de saúde ao diminuir o tempo de internação, especialmente em UTI, aumentando a disponibilidade de vagas para pacientes com quadros agudos, graves e potencialmente reversíveis.

INDICAÇÕES DE VENTILAÇÃO MECÂNICA DOMICILIAR

A indicação primária para início da VMD é a insuficiência ventilatória crônica (IVC), documentada pelo aumento da $PaCO_2$, sendo iniciada eletivamente após confirmação da hipoventilação noturna que precede a IVC. A indicação durante a admissão na UTI pode ser por falha no desmame da ventilação invasiva (VI) ou não invasiva (VNI). A VMD está indicada para um grupo heterogêneo de crianças com diagnósticos clínicos variados. Os mais comuns são fraqueza nos músculos respiratórios, falha no controle central da ventilação e vários tipos de doenças pulmonares, das vias aéreas e da parede torácica. A síndrome de hipoventilação da obesidade, lesões da medula espinhal e traqueobroncomalácia também estão entre as doenças com indicação de VMD. Para receber a VMD, a criança deve estar clinicamente estável, a menos que a indicação seja para cuidados de fim de vida no ambiente domiciliar.

Os seguintes critérios são necessários: via aérea segura, necessidade de oferta de oxigênio geralmente < 40%, $PaCO_2$ passível de ser mantida dentro de limites seguros com uso do ventilador domiciliar e controle do aporte nutricional para manter crescimento e desenvolvimento adequados. Além disso, o ambiente domiciliar deverá ser seguro e adequado, o cuidador deverá estar devidamente treinado para todos os cuidados de rotina e intercorrências, e todos os equipamentos e materiais necessários para o cuidado deverão estar disponíveis e em bom funcionamento.

Sintomas clínicos, como dor e dispneia, devem estar bem controlados para possibilitar o fornecimento domiciliar do nível de suporte e intervenção que a criança necessita. Não deve haver indicação para testes laboratoriais constantes ou mudanças frequentes na prescrição. Os pais precisam compreender o prognóstico em longo prazo, bem como os riscos da VMD, e devem estar dispostos e de acordo com o desafio de realizar o complexo tratamento da criança no ambiente domiciliar. Idealmente, a discussão sobre a possibilidade de VMD deve começar logo após estabelecido o diagnóstico da doença ou caso haja indicação de suporte ventilatório por tempo prolongado mesmo sem a certeza do diagnóstico.

A VMD está indicada conforme a seguinte classificação em subgrupos:

1. **Crianças dependentes da VM:** crianças que necessitam de VM para manter a vida em curto ou longo prazo com alto risco de morte ou evento adverso grave se a VM for interrompida.
   1A. **VM contínua:** crianças que dependem da VM pelo menos 16 horas ao dia para manter a vida em vigília ou durante o sono (p. ex., insuficiência respiratória em estágio final e lesão medular cervical alta).
   1B. **VM durante o sono:** a criança depende da VM para manter o sono, e sua vida seria ameaçada por sono sem suporte ventilatório. Em caso de falha de equipamento/energia, a criança estaria segura se pudesse ser acordada (p. ex., síndrome de hipoventilação central congênita).
2. **Crianças que necessitam de VM para otimização da saúde:** crianças nas quais a VM é necessária para uma saúde ideal, mas não como suporte de vida. Esse grupo pode interromper o suporte ventilatório durante o sono por curtos períodos sem ameaça direta à continuidade da vida, mas pode haver efeitos negativos de médio ou longo prazo caso a VM não seja utilizada de maneira regular.
   2A. **VM para saúde frágil:** a criança não depende da VM durante a vigília ou o sono para manutenção da vida em curto prazo, mas tem saúde frágil e pode estar sujeita a resultados adversos sem uso diário ou em caso de falha do ventilador (p. ex., doenças neuromusculares graves).
   2B. **Suporte ventilatório para apoio à saúde:** a criança não depende da VM para continuação da vida durante a vigília ou o sono. O uso regular otimiza a saúde, mas um grande evento adverso é improvável sem o uso, em caso de falha do ventilador (p. ex., crianças que usam pressão positiva contínua das vias aéreas [CPAP] para tratar síndrome da apneia obstrutiva do sono).

Embora as expressões CPAP e VNI sejam muitas vezes usadas indistintamente, há diferença entre elas: CPAP é usada para aplicar pressão positiva maior que a pressão atmosférica para a via aérea superior. Com CPAP não há auxílio da musculatura inspiratória. A VNI, por outro lado, aplica pressão durante a fase inspiratória maior que a pressão aplicada durante a expiração. Assim, a VNI auxilia os músculos respiratórios e pode fornecer suporte ventilatório.

3. **Suporte ventilatório para crianças com condições limitantes de vida recebendo cuidados paliativos:** suporte ventilatório fornecido com foco no controle dos sintomas e para melhorar a qualidade de vida, como, por exemplo, favorecer a alta hospitalar de crianças em fase final de vida, cujo desejo da família seja vivenciar o óbito em casa.

PROFISSIONAIS NECESSÁRIOS NO ACOMPANHAMENTO DA VENTILAÇÃO MECÂNICA DOMICILIAR

Dada a complexidade para manter uma criança em casa utilizando VM, é necessária a atuação de equipe multidisciplinar formada por médicos, enfermeiros, fisioterapeutas, fonoaudiólogos, psicólogos e terapeutas ocupacionais.

Quando hospitalizadas, as crianças com VI apresentam múltiplas morbidades que exigem cuidados complexos e, quando recebem alta para o domicílio, continuam demandando todo esse acompanhamento. Aquelas em uso de VNI necessitam de atendimentos ambulatoriais para consultas de subespecialidade, serviços de reabilitação e educação especial e, portanto, também necessitam de uma equipe multidisciplinar cuidadosamente coordenada. Idealmente, devem existir protocolos quanto aos cuidados com o paciente e com os equipamentos, o que aumenta a probabilidade de sucesso em longo prazo.

Com um número crescente de crianças em uso de VMD recebendo assistência à saúde e educação em vários ambientes, é necessário promover uma integração bem-sucedida com a comunidade, o que torna imprescindível a participação de assistente social na equipe. É importante a existência de um centro de referência em VMD, pois nesses centros estarão os profissionais com mais experiência, os quais, portanto, poderão contribuir muito para o sucesso, a adaptação e/ou a alta da pessoa em VMD, bem como para o treinamento das equipes que ficarão diretamente responsáveis pelos cuidados em domicílio. No Brasil, desde o início dos anos 2000, o Sistema Único de Saúde (SUS) vem construindo uma rede para uso de ventilação mecânica domiciliar. A primeira iniciativa nesse sentido ocorreu em setembro de 2001, quando foi publicada a Portaria GM 1.531/2001 para distrofia muscular. Sete anos mais tarde foi publicada a Portaria GM 1.370/2008, e em 2006 a Resolução RDC 11 definiu o regulamento técnico de funcionamento de serviços que prestam atendimento domiciliar, públicos ou privados, em regime de assistência e/ou internação domiciliar. Em novembro de 2018 foi promulgada a Portaria 68, de 26 de novembro, que incorporou ao SUS o procedimento de VMID para tratamento da insuficiência respiratória crônica mediante pactuação tripartite.

CUIDADOS COM O PACIENTE EM VENTILAÇÃO MECÂNICA DOMICILIAR

Requisitos de alta para a criança dependente de ventilação mecânica domiciliar

- Doença de base e comorbidades estáveis.
- Ambiente seguro, já avaliado pela equipe, checando se foram realizadas as adaptações sugeridas.
- Financiamento estabelecido: quem vai assumir os custos dos cuidados em casa.
- Equipamentos instalados: fornecimento de todos os dispositivos necessários, além dos materiais e medicamentos. Todos devem estar disponíveis no momento da alta.
- Plano de acompanhamento implementado: agendamento para primeira visita e frequência de visitas devem ser programados antes da alta.

Como as crianças que recebem VMD geralmente apresentam quadro clínico complexo, a casa pode tornar-se um ambiente muito semelhante ao ambiente hospitalar, promovendo alterações que afetam a autonomia e a privacidade da família. Como parte da tomada de decisão compartilhada para alta, a equipe de saúde deve ajudar as famílias a compreenderem as consequências complexas de iniciar a VMD, levando em consideração seus objetivos e valores.

A transição para o ambiente domiciliar pode ocasionar intensa sobrecarga física dos cuidadores, bem como elevar acentuadamente os gastos mensais, uma vez que eles terão de arcar com despesas até então supridas pelo hospital. Além disso, alguns membros da família muitas vezes precisarão abandonar o mercado de trabalho para assumir os cuidados com a criança, o que pode acentuar o impacto socioeconômico familiar.

A alteração no papel dos pais é um grande motivo de estresse, pois eles mudam de função, tornando-se cuidadores ativos de seu filho. Viver com VMD pode ser um processo vitalício que afeta diversas atividades da vida diária. Algumas crianças podem ser gradualmente desmamadas da VMD e outras decanuladas e adaptadas à VNI, mas para muitas crianças a necessidade de VMD aumentará ao longo do tempo. Doenças de longo prazo costumam ter efeito significativo em irmãos saudáveis. Visitas regulares ao irmão no hospital, maiores responsabilidades em casa e menos tempo dos pais com eles podem contribuir para o estresse e a ansiedade. Os irmãos podem modificar seu comportamento para atender às necessidades da família e assumir tarefas e habilidades que naturalmente não realizariam. Portanto, o impacto sobre os irmãos precisa ser considerado e não deve ser subestimado.

DIFICULDADES PARA ALTA EM VENTILAÇÃO MECÂNICA DOMICILIAR

Muitas são as dificuldades que podem ser encontradas durante o processo de alta para o domicílio. A equipe multidisciplinar deverá avaliar todo o processo e ficar atenta aos problemas para que estes sejam resolvidos e a criança permaneça em casa com segurança. Os principais entraves à desospitalização são:

1. Problemas de habitação, como acesso difícil, área de conflito, falta de água corrente ou eletricidade irregular.
2. Dificuldade de acesso aos equipamentos.
3. Instabilidade do quadro clínico da criança.
4. Falta de apoio da comunidade.
5. Falta de acesso a medicamentos e insumos.
6. Conflito entre a família e os profissionais.

Há poucos dados na literatura sobre as complicações relacionadas com a VMD. A fim de minimizar os riscos, convém atuar de maneira preventiva quanto aos problemas mais prováveis (Quadro 58.1).

Para definição da forma de VMD a ser indicada, é importante considerar os riscos e benefícios da VNI *versus* VI. Apesar de a traqueostomia ter sido por muito tempo a escolha para crianças que necessitam de ventilação por mais de 16 horas ao dia, um número crescente de crianças que dependem da VM por 24 horas diárias tem utilizado a VNI contínua de maneira segura e eficaz.

A presença de um serviço de atendimento móvel de urgência, público (SAMU) ou terceirizado, é de extrema importância para garantir a assistência e a segurança dos pacientes em VMD contínua, seja invasiva, seja não invasiva. A pactuação para o atendimento prioritário desses pacientes se faz necessária e deve fazer parte do plano de desospitalização.

MATERIAIS E EQUIPAMENTOS NECESSÁRIOS PARA VENTILAÇÃO MECÂNICA DOMICILIAR

O desenvolvimento de dispositivos mecânicos portáteis, modernos e tecnológicos, com baterias duráveis, possibilita que as crianças com VMD vivam atualmente uma vida com mais autonomia e é extremamente importante que esses dispositivos sejam adequadamente programados e equipados com alarmes sonoros para chamar a atenção dos cuidadores. As recomendações quanto aos equipamentos necessários para a criança em VMD continua permanecer em casa com segurança são:

- **Ventilador portátil, adequado para uso domiciliar e em crianças:** são recomendados os seguintes alarmes integrados: baixo volume corrente, baixa ventilação minuto, alta pressão, falha de energia e desconexão. As decisões sobre a escolha da interface são imprescindíveis para a adaptação da VNI e levam em conta vários fatores, como a idade e o desenvolvimento da criança, o tempo de ventilação e a disponibilidade no mercado.
- **Fonte de energia alternativa conforme a necessidade de cada criança:** bateria externa.
- **Ressuscitador manual para ventilação:** necessário em caso de falha mecânica ou elétrica.
- **Monitor de saturação de oxigênio:** o monitoramento contínuo da oximetria é recomendado para auxiliar o cuidador no reconhecimento precoce de uma intercorrência.

ORIENTAÇÕES PARA ALTA

Dentre os requisitos necessários para alta de uma criança para VMD estão a vontade e a capacidade dos familiares/cuidadores de realizarem cuidados complexos em domicílio. Para que sejam capazes de atuar de maneira segura no domicílio, os cuidadores devem concluir um programa padronizado de capacitação e demonstrar habilidade e confiança na execução de todos os procedimentos.

Quadro 58.1 Medidas preventivas para os problemas mais prováveis relacionados com a ventilação mecânica domiciliar		
Problema	**Consequência**	**Gestão de risco**
Falha de energia	Falha do ventilador	Configurar alarme de falta de energia; ter bateria reserva (interna ou externa); ter um ressuscitador para paciente dependente do ventilador
Desconexão acidental	Falha na ventilação	Configurar alarmes para baixa pressão ou baixa ventilação minuto; utilizar fixação segura do ventilador e do circuito
Obstrução do circuito	Falha ou perda da ventilação	Configurar alarme de alta pressão
Problemas clínicos	Deterioração aguda do quadro clínico	Ter acesso rápido à equipe para orientações; cuidadores treinados para reconhecer sinais precoces de infecção respiratória ou descompensação ventilatória; cuidadores orientados a chamar o serviço de urgência; mapeamento prévio do hospital de referência
Defeito no ventilador	Falha do ventilador	Serviço de manutenção regular e com avaliação preventiva planejada; linha de contato com a emergência; ventilador de *back-up* disponível para os pacientes dependentes da ventilação mecânica contínua

Os familiares/cuidadores devem ser capacitados nos cuidados respiratórios e no manejo dos equipamentos, mas a administração de dieta e medicamentos por via de alimentação artificial (sonda nasoentérica ou gastrostomia) e como dar o banho com segurança também fazem parte do rol de procedimentos a serem treinados.

O tipo de ventilação domiciliar a ser utilizado também tem influência no processo de treinamento dos cuidadores. O treinamento dos cuidadores de pacientes em VI, em geral, demanda mais tempo, chegando a 6 a 8 semanas, pois envolve cuidados com a traqueostomia e como agir para evitar e/ou tratar a obstrução da cânula ou a decanulação, principais complicações e causa de morte nesses pacientes. Já o treinamento dos cuidadores de pacientes em VNI pode durar menos de 1 semana, dependendo de sua disponibilidade e habilidade.

É muito importante que seja feito e seguido um cronograma de treinamento para todos os cuidadores com a criança. Embora a maioria dos programas adote protocolos semelhantes, não existem critérios validados que descrevam o conhecimento e as habilidades necessárias para cuidar de uma criança em VMD. A maioria dos programas enfatiza a necessidade de um período dentro do hospital em que os pais ficarão responsáveis por todos os cuidados com a criança, sob a supervisão da equipe de saúde, como a última etapa antes da alta.

CONSIDERAÇÕES FINAIS

A VMD é um recurso que torna possível a desospitalização de pacientes com condições clínicas crônicas e complexas. Embora esteja associada a maior qualidade de vida para pacientes e familiares, exige a utilização de protocolos bem estabelecidos e a coordenação do cuidado por equipe multidisciplinar, de modo a garantir a segurança e a viabilidade em longo prazo.

Bibliografia

Åsa Israelsson-Skogsberg. Children living with home mechanical ventilation: The everyday life experiences of the children, their siblings, parents and personal care assistants. [Borås]; 2019.

Barros LS, Ferreira FB, Barbosa RC. Assistência ventilatória não invasiva a pacientes com doenças neuromusculares no SUS: Desafios e recomendações. São Paulo, 2021.

Basa M, Minic P, Rodic M, Sovtic A. Evolution of pediatric home mechanical ventilation program in Serbia [] What has changed in the last decade. Frontiers in Pediatrics 2020 Jun; 8.

Borges EF, Borges-Júunior LH, Carvalho AJL, Ferreira HM, Hattori WT, Azevedo VMG de O. Invasive home mechanical ventilation: 10-year experience of a pediatric home care service. Respiratory Care 2020; 65(12):1800-4.

Chawla J, Edwards EA, Griffiths AL et al. Ventilatory support at home for children: A joint position paper from the Thoracic Society of Australia and New Zealand/Australasian Sleep Association. Respirology 2021 Oct; 26(10):920-37.

CONITEC. Ventilação mecânica invasiva domiciliar na insuficiência respiratória crônica [Internet]. Brasília, nov 2018. [cited 2021 Dec 13]. Disponível em: http://conitec.gov.br/images/Consultas/Relatorios/2018/Relatorio_Ventilacao_Invasiva_Domiciliar.pdf.

Edwards JD, Morris MC, Nelson JE, Panitch HB, Miller RL. Decisions around long-term ventilation for children: Perspectives of directors of pediatric home ventilation programs. Annals of the American Thoracic Society 2017 Oct; 14(10):1539-47.

Nonoyama ML, Katz SL, Amin R et al. Healthcare utilization and costs of pediatric home mechanical ventilation in Canada. Pediatric Pulmonology 2020 Sep; 55(9):2368-76.

Simonds AK. Risk management of the home ventilator dependent patient. Thorax 2006 May; 61(5):369-71.

Sobotka SA, Gaur DS, Goodman DM, Agrawal RK, Berry JG, Graham RJ. Pediatric patients with home mechanical ventilation: The health services landscape. Pediatric Pulmonology 2019 Jan; 54(1):40-6.

Sterni LM, Collaco JM, Baker CD et al. An official American thoracic society clinical practice guideline: Pediatric chronic home invasive ventilation. American Journal of Respiratory and Critical Care Medicine 2016 Apr; 193(8):e16-35.

Capítulo 59

Segurança do Paciente Pediátrico no Ambiente Domiciliar

Cristina Ortiz Sobrinho Valete
Mirelli Stephânia de Oliveira Ramos Terra
Cristina Helena Bruno

INTRODUÇÃO

Os cuidados paliativos pediátricos (CPP) têm demandas complexas e intensivas, envolvem a família e têm impacto na saúde física, emocional e social de todos os envolvidos. Entrevistas com crianças portadoras de doenças graves, seus pais e irmãos expõem relatos de cansaço e perturbação na vida familiar, bem como que as crianças sentem falta do convívio em família. Embora não haja uma regra geral de certo ou errado para todos, as necessidades do paciente e da família merecem ser atendidas, e um volume crescente de evidências revela que as famílias de crianças em cuidados paliativos ou em final de vida com frequência preferem receber os cuidados em casa, com profissionais experientes em cuidados paliativos.

Apesar de o modelo assistencial ainda ser hospitalocêntrico, tem sido sugerido que, sempre que possível, a casa da família deveria ser o centro do cuidado dessas crianças. O estímulo para alta hospitalar precoce e segura e a preocupação com a melhor qualidade de vida de pacientes com doenças crônicas e usuários de tecnologia aumentaram muito a procura por serviços de cuidado domiciliar, o que acabou por reduzir os custos com a saúde da população. Os CPP devem ser oferecidos em qualquer cenário, seja hospital, seja *hospice,* seja em casa.

É nesse contexto que os CPP domiciliares encontram a oportunidade de oferecer uma atenção qualificada a esses pacientes e suas famílias. Os cuidados paliativos oferecidos à criança no ambiente domiciliar precisam atender às necessidades da família e ao mesmo tempo oferecer cuidado de qualidade para a criança e capacitar as famílias.

Sabe-se que a participação da criança na rotina da família afeta positivamente o bem-estar de todos os membros e deve ser encorajada. Os desafios e necessidades apontadas para o cuidado domiciliar nesse contexto dizem respeito à coordenação do cuidado, à comunicação efetiva e à necessidade de suporte e de profissionais preparados para os cuidados paliativos domiciliares.

A coordenação do cuidado é um componente vital do cuidado centrado na criança e na família e está associada a menos possibilidades de incapacidades funcionais, frequência menor de consultas de urgência e aumento da satisfação da família, em especial no contexto domiciliar e em crianças com necessidades especiais. Além disso, exige uma atuação multiprofissional, compreensiva, planejada e proativa. A comunicação entre a equipe e a família é apontada por familiares como elemento fundamental para o processo de cuidado domiciliar.

Os CPP domiciliares devem ser vistos em sua vertente de assistência humanizada, mas também precisam ser seguros e devem ser construídos à luz das metas internacionais de segurança do paciente, levando em consideração a individualidade e a necessidade de cada um. Os pacientes pediátricos em cuidados paliativos apresentam, por definição, alto risco de morbidade e mortalidade, merecendo mais atenção em relação à sua segurança, dada sua vulnerabilidade, bem como os níveis de estresse inerentes a seu cuidado.

Uma definição clara e relevante de segurança, baseada nas perspectivas do provedor, do paciente e do cuidador, é necessária para identificação de medidas de cuidado seguro e prevenção de danos para os pacientes enquadrados na linha de cuidados paliativos. As recomendações sobre a entrega de CPP de alta qualidade reafirmam que a segurança e a qualidade do paciente são a base de programas centrados na família e no paciente e que atendem crianças com doenças que ameaçam a vida.

É necessária uma estrutura apropriada para o nível de suporte que o paciente necessita, bem como processos bem desenhados, e os resultados podem ser medidos por meio de indicadores. Nesse sentido, destacam-se os indicadores de resultado, que se referem às quedas, ao controle da dor e à ocorrência de úlceras de pressão, o indicador de processo, referente ao seguimento do plano de cuidado acordado, e o de estrutura, associado ao fornecimento das medicações em uso para garantia da continuidade do tratamento. Em adultos e idosos tem sido apontado que problemas de registro e eventos adversos relacionados com o uso de medicamentos no cuidado domiciliar são alarmantes e de maneira indireta indicam a mesma possibilidade de ocorrência nos CPP domiciliares.

Mais recentemente, as 12 diretrizes e recomendações publicadas pela Academia Americana de Pediatria para CPP vieram ampliar a visão a respeito da segurança para além dos protocolos e metas, tendo por objetivo a oferta de cuidado de qualidade para esses pacientes, e englobam medidas como composição e capacitação das equipes que compõe a assistência, relacionamento colaborativo entre as redes de apoio à assistência do paciente, cuidado multimodal e multiprofissional integrado, melhores qualidade e segurança do cuidado prestado, comunicação e apoio às decisões no que concerne ao plano terapêutico, apoio e treinamento familiar no que se refere ao cuidado contínuo, apoio aos irmãos e à equipe de saúde, educação e treinamento, pesquisa e melhoria da qualidade percebida e considerações éticas, além de questões financeiras e regulamentares. Na perspectiva da família, a segurança dos CPP domiciliares compreende o ambiente físico, a prevenção de complicações, a confiança e a competência da equipe, a segurança no uso de medicamentos, a segurança emocional e o atendimento ao plano de cuidado.

PARTICULARIDADES DO PACIENTE PEDIÁTRICO EM CUIDADOS PALIATIVOS NO AMBIENTE DOMICILIAR E ESTRATÉGIAS PARA AUMENTAR SUA SEGURANÇA

Uma vez que a decisão de transição dos cuidados do nível hospitalar para o domiciliar tenha sido tomada, o primeiro ponto onde se detecta algum risco que possa comprometer a segurança do paciente é nessa transição. O plano de cuidado do paciente, as informações relevantes acerca de seus tratamentos, suas limitações, preferências e decisões precisam estar registrados e acessíveis, devendo também ser factíveis. A equipe multiprofissional precisa conhecer esse plano, aceitá-lo e segui-lo. A comunicação efetiva, que já é importante no processo de cuidado, torna-se imprescindível nesse momento.

A visita ao domicílio para organização do cuidado também é muito importante. Para a implantação do cuidado domiciliar, pacientes dependentes de tecnologias necessitam que características mínimas sejam atendidas, como as referentes à rede elétrica, por exemplo. O acesso da residência no caso de necessidade de remoção de urgência do paciente ou até mesmo para continuidade dos cuidados, criando as rotas de remoção, também é analisado. A manutenção da integridade de ostomias e a prevenção de possíveis complicações infecciosas relacionadas também são questões que precisam ser resolvidas.

A dependência de tecnologia para o cuidado é frequente nas crianças em cuidados paliativos, destacando-se a necessidade de oxigenoterapia, ventilação mecânica, gastrostomia, traqueostomia, medicamentos de uso contínuo e dieta industrializada.

Para oferecer um cuidado seguro em CPP domiciliares, é necessário que sejam observados os protocolos de segurança do paciente, em especial no que diz respeito aos eventos sabidamente frequentes. Vale lembrar que a maioria dos incidentes associados à assistência em saúde ocorre por falha no desenho ou na operação dos processos clínicos. Nesse sentido, dentre os seis protocolos de segurança do paciente (Quadro 59.1), cabe destacar os de higienização das mãos, prevenção de quedas, lesão por pressão e segurança na prescrição, uso e administração de medicamentos. A identificação correta, mesmo no cenário domiciliar, continua sendo muito importante, pois, apesar de se tratar de um único paciente, é frequente a necessidade de envio de medicamentos para casa, na rede privada, por exemplo, por empresa de cuidado domiciliar. O protocolo de cirurgia segura não se aplica a esse cenário.

Protocolo de higienização das mãos

No domicílio, essa prática deve ser estendida aos familiares e cuidadores, podendo ser realizada com água e

Quadro 59.1 Protocolos de segurança do paciente
Identificação correta
Cirurgia segura
Higienização das mãos
Prevenção de quedas
Prevenção de lesão por pressão
Segurança na prescrição, uso e administração de medicamentos

sabonete líquido ou com preparação alcoólica para higiene das mãos, em cinco momentos: antes do contato com o paciente, antes da realização de procedimentos, após o risco de exposição a fluidos corporais, após o contato com o paciente e após o contato com o ambiente do paciente (p. ex., bombas de infusão e equipamentos). Cabe frisar que a técnica correta de lavagem das mãos deve ser rigidamente seguida, assim como no ambiente hospitalar.

Protocolo de prevenção de quedas

As quedas fazem parte do processo de desenvolvimento normal da criança que aprende a andar, subir, correr, saltar e explorar o ambiente. Vários fatores podem aumentar o risco de queda, como alterações fisiológicas relacionadas com a idade, doenças, uso de medicamentos ou outras substâncias e condições ambientais, como piso escorregadio e pouca iluminação. No ambiente domiciliar também podem ocorrer quedas com consequente prejuízo à saúde do paciente. No intuito de prevenir as quedas, esse risco deve ser avaliado, o que pode ser feito por meio da escala de risco de quedas *Humpty Dumpty* para pacientes pediátricos. Os pacientes com 7 a 11 pontos são classificados como de baixo risco de queda e aqueles com pontuação entre 12 e 22 apresentam alto risco de queda (Quadro 59.2).

Vale destacar a necessidade de pisos lisos e secos e que os pacientes dependentes de tecnologia ou usuários de medicamentos que causem alguma sonolência ou reduzam o nível de consciência sejam acomodados em camas com anteparos ou grades. A conscientização e a participação da família são fundamentais.

Protocolo de prevenção da lesão por pressão

Assim como no ambiente hospitalar, as lesões por pressão podem ocorrer no domicílio e devem ser evitadas. Essas lesões são comuns em pacientes sob cuidados paliativos, e estima-se que ocorram em 13% dos adultos. As estatísticas em crianças são escassas. O risco de lesões deve ser avaliado por meio da escala de Braden (> 5 anos) ou Braden Q, e essa avaliação pode levar à indicação de medidas como mudança de decúbito, coxins de espuma para lateralização, mobilização, proteção do calcanhar, manejo da umidade e da nutrição, bem como com o uso de superfícies de redistribuição de pressão. É muito importante que o cuidador saiba reconhecer essas lesões e como evitá-las, pois são porta de entrada para infecção e dolorosas e causam sofrimento ao paciente.

Protocolo de segurança na prescrição, uso e administração de medicamentos

Com frequência, crianças em CPP, seja no domicílio, seja no ambiente hospitalar, fazem uso de vários medicamentos, configurando a chamada polifarmácia. De acordo

Quadro 59.2 Avaliação do risco de queda em crianças por meio da escala *Humpty Dumpty*

Parâmetros	Critérios	Pontuação
Idade	< 3 anos	4
	3 a 6 anos	3
	7 a 12 anos	2
	≥ 13 anos	1
Sexo	Masculino	2
	Feminino	1
Diagnóstico	Neurológico	4
	Transtornos da oxigenação	3
	Transtornos psíquicos	2
	Outros diagnósticos	1
Fatores ambientais	História de queda/bebê em cama	4
	Uso de aparelhos auxiliares de marcha/quarto com muitos equipamentos/iluminação fraca	3
	Criança acamada	2
	Criança que deambula	1
Medicação utilizada	Uso de dois ou mais dos seguintes: sedativos, hipnóticos, barbitúricos, antidepressivos, diuréticos, laxantes, narcóticos	3
	Uso de um dos medicamentos acima	2
	Nenhum	1
Deficiências cognitivas	Não consciente de suas limitações	3
	Esquece suas limitações	2
	Orientado de acordo com suas capacidades	2
Cirurgia/sedação/anestesia	Há 24 horas	3
	Há 48 horas	2
	Há mais de 48 horas ou nenhuma	1

com a OMS, a polifarmácia consiste no uso concomitante de quatro ou mais medicamentos, e esse uso aumenta muito a probabilidade de reações adversas, erros de medicação e interações medicamentosas, além de dificultar a adesão ao tratamento. Além disso, com relativa frequência, dentre esses medicamentos se encontram aqueles considerados de alta vigilância.

Particularmente no ambiente domiciliar, a descontinuidade do tratamento deve ser evitada. A provisão de um estoque mínimo dos medicamentos de uso contínuo e eventual, a parametrização desse uso (no caso de analgésicos, por exemplo, conforme a escala de dor) e os riscos inerentes à ingestão acidental por outros familiares (especialmente irmãos) são relevantes nos CPP domiciliares.

Toda a rotina de checagem de validade e estoque, avaliação das características do produto, efeitos colaterais e atenção à prescrição médica é realizada no domicílio sem a presença de um farmacêutico, o que ressalta a importância desse cuidado.

Não é possível esquecer que pequenos erros de cálculo podem levar a resultados significativos quando se trata de medicação para uso em pacientes pediátricos. A partir do momento que o cuidador, os pais e o profissional da saúde compreendem o que é um evento adverso, suas causas e consequências, torna-se mais fácil admitir que o erro é possível, e esse é o primeiro passo para prevenção. Os medicamentos analgésicos e antipiréticos, antimicrobianos de uso sistêmico, anti-inflamatórios e anti-histamínicos são frequentemente associados a erros que atingem a população pediátrica.

Os pais têm o hábito de misturar os medicamentos aos alimentos ou bebidas para facilitar a administração e frequentemente não observam os intervalos corretos entre as doses. O uso de colheres e outros recipientes inadequados para medir a dose dos medicamentos é uma das principais causas dos erros de dosagem, os quais podem associar-se a danos graves. A trituração de comprimidos e a abertura de cápsulas para misturar aos alimentos são práticas que devem ser desestimuladas, pois agregam risco ao paciente.

O uso de seringas de cores diferentes, demarcadas para as medicações em uso, a confecção de tabelas com a organização dos horários de administração dos medicamentos e a adoção de práticas lúdicas sempre que possível para envolver a criança no processo de cuidado devem ser estimuladas e podem facilitar a administração correta de medicamentos. É nesse ambiente que a literacia em saúde encontra espaço para se somar às outras medidas de prevenção dos eventos adversos, pois instrumentaliza de fato os cuidadores, familiares e profissionais para os CPP domiciliares. O conhecimento dos possíveis sintomas e a possibilidade de uso das "vias alternativas" de administração, como a sublingual para fentanil e midazolam em ampola, a bucal para fentanil e a retal para diversas medicações, só podem ser alcançados com segurança mediante a capacitação de cuidadores, pacientes, familiares e profissionais da saúde.

Os medicamentos de alta vigilância devem ser identificados por tarjas vermelhas para que o cuidador, o profissional da saúde e os pais possam visualizar facilmente o medicamento/substância e devem ser guardados em local seguro, visando à proteção do paciente e dos outros membros da família. Nesse sentido, cabe chamar a atenção para os analgésicos potentes, cuja ingestão acidental pode ser catastrófica. Outra questão muito importante diz respeito ao registro do uso dessas medicações e ao controle, como já citado, tanto para reposição do estoque domiciliar como para avaliação clínica. O cuidador deve ser orientado a registrar em caderno ou em prescrição médica a data e a hora da administração, bem como os efeitos observados, para que essas informações alcancem as equipes de saúde. Tem sido sugerido que um dos principais problemas no cuidado domiciliar desses pacientes seria a falta de registro das atividades diárias e das intercorrências, em especial no que se refere ao uso de medicamentos, e isso pode e deve ser melhorado.

CONSIDERAÇÕES FINAIS

A segurança do paciente representa um componente fundamental nos programas de CPP domiciliares. No entanto, é necessário atentar para uma variedade de questões que podem melhorar os cuidados e a qualidade de vida do paciente, reduzir o sofrimento e atender às necessidades tanto do paciente como da família. O aumento da segurança deve respeitar as preferências, culturas, crenças e valores através de um plano de CPP individualizado. Essas iniciativas melhoram a aplicabilidade e a eficácia dos programas, prevenindo eventos indesejáveis e desnecessários.

Bibliografia

Winger A, Kvarme LG, Loyland B, Kristiansen C, Helseth S, Rayn IH. Family experiences with palliative care for children at home: A systematic literature review. BMC Palliat Care 2020; 19(1):1-9. 5.

Litt JS, McCormick MC. Care coordination, the family-centered medical home, and functional disability among children with special health care needs. Acad Pediatr 2015; 15(2):185-90.

Documento de referência para o programa Nacional de Segurança do Paciente. 1. ed. Ministério da Saúde, 2014.

Mejía-Rendón YT, Carlier-Salcedo AY, Vargas-Martínez CM, López-Posada KJ, Fuentes-Bermúdez GP. Evaluación de la calidad de los servicios de cuidados paliativos domiciliarios: Revisión de la literatura. Rev Colomb Enferm 2020; 19(1):1-16.

Feudtner C, Friebert S, Jewell J et al. Pediatric palliative care and hospice care commitments, guidelines, and recommendations. Pediatrics 2013; 132(5):966-72.

Pestian T, Thienprayoon R, Grossoehme D, Friebert S, Humphrey L. Safety in pediatric hospice and palliative care: A qualitative study. Pediatr Qual Saf 2020; 4:e328.

Orientações para o cuidado com o paciente no ambiente domiciliar [recurso eletrônico]/Ministério da Saúde, Hospital Alemão Oswaldo Cruz. Brasília: Ministério da Saúde, 2018. 96p.

Ciofi D, Albolino S, Dagliana G et al. Tuscan Pediatric Falls Collaborative Study Group. Prevalence and multicenter observational study on falls of hospitalized children and Italian, linguistic-cultural validation of the Humpty Dumpty Fall Scale. Prof Inferm 2020; 73(4):296-304.

Artico M, Dante A, D'Angelo D et al. Prevalence, incidence and associated factors of pressure ulcers in home palliative care patients: A retrospective chart review. Palliat Med 2018; 32(1):299-307.

Boztepe H, Özdemir H, Karababa Ç, Yildiz Ö. Administration of oral medication by parents at home. J Clin Nurs 2016; 25(21-22):3345-53.

Seção XII

Redes Sociais e Tecnologias em Saúde

Uso das Redes Sociais como Ferramenta em Pediatria

Camila Amaral Borghi

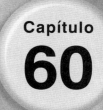
Capítulo 60

INTRODUÇÃO

Quantas vezes você deve ter se perguntado: "O que as redes sociais têm a ver com os cuidados paliativos, ainda mais dentro do contexto pediátrico?" Pois bem, este momento é para tentarmos convencê-lo(a) ou apenas abrir novos horizontes de atuação, comunicação e cuidado – ou não.

Antes mesmo da ampliação desse "horizonte", é preciso conceituar algumas ideias que serão importantes para compreensão desse novo ambiente de prática dos cuidados paliativos, como, por exemplo, o que é o ciberespaço e o que são as redes sociais virtuais.

CIBERESPAÇO

O ciberespaço é um ambiente virtual alternativo de interação e sociabilidade que possibilita a combinação de vários modos de comunicação e informação, como correio eletrônico, conferências eletrônicas e compartilhamento de documentos, informações e das redes sociais.

Por meio dos dispositivos de acesso à internet, os usuários podem enviar mensagens, *e-mails*, fotografias, vídeos e comentários e fazer ligações instantaneamente para várias pessoas. Esses conteúdos são transmitidos via internet, através das redes sociais e aplicativos de mensagens instantâneas *online*.

O ciberespaço e as tecnologias digitais – *smartphones*, *tablets* e computadores – modificaram o modo de vida das pessoas, alterando suas práticas sociais e culturais, configurando-se como uma das principais tecnologias de informação e comunicação na atualidade, pois torna possível encontrar uma vasta lista de ferramentas que permitem que os usuários se comuniquem e compartilhem informações.

REDES SOCIAIS *ONLINE*

Ferramentas de comunicação, de interação social e de pesquisa, a partir das redes sociais *online* as pessoas estabelecem conexões com outros usuários, podendo interagir, bem como observar o que seus contatos compartilham. Além disso, permitem que os usuários criem um perfil com a opção de torná-lo público ou privado e selecionar as informações e com quem desejam compartilhá-las.

As redes sociais evoluem e são criadas de acordo com o avanço tecnológico. Dentre as redes sociais e os aplicativos de comunicação e informação disponíveis *online*, os mais conhecidos são Facebook, Twitter, Instagram, Snapchat, WhatsApp, Messenger, YouTube, TikTok e Telegram.

O uso desse espaço pelos profissionais da saúde tem aumentado entre os pesquisadores interessados nessa temática e na popularização da ciência e da divulgação científica sobre o tema. A própria Organização Mundial da Saúde (OMS) já reconhece a internet como uma ferramenta indispensável para o cuidado.

A conexão da saúde e dos cuidados paliativos pediátricos (CPP) às redes sociais e aos aplicativos de informação e comunicação possibilita oportunidades de ampliação da ação dos profissionais da saúde.

CIBERESPAÇO E REDES SOCIAIS VIRTUAIS NO CONTEXTO DOS CUIDADOS PALIATIVOS PEDIÁTRICOS

O ciberespaço não é usado somente para comunicação, mas também para disseminação da informação, sendo crescente a quantidade de informação disponível, o que aumenta a participação dos indivíduos na busca por dados relacionados com sua saúde, como medicamentos, doenças e sintomas.

Pesquisas evidenciam que indivíduos com condições crônicas e seus familiares vêm buscando mais informações sobre a saúde, o que resulta no aumento do conhecimento acerca da doença e do bem-estar. Com isso, ampliam-se as possibilidades de uso do ciberespaço, tornando-o um instrumento de empoderamento para aqueles que apresentam condições crônicas de saúde e seus familiares, que podem acessar o ambiente *online* em qualquer lugar e a qualquer momento.

Nas redes sociais *online* pode ser encontrado um crescente número de páginas, comunidades e temas relacionados com doenças e pessoas com algum tipo de enfermidade. Um grupo de pesquisa dos EUA reportou que 25% das pessoas que utilizam a internet são portadores ou têm algum parente com alguma condição crônica de saúde. Com o auxílio das redes sociais e das mídias digitais, eles buscam pessoas com condição de saúde igual ou similar e grupos para troca de informações e experiências sobre a doença e o tratamento, tornando esses espaços virtuais importantes para os usuários por oferecerem suporte social e emocional.

A busca e o compartilhamento de informações sobre doenças, tratamentos e experiências na internet tornam o indivíduo proativo em relação ao cuidado de sua saúde e mais empoderado para discutir as recomendações e as condutas médicas e para tomar decisões quanto a seu próprio cuidado.

O uso do ciberespaço tem sido adotado em diversos contextos da saúde, das mais diversas maneiras, como para autocuidado, para estabelecer novas relações médico-paciente e para criação de comunidades *online* de pessoas com alguma doença para fornecer apoio social e disseminar práticas e informações.

Ao se refletir sobre o uso e o quanto essas tecnologias de informação e comunicação estão presentes no dia a dia, detecta-se o quanto é importante fazer uso dessas ferramentas para benefício dos pacientes, familiares e, por que não, para a própria prática dos profissionais da saúde.

PROPAGAÇÃO DE INFORMAÇÕES E PESQUISAS RELACIONADAS COM CUIDADOS PALIATIVOS PEDIÁTRICOS

No momento atual, as informações são propagadas com muita rapidez, mas muitas vezes não são exatas, o que pode causar prejuízo à prática profissional.

Quando utilizado de maneira consciente, o ciberespaço pode favorecer a propagação de informações verdadeiras e, dentro dos CPP, possibilitar acesso não só a outros profissionais da saúde, mas também aos familiares e aos pacientes.

Informações para os profissionais da saúde

Além de facilitar conexões com outros profissionais, as redes sociais funcionam como difusoras do conhecimento, podendo ser utilizadas para divulgação de pesquisas relacionadas com os CPP, desde a apresentação até a discussão sobre as pesquisas e outros artigos relevantes.

Muitas abordagens podem ser encontradas nos perfis de associações nacionais e internacionais de CPP, bem como de alguns profissionais especializados no cuidado, onde são acessíveis histórias dos pacientes e de suas famílias, reflexões sobre os temas mais importantes, artigos e divulgações de aulas abertas, congressos e cursos.

A partir desses perfis e dos canais que discutem os CPP, é possível informar um grande número de profissionais, especialistas ou não, quanto aos cuidados.

Informações e pesquisas com familiares e pacientes

Pesquisas apontam que os familiares e pacientes em CPP se utilizam das redes sociais para acessar pesquisas relacionadas com prognóstico, cuidado e tratamento, além de compartilharem suas vivências com seus pares. A partir dessas ferramentas, eles se sentem mais empoderados quanto às informações, ao diagnóstico e ao tratamento. Ainda assim, alguns familiares declaram sentir-se inseguros quanto às informações coletadas por não compreenderem todo o conteúdo. Como salientado previamente, as redes sociais são importantes para propagação de pesquisas e discussões, mas também são úteis para informar os pacientes e seus familiares, para o que é importante a escolha de uma linguagem adequada.

Trabalhos e pesquisas acadêmicas relacionados com os CPP costumam adotar uma linguagem mais comum aos profissionais e são de difícil compreensão para os que não são da área. Por isso, é importante que esse público de prováveis leitores/consumidores da informação seja levado em consideração.

Uma pesquisa realizada a partir da divulgação de vídeos sobre o contexto dos cuidados paliativos mostrou que os vídeos postados nas redes sociais são instrumentos de comunicação de fácil compreensão pela população, o que aumenta o potencial de disseminação das informações para as pessoas, tornando-se uma ferramenta de educação em saúde.

COMO CONHECER FAMILIARES E PACIENTES EM CUIDADOS PALIATIVOS PEDIÁTRICOS DENTRO DO CIBERESPAÇO

Quando mantemos perfis nas redes sociais, algumas vezes os pacientes e os familiares acabam nos adicionando como contato dentro das redes. A partir desse momento, podemos optar por aceitar ou não. Quando um profissional da saúde aceita a "amizade" de pacientes ou familiares em sua(s) rede(s) social(is), ele pode entrar em um universo de cuidado muito desconhecido, mas também conhecê-los sob outra ótica.

As redes sociais virtuais constituem uma poderosa ferramenta para promoção do cuidado por propiciarem aos usuários a possibilidade de comunicação com seus amigos e familiares, sendo também um espaço em que as experiências podem se compartilhadas e uns podem aprender com os outros.

Uma pesquisa realizada com adolescentes hospitalizados, portadores de enfermidades crônicas, mostrou que eles usam a internet com frequência. Nas redes sociais, esses adolescentes conseguem ser "normais", ou seja, conseguem ser os protagonistas de suas vidas, mantendo-se informados sobre sua vida social e podendo escolher o que querem dividir com seus seguidores, como sentimentos e pensamentos sobre seu diagnóstico, medicação e tratamento.

Atualmente, é grande o número de comunidades virtuais, *blogs* e páginas pessoais sobre familiares de pessoas com algum tipo de enfermidade. Pesquisas recentes relatam que essas ferramentas são importantes porque nelas a família encontra conforto e apoio emocional, além de constituírem um ambiente onde podem ser trocadas informações sobre a doença, o cuidado e o tratamento de seus filhos com outras famílias que estão passando pela mesma situação. A partir desses relatos, é possível compreender melhor suas vivências, sentimentos, angústias e anseios e promover um suporte tanto no ciberespaço como no ambiente *offline*.

CONSIDERAÇÕES FINAIS

A discussão sobre o uso das redes sociais nos CPP ainda é muito recente, mas nesta era de constantes transformações nos meios de comunicação e informação o meio virtual está cada vez mais presente no mundo *offline*. Portanto, os profissionais da saúde precisam se atualizar e usufruir dessas novas tecnologias para o aprimoramento de sua atuação profissional com a disseminação de informações e comunicação com seus pacientes e familiares.

Bibliografia

Batorski D, Grzywińska I. Three dimensions of the public sphere on Facebook, Information, Communication, Society. 2018; 21(3):356-74. Doi 10.1080/1369118X.2017.1281329.

Borghi CA, Szylit R, Ichikawa CRF, Baliza MF, Camara UTJ, Frizzo HCF. Use of social networking websites as a care instrument for hospitalized adolescents. Esc Anna Nery 2018; 22(1):e20170159. Doi 10.1590/2177-9465-EAN-2017-0159.

Borghi CA. Compreendendo a relação de adolescentes, em cuidados paliativos, com o ciberespaço [tese]. São Paulo: Escola de Enfermagem, Universidade de São Paulo, 2018.

Bousso RS, Santos MR, Bousso F, Ramos RS. Uma nova forma de luto: Os efeitos da revolução tecnológica. ComCiência [online] 2014; 163:0-0. Disponível em: http://comciencia.scielo.br/scielo.php?script=sci_arttext&pid=S1519-76542014000900008&lng=pt&nrm=iso. Aceso em 1 abr 2022.

Boyd DM, Ellison NB. Social network sites: Definition, history, and scholarship. J Computer-Mediated Communication 2007; 13(1): 210-30. DOI: 10.1111/j.1083-6101.2007.00393.x.

Brownstein CA, Brownstein JS, Willians DS. The power of social networking in medicine. Nat Biotechnol 2009; 27:888-90. DOI: 10.1038/nbt1009-888.

Carolan I, Smith T, Hall A, Swallow VM. Emerging communities of child-healthcare practice in the management of long-term conditions such as chronic kidney disease: Qualitative study of parent's accounts. BMC Health Serv Res 2014; 14:292. Doi: 10.1186/1472-6963-14-292.

Casañas i Comabella C, Wanat M. Using social media in supportive and palliative care research. BMJ Support Palliat Care 2015; 5(2):138-45. doi: 10.1136/bmjspcare-2014-000708.

Chen J, Hou X, Zhao W. Research on the model of consumer health information seeking behavior via social media. International Journal of Communications, Network and System Sciences 2016; 9(08):326-37. DOI:10.4236/ijcns.2016.98029.

Cheung CMK, Chiu P, Lee MKO. Online social networks: Why do students use Facebook? Comp Human Behav 2011; 27(4):1337-43. Doi 10.1016/j.chb.2010.07.028.

Comitê Gestor da Internet no Brasil. TIC Kids online Brasil 2015: Pesquisa sobre o uso da internet por crianças e adolescentes no Brasil. Núcleo de Informação e Coordenação do Ponto BR, São Paulo: 2016. 3,700 Kb; PDF. Disponível em: http://cetic.br/media/docs/publicacoes/2/TIC_Kids_2015_livro_eletronico.pdf. Acesso em 8 abr 2022.

Coulson NS, Greenwood N. Families affected by childhood cancer: An analysis of the provision of social support within online supports groups. Child: Care, Health and Dev. 2012; 6(38):870-7. Doi: 10.1111/j.1365-2214.2011.01316.x.

Ellison NB, Steinfield C, Lampe C. The benefits of Facebook "friends": social capital and college students' use of online social network sites. J Computer-Mediated Communication 2007; 12(4):1143-68. Doi 10.1111/j.1083-6101.2007.00367.x.

Farmer AD, Bruckner HCE, Cook MJ, Hearing SD. Social networking sites: A novel portal for communication. Postgrad Med J 2009; 85:455-9. DOI: 10.1136/pgmj.2008.074674.

Fontes B. Tecendo redes, suportando o sofrimento: Sobre os círculos sociais da loucura. Sociologias 2014; 16(37):112-43. DOI: 10.1590/15174522-016003705.

Frost JH. The case for using social media to aggregate patient experiences with off-label prescriptions. Expert Rev Pharmaceon Outcomes Res 2011; 11:371-3. DOI: 10.1586/erp.11.43.

Greene JA, Choudhry NK, Kilabuk E, Shrank WH. Online social networking by patients with diabetes: a qualitative evaluation of communication with Facebook. J Gen Intern Med 2011; 26(3):287-92. DOI: 10.1007/s11606-010-1526-3.

Guedes E, Nardi AE, Guimarães FMCL, Machado S, King ALS. Social networking, a new online addiction: A review of Facebook and other addiction disorders. Medical Express 2016; (1):M160101. DOI: 10.5935/MedicalExpress.2016.01.01.

Kamel Boulos MN, Wheeler S. The emerging Web 2.0 social software: An enabling suite of sociable technologies in health and health care education. Health Information and Libraries Journal 2007; 24(1):2-23. DOI: 10.1111/j.1471-1842.2007.00701.x.

Lee K, Hoti K, Hoghes JD, Emmerton L. Dr Google and the consumer: A qualitative study exploring the navigational needs and online health information-seeking behaviors of consumers with chronic health conditions. J Med Internet Res 2014; 16(12):e262. DOI: 10.2196/jmir.3706.

Lefèvre F, Lefèvre AMC, Wilma M. Hipertrofia das mediações, internet e empoderamento, no campo da saúde-doença. Saúde Soc 2007; 16(3):149-57. DOI: 10.1590/S0104-12902007000300014.

Lenhart A, Smith A, Anderson M, Duggan M, Perrin A. "Teens, technology and friendships." Pew Research Center, 2015. Disponível em: http://www.pewinternet.org/2015/08/06/teens-technology-and-friendships/. Acesso em 2 abr 2022.

Lévy P. Cibercultura. Trad. de Carlos Irineu da Costa. 3. ed., 2ª reimpressão. São Paulo: Editora 34, 2014. 272p.

Li Y, Wang X. Seeking health information on social media: A perspective of trust, self-determination, and social support. Journal of Organizational and End User Computing 2018; 30(1):1-23. DOI: 10.4018/JOEUC.2018010101.

Lin X, Zhang D, Li Y. Delineating the dimensions of social support on social networking sites and their effects: A comparative model. Computers in Human Behavior 2016; 58:421e430. DOI: 10.1016/j.chb.2016.01.017.

Luz PL, Gagliani ML, Romano BW. Distance psychotherapy – New reality. Arq Bras Cardiol [online] 2015; 104(6):431-32. DOI: 10.5935/abc.20150067.

Markham MJ, Gentile D, Graham DL. Social media for networking, professional development, and patient engagement. Am Soc Clin Oncol Educ Book 2017; 37:782-7. doi: 10.1200/EDBK_180077.

Matusitz J. Intercultural perspectives on cyberspace: An updated examination. Journal of Human Behavior in the Social Environment 2014; 24:713-24. DOI: 10.1080/10911359.2013.849223.

Mazza VA, Lima VF, Carvalho AKS, Weissheimer G, Soares LG. Informações on-line como suporte às famílias de crianças e adolescentes com doença crônica. Rev Gaúcha Enferm 2017 mar; 38(1):e63475. DOI: 10.1590/1983- 1447.2017.01.63475.

Miller TT, Maurer SH, Felker JT. Searching for a cure on Facebook: Patterns of social media use amongst caregivers of children with brain tumors. Cancer Med 2022 Mar. doi: 10.1002/cam4.4693.

Pereira Neto A, Barbosa L, Silva A, Gomes Dantas ML. O paciente informado e os saberes médicos: Um estudo de etnografia virtual em comunidades de doentes no Facebook. História, Ciências, Saúde – Manguinhos [Internet] 2015; 22:1653-71. DOI: 10.1590/S0104-59702015000500007.

Pew Research Center. Social Media Fact Sheet. Fact Sheets 2017. Disponível em: http://www.pewinternet.org/fact-sheet/social-media/. Acesso em 4 abr 2022.

Recuero R. Redes sociais na internet. 2. ed. Porto Alegre: Sulina, 2009. 191p. (Coleção Cibercultura).

Rideout VJ, Foehr UG, Roberts, DF. Generation M2 – Media in the lives of 8- to 18-year-olds. A Kaiser Family Foundation Report, Washington, DC, 2010 PDF. Disponível em: https://files.eric.ed.gov/fulltext/ED527859.pdf. Acesso em 2 abr 2022.

Silva NK, Blumentritt JB, Cordeiro FR. Tecnologias educacionais sobre cuidados paliativos no Instagram e Youtube. Research, Society and Development 2021; 7(10):e22310716534. Doi: 10.33448/rsd-v10i7.16534.

Stanton E, Lemer C. Networking for healthcare reform. J R Soc Med 2010; 103:345-6. DOI: 10.1258/jrsm.2010.100160.

Van der Velden M, El Eman K. "Not all my friends need to know": A qualitative study of teenage patients, privacy, and social media. J Am Med Inform Assoc 2012; 20(1):16-24. DOI: 10.1136/amiajnl-2012-000949. Acesso em 12 fev 2017.

Vukušić Rukavina T, Viskić J, Machala Poplašen L et al. Dangers and benefits of social media on e-professionalism of health care professionals: Scoping review. J Med Internet Res 2021 Nov; 23(11):e25770. doi: 10.2196/25770.

White K, Gebremariam A, Lewis D et al. Motivations for participation in an online social media community for diabetes. Journal of Diabetes Science and Technology 2018: 1-7. DOI: 10.1177/1932296817749611.

World Health Organization. Health: New horizons for health through mobile technologies: second global survey on eHealth. Geneva, Switzerland: World Health Organization 2011. Global Observatory for eHealth series – Volume 3. Disponível em: http://www.who.int/goe/publications/goe_mhealth_web.pdf. Acesso em 9 abr 2022.

World Health Organization. Planning and implementing palliative care services: a guide for programme managers. Geneva, Switzerland: World Health Organization 2016. Disponível em: http://apps.who.int/iris/bitstream/10665/250584/1/9789241565417-eng.pdf?ua=1&ua=1. Acesso em 17 abr 2022.

Zhang H, Zhang H, Wang X, Yang Z, Zhao Y. Analysis of requirements for developing an mhealth-based health management platform. In: Eysenbach G (ed.) JMIR mHealth and uHealth 2017; 5(8):e117. DOI:10.2196/mhealth.5890.

Eu, Eles e a Imaginação – A Tecnologia em Prol de Histórias Reais e Ficcionais

Capítulo 61

Stefhanie Piovezan

INTRODUÇÃO

O levantamento TIC Kids Online Brasil, realizado pelo Comitê Gestor da Internet no Brasil (CGI), revela que 60% das crianças de 9 e 10 anos de idade usam a internet mais de uma vez por dia e 21% navegam pelo menos uma vez por dia. Quando se considera apenas a região Sudeste, a frequência de utilização diária é ainda maior: 82% e 12%, respectivamente[1].

Ainda segundo o estudo, 15% das crianças e adolescentes de 9 a 17 anos acessaram a internet pela primeira vez quando tinham até 6 anos; 8% aos 7 anos, 12% aos 8 anos, 8% aos 9 anos e 16% aos 10 anos, ou seja, 59% ingressaram na rede em idade igual ou inferior a 10 anos. Quanto às atividades realizadas, 40% das crianças de 9 e 10 anos assistem a vídeos, programas, filmes ou séries na internet mais de uma vez por dia, e 22%, pelo menos uma vez por dia[1].

Esses dados deixam antever que a utilização da internet por grande parcela do público infantil é uma realidade no Brasil, que esse uso é frequente e que é grande a curiosidade pelo conteúdo audiovisual oferecido *online*. Em 2016, por exemplo, dos 100 canais de maior audiência no YouTube Brasil, 48 abordavam conteúdo direcionado ou consumido por crianças de 0 a 12 anos, e 230 canais relacionados com *games*, desenhos infantis, propaganda de brinquedos, *unboxing*, *youtubers* mirins, *youtubers teens* e conteúdo educativo somavam mais de 52 bilhões de visualizações[2].

É um desperdício ignorar essa disposição em iniciativas que visam ao cuidado integral de crianças e adolescentes em ambiente hospitalar, principalmente quando se considera que a internação pode ter grande impacto nas crianças, acarretando alterações do apetite, insônia, taquicardia, angústia, hiperatividade, dano corporal, falta de concentração, depressão e transtorno de estresse pós-traumático[3], bem como sentimentos de exclusão, medo e punição[4].

Os efeitos indesejados da permanência no hospital ampliam a necessidade de promover a ocupação lúdica dos pacientes pediátricos, e a tecnologia, com destaque para os recursos audiovisuais, pode contribuir para a fantasia e o divertimento de maneira segura em um momento em que ainda se tenta compreender e lidar com a pandemia de Covid-19.

O PODER DAS HISTÓRIAS

A contação de histórias é uma das atividades lúdicas que têm demonstrado efeitos favoráveis junto aos pacientes pediátricos. Como expõem Sabrina Neves e Patrícia do Prado[5], "contar história na pediatria desperta encantos e sensações de alegria aos pacientes, bem como aceitação daquele marco traumático, e ainda contribui para seu desenvolvimento cognitivo, afetivo e social".

A contação de histórias também está associada à melhoria da qualidade do sono[6] e à melhor compreensão das demandas de pacientes infantis e seus familiares, contribuindo para a aproximação com a equipe de cuidado[7].

Claudia Mussa e Fani Malerbi[8], em estudo junto a crianças de 5 a 10 anos de idade com câncer, observaram alterações positivas após o contato com contadores de histórias, notando maior interação das crianças com seus acompanhantes e colegas de quarto ou dos quartos vizinhos, melhora na movimentação e na alimentação, número menor de reclamações, além de "uma autoavaliação de diminuição de dor e um estado emocional mais alegre e/ou calmo".

Ceribelli e cols.[9], por sua vez, mencionam benefícios relacionados com a alfabetização e o desenvolvimento da interpretação de texto, assim como o incentivo ao diálogo e a possibilidade de dar vazão a emoções como raiva e medo, enquanto Thayla Nicolino e cols.[10] indicam que a prática de contar histórias no hospital pode ser recomendada para ajudar na recuperação e no controle da dor e para proporcionar uma hospitalização menos traumatizante e estressante para a criança e seu acompanhante.

Já Mimi Yati e cols.[11] verificaram redução da ansiedade em crianças em idade pré-escolar ao compararem os níveis antes e após a narração de contos de fadas. Enquanto no pré-teste uma criança apresentava ansiedade suave, 12 apresentavam ansiedade moderada e duas, ansiedade severa; no pós-teste, os quadros mudaram para seis pacientes com nível suave, nove com nível moderado e nenhum com ansiedade severa.

O efeito positivo sobre a ansiedade também é apontado por Dewi Srinatania e cols.[12]. Segundo os autores, a contação de histórias reduz o nível de ansiedade, contribui para a produção de endorfina, diminui a necessidade de medicação e pode propiciar mudanças na linguagem das crianças.

Finalmente, Guilherme Brockington e cols.[13] verificaram aumento nos níveis de ocitocina, hormônio relacionado com o comportamento empático, as interações e os laços sociais, bem como redução nos níveis de cortisol, hormônio associado ao estresse, em crianças hospitalizadas visitadas por contadores de histórias. Partindo da hipótese de que com a contação de histórias as crianças são transportadas para outro mundo, distante do amedrontador ambiente hospitalar, os autores identificaram ainda mudanças emocionais positivas, com repercussões nos sentidos atribuídos a componentes do contexto de internação, e a redução da dor.

ELES CONTAM DE LÁ, EU VIAJO DAQUI

Tradicionalmente, a contação de histórias em ambiente hospitalar ocorre de maneira presencial, porém a pandemia alterou esse quadro. O que antes acontecia ao lado do paciente de repente migrou para a internet e passou a ser acessado por *tablet* e celular. Foi assim, por exemplo, com as ações da Associação Viva e Deixe Viver. Até a expansão de infecções por SARS-CoV-2, o trabalho da associação englobava 86 hospitais, contava com mais de mil voluntários e beneficiava cerca de 220 mil pessoas por ano (https://www.vivaedeixeviver.org.br/viva-personas). Com a proliferação do novo coronavírus, porém, a atuação dos voluntários nas unidades de saúde foi suspensa e a saída encontrada foi investir no ambiente digital.

Uma das iniciativas foi a criação do projeto Viva Personas, em que famosos são convidados a gravar um vídeo lendo uma história infantil. As gravações são posteriormente disponibilizadas no YouTube (https://www.youtube.com/user/associacaoviva/videos) e no *site* da associação. Entre os participantes estão nomes como os músicos Zeca Baleiro e Emicida, as atrizes Giovanna Antonelli e Cláudia Raia, o ator Antônio Fagundes e o escritor Pedro Bandeira.

Outras ações desenvolvidas foram as sessões síncronas de contação de histórias via Google Meet* e as Domingueiras Virtuais de Histórias (https://www.youtube.com/playlist?list=PLiHc69kPgKB37qw4sbWC9kPgWh_I5X-4zJ). Nessas, cada vídeo reúne diferentes histórias e contadores; é frequente o uso de maquiagem e adereços, e a edição explora recursos típicos do universo audiovisual, como efeitos sonoros e cenários virtuais. Assim, em uma reunião é possível interagir com vários contadores e, ao assistir a uma única produção, ter contato com múltiplas narrativas.

As possibilidades do audiovisual também são exploradas pelo Instituto História Viva, outra entidade que adaptou suas atividades e incrementou as opções *online*. Foi criada, por exemplo, uma coleção de "vitaminas de carinho" (https://www.youtube.com/playlist?list=PLtCXzJqjA3e2Mg_j4w_VhzeaO1Hdxg9lp) para os profissionais da saúde, tão demandados no cenário de pandemia, e surgiu a política de envio de histórias por vídeo para crianças hospitalizadas.

Do mesmo modo, a Associação Griots – Os Contadores de História repensou seu trabalho e, além dos *podcasts* (https://griots.org.br/podcast/), investiu no conteúdo disponibilizado em sua página no YouTube (https://www.youtube.com/c/GriotsOsContadoresdeHist%C3%B3rias), ampliando o material disponível de forma gratuita, o qual pode ser usado por crianças, pais e profissionais da saúde em prol de um cuidado mais holístico.

E-BOOKS

Livros digitalizados são outra opção disponível para enriquecer o atendimento. Com apenas um *download* é possível levar a história para diversos pacientes e, por meio

---

*Em julho de 2022, as reuniões ocorriam de segunda a quarta, das 10h às 12h e das 15h às 17h, e às quintas, das 10h às 12h, das 15h às 17h e a partir das 19h no endereço https://meet.google.com/erc-kxqm-dfo.444.

do compartilhamento com os acompanhantes, incentivar que eles assumam o papel de contadores de histórias.

Há, por exemplo, obras de Monteiro Lobato disponíveis gratuitamente (https://monteirolobato.com/downloads/), livros infantis gratuitos na Amazon (encurtador.com.br/cgjMQ), clássicos digitalizados na Biblioteca Brasiliana de Literatura Infantil e Juvenil (http://blij.bn.gov.br/blij/) e na Biblioteca Brasiliana Guita e José Mindlin (https://www.bbm.usp.br/pt-br/) e produções de domínio público (http://www.dominiopublico.gov.br/). Existem ainda os livros digitais e os livros digitais interativos. Desenvolvidos para *tablets* e celulares, eles contêm histórias e atividades que entretêm, estimulam e contribuem para o letramento informacional e digital:

> O livro infantil interativo é uma forma de expressão literária diferente, que, atrelado ao novo contexto comunicacional, permite ao leitor mirim explorar a história e se inserir nela, pois ele pode executar comandos ao longo da narrativa e mudar o rumo, a sequência e o final da história[14].

São exemplos as obras disponibilizadas de maneira gratuita na Estante Digital do projeto Leia para uma Criança (https://www.euleioparaumacrianca.com.br/estante-digital/) e no Espaço de Leitura do Laboratório de Educação (https://espacodeleitura.labedu.org.br/).

DIGITAL STORYTELLING

Além das histórias ficcionais, as relações entre narrativa e saúde englobam textos factuais largamente explorados no âmbito da medicina narrativa. Ao abordar o tema "medicina e narrativa", Lars-Christer Hydén[15] afirma que a área abrange o esforço de tentar compreender como a doença afeta a vida das pessoas a partir de uma perspectiva pessoal, dando espaço à voz interna em contraste com a voz técnica da medicina. Nesse sentido, abre espaço para uma ressignificação da disrupção que o adoecimento representa no curso da vida, no caso dos enfermos, e para a reflexão sobre o contato constante com a dor e o sofrimento, no caso de familiares e profissionais da saúde.

Enquadram-se nessa categoria: (a) o uso da narrativa como uma forma de transmitir conhecimento médico, principalmente entre os profissionais (narrativas sobre doenças); (b) as narrativas enquanto ferramenta clínica, como na anamnese, com destaque para a possibilidade de aprimoramento da relação entre profissionais da saúde e pacientes; (c) as histórias de vida como ponte para o trabalho de psicoterapeutas; e (d) o uso da narrativa pelo paciente como uma forma de articular a doença e o sofrimento em um contexto biográfico (*illness narratives*).

Como Hydén, Rishi Goyal[16] aponta que as *illness narratives* costumam ser escritas pelos pacientes e, às vezes, por familiares e médicos, mas, ao contrário das histórias de casos, concentram-se na vivência da doença e na experiência do sofrimento, e não no aspecto biomédico. Elas podem funcionar como válvula de escape para a raiva contra a doença, a sociedade ou as falhas no sistema de saúde, podem ter caráter pedagógico, buscando auxiliar pessoas em situações similares, e, com mais frequência, servem como testemunho.

É na esfera das *illness narratives* que surge o *digital storytelling*, tipo de intervenção em que os pacientes têm a oportunidade de desenvolver produtos audiovisuais como uma maneira de compartilhar experiências, incentivando mudanças de comportamento[17], ou como presentes de despedida, deixando um legado gravado que reduz o receio de serem esquecidos e contribui para a elaboração do luto[18,19]. Nesse caso, o modelo proposto por Akard e cols.[18], aplicado junto a crianças e adolescentes com câncer avançado, consiste, em primeiro lugar, em entrevistas com os pacientes sobre como gostariam de ser lembrados e na proposição de confecção de presentes e lembranças. A partir das respostas, geralmente relacionando a memória com características pessoais, gostos e desejo dos pacientes de contarem aos familiares o que sentem por eles, é elaborado um roteiro com as perguntas para a gravação:

> Assim, selecionamos um formato de intervenção de contação de histórias digital, uma vez que esta escolha incluiu a maioria das sugestões dadas pelas crianças, programando entrevistas e gravando-as em vídeos. As gravações de vídeo incorporaram as atividades favoritas da criança, artesanato, locais, membros da família ou animais de estimação. Um cinegrafista editou as gravações e incorporou fotografias e músicas selecionadas pela criança para criar uma história digital para a criança e sua família. O produto final pode ser visualizado e distribuído através do computador e inclui música e fotografias, vídeo e áudio de artesanato ou jogos preferidos das crianças[18].

A experiência, de acordo com os autores, propicia conforto emocional, facilita a comunicação das crianças e jovens com seus familiares e funciona como uma estratégia para lidar com a doença e o luto.

CONSIDERAÇÕES FINAIS

As narrativas, sejam factuais, sejam ficcionais, podem contribuir como recurso terapêutico complementar, auxiliando, por exemplo, a melhora da comunicação entre pacientes e profissionais da saúde e a compreensão de vivências relacionadas com a doença.

Além disso, os trabalhos mostram que entre as crianças hospitalizadas as histórias ficcionais contribuem para uma recuperação mais prazerosa, melhoram a qualidade do sono e reduzem a ansiedade pré-operatória e intrínseca ao tratamento.

Essas histórias podem ser utilizadas como instrumento principal de iniciativas preocupadas em humanizar o cuidado ao paciente ou como instrumento secundário, servindo para contextualizar interações com fantoches e brinquedos terapêuticos, por exemplo. A atividade pode estar relacionada com a educação, a preparação do paciente para determinado procedimento ou o entretenimento; podem ser utilizados livros publicados ou narrativas criadas pela equipe, e tanto profissionais da saúde como bibliotecários, voluntários e pais podem ser contadores de histórias.

O mais importante é que as histórias sejam contadas. Só assim será possível a multiplicação de relatos como o de Eva Selin e Karin Graube[20], funcionárias no Queen Silvia Children's Hospital, na Suécia:

> Mesmo quando estava anestesiado (e ainda podia ouvir), "Olle", de dezesseis anos, conseguiu ouvir livros em seu quarto na Unidade de Terapia Intensiva. Sua bibliotecária foi capaz de observar sua respiração durante a leitura, testemunhando uma calma impactante[20].

Referências

1. Comitê Gestor da Internet no Brasil (CGI). TIC Kids Online Brasil 2019. 2020. Disponível em: https://cetic.br/pt/pesquisa/kids-online.
2. Corrêa L. Geração YouTube: Um mapeamento sobre o consumo e a produção de vídeos por crianças 0 a 12 anos – Brasil – 2005/2016. São Paulo: ESPM Media Lab, 2016.
3. Gomes GLL, Fernandes MGM, Nóbrega MML. Ansiedade da hospitalização em crianças: Análise conceitual. Revista Brasileira de Enfermagem 2016; 69(5):940-5. Disponível em: https://doi.org/10.1590/0034-7167-2015-0116.
4. Silveira KA, Paula KMP, Enumo SRF. Stress related to pediatric hospitalization and possible interventions: An analysis of the Brazilian literature. Temas em Psicologia 2019; 27(2):443-58. Disponível em: https://doi.org/10.9788/TP2019.2-11.
5. Neves SJO, Prado PF. Contação de histórias em unidade oncológica pediátrica. Revista Brasileira de Cancerologia 2019; 64(3):383-7. Disponível em: https://doi.org/10.32635/2176-9745.RBC.2018v64n3.44.
6. Anggerainy SW, Wanda D, Nurhaeni N. Music therapy and storytelling: Nursing interventions to improve sleep in hospitalized children. Comprehensive Child and Adolescent Nursing 2019; 42(sup1):82-9. Disponível em: https://doi.org/10.1080/24694193.2019.1578299.
7. Silva SDO, Nóbrega Morais GS, Dias JA, Silva SPC, Pereira MS, Batista MSS. Rodas de sonho e imaginação: Contando histórias em um serviço de quimioterapia infantil. Revista de Enfermagem da UFSM 2016; 6(3):434. Disponível em: https://doi.org/10.5902/2179769220939.
8. Mussa C, Malerbi FEK. O impacto da atividade lúdica sobre o bem-estar de crianças hospitalizadas. Psicologia: Teoria e Prática 2008; 10(2):83-93. Disponível em: http://pepsic.bvsalud.org/scielo.php?script=sci_arttext&pid=S1516-36872008000200007.
9. Ceribelli C et al. Reading mediation as a communication resource for hospitalized children: support for the humanization of nursing care. Revista Latino-Americana de Enfermagem 2009; 17(1):81-7. Disponível em: https://doi.org/10.1590/S0104-11692009000100013.
10. Nicolino TNA, Barbieri MC, Tacla MTGM, Ferrari RAP. Contação de história na unidade pediátrica: Percepção de acompanhantes de crianças hospitalizadas. Revista de Enfermagem da UFSM 2015; 5(1):32-9. Disponível em: https://doi.org/10.5902/2179769213204.
11. Yati M, Wahyuni S, Islaeli I. The effect of storytelling in a play therapy on anxiety level in pre-school children during hospitalization in the General Hospital of Buton. Public Health of Indonesia 2017; 3(3):96-101. Disponível em: https://doi.org/10.36685/phi.v3i3.134.
12. Srinatania D, Hendra A, Deskia K, Perdani AL. Storytelling as therapeutic intervention toward anxiety level: A literature review. KnE Life Sciences 2021; 6(1):705-12. Disponível em: https://doi.org/10.18502/kls.v6i1.8745.
13. Brockington G, Gomes Moreira AP, Buso MS et al. Storytelling increases oxytocin and positive emotions and decreases cortisol and pain in hospitalized children. Proceedings of the National Academy of Sciences (2021); 118(22):e2018409118. Disponível em: https://doi.org/10.1073/pnas.2018409118.
14. Caldin CF, Blattmann U. Letramento digital: e-books interativos para crianças. ÁGORA: Arquivologia Em Debate 2020; 30(61):680-702. Disponível em: https://agora.emnuvens.com.br/ra/article/view/937.
15. Hydén L. Medicine and narrative. In: Herman D. et al. (eds.) The Routledge Encyclopedia of Narrative Theory. London, New York: Routledge, 2010.
16. Goyal R. Narration in medicine. In: Hühn P, Meister J, Pier J, Schmid W (eds.) Handbook of Narratology. Berlin, München, Boston: De Gruyter, 2014: 406-18. Disponível em: https://doi.org/10.1515/9783110316469.406.
17. Goodman R, Newman D. Testing a digital storytelling intervention to reduce stress in adolescent females. Storytelling, Self, Society 2014; 10(2):177-93. Disponível em: https://www.muse.jhu.edu/article/813137.
18. Akard TF, Dietrich MS, Friedman DL et al. Digital storytelling: An innovative legacy-making intervention for children with cancer. Pediatric Blood & Cancer, 2015; 62(4):658-65. Disponível em: https://doi.org/10.1002/pbc.25337.
19. Akard TF, Wray S, Friedman DL et al. Transforming a face-to-face legacy intervention to a web-based legacy intervention for children with advanced cancer. Journal of Hospice and Palliative Nursing – JHPN: the official journal of the Hospice and Palliative Nurses Association 2020; 22(1):49-60. Disponível em: https://doi.org/10.1097/NJH.0000000000000614.
20. Selin E, Graube K. Bibliotherapy at its best: Reading aloud in a Swedish hospital. Children and Libraries 2018; 16(2):13-5. Disponível em: https://doi.org/10.5860/cal.16.2.13.

Seção XIII

Interface dos Cuidados Paliativos Pediátricos e Outras Especialidades

Oncologia Pediátrica

Erica Boldrini
Poliana Cristina Carmona Molinari

Capítulo 62

INTRODUÇÃO

O câncer infanto-juvenil corresponde a um grupo de várias doenças que têm em comum a proliferação descontrolada de células anormais que pode ocorrer em qualquer local do organismo. O número de casos novos esperados para o Brasil, para o triênio 2020-2022, é de cerca de 8.500 casos, o que corresponde a, aproximadamente, 1% a 4% de todas as neoplasias na população brasileira, sendo a leucemia e os tumores cerebrais os mais diagnosticados[1]. Nas últimas décadas ocorreu uma melhora significativa nas taxas de sobrevida global, chegando a 80% a 90% nos países desenvolvidos. Apesar desse progresso, o câncer continua a ser a principal causa de morte por doença na população pediátrica[1,2].

Recentemente, os avanços nas abordagens terapêuticas levaram a uma mudança dramática na trajetória do câncer infantil, o que se reflete não apenas na melhora mencionada na sobrevida, mas também na transição de uma doença aguda para uma condição crônica, que inclui necessidades complexas e dependência de dispositivos médicos[3].

Os cuidados paliativos pediátricos (CPP) foram introduzidos para melhorar a qualidade de vida de famílias e pacientes que sofrem de doenças potencialmente fatais mediante a prestação de cuidados holísticos para aliviar e prevenir o sofrimento multidimensional de problemas relacionados com a doença. Esses cuidados são fornecidos independentemente de a criança receber ou não tratamento direcionado para a doença, e sua integração precoce deve ser uma prioridade ainda maior nessa paisagem oncológica em constante mudança. A missão dos CPP engloba o fornecimento de comunicação de alta qualidade, o planejamento avançado de cuidados e a gestão de sintomas físicos e multidimensionais no contexto de uma equipe interdisciplinar com o objetivo de aumentar o apoio e reduzir o sofrimento dos pacientes e cuidadores[4-6].

Idealmente, os CPP devem ser implementados no momento do diagnóstico e mantidos durante todo o tratamento. Três níveis de prestação de CPP podem ser identificados: abordagem paliativa fornecida por todos os profissionais da saúde; CPP generalizados, providos pelo oncologista com treinamento em CPP; e CPP especializados, fornecidos por equipe interdisciplinar de especialistas em CPP. Ao longo de toda a trajetória da doença, esses níveis podem sofrer modificações, a depender das necessidades e condições clínicas encontradas. Uma abordagem paliativa geral e cuidados de suporte são obrigatórios em todas as crianças com câncer. Vale ressaltar que os CPP especializados devem ser fornecidos bem antes do período de fim de vida de uma criança com doença oncológica incurável ou potencialmente incurável, considerando o prognóstico, as alterações fisiológicas relacionadas com o crescimento e a complexidade do cuidado[3].

Apesar da reconhecida importância dos CPP em oncologia pediátrica, ainda existem muitas barreiras para sua implementação, principalmente relacionadas com o conceito de que o cuidado paliativo é indicado somente para crianças e adolescentes em fim de vida. Em importante revisão sistemática americana, verificou-se que o tempo médio do diagnóstico até a primeira consulta com a equipe paliativista foi de 509 dias, o que significa que os CPP são introduzidos e discutidos em fases tardias da doença[5]. Além disso, apenas 54,5% dos pacientes oncológicos pediátricos que foram a óbito receberam os cuidados específicos dessa equipe e 44,2% das crianças com câncer avançado foram encaminhadas para os CPP. Isso demonstra que ainda existem barreiras estruturais e culturais importantes para a disponibilidade dos CPP em oncologia pediátrica[7].

Para entender melhor os princípios básicos dos CPP nesse cenário, é de extrema importância considerar a ampla variabilidade no prognóstico e na trajetória da doença em diferentes tipos de câncer pediátrico. Algumas características importantes dessa trajetória indicam a necessidade de uma equipe de CPP integrada ao cuidado oncológico, como mostra o Quadro 62.1.

PARTICULARIDADES NA TRAJETÓRIA DA DOENÇA ONCOLÓGICA PEDIÁTRICA

As propostas de atuação da equipe de CPP englobam intervenções que equilibrem os riscos e benefícios, considerando a qualidade de vida da criança e da família, a disponibilidade de recursos e as possibilidades locais. Nessas bases, cada plano deve abordar as necessidades e preocupações físicas, sociais, psicológicas, espirituais e éticas dos pacientes. Portanto, a avaliação de todas as necessidades clínicas, comunicacionais, psicossociais e espirituais do paciente e família deve ser realizada durante todo o curso da doença. Além disso, os profissionais da saúde têm suas próprias necessidades, as quais devem ser identificadas e atendidas[3].

Necessidades da criança

As necessidades clínicas das crianças com câncer podem variar de acordo com o tipo de doença, as possíveis complicações relacionadas com o tratamento, comorbidade prévia ou adquirida e as mudanças ao longo da trajetória da doença. Os sintomas físicos mais frequentes são dor, náuseas, fadiga, intolerância alimentar e diarréia[3]; febre, mucosite, cefaleia e neuropatia podem ocorrer devido aos efeitos adversos agudos provocados pela quimio e radioterapia[6]. Em relação à terapêutica, uma abordagem farmacológica e não farmacológica multimodal adaptada à idade e ao desenvolvimento da criança é fundamental para controle desses sintomas[3,4]. Para a maior parte deles existem escalas para avaliação do impacto na vida cotidiana e para melhor direcionamento do tratamento.

Em relação ao sofrimento emocional, ansiedade, tristeza, depressão, medo, tédio e alterações do humor são os sintomas mais comuns. Esses pacientes também apresentam dificuldade para transmitir seus sentimentos e muitas vezes relatam falta de concentração, baixa energia e falta de motivação. Além disso, podem apresentar problemas de imagem corporal e experimentar isolamento e *bullying*. A hospitalização prolongada interrompe a rotina habitual e transforma o ciclo casa-escola-brincadeira em um ciclo casa-hospital, com impacto importante na vida das crianças e de suas famílias[3,4,6].

As crises espirituais também são frequentes, principalmente entre as crianças maiores; por outro lado, a esperança e a fé muitas vezes representam um fator de proteção que pode sustentar a resiliência e as estratégias de enfrentamento. A identificação e o manejo de preocupações psicológicas em crianças e adolescentes com câncer melhoram os resultados do tratamento e a qualidade de vida[3].

A capacidade das crianças de expressarem o sofrimento difere de acordo com a idade, o desenvolvimento cognitivo e psicológico e o nível de compreensão da situação. No entanto, é importante lembrar que as necessidades das crianças são muitas vezes relatadas por terceiros[3].

Necessidades da família

O câncer pediátrico também é uma doença familiar. De fato, as preocupações físicas, psicossociais e espirituais se estendem para toda a família, e suas necessidades podem variar de acordo com os papéis específicos no cuidado da

Quadro 62.1 Características a serem consideradas para o acionamento da equipe de CPP

Período da doença	Características
Diagnóstico	Tumores metastáticos ou em estágio avançado (neuroblastoma estágio IV, glioblastoma, tumor de tronco difuso) Tumor com estimativa de taxa de sobrevida < 40% com as terapias atuais
Durante o tratamento	Doença metastática progressiva Doenças recorrentes ou resistentes Toxicidade importante durante o tratamento Internação prolongada (> 3 semanas) ou em unidade de terapia intensiva (> 1 semana) sem sinais de melhora Três ou mais internações não planejadas por problemas médicos graves dentro do período de 6 meses
Relacionadas com necessidades complexas	Dificuldades no manejo dos sintomas, particularmente da dor Grande estresse psicossocial ou apoio social limitado Introdução de novos dispositivos (gastrostomia ou traqueostomia) que exigem cuidados complexos durante a transição do hospital para casa Dificuldades nos processos de tomada de decisão ou comunicação

criança, o estado emocional, o nível de compreensão e as crenças culturais e espirituais. Os pais precisam lidar com as questões emocionais dos filhos, como sentimentos de isolamento e mudanças comportamentais, e levam uma vida muito estressante, percorrendo o ambiente hospitalar e lidando com as incertezas quanto ao futuro, além das dificuldades financeiras[6]. Reforçar a boa parentalidade, restabelecer regras comportamentais e rotinas familiares, fornecer cuidados domiciliares sempre que possível e apoiar a esperança são partes importantes do cuidado familiar. A equipe de CPP tem como objetivo investigar o nível real de compreensão da família acerca da doença e do prognóstico e adaptar a comunicação. Todas as abordagens precisam considerar a cultura específica da família, a estrutura familiar, quaisquer conflitos contínuos, os gatilhos de sofrimento emocional e as questões financeiras. Os pais devem ser apoiados e orientados a ouvir e responder ativamente às preocupações e sentimentos de seus filhos[3].

Necessidades de comunicação

A comunicação confiável, empática e centrada na família é fundamental por ajudar a promover a continuidade dos cuidados e a atender todas as necessidades. Além disso, ajuda a definir as preferências de tratamento e os objetivos dos cuidados e promove a participação da criança na tomada de decisões. Um dos pontos principais da equipe de CPP é incentivar as famílias a incluírem os filhos nas discussões de decisões de maneira apropriada à idade e abordar medos, responder perguntas e fornecer orientação antecipada[3].

O período de doença que antecede o diagnóstico de câncer está impregnado de considerável sofrimento psicossocial, e comunicar diagnósticos a pacientes e famílias que vivem sob tal pressão pode ser um desafio. A maneira como essas informações são transmitidas pode afetar o ajuste do paciente e da família ao diagnóstico tanto positiva como negativamente e o quanto eles podem se preparar para a jornada do câncer que se aproxima. O objetivo é cultivar a consciência e o respeito pelas experiências culturais únicas de cada paciente e família e trabalhar para desenvolver uma compreensão compartilhada das informações essenciais de saúde.

Depois de compartilharem o diagnóstico, os profissionais da saúde devem abordar de que maneira a doença pode afetar a criança, incluindo a probabilidade de cura e as complicações esperadas, além de manejar as incertezas e angústias. Fornecer informações precisas pode ajudar a capacitar as famílias para se envolverem no tratamento médico e otimizar a qualidade de vida[8]. A Figura 62.1 mostra exemplos de objetivos, maneiras e impactos da comunicação nesse cenário.

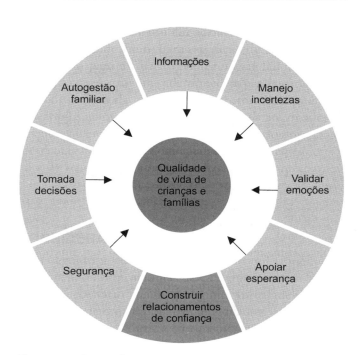

Figura 62.1 Características da comunicação no cenário da oncologia pediátrica. (Adaptada de Sisk BA, Friedrich A, Blazin LJ, Baker JN, Mack JW, Du Bois J. Communication in pediatric oncology: A qualitative study. Pediatrics 2020; 146[3]:e20201193.)

Necessidades da equipe

Para que a equipe de CPP realize um trabalho eficaz, é necessária a colaboração interprofissional para que sejam alcançados objetivos compartilhados. Por isso, a integração precoce dos CPP à oncologia pediátrica beneficia tanto as crianças e suas famílias como a equipe oncológica, auxiliando as comunicações difíceis, o apoio emocional, as discussões sobre prognóstico, a tomada de decisões e os cuidados avançados de fim de vida, além de oferecer apoio durante o processo de luto[3,6].

Algumas considerações são importantes e auxiliam a equipe da oncologia pediátrica no manejo desses pacientes[3]:

- O prognóstico das doenças oncológicas pediátricas é de difícil definição em virtude da falta de critérios padronizados e da evolução rápida de novas tecnologias ou inovações terapêuticas, o que pode ser fonte de angústia e dificuldade para a equipe e os familiares.
- O paciente pode apresentar evolução rápida e imprevisível para o fim de vida com alto risco de sintomas catastróficos (sangramento, dispneia, dor).
- O paciente pode precisar ter acesso frequente a um hospital, mesmo quando a morte se aproxima, para exames de sangue e de imagem.
- O encaminhamento para CPP deve ser embasado nas necessidades e não na expectativa de vida.
- O CPP pode ser oferecido em conjunto às terapias oncológicas e ao gerenciamento de sintomas sem conflito com os objetivos do tratamento.

Necessidades em fim de vida

O curso da doença não é previsível. A família que estava incorporando a nova rotina e adquirindo confiança na equipe e no tratamento vê seu frágil equilíbrio desestabilizado quando a doença recidiva. Durante a evolução da doença há um período nebuloso em que se torna confuso definir proporcionalidade, em que é difícil determinar o limite exato entre o tratamento razoável e o fútil. As regras para seleção, continuação ou descontinuação de uma terapia direcionada ao câncer devem levar em consideração a biologia do tumor, o *status* clínico, a carga de sintomas, o prognóstico, as preferências do paciente e da família e as "novas terapias". Cabe ter em mente que não existem indicações formais claramente definidas para o emprego de qualquer abordagem. O objetivo do cuidado – uma vida tão longa, boa ou confortável quanto possível – deve ser sempre compartilhado com a família mediante uma comunicação harmoniosa, com escuta ativa, dando voz ao paciente e à família[9].

O atendimento à criança e ao adolescente envolve interações multidimensionais complexas entre médico, equipe de saúde, pacientes, pais e/ou responsáveis, comunidade e sistema de saúde, que são inseparáveis no momento da tomada de decisão e manejo terapêutico. Esse atendimento é fortemente afetado por crenças e valores, desigualdade social, avanços tecnológicos e questões morais. A expectativa é que o paciente, a equipe e a família manifestem o mesmo desejo, corroborando assim a condução ideal e desejada, porém, infelizmente, nem sempre há alinhamento na indicação de determinadas intervenções. Algumas famílias relutam e continuam solicitando terapia direcionada ao câncer mesmo com a doença progredindo e a condição clínica da criança se deteriorando.

As terapias experimentais, na grande maioria das vezes, não oferecem possibilidade significativa de aumento da expectativa de vida ou de cura, sem contar os efeitos colaterais, que muitas vezes exigem a hospitalização. Isso deve ficar claro, principalmente quando a proposta é de um estudo de fase 1, que não é conduzido para proporcionar benefício direto ao participante[10].

A dificuldade em aceitar que a morte é soberana em relação à tecnologia estimula uma percepção equivocada que muitas vezes incentiva a distanásia. O uso da obstinação terapêutica como defesa moral de que "tudo foi feito" é um equívoco. A realização de todo tratamento disponível parece corresponder aos interesses; no entanto, existem tratamentos que não se justificam, pois não são capazes de promover a manutenção da vida ou a fazem à custa de um sofrimento intolerável. Nutrição e hidratação artificiais estão entre essas situações que envolvem valores e princípios éticos. Por isso, os profissionais precisam refletir sobre o que podem e o que devem fazer ao deliberar sobre a indicação, redução ou suspensão dessa terapia[11].

Isso não implica "tirar as esperanças". Uma comunicação clara, empática, baseada em uma escuta ativa, torna possível perceber, conduzir e participar do ato de esperançar. Em um primeiro momento há esperança na cura, porém, conforme a doença evolui, ela se transforma na espera de um milagre, depois na espera de que não haja sofrimento e, no final, na espera de que a criança vá para o reino dos céus, para os braços de Deus ou alguma outra forma de transcendência. É preciso ter atenção para acolher e validar esse sentimento a cada momento[12].

O confronto com a finitude em uma fase tão precoce da vida desperta grandes conflitos interiores. A família necessita de tempo e de provas para se convencer de que o quadro é irreversível. É aceitável e previsível que ocorram avanços e retrocessos no entendimento da família quanto à irreversibilidade da doença. Enquanto não houver esse entendimento, não há como evoluir na discussão para definição de prioridades. O processo de luto antecipatório que se iniciou ao diagnóstico, com alternâncias entre a possibilidade de perda e a negação, começa a dar lugar à inevitabilidade da morte. Uma maneira de auxiliar esse processo é solicitando narrativas às famílias e examinando seu conteúdo, significados atribuídos, a maneira de perceber o ambiente à sua volta e a necessidade de transcender o sofrimento.

As crianças e adolescentes têm inúmeras questões de ordem psíquica, emocional, existencial e espiritual, mas, quando seus sintomas físicos não são aliviados, não é possível acessar esses domínios, que também são fonte de sofrimento. Para isso, é necessária uma abordagem sistematizada e metódica para facilitar a construção de estratégias e a tomada de decisões[13].

Vale lembrar a importância da diferenciação entre sintomas intratáveis (p. ex., perda de visão) e sintomas de difícil controle e sintomas refratários, bem como que a determinação da refratariedade inclui, sempre que possível, um consenso dos membros da equipe[14].

A arte do bom cuidado é estar presente e ouvir o que está e o que não está sendo dito. Para isso, a equipe deve ser treinada em comunicação verbal e não verbal. Às vezes, as crianças falam ou desenham seres mágicos (anjos, fadas, monstros) e simbolicamente, através deles, expressam medos, ideias preconcebidas, experiências e fantasias. Através do brincar, a criança vai encontrando formas de nomear o inominável. Outras atividades possíveis são jogos de palavras (p. ex., Deus, Céu, esperança etc.), sendo possível explorar os significados de cada uma, explorar sonhos ou frases do tipo "por que comigo?", "eu quero...", "eu gostaria..." e discutir seus sentimentos quando ela fala "quero ir embora". A partir dessas referências torna-se possível reconhecer o sofrimento e entender melhor os medos e as preocupações, estimulando reflexões. Reunir fotos, pinturas, desenhos e brinquedos favoritos, imprimir a mão em gesso e ouvir a música predileta também são ações que podem auxiliar a ressignificação[15].

Perguntas como "o que é ser um bom pai para o filho que está morrendo?" pode ajudar uma família desolada diante da irreversibilidade da doença e da iminência da morte do filho. Ainda há quem esconda a verdade do paciente, acreditando estar assim poupando-o de sofrimento. Familiares solicitam que não se conte nada, criando assim um círculo de silêncio, mas evidências sugerem que as crianças em fim de vida apresentam benefícios quando falam sobre sua morte iminente[16].

A reflexão sobre a morte ou o sofrimento de um filho é muito complexa, frequentemente emergindo sentimentos contraditórios. Muitos são os fatores que causam sofrimento nesse período, e sentimentos ambíguos podem permear esses momentos. O aumento da possibilidade de dor e sofrimento pode suscitar uma ilusão fervorosa de cura ou o desejo de que tal sofrimento termine.

A definição do local do óbito muitas vezes causa extremo sofrimento na família, porém a garantia de apoio da equipe multiprofissional contribui para amenizá-lo, reduzindo assim o luto complicado. A construção de um legado torna as lembranças concretas. Escrever um livro, participar de uma ação voluntária ou construir um negócio com o nome da criança são algumas formas de repensar a saudade[17].

A morte de uma criança causa grande impacto e provoca mudanças imediatas e em longo prazo na vida dos pais e familiares, e o médico que se dedica a esse cuidado também é impactado. Ele precisa ter uma forte base técnico-científica e, como lastro, formação humanística, a qual implica a necessidade de autoconhecimento e envolve a consciência do outro e de seus valores no que tange aos significados que atribui à vida.

CONSIDERAÇÕES FINAIS

As vidas de uma criança e de sua família são transformadas e significativamente impactadas quando uma doença oncológica é diagnosticada. Inicia-se então uma jornada que mudará definitivamente cada um dos presentes, em especial as crianças e os adolescentes. Um ambiente árido, cercado por desconhecidos, exames e procedimentos dolorosos, a sensação de perda de controle, impotência e desamparo, sem previsão para resolução ou término, todo esse turbilhão se anuncia após o diagnóstico de câncer. Um mundo desconhecido permeado por desconfianças se abre para o paciente e a família, e muitas informações são transmitidas, porém poucas são absorvidas. Em contrapartida, há uma "procura" incessante por dados sobre o prognóstico. Nesse cenário, os CPP podem auxiliar essa jornada, apoiando as crianças, suas famílias e as equipes oncológicas a percorrerem esse caminho.

Referências

1. Instituto Nacional de Câncer José Alencar Gomes da Silva. Estimativa 2020: Incidência de câncer no Brasil / Instituto Nacional de Câncer José Alencar Gomes da Silva. Rio de Janeiro: INCA, 2019.
2. Spruit JL, Prince-Paul M. Palliative care services in pediatric oncology. Ann Palliat Med 2019; 8(1):49-57.
3. Benini F, Avagnina I, Giacomelli L, Papa S, Mercante A, Perilongo G. Pediatric palliative care in oncology: Basic principles. Cancers (Basel) 2022; 14(8):1972.
4. Snaman JM, Kaye EC, Baker JN, Wolfe J. Pediatric palliative oncology: The state of the science and art of caring for children with cancer. Curr Opin Pediatr 2018; 30(1):40-8.
5. Tan AJN, Tiew LH, Shorey S. Experiences and needs of parents of palliative paediatric oncology patients: A meta-synthesis. Eur J Cancer Care 2021; 30(3):e13388.
6. Salins N, Hughes S, Preston N. Palliative care in paediatric oncology: An update. Curr Oncol Rep 2022; 24(2):175-86.
7. Cheng BT, Rost M, De Clercq E, Arnold L, Elger BS, Wangmo T. Palliative care initiation in pediatric oncology patients: A systematic review. Cancer Med 2019; 8(1):3-12.
8. Blazin LJ, Cecchini C, Habashy C, Kaye EC, Baker JN. Communicating effectively in pediatric cancer care: Translating evidence into practice. Children 2018; 5(3):40.
9. Wolfe J et al. Easing of suffering in children with cancer at the end of life: Is care changing? Journal of Clinical Oncology 2008; 26(10):1717-23.
10. Levine DR et al. Does phase 1 trial enrollment preclude quality end-of-life care? Phase 1 trial enrollment and end-of-life care characteristics in children with cancer. Cancer 2015; 121(9):1508-12.
11. Anderson AK et al. Artificial nutrition and hydration for children and young people towards end of life: Consensus guidelines across four specialist paediatric palliative care centers. BMJ Supportive & Palliative Care 2021; 11(1):92-100.
12. Kaye EC et al. Bereaved parents, hope, and realism. Pediatrics 2020; 145(5).
13. Kassam A et al. Differences in end-of-life communication for children with advanced cancer who were referred to a palliative care team. Pediatric Blood & Cancer 2015; 62(8):1409-13.
14. Goldman A, Hewitt M, Collins GS, Childs M, Hain R; United Kingdom Children's Cancer Study Group/Paediatric Oncology Nurses' Forum Palliative Care Working Group. Symptoms in children/young people with progressive malignant disease: United Kingdom Children's Cancer Study Group/Paediatric Oncology Nurses Forum Survey. Pediatrics 2006; 117:e1179-86.
15. Amery J. A really practical handbook of children's palliative care. Disponível em: https://www.icpcn.org/wp-content/uploads/2016/04/A-REALLY-PRACTICAL-Handbook-of-CPC.pdf.
16. Feudtner C et al. Good-parent beliefs of parents of seriously ill children. JAMA Pediatrics 2015; 169(1):39-47.
17. Kessler D. Finding meaning: The sixth stage of grief. Disponível em: https://grief.com/sixth-stage-of-grief/2019.

Reumatologia Pediátrica

Esther Angélica Luiz Ferreira
Priscila Beatriz de Souza Medeiros

INTRODUÇÃO

Sabe-se que as crianças com doenças crônicas complexas necessitam de cuidados especiais e individualizados, e os cuidados paliativos pediátricos (CPP) podem contribuir com grande parte deles. Doenças com cursos nem sempre previsíveis e necessidades de tratamentos variáveis, como as patologias em reumatologia pediátrica (RP), são potencialmente beneficiadas com esse cuidado.

As doenças reumatológicas também surgem na faixa etária pediátrica, podendo ser mais graves e de difícil controle, quando comparadas às do adulto, suscitando condições ameaçadoras à vida. Recentemente aconteceram avanços científicos e tecnológicos na RP e, apesar de persistirem as limitações quanto à possibilidade de cura para determinadas doenças, muitas crianças antes consideradas intratáveis podem ser agora parcialmente tratadas, o que as conduz ao convívio com sequelas importantes ou até mesmo incapacitantes.

Dentro das definições de CPP, sabe-se que os cuidados paliativos não excluem os cuidados curativos. Portanto, a partir do momento em que crianças com doenças reumatológicas apresentam algum tipo de ameaça à vida e necessitam de um cuidado holístico, é importante que a RP e o CPP atuem em conjunto para melhorar a qualidade de vida do paciente.

INDICAÇÃO DE CUIDADOS PALIATIVOS PEDIÁTRICOS NA REUMATOLOGIA PEDIÁTRICA

Quanto às indicações, existem crianças e adolescentes que se encontram em diferentes estágios de evolução das doenças reumatológicas, sendo possível inseri-los em cada um dos seis grupos da classificação da Organização Mundial da Saúde para indicação de CPP (Quadro 63.1):

- No grupo 1 se encaixam as crianças com condições agudas de risco de morte, cuja recuperação total pode ou não ser possível (p. ex., pacientes com doença de Kawasaki grave ou síndrome de ativação macrofágica secundária à doença reumatológica).
- No grupo 2 estão as crianças com condições crônicas de risco de morte que podem ser curadas ou controladas por longo período, mas que também podem morrer (p. ex., com lúpus eritematoso sistêmico juvenil [LESJ], arterite de Takayasu, dermatomiosite juvenil e algumas formas graves de artrite idiopática juvenil).
- No grupo 3 estão as crianças que apresentam condições progressivas de risco de morte, para as quais não há tratamento curativo disponível (p. ex., com dermatomiosite juvenil em fase avançada).
- No grupo 4 estão classificadas as crianças com condições neurológicas graves que não são progressivas, mas que podem causar deterioração e morte (p. ex., sobreviventes de acidente vascular cerebral [AVC] com diagnóstico de síndrome do anticorpo antifosfolípide [SAAF]).

Quadro 63.1 Exemplos de doenças reumatológicas que se encaixam nos grupos que podem se beneficiar dos cuidados paliativos pediátricos

	Situações envolvidas	Exemplos de doenças e condições reumatológicas
Grupo 1	Crianças com condições agudas de risco de morte, cuja recuperação pode ou não ser possível	Doença de Kawasaki grave Síndrome de ativação macrofágica
Grupo 2	Crianças com condições crônicas de risco de morte que podem ser curadas ou controladas por longo período, mas que também podem morrer	Lúpus eritematoso sistêmico pediátrico Arterite de Takayasu
Grupo 3	Crianças com condições progressivas de risco de morte para as quais não há tratamento curativo disponível	Dermatomiosite juvenil em fase avançada
Grupo 4	Crianças com condições neurológicas graves que não são progressivas, mas que podem causar deterioração e morte	Sobreviventes de acidente vascular cerebral em Síndrome do Anticorpo Antifosfolípide (SAAF)
Grupo 5	Recém-nascidos gravemente prematuros ou com anomalias congênitas graves	Lúpus neonatal com bloqueio atrioventricular total
Grupo 6	Membros da família de um feto ou criança que morre inesperadamente	Sepse avassaladora em lúpus eritematoso sistêmico pediátrico

Fonte: adaptado de World Health Organization, 2018.

- No grupo 5 estão os recém-nascidos gravemente prematuros ou que apresentam anomalias congênitas graves (p. ex., neonatos com diagnóstico de lúpus neonatal com bloqueio atrioventricular total [BAVT], uma condição cardíaca grave e irreversível).
- O último grupo – grupo 6 – é formado por membros da família de um feto ou criança que morre inesperadamente (p. ex., morte por sepse avassaladora de uma criança com LESJ ou por AVC em um diagnóstico de SAAF).

TRABALHO EM EQUIPE

Quando a equipe de RP entende que o paciente tem indicação de CPP, esta não deixará de assisti-lo, e o acompanhamento é feito em conjunto pelas duas equipes, uma vez que o tratamento curativo não exclui o paliativo, e vice-versa. O que muda é a atuação de cada uma das equipes conforme a evolução da doença, ou seja, haverá momentos em que a RP terá protagonismo maior e outros em que este será da equipe de CPP.

Na própria RP, a multidisciplinaridade é algo comum, e crianças e adolescentes são acompanhados por médicos, fisioterapeutas, enfermeiros, psicólogos e assistentes sociais, entre outros. Essas abordagens, no entanto, muitas vezes se dão por meio de interconsultas e não de equipe verdadeiramente interdisciplinar. Segundo Ferreira e cols., a equipe de CPP "deve ser composta por profissionais das mais diversas áreas da saúde, com reuniões periódicas entre si, como também encontros em conjunto com pacientes e seus familiares, buscando, de forma contínua, adequar o tratamento individualmente a cada criança e sua família". Assim, é sempre muito importante que a equipe de CPP interaja com todos esses profissionais de modo a promover o melhor cuidado possível.

PLANO DE CUIDADOS EM REUMATOLOGIA PEDIÁTRICA

Como em todo CPP, em RP os princípios se mantêm, e o plano de cuidados deve ser elaborado com antecedência e alterado sempre que necessário, caso a realidade também se modifique. Algumas especificidades dos pacientes reumatológicos são descritas a seguir.

Controle de dor

O tratamento da dor é um dos mais importantes pilares dos CPP. Como a dor é um dos sintomas mais frequentes nas doenças reumatológicas, o reumatologista infantil deve entender essa temática e ter noções que abranjam desde a classificação da dor e a utilização ampla de escalas de avaliação até o tratamento farmacológico. Em muitos casos, a equipe de CPP é essencial em razão de sua expertise no manejo específico para o tratamento dos vários tipos de dor de difícil controle.

Necessidades de desenvolvimento e físicas

A avaliação da evolução e do amadurecimento das crianças acompanhadas pelos CPP é de suma importância, uma vez que elas se encontram em pleno processo de crescimento e desenvolvimento como um todo, seja físico, seja de habilidades, seja emocional.

Na RP, é necessário investir nas potencialidades da criança de maneira individualizada, de modo a permitir que seu crescimento e desenvolvimento ocorram da melhor maneira possível. Algumas condições podem ser desafiadoras, como em caso de doenças que podem alterar o desenvolvimento físico/motor de uma criança pequena; nesse momento, caberá à equipe de saúde explorar as potencialidades e manter as integrações possíveis.

O acompanhamento periódico, a depender da gravidade e das particularidades de cada paciente, é fundamental para análise de todos esses aspectos, uma vez que são variáveis.

Família e suas necessidades

As doenças crônicas graves, em geral, causam grande impacto nas famílias. No caso das doenças reumatológicas isso pode ser demonstrado de maneira equivalente, uma vez que os pais e cuidadores, além dos irmãos, podem ser afetados emocionalmente e até mesmo em termos profissionais, em razão das múltiplas internações e das idas e vindas aos serviços de saúde.

O apoio emocional aos pais e aos irmãos deve ser contínuo, uma vez que fatores como o medo, a esperança e até a própria espiritualidade assumem uma importância crucial em caso de doenças que não são consideradas fatais.

DECISÕES DIFÍCEIS EM REUMATOLOGIA PEDIÁTRICA

As decisões são difíceis quando se trata de doenças graves, especialmente no final da vida. Toda e qualquer decisão difícil deve ser discutida entre as equipes, seja interdisciplinar, seja transdisciplinar, assim como abordada com o paciente e sua família, levando em consideração a vontade da criança. As tomadas de decisão devem ser avaliadas antecipadamente, uma vez que exigem uma grande leitura do paciente como um todo.

PESQUISAS NA ÁREA

A ciência e o conhecimento cada vez maior em RP, assim como nos CPP, promovem avanços e melhorias na assistência como um todo.

Em 2019, Ferreira e cols. realizaram uma revisão sobre os artigos publicados sobre a temática em questão, ou seja, sobre RP e CPP. Nesse estudo, publicado na revista *Residência Pediátrica*, os autores, mesmo com a utilização de diversos termos de busca e em duas bases de dados – a Biblioteca Virtual em Saúde e o PubMed –, não encontraram nenhum artigo. Isso demonstra que a interseção das áreas precisa urgentemente ser desenvolvida, uma vez que não restam dúvidas de sua importância.

CONSIDERAÇÕES FINAIS

A RP cuida de crianças com doenças muitas vezes graves e que ameaçam a vida. Muitas equipes utilizam recursos dos CPP para cuidar desses pacientes, mas ainda de maneira insuficiente. Além disso, é necessária, concomitantemente, a incorporação urgente de conceitos dos CPP às equipes multidisciplinares para que as crianças que sofrem com doenças reumatológicas tenham melhor qualidade de vida, assim como seus familiares. Assim, são necessários o entendimento do tema e a capacitação das equipes de RP para que os CPP sejam indicados de maneira adequada, clara e precoce nos serviços que contam com essa ferramenta, bem como para o reconhecimento da importância desse cuidado ao estimular a criação de equipes nos serviços que não dispõem de CPP.

Bibliografia

Ferreira EAL, Gramasco H, Iglesias SBO. Reumatologia infantil e cuidados paliativos pediátricos: Conceituando a importância desse encontro. Resid Pediatr 2019; 9(2):189-92. DOI: 10.25060/residpediatr-2019.v9n2-21.

World Health Organization. Integrating palliative care and symptom relief into paediatrics: a WHO guide for health care planners, implementers and managers. Geneva: World Health Organization, 2018. Licence: CC BY-NC-SA 3.0 IGO.

Neurologia Pediátrica

Mariana Ribeiro Marcondes da Silveira

Capítulo 64

*O absurdo nasce desse confronto
entre o apelo humano
e o silêncio irracional do mundo.*
(Albert Camus)

INTRODUÇÃO

O diagnóstico de uma condição crônica complexa que envolva o sistema nervoso central e/ou periférico em uma criança guarda, de maneira geral, o peso do definitivo. Um presente perpétuo[1]. A tão difícil ideia da possibilidade do irreversível, um dos últimos conceitos cognitivos assimilados pelas crianças e que faz sofrer mesmo o adulto mais amadurecido. "Para qualquer sujeito, estar diante do *não* absoluto provoca dor, regressão, revoluciona o mundo conhecido e ameaça o sentido de toda uma existência."[2]

É nesse campo da existência de uma família que o profissional dos cuidados paliativos pediátricos (CPP) e o neurologista infantil vão se encontrar.

As doenças neurológicas são causa significativa de morbidade e mortalidade entre as crianças[3] e correspondem a até 50% dos diagnósticos das que estão sob CPP[4]. Em estudo que considerou as hospitalizações pediátricas, as crianças com condições neurológicas utilizaram a unidade de terapia intensiva (UTI) até três vezes mais do que as que apresentavam outras condições; das crianças que vão para UTI, as com doenças neurológicas têm mortalidade três vezes maior do que as crianças com outros diagnósticos[3].

Em um estudo retrospectivo de coorte com mais de 6.900 crianças portadoras de condições que ameaçam a vida (prematuridade extrema, cardiopatias congênitas complexas, doenças oncológicas e doenças neurológicas), foi possível observar que seus pais, mães, irmãos e irmãs são mais propensos a utilizar o sistema de saúde, apresentar diagnósticos clínicos, receber prescrição de medicamentos e exibir pior condição de saúde mental, quando comparados a familiares de crianças com idade semelhante e sem doenças. Os familiares de crianças com doenças neurológicas e oncológicas mostraram-se ainda mais propensos a apresentar morbidades do que os das crianças prematuras extremas ou com cardiopatias[5].

Esses dados dão uma ideia incipiente do encontro entre os CPP e a neurologia pediátrica. Para esclarecer melhor, é importante considerar a divisão das doenças limitantes e que ameaçam a vida conforme sua trajetória e observar que há crianças com condições neurológicas nas quatro categorias, como mostra o Quadro 64.1[3,6].

Conhecer em qual das quatro trajetórias melhor se encaixa a doença neurológica da criança e identificar em que ponto a criança se encontra auxilia a equipe assistente a planejar medidas terapêuticas proporcionais e que contemplem todas as dimensões (físicas, espirituais, psicológicas e sociais) do sofrimento da criança e da família[6].

Quadro 64.1 Trajetórias das doenças neurológicas limitantes e que ameaçam a vida

Categoria	Condição
1	Condição que ameaça a vida passível de tratamento curativo, mas que pode falhar (p. ex., câncer do sistema nervoso central)
2	Condições em que a morte prematura é inevitável, com longos períodos de tratamento direcionado à doença (p. ex., distrofia muscular de Duchenne e atrofia espinhal progressiva)
3	Condições progressivas sem opção de tratamento curativo (p. ex., lipofucinose ceroide neuronal, leucodistrofias, como doença de Krabbe de início precoce, doenças mitocondriais, como síndrome de Alpers-Huttenlocher, e síndrome de Rett)
4	Condições irreversíveis, mas não progressivas, com suscetibilidade para complicação e morte prematura (p. ex., paralisia cerebral com comprometimento motor acentuado, paciente com sequela de traumatismo cranioencefálico ou raquimedular e paciente com malformações do sistema nervoso central)

Fonte: adaptado das referências 3 e 6.

NEUROLOGIA E CUIDADOS PALIATIVOS: O NASCIMENTO DA IDEIA DE NEUROPALIATIVISMO

Em 1996, a Academia Americana de Neurologia (AAN) observou que os cuidados paliativos primários são de responsabilidade de todos os neurologistas, e essa posição permanece inalterada[7]. Em 2008, a associação europeia de cuidados paliativos também criou uma força-tarefa junto à Federação Europeia das Sociedades Neurológicas para investigar os cuidados paliativos nas doenças neurológicas[8].

Durante o encontro de 2017 da AAN, um grupo de neurologistas e especialistas em cuidados paliativos de todo o mundo se reuniu para definir prioridades clínicas, de pesquisa e educacionais no campo que foi definido como neuropaliativismo. Nesse encontro, a abordagem neuropaliativa foi definida como:

> [...] o cuidado com foco nas necessidades específicas dos pacientes com doenças neurológicas e de suas famílias, incluindo o cuidado paliativo primário (oferecido pela equipe de cuidados primários do paciente, incluindo o neurologista pediátrico) e o cuidado paliativo especializado (oferecido por pediatras com subespecialidade em CPP)[9].

Assim, o cuidado neuropaliativo representa uma subespecialidade emergente dentro da neurologia de adultos e pediátrica e dos cuidados paliativos de adultos e pediátricos, bem como uma nova forma de abordar as pessoas com doenças neurológicas[7]. Isso porque há alguns aspectos envolvendo os cuidados paliativos muito particulares às doenças neurológicas, como:

- Um curso prolongado e flutuante, com declínios inesperados e acúmulo gradual de déficits, o que pode levar a necessidades redobradas de suporte ao luto pelas perdas sequenciais.
- Incertezas no diagnóstico e poucos marcadores prognósticos validados (dificultando a tomada de decisões).
- Perda de habilidades motoras, cognitivas e de linguagem, dificultando o acesso aos serviços médicos nas fases de maior progressão da doença, o que leva à perda de oportunidades para atualização do plano de cuidados e das diretivas antecipadas envolvendo o final da vida, especialmente quando a telemedicina não é uma realidade para todos[10].

Diante de todos esses desafios e reconhecendo a importância do tema, a Academia Brasileira de Neurologia criou em 2020 um Núcleo de Medicina Paliativa[11]. Em 2022, a AAN publicou uma nova diretriz, já utilizando o conceito de cuidados neuropaliativos (CN)[7].

Um dos desafios para o estabelecimento dos CN é vencer o preconceito de que só são pertinentes no final da vida. Outro dentre os maiores desafios para o neurologista pediátrico é compreender quando as demandas têm intenção paliativa ou cuidados paliativos primários, que devem ser exercidos pelo próprio neuropediatra, e quando a situação demanda o auxílio de equipe especializada em CPP[12].

Na neurologia de adultos, parâmetros como sintomas complexos, declínio cognitivo e risco de aspiração são usados como indicadores de necessidade de cuidados paliativos especializados. No entanto, na neurologia pediátrica, boa parte dos pacientes já tem esses sintomas no momento do diagnóstico, sendo muitas vezes indicadores ruins da necessidade de equipe especializada. Além disso, parâmetros como número elevado de internações (mais de seis no último ano) podem ser decorrentes de necessidades sociais não atendidas e não da necessidade de cuidados paliativos especializados. Estudos em que é realizada a busca ativa dos pacientes neuropediátricos com necessidades de cuidados paliativos não atendidas encontram pais ansiosos em discutir questões relacionadas com cuidados de fim de vida. É certo que mais estudos precisam ser feitos para identificação dos critérios oportunos para associação dos CPP especializados[12,13].

PRINCÍPIOS DA ABORDAGEM DOS CUIDADOS PALIATIVOS PEDIÁTRICOS NAS CONDIÇÕES NEUROLÓGICAS

Todos os neurologistas infantis devem ser treinados para dominar os princípios e ferramentas básicas dos CPP, como controle dos sintomas e comunicação empática e assertiva, mantendo a intenção paliativa durante todos os atendimentos.

Para auxiliar o neurologista pediátrico a escolher os casos em que o envolvimento da equipe de CPP se faz necessário, seguem alguns dos benefícios do envolvimento da equipe de CPP nos casos de crianças com doenças neurológicas[4]:

- Construção de cuidados continuados e longitudinais, particularmente importante nos casos em que as chances de evolução para morte são altas ou certas.
- Habilidade para auxílio na tomada de decisões em situações de incerteza.
- Expertise em diversas estratégias de comunicação, incluindo a mediação de situações de conflito.
- Suporte nos casos em que os sintomas neurológicos estão associados a múltiplos sintomas não neurológicos.
- Experiência na definição de planos de cuidados, definição de diretivas antecipadas e limitação dos cuidados de acordo com o melhor interesse da criança e valores da família.
- Experiência com atenção ao luto, particularmente nos pacientes neurológicos, em que pode ocorrer em diversos momentos em razão das múltiplas perdas funcionais.
- Auxílio à família na busca de sentido diante das adversidades.

Após a identificação dos casos que possam beneficiar-se das habilidades supracitadas, a comunicação adequada da família e do paciente sobre a necessidade de abordagem especializada em cuidados paliativos é etapa fundamental para o bom vínculo da família com a equipe de CPP[14].

Na sequência, para uma avaliação completa e assertiva, a equipe de CPP desejará saber qual a demanda específica pela avaliação, o diagnóstico, os sintomas neurológicos e não neurológicos, os tratamentos sintomáticos farmacológicos e não farmacológicos já instituídos, a perspectiva ou não de tratamento curativo, o prognóstico esperado e em que momento da doença o paciente se encontra. Muitas vezes, o diagnóstico etiológico não será conhecido. Nesse caso, as incertezas devem ser compartilhadas, assim como os diagnósticos sindrômicos. Por fim, devem ser mencionados os dados mais importantes da biografia da criança e de sua família e de que maneira a equipe assistente está reagindo ao caso do ponto de vista emocional[4,14].

PARTICULARIDADES DOS CUIDADOS PALIATIVOS PEDIÁTRICOS EM NEUROLOGIA PEDIÁTRICA
Sintomas

Independentemente do diagnóstico etiológico, é possível esperar maior comprometimento funcional, maior quantidade de sintomas e prognóstico mais reservado dos pacientes com acometimento neurológico mais acentuado. Conhecer a gravidade e a topografia do acometimento neurológico torna possível antecipar quais sintomas e complicações clínicas esperar. As principais síndromes neurológicas e sintomas e sinais associados são:

- Síndromes com envolvimento cognitivo e comportamental (deficiência intelectual, demência, distúrbios da linguagem, irritabilidade, desatenção, disfunção executiva, sintomas psicóticos).
- Síndromes epilépticas (crises focais, generalizadas ou dos dois tipos, com ou sem comprometimento motor).
- Síndromes dolorosas/síndromes sensitivas (dor neuropática, parestesias, alodinia, disestesia etc.).
- Distúrbios do sono (insônia, sonolência excessiva diurna etc.).
- Síndromes autonômicas (taquicardia, bradicardia, sudorese, hipotensão postural etc.).
- Síndromes dos nervos cranianos (alterações da motricidade ocular e da face, motricidade e trofismo da língua, disfagia, problemas de visão e audição etc.)
- Envolvimento motor
  - Coordenação (apendicular e axial).
  - Sistema piramidal (espasticidade, déficit de força etc.).
  - Sistema extrapiramidal (distonia, coreia, parkinsonismo etc.).
  - Unidade motora (nervo periférico e músculo – fraqueza, atrofia muscular etc.).

Esses pacientes costumam utilizar múltiplos fármacos com uma série de interações. O neurologista pediátrico e o profissional da equipe de CPP precisam conhecer os mecanismos de ação, bem como o metabolismo e a forma de excreção, para a busca de esquemas farmacológicos mais racionais. Algumas questões/medidas devem ser observadas na análise da prescrição parra esses pacientes[15]:

- Todas as medicações que estão prescritas são necessárias?
- Algum dos sintomas atuais do paciente pode ser efeito colateral das medicações? Em caso afirmativo, algo pode ser feito na prescrição para melhorar (redução, introdução gradual ou associação de outro medicamento sintomático)?
- Para cada teste terapêutico farmacológico sugerido, programar, com base no perfil farmacológico da medicação, um tempo para que seja alcançada a resposta esperada e para a suspensão da medicação, caso não se obtenha resposta ou haja mudança do quadro clínico.
- Evitar o risco de intoxicação por medicações que possam ter seu nível sérico aumentado em razão da inibição de seu metabolismo com a introdução de outras.

- Evitar o risco de intoxicação em razão da associação inadvertida de dois medicamentos com mecanismo de ação e perfil de efeitos colaterais semelhantes.
- Evitar o retorno de sintomas controlados em razão da associação inadvertida de fármacos que reduzam o nível sérico do medicamento que controla os sintomas.

Uma palavra sobre a dor e a irritabilidade

Dentre os sintomas frequentemente associados à dor está a hipertonia, ou seja, o aumento da resistência do músculo ao alongamento, causado por espasticidade, distonia e parkinsonismo. É fundamental a suspeita elevada de dor nesses casos, verificada de acordo com os relatos do paciente e do cuidador e mediante avaliação por escalas adequadas, como a FLACC-R (*Face, Legs, Activity, Cry, Consolability revised*). Pós-operatórios e quadros infecciosos podem acarretar descompensação da hipertonia e piora da dor[4].

Além disso, em crianças não verbais, a irritabilidade de etiologia neurológica deve ser considerada diagnóstico de exclusão, sendo importante descartar sua ocorrência por dor não tratada (causas clínicas diversas, como refluxo, obstipação, infecção de ouvido, ou ortopédicas, como fraturas patológicas e luxação do quadril), efeito colateral de medicações (p. ex., topiramato e levetiracetam) e privação de sono[16].

OUTRAS PARTICULARIDADES PSICOLÓGICAS E NA VIVÊNCIA DO LUTO

A família pode sentir-se culpada e acreditar ter procedido de maneira inadequada no período perinatal. A culpa pode advir também do fato de ter transmitido o gene responsável pela doença em síndromes neurogenéticas, particularmente quando mais de um filho é acometido.

Culpas por questões passadas podem dividir espaço com preocupações intensas quanto ao futuro (p. ex., como uma criança que jamais terá autonomia irá sobreviver financeiramente ao atingir a idade adulta?). Outros medos quanto ao futuro da criança incluem os desafios da transição da neurologia pediátrica para a neurologia de adultos. Além disso, familiares de crianças que não se comunicam podem precisar fazer muito esforço para acreditarem nas necessidades identificadas em seus filhos.

Quando se considera o luto, entre suas peculiaridades está o sofrimento causado pela necessidade de justificar todo o tempo para outras pessoas o amor sentido pelos filhos que são diferentes de outras crianças. Ademais, quando as crianças morrem, surge também a necessidade de ressignificar uma vida previamente dedicada aos cuidados com o filho[4].

CONSIDERAÇÕES FINAIS

Em neurologia pediátrica, é preciso permanecer ao lado das crianças e de suas famílias em um caminho em que possa ser encontrado o valor da vida em todas as suas formas, evitando o capacitismo de uma sociedade que enxerga os indivíduos como versões inacabadas de modelos socialmente determinados e que não poupa as crianças dessa visão.

O absurdo não está nas deficiências que uma doença neurológica pode acarretar, mas em uma sociedade que não acolhe essas diferenças como parte do que é ser humano. Sobretudo, o absurdo se encontra na ausência de suporte e no silêncio negligente, ignorante ou deliberado diante do sofrimento físico, psíquico, social e espiritual de crianças com doenças neurológicas e de suas famílias.

Que o encontro da neurologia pediátrica com os CPP – a ideia de neuropaliativismo – possa ser mais uma voz a se levantar contra esse absurdo.

Referências

1. Camus A. O mito de Sísifo. 17. ed. Rio de Janeiro: Record, 2019.
2. da Silva GF. O luto e as dimensões temporais do sofrimento no hospital pediátrico. In: Mutarelli A, da Silva GF, Madureira D et al. (eds.) Luto em pediatria: Reflexões da equipe multidisciplinar do Sabará Hospital Infantil. 1. ed. Barueri: Manole, 2019: 25-53.
3. Moreau JF, Fink EL, Hartman ME et al. Hospitalizations of children with neurological disorders in the United States. Pediatr Crit Care Med, 2013; 14(8):801-10.
4. Bogetz JF, Hauer JM. Neurologic and neuromuscular condition and symptoms. In: Hain R, Rapoport A, Meiring M, Goldman A (eds.) Oxford textbook of palliative care for children. 3. ed. Oxford: Oxford University Press, 2021: 244-54.
5. Feudtner C, Nye RT, Boyden JY et al. Association between children with life-threatening conditions and their parents and siblings mental and physical health. JAMA Netw Open 2021; 4(12): e2137250.
6. Chambers L. A guide to children's palliative care. In: Goldman A (ed.) Together for short lives. 4. ed. Bristol 2018.
7. Taylor LP, Besbris JM, Graf DW, Rubin MA, Cruz-Flores S, Epstein LG. Clinical guidance in neuropalliative care. Neurology 2022; 98:409-16.
8. Oliver DJ, Borasio GD, Caraceni A et al. A consensus review on the development of palliative care for patients with chronic and progressive neurological disease. European Journal of Neurology 2016; 23:30-8.
9. Creutzfeldt CJ, Kluger B, Kelly AG et al. Neuropalliative care: Priorities to move the field forward. Neurology 2018; 91:217-26.
10. Dalara A, Tolchin DW. Emerging subspecialties in neurology: Palliative care. Neurology 2014 Feb; 82(7):640-2.
11. ABN cria núcleo de medicina [Internet]. Disponível em: http://abn-cria-nucleo-de-medicina-paliativa. Acesso 22 mar 2011.
12. Lyons-Warren AM. Update on palliative care for pediatric neurology. Am J Hosp Palliat Care 2019; 36(2):154-7.
13. Lyons-Warren AM, Stowe RC, Emrick L, Jarrell JA. Early identification of pediatric neurology patients with palliative care needs: A pilot study. Am J Hosp Palliat Care 2019; 36(11):959-66.
14. WHO. Integrating palliative care and symptom relief into paediatrics: a WHO guide for health care planners, implementers and managers. Geneva: World Health Organization, 2018.
15. Branford R, Wigthon E, Ross J. Principles of drug therapy: focus on opioids. In: Cherny NI, Fallon MT, Stein K, Portenoy RK, Currow DC (eds.) Oxford textbook of palliative medicine. 5. ed. Oxford: Oxford University Press, 2015: 493-505.
16. Spolador G, Silveira MRM, Barbosa SMM. Síndromes genéticas. In: Castilho RK, Siva VCS, Pinto CS (eds.) Manual de cuidados paliativos. 3. ed. Rio de Janeiro: Atheneu, 2021.

Cardiologia Pediátrica

Priscila Maruoka
Paula Vieira de Vincenzi Gaiolla

INTRODUÇÃO

Apesar da significativa melhora no cuidado e da redução da mortalidade das crianças portadoras de cardiopatia nas últimas décadas, muitas seguem sofrendo com o uso de múltiplas medicações, limitações físicas, sintomas não controlados, internações frequentes, procedimentos dolorosos e redução da expectativa de vida. Também são frequentes os sofrimentos psicológicos, sociais, espirituais e existenciais tanto das crianças como de suas famílias[1].

Esse sofrimento é, na maioria das vezes, negligenciado pela equipe de cuidado por ser considerado inevitável, ou seja, parte do tratamento. Em outras ocasiões, o sofrimento simplesmente não existe porque não foi pesquisado. A boa notícia é que na grande maioria dos casos ele pode ser minimizado ou pelo menos acolhido. Este capítulo trata das indicações de cuidados paliativos em pacientes portadores de cardiopatia congênita e das principais causas de sofrimento e manejo.

Cardiopatia congênita é qualquer malformação no coração que já estava presente ao nascimento. Estima-se que 1% dos nascidos vivos tenha alguma cardiopatia congênita, levando ao surgimento de aproximadamente 29 mil novos cardiopatas a cada ano[2,4]. A medicina tem avançado muito no tratamento desses pacientes, possibilitando a melhora da qualidade de vida e os conduzindo até a vida adulta.

Atualmente, existem mais cardiopatas adultos vivendo com cardiopatia congênita do que crianças[3], e esse dado aponta para o planejamento de cuidado avançado de vida, visto que muitos desses pacientes terão, durante suas vidas, complicações relacionadas com a cardiopatia, principalmente aqueles que vivem com cirurgia paliativa.

Cardiopatia crítica é caracterizada pela necessidade de abordagem terapêutica (paliativa ou definitiva) no primeiro mês de vida[4] e, entre os cardiopatas, esse é o grupo que apresenta maior complexidade, bem como o de maior morbidade e risco de morte prematura durante a infância.

Os cuidados paliativos referem-se aos cuidados médicos focados no alívio do sofrimento e do estresse associados à doença grave da criança, assim como de sua família. Essa atenção é fundamental para pacientes críticos, complexos e crônicos, como os cardiopatas congênitos; entretanto, as ações dos cuidados paliativos são muito pouco utilizadas nesses pacientes. Idealmente, o diagnóstico da cardiopatia deve ser estabelecido ainda no período fetal ou neonatal para que a família seja aconselhada e entenda o prognóstico e a evolução da doença, possibilitando uma escolha consciente quanto às intervenções e cuidados paliativos empregados após o nascimento.

A IMPORTÂNCIA DO DIAGNÓSTICO PRECOCE DAS CARDIOPATIAS CRÍTICAS

O diagnóstico precoce está vinculado a uma melhor evolução das cardiopatias, principalmente nos casos críticos, que correspondem a 25% das cardiopatias congênitas[2,4]. Nesse grupo estão incluídos os pacientes que necessitam abordagem no início da vida, os quais devem permanecer na unidade de terapia intensiva neonatal após o nascimento. Por isso, a descoberta da cardiopatia ainda no período da gestação tem fundamental importância para uma assistência bem-sucedida no início da vida, impedindo descompensação e complicações precoces. O ecocardiograma fetal é considerado o padrão ouro para o diagnóstico durante a gestação, sendo realizado preferencialmente entre 24 e 28 semanas, mas podendo ser indicado antes, a partir de 18 semanas, em caso de suspeita ou fator de risco maior de cardiopatia no feto.

Ainda no pré-natal, se for diagnosticada uma cardiopatia crítica ou grave, é fundamental o acompanhamento com o grupo de cuidados paliativos para aconselhamento aos pais sobre as possíveis implicações da anomalia durante a gestação e o plano de parto, bem como a respeito da evolução e do prognóstico da doença.

Caso o diagnóstico não seja estabelecido na gestação, o pediatra assistente no parto e cuidados neonatais deve atentar para os possíveis sinais de cardiopatia congênita, sendo estabelecido o diagnóstico por meio de ecocardiograma transtorácico pediátrico. Cardiopatias críticas normalmente são diagnosticadas nos primeiros dias de vida em virtude da evolução clínica desfavorável após a circulação transicional (período de transição entre a circulação fetal e a neonatal). Entretanto, as demais cardiopatias apresentarão clínica após a alta hospitalar, podendo ser diagnosticadas tardiamente.

PAPEL DOS CUIDADOS PALIATIVOS NA CARDIOPATIA CONGÊNITA

Os cuidados paliativos cumprem um papel na abordagem completa e ativa dos cuidados com a criança e a família desde o diagnóstico e por toda a vida, até a morte do paciente, e também ao cuidar do luto. Infelizmente, para muitos, a expressão *cuidado paliativo* se refere apenas aos cuidados terminais destinados ao paciente, não sendo introduzido no tempo certo. Os cuidados avançados devem ser planejados no momento do diagnóstico das cardiopatias críticas ou mais adiante, quando do tratamento de outras cardiopatias, comumente no início da vida adulta. Esses cuidados e a atenção têm por objetivos principais melhorar a qualidade de vida, aliviar o sofrimento e dar suporte a família até mesmo após a morte do paciente[1,5].

A maioria das crianças que morrem de cardiopatia congênita avançada apresenta disfunção múltipla de órgãos e sistemas, com suporte avançado de vida, e muitas vezes têm seu sofrimento prolongado pelos profissionais da saúde que as assistem. Isso acaba acontecendo porque o plano de cuidados avançados com a equipe de cuidados paliativos não costuma ser introduzido no momento certo e, ao chegar à fase terminal da doença, o trabalho se torna difícil, não havendo tempo hábil para preparar o paciente e a família.

Vários estudos realizados em adultos e crianças com outras patologias mostram que a introdução precoce dos cuidados paliativos não reduz o tempo de vida e melhora a qualidade de vida desses pacientes[5]. Isso revela a importância da introdução precoce dos cuidados paliativos ainda no diagnóstico. Em pesquisa com adultos cardiopatas congênitos, pequena parte relatou a discussão de "fim de vida" antes da admissão hospitalar, e a maioria recebeu terapia medicamentosa e intervenções agressivas até o final da vida[1].

Estudos realizados com adultos cardiopatas congênitos demonstram que eles têm interesse em obter informações sobre a expectativa de vida e consideram importante o planejamento avançado de cuidados no decorrer da vida[6]. A percepção que eles têm sobre a gravidade da doença difere do real, e a maioria considera sua cardiopatia menos grave do que realmente é.

Atualmente, a sobrevida dos pacientes cardiopatas com mais de 18 anos é de 90%, porém a expectativa de vida dos cardiopatas congênitos continua abaixo da registrada na população geral. As principais causas de morte nessa população são a insuficiência cardíaca e a morte súbita. É preciso, portanto, prepará-los para uma morte repentina e precoce[3].

INDICAÇÃO DE CUIDADOS PALIATIVOS NA CRIANÇA CARDIOPATA

Existem quatro grandes grupos de crianças com indicação de acompanhamento de cuidados paliativos, e em todos eles podem ser incluídas as crianças cardiopatas:

1. Condições para as quais o tratamento curativo é possível, mas pode falhar (p. ex., grandes cirurgias cardíacas em recém-nascidos, miocardites).
2. Condições crônicas sem chances de cura que necessitam de tratamento complexo e prolongado (p. ex., cardiopatias univentriculares, miocardiopatias, transplantes cardíacos).
3. Doenças com tratamento exclusivamente paliativo desde o diagnóstico (p. ex., anomalias cromossômicas graves, malformações múltiplas).
4. Doenças não progressivas, mas irreversíveis (p. ex., sequelas neurológicas graves em consequência de eventos hemorrágicos ou tromboembólicos que não são da alçada do cardiologista pediátrico, mas complicações que podem estar presentes no tratamento das doenças cardiovasculares, principalmente quando se lança mão da assistência circulatória).

AVALIAÇÃO DO PROGNÓSTICO E DETERMINAÇÃO DO OBJETIVO DE CUIDADO

Um dos grandes desafios da cardiologia pediátrica reside na avaliação de prognóstico, tanto pela evolução em ciclos de piora, o que ocorre nas insuficiências cardíacas, como pela raridade das doenças e a escassez de estudos sobre essa faixa etária.

Após o prognóstico, convém determinar, em conjunto com a equipe responsável pelo paciente, o objetivo dos cuidados, que pode ser alta hospitalar, cirurgia, transplante cardíaco ou conforto. Com base nesse objetivo serão definidas as intervenções necessárias e as fúteis. De acordo com o objetivo do cuidado, o uso de antibiótico poderá ser considerado indicado ou não. O mesmo ocorre com a indicação de intubação orotraqueal, assistência circulatória e ressuscitação cardiopulmonar.

SOFRIMENTO FÍSICO
Dor

A dor típica em crianças cardiopatas consiste na dor abdominal relacionada com baixo débito e consequentes isquemia mesentérica e hepatomegalia. O tratamento da dor deve basear-se nas recomendações da Organização Mundial da Saúde (OMS) e no tratamento da causa com inotrópicos, vasodilatadores e diuréticos. Independentemente da fase da doença, o uso de agentes inotrópicos pode ser fundamental para controle efetivo da dor.

Náuseas e vômitos

Esses sintomas também podem estar relacionados com baixo débito mesentérico e edema de todo o sistema gastrointestinal, devendo ser tratados com sintomáticos inotrópicos e diuréticos.

Dispneia

A dispneia pode estar associada à insuficiência cardíaca, o que causa congestão pulmonar, pneumonia e hipersecreção pulmonar. O tratamento depende do objetivo, mas em todos os casos a causa base deve ser tratada com diurético e fisioterapia respiratória.

Sede

A sede é um sintoma que causa muita angústia na família e na equipe, o que pode levar ao consumo excessivo de líquidos e à piora dos sintomas, como dispneia, dor abdominal e náuseas. Além das orientações à equipe e à família, algumas estratégias podem ser adotadas para minimizar a sede, como saliva artificial, oferta de líquidos de paladar azedo e gelado e consumo de gelo.

Hiporexia

A diminuição do apetite no cardiopata congênito pode estar associada ao uso excessivo de medicações, náuseas, vômitos, refluxo gastroesofágico, tosse, dispneia e cianose. A insuficiência cardíaca em estágios avançados, por sua vez, pode promover um estado de caquexia em que o consumo energético do paciente é muito maior do que sua ingestão calórica. Esse estado constitui um fator independente de redução da sobrevida[7].

Não há tratamento específico para a hiporexia em casos de insuficiência cardíaca. Convém ter em mente o objetivo do cuidado – se for transplante cardíaco, por exemplo, pode estar indicada a sondagem nasoenteral para alimentação noturna, de modo a melhorar o estado nutricional e o prognóstico do transplante. Quando o objetivo é o conforto, deve ser respeitado o desejo do paciente. Em todos os casos, a abordagem deve consistir em dieta individualizada adequada ao paladar da criança com pequenas alíquotas e mais vezes ao dia.

A criança em estado terminal também pode não querer se alimentar por falta de fome ou vontade, e esse pode ser um desafio para a família e a equipe, que muitas vezes não entendem que o apetite não está preservado e a alimentação pode causar piora da dor e da náusea. Nesse momento, uma comunicação clara e empática é fundamental para não fazer mal à criança nem complicar o luto da família, que pode entender, de maneira equivocada, que houve algum sofrimento relacionado com a falta de alimentação.

SOFRIMENTO PSICOLÓGICO

O sofrimento psicológico da família e dos pacientes assemelha-se ao causado por outras doenças crônicas[8], porém é maior do que o experimentado pela população saudável, como mostrou Gonzales em artigo publicado em 2021. Nesse estudo, 18,2% (n = 212) dos pacientes com cardiopatia congênita apresentaram diagnóstico ou medicação para ansiedade ou depressão, em comparação com 5,2% (n = 6.088) daqueles sem cardiopatia[11].

Em geral, a saúde mental é impactada pelas frequentes internações, procedimentos dolorosos e restrições. Cabe à equipe assistente e de cuidados paliativos minimizar o impacto das internações e procedimentos dolorosos e cuidar dos sintomas com o objetivo de minimizar os traumas, além de fornecer atendimento psicológico especializado para o paciente e os familiares.

SOFRIMENTO SOCIAL

O custo financeiro para cuidar de uma criança cardiopata representa um fardo para o sistema privado ou público em todo o mundo, seja diretamente em razão do pagamento pelo tratamento, seja em consequência da dedicação do cuidador como acompanhante durante os períodos de internação e consulta, o que pode impossibilitar que ele continue trabalhando[8].

O serviço social é fundamental na orientação sobre os benefícios e o auxílio na estruturação da rede de apoio e das reuniões familiares.

SOFRIMENTO ESPIRITUAL

Cuidar e estudar a espiritualidade das crianças e adolescentes ainda é um grande desafio, uma vez que são poucos os estudos dedicados a analisar a espiritualidade em portadores de cardiopatias congênitas[12]. Todavia, a espiritualidade é uma grande aliada para o enfrentamento da doença tanto pela criança como pela família e deve ser avaliada para que não se transforme em sofrimento.

FIM DE VIDA

Nos EUA, um estudo que avaliou como morriam as crianças entre os anos de 2007 e 2009 observou que 54% iam a óbito após ressuscitação cardiopulmonar e 92% em ventilação mecânica[13].

Estudo mais atual sobre a mortalidade de crianças dos EUA por todas as causas mostrou que apenas 9,9% morreram após ressuscitação cardiopulmonar, 36,1% após retirada do suporte, 58,1% após não escalada de suporte, 6,5% por critério neurológico e 2,9% com reanimação inicial seguida por retirada de suporte[14].

A Nova Zelândia e a Austrália seguem o mesmo caminho. Um estudo publicado em 2019 mostrou que, entre as crianças cardiopatas, 27,7% morrem após ressuscitação cardiopulmonar, 18,8% após retirada do suporte, 16,7% após não escalada de suporte e 2,3% por morte encefálica.

A compreensão sobre o prognóstico das doenças cardiovasculares vem melhorando, o que pode minimizar o prolongamento do sofrimento quando a morte é inevitável.

CARDIOPATIAS CONGÊNITAS E SÍNDROMES GENÉTICAS

A etiologia das cardiopatias congênitas ainda é definida como um modelo multifatorial com contribuição tanto genética como externa, embora o papel genético ainda seja menos reconhecido. Não é fácil definir com precisão a contribuição genética para os defeitos cardíacos em razão da complexidade da rede genética que controla a organogênese do coração. Entretanto, sabe-se que cerca de 15% dos pacientes cardiopatas têm síndrome genética associada à cardiopatia congênita, incluindo cromossomopatias, microdeleções e doenças monogênicas.

Mais comumente diagnosticadas devido à facilidade da realização do cariótipo pelo Sistema Único de Saúde (SUS) e serviços particulares ou convênios médicos, as cromossomopatias são as mais relacionadas com as cardiopatias. Os principais exemplos são as trissomias (cromossomo 21 – síndrome de Down; cromossomo 13 – síndrome de Patau; cromossomo 18 – síndrome de Edwards). Outras cromossomopatias, como a síndrome de Turner, também estão fortemente associadas a alterações cardíacas.

Dentre os pacientes com trissomia do 21, 50% nascerão com alguma malformação cardíaca e serão tratados clínica e cirurgicamente em centros de cardiologia pediátrica. Os resultados alcançados aumentam a sobrevida desses pacientes, melhorando também sua qualidade de vida.

Os casos de trissomia do 18 (T18) e trissomia do 13 (T13), contudo, têm curso um pouco diferente. Em torno de 90% dos pacientes com T18 e de 80% dos pacientes com T13 nascem com cardiopatia congênita, a maioria com cardiopatias menos complexas e com a possibilidade de cura. Dentre as mais comuns estão os defeitos septais (como comunicação interatrial e comunicação interventricular) e a persistência do canal arterial.

A maioria dos centros de cirurgia cardíaca não indica o tratamento cirúrgico definitivo para esses pacientes em virtude da alta morbimortalidade e do prognóstico reservado devido às síndromes. Entretanto, com a melhora dos cuidados e da qualidade de vida, tem sido considerada a cirurgia paliativa e por vezes a definitiva.

Estudos mostram que em apenas 7% dos pacientes com T18 ou T13 submetidos a tratamento cirúrgico o curso evolutivo difere do apresentado por cardiopatas com a mesma cardiopatia e não sindrômicos que também passaram por correção cirúrgica – na maioria, o pós-operatório é igual ao de não sindrômicos, o que por vezes não justifica a contraindicação à correção cirúrgica. Ainda nos mesmos estudos, a cirurgia cardíaca foi associada à diminuição significativa da mortalidade nesses pacientes, podendo favorecer a alta hospitalar e a manutenção dos cuidados paliativos em casa. A cirurgia não foi associada ao aumento da mortalidade nesses pacientes[15,16].

Os pais, por sua vez, devem estar cientes do risco significativo de mortalidade e das possíveis complicações envolvidas nos procedimentos cirúrgicos, os quais podem agravar o estado clínico do paciente.

A decisão sobre o tratamento cirúrgico deve envolver a equipe multiprofissional, bem como os pais e/ou responsáveis pela criança, sendo avaliado individualmente o prognóstico de cada caso. Para o planejamento de cuidados avançados com o paciente, é imprescindível o acompanhamento da equipe de cuidados paliativos.

Referências

1. Bertaud et al. The importance of early involvement of pediatric palliative care for patients with severe congenital heart disease. Arch Dis CHild 2016 Oct; 101(10):984 - 7. doi: 10.1136/archdischild-2015-309789.

2. Amorim MS. A realidade da cardiopatia congênita no Brasil: Revisão bibliográfica. Brazilian Journal of Health Review 2021 Sep/Oct. doi: 10.34119/bjhrv4n5-071.
3. Schwerzmann M et al. Recommendations for advanced care planning in adults with congenital heart disease: A position paper from the ESC Working Group of Adult Congenital Heart Disease, the Association of Cardiovascular Nursing and Allied Professions (ACNAP), the European Association for Palliative Care (EAPC), and International Society for Adult Congenital Heart Disease (ISACHD). European Society of Cardiology (ESC) – European Heart Journal 2020. doi: 10.1093/eurheartj/ehaa614.
4. Ministério da Saúde. Portaria 1.727, de 11 de julho de 2017. Plano nacional de assistência à criança com cardiopatia congênita.
5. Goloff N et al. A part of a team: The changing role of palliative care in congenital heart disease. Progress in Pediatric Cardiology 2018; 48(2018)59-62. doi: 10.1016/j.ppedcard.2018.01.009.
6. Steiner et al. Perspectives on advances care planning and palliative care among adults with congenital heart disease. Congenital Heart Disease 2019; 14:403-9. doi: 10.1111/chd.12735.
7. Okoshi M et al. Caquexia associada à insuficiência cardíaca. Artigo de revisão. Sociedade Brasileira de Cardiologia. doi: 10.5935/abc.20130060.
8. Wei H, Roscigno CI, Hanson CC, Swanson KM. Families of children with congenital heart disease: A literature review. Heart Lung 2015 Nov-Dec; 44(6):494-511. doi: 10.1016/j.hrtlng.2015.08.005. Epub 2015 Sep 26. PMID: 26404115.
9. Roseman A, Morton L, Kovacs AH. Health anxiety among adults with congenital heart disease. Curr Opin Cardiol 2021 Jan; 36(1):98-104. doi: 10.1097/HCO.0000000000000811. PMID: 33060387.
10. Jackson JL, Leslie CE, Hondorp SN. Depressive and anxiety symptoms in adult congenital heart disease: Prevalence, health impact and treatment. Prog Cardiovasc Dis 2018 Sep-Oct; 61(3-4):294-9. doi: 10.1016/j.pcad.2018.07.015. Epub 2018 Jul 20. PMID: 30012407.
11. Gonzalez VJ, Kimbro RT, Cutitta KE et al. Mental health disorders in children with congenital heart disease. Pediatrics 2021 Feb; 147(2):e20201693. doi: 10.1542/peds.2020-1693. Epub 2021 Jan 4. PMID: 33397689; PMCID: PMC7849200.
12. Nayeri ND, Roddehghan Z, Mahmoodi F, Mahmoodi P. Being parent of a child with congenital heart disease, what does it mean? A qualitative research. BMC Psychol 2021 Feb 19; 9(1):33. doi: 10.1186/s40359-021-00539-0. PMID: 33608056; PMCID: PMC7893860.
13. Morell E, Wolfe J, Scheurer M et al. Patterns of care at end of life in children with advanced heart disease. Arch Pediatr Adolesc Med 2012 Aug; 166(8):745-8. doi: 10.1001/archpediatrics.2011.1829. PMID: 22473887; PMCID: PMC4119813.
14. Trowbridge A, Walter JK, McConathey E, Morrison W, Feudtner C. Modes of death within a children's hospital. Pediatrics 2018 Oct; 142(4):e20174182. doi: 10.1542/peds.2017-4182. PMID: 30232217.
15. Jenkins KJ, Roberts Amy E. Trisomy 13 and 18: Cardiac surgery makes sense if it is part of a comprehensive care strategy. Pediatrics December 2017; 140. doi: 10.1542/peds.2017-2809.
16. Kosiv KA, Gossett JM, Bai S, Collins T. Congenital heart surgery on in-hospital mortality in trisomy 13 and 18. Pediatrics 2017; 140. doi:10.1542/peds.2017-0772.

Capítulo 66

Nefrologia Pediátrica

Ana Catarina Lunz Macedo
Sílvia Maria de Macedo Barbosa

DOENÇA RENAL CRÔNICA

A prevalência da doença renal crônica (DRC) em crianças é reportada entre 15 e 74,7 por milhão de crianças. A DRC é uma condição que, se não tratada, leva à morte prematura e, mesmo quando tratada, pode estar atrelada a condições como anemia, déficit estatural, prejuízo do desenvolvimento neurocognitivo, hipertensão e doença cardiovascular.

As condições naturalmente manejadas pelo nefrologista abrangem acidose metabólica, distúrbios eletrolíticos, anemia, hipertensão arterial, déficit de crescimento e prejuízo da mineralização óssea. Todas essas condições, quando tratadas adequadamente, melhoram a qualidade de vida do paciente e podem eventualmente retardar a necessidade de diálise.

A DRC se divide em estágios de 1 a 5 e, conforme sua progressão, surgem novas demandas por cuidados, com maiores restrição dietética e quantidade de medicamentos, até que, por piora progressiva, seja atingida a necessidade de diálise (Quadro 66.1).

A perspectiva de uma doença de progressão contínua e a impossibilidade de "cura", impactada por impositivos de dieta e necessidade crescente de uso de medicamentos, condicionam a família e o paciente às limitações próprias da doença crônica, as quais por si sós já demandam a assistência de equipe multiprofissional de cuidados paliativos, principalmente nos estágios 4 e 5.

Em contínuo crescimento, o suporte oferecido aos pacientes com doenças renais levou os cuidados paliativos a serem considerados uma subespecialidade da nefrologia.

Parte dos pacientes com doença renal apresenta múltiplas comorbidades e disfunções orgânicas associadas, muitas vezes distantes da possibilidade de terapia curativa, tornando necessário um acompanhamento paliativo e de suporte para melhor manejo dos sintomas. Os cuidados paliativos e o suporte para os pacientes pediátricos com doença renal envolvem também o cuidador e a família, e o acompanhamento é feito por equipe multidisciplinar e interdisciplinar formada por médico nefrologista, paliativista, enfermagem, psicólogo, assistente social, fisioterapeuta, nutricionista e assistente social.

Quadro 66.1 Estágios de doença renal crônica

Estágio	Descrição	GFR (mL/min/1,73m^2)
1	Lesão renal com GFR normal ou ↑	≥ 90
2	Lesão renal com redução leve da GFR	60 a 89
3	Moderada ↓ GFR	30 a 59
4	Severa ↓ GFR	15 a 29
5	Falência renal	< 15 (ou diálise)

GFR: taxa de filtração glomerular; ↑: aumento; ↓: redução.

O paciente e sua família devem receber atendimento holístico com atenção detalhada aos seguintes fatores: sintomas físicos, emocionais e psicológicos, suporte social e rede de apoio, atendimento centrado no paciente e na família, preferências e prioridades para comunicação, processo de tomada de decisão e metas do cuidado, e planejamento terapêutico ou de suporte antecipado conforme a evolução da doença, respeitando as crenças e as preferências do núcleo familiar.

O atendimento paliativo e de suporte adequado deve englobar manejo apropriado dos sintomas físicos, psíquicos, espirituais e existenciais. A contribuição dos cuidados paliativos também abrange os processos de tomada de decisão tanto com a equipe de saúde como com os pacientes e suas famílias. A comunicação deve assumir um papel prioritário, a partir do qual questões relacionadas com prognóstico e planejamento avançado do cuidado devem ser abordadas de maneira conjunta.

PROCESSO DE TOMADA DE DECISÃO: DECISÃO COMPARTILHADA

O atendimento da equipe visa estabelecer um relacionamento de tomada de decisão compartilhada, a qual atende a necessidade ética de informar à família os benefícios e riscos do tratamento, no melhor cuidado da criança, assegurando que o paciente será ouvido em suas preferências e valores, principalmente quando adolescente. Muito além de simplesmente informar, é necessário fornecer conhecimento de maneira clara e empática sobre o processo de desenvolvimento da doença renal, sua extensão, implicações e limitações à vida, bem como sobre o eventual risco de morte. Por outro lado, também é necessário explicar o tratamento e suas possibilidades, com seu benefício vital, mas com suas limitações e complicações inerentes.

A doença renal apresenta tempos variáveis de progressão de acordo com a patologia de base, podendo evoluir em meses a anos. Essa perda anual do *clearance* de creatinina com a progressão da DRC faz da diálise um evento até certo ponto previsível. As discussões e esclarecimentos sobre a doença renal, bem como as alternativas terapêuticas de diálise e transplante, devem ser iniciados no estágio 4 da DRC e devem ser revisitados e documentados em prontuário ao longo dessa progressão.

Quando a tomada de decisão compartilhada se vê diante de situações em que a decisão familiar diverge da decisão do adolescente ou não atende às necessidades de cuidado no melhor interesse da criança, a equipe multiprofissional pode ser auxiliada por especialistas em bioética e mediadores de conflito, evitando uma decisão judicial.

ESCOLHAS SOBRE DIÁLISE OU SOBRE NÃO DIALISAR

No estágio 5, a tomada de decisões implica iniciar ou não a terapia de substituição renal. O manejo conservador da DRC é capaz de melhorar a qualidade de vida e postergar o início da diálise, porém atinge seu limite na doença renal avançada quando se torna insuficiente. Diante disso, na impossibilidade de diálise ou caso se decida por não iniciá-la, os cuidados de fim de vida devem ser agregados ao manejo conservador com objetivos claros de suporte e em tomada de decisão compartilhada com a família, com o objetivo de maximizar a qualidade de vida do paciente.

Os cuidados paliativos constituem uma importante estratégia para melhorar o controle dos sintomas desconfortáveis que podem acompanhar esse período. Os sintomas devem ser ativamente questionados e avaliados de maneira rotineira para que sejam reconhecidos e adequadamente abordados. Os sintomas físicos mais frequentes são fadiga, fraqueza, pele seca, prurido, dor óssea ou articular, boca seca, insônia, câimbras, diarreia, ansiedade, dispneia, diminuição do apetite, depressão, pernas inquietas, náuseas, vômitos e constipação intestinal.

Caso se opte pela diálise, o leque de decisões compartilhadas abrange, além dos cuidados, a escolha da melhor modalidade dialítica. Essa decisão passa pela avaliação da doença de base, condições de saúde do paciente pediátrico e do adolescente, atividades exercidas, condição de saúde do cuidador e condições de moradia e distância do centro de diálise.

DECISÃO QUANTO À RETIRADA DA DIÁLISE

A retirada da terapia de substituição renal (TRS) tem lugar quando ela já não beneficia o paciente, em caso de doença de base avançada sem perspectiva curativa, e quando a diálise já não oferece alívio ou melhora dos sintomas ou contribui para o sofrimento. A retirada da diálise nessas circunstâncias evita o prolongamento desnecessário do sofrimento e do processo de morte.

A impossibilidade de terapia por falência de diálise peritoneal (esgotamento do peritônio por infecção intratável, fístula peritoniopleural, inflamação e fibrose), com a impossibilidade de hemodiálise por esgotamento e trombose dos acessos vasculares, é outro motivo para interrupção da diálise em pediatria.

Nessas circunstâncias, quando o paciente pediátrico tem peso insuficiente ou falta de condições clínicas para realização do transplante renal, o tratamento conservador tem pouca duração e se associa aos cuidados do fim de vida.

Os pacientes pediátricos com doença renal terminal podem apresentar múltiplos sintomas físicos ou psíquicos, comparados aos apresentados pelos pacientes oncológicos.

Os cuidados paliativos podem contribuir no tratamento de sintomas refratários, como dor, neuropatia, prurido, náusea, ansiedade e depressão. Um excelente manejo dos sintomas é particularmente importante nos casos de falência renal. Esse grupo de pacientes é o mais sintomático. Contribuem com a equipe de atenção paliativa a assistência espiritual e social, um importante instrumento para os cuidados e a assistência de fim de vida para o paciente, bem como para o suporte familiar.

O reconhecimento das necessidades paliativas e de suporte desses pacientes deve tornar-se uma prática comum, uma vez que é imensa a quantidade de sintomas na insuficiência renal terminal, além dos impactos sociais e psicológicos. Os cuidadores e familiares desses pacientes também experimentam alta carga de cuidados e de responsabilidades, muitas vezes sem contar com uma rede de apoio, o que compromete a qualidade de vida familiar e aumenta a frequência de *burnout* no curso da doença.

ESCOLHA DA ASSISTÊNCIA NEONATAL: FUNÇÃO RENAL COMPROMETIDA

Ainda no pré-natal, o ultrassom obstétrico, realizado no segundo e terceiro trimestres de gestação, tem sensibilidade de cerca de 80% para detecção de anomalias anatômicas dos rins e do trato urinário, a maioria de evolução benigna. No entanto, algumas podem ter sua gravidade estimada antes do nascimento, antecipando graves problemas renais. O plano de cuidados para o recém-nascido nessas situações críticas deve ser informado à família, idealmente no período antenatal, com a participação de psicólogo, neonatologista e nefrologista com capacitação em cuidados paliativos. A atenção antenatal visa oferecer suporte à família, planejar os cuidados necessários na sala de parto, atender à possibilidade de sobrevida e perspectivas presentes e futuras, bem como limitar cuidados em caso de impossibilidade terapêutica.

Existe um pesado ônus relacionado com o tratamento de uma criança com doença crônica, e nesse percurso certamente podem estar presentes diversos complicadores. Antes de oferecer diálise ao recém-nascido que não apresenta outras disfunções orgânicas, deve ser considerado que a sobrevida em diálise iniciada ainda no primeiro ano de vida é de cerca de 75% em 3 anos, e essa criança em terapia de substituição renal, ao atingir o marco de 10kg de peso, tem a perspectiva de realizar transplante renal com seus benefícios inerentes: interrupção da diálise, melhora na sensação de bem-estar físico e emocional, redução da restrição alimentar e de líquidos, melhora no desenvolvimento ponderoestatural e puberal e retorno às atividades habituais.

SUPORTE PALIATIVO COMO "PONTE"

A diálise é um suporte paliativo em sua natureza: não cura, mas possibilita sobrevida maior com melhora dos sintomas de DRC. Para a criança, especialmente sem outras comorbidades, a diálise pode ser uma "ponte" de suporte para outro tratamento que promova melhor qualidade de vida. O transplante renal é considerado o tratamento padrão ouro para crianças com DRC, alcançando sobrevida de cerca de 90% em 5 anos. Ainda que exigindo cuidados e medicamentos, o transplante oferece melhor qualidade de vida, promovendo melhora da condição clínica e plena reintegração da criança às atividades da vida diária.

CUIDADO DIRECIONADO

A comunicação, especialmente sobre o processo da diálise, sua introdução, interrupção ou manutenção, além do planejamento avançado de cuidado e suporte, é muito importante e pode ajudar o paciente e a família a compreenderem a gravidade, a deterioração e a progressão da patologia. Convém abordar de maneira precoce as famílias e o paciente sobre as informações pertinentes à patologia, elencando as preferências e as prioridades do cuidado.

Os sintomas físicos devem ser ativamente manejados com terapia não farmacológica e/ou farmacológica com o objetivo de melhorar o estado de saúde da criança. Do ponto de vista farmacológico, cabe levar em consideração a diminuição do *clearance* renal, assim como as alterações farmacocinéticas decorrentes da diálise, procedendo à redução, ao ajuste e à suplementação de medicamentos quando necessário.

De modo geral, alguns passos podem auxiliar o seguimento adequado do paciente renal em cuidados paliativos:

1. **Entender o quadro clínico:**
   a. Realizar adequada revisão do prontuário médico e reunião com a equipe para entender a trajetória da doença e as diversas opções de tratamento da doença de base e da doença renal.
   b. Averiguar se há tratamento específico para a doença de base e para a doença renal e quais são as opções terapêuticas:
   - Se houver, o paciente é candidato a esses tratamentos no momento?
   - Se não houver, qual é a probabilidade de o paciente ser candidato no futuro?
2. **Avaliação do prognóstico renal:**
   a. Caracterizar lesão renal crônica *versus* lesão renal em curso (lesão renal aguda, lise tumoral, toxicidade por medicação, passível de recuperação).
   b. Identificar efeitos de curto e longo prazo da terapia de substituição renal *versus status* funcional, qualidade de vida e prognóstico (trajetória de doença esperada em termos de tempo e função).

3. **Organizar reunião com o paciente, a família e outras pessoas-chave e membros da equipe de atendimento:**
   a. Considerar assistência por meio de cuidados paliativos especializados.
   b. Reunir-se previamente com outros prestadores de cuidados para compartilhar perspectivas.
   c. Revisar as abordagens publicadas para reuniões de família:
      - Começar perguntando sobre a percepção do paciente e da família sobre a doença atual e seu conhecimento sobre diálise.
      - Perguntar sobre a identidade do paciente antes da doença.
      - Entender o que o paciente considera importante para a qualidade de vida no contexto da doença atual.
      - Reconhecer a incerteza prognóstica.
      - Abordar a emoção.
4. **Alinhar os objetivos e valores do paciente e da família ao plano de tratamento:**
   a. Oferecer uma recomendação de tratamento com base na melhor evidência médica, mas atendendo à necessidade individual do paciente, considerando as expectativas, a vivência e os valores espirituais do paciente e da família:
      - Ensaio de diálise por tempo limitado, reavaliado conforme evolução, resposta e tolerância.
      - Gestão médica ativa.
   b. Descrever os "próximos passos" e a trajetória esperada para os caminhos evolutivos possíveis.
   c. Convidar e integrar as equipes envolvidas para decisões conjuntas quanto aos cuidados relevantes.

A equipe multiprofissional de cuidados paliativos deve ter habilidade para, desde a comunicação da doença, confortar, dar suporte e periodicamente retomar a evolução e a progressão da condição clínica, em um processo contínuo de acolhimento do paciente e da família, considerando a progressão individual desse processo e integrando toda a equipe de cuidados, principalmente nos estágios avançados da DRC. Independentemente da impossibilidade de diálise, é um dever contínuo cuidar do paciente e oferecer suporte à família, de modo a maximizar, da melhor maneira possível, a qualidade do restante de suas vidas.

Bibliografia

Couchoud C, Hemmelgam B, Kotanko P et al. Supportive care: Time to change our prognostic tools and their use in CKD. Clin J Am Soc Nephrol 2016; 11(10):1892-901.

Davison SN, Jassal SV. Supportive care: Integration of patient-centered kidney care to manage symptoms and geriatric syndromes. Clin J Am Soc Nephrol 2016; 11:1882-91.

Diekema D. Parental refusals of medical treatment: The harm principle as threshold for state intervention. Theor Med Bioeth 2004; 25(4):243-64.

Gelfand SL, Scherer JS, Koncicki HM. Kidney supportive care: Core curriculum 2020. Am J Kidney Dis 2020 May; 75(5):793-806. doi: 10.1053/j.ajkd.2019.10.016. Epub 2020 Mar 12. PMID: 32173108.

House TR, Wightman A. Adding life to their years: The current state of pediatric palliative care in CKD. Kidney 2021; 360(2):1063-71.

Macleod RD, Den Block L. Textbook of palliative care. Springer Reference, 2019.

McDonald SP, Craig JC, Australian and New Zealand Paediatric Nephrology Association. Long-term survival of children with end-stage renal disease. N Engl J Med 2004; 350(26):2654-62.

Post-transplant UNOS. Kidney Kaplan-Meier survival rates for transplants preformed: 2008-2015. Disponível em: https://optn.transplant.hrsa.gov/data/#. Acesso em 18 abr 2018.

Renal Physicians Association. Shared decision-making in the appropriate initiation of and withdrawal from dialysis. In: Clinical practice guideline. 2. ed. Rockville, Maryland, 2010 Oct.

Warady BA, Chadha V. Chronic kidney disease in children: The global perspective. Pediatr Nephrol 2007; 22:1999-2009.

Wightman AG, Freeman MA. Update on ethical issues in pediatric dialysis: Has pediatric dialysis become morally obligatory? Clin J Am Soc Nephrol 2016; 11:1456-62.

Capítulo 67

Pneumologia Pediátrica

Monise Santos de Carvalho
Gustavo Antônio Moreira
Simone Brasil de Oliveira Iglesias

*E formou o Senhor Deus o homem do pó da terra,
e soprou-lhe nas narinas o fôlego da vida;
e o homem tornou-se alma vivente.*
(Gênesis 2:7)

INTRODUÇÃO

O trecho da Bíblia citado na epígrafe, em que é relatado como seria a criação humana segundo a religião judaica, demonstra a clara correlação entre o início da vida e a respiração. Para o ser humano, o ato de respirar é involuntário, automático e indolor, sendo seu bom funcionamento a indicação de que sua saúde está adequada.

Na medicina, a respiração se destaca na avaliação do nascimento e no suporte básico e avançado de vida, sendo considerada um dos principais sinais vitais em qualquer avaliação. Portanto, destaca-se a importância de que qualquer comprometimento do sistema respiratório implica sofrimento e prejuízo da qualidade de vida.

A pneumologia pediátrica, área da medicina que aborda as doenças respiratórias das crianças e adolescentes, tem por funções o diagnóstico, o tratamento e a prevenção de complicações decorrentes das enfermidades respiratórias. Como em qualquer outra especialidade pediátrica, aqui também existem as doenças potencialmente graves e crônicas, como displasia broncopulmonar, bronquiolite obliterante, discinesia ciliar primária, malformações do sistema respiratório, fibrose cística e asma grave.

A sobrevida dos pacientes com doenças crônicas melhorou com a evolução tecnológica, tornando mais eficazes o diagnóstico precoce e o tratamento. Entretanto, ainda são inúmeros os desafios, como a comunicação de diagnóstico precoce de doença crônica, o aconselhamento genético, o manejo de sintomas crônicos limitantes (p. ex., tosse, dispneia e dor), a avaliação e o seguimento do tratamento e da doença, tendo os cuidadores como protagonistas do processo, o papel de decisão da criança e do adolescente, o caráter progressivo de algumas patologias e de suas complicações, as dificuldades socioeconômicas para manejo terapêutico e, por fim, os desafios éticos ante a terminalidade da vida.

Diante de tantas dificuldades, é essencial uma boa comunicação entre a equipe de saúde, os cuidadores e o paciente. Nesse contexto, cabe destacar a importância dos cuidados paliativos não somente para auxiliar em caso de dificuldades, mas para promover o bem-estar do paciente e de sua família.

INDICAÇÃO DE CUIDADOS PALIATIVOS PEDIÁTRICOS EM PNEUMOLOGIA PEDIÁTRICA

Para definição dos pacientes elegíveis para os cuidados paliativos é utilizada a classificação da Associação para Cuidados Paliativos Pediátricos (ACT) e do Royal College of Paediatrics and Child Health (RCPCH) do Reino Unido (Quadro 67.1)[1].

Quadro 67.1 Critérios de elegibilidade para cuidados médicos em hospital para pacientes com doença pulmonar avançada
Os pacientes serão considerados em estágio terminal de doença pulmonar (expectativa de vida de 6 meses ou menos) se preencherem os seguintes critérios – os critérios referem-se a pacientes com várias formas de doença pulmonar avançada que eventualmente seguem uma via final comum para doença pulmonar terminal (os critérios 1 e 2 devem estar presentes; os critérios 3, 4 e 5 fornecerão documentação de apoio):

1. Doença pulmonar crônica grave, conforme documentado por a e b:
   a. Dispneia incapacitante em repouso, pouco ou não responsiva a broncodilatadores, resultando em diminuição da capacidade funcional (a documentação do VEF_1, após broncodilatador, < 30% do previsto é evidência objetiva de dispneia incapacitante, mas não é necessária)
   b. Progressão da doença pulmonar em estágio final, evidenciada pelo aumento das visitas ao pronto-socorro ou hospitalizações por infecções pulmonares e/ou insuficiência respiratória ou aumento das visitas domiciliares do médico antes da certificação inicial (a documentação da diminuição em série do VEF_1 > 40mL/ano é uma evidência objetiva da progressão da doença, mas não é necessária)

2. Hipoxemia em repouso em ar ambiente, evidenciada por PO_2 ≤ 55mmHg, ou saturação de oxigênio ≤ 88% em oxigênio suplementar determinada por gasometria arterial ou monitores de saturação de oxigênio, ou hipercapnia, evidenciada por PCO_2 ≥ 50mmHg. Esses valores podem ser obtidos de registros hospitalares recentes (dentro de 3 meses)
3. Insuficiência cardíaca direita secundária a doença pulmonar (*cor pulmonale*), não secundária a doença cardíaca esquerda ou doença valvar
4. Perda de peso progressiva não intencional de mais de 10% do peso corporal nos últimos 6 meses
5. Taquicardia em repouso > 100/minuto*

Fonte: Lanken e cols., 2008[2].

A American Thoracic Society (ATS) é constituída por membros que costumam cuidar de crianças e adultos, bem como das famílias, que precisam de cuidados paliativos em razão de doenças respiratórias crônicas ou críticas. Em 2008, portanto, a ATS aprovou a formação de uma força-tarefa de cuidados de fim de vida com o objetivo de desenvolver essa declaração que se concentra em como melhorar a integração dos cuidados paliativos no manejo clínico padrão (cuidados curativos e/ou restauradores). Nesse documento[2] encontram-se os critérios elaborados pela National Hospice Foundation (1996) e que elencam os fatores responsáveis pela internação de pacientes com doença pulmonar avançada (Quadro 67.2)[2,3]. Cabe destacar que esses critérios devem ser avaliados de maneira crítica e individual, principalmente na população pediátrica, que apresenta valores de referência dependentes da idade.

CONSIDERAÇÕES ESPECIAIS PARA PACIENTES COM FIBROSE CÍSTICA

A fibrose cística (FC) é uma doença autossômica recessiva causada por mutações no gene CFTR (*Cystic Fibrosis Transmembrane Regulator*), localizado na região cromossomial 7q31.2[4]. Até o momento, mais de duas mil mutações foram identificadas, sendo divididas em seis classes quanto à produção e à função da proteína CFTR. A inexistência ou disfunção qualitativa ou quantitativa da CFTR causa alterações fisiopatológicas em vários órgãos, além de gradações na gravidade dos sintomas.

Com o avanço da medicina, dispõe-se hoje de ferramentas que favorecem o diagnóstico precoce, como triagem neonatal, teste do suor e teste de mutações do gene CFTR, garantindo intervenções precoces antes mesmo do surgimento dos sintomas.

Quadro 67.2 Variabilidade da frequência cardíaca segundo a faixa etária				
Idade	Frequência cardíaca mínima	Frequência cardíaca máxima	Frequência cardíaca média	Frequência cardíaca classificada no percentil 2 a 98
< 1 dia	88	168	123	93 a 154
1 a 2 dias	57	170	123	91 a 159
3 a 6 dias	87	166	129	91 a 166
1 a 3 semanas	96	188	148	107 a 182
1 a 2 meses	114	204	149	121 a 179
3 a 5 meses	101	188	141	106 a 186
6 a 11 meses	100	176	134	109 a 169
1 a 2 anos	68	165	119	89 a 151
3 a 4 anos	68	145	108	73 a 137
5 a 7 anos	60	139	1000	65 a 133
8 a 11 anos	51	135	91	62 a 130
12 a 15 anos	51	133	85	60 a 119

Fonte: Cahaba Government Benefit Administrators Midwest[3].

Em virtude da fisiopatologia da doença, que acomete a bomba de sódio-cloreto-bicarbonato das glândulas exócrinas de diversos órgãos, a maior morbimortalidade é decorrente de manifestação dos tratos respiratório e digestivo.

ACOMETIMENTO PULMONAR

O sistema respiratório é um dos mais acometidos em casos de FC, sendo a gravidade do dano pulmonar e das complicações a principal causa de morte. Simplificadamente, o dano pulmonar pode ser explicado pela seguinte fisiopatologia[5]: (1) defeito no gene CFTR; (2) disfunção ou ausência da proteína CFTR; (3) desidratação do líquido de superfície das vias aéreas; (4) defeito de clareamento de bactérias nas vias aéreas; (5) discinesia ciliar secundária; (6) inflamação crônica pulmonar, e (7) destruição do epitélio das vias aéreas.

A inflamação crônica pulmonar evolui para o estágio de bronquiectasia irreversível (dilatação anormal e distorção da árvore brônquica) e insuficiência respiratória progressiva. Os achados terminais costumam incluir parênquima gravemente comprometido com secreções purulentas nas vias aéreas e em torno delas. A alteração da mobilidade ciliar e o acúmulo de secreção predispõem a infecção pulmonar crônica com bactérias patogênicas, incluindo *Haemophilus influenzae*, *Staphylococcus aureus*, *Pseudomonas aeruginosa* e espécies do complexo *Burkholderia cepacia*. O ciclo de inflamação e infecção recorrentes favorece o surgimento dos principais sinais/sintomas crônicos: tosse crônica produtiva e dispneia.

A hiper-reatividade das vias aéreas é um achado comum em pacientes com FC e se manifesta por meio de sibilância, a qual inicialmente responde à terapia broncodilatadora. No entanto, à medida que a doença progride, as vias aéreas tendem a se tornar mais flexíveis e os pacientes podem deixar de responder à administração de broncodilatador.

DOENÇA PULMONAR AVANÇADA

O dano pulmonar causado por FC pode assumir diversas gradações, de acordo com diversos fatores (p. ex., tipo de mutação da CFTR, frequência das exacerbações pulmonares e adesão ao tratamento). Para o Comitê de Diretrizes da Fibrose Cística, a doença pulmonar avançada por FC apresenta os seguintes critérios[2]: volume expiratório forçado em 1 segundo (VEF_1) < 40% do previsto quando estável ou encaminhamento para avaliação de transplante de pulmão ou uma ou mais das seguintes características clínicas: (a) admissão prévia em unidade de terapia intensiva (UTI) por insuficiência respiratória; (b) hipercarbia (pressão parcial de dióxido de carbono [$PaCO_2$] > 50mmHg ou tensão de dióxido de carbono no sangue venoso periférico [$PvCO_2$] > 56mmHg); (c) necessidade de oxigênio em repouso durante o dia; (d) hipertensão pulmonar (pressão média da artéria pulmonar > 20mmHg); (e) comprometimento funcional grave de doença respiratória (classe IV da New York Heart Association), ou (f) distância de teste de caminhada de 6 minutos < 400m.

As equipes de cuidados para pacientes portadores de FC têm reconhecido que alguns pacientes não atendem a essa definição, mas apresentam características clínicas que predizem deterioração acelerada e podem beneficiar-se da aplicação precoce dos tratamentos expandidos. Essas condições incluem exacerbações pulmonares frequentes, taxa rápida de declínio do VEF_1, oxigênio suplementar para exercícios ou durante o sono, agravamento da desnutrição, infecção por organismos de difícil manejo, diabetes relacionado com FC e pneumotórax, bem como hemoptise maciça[7,8] que exige internação em UTI ou embolização da artéria brônquica.

As crianças com doença pulmonar moderadamente grave também devem ser consideradas para implementação precoce, uma vez que sua taxa de deterioração deve ter sido relativamente rápida para que tenham atingido doença pulmonar grave em idade jovem.

DESAFIOS PARA O DIAGNÓSTICO DE FIBROSE CÍSTICA

Diagnóstico precoce

Um dos grandes desafios da equipe reside no diálogo sobre o diagnóstico de FC, o qual pode ser feito através da triagem neonatal, teste do cloro no suor e com o teste genético que identifica as mutações do gene CFTR.

Contar à família de um bebê de 30 dias de vida que ele apresenta uma doença crônica progressiva e potencialmente grave é uma tarefa árdua. A comunicação é o primeiro passo dos cuidados paliativos primários e deve ser sempre pautada no respeito, na harmonia e na empatia.

A equipe deve reconhecer o grau de compreensão e absorção da família e aos poucos ir auxiliando em caso de dúvidas e nas futuras atribuições. A partir do diagnóstico, o laço criado entre a equipe, a família e o paciente percorrerá toda a trajetória da vida e do curso da doença crônica, sempre com a tentativa de tornar a família e o paciente protagonistas da tomada de decisões, da compreensão do contexto peculiar de cada núcleo e da promoção da dignidade humana do seguimento.

Aconselhamento genético[8]

Por se tratar de uma doença de cunho genético, a FC traz à tona dúvidas tanto para os pais da criança como para o próprio paciente, e o aconselhamento genético surge como ferramenta para auxiliar a dirimir essas dúvidas sempre carregadas de grandes conflitos éticos.

De acordo com a Organização Mundial da Saúde (OMS), são 12 as recomendações para um aconselhamento genético pautado na ética: (1) respeitar o indivíduo e sua família (autonomia); (2) preservar a integridade das famílias; (3) promover a divulgação completa das informações relevantes; (4) proteger a privacidade; (5) ressaltar a possibilidade de uso indevido das informações genéticas por terceiros; (6) salientar a responsabilidade do paciente quanto a informar parentes em risco genético; (7) salientar a necessidade de informar o(a) parceiro(a)/esposo(a) sobre possíveis riscos caso desejem ter filhos no futuro; (8) salientar o dever moral de informar os riscos genéticos caso eles possam comprometer a "segurança pública"; (9) apresentar as informações de forma neutra; (10) preconizar uma abordagem não diretiva; (11) buscar a participação das crianças nas decisões, sempre que possível, e (12) recontactar ou reconvocar quando a situação for apropriada.

DIFICULDADES NO TRATAMENTO

O tratamento da doença pulmonar em caso de FC é multidisciplinar e depende de diversas medicações e procedimentos a fim de prevenir complicações e pioras, além de promover o bem-estar do paciente. Diante da necessidade de tantas medicações, é possível inferir diversos impactos no cotidiano do paciente, como:

- Consultas demoradas (para ajuste e liberação da medicação).
- Alto custo das medicações (a maioria dos grandes centros de saúde oferta os insumos e medicações, mas pode haver faltas ou atrasos).
- Tempo necessário para cada terapia, limitando as atividades dos pacientes e de seus cuidadores.

Além das diversas medicações utilizadas no manejo cotidiano, as exacerbações pulmonares ou complicações da patologia também favorecem múltiplas internações, as quais são responsáveis por momentos de angústia para o paciente e sua família em razão do potencial de gravidade da doença (muitas vezes dependendo de cuidados intensivos ou invasivos), do sentimento de intensificação do caráter progressivo da doença e da limitação para o exercício de atividades cotidianas das crianças/adolescentes (faltas escolares, comprometendo o rendimento, e afastamento dos amigos, de outros familiares e dos animais de estimação) e dos cuidadores (ausência ou abandono do trabalho e exaustão física e emocional em virtude do estresse). Ademais, com a progressão da doença, aumenta a necessidade de dispositivos que auxiliem o tratamento (oxigênio, ventilação não invasiva, gastrostomia, traqueostomia, CPAP, BIPAP).

Esses fatores tornam a adesão ao tratamento um dos pontos cruciais na abordagem dos cuidados paliativos. A equipe depara, então, com um conflito, pois, ao mesmo tempo que busca cobrar do paciente o cumprimento dos tratamentos com intuito de prevenir complicações e garantir melhor qualidade de vida, o contexto exaustivo que ele e a família vivenciam acaba por limitar e prejudicar seu cotidiano. Quanto mais próximo da adolescência e da vida adulta, maior a sensação de angústia e enfrentamento do luto quanto à doença e às terapias, o que contribui ainda mais para a baixa adesão ao tratamento.

TRANSPLANTE PULMONAR[9]

Mesmo com os avanços da medicina, mediante a otimização de tratamentos existentes ou o surgimento de novos medicamentos (como os moduladores do CFTR), cerca de 6% dos pacientes com FC deverão evoluir para a necessidade de transplante pulmonar. O transplante pulmonar pediátrico existe há cerca de três décadas, sendo realizados atualmente cerca de 100 a 140 procedimentos ao ano em todo o mundo. A faixa etária mais favorecida é a dos adolescentes entre 11 e 17 anos, e a indicação mais comum é a FC. A mediana de sobrevida é de aproximadamente 5,8 anos, muito acima da estabelecida para transplantes de outros órgãos sólidos[9].

A indicação para transplante pulmonar depende de diversos fatores, como estado nutricional adequado, adesão ao tratamento, inexistência de infecções por bactérias multirresistentes e adequado funcionamento hepático e renal. A avaliação periódica do paciente torna possível o encaminhamento precoce à equipe de transplantes e a certeza de um estado geral sem tanta gravidade para um resultado mais bem-sucedido do procedimento e do pós-operatório.

O planejamento antecipado por meio dos cuidados paliativos possibilita ainda:

- Uma comunicação precoce acerca da possibilidade futura de transplante pulmonar.
- Esclarecer o paciente e a família sobre todo o processo e a respeito do pós-operatório e suas implicações.
- Enfatizar e fortalecer em conjunto a necessidade de boa adesão ao tratamento como possível caminho para o sucesso do transplante.
- Colocar a criança/adolescente e a família como protagonistas na tomada de decisão quanto ao transplante.

PLANO DE CUIDADOS AVANÇADOS EM PNEUMOLOGIA PEDIÁTRICA[2]
Controle de sintomas

Nos cuidados paliativos, em caso de doenças pulmonares crônicas pediátricas, é essencial que a equipe saiba como gerenciar os sintomas apresentados pelos pacientes. A literatura evidencia como sintomas mais prevalentes e angustiantes, tanto para o paciente como para os cuidadores, dispneia, tosse, dor, fadiga e ansiedade. O manejo eficaz desses sintomas exige o desenvolvimento de um plano de cuidados individualizado que inclua terapias farmacológicas e não farmacológicas, gestão dos desconfortos decorrentes das terapias e dos efeitos colaterais dos medicamentos utilizados para controle dos sintomas, educação dos pacientes e familiares sobre os sintomas e efeitos colaterais e protagonismo da criança/adolescente na tomada de decisão, sempre que possível, bem como de seus cuidadores.

Os pacientes que apresentam sintomas complexos ou sofrimento emocional e/ou físico podem beneficiar-se da avaliação de profissionais de saúde mental e especialistas da dor, bem como de uma abordagem com foco em suas crenças e espiritualidade.

Com um manejo colaborativo e holístico é possível oferecer um tratamento mais empático e humanizado tanto ao paciente como à sua família com o objetivo de aliviar os sintomas, associado à compreensão do processo e ao melhor enfrentamento das dificuldades diante da terminalidade iminente.

Dispneia

Definida como a sensação de dificuldade para respirar, a dispneia é um sintoma importante nos pacientes com patologias respiratórias graves e crônicas. Estudos demonstram que a dispneia é um dos sintomas que mais causam limitação das atividades, bem como angústia no paciente e em seus cuidadores. No documento da ATS citado neste capítulo[2] é realizada a estratificação da dispneia, bem como abordadas as medidas farmacológicas e não farmacológicas para tratamento, auxiliando o manejo da dispneia nas enfermidades respiratórias crônicas (Quadros 67.3 e 67.4).

Dor

Além de ser um sinal/sintoma, a dor afeta as dimensões sociais, psicológicas e espirituais, sendo sua avaliação um desafio por depender da colaboração do paciente para transformá-la em um dado objetivo e classificá-la e tratá-la adequadamente.

Em crianças menores, a dor costuma estar relacionada não apenas com procedimentos diagnósticos e terapêuticos, mas também com a própria doença. Recomendam-se

Quadro 67.3 Diretrizes para tratamento da dispneia

Dispneia leve	Dispneia moderada	Dispneia grave
Tratar doença subjacente*	Tratar doença subjacente* Tratar fatores psicossociais [†] Reabilitação pulmonar [‡]	Tratar doença subjacente* Tratar fatores psicossociais [†] Resfriamento facial (pelo uso de ventilador) Ansiolíticos Opioides [§] Ventilação não invasiva

*Tratar a doença subjacente inclui anemia, derrame pleural, insuficiência cardíaca congestiva, obstrução reversível das vias aéreas, hipoxemia, compressão ou obstrução brônquica.
[†]Tratar fatores psicossociais: para ansiedade, convém usar técnicas de relaxamento, distração, modificações de atividades, modificações de comportamento e estratégias de respiração; para depressão, usar terapia cognitiva, antidepressivos ou uma combinação de ambos.
[‡]A reabilitação pulmonar inclui treinamento físico, apoio psicossocial, terapia nutricional e educação sobre autocontrole, incluindo estratégias respiratórias, uso de oxigênio suplementar, terapia farmacológica (para aliviar a obstrução das vias aéreas) e controle do pânico.
[§]Evidências indicam que não causam morte prematura em pacientes em fim de vida quando titulados para aliviar a dor ou a dispneia.
Fonte: Lanken e cols., 2008[2].

Quadro 67.4 Dosagem inicial de opioides e duração do efeito em pacientes sem uso prévio de opioide com dor ou dispneia de moderada a grave

Agente	Adulto Endovenoso	Adulto Oral	Pediatria Endovenoso	Pediatria Oral	Duração
Oxicodona	Não disponível	5 a 10mg	Não disponível	0,05 a 0,15mg/kg	4 a 6h
Metadona	2,5 a 10mg	5 a 10mg	0,1mg/kg	0,1mg/kg	4 a 12h
Morfina	2 a 10mg	5 a 10mg	0,1 a 0,2mg/kg	0,2 a 0,5mg/kg	3 a 4h
Hidromorfona	0,3 a 1,5mg	2 a 4mg	0,015 a 0,03mg/kg	0,03 a 0,08mg/kg	3 a 4h
Fentanil	50 a 100mcg	Não disponível	1 a 2mcg/kg	Não disponível	0,5 a 1h

*Essas recomendações de dosagem não se aplicam a pacientes que usaram opioides anteriormente porque as dosagens para esses pacientes serão mais altas e devem ser individualizadas. A dose e o intervalo correto para administração de opioides em todos os pacientes são aqueles que aliviam a dispneia ou a dor sem efeitos adversos intoleráveis. Não há limite superior, ou seja, a dose deve ser aumentada conforme necessário para produzir o efeito desejado ou até que ocorram efeitos colaterais intoleráveis. A reavaliação dos efeitos da droga no paciente e a titulação do opioide são os pilares do manejo bem-sucedido.
[†]A dosagem pediátrica (ajustada para o peso corporal) não deve exceder à dose correspondente para adultos. Essas recomendações de dosagem não se aplicam a recém-nascidos, que apresentam farmacocinética distinta.
Fonte: Lanken e cols., 2008[2].

a presença dos pais, uma comunicação efetiva e empática, técnicas de distração, uso de anestésicos locais, bem como o possível uso de analgésicos ou ansiolíticos antes dos procedimentos[11]. Essas medidas podem ser úteis por evitar que a família e os pacientes tenham aversão aos cuidados futuros, bem como por promover um manejo digno e humanizado.

Tosse

Nas doenças pulmonares crônicas, a tosse é um dos sintomas mais frequentes, além de ser considerada um dos principais fatores limitantes e de angústia (tanto para os pacientes como para os cuidadores). Como as causas da tosse são variadas, a abordagem ideal consiste na identificação do problema subjacente e, quando possível, na terapia dirigida a ele.

Alguns fatores favorecem a fisiopatologia da tosse crônica, como inflamação exacerbada, infecções recorrentes, dano ao epitélio respiratório, formação de bronquiectasias e broncoespasmo.

Medidas não farmacológicas para controle da tosse

- Fisioterapia respiratória.
- Avaliação periódica da doença de base.
- Avaliação periódica de outras complicações que podem ocasionar tosse (p. ex., hipertensão pulmonar).

Medidas farmacológicas para controle da tosse

- Adesão ao tratamento de acordo com a doença (broncodilatadores, glicocorticoides inalatórios, mucolíticos, nebulização hipertônica, nebulização com anticolinérgicos).
- Antitussígenos e opioides (codeína/morfina) devem ser avaliados com cautela para uso em pacientes pediátricos.
- Sedação (caso haja grande desconforto e outras medidas não sejam eficazes).

A família como protagonista

A família é o ponto central no cuidado dos pacientes, uma vez que ao longo do tempo os papéis de cuidado são modificados de acordo com o estado de saúde dos pacientes. As atribuições e as necessidades do cuidador podem ser aumentadas com a progressão da doença.

A atenção ao cuidador é essencial em virtude dos custos emocionais e financeiros a que são submetidos, sendo diversos os sentimentos que a família pode vivenciar, como preocupações com a criança/adolescente, sentimentos de tristeza, angústia, depressão em torno do contexto e das decisões da equipe, incapacidade para compreender e atender às próprias necessidades e relacionamentos tensionados pelo impacto emocional e existencial associados à prestação dos cuidados.

A equipe multiprofissional é essencial para fornecer educação e apoio emocional à família, mas também é considerada primordial a disponibilidade de recursos externos, como grupos de apoio para os cuidadores, serviços de saúde mental e recursos financeiros.

Equipe multiprofissional

Diante da complexidade da abordagem e do manejo das pneumopatias crônicas pediátricas, é fundamental o acompanhamento de equipe multiprofissional[12,13] treinada para colaborar, aprender e contribuir com o paciente e sua família. O Quadro 67.5 destaca as especialidades envolvidas no manejo da FC.

Na equipe multidisciplinar, tanto os profissionais primários como os especializados em cuidados paliativos[14] contribuem ativamente para fornecer um atendimento global ao paciente e à família (Quadro 67.6).

NUTRIÇÃO[16]

A desnutrição é uma consequência comum das doenças pulmonares crônicas pediátricas. Em razão do grande gasto energético causado pela taquidispneia, inflamação

Quadro 67.5 Equipe multidisciplinar e exemplos de competências no manejo da fibrose cística

Especialidade	Exemplos de competências a serem abordadas
Nutrição	Prevenção e tratamento da desnutrição Estímulo e avaliação da adesão ao tratamento nutricional
Gastroenterologia pediátrica	Manejo das manifestações gastrointestinais (insuficiência pancreática, diarreia crônica, hepatopatias) Avaliação conjunta com a nutrição sobre a desnutrição
Otorrinolaringologia	Manejo de lesões das vias aéreas pós-intubação ou traqueostomia Polipectomia nasal Tonsilectomia
Cirurgia torácica	Avaliação e realização de procedimentos cirúrgicos (pleurodese, drenagem torácica, exérese de segmentos pulmonares)
Fisioterapia	Prevenção da piora da função pulmonar mediante avaliação e reabilitação pulmonar
Terapia ocupacional	Reabilitação motora após internações prolongadas
Fonoaudiologia	Avaliação, seguimento, reabilitação pós-intubação traqueal prolongada
Psicologia	Seguimento e avaliação das necessidades dos pacientes e dos familiares
Psiquiatria	Seguimento e avaliação dos quadros de ansiedade e depressão
Serviço social	Avaliação e seguimento das necessidades socioeconômicas da família

Fonte: elaborado pelos autores.

Quadro 67.6 Competências das equipes de cuidados paliativos primários e especializados na fibrose cística (FC)

Ação	Cuidados paliativos primários	Cuidados paliativos especializados
Domínio de cuidados paliativos	Preocupações com cuidados paliativos abordadas pela equipe de tratamento da FC	Razões para considerar a consultoria especializada em cuidados paliativos
Gerenciamento de sintomas	Manejo básico da dor e outros sintomas físicos Manejo básico da ansiedade e da depressão	Auxiliar o gerenciamento de sintomas físicos refratários às intervenções Abordar o sofrimento existencial/espiritual
Comunicação e cuidados antecipados – planejamento	Educar sobre a FC como crônica e progressiva e a necessidade de diretivas antecipadas Discutir a incerteza prognóstica Comunicar notícias angustiantes relacionadas com a FC Envolver o paciente e os cuidadores nas discussões Descrever opções para tratamentos de manutenção da vida para insuficiência respiratória Identificar o tomador de decisão substituto Documentação do guia de diretrizes antecipadas legais e acionáveis Educar e apoiar o transplante, incluindo indicações médicas, processos e resultados	Navegar pela discordância entre pacientes, cuidadores e profissionais da saúde Abordar as preocupações sobre o desalinhamento das metas de atendimento Abordar medos sobre doenças futuras e preferências de comunicação (p. ex., família *versus* centrado no paciente, quantidade de informações desejadas sobre a doença e benefícios *versus* encargos das opções de tratamento) Atuar como terceiro para conversas sobre transplante Exploração adicional de desejos em torno dos cuidados de fim de vida Atender às necessidades que excedem à experiência da equipe de tratamento da FC, principalmente se houver conflito
Apoio ao cuidador	Escuta solidária/empática Triagem para ansiedade e depressão do cuidador Identificar recursos para apoio emocional Atender às necessidades financeiras e identificar recursos	Abordar o sofrimento existencial/espiritual dos cuidadores Explorar as necessidades de luto e luto e ajudar com referências da comunidade
Coordenação de cuidados	Comunicar-se com outros profissionais da saúde relevantes Referência a recursos da comunidade	Comunicar-se com a equipe de tratamento da FC e outros profissionais da saúde relevantes Introdução e revisitação de recursos de cuidados paliativos e de cuidados paliativos comunitários; revisão de elegibilidade para cuidados paliativos

Fonte: Kavalieratos e cols., 2020[14,15].

exacerbada, infecções de repetição e manifestações gastrointestinais associadas (como insuficiência pancreática, esteatorreia e diarreia crônica) são fatores essenciais para a queda do estado nutricional dos pacientes. A manutenção ou a progressão do déficit nutricional colabora para um ciclo vicioso de inflamação, infecção e queda da função pulmonar, sendo a abordagem multidisciplinar de suma importância para que essa temida consequência não se instale.

É necessário avaliar rigorosamente, a cada consulta, os dados antropométricos e estabelecer uma comparação gradativa do estado nutricional. Caso seja identificado algum déficit ou estagnação, os casos devem ser abordados de maneira holística:

- O paciente encontra-se com exacerbação/infecção atual?
- A adesão ao tratamento medicamentoso está adequada?
- Quais as causas da má adesão? Psicológicas?
- Existe alguma demanda específica dos cuidadores?
- Existe alguma dificuldade socioeconômica para obter vitaminas, suplementos ou enzimas pancreáticas?
- Alguma outra comorbidade ou complicação a ser investigada?

Após investigação minuciosa para abordagem correta, é possível contar com uma equipe multiprofissional integrada por nutrição, gastroenterologia pediátrica, fonoaudiologia e psicologia.

Vias de dieta

A falha terapêutica em relação ao manejo nutricional envolve diversos fatores, como hiporexia/anorexia decorrente de fatores inflamatórios/psicológicos/infecciosos, baixa adesão ao tratamento e comorbidades associadas. Nesses casos são sugeridas vias alternativas de dieta, como sonda nasoenteral, sonda nasogástrica ou gastrostomia. Para isso, torna-se essencial, mais uma vez, o trabalho harmônico e empático da equipe multidisciplinar, sempre recordando o protagonismo familiar e do paciente na tomada de decisão.

DILEMAS ÉTICOS EM PNEUMOLOGIA PEDIÁTRICA

Suporte ventilatório[18]

Como mencionado, o aumento da sobrevida dos pneumopatas crônicos colocou em pauta a ventilação desses pacientes. Diante de complicações agudas e reversíveis, a decisão quanto ao suporte ventilatório é facilitada, uma vez que a indicação para reverter uma insuficiência respiratória vigente é óbvia. Entretanto, nos casos de declínio pulmonar progressivo e irreversível, o questionamento quanto ao início e ao tipo de suporte ventilatório dificulta a tomada de decisão. Ademais, é necessária uma comunicação clara e empática com o paciente e a família sobre as complicações futuras e a possível abordagem por meio de suporte ventilatório ou uma abordagem de proteção para preservação pulmonar para futuro transplante.

Como a FC é o principal exemplo de doença pulmonar elegível nos cuidados paliativos, a discussão a seguir é fundamentada em suas características.

Complicações respiratórias reversíveis da fibrose cística e indicação de intubação

- **Hemoptise**[7,8]: em pacientes graves, geralmente adolescentes ou adultos, a hemoptise pode ocorrer com maior frequência. Nos quadros maciços (volume > 240mL em 24 horas ou sangramento recorrente > 100mL/dia por vários dias), a incidência de hemoptise é muito baixa, menos de 1%, mas com o potencial de se agravar em razão da ameaça à vida por obstrução das vias aéreas, asfixia e hipovolemia. A base do tratamento consiste em estabilização hemodinâmica, correção de coagulopatias e intubação bronquial seletiva até o momento da embolização da artéria brônquica.
- **Pneumotórax:** complicação mais evidente também em pacientes adolescentes e adultos. A drenagem torácica pode não ser suficiente para sua resolução, e o pneumotórax pode evoluir para insuficiência respiratória. Segundo estudos, a intubação e a cirurgia toracoscópica assistida promovem sobrevida maior.

Exacerbações respiratórias da fibrose cística e suporte ventilatório[18]

Nos pacientes com quadro agudo (viral, bacteriano) e deterioração rápida, a indicação de intubação é facilitada com o objetivo de reverter uma insuficiência respiratória aguda grave. Entretanto, em pacientes crônicos com declínio respiratório avançado ou em caso de preservação pulmonar para transplante, a discussão torna-se mais difícil. O ideal é que a equipe, a família e o paciente possam dialogar a respeito do plano de cuidado. No caso, os pacientes pediátricos, o protagonismo familiar, o papel decisório da criança/adolescente e uma comunicação clara e empática sobre os dispositivos respiratórios e suas complicações são ferramentas essenciais para enfrentar esse desafio.

Ventilação mecânica invasiva[18,19]

Um dos suportes ventilatórios abordados inicialmente antes da intubação consiste na ventilação mecânica invasiva (VNI). Historicamente, os primeiros estudos (realizados na década de 1970)[19] não obtiveram resultados promissores com o uso de VNI nas insuficiências respiratórias agudas causadas por FC, alcançando mortalidade de cerca de 69%. Estudos mais recentes em lactentes e pré-escolares relataram sobrevida de 78%, mas trata-se de estudos pequenos, que atribuíram o sucesso da terapêutica ao diagnóstico precoce, à nutrição parenteral e à antibioticoterapia otimizada.

A VNI pode melhorar a dispneia, a depuração do escarro e a troca gasosa. Além disso, pode favorecer um futuro transplante pulmonar[10,18-20]. Entretanto, há dificuldades para o uso do dispositivo, como dependência da fisioterapia, dificuldades no manejo do dispositivo em domicílio, custo e manutenção do dispositivo e dificuldades na comunicação durante o uso do dispositivo.

Traqueostomia[20]

A traqueostomia é um procedimento cirúrgico com diversas indicações: malformações pulmonares, infecções graves de epiglote e laringe, tumores das vias aéreas altas, disfunções laríngeas, disfagia grave e suporte ventilatório, e costuma ser realizada em pacientes submetidos à ventilação mecânica prolongada.

No contexto das doenças respiratórias crônicas, a traqueostomia pode ser utilizada para suporte ventilatório, auxiliar a limpeza de secreções das vias respiratórias, reduzir o risco de complicações (pneumonia associada à ventilação mecânica)[20] e para manejo de apneia do sono grave. Por ser um procedimento invasivo, passível de complicações e de cuidados específicos (tanto da equipe como dos cuidadores), exige grande diálogo entre a equipe, o paciente e a família no momento da tomada de decisão.

Outro fator a ser considerado diz respeito à probabilidade de que a traqueostomia represente apenas uma terapia intermediária, podendo ser considerada até mesmo a hipótese de que o paciente em algum momento não mais precisará de ventilação mecânica; entretanto, a ausência de melhora clínica pode, em última análise, tornar a traqueostomia mais um destino.

O fato de a traqueostomia estar sendo considerada reflete a deterioração clínica não apenas do estado respiratório do paciente, mas, provavelmente, também de sua capacidade de cuidar de si, interagir com o mundo e participar de atividades importantes. Sob esse prisma, a decisão sobre a traqueostomia deve levar em consideração muitos outros fatores além da função pulmonar, como o poder de decisão, os aspectos biopsicossociais e o protagonismo familiar.

No intuito de auxiliar o processo da traqueostomia (quando, como e por quê), é necessário elaborar precocemente o plano de cuidados, a participação da equipe multidisciplinar e uma comunicação clara e empática, enfocando o protagonismo do paciente e de sua família. Infelizmente, no contexto dos cuidados paliativos, observa-se uma carência de estudos que abordem diretamente a traqueostomia.

CONSIDERAÇÕES FINAIS

Os cuidados paliativos em pneumologia pediátrica constituem uma abordagem abrangente dos cuidados focados no alívio do sofrimento e na melhora da qualidade de vida de crianças e adolescentes que vivem com doenças pulmonares graves e seus cuidadores. A comunicação clara e empática sobre a doença deve ser estabelecida desde cedo, e os cuidados paliativos devem ser oferecidos pela equipe multidisciplinar que trata o paciente.

Dentre as patologias respiratórias crônicas de potencial letalidade e progressão, destaca-se a FC. Em virtude de seu caráter genético, suas manifestações clínicas podem apresentar diversas gradações e o acometimento de múltiplos órgãos. Destacam-se os desafios enfrentados por todos que vivenciam essa doença, mas, graças aos avanços da medicina e do fortalecimento dos cuidados paliativos, tem sido fornecido aos pacientes e familiares um tratamento holístico e humanizado, garantindo dignidade desde o diagnóstico até a terminalidade.

Referências

1. Iglesias S, Zollner AC. Pediatric palliative care. Residência Pediátrica 2016; 6(s1):46-54.
2. Lanken PN, Terry PB, DeLisser HM et al. An Official American Thoracic Society Clinical Policy Statement: Palliative care for patients with respiratory diseases and critical illnesses. American Journal of Respiratory and Critical Care Medicine 2008 Apr; 177(8):912-27.
3. Cahaba Government Benefit Administrators Midwest. Local coverage determination for hospice-determining terminal status (L13653) [Internet] Disponível em: http://www.cms.hhs.gov/mcd/viewlcd.asp?lcd_id=13653&lcd_versiov=28&show=all. Última modificação: 3 jan 2008; acesso em 11 mar 2008.
4. Davignon A, Rautaharju P, Boiselle E et al. Normal ECG standards for infants and children. Pediatr Cardiol 1979; 1:133-52.
5. Athanazio RA et al. Grupo de Trabalho das Diretrizes Brasileiras de Diagnóstico e Tratamento da Fibrose Cística. Brazilian guidelines for the diagnosis and treatment of cystic fibrosis. J Bras Pneumol 2017 May-Jun; 43(3):219-45. doi: 10.1590/S1806-37562017000000065. PMID: 28746534; PMCID: PMC5687954.
6. Ribeiro JD, Fischer GB. Chronic obstructive pulmonary diseases in children. Jornal de Pediatria 2015 Nov; 91(6):S11-25.
7. Flume PA, Yankaskas JR, Ebeling M, Hulsey T, Clark LL. Massive hemoptysis in cystic fibrosis. Chest [Internet] 2005 Aug [cited 2019 Oct 23]; 128(2):729-38. Disponível em: https://www.sciencedirect.com/science/article/abs/pii/S0012369215504194?via%3Dihub.
8. Barben JU, Ditchfield M, Carlin JB, Robertson CF, Robinson PJ, Olinsky A. Major haemoptysis in children with cystic fibrosis: a 20-year retrospective study. Journal of Cystic Fibrosis 2003 Sep; 2(3):105-11.
9. Wertz DC, Fletcher GF, Berg K, Programme WHG. Review of ethical issues in medical genetics: report of consultants to WHO [Internet]. apps.who.int. 2003. [cited 2022 Jul 5]. Disponível em: https://apps.who.int/iris/handle/10665/68512.
10. Dellon E, Goldfarb SB, Hayes D, Sawicki GS, Wolfe J, Boyer D. Pediatric lung transplantation and end of life care in cystic fibrosis: Barriers and successful strategies. Pediatric Pulmonology 2017 Aug; 52(S48):S61-8.
11. Dellon EP, Shores MD, Nelson KI, Wolfe J, Noah TL, Hanson LC. Family caregiver perspectives on symptoms and treatments for patients dying from complications of cystic fibrosis. Journal of Pain and Symptom Management 2010 Dec; 40(6):829-37.
12. Linnemann RW, O'Malley PJ, Friedman D et al. Development and evaluation of a palliative care curriculum for cystic fibrosis healthcare providers. Journal of Cystic Fibrosis: Official Journal of the European Cystic Fibrosis Society [Internet] 2016 Jan [cited 2020 Oct 16]; 15(1):90-5. Disponível em: https://pubmed.ncbi.nlm.nih.gov/25817162/.
13. Bourke S, Doe S, Gascoigne A et al. An integrated model of provision of palliative care to patients with cystic fibrosis. Palliative Medicine. 2009 May; 23(6):512-7.
14. Kavalieratos D, Corbelli J, Zhang D et al. Association between palliative care and patient and caregiver outcomes. JAMA [Internet] 2016 Nov [cited 2019 Oct 30]; 316(20):2104. Disponível em: https://jamanetwork.com/journals/jama/fullarticle/2585979.
15. Kavalieratos D, Georgiopoulos AM, Dhingra L et al. Models of palliative care delivery for individuals with cystic fibrosis: Cystic Fibrosis Foundation Evidence-Informed Consensus Guidelines. Journal of Palliative Medicine 2020 Sep.
16. Del Ciampo IRL, Del Ciampo LA, Sawamura R, de Oliveira LR, Fernandes MIM. Nutritional status of adolescents with cystic fibrosis treated at a reference center in the southeast region of Brazil. Italian Journal of Pediatrics 2015 Jul; 41(1).
17. Ketchell I. Patients with cystic fibrosis should be intubated and ventilated. Journal of the Royal Society of Medicine [Internet]. 2010 Jun [cited 2021 Dec 5]; 103(1_suppl):20-4. Disponível em: https://dx.doi.org/10.1258%2Fjrsm.2010.s11005.
18. Kinnear W. Non-invasive ventilation in acute respiratory failure. Thorax 2002 Mar; 57(3):192-211.
19. Davis PB. Assisted ventilation for patients with cystic fibrosis. JAMA: The Journal of the American Medical Association 1978 May; 239(18):1851.
20. Macauley R. To trach or not to trach, that is the question. Paediatric Respiratory Reviews [Internet]. 2019 Feb [cited 2020 May 18]; 29:9-13. Disponível em: https://www.ohsu.edu/sites/default/files/2019-04/To%20trach%20or%20not%20to%20trach.pdf.

Medicina de Família e Comunidade

Madalena de Faria Sampaio
Erika Aguiar Lara Pereira

Capítulo 68

A medicina de família e comunidade é definida como a especialidade médica que presta assistência à saúde de maneira continuada, integral e abrangente para as pessoas, suas famílias e a comunidade. Distingue-se por conhecer as pessoas intimamente ao longo do tempo, fornecendo cuidados a uma população indiferenciada por idade, gênero, doença ou sistema de órgãos, de modo continuado, longitudinalmente. Trata-se de uma especialidade médica que atua, fundamentalmente, no nível primário de atenção à saúde[1].

Por muito tempo foi conhecida como medicina generalista/geral, a qual teve seu apogeu na Inglaterra, após a Segunda Guerra Mundial, tornando-se, na década de 1950, a pedra angular do sistema de saúde nacional inglês (NHS). Nos EUA, a década de 1940 foi a fase áurea da medicina geral, quando mais de 80% dos médicos do país exercem essa especialidade, sofrendo um declínio com os avanços técnico-científicos na área da saúde e a mudança do ensino médico para o modelo flexneriano, que preconizava o estudo científico e parcial dos pacientes estritamente no ambiente hospitalar[2].

O movimento da medicina comunitária surgiu como reflexo, contrapondo-se à hiperespecialização da medicina e preocupando-se com as demandas psicossociais dos pacientes, não somente com o componente físico. Observa-se nesse aspecto a confluência com os princípios dos cuidados paliativos. Cabe lembrar que o contexto social que culminou nessas mudanças foi de crescente urbanização, crescimento populacional e desigualdade social. Os governos precisavam ampliar o acesso aos serviços de saúde com a otimização dos custos e melhorias nos indicadores de saúde e doenças[2].

A Organização Mundial da Saúde (OMS), a partir da Declaração de Alma-Ata, em 1978, definiu a Atenção Primária em Saúde (APS) como a assistência essencial baseada em métodos e tecnologias práticas, cientificamente fundados e socialmente aceitáveis, colocados ao alcance de todos os indivíduos e famílias de uma comunidade. A APS é parte integrante da Rede de Atenção à Saúde (RAS), representando o primeiro nível de contato dos indivíduos, da família e da comunidade com o sistema nacional de saúde, levando a atenção à saúde para o mais próximo possível do local onde residem e trabalham as pessoas e constituindo o primeiro elemento de um processo permanente de assistência à saúde de uma população[2]. A Figura 68.1 apresenta uma breve linha do tempo da APS.

No Brasil, os primeiros programas de residência em medicina geral e comunitária (MGC) surgiram em 1976, mas somente em 1981 a Comissão Nacional de Residência Médica (CNRM) formalizou esses programas, tornando oficial a especialidade médica. Em novembro do mesmo ano foi criada a Sociedade Brasileira de Medicina Geral e Comunitária (SBMGC). Em 1986, o Conselho Federal de Medicina (CFM) reconheceu essa especialidade e a SBMGC como sua representante[3].

BREVE HISTÓRIA DA APS

Declaração de Alma-Ata

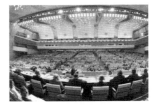

Elementos essenciais da APS: a educação em saúde: o saneamento básico; o programa materno-infantil, incluindo imunização e planejamento familiar; a prevenção de endemias; o tratamento apropriado das doenças e danos mais comuns; a provisão de medicamentos essenciais; a promoção de alimentação saudável e de micronutrientes; e a valorização das práticas complementares

Criação da NHS

Adoção de médico generalista, embrião da medicina de família e comunidade

① 1920 **②** 1948 **③** 1978 **④** 1979 **⑤** 1986-1988

Relatório Dawson

Organização do sistema de atenção à saúde em diversos níveis: os serviços domiciliares, os centros de saúde primários, os centros de saúde secundários, os serviços suplementares e os hospitais de ensino

Conferência Internacional Cuidados Primários de Saúde em Alma-Ata

A OMS solicita aos países membros estratégias nacionais, regionais e globais para alcançar a meta "Saúde para todos no ano 2000"

Reforma Sanitária / SUS

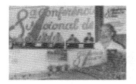

A instituição do SUS levou a um sexto ciclo que se concretizou por meio da municipalização das unidades de APS dos estados, que passaram à gestão dos municípios, o que gerou uma enorme expansão dos cuidados primários. A implantação do PSF significou o sétimo ciclo de desenvolvimento da APS na saúde pública brasileira, que se denomina ciclo da atenção básica à saúde.

Figura 68.1 Linha do tempo da Atenção Primária à Saúde. (Elaborada por Érika Lara.)

A Estratégia Saúde da Família (ESF) teve início junto ao Programa Saúde da Família (PSF), concebido pelo Ministério da Saúde em 1994 com o objetivo de reorganização do modelo de assistência à saúde a partir da Atenção Primária, em conformidade com os princípios do Sistema Único de Saúde (SUS). Desde então, a ESF vem crescendo e ampliando seu território de abrangência, sendo hoje a principal estratégia de atendimento na Atenção Primária no país. Por meio dessa estratégia, a atenção à saúde é conduzida por equipe composta por profissionais de diferentes categorias (multidisciplinar), trabalhando de maneira articulada (interdisciplinar) e considerando as pessoas como um todo, levando em conta suas condições de trabalho e moradia e suas relações com a família e com a comunidade[3].

Assim, a APS se configura como o espaço de coordenação das respostas às necessidades dos indivíduos, suas famílias e comunidade, como um dos níveis de atenção à saúde, e tem como atributos, além de representar o primeiro contato com o sistema de saúde, a longitudinalidade, a integralidade do cuidado e a coordenação desse cuidado. A longitudinalidade visa garantir a continuidade do cuidado com a saúde dos indivíduos e o estabelecimento de vínculo para coordenação mais eficiente das ações e serviços do sistema de saúde, com redução da utilização de serviços especializados e de hospitalizações, maior satisfação dos usuários e diminuição dos custos, o que se revela vantajoso para os pacientes com doenças crônicas e morbidades múltiplas[4,5].

Nos últimos anos houve uma mudança no perfil epidemiológico da população brasileira, o que representa novos desafios para o médico de família e comunidade e o cuidado na APS. O envelhecimento populacional e as condições crônicas incuráveis e que ameaçam a vida, como câncer, doença pulmonar obstrutiva, insuficiência cardíaca e outras doenças crônicas não transmissíveis, são cada vez mais comuns no contexto da APS, e o aumento da prevalência de doenças crônicas incuráveis também amplia as necessidades paliativas da população[6,7].

Uma maneira de ampliação do acesso da população aos cuidados paliativos consiste em designar parte desse cuidado ao médico e à equipe de atenção primária. Porta de entrada do usuário para a RAS, a APS é composta por equipe multidisciplinar responsável pelo conjunto de ações em saúde de uma comunidade, com foco na promoção da saúde e na prevenção de agravos, diagnósticos e tratamentos, recuperação e cuidados paliativos. Atuando em um território único com atendimento longitudinal e multidisciplinar de uma população determinada, a APS cria vínculo com o usuário e a comunidade, sendo o serviço de saúde mais próximo ao usuário e capaz de reconhecer de maneira precoce a necessidade de cuidados paliativos de seus pacientes e de abordar sofrimentos. Desse modo, o Programa Nacional de Atenção Básica (PNAB) prevê a oferta de cuidados paliativos na APS[7].

Os especialistas em medicina de família e comunidade são particularmente preparados para oferecer um cuidado centrado na pessoa e na doença com uma abordagem integral, não importando o momento de vida, as doenças, os sofrimentos ou as necessidades de saúde. Entretanto, faz-se necessária e urgente a maior capacitação dos MFC em cuidados paliativos[6,7]. Ademais, muitos países já reconhecem que a proximidade emocional, cultural e geográfica dos MFC contribui para um cuidado humanizado que respeita a autonomia dos pacientes e familiares e evita a fragmentação do indivíduo doente, indicando a APS como local muito apropriado para prestação de cuidados paliativos à população[8]. Para que isso aconteça, a APS deve estar preparada para prestação de cuidados paliativos e sua coordenação entre os diversos pontos da RAS, uma vez que esse atendimento deve ser oferecido em todos os ambientes de assistência à saúde, conforme a complexidade do cuidado.

A Resolução 41 da Comissão Intergestores Tripartite (CIT), que dispõe sobre as diretrizes para organização dos cuidados paliativos à luz dos cuidados continuados integrados no âmbito do SUS e que foi publicada em 2019, estabelece, em parágrafo único, que os cuidados paliativos deverão fazer parte dos cuidados continuados integrados ofertados no âmbito das RAS. A resolução determina ainda que a organização dos cuidados paliativos deverá ter como objetivos a integração dos cuidados paliativos na RAS, a melhoria da qualidade de vida dos pacientes, o incentivo ao trabalho em equipe multidisciplinar, o fomento à instituição de disciplinas e conteúdos programáticos de cuidados paliativos no ensino de graduação e especialização dos profissionais da saúde, a oferta de educação permanente em cuidados paliativos para os trabalhadores da saúde no SUS, a promoção da disseminação de informação sobre os cuidados paliativos na sociedade, a oferta de medicamentos que promovam o controle dos sintomas dos pacientes em cuidados paliativos e o desenvolvimento de uma atenção à saúde humanizada, baseada em evidências, com acesso equitativo e custo efetivo, abrangendo toda a linha de cuidado e todos os níveis de atenção, com ênfase na atenção básica, domiciliar, e na integração com os serviços especializados. A resolução estabelece também que os cuidados paliativos deverão ser ofertados em qualquer ponto da RAS – notadamente Atenção Básica, Atenção Domiciliar, Atenção Ambulatorial, Urgência e Emergência e Atenção Hospitalar – e que os especialistas em cuidados paliativos atuantes na RAS poderão servir de referência e potenciais matriciadores dos demais serviços da rede, o que pode ser feito *in loco* ou por tecnologias de comunicação à distância[9,10].

Paralelamente, no âmbito da formação acadêmica, a Sociedade Brasileira de Medicina de Família e Comunidade vem construindo um currículo baseado em competências que, embora ainda em construção e passando por frequentes revisões, tem como finalidade servir de guia para as residências e especializações da área, listando pontos importantes na formação dos profissionais. Nesse guia, os cuidados paliativos aparecem com algumas competências essenciais, ou seja, competências que todos os residentes devem ter adquirido durante sua formação em medicina de família e comunidade[11].

CONSIDERAÇÕES FINAIS

Os cuidados paliativos no Brasil ainda não são difundidos em todo o território de maneira homogênea, havendo poucas equipes atuantes e pequeno acesso da população a essa abordagem, e uma das maneiras de ampliar os cuidados paliativos no país seria por meio de sua inclusão real na Atenção Primária mediante a inserção do tema de modo amplo na residência e nas especializações de médicos de família e comunidade, da educação continuada das equipes e do aumento do fornecimento de medicações específicas com foco nos cuidados de conforto e eventualmente nos cuidados de fim de vida na APS.

Importante também é a elaboração de propostas para as diretrizes nacionais curriculares sobre a inserção dos cuidados paliativos como disciplina oficial nas graduações em saúde, formando profissionais mais bem capacitados para enfrentar o mercado de trabalho e as demandas de seus pacientes. Além disso, ações sociais sobre temas relacionados com o cuidado do outro, a terminalidade e a própria morte devem promover melhor integração dos profissionais com os pacientes e os familiares e ampliar a assistência de maneira alinhada.

A medicina de família e comunidade é uma especialidade médica com forte atuação na APS e tem grande potencial e capacitação para cuidar das pessoas de uma comunidade nas diversas fases da vida – crianças, mulheres, homens e idosos – por meio da promoção, prevenção, tratamento e reabilitação e, quando não for possível curar e tratar as doenças, nas fases de fim de vida por meio da atenção paliativa.

Referências

1. Lopes JMC, Dias LC. Princípios da medicina de família e comunidade. In: Gusso G. Tratado de Medicina de Família e Comunidade. Dois volumes: Princípios, Formação e Prática. Artmed, 2012.
2. Campos CEA. Os princípios da Medicina de Família e Comunidade. Revista APS jul/dez 2005; 8(2):181-90.
3. Oliveira VG, Queiroz FN, Araújo BP, Silva CMM, Silva FD. Medicina de Família e Comunidade: Breve histórico, desafios e perspectivas na visão de discentes de graduação. Rev Bras Med Fam Comunidade 2014; 9(30):85-8. Disponível em: http://dx.doi.org/10.5712/rbmfc9(30)850.
4. Hennemann-Krause L, Freitas LA, Daflon PMN. Cuidados paliativos e medicina de família e comunidade: Conceitos e interseções. Revista hupe.uerj.br. 2016 jul-set; 15(3).
5. Brasil. Conselho Nacional de Secretários de Saúde. A Atenção Primária e as Redes de Atenção à Saúde / Conselho Nacional de Secretários de Saúde. Brasília: CONASS, 2015.
6. Gryschek G, Pereira EAL, Hidalgo G. Médicos de família e cuidados paliativos: Contribuições ao currículo baseado em competências. Rev Bras Med Fam Comunidade. Rio de Janeiro, 2020 jan-dez; 15(42):2012.
7. Mattos CA, Derech RD. Cuidados paliativos providos por médicos de família e comunidade na atenção primária à saúde brasileira: Um survey nacional. Rev Bras Med Fam Comunidade. Rio de Janeiro, 2020 jan-dez; 15(42):2094.
8. Brasil. Ministério da Saúde. Secretaria de Atenção à Saúde. Departamento de Atenção Básica. Política Nacional de Atenção Básica / Ministério da Saúde. Secretaria de Atenção à Saúde. Departamento de Atenção Básica. Brasília: Ministério da Saúde, 2012.
9. Ribeiro JR, Poles, K. Cuidados paliativos: Prática dos Médicos da Estratégia Saúde da Família. Revista Brasileira de Educação Médica 2019; 43(3):62-72.
10. Resolução 41 da Comissão Intergestores Tripartite que dispõe sobre as diretrizes para a organização dos cuidados paliativos, à luz dos cuidados continuados integrados, no âmbito Sistema Único de Saúde (SUS), publicada no Diário Oficial da União nº 225 em 23/11/18. ISSN 1677-7042.
11. Sociedade Brasileira de Medicina de Família e Comunidade. Currículo baseado em competências para Medicina de Família e Comunidade. 2015. Disponível em: http://www.sbmfc.org.br/wp-content/uploads/media/Curriculo%20Baseado%20em%20Competencias(1).pdf.

Genética

Gustavo Marquezani Spolador

Capítulo 69

INTRODUÇÃO

Com o processo de industrialização e desenvolvimento de novas tecnologias, observam-se uma transição dos pacientes elegíveis para cuidados paliativos pediátricos (CPP) e o aumento das condições crônicas complexas em detrimento de quadros agudos, os quais ainda subsistem em países menos desenvolvidos[1].

Por definição, condição crônica complexa é aquela que tem a duração mínima de 12 meses (a não ser que a morte ocorra antes), envolvendo vários sistemas orgânicos diferentes ou um sistema orgânico de modo grave o suficiente para tornar necessário o acompanhamento por cuidados pediátricos especializados em centros terciários[2]. Nesse contexto, a Organização Mundial da Saúde elenca seis grupos de condições elegíveis a CPP[3], conforme apresentado no Quadro 69.1.

No entanto, a prevalência das condições supracitadas em serviços de CPP não é homogênea (Figura 69.1), de modo que o cenário apresenta uma predominância de afecções do sistema nervoso central (27%), anomalias cromossômicas (20%) e câncer (16%). Complementam essa casuística doenças neuromusculares (14%), distúrbios metabólicos e bioquímicos (11%) e enfermidades cardiopulmonares (10%)[4].

Como os pacientes que apresentam condições genéticas respondem por grande parcela das etiologias em CPP, seu conhecimento é salutar, sobretudo no que diz respeito ao aconselhamento genético, ao manejo clínico sintomatológico e ao alívio dos sofrimentos da família de maneira multidimensional.

Quadro 69.1 Condições de saúde elegíveis para cuidados paliativos pediátricos

Grupo	Características	Exemplos
1	Condições agudas limitantes de vida cuja recuperação pode ocorrer	Desnutrição grave Meningococcemia
2	Condições crônicas limitantes de vida que podem ser curadas ou controladas por longo período, mas que também podem causar a morte	Câncer HIV Fibrose cística Erros inatos do metabolismo
3	Condições crônicas limitantes de vida para as quais não há tratamento curativo	Epidermólises bolhosas Doenças neuromusculares Erros inatos do metabolismo
4	Condições neurológicas graves não progressivas que podem causar deterioração e morte	Encefalopatia Defeitos de tubo neural
5	Neonatos que são muito prematuros ou com anomalias congênitas graves	Prematuridade grave Anencefalia Hérnia diafragmática Trissomias do 13 e 18
6	Família de feto ou criança com morte inesperada	Encefalopatia hipóxico-isquêmica Sepse Traumas

Fonte: adaptado de WHO, 2018[3].

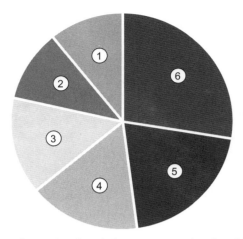

Figura 69.1 Categorias diagnósticas em um serviço de cuidados paliativos pediátricos[4]. (1: enfermidades cardiovasculares; 2: distúrbios metabólicos e bioquímicos; 3: doenças neuromusculares; 4: câncer; 5: anomalias cromossômicas; 6: afecções do sistema nervoso central.)

SOBRE TULIPAS E MOINHOS – DESTINO INESPERADO

A trajetória começa na incerteza. Adaptar-se a uma condição que ameaça a vida é viver e lidar com a incerteza[5]. As famílias são compelidas a lidar com mudanças desde o diagnóstico e a conviver com a doença, as perdas (atuais, potenciais e antecipadas), o luto e a morte[5]. Descobrir-se desprovido de reconhecimento em seus pares, sobretudo pela raridade e heterogeneidade dessas condições, é uma sensação comum entre esse público que oscila entre o isolamento social e a confusão e a relutância diante dos cuidados em saúde[4].

Como escreveu Emily Kingsley em seu célebre texto *Welcome to Holland*, essas famílias desembarcam em um destino inesperado: um campo de tulipas e moinhos para quem ansiava velejar pelos canais de Veneza.

TRAVESSIA EM NÉVOA – UMA ODISSEIA DIAGNÓSTICA

Distúrbios genéticos raros afetam um pequeno número de indivíduos, mas contribuem substancialmente para a carga psicossocial das crianças e de suas famílias[6].

Estima-se que cerca de 88% das condições genéticas predominam na infância, de modo que ao longo desse período uma série de exames e procedimentos são lançados como ferramentas diagnósticas, permeados de incerteza. Trata-se da odisseia diagnóstica[6]. Esse processo perdura de 1 a 8 anos, em média, e está intimamente ligado aos recursos para saúde de uma dada população, como acesso a profissionais especializados e a realização de testes moleculares, podendo alcançar o decurso de 30 anos[6].

Apesar desse percurso, o diagnóstico nem sempre é certeiro. Trata-se de uma travessia na névoa, conforme apresentado por Michaels-Igbokwe (2021), que demonstrou a identificação diagnóstica em 30% de sua coorte após cerca de 2,5 anos e submissão de 5,4 testes ou avaliações por paciente. Maior impacto é evidenciado quando os procedimentos diagnósticos são apontados: 79% dos pacientes realizaram ao menos um exame de *array* cromossômico – e 58% deles algum teste molecular único (PCR para X frágil; MLPA de metilação e sequenciamento de MECP2) e 56% foram submetidos a estudos de imagem ou elétricos (ressonância magnética, ultrassom, radiografia ou eletroencefalograma)[6].

ALÉM DO DIAGNÓSTICO – SEMPRE HAVERÁ CUIDADO

Quando uma criança é diagnosticada com uma condição crônica complexa (CCC), limitante ou que ameace a vida, toda a família é impactada[5]. Imediatamente após o diagnóstico de uma CCC, as famílias se veem com frequência em estado de choque, descrença e desorientação, vivenciando o luto da perda da criança saudável que tinham ou esperavam ter[5]. À confirmação dos medos e ao alívio diante do diagnóstico somam-se sentimentos de culpa e de vergonha quando uma condição herdada é detectada[5]. A seguir são apresentadas três CCC de origem genética e os aspectos biopsicossociais que as norteiam.

Epidermólises bolhosas – "As pessoas gostam de olhar, mas não gostam de ser olhadas"

Epidermólises bolhosas (EB) são condições geneticamente determinadas, caracterizadas pela formação de bolhas ao menor trauma e divididas em quatro grupos com base no nível de formação de bolhas na pele: (1) EB simples; (2) EB juncional; (3) EB distrófica, e (4) síndrome de Kindler[7].

A partir de oito entrevistas com pacientes com EB, um estudo delineou quatro temas e respectivos subtemas de impacto psicossocial nesses indivíduos, conforme apresentado no Quadro 69.2[7].

No campo das interações escolares, vários pacientes relataram sentimentos de evasão por parte dos colegas em razão de diferenças físicas e crença no caráter contagioso da EB[7]. A perda da espontaneidade, sobretudo atrelada às demandas de cuidados, foi a sensação mais comum entre os indivíduos com quadros graves de EB, reproduzindo-se tanto nas atividades de vida diária como nas interações familiares pela superproteção parental[7]. Maior impacto é observado nas interações sociais com o significativo isolamento dessas famílias substancialmente em razão do desconhecimento e da falta de consciência sobre a EB[7]. A repercussão desses aspectos psicossociais é considerável e afeta o campo biológico da patologia, com especial atenção aos cuidados com a pele, ao sentimento de sobrecarga do indivíduo e cuidador e às comorbidades, como a depressão[7].

Quadro 69.2 Temas e subtemas do impacto psicossocial das epidermólises bolhosas

Tema	Subtema
Interações escolares	Evitar e provocar
	Ser escolhido
	Deficiência física levando à suposição de deficiência intelectual
Vida diária	Perda da espontaneidade
	Perda da vida
Interações familiares	Superproteção do cuidador
	Sobrecarga para o cuidador
	Impacto nos irmãos
Interações sociais	Ser olhado por estranhos
	Falta de consciência sobre epidermólise bolhosa
	Lidar com olhares e perguntas

Fonte: adaptado de Sangha & MacLellan, 2021[7].

Distrofia muscular de Duchenne – Culpabilidade indomável

A distrofia muscular de Duchenne (DMD) é a desordem neuromuscular de acometimento do sexo masculino mais comum, com incidência estimada entre 1:3.800 e 1:6.200 nascidos vivos[8]. Caracterizada por degeneração progressiva das fibras musculares, resulta em fraqueza e perda de deambulação, ocorrendo dependência funcional em torno da segunda década de vida e impactando a criança e a família[8]. Estudo recente avaliou o impacto da DMD em crianças e famílias a partir de 21 estudos que abordaram três temas principais: (1) viver com DMD, (2) saber e dizer e (3) transição, conforme explicitado no Quadro 69.3[8].

Quadro 69.3 Impactos na distrofia muscular de Duchenne (DMD) por temas

Temas		Impactos
Viver com DMD	Psicossocial	Perda Tristeza Depressão Futuro incerto
	Físico e financeiro	Qualidade de sono Dependência Fardo econômico
Saber e dizer	Momento do diagnóstico	Os pais relataram que sua própria falta de conhecimento e compreensão sobre a DMD, sua progressão, avanços no tratamento e acesso a serviços de apoio muitas vezes os impedia de se comunicar efetivamente com seus filhos
Transição	Da infância para a idade adulta	Necessidades do indivíduo vs Necessidades da família
	Progressão da doença	

Fonte: adaptado de Porteus e cols., 2021[8].

Viver com DMD tem impactos psicossociais, físicos e financeiros no indivíduo e em sua família. Sentimentos de perda, tristeza, depressão e preocupação com o futuro permeiam a trajetória dessa condição e são pontuados por picos de estresse em momentos de mudanças significativas, como a perda da mobilidade e a necessidade de ventilação não invasiva[8]. A sobrecarga de cuidados dos pais exigida por essa CCC impacta não somente a qualidade do sono, mas é também um fardo econômico atrelado à dependência cada vez maior da criança[8].

Os pais relataram que sua própria falta de conhecimento e compreensão sobre a DMD, sua progressão, avanços no tratamento e acesso a serviços de apoio muitas vezes os impediam de se comunicar efetivamente com seus filhos, o que pode ser amenizado pelo adequado aconselhamento genético e o apoio psicológico às mães e às filhas, de modo a mitigar a culpa pela condição de portadoras[8]. Nesse contexto, e a partir de intervenções em saúde, a expectativa de vida de jovens com DMD tem aumentado, o que permite aos cuidadores aspirar quanto ao futuro de suas crianças. Esse é o período de transição.

A mudança de perspectiva do papel de cuidador para o de espectador dos pais ainda é muito incipiente em DMD, dada a limitação terapêutica modificadora de doença, o que pode sobremaneira dificultar o processo de transição, colocando em cheque as necessidades do indivíduo com as da família[8]. A transição pode ocorrer também no processo de progressão da doença, quando os pais são expostos a maior sobrecarga de cuidados, refletindo-se no campo social e criando um ciclo vicioso de retraimento[8].

Erros inatos do metabolismo – Perdas do amanhã

Os erros inatos do metabolismo (EIM) constituem um grupo de afecções crônicas que se apresentam desde o período pré-natal até a idade adulta, podendo acarretar descompensações metabólicas, sintomas neurológicos, envolvimento multissistêmico, atraso do desenvolvimento e distúrbios de comportamento[9]. Viver com EIM envolve consideráveis perdas, e reações de luto são comuns, as quais são revisitadas durante toda a trajetória da doença, sobretudo quando estão presentes ameaças de morte ou de incapacidades[9]. A experiência de sintomas psicológicos secundários à fisiopatologia da doença ou como resultado de estressores psicossociais inerentes à vida com EIM é sintetizada por Weber no Quadro 69.4[4].

Conforme os resultados apresentados no Quadro 69.4, a avaliação psicossocial dos pacientes e familiares com EIM deve compreender três domínios:

1. **Tipo da doença psicossocial:** caracterizada por início, curso, desfecho e nível de incapacitação – viabiliza a estruturação das demandas biopsicossociais.

Quadro 69.4 Estressores para famílias e pacientes com erros inatos do metabolismo (EIM)

Amostra	Resultados	
Pais de crianças com EIM	Estresse financeiro	49%
	Perda de amigos	19%
	Estresse emocional	92%
	Falta de liberdade	54%
	Sobrecarga do manejo medicamentoso	66%
Adultos com doença de Gaucher	Dificuldade financeira em razão de EIM	25%
	Efeito na vida social e relacionamentos	22%
	Efeito na capacidade de trabalho	11%

Fonte: adaptado de Weber e cols., 2012[9].

2. **Fase do distúrbio:** fase de crise, fase de tratamento crônico e fase terminal – torna possível considerar mudanças e prioridades ao longo do curso de vida.
3. **Variáveis familiares:** desenvolvimento, coesão, adaptabilidade e comunicação – possibilita a compreensão de como os indivíduos e as famílias lidam com as mudanças.

A partir dessa sistematização, as demandas, os sintomas, as relações familiares e o enfrentamento de perdas antecipadas são identificados precocemente para que sejam abordados e tratados antes de se tornarem fontes de estresse ou disfunção[9].

(SOBRE) VIVER – SOBREVIVENTES INESPERADOS

Informações sobre a trajetória da doença e o prognóstico são essenciais no processo de tomada de decisão, sobretudo acerca das intervenções[10]. Contudo, prognosticar a sobrevida de crianças com condições crônicas que limitam a vida é tarefa difícil, principalmente em virtude da raridade dessas condições, dos avanços tecnológicos que podem alterar o curso típico da doença e da falta de dados a respeito dos desfechos na literatura[10].

Nageswaran e cols. demonstraram que a estimativa de prognóstico nem sempre é acurada, expondo dados de outro estudo no qual foram exatos apenas 20% dos prognósticos para adultos doentes em fase terminal[10]. Sobreviventes inesperados diante da avaliação realista de prognóstico residem na incerteza do processo de tomada de decisão e põem à prova a confiança parental nos cuidados de saúde.

CONSIDERAÇÕES FINAIS

O conhecimento sobre as afecções genéticas mais predominantes em serviços de CPP é sumário, haja vista o considerável percentual desses quadros presentes na prática. Muito além do diagnóstico, a compreensão da trajetória e de possíveis fatores psicossociais de impacto no indivíduo e em sua família é ferramenta valorosa que faz do profissional da saúde um cuidador.

Referências

1. Fraser L, Connor S, Marston J. History and epidemiology. In: Hain R et al. Oxford textbook of palliative care for children. New York: Oxford University Press, 2021: 3-16.
2. Feudtner C, Christakis DA, Connell FA. Pediatric deaths attributable to complex chronic conditions: a population-based study of Washington State, 1980-1997. Pediatrics 2000 Jul; 106(1 Pt 2):205-9.
3. WHO. Integrating palliative care and symptom relief into paediatrics: a WHO guide for healthcare planners, implementers and managers. Geneva: WHO, 2018.
4. Siden H. Pediatric palliative care for children with progressive non-malignant diseases. Children (Basel) 2018 Feb; 5(2). Disponível em: https://doi:10.3390/children5020028. Acesso em 29 jan 2022.
5. Dussell V et al. Impact on the family. In: Hain R et al. Oxford textbook of palliative care for children. New York: Oxford University Press 2021: 111-25.
6. Michaels-Igbokwe C et al. (Un)standardized testing: the diagnostic odyssey of children with rare genetic disorders in Alberta, Canada. Genet Med 2021; 23(2):272-9. Disponível em: https://doi:10.1038/s41436-020-00975-0. Acesso em 29 jan 2022.
7. Sangha N, MacLellan AN, Pope E. Psychosocial impact of epidermolysis bullosa on patients: A qualitative study. Pediatr Dermatol 2021 Jul; 38(4):819-24. Disponível em: https:// 10.1111/pde.14656. Acesso em 29 jan 2022.
8. Porteus D et al. An integrative review exploring psycho-social impacts and therapeutic interventions for parent caregivers of young people living with Duchenne's muscular dystrophy. Children (Basel) 2021 Mar; 8(3). Disponível em: https://doi:10.3390/children8030212. Acesso em 29 jan 2022.
9. Weber SL, Segal S, Packman W. Inborn errors of metabolism: Psychosocial challenges and proposed family systems model of intervention. Mol Genet Metab 2012 Apr; 105(4):537-41. Disponível em: https://doi:10.1016/j.ymgme.2012.01.014. Acesso em 29 jan 2022.
10. Nageswaran S, Hurst A, Radulovic A. Unexpected survivors: Children with life-limiting conditions of uncertain prognosis. Am J Hosp Palliat Care 2018 Apr; 25(4):690-6. Disponível em: https://doi:10.1177/1049909117739852. Acesso em 29 jan 2022.

Cuidados Paliativos Pediátricos no Departamento de Emergência

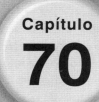

Capítulo 70

Sílvia Maria de Macedo Barbosa

A procura pelo atendimento de emergência torna-se mais frequente em decorrência do avanço do paciente na trajetória de sua doença. Em muitas dessas circunstâncias, os pacientes acabam sendo hospitalizados, e é nesse local, onde muitas vezes as histórias e as informações são incompletas, que são tomadas as decisões relacionadas com o fim da vida e o suporte avançado de vida (p. ex., agentes vasoativos, ventilação mecânica invasiva ou não). Cabe ressaltar que na grande maioria das vezes as famílias desconhecem o real significado dos cuidados paliativos ou da trajetória da doença, e o planejamento avançado de cuidados às vezes nem sequer foi abordado com a família.

Muitos pacientes pediátricos com condições clínicas complexas (CCC), com doenças limitantes ou que ameacem a vida, podem ter sua entrada para hospitalização realizada através do departamento de emergência (DE). Nesse caso, muitas vezes caberá ao pediatra da emergência identificar o perfil desse paciente e de sua família, abordando os valores pertinentes. Com isso em mãos, associado à gravidade clínica tanto do ponto de vista agudo como da cronicidade e à evolução da patologia, esse médico deverá definir o plano de cuidados.

A especialidade da medicina de emergência (ME) funciona para avaliar rapidamente os pacientes e iniciar rapidamente medidas de manutenção da vida, em um esforço para salvar vidas e reduzir ferimentos. Cada vez mais, os médicos de emergência atendem pacientes de todas as idades com mais carga de doença crônica e que vivem mais tempo com suas doenças graves, os quais precisam de gestão da dor e dos outros sintomas. Como reflexo dessa situação, os prontos-socorros pediátricos, além das patologias agudas, também têm seu atendimento voltado para pacientes com CCC. Muitos desses pacientes que procuram a emergência em fim de vida devem tê-lo feito algumas vezes no último ano de vida.

Parte desses pacientes que procuram os prontos-socorros acaba por morrer nessas unidades ou nas unidades de internação, seja em decorrência da evolução de sua patologia, seja por estarem em fase final de vida ou por serem portadores de doenças terminais. Não é raro que muitos desses pacientes tenham procurado o pronto-socorro em muitas outras ocasiões nos últimos meses de vida ou tenham ficado internados algumas vezes no último ano.

Quando o fim da vida se aproxima, os pacientes e suas famílias podem procurar o DE para gestão dos sintomas agudos e outras necessidades das doenças terminais. É importante que os prestadores de cuidados paliativos de emergência adquiram competências essenciais, como:

1. Comunicação de qualidade empática e honesta.
2. Conhecimento da trajetória da doença, entendimento dos valores da família e do paciente, possibilidade de reversão do quadro agudo.
3. Habilidade para controle precoce dos sintomas.
4. Capacidade para, junto da família, definir os objetivos do cuidado e, se possível, do planejamento avançado do cuidado.

Com isso em mente, embora os pacientes com condições clínicas complexas agravadas não sejam tão comuns nos prontos-socorros de pediatria, observa-se com muita frequência no DE a presença de quadros agudos graves em que a criança ou adolescente apresenta uma condição que ameaça a vida e que mereça a aplicação dos mesmos princípios básicos do cuidado paliativo para a emergência.

Algumas competências são esperadas do médico emergencista diante de pacientes com necessidades paliativas, como avaliação da trajetória da doença, formulação básica do prognóstico, comunicação de más notícias, planejamento avançado do cuidado, presença da família durante a reanimação, manejo da dor e de outros sintomas, não introdução ou retirada de tratamentos, manejo da morte iminente, questões éticas e legais e atenção às questões culturais e espirituais.

Os diversos protocolos sobre cuidados paliativos pediátricos (CPP) recomendam que as metas dos cuidados para crianças com CCC sejam estabelecidas e cumpridas da maneira mais precoce possível, antecipando com isso decisões críticas vitais em uma crise. Fato é que essas metas raramente são discutidas com as famílias e com as crianças/adolescentes, quando possível.

Uma das grandes questões que se impõem é: qual criança ou adolescente tem indicação dos cuidados paliativos na emergência? O objetivo é a identificação precoce do paciente que chega ao pronto-socorro para melhor seguimento, seja pelo médico da emergência, seja por meio de interconsulta com a equipe de CPP. O objetivo maior é melhorar a qualidade de vida do paciente e de sua família.

Cabe ressaltar que, no DE, os CPP para crianças com CCC dependem de uma organização multifacetada, focada nos problemas e nas necessidades da criança e de sua família, para melhor coordenação do cuidado com foco na qualidade de vida durante o evento agudo que se interpõe sobre as CCC.

Convém entender as trajetórias identificáveis da doença que limita a vida do paciente. A primeira delas é a morte súbita. Esses pacientes chegam mortos ao DE ou morrem pouco tempo após um evento súbito. A segunda trajetória é a de uma doença terminal, como, por exemplo, a de um paciente com doença oncológica. No momento do diagnóstico, o paciente costuma apresentar funcionamento elevado e pode manter esse nível de função durante a maior parte da trajetória da doença, até experimentar um rápido declínio de função, progredindo até a morte.

A terceira trajetória da doença consiste na falência de órgãos. Os pacientes que morrem de falência de órgãos experimentam sua doença como um conjunto de crises. Por exemplo, um doente com doença pulmonar obstrutiva crônica grave tem uma função de base e a cada exacerbação subsequente perde parte dessa capacidade funcional. Eventualmente, uma exacerbação conduzirá o paciente à morte.

A última trajetória está associada a pacientes que apresentam, por exemplo, doenças neurológicas e que foram perdendo a funcionalidade com o passar dos anos, exibindo comprometimento multissistêmico. Muitas vezes, esses pacientes buscam o DE em virtude de febre e quadros infecciosos.

Independentemente da patologia e da faixa etária, o American College of Emergency Physicians (ACEP) sugere a realização de rastreio para as necessidades de cuidados paliativos desde a entrada do paciente na emergência. Vão beneficiar-se dos cuidados paliativos todos os pacientes que apresentam os seguintes critérios:

1. Doença grave e incurável e
2. Qualquer um dos seguintes critérios:
    a. Pergunta surpresa: você não se surpreenderia se o paciente morresse em 1 ano ou não chegasse à vida adulta?
    b. Idas e vindas: retorno ao DE no período de meses em razão da mesma condição ou sintoma.
    c. Aumento da complexidade: aumento da dependência e da necessidade de cuidados de longo prazo.
    d. Sintomas mal controlados: procura do DE por sintomas físicos ou psicológicos de difícil controle.
    e. Declínio funcional: perda da funcionalidade, intolerância alimentar, perda de peso não intencional ou estresse do cuidador.

Quando um paciente crítico chega à DE, é grande a mobilização de recursos com vistas à ressuscitação. Enquanto o médico de urgência precisa sempre se concentrar na avaliação primária do paciente crítico, uma avaliação rápida de cuidados paliativos pode ser realizada com a intenção de ajudar ainda mais no estabelecimento dos objetivos de cuidados com o paciente. Ao mesmo tempo que avalia as vias aéreas, a respiração e a circulação, o médico pode realizar a avaliação ABCD dos cuidados paliativos de emergência:

- **A – Plano de cuidados avançados:** o médico deve esclarecer se o doente já tem os objetivos do cuidado ou planejamento avançado. Em caso afirmativo, checar com a família. Se tiver acesso ao prontuário onde estejam registrados os objetivos e/ou o planejamento avançado, o médico deve revê-los prontamente para determinar os objetivos dos cuidados de saúde com o paciente nessa situação de emergência.
- **B – É possível melhorar o estado do doente com uma boa gestão dos sintomas?:** o médico deve então realizar rapidamente uma avaliação dos sintomas e tratar o paciente em um esforço para fazê-lo sentir-se melhor.
- **C – Existe um médico titular do caso?:** determinar se há ou não prestadores de cuidados de saúde que precisam ser envolvidos no processo de tomada de decisões

ou que tenham informações médicas importantes que possam ser partilhadas com os prestadores de cuidados de saúde da emergência nesse momento.
- **D – Capacidade de tomada de decisões:** finalmente, junto à família e ao paciente, se houver possibilidade, as tomadas de decisão pertinentes ao caso.

O DE não é o local ideal para a morte devido à falta de privacidade e de pessoal e à inexperiência da equipe na gestão dos pacientes no final da vida. No entanto, embora os pacientes tenham suas preferências quanto à não transferência de DE ou hospitalização no momento da morte, isso acontece frequentemente.

Há pouca informação sobre o fim de vida na emergência relacionada com a pediatria. O campo dos cuidados paliativos de emergência para crianças é praticamente inexistente, mas há dados disponíveis sobre crianças que morreram em DE – a maioria das crianças morreu em casa, enquanto 14% morreram na DE, com elevação dessas taxas para 22% quando a criança não foi hospitalizada em sua última semana de vida. Curiosamente, as crianças com câncer compreenderam menos da metade das mortes no DE. As crianças com perturbações cardiovasculares apresentavam probabilidade seis vezes maior de morrer no DE, as com perturbações metabólicas e genéticas, cinco vezes maior, e as com perturbações neuromusculares, quatro vezes maior.

Como episódios agudos na saúde das crianças com CCC continuarão a acontecer, os profissionais da saúde das diferentes especialidades deverão desenvolver uma prática reflexiva para que se tornem conscientes de seu próprio papel nos CPP, das famílias e de outros serviços envolvidos. Essa reflexão deve incluir ainda a sensibilidade quanto às principais dificuldades de prestação dos CPP no DE e o reconhecimento dos papéis complementares de outros profissionais.

O julgamento clínico será sempre exigido dos profissionais médicos pediatras na emergência em caso de necessidade de atendimento a uma criança com uma CCC que pode ser elegível para cuidados paliativos, seja intenção, paliativos associados ou paliativos especializados. Nas situações críticas, os emergencistas cumprem um papel fundamental na avaliação das preferências das famílias por meio de uma comunicação empática.

Os DE devem desenvolver uma abordagem sistematizada para um melhor atendimento a esses pacientes, antecipando suas necessidades para manejo adequado desses pacientes com CCC que apresentam um processo de deterioração aguda. Esses pacientes e suas famílias podem contar com o acompanhamento da equipe, a qual pode colaborar no processo de decisão nos momentos críticos. Convém entender a experiência dos pacientes com CCC durante e depois de sua passagem pelo DE para melhor formulação de uma diretriz para esse atendimento/acompanhamento.

Bibliografia

Côté AJ, Payot A, Gaucher N. Palliative care in the Pediatric Emergency Department: Findings from a qualitative study. Ann Emerg Med 2019 Oct; 74(4):481-90. doi: 10.1016/j.annemergmed.2019.03.008. Epub 2019 May 3. PMID: 31060745.

Guertin MH, Cote-Brisson L, Major D et al. Factors associated with death in the emergency department among children dying of complex chronic conditions: Population-based study. J Palliat Med 2009; 12:819-25.

Palliative Care in the Emergency Department ; Disponível em: https://www.reliasmedia.com/articles/63909-palliative-care-in-the-emergency-department. Acesso em 08 jul 2022

Velasco I, Ribeiro SCC, Barrioso PDC, Llobet GB. Cuidados Paliativos na Emergência. Editora Manole, 2021.

Capítulo 71

Unidade de Terapia Intensiva Pediátrica

Cintia Tavares Cruz Megale
Graziela de Araujo Costa

INTRODUÇÃO

As unidades de terapia intensiva (UTI), segundo a Portaria 3.432, de 12 de agosto de 1998, publicada no Diário Oficial da União (Seç. I, nº 154, de 13-08-98, p. 109-10),

> [...] são unidades hospitalares destinadas ao atendimento de pacientes graves ou de risco que dispõem de assistência médica e de enfermagem ininterruptas, com equipamentos específicos próprios, recursos humanos especializados e que têm acesso a outras tecnologias destinadas a diagnóstico e terapêutica.

A redução da mortalidade é um objetivo fundamental das unidades de terapia intensiva pediátricas (UTIP)[1]. Com o avanço tecnológico nas UTI, aumentou a complexidade dos cuidados prestados aos pacientes, tornando-as aptas ao atendimento de casos graves e de custo elevado. No entanto, a tecnologia disponível não melhorou necessariamente a morbidade, levando, muitas vezes, ao aumento do sofrimento e da dor e ao prolongamento do processo de morte[2].

No Brasil, as primeiras UTIP foram criadas na década de 1970: Hospital dos Servidores do Estado do Rio de Janeiro, em 1971, e Instituto da Criança "Professor Pedro de Alcântara" – Hospital das Clínicas da Faculdade de Medicina da Universidade de São Paulo (HCFMUSP), em 1974[3]. Portanto, as UTIP são uma especialidade relativamente nova dentro da rotina dos hospitais.

Os tratamentos em UTI são orientados para salvar ou realizar intervenções que prolonguem a vida. Há algumas décadas, a maioria dos que necessitavam de internação em UTI eram pacientes hígidos com problemas agudos. Atualmente, porém, cerca de 55% de todas as internações em UTIP incluem crianças com condições crônicas complexas (CCC), uma população com risco aumentado de mortalidade e morbidade[4], levando ao paradoxo entre cuidados invasivos que visam salvar vidas e cuidados paliativos que buscam dar conforto e qualidade de vida ao paciente[5].

As CCC são definidas como condições com mais de 1 ano de duração, a menos que ocorra a morte, afetam dois ou mais sistemas orgânicos e exigem cuidados especializados e provável hospitalização em centro terciário[6]. As crianças com CCC recebem até 90% das terapias mais invasivas na UTIP[6] e muitas vezes necessitam múltiplas internações na UTIP durante o curso de sua doença, podendo tornar-se possíveis candidatos a um modelo de terapia baseada em princípios dos cuidados paliativos pediátricos (CPP)[7].

SOFRIMENTO DENTRO DA UNIDADE DE TERAPIA INTENSIVA

Muitas crianças em fase terminal de doença irreversível, quando internadas em UTIP, acabam recebendo tratamento centralizado na cura (nesse caso inalcançável), desconsiderando os cuidados paliativos e as reais necessidades nos momentos que antecedem o final de vida[8], o que pode aumentar o sofrimento dos pacientes e familiares no processo de morrer.

Bally e cols. demonstraram que os pais de crianças diagnosticadas com alguma condição limitante ou ameaçadora à vida descreveram uma dupla realidade que se alternava entre duas experiências dominantes: uma associada ao foco na sobrevivência de seus filhos e em sua própria sobrevivência e outra relacionada com o medo da morte do filho. Os pais viviam em constante estado de ameaça quanto à morte implacável de seu filho e com um constante desafio diário[9]. Por isso, é muito importante um cuidado holístico ativo para os pacientes e familiares de crianças que se encontram na UTIP, oferecendo suporte em vários níveis, como psicológico (ansiedade, medo, culpa), físico (exaustão emocional e física), social (isolamento, perda de emprego, cuidados com outros filhos) e espiritual (angústias, proximidade da finitude)[10].

Outro aspecto que deve ser considerado diz respeito ao sofrimento da equipe que cuida do paciente com CCC ou doenças que limitam a vida e seus familiares. Os profissionais que lidam constantemente com pessoas em risco de morte podem ser contagiados pela dor e pelo sofrimento do outro e desenvolver problemas de saúde, como sofrimento moral, fadiga por compaixão, *burnout* e estresse traumático secundário, os quais cursam com agravos à saúde física, psíquica e social do indivíduo, podendo repercutir negativamente no serviço que eles fornecem aos usuários e à sua organização. Portanto, mais uma vez, destaca-se a importância da implementação dos cuidados paliativos na UTIP, que também terá um olhar de cuidado sobre a equipe que sofre, promovendo ações de escuta ativa e autocuidado.

DESAFIOS PARA IMPLEMENTAÇÃO DE CUIDADOS PALIATIVOS NA UNIDADE DE TERAPIA INTENSIVA PEDIÁTRICA

Algumas barreiras para o sucesso da integração dos cuidados paliativos à UTIP foram identificadas[11]:

- Necessidade de estabelecer os objetivos de cuidado, pois existe uma potencial divergência de expectativas entre os pacientes e familiares e os profissionais da saúde.
- Lacunas na comunicação entre os profissionais da saúde e entre estes e os familiares.
- Os limites, muitas vezes variáveis, das tecnologias de suporte à vida.
- A base de um conhecimento heterogêneo com acesso inadequado à informação de profissionais da saúde e familiares, incluindo a questão do amplo acesso a informações de qualidade duvidosa pela internet, cada vez mais disponíveis.

- Conceitos errôneos prevalentes sobre o que significa consulta de cuidados paliativos, incluindo o equívoco comum de que seria sinônimo de "desistir de toda a esperança", em vez de sua real função (ajudar a explorar o que a esperança pode significar diante de uma doença crítica).
- A dificuldade em integrar os cuidados paliativos em um ambiente de UTI que frequentemente tem a cultura de "convidar especialistas" para opinar, em oposição a um modelo de inclusão no processo de cuidado, mais apropriado para os cuidados paliativos em UTI.

Outro desafio é o fato de os pacientes com CCC, como pacientes oncológicos submetidos há anos de tratamento, após dois transplantes de medula óssea ou em estágios finais de distrofia muscular, dentre outras condições, não contarem com o envolvimento da equipe de cuidados paliativos antes da internação em UTI ou alguma discussão sobre os objetivos e o plano de cuidado com sua equipe de saúde primária. Isso muitas vezes acontece porque os cuidados paliativos são considerados sinônimos de cuidados de fim de vida para muitos profissionais da saúde e familiares[12]. Para reverter essa situação, é importante a implantação de um programa de educação continuada para esclarecer pontos ainda divergentes sobre a real atuação dos cuidados paliativos.

O prognóstico incerto dos pacientes com CCC é outro desafio no cuidado desses pacientes. Essas crianças e seus familiares vivem continuamente com um prognóstico impreciso, com alguns pais chegando a ouvir muitas vezes que seus filhos iriam morrer, e a maioria dos pacientes crônicos internados em UTIP já ultrapassou o prazo previsto de sobrevivência. Por isso, os pais, e algumas vezes os próprios pacientes, nem sempre estão interessados no prognóstico e às vezes reagem negativamente às discussões de prognóstico ou declarações de morte iminente. Ao se discutir o prognóstico com familiares e pacientes, recomenda-se perguntar às famílias sobre a importância do prognóstico para elas e como isso pode ou não impactar a tomada de decisão[12].

PRINCIPAIS CANDIDATOS AOS CUIDADOS PALIATIVOS NA UNIDADE DE TERAPIA INTENSIVA PEDIÁTRICA

De acordo com a Organização Mundial da Saúde (OMS), cuidados paliativos estão indicados para pacientes com doenças limitantes ou que ameacem a vida, independentemente de existir ou não tratamento curativo. Assim, literalmente, todos os pacientes internados em UTI se beneficiariam de abordagem paliativa primária, visando a estratégias que aliviem o sofrimento e otimizem a qualidade de vida durante a internação. A integração dos cuidados paliativos à UTIP tem se tornado um rápido sinal do padrão de qualidade da assistência[13], e um bom intensivista deve ter conhecimentos sobre a abordagem primária em cuidados paliativos.

Cabe identificar, dentre os pacientes internados, quais se beneficiarão de cuidados paliativos especializados, definindo gatilhos ou *triggers* de encaminhamento para seguimento com a equipe de cuidados paliativos. Esses gatilhos irão variar de serviço para serviço, de acordo com o tamanho e a complexidade da UTI (secundária, terciária ou quaternária) e segundo sua população e demandas, sempre respeitando os recursos disponíveis em cuidados paliativos de cada instituição[13].

Como salientado, mais de 50% dos pacientes internados em UTIP têm alguma CCC. Na UTI, além dos quatro principais grupos de pacientes pediátricos candidatos a cuidados paliativos, pode ser considerado ainda um quinto grupo, exclusivo do cenário de UTI: o de pacientes hígidos que foram acometidos por alguma condição aguda grave (p. ex., traumatismo cranioencefálico, choque séptico) e que se encontram em estado grave e/ou internação prolongada, não respondendo ao tratamento conforme o desejado.

Idealmente, o seguimento desses pacientes com cuidados paliativos deveria acontecer desde o diagnóstico. Como destacado previamente, grande parte dos pacientes com CCC ainda é internada em UTI em condições agudas graves e de risco sem ter conversado anteriormente sobre o prognóstico e sem definição do objetivo de cuidado e do plano de cuidados. Assim, muitas vezes é na UTI que acontece essa primeira abordagem e tem início o seguimento com cuidados paliativos.

Um seguimento precoce, a partir da internação, favorece a construção de um relacionamento paciente/família-equipe ao longo do tempo e a criação de vínculo, além de possibilitar uma avaliação mais acurada da evolução da criança nesse período, facilitando a avaliação de prognóstico e as conversas sobre as tomadas de decisão. Para a triagem precoce em UTI é possível utilizar como ferramenta a *Surprise Question* ("pergunta surpresa"): você se surpreenderia caso esse paciente morresse no período de 1 ano? Se a possibilidade de óbito no período de 1 ano for aventada, então esse paciente tem indicação de seguimento com cuidados paliativos. Ao mesmo tempo, a depender dos recursos da equipe de cuidados paliativos, um seguimento muito precoce corre o risco de diluir o tempo e o esforço de uma equipe de consultoria, de modo que seja menos focado nos pacientes de risco maior e com maior demanda de cuidados paliativos especializados.

Outra maneira, mais específica, de promover a integração dos cuidados paliativos consiste em usar uma abordagem baseada em sistemas para identificação do paciente de maior risco[13,14]:

- Internação prolongada (3 semanas ou mais) com pouca resposta ou falha de resposta ao tratamento e risco de sequelas graves.
- Paciente com CCC com três ou mais internações clínicas graves na UTIP nos últimos 6 meses ou internação prolongada (> 1 mês).
- Populações com altas morbidade e mortalidade que apresentam queda da funcionalidade e da qualidade de vida com quadro agudo grave vigente.
- Suporte artificial de vida persistente.
- Falência múltipla de órgãos e sistemas.
- Fase de fim de vida (perspectiva de sobrevida de 2 semanas ou menos).
- Condições associadas a alto grau de sofrimento para paciente, familiares, cuidadores e equipe.
- Suporte para tomada de decisões complexas, dilemas bioéticos e determinação dos objetivos dos cuidados.
- Condição com risco de morte que cause dificuldades no manejo da dor ou de outros sintomas.
- Condições de risco de morte e necessidades psicossociais e espirituais complexas da criança e da família, incluindo, mas não se limitando a, suporte social limitado, necessidade simultânea de mais de três serviços especializados, criança com gestão difícil e passagem complexa de cuidados entre o ambiente hospitalar e o domicílio.

No entanto, recomenda-se que os critérios de encaminhamento sejam selecionados para cada hospital ou mesmo para cada UTI por meio de um processo inclusivo que envolva diversos indivíduos, representando os principais "interessados" clínicos e administrativos. O seguimento será individualizado de acordo com a fase de assistência paliativa que caracteriza cada paciente e suas demandas específicas.

De acordo com a proposta de fases de assistência paliativa descrita por Moritz e cols.[15], bem como a revisão de conceitos e a classificação sugerida por Hui e cols.[16], as formas de abordagem de cuidados paliativos podem ser divididas de acordo com diferentes fases da trajetória do paciente[17].

Fase 1 – Cuidados de suporte

- Fase inicial de doença limitante de vida/doença ameaçadora de vida – cuidado paliativo em conjunto com tratamento curativo/restaurativo.
- Maior possibilidade para recuperação do que para irreversibilidade ou morte.
- O objetivo do cuidado é o tratamento curativo/restaurativo.
- Os cuidados paliativos serão prestados como suporte adicional ao tratamento modificador, para alívio e tratamento dos sintomas causados pela doença, conscientização do diagnóstico e do prognóstico e suporte socioemocional e espiritual do paciente e de seus familiares.

Fase 2 – Cuidados paliativos continuados

- Doença limitante de vida/doença ameaçadora de vida em fase avançada.
- Risco de morte no período de até 1 ano ("pergunta surpresa": você se surpreenderia se o paciente viesse a óbito em até 1 ano?)
- Falha terapêutica ou resposta insuficiente aos recursos terapêuticos utilizados, próximo de limitação técnica.
- Crescente tendência para o desfecho morte/irreversibilidade.
- O objetivo do cuidado passa a ser prolongar a vida, priorizando a melhor qualidade de vida possível.
- Os cuidados paliativos focam mais intensamente no manejo de sintomas e no estabelecimento de plano antecipado de cuidados/diretivas antecipadas de cuidados, assim como em suportes emocional, social e espiritual intensificados.
- Os tratamentos modificadores de doença podem ser oferecidos quando considerados proporcionais de acordo com o objetivo do cuidado estabelecido.

Fase 3 – Cuidados paliativos exclusivos/*hospice care*

- Doença limitante de vida/doença ameaçadora de vida em fase avançada e com sinais de alerta de deterioração clínica, como internações repetidas, queda de funcionalidade, falência orgânica, identificação da irreversibilidade da doença e morte iminente.
- Caracteriza a fase de fim de vida (morte prevista para alguns dias ou semanas ou perspectiva de vida de até 6 meses).
- O objetivo do cuidado passa a ser exclusivamente o conforto do paciente.
- Os cuidados paliativos atuam de maneira intensificada, buscando o máximo de conforto e qualidade de vida para o paciente e seus familiares. Excelente manejo de sintomas, técnica de comunicação adequada, planejamento de cuidados alinhado e cuidados de fim de vida apropriados, avaliando indicação de sedação paliativa e limitação e retirada de suporte de vida. Providenciar que sejam favorecidos o alinhamento da comunicação família-equipe e equipe-equipe a fim de evitar ao máximo ruídos, um ambiente pacífico e harmonioso, a liberação de visitas, um suporte espiritual e religioso, cerimônias religiosas, medidas de humanização otimizadas e as melhores condições para que a família acompanhe o paciente e se prepare para a morte.
- Reforçada a importância de que não sejam instituídas ou mantidas terapias consideradas desproporcionais ou fúteis; assim, nessa fase, serão discutidas e efetivadas a limitação e/ou a retirada de suporte artificial de vida.

Alguns tópicos que merecem atenção

- Em todas as fases, convém oferecer e manter cuidados individualizados suficientes para garantir o tratamento físico, psicoemocional e sociocultural do binômio paciente-família, respeitadas as perspectivas bioéticas, deontológicas e legais.
- Em todas as fases, cabe garantir a existência de diretivas antecipadas de cuidados, a avaliação interdisciplinar do diagnóstico, do prognóstico e do tratamento, a verificação do entendimento dos familiares e a identificação de potenciais conflitos.
- A passagem da segunda para a terceira fase é caracterizada pelo processo de tomada de decisão. A equipe de suporte e cuidados paliativos assistirá as demais equipes nesse processo, sendo essencial uma reunião multidisciplinar para estabelecer o acordo entre equipes, bem como uma conferência familiar para alinhamento com o paciente e os familiares sobre a mudança dos objetivos dos cuidados (prolongar a vida para cuidados de conforto exclusivo) e realinhamento do plano de cuidados segundo a fase atual. De acordo com a gravidade, as preferências e os valores do paciente e dos familiares, o modelo empregado pode ser mais paternalista ou mais compartilhado, sendo o desenvolvimento de habilidades de comunicação fundamental nesse momento (Figura 71.1).

MODELOS DE CUIDADOS PALIATIVOS NA UNIDADE DE TERAPIA INTENSIVA PEDIÁTRICA

As diferentes abordagens para incorporação dos serviços de cuidados paliativos na UTI podem ser divididas em modelos integrativos, consultivos e mistos. O modelo integrativo se concentra em maximizar e padronizar os princípios e as intervenções de cuidados paliativos treinados por todos os médicos de UTI para incorporação ao cuidado habitual do paciente desde o momento do diagnóstico. O modelo consultivo incorpora equipes de cuidados paliativos especializadas em interconsulta, estabelecendo uma ponte entre as equipes da UTI, os especialistas e os pacientes/familiares. Os modelos mistos incluem recursos de modelos integrativos e consultivos[18], conforme ilustrado na Figura 71.2.

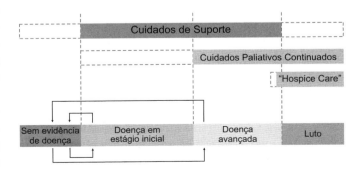

Figura 71.1 Fases da assistência paliativa. (Adaptada de Hui e cols.[16].)

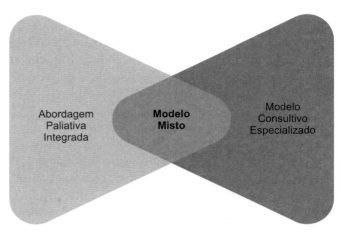

Figura 71.2 Modelos de atuação em cuidados paliativos em unidade de terapia intensiva pediátrica[18].

Segundo Richards e cols.[19], os intensivistas pediátricos e neonatais valorizam a atuação dos paliativistas em conjunto na UTI em razão de:

- Expertise em comunicação.
- Disponibilidade de tempo para conversas difíceis.
- Competência técnica para compreensão dos valores e preocupações dos pacientes e familiares.
- Maiores alinhamento e integração do cuidado entre as especialidades.
- Suporte e intervenção no manejo de conflitos.
- Suporte na tomada de decisões difíceis.

Pilares dos cuidados paliativos em unidade de terapia intensiva pediátrica

- Excelente manejo dos sintomas.
- Suporte emocional, social e espiritual.
- Técnica de comunicação.
- Definição dos objetivos do cuidado.
- Antecipar problemas e estabelecimento do plano de cuidados.
- Cuidados de fim de vida.

UNIDADE DE TERAPIA INTENSIVA: CENÁRIO FREQUENTE DE TOMADA DE DECISÃO SOBRE LIMITAÇÃO E RETIRADA DE SUPORTE ARTIFICIAL DE VIDA

Atualmente na América do Norte, 90% dos óbitos de adultos em UTI são precedidos por alguma forma de limitação de suporte vital (LSV). A prevalência da decisão sobre LSV e a maneira pela qual ela é tomada variam em todo o mundo. Essa variabilidade também ocorre entre profissionais de uma mesma região e até mesmo entre intensivistas de uma mesma equipe[20]. Segundo o estudo Ethicus-2[21], medidas de limitação e retirada de suporte de vida em UTI são mais comuns e frequentes em países desenvolvidos do que em desenvolvimento.

Muitas explicações foram propostas, dentre as quais se destacam fatores culturais e religiosos. Um estudo brasileiro em UTI de adultos mostrou que as características dos médicos que trabalham em UTI, como idade, interesse e educação em cuidados paliativos em UTI, associam-se à variabilidade de condutas no fim de vida nesse contexto[22].

Essa variabilidade na tomada de decisão quanto à LSV também é descrita em pediatria, porém a literatura sobre o assunto é restrita. Estudos sobre os modos de morte em UTIP realizados na Europa e nos EUA relataram incidência de LSV entre 30% e 60%, enquanto no Japão a incidência foi de 70%, segundo outro estudo[23].

Na América Latina, um estudo chileno mostrou que as formas mais utilizadas de LSV foram a não ressuscitação cardiorrespiratória (RCP), a limitação de admissão na UTIP e a não instauração de determinados tratamentos, sendo a retirada de suporte considerada mais perturbadora do que sua abstenção. O motivo seria o entendimento da retirada como algo mais ativo e que poderia ter implicações legais[24].

No Brasil, um estudo realizado em 2005, na região Sul, mostrou que 53% dos óbitos em UTIP receberam RCP, um número muito maior que o correspondente no Canadá e nos EUA, e que a incidência de LSV foi de apenas 36%[25]. Outro estudo brasileiro demonstra que essa realidade aparentemente vem mudando: em um hospital público quaternário de São Paulo foram registradas decisões sobre limitação de suporte terapêutico em 46% dos pacientes que foram a óbito no período estudado, bem como o registro de ordem de não reanimação em 37%; na prática, porém, 74% dos pacientes que foram a óbito não foram reanimados. O mesmo estudo verificou ainda o uso excessivo de suporte invasivo nas últimas 48 horas de vida[26].

Em todos os países, a decisão de LSV em pediatria é compartilhada entre a equipe médica e a família. Um estudo australiano revelou ser muito variável o tempo para decisão – da primeira conversa da equipe médica com os pais até a retirada efetiva de suporte – de 45 minutos a 19 dias, sendo o tempo médio de aproximadamente 1 dia. No estudo, entretanto, não foi contabilizado o tempo médio necessário até ser atingido o consenso sobre a decisão dentro da equipe médica. Menos de 50% dos casos precisaram de duas ou mais reuniões familiares[27].

POSSÍVEIS DESFECHOS DA INTERNAÇÃO EM UNIDADE DE TERAPIA INTENSIVA E MEDIDAS PALIATIVAS RECOMENDADAS[17]

Melhora clínica – alta para enfermaria e desospitalização (sem *home care*)

- Treinamento dos pais para cuidados domiciliares.
- Seguimento com equipe de cuidados paliativos até a alta e ambulatorialmente após a alta.

- Suporte para desospitalização e adaptação aos cuidados domiciliares.
- Monitoramento periódico com enfermeira(o) paliativista.
- Monitoramento psicológico periódico com psicólogo(a) paliativista.
- Seguimento ambulatorial periódico com médico(a) paliativista.
- Suporte por telemedicina.

Desospitalização com *home care*

- Os pais e outros membros da família devem ser treinados e apoiados 24 horas por dia, 7 dias por semana, para cuidar de seus filhos em casa, sempre que possível.
- Reuniões periódicas de alinhamento com equipe de *home care*.
- Suporte para desospitalização e adaptação aos cuidados domiciliares.
- Monitoramento periódico com enfermeira(o) paliativista.
- Monitoramento psicológico periódico com psicólogo(a) paliativista.
- Seguimento ambulatorial periódico com médico(a) paliativista.
- Suporte por telemedicina.

Internação prolongada

Muitas crianças permanecem internadas na UTIP por meses a anos, e essas longas permanências impactam a qualidade de vida de toda a família. Mais de 20% das famílias relatam sintomas de transtorno de estresse pós-traumático após a internação em UTIP[12]. As famílias acabam ficando sobrecarregadas no gerenciamento das demandas contínuas do filho doente e dos irmãos saudáveis, em manter o trabalho/emprego e em caso de uma possível crise financeira, tudo isso enquanto lidam com um futuro incerto. É de extrema importância oferecer recursos e apoio às famílias para que elas consigam lidar melhor com toda essa sobrecarga de estresse.

FAVORECER

- Reuniões periódicas de alinhamento entre as equipes e a coordenação dos cuidados.
- Conferências familiares periódicas.
- Adequação da rotina hospitalar à rotina do paciente, visando à promoção de qualidade de vida (horário de banho, medicações, passeios para banho de sol, plano de fisioterapia/reabilitação etc.).
- Programa individualizado de visitas hospitalares.
- Visitas religiosas e promoção de cerimônias religiosas/espirituais.
- Suporte psicológico intensificado para os pacientes e os familiares, até mesmo com visitas de irmãos/parentes menores de idade com a supervisão da equipe de psicologia. Suporte psicológico aos irmãos ao longo da internação.
- Terapias lúdicas para os pacientes e otimização das medidas de humanização.

CUIDADOS DE FIM DE VIDA

Como as mortes são raras na UTIP, as equipes pediátricas apreciam as recomendações sobre o gerenciamento de cuidados no final da vida, cuidados pós-morte, luto familiar e emoções da equipe. A equipe multiprofissional de cuidados paliativos pode[12]:

- Fornecer consulta e apoio às famílias e à equipe quando a criança está em fim de vida, com ênfase no controle dos sintomas e nos cuidados psicológicos e espirituais, focados no conforto exclusivo dos pacientes e dos familiares (como descrito previamente).
- Estimular discussões sobre limitação e retirada de suporte artificial de vida, indicação de sedação paliativa e extubação paliativa.
- Evitar intervenções desproporcionais (terapias fúteis) e adequar estratégias de cuidados de fim de vida (sedoanalgesia, suporte ventilatório, suporte nutricional, dentre outros).
- Estimular um ambiente de apoio que promova privacidade e respeito e a criação de memórias, como a impressão da mão da criança, fotografias ou mecha de cabelo, que permitem que a família mantenha uma conexão com seu filho.
- Convidar a família a participar dos cuidados pós-morte e honrar os rituais culturais.
- Oferecer reuniões formais de acompanhamento ao luto.
- Oferecer suporte à equipe durante e após a morte de uma criança, ajudando-a a reformular o estresse e o fardo de cuidar de uma criança no final da vida e encontrar um significado positivo em sua experiência.

FAMÍLIAS NA UNIDADE DE TERAPIA INTENSIVA

Os pais de crianças criticamente doentes muitas vezes experimentam isolamento social tanto em virtude do tempo passado no hospital como da sensação de falta de compreensão dos que estão fora do ambiente médico. Subsequentemente, os pais e às vezes os pacientes muitas vezes desenvolvem relacionamentos próximos com seus colegas de UTI e seus filhos. Assim, os pais estão intimamente cientes dos processos e do progresso da doença de outras crianças.

A morte de uma criança pode impactar profundamente outra criança ou sua família. Testemunhar eventos traumáticos tem consequências diversas e de longo alcance, incluindo transtorno de estresse pós-traumático e processo de luto e luto antecipatório. Quando um paciente experimenta um evento traumático, convém verificar com outros pacientes e familiares na unidade como eles estão emocionalmente diante desse acontecimento.

Muitas vezes, as reações dos pais a esses eventos se dão como perguntas ou medos que parecem incongruentes, pois não se correlacionam com o nível atual de doença de seu filho. Sem violar o sigilo médico e o direito à privacidade do paciente, é possível perguntar aos pais: "Como você está se sentindo sobre algumas das coisas que aconteceram ontem?" Sem nomear eventos ou pacientes específicos, pode-se investigar a reação deles, e a maioria dos pais será bastante aberta ao discutir como foram afetados[12].

QUALIDADE DE VIDA E HUMANIZAÇÃO EM UNIDADE DE TERAPIA INTENSIVA

O ambiente da UTIP costuma ser muito estressante, e as crianças podem ficar internadas por semanas, meses ou anos, tornando especialmente importante avaliar e otimizar a qualidade de vida durante sua hospitalização. Cabe fornecer suporte psicológico a essas crianças, ajudá-las a manter conexões com a escola e os amigos e propor atividades que promovam qualidade de vida, como as atividades lúdicas, as visitas de animais (pet-terapia) e a assistência de especialistas do programa *Child Life*[12,18].

Na UTI, a atuação das equipes de saúde costuma se sobrepor aos cuidados familiares, dominando o cenário e deixando os pais limitados, com o sentimento de impotência e impedidos de exercer ações próprias da maternagem/paternagem. A perda desse papel de cuidador deflagra sentimentos de incapacidade de proteção do próprio filho e resulta em perda significativa de identidade e culpa. Os pais podem precisar de ajuda para analisar suas emoções e fatores subjacentes para orientar nos cuidados de seu filho[12].

Quando possível, convém permitir que os pais assumam alguns cuidados, como pegar o bebê no colo e embalar o filho, usar o leite materno ordenhado sempre que possível (desde que não seja mais um peso para a mãe diante da situação de estresse), estimular a participação no banho e nos cuidados, como troca de fraldas, cuidados com traqueostomia e gastrostomia, estimular o toque com massagens corporais, como *shantala*, escolher roupinhas e passar fragrância para bebê ou óleos essenciais. Essas são algumas das medidas possíveis com ação terapêutica que favorecem a maternagem e a paternagem e fortalecem vínculos dentro do ambiente de UTI.

Forte[28] sugere 12 dicas para um atendimento humanizado de modo geral e que podem ser consideradas para o ambiente de UTIP:

1. Entenda o paciente como alguém que é um fim em si mesmo (o outro não deve ser tratado como um meio para se conseguir algo).
2. Entenda que todos nós temos um valor inestimável e todos nós somos vulneráveis (profissionais e pacientes).
3. Procure perceber quais sentimentos são seus, quais são do outro e quais são projeções dos nossos sentimentos no outro.
4. Todos nós temos uma tendência de prestar mais atenção nas coisas que conhecemos, em que nos sentimos seguros ou que nos são familiares; ao mesmo tempo, seletivamente excluímos de nosso campo de atenção todo o resto. Por isso, podemos voltar para aspectos biológicos da doença; lembrar a possibilidade de atenção seletiva aumenta as chances de prestarmos atenção também nos aspectos emocionais, biológicos e espirituais.
5. Respeite as diferenças. Cada pessoa tem suas preferências e valores e enxerga a vida e a morte do seu jeito. Não precisamos concordar nem discordar, precisamos respeitar.
6. Tente empatizar com o paciente (e a família); tente se colocar no lugar do outro e entender o que ele sente.
7. Escute ativamente, evite interromper, não fique pensando no que vai dizer no final.
8. Valide emoções.
9. Saiba que a verdade é como um remédio: tem hora, modo e quantidade para ser administrada. Descubra o quanto o paciente (e família) quer saber e fale de modo a transmitir o que você sabe de forma progressiva e suportável.
10. Estude; tenha bom conhecimento técnico-científico.
11. Lembre-se de que cuidar é muito mais do que curar. Mesmo quando não podemos curar, podemos continuar cuidando.
12. Lembre-se de que saúde não é ausência de doença; é bem-estar físico, psíquico, social e espiritual.

CONSIDERAÇÕES FINAIS

Os resultados da integração dos CPP em UTIP são[29]:

- Melhor manejo dos sintomas.
- Maior satisfação do paciente e da família.
- Diminuição das taxas de readmissão na UTI após a alta hospitalar.
- Maior utilização de diretivas antecipadas formais.
- Morte humanizada.
- Reduzidos sofrimento moral e desgaste entre a equipe da UTI.
- Mais economia para o sistema médico.

Referências

1 Bekhit OLS, Algameel AA, Eldash HH. Application of pediatric index of mortality version 2: score in pediatric intensive care unit in an African developing country. Pan Afr Med J 2014; 17:185. Disponível em: https://www.ncbi.nlm.nih.gov/pubmed/25396011.

2. Batista CCGC, Calheiros TP, Moura RB. Avaliação prognóstica individual na UTI: É possível diferenciar insistência terapêutica de obstinação terapêutica? Rev Bras Ter Intensiva 2009; 21:247-54.
3. Souza D. Avaliação da estrutura das unidades de terapia intensiva pediátrica e neonatal no município de São Paulo. (Mestrado). Departamento de Pediatria, Universidade de São Paulo, Faculdade de Medicina, 2003.
4. Edwards JD et al. Chronic conditions among children admitted to U.S. pediatric intensive care units: their prevalence and impact on risk for mortality and prolonged length of stay. Crit Care Med 2012 Jul; 40(7):2196-203. Disponível em: https://www.ncbi.nlm.nih.gov/pubmed/22564961.
5. Mutarelli A. A experiência de cuidados paliativos em UTI pediátrica. In: Mutarelli ASG (ed.) Luto em Pediatria – Reflexões da equipe multidisciplinar do Sabará Hospital Infantil. São Paulo: Manole, 2019.
6. Feudtner C, Christakis DA, Connell FA. Pediatric deaths attributable to complex chronic conditions: A population-based study of Washington State, 1980-1997. Pediatrics 2000 Jul; 106(1 Pt 2):205-9. Disponível em: https://www.ncbi.nlm.nih.gov/pubmed/10888693.
7. Doorenbos A et al. Palliative care in the pediatric ICU: challenges and opportunities for family-centered practice. J Soc Work End Life Palliat Care 2012; 8(4):297-315. Disponível em: https://www.ncbi.nlm.nih.gov/pubmed/23194167.
8. Piva JP, Garcia PC, Lago PM. Dilemmas and difficulties involving end-of-life decisions and palliative care in children. Rev Bras Ter Intensiva 2011 Mar; 23(1):78-86. Disponível em: https://www.ncbi.nlm.nih.gov/pubmed/25299558.
9. Bally JMG et al. A metasynthesis: Uncovering what is known about the experiences of families with children who have life-limiting and life-threatening illnesses. J Pediatr Nurs 2018 Jan-Feb; 38:88-98. Disponível em: https://www.ncbi.nlm.nih.gov/pubmed/29357986.
10. Iglesias S, Manoel V. Cuidados paliativos na terapia intensiva. In: Cuidados paliativos na prática pediátrica. São Paulo: Atheneu, 2019.
11. Carter B, Craige F. Intensive-care units. In: Goldman A. (ed.) Oxford textbook of palliative care for children. 2. ed. Oxford, 2012.
12. Kolmar A et al. Top ten tips palliative care clinicians should know about caring for children in neonatal and pediatric intensive care units. J Palliat Med 2019 Sep; 22(9):1149-53. Disponível em: https://www.ncbi.nlm.nih.gov/pubmed/31498731.
13. Nelson JE et al. Choosing and using screening criteria for palliative care consultation in the ICU: A report from the Improving Palliative Care in the ICU (IPAL-ICU) Advisory Board. Crit Care Med 2013 Oct; 41(10):2318-27. Disponível em: https://www.ncbi.nlm.nih.gov/pubmed/23939349.
14. Benini F et al. International standards for pediatric palliative care: From IMPaCCT to GO-PPaCS. J Pain Symptom Manage 2022 May; 63(5):e529-e543. Disponível em: https://www.ncbi.nlm.nih.gov/pubmed/35031506.
15. Moritz RD et al. II Forum of the "End of Life Study Group of the Southern Cone of America": Palliative care definitions, recommendations and integrated actions for intensive care and pediatric intensive care units. Rev Bras Ter Intensiva 2011 mar; 23(1):24-9. Disponível em: https://www.ncbi.nlm.nih.gov/pubmed/25299550.
16. Hui D et al. Concepts and definitions for "supportive care", "best supportive care", "palliative care", and "hospice care" in the published literature, dictionaries, and textbooks. Support Care Cancer 2013 Mar; 21(3):659-85. Disponível em: https://www.ncbi.nlm.nih.gov/pubmed/22936493.
17. Cruz CT, Madureira D, Kiriara VP. Protocolo assistencial da equipe de Suporte e Cuidados Paliativos do Hospital Infantil Sabará. 2022.
18. Boss R et al. Integrating palliative care into the PICU: A report from the Improving Palliative Care in the ICU Advisory Board. Pediatr Crit Care Med 2014 Oct; 15(8):762-7. Disponível em: https://www.ncbi.nlm.nih.gov/pubmed/25080152.
19. Richards CA et al. When and why do neonatal and pediatric critical care physicians consult palliative care? Am J Hosp Palliat Care 2018 Jun; 35(6):840-6. Disponível em: https://www.ncbi.nlm.nih.gov/pubmed/29179572.
20. Mark NM et al. Global variability in withholding and withdrawal of life-sustaining treatment in the intensive care unit: A systematic review. Intensive Care Med 2015 Sep; 41(9):1572-85. Disponível em: https://www.ncbi.nlm.nih.gov/pubmed/25904183.
21. Avidan A et al. Variations in end-of-life practices in intensive care units worldwide (Ethicus-2): A prospective observational study. Lancet Respir Med 2021 Oct; 9(10):1101-10. Disponível em: https://www.ncbi.nlm.nih.gov/pubmed/34364537.
22. Forte DN. Associações entre as características de médicos intensivistas e a variabilidade de cuidados de fim de vida em UTI. (Mestrado). Universidade de São Paulo, 2011.
23. Suzuki F et al. Life-sustaining treatment status at the time of death in a Japanese pediatric intensive care unit. Am J Hosp Palliat Care 2018 May; 35(5):767-71. Disponível em: https://www.ncbi.nlm.nih.gov/pubmed/29179574.
24. Morales Valdés G, Alvarado Romero T, Zuleta Castro R. Limitation of therapeutic effort in Paediatric Intensive Care Units: Bioethical knowledge and attitudes of the medical profession. Rev Chil Pediatr 2016 Mar-Apr; 87(2):116-20. Disponível em: https://www.ncbi.nlm.nih.gov/pubmed/26787502.
25. Lago PM et al. Life support limitation at three pediatric intensive care units in southern Brazil. J Pediatr (Rio J) 2005 Mar-Apr; 81(2):111-7. Disponível em: https://www.ncbi.nlm.nih.gov/pubmed/15858671.
26. Lourenção ML, Troster EJ. End of life in pediatric intensiva care units. Revista Bioética 2020; 28:537-42.
27. Oberender F, Tibballs J. Withdrawal of life-support in paediatric intensive care: A study of time intervals between discussion, decision and death. BMC Pediatr 2011 May; 11:39. Disponível em: https://www.ncbi.nlm.nih.gov/pubmed/21599993.
28. Forte DN. Doze dicas para um atendimento humanizado. Revista de Medicina 2012; 91:214.
29. Short SR, Thienprayoon R. Pediatric palliative care in the intensive care unit and questions of quality: a review of the determinants and mechanisms of high-quality palliative care in the pediatric intensive care unit (PICU). Transl Pediatr 2018 Oct; 7(4):326-43. Disponível em: https://www.ncbi.nlm.nih.gov/pubmed/30460185.

Capítulo 72

Cuidados Paliativos em Neonatologia

Maria Augusta Bento Cicaroni Gibelli
Raquel Santos Ferreira

INTRODUÇÃO

Quando se fala em cuidados paliativos em neonatologia, é preciso ter em mente três grandes momentos do cuidado: antes do nascimento, em sala de parto e na unidade de terapia intensiva neonatal (UTIN). Antes do nascimento, trata-se de cuidado paliativo perinatal, quando é possível planejar o cuidado em condições diagnosticadas durante a gestação. Durante e após o nascimento, é possível oferecer o cuidado mais adequado a cada momento da internação do paciente e garantir, durante o período da internação, o cuidado centrado no recém-nascido (RN) e em sua família.

Em qualquer cenário, há uma grande quebra de expectativa da família, além de um sofrimento intenso associado a sentimentos de desesperança e abandono. Paralelamente, os progressos tecnológicos e o maior conhecimento levaram ao aumento da sobrevida dos pacientes admitidos em UTIN. Desse modo, além de pensar em cuidados paliativos em UTIN, é necessário encarar novas definições para esses pacientes egressos, muitas vezes portadores de doenças ou condições que ameaçam a sobrevida em longo prazo.

Define-se como doença pediátrica crônica complexa (DPCC) qualquer condição médica para a qual haja uma expectativa razoável de sobrevida de pelo menos 12 meses (a menos que a morte intervenha) e que envolva vários sistemas orgânicos diferentes ou um sistema orgânico com gravidade suficiente para exigir cuidados pediátricos especializados e provavelmente algum período de hospitalização em centro de atendimento terciário[1].

Em 2002, a Organização Mundial da Saúde (OMS) estabeleceu que cuidado paliativo é

> [...] a abordagem realizada por equipe multidisciplinar que tem como objetivo promover qualidade de vida de pacientes e de seus familiares diante de doenças que ameaçam a continuidade da vida, através de prevenção e alívio do sofrimento. Requer a identificação precoce, avaliação e tratamento impecável da dor e de outros problemas de natureza física, psicossocial e espiritual[2].

A International Association for Hospice and Palliative Care (IAHPC), organização que mantém relações oficiais com a OMS, implementou um projeto para revisar e adotar uma nova definição de cuidados paliativos com o objetivo de chegar a um consenso sobre uma definição focada no alívio do sofrimento, aplicável a todos os pacientes e que fosse universal qualquer que seja o diagnóstico, o prognóstico, a localização geográfica, a etapa do cuidado ou o nível de renda. Nessa revisão, alguns aspectos ficam mais detalhados, começando pela definição[3]:

Os cuidados paliativos são cuidados holísticos ativos, ofertados a pessoas de todas as idades que encontram-se em intenso sofrimento relacionados à sua saúde, proveniente de doença grave, especialmente aquelas que estão no final da vida. O objetivo dos cuidados paliativos é, portanto, melhorar a qualidade de vida dos pacientes, de suas famílias e de seus cuidadores.

De modo geral, os profissionais da saúde envolvidos no cuidado perinatal são treinados para manter a vida e restaurar a saúde, porém, quando isso não for possível, deveriam ser capacitados para que os bebês e suas famílias recebessem o melhor atendimento possível até o final da vida e além.

O cuidado paliativo perinatal consiste no planejamento e na prestação de cuidados de suporte durante a vida e cuidados de fim de vida para o feto, o RN e o lactente e sua família no manejo de situações diagnosticadas antes do parto paralelamente aos cuidados de rotina do pré-natal[4].

O cuidado paliativo neonatal está inserido na definição proposta em 2017 pelo Departamento de Dor e Cuidado Paliativo da Sociedade Brasileira de Pediatria:

> A abordagem através de cuidados paliativos traz uma proposta de oferecer a melhor qualidade de vida possível ao longo do processo da doença, desde o seu diagnóstico, caso haja indicação, para que se melhore a vida após a definição de que se trata de doença crônica e evolutiva, com possível desfecho desfavorável ou letal[5].

IDENTIFICAÇÃO DOS PACIENTES ELEGÍVEIS A CUIDADOS PALIATIVOS PERINATAIS E NEONATAIS

Tradicionalmente, o início do cuidado paliativo ocorre quando não se espera mais a recuperação do RN, e sim sua morte. Em 1998, no entanto, antes mesmo de estabelecer uma definição clara de cuidados paliativos, a OMS propôs que "o objetivo do cuidado paliativo é alcançar a melhor qualidade de vida possível para os pacientes e suas famílias, consistentes com seus valores". Em 2002, Catlin & Carter sugeriram que fossem considerados elegíveis para cuidados paliativos os que se encaixassem em uma das seguintes categorias[6]:

1. RN no limite de viabilidade com peso de nascimento (PN) < 500g e idade gestacional (IG) < 24 semanas.
2. RN portadores de uma ou mais malformações congênitas maiores (MFC)*.
3. RN que não estivessem respondendo às medidas terapêuticas instituídas, não responsivos à ressuscitação agressiva, independentemente da idade gestacional, ressuscitações cardiopulmonares repetidas, casos graves de lesão neurológica perinatal, como hemorragia ou leucomalácia, asfixia óssea (pH < 7,0, Apgar < 3 aos 15 minutos), doença/insuficiência de órgãos-alvo, sepse esmagadora após tentativas de suporte e insuficiência intestinal grave.

Dessa primeira proposta surgiu um dos primeiros protocolos de cuidado de fim de vida em UTIN, em que consta uma lista de doenças elegíveis para cuidado paliativo. Entretanto, algumas das condições clínicas sugeridas foram revisadas. Por exemplo, a trissomia do 18 era uma das doenças a figurar na lista como doença letal, elegível para cuidado de fim de vida. Hoje, há autores que defendem a correção cirúrgica de doenças cardíacas graves, modificando o tempo de sobrevida para 5 anos ou mais.

Uma nova demanda surgiu: adotar critérios de elegibilidade para cuidado paliativo mais amplos e flexíveis – uma doença hoje considerada letal talvez não o seja daqui a alguns anos, mas continua sendo doença que merece um olhar paliativo durante toda a vida. Em pediatria, surgiu a proposta de categorizar os pacientes como mostra o Quadro 72.1[5]. A partir dessa categorização foi possível a criação um modelo semelhante para o período neonatal (Quadro 72.2). Essa última proposta parece ser a mais adequada, até o momento, por definir situações que podem ser encontradas em UTIN sem se fixar em princípios de classificação mais voláteis[3,4].

ALINHAMENTO DAS EQUIPES DE ATENDIMENTO MULTIPROFISSIONAL ENVOLVIDAS NO CUIDADO

Para que a implementação dos cuidados paliativos neonatais transcorra tranquilamente, é preciso que seja apresentado a todos o que torna um paciente elegível para cuidado paliativo e que toda a equipe multidisciplinar seja envolvida no cuidado oferecido. O sofrimento moral das equipes é intenso, e acompanhar as tomadas de decisões e participar das conversas com a família, apesar de doloroso, dá suporte para os profissionais envolvidos nas diferentes etapas do cuidado, principalmente diante de cuidados de fim de vida.

CONVERSANDO COM AS FAMÍLIAS
Antes do nascimento

A abordagem da família deve ser feita assim que seja confirmado o diagnóstico de uma situação que ameace a vida. Durante o pré-natal, podem ser diagnosticadas doenças com letalidade bem estabelecida ou com prognóstico

---

*Problemas genéticos: trissomia 13, 15 ou 18, triploidia, nanismo torofórico ou formas letais de osteogênese imperfeita; erros de metabolismo letais até com a terapia disponível; problemas renais: síndrome de Potter/agenesia renal e hipoplasia pulmonar grave, bem como alguns casos de rim policístico; anormalidades do sistema nervoso central: anencefalia/acrania, holoprosencefalia, alguns casos complexos ou graves de meningomielocele ou encefalocele grande e hidranencefalia, hidrocefalia grave congênita com ausência de braçadeira ou mínima e doenças neurodegenerativas que exigem ventilação (p. ex., atrofia muscular da coluna vertebral); problemas cardíacos: acardia, anomalias cardíacas inoperáveis, alguns casos de síndrome hipoplásica do coração esquerdo e pentalogia de Cantrell; anomalias estruturais graves, como alguns casos de onfalocele gigante, hérnia diafragmática congênita grave com pulmões hipoplásicos e gêmeos siameses inoperáveis.

Quadro 72.1 Pacientes pediátricos elegíveis para cuidados paliativos

Condições nas quais a cura é possível, mas pode falhar	Câncer avançado, progressivo ou de mau prognóstico Cardiopatias congênitas ou adquiridas complexas Anormalidades complexas e graves das vias aéreas Falência de órgãos com potencial indicação para transplante
Condições que exigem tratamento complexo e prolongado	HIV/AIDS Fibrose cística Anemia falciforme Malformações graves do trato digestivo (p. ex., gastrosquise) Epidermólise bolhosa grave Imunodeficiências congênitas graves Insuficiência renal crônica Insuficiência respiratória crônica ou grave Doenças neuromusculares Transplante de órgãos sólidos ou de medula óssea
Condições em que o tratamento é exclusivamente paliativo desde o diagnóstico	Doenças metabólicas progressivas Algumas anormalidades cromossômicas, como trissomias do 13 e do 18 Formas graves de osteogênese imperfeita
Condições incapacitantes graves e não progressivas	Paralisia cerebral grave Prematuridade extrema Sequelas neurológicas graves de infecções Anóxia grave Trauma grave de sistema nervoso central Malformações cerebroespinhais graves

Fonte: Documento científico – Departamento de Dor e Cuidados Paliativos – Sociedade Brasileira de Pediatria5.

Quadro 72.2 Categorização de pacientes elegíveis para cuidados paliativos em neonatologia

Categoria 1	Doenças potencialmente fatais para as quais o tratamento curativo pode ser viável, mas pode falhar (p. ex., prematuridade extrema, doença cardíaca congênita)
Categoria 2	Situações em que a morte prematura é inevitável, mas podem existir longos períodos de tratamento intensivo que visam prolongar a vida e possibilitar a participação em atividades normais (p. ex., anomalia cromossômica, espinha bífida grave, rins displásicos multicísticos bilaterais)
Categoria 3	Doenças progressivas sem opções de tratamento curativo. A abordagem é exclusivamente paliativa e a sobrevida pode ser variável até alguns anos (p. ex., anencefalia, displasia esquelética, distúrbios neuromusculares graves)
Categoria 4	Situações irreversíveis, mas não progressivas, que levam a grande incapacitação e suscetibilidade a complicações de saúde e probabilidade de morte prematura (p. ex., encefalopatia isquêmico-hipóxica grave)

Fonte: Dickson, 2017[4].

indeterminado. Leuthner propôs uma classificação de doenças fatais de acordo com a certeza do diagnóstico e do prognóstico (Quadro 72.3)[7].

Apesar da grande diversidade de cenários, é possível padronizar a forma de abordagem da família durante o pré-natal. Andrade propôs a criação de um grupo de cuidados paliativos perinatais que realiza quatro consultas de pelo menos 60 minutos durante o pré-natal, onde estejam presentes a gestante e o acompanhante por ela designado como de confiança e dois profissionais da área da saúde de diferentes áreas, com treinamento em comunicação de má notícia e, idealmente, com formação em cuidados paliativos. Algumas questões são propostas para aconselhamento dos pais e tomada de decisões nesse tipo de situação[8]:

1. Qual o diagnóstico provável e qual a certeza do diagnóstico fetal?
2. Qual a probabilidade de sobrevida além do período neonatal, caso sejam tomadas medidas de suporte artificial de vida?
3. Qual a sobrevida global, caso sejam oferecidas medidas de suporte artificial de vida?
4. Qual o déficit físico e cognitivo esperado, caso o RN sobreviva?
5. Qual o déficit físico e cognitivo esperado, caso o RN sobreviva?

Antes da abordagem da família, a equipe deve reunir-se para discussão do caso, levando informações sobre a doença diagnosticada disponíveis em literatura. As perguntas citadas conduzem a reunião e facilitam a compreensão de todos sobre a gravidade do quadro e as possibilidades terapêuticas reais para o feto e sua família.

Os encontros são oportunamente chamados de conferências familiares, durante as quais os profissionais da saúde e a família discutem as necessidades médicas, educacionais e psicossociais do paciente e da família[8,9]. No modelo proposto por Andrade, as conferências são guiadas por objetivos que a equipe definiu e também pelas demandas específicas de cada família[8,9].

O objetivo dos encontros é estabelecer o plano de cuidado ideal para a família, respeitando seus valores e sua biografia, partindo do plano de parto e chegando às decisões necessárias para o momento do nascimento, tanto para o RN como para a gestante. São decididos aspectos como via de parto, monitoração fetal e cuidados com o recém-nascido. Os objetivos de cuidado ajustados com os familiares irão nortear o cuidado oferecido[8,9].

É de extrema importância discutir com a família todas as possibilidades de eventos após o nascimento, desde o óbito em sala de parto, com a presença de familiares e líder religioso, se isso for relevante para a família, até a implementação de todo o suporte artificial de vida com a revisão do plano de cuidado após reavaliação em UTIN.

Quadro 72.3 Classificação da doença fetal de acordo com a certeza do diagnóstico e o prognóstico, proposta por Leuthner (2004)

Classificação	Diagnóstico fetal	
	Grupo	**Patologia**
Certeza do diagnóstico e prognóstico	Doenças genéticas	Trissomia 13, 15 ou 18 Triploidia
	Malformações do sistema nervoso central	Anencefalia/acrania Holoprosencefalia Grandes encefaloceles
	Malformações cardíacas	Acardia Malformações cardíacas inoperáveis Síndrome de Potter
	Malformações renais	Agenesia renal Rins multicísticos ou displásicos bilateralmente Doença renal policística de manifestação precoce
Diagnóstico incerto, mas prognóstico certo	Doenças genéticas	Nanismo tanatofórico Formas letais de osteogênese imperfeita
	Anâmnio de início precoce (hipoplasia pulmonar)	Síndrome de Potter com etiologia desconhecida
	Malformações do sistema nervoso central	Hidranencefalia
	Prematuridade	Prematuridade < 22 semanas
Diagnóstico e prognóstico incertos	Doenças genéticas	Erros de metabolismo que podem ser letais mesmo com terapia disponível
	Oligoâmnio e anâmnio de início no terceiro trimestre	Insuficiência renal dialítica
	Malformações do sistema nervoso central	Casos complexos ou graves de meningomielocele Doenças neurodegenerativas, como atrofia muscular espinal Hidrocefalia grave congênita com crescimento cerebral mínimo
	Malformações cardíacas	Alguns casos de síndrome de hipoplasia do coração esquerdo Pentalogia de Cantrell (*ectopia cordis*) Alguns casos de onfalocele gigante
	Outras anormalidades estruturais	Hérnia diafragmática congênita grave com pulmões hipoplásicos Hidropisia não imune idiopática Gêmeos unidos inoperáveis Múltiplas anomalias graves
	Prematuridade	Limite de viabilidade (23 a 24 semanas)

Fonte: Andrade, 2017[8].

O modelo teórico de atendimento em medicina fetal proposto por Bernardes em 2017 é apresentado na Figura 72.1 com o mnemônico CEPOS[8,9].

Após o nascimento

Dentro de uma UTIN, os pacientes podem ser categorizados como discutido anteriormente neste capítulo. No entanto, um aspecto merece ser observado: de maneira bastante genérica e ampla, há três grandes perfis de admissões em UTIN:

1. Paciente hígido com eventos agudos que está apenas de passagem pela UTIN (p. ex., desconforto respiratório precoce transitório).
2. Paciente com diagnóstico antenatal de alguma doença e, independentemente da abordagem realizada no pré-natal, já é esperado o nascimento de um RN doente.
3. RN para o qual não se esperava nenhuma complicação e que subitamente sofre um evento inesperado que culmina no nascimento de um RN adequado para seu momento de desenvolvimento e que poderá apresentar complicações decorrentes desse evento (p. ex., prematuro extremo ou asfixia perinatal grave).

O objetivo do cuidado em UTIN pode ser classificado da seguinte maneira:

1. Paciente portador de doença cuja proposta inicial é de cuidados plenos com proposta de cura e no qual o tratamento falha. O paciente evoluiu com deterioração clínica progressiva, irreversível, e aos poucos seu cuidado ganha uma intenção paliativa até se tornar exclusivamente paliativo (p. ex., síndrome do coração esquerdo hipoplásico).
2. Paciente portador de doença diagnosticada previamente com elevada morbidade e com ameaça à sobrevida

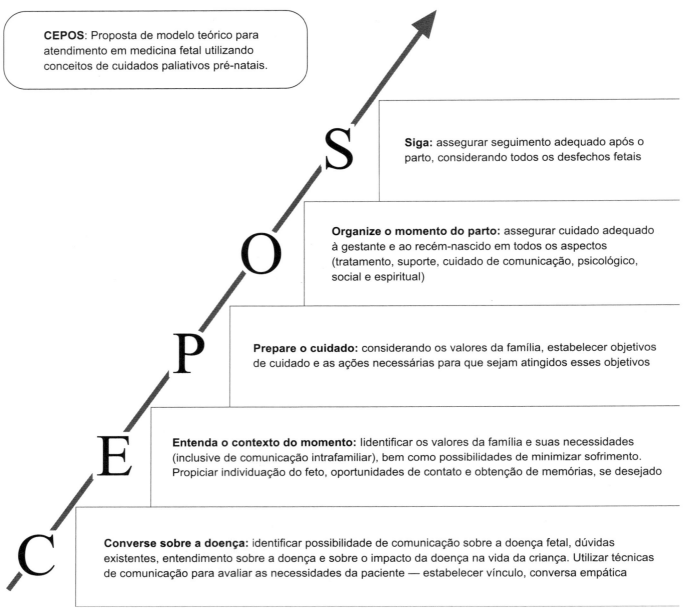

Figura 72.1 Proposta de modelo teórico para atendimento em medicina fetal utilizando conceitos de cuidados paliativos pré-natais. (Reproduzida de Andrade, 2017[8].)

de longo prazo, mas para a qual são oferecidas intervenções terapêuticas capazes de aliviar um sintoma e melhorar a qualidade de vida por algum tempo. A doença evolui em estágios, e a cada nova complicação os recursos disponíveis para cura de um sintoma vão se esgotando e os cuidados vão migrando para cuidados paliativos a cada piora do paciente. Esses pacientes apresentam períodos de melhora e estabilização clínica que podem durar dias, semanas, meses ou até mesmo anos. Essa alternância de estabilidade clínica e agravo dificulta, tanto para a família como para a equipe prestadora de cuidados, a avaliação do cuidado proporcional para cada etapa da doença (p. ex., mielomeningocele extensa).

3. Paciente portador de doença sabidamente letal para o qual se oferece cuidado exclusivamente paliativo desde o diagnóstico (p. ex., anencefalia).
4. Paciente previamente hígido que desenvolve um sintoma inicial para o qual são oferecidos cuidados plenos à admissão, porém, durante a elucidação diagnóstica, conclui-se que se trata de doença incurável, sem tratamento possível, e o cuidado pleno com intenção de cura migra para cuidado exclusivamente paliativo[9,10].

A comunicação de más notícias é um desafio para todos os profissionais da saúde. Nesse contexto, foi proposto um roteiro para abordagem da família – o SPIKES, um anagrama composto pelas seguintes palavras[11-13]: *Setting up,*

Perception, Invitation, Knowledge, Emotions, Strategies and Summary.

1. *Setting up*: criar um cenário adequado para a conversa no qual: (1) os familiares contem com privacidade, (2) haja outro profissional da equipe que possa ser um apoio para a família e (3) outro membro da família possa estar presente durante a conversa.
2. *Perception*: avaliar o quanto os familiares compreenderam sobre a evolução com perguntas simples e em linguagem clara. Por exemplo: "Como vocês estão vendo a evolução de seu filho?"; "Vocês perceberam que ele piorou?"; "Vocês se lembram que conversamos que o seu filho poderia não responder ao tratamento?"
3. *Invitation*: aguardar o sinal de que as famílias estão prontas para receber todas as informações. É preciso buscar o equilíbrio entre o que precisa ser comunicado e quanto tempo a família dispõe de fato para se preparar para a má notícia.
4. *Knowledge*: é o momento de entrega da notícia. Quando o cenário foi construído, aos poucos a conversa será realizada nesse momento, mas ainda é necessário esclarecer que a nova informação não é boa (p. ex., "A resposta ao tratamento não foi a que esperávamos.").
5. *Emotions*: validar e acolher as reações dos familiares. As reações podem incluir choro, revolta, resignação, silêncio etc. É necessário aguardar toda a emoção se dissipar para acolher e validar esse sofrimento e retomar a direção da conversa: "Eu gostaria de ter trazido uma notícia diferente."
6. *Strategies and summary*: estabelecer os objetivos de cuidado, reconhecendo os valores da família, não julgando suas decisões e oferecendo suporte psicológico e espiritual.

Lantos recentemente sugeriu novas questões referentes à abordagem dos familiares na tomada de decisões ante uma evolução desfavorável do RN em UTIN. Até o momento, o foco da abordagem dos pais estava na informação mais objetiva e clara possível, elaborando regras para definição de condutas. Novas técnicas de comunicação tornam-se necessárias para que os médicos ajudem as famílias a compreenderem seus próprios valores. Da mesma maneira, os profissionais da saúde precisam entender seus próprios valores para não permitir que eles norteiem as decisões dos familiares[14].

Ao abordar a família convém:

- Conversar com os pais honestamente sobre as condições do paciente em um ambiente fora da UTIN.
- Usar o vocabulário mais claro possível, que a família entenda, e não fugir do tema. Usar termos que não deem espaço para dúvidas, como "nosso objetivo é ajudar seu filho a morrer sem sofrimento" ou "não há mais uma cura possível para ele, mas nos preocupamos com ele", ou ainda "queremos dar todo o suporte possível nesse momento tão difícil".
- Assegurar que os pais tenham privacidade e oportunidade para esclarecer suas dúvidas e expor seus sentimentos.
- Encorajar a participação do(a) médico(a) residente e da(o) enfermeira(o) responsável pelo paciente nessas discussões.
- Realizar todos os esforços para elucidação diagnóstica e esclarecer os pais (p. ex., encaminhamento do corpo ao Serviço de Verificação de Óbitos; coleta de exames específicos, quando indicado; discutir o desmame do suporte artificial de vida).
- Permitir a presença dos pais o máximo de tempo possível e facilitar o acesso a todos os meios de localização caso o paciente evolua para óbito na ausência deles. Encorajar a visita de outros familiares importantes, como irmãos e avós.
- Permitir que os pais peguem o filho no colo, se assim desejarem.
- Permitir que eles tirem fotos ou tenham algum registro desse momento, se desejarem. Oferecer as memórias possíveis (identificação na UTIN, touca da sala de parto, carimbo dos pés).
- Permitir que os pais permaneçam algum tempo com o filho antes e após a morte e, se houver alguém importante para a família nesse momento, autorizar a presença[15].

MANEJO DE SINTOMAS
Dor

- A equipe responsável pelo paciente deve garantir o alívio da dor por meio da aplicação de escalas de dor e de seu tratamento conforme protocolo institucional (se o paciente tem uma via de acesso endovenosa assegurada, esta deve ser a via preferencial de administração do fármaco de escolha).
- Quando o paciente for incluído em cuidados paliativos, as medicações analgésicas devem ser mantidas.
- Garantir que sejam oferecidas as medidas não farmacológicas para tratamento da dor no período neonatal, como contenção (*swaddle* ou o ninho) ou colo dos pais, sucção não nutritiva, uso de solução oral de glicose, ambiente calmo, redução de luz (p. ex., incubadora coberta).
- Suporte aos pais para segurarem seu filho.
- Quando possível, permitir que a mãe ofereça o seio materno para sucção.

Outros sintomas, como convulsões e secreções, devem ser controlados conforme os protocolos de cada UTIN. Há situações de exceção que podem não ser contempladas neste capítulo, mas que merecem consideração, ou seja, devem ser utilizados os recursos disponíveis que levem à diminuição do sofrimento do paciente (p. ex., diálise em hipervolemia refratária, derivação ventriculoperitoneal para hidrocefalias graves).

Monitoração dos sinais vitais

- Não utilizar medidas invasivas para controle de qualquer sinal vital (p. ex., não realizar medida de pressão arterial invasiva).
- Aplicar escala de dor a cada evolução e, diante de sinais de desconforto ou dor, iniciar o tratamento indicado.
- Não realizar coletas de sangue (considerar a coleta de exames apenas no contexto de elucidação diagnóstica em caso de suspeita de síndromes genéticas com intuito de orientar a família em relação a gestações futuras).
- Retirada de oxímetro de pulso e de monitor cardíaco*.

Aspectos nutricionais

- Sempre que possível, priorizar o aleitamento materno ou ao menos a sucção ao seio materno.
- Lembrar que o objetivo do tratamento é o conforto, e não a nutrição em si.
- Nos pacientes que toleram a dieta, oferecer a recomendada, respeitando as condições clínicas do neonato.
- A dieta só deve ser suspensa se causar sofrimento.
- Caso o paciente receba alta para sua casa ou para hospital de retaguarda, convém providenciar os recursos necessários para que a família administre a nutrição.
- Treinar os pais para os cuidados referentes a gastrostomia, jejunostomia e sonda nasogástrica antes da alta.
- Considerar até que ponto a intervenção poderá causar mais sofrimento ou prolongar o processo de morte.

A via de administração da dieta é uma questão que pode levantar discussões dentro da equipe e em relação aos pais. O primeiro passo consiste em:

- Considerar se o RN é capaz de sugar.
- Considerar se ele é capaz de digerir.
- Considerar a iminência de morte.
- Conferência com os pais para discussão das possibilidades.
- Decidir para onde o RN irá ao receber alta.
- Promover retaguarda de saúde disponível após a alta.

Caso esteja disponível o acesso da família a serviços de saúde, convém discutir sobre a alta com sonda nasogástrica; no entanto, nem sempre isso acontece, devendo ser realizada uma gastrostomia com o objetivo de facilitar os cuidados após a alta. De acordo com o diagnóstico de base do paciente, é possível que ele já tenha instalado gastrostomia ou jejunostomia[15].

Traqueostomia

Quanto à traqueostomia, cabe indicá-la caso o paciente seja dependente de ventilação mecânica ou quando é programada a alta pelo tempo que ele viver.

Orientações em relação ao óbito

Os pacientes que recebem alta da UTIN devem continuar a contar com acompanhamento ambulatorial, sendo necessário monitorar as reinternações e o momento do óbito. Em qualquer etapa da evolução do paciente, ele deve receber orientações quanto aos procedimentos diante do óbito. O suporte psicológico à família após a alta é desejável, e é importante que exista um ambulatório de luto para o acompanhamento dessas famílias.

LIMITE DE INTERVENÇÃO TERAPÊUTICA

À luz da bioética moderna, a não administração e a retirada de um tratamento constituem intervenções moralmente equivalentes, e considera-se tão admissível retirar um tratamento quanto não iniciá-lo se não for proporcional ou adequado à condição do enfermo[16].

Em 2006, o Conselho Federal de Medicina publicou a Resolução 1.805, onde declara que:

> Na fase terminal de enfermidades graves e incuráveis, é permitido ao médico limitar ou suspender procedimentos e tratamentos que prolonguem a vida do doente, garantindo-lhe os cuidados necessários para aliviar os sintomas que levam ao sofrimento, na perspectiva de uma assistência integral, respeitada a vontade do paciente ou de se representante legal (CFM-Res 1.805/2006)[17].

Na mesma resolução consta ainda que:

> É permitido ao médico limitar ou suspender procedimentos e tratamentos que prolonguem a vida do doente em fase terminal, de enfermidade grave e incurável, respeitada a vontade da pessoa ou de seu representante legal[18].

No capítulo primeiro do Código de Ética Médica de 2009, no Item XXIII, "Princípios fundamentais da Medicina", consta que "nas situações clínicas irreversíveis e terminais, o médico evitará a realização de procedimentos diagnósticos e terapêuticos desnecessários e propiciará aos pacientes sob sua atenção todos os cuidados paliativos apropriados"[19].

CUIDADOS DE FIM DE VIDA

Em neonatologia não existem escalas de avaliação de funcionalidade que tornem possível estimar quando se supõe que o RN irá morrer, o que dificulta muito a comunicação

---
*Cada equipe tem um ponto de maturidade para retirada de monitorização. Às vezes, não é possível fazê-lo em razão do contexto cultural da unidade[15].

entre a equipe e com os familiares. Quando se diz que determinado paciente se encontra em cuidados paliativos, é importante deixar claro para a equipe e os acompanhantes que ele não está necessariamente em processo ativo de morte. Nesse momento, a disponibilidade da equipe médica para esclarecer dúvidas é muito importante, assim como o suporte, caso a morte ocorra. Respeitar os desejos finais da família, garantir o não sofrimento do RN e fornecer suporte psicológico e espiritual devem nortear os cuidados oferecidos nesses momentos. Assim, o cuidado deve ser proporcional à condição clínica e à possibilidade real de resposta do doente.

LUTO

Após o óbito, a família não deve ser abandonada, mas é importante agendar pelo menos um retorno após o falecimento do paciente para avaliar se seus familiares estão sendo capazes de lidar com a perda. Um ambulatório de luto, assim como a formação de grupos de apoio para essas famílias, é desejável para estabelecer uma rede de suporte pelo tempo que se jugar necessário[20].

REANIMAÇÃO EM SALA DE PARTO

Todos os pacientes em fim de vida têm o direito de receber cuidados paliativos. Em neonatologia, a morte pode ocorrer depois de um período variável de internação ou mesmo nos primeiros momentos de vida, logo após o nascimento. Como mencionado previamente neste capítulo, algumas famílias serão abordadas no momento do diagnóstico intrauterino e terão a oportunidade de refletir e planejar o nascimento e a morte daquela criança. Nas diretrizes da Sociedade Brasileira de Pediatria para reanimação do recém-nascido com mais de 34 semanas em sala de parto está descrita a possibilidade de não oferecer suporte artificial de vida aos portadores de malformações fetais letais, sempre após a abordagem da família[20]. É preciso salientar que, em caso de incerteza diante do prognóstico da doença fetal, a decisão ainda é a de reanimar no momento e rever o plano terapêutico durante a evolução.

A tomada de decisões em um momento tão delicado torna-se ainda mais difícil em vista de situações não previstas, como asfixia perinatal grave ou prematuridade extrema. Ainda segundo as diretrizes propostas no Programa de Reanimação Neonatal, diante de assistolia após os primeiros 10 minutos de vida (Apgar 0 no décimo minuto de vida), é razoável interromper as medidas de reanimação. Em relação aos RN que se encontram na denominada "zona cinzenta" ou no limite de viabilidade, os desfechos da unidade quanto à sobrevida e à qualidade de vida devem ser considerados na abordagem com a família. A orientação do Programa de Reanimação Neonatal é:

> Os dados disponíveis indicam que, em geral, recém-nascidos com menos de 23 semanas de gestação são muito imaturos para sobreviver com a tecnologia atual e a oferta de cuidados para esse grupo de neonatos, que não sejam os de conforto, não parece ser razoável na maioria dos países desenvolvidos. Tais pacientes precisam ser recepcionados por uma equipe apta a fornecer cuidados paliativos ao concepto e apoio à mãe, ao pai e à família[21].

O que pode ser oferecido como cuidado paliativo em sala de parto?

1. Possibilitar o contato pele a pele com os pais e permitir que peguem seu filho no colo pelo tempo que desejarem e se sentirem confortáveis.
2. Possibilitar sucção não nutritiva no seio materno.
3. Promoção das técnicas não farmacológicas de controle de dor, como contenção (*swaddle*) e sucção não nutritiva.
4. Possibilitar e estimular a criação de memórias: fotografar o RN enquanto ele está vivo, registrar os momentos de contato da família e permitir a presença de familiares importantes naquele momento (p. ex., avós, padrinhos, irmãos).
5. Autorizar a presença do líder religioso da família para rituais importantes de acordo com suas crenças religiosas, como, por exemplo, permitir que o padre ou capelão do hospital batize a criança.
6. Garantir que sejam fornecidas as orientações sobre os procedimentos após o óbito.

CONSIDERAÇÕES FINAIS

Os cuidados paliativos são uma área de conhecimento de grande importância para garantir as melhores práticas diante de um paciente cuja morte será inevitável, ainda que não se tenha o conhecimento exato de quando ela poderá ocorrer. Em neonatologia, a tecnologia possibilitou a reinterpretação de mortalidade e viabilidade de inúmeras doenças. Entretanto, esses novos resultados também devem conduzir a reflexões sobre a morbidade e os desfechos de médio e longo prazo. Ainda há um longo caminho a ser percorrido para definição mais clara dos pacientes elegíveis para cuidados de fim de vida e dos que merecem um olhar paliativo por toda a vida, qualquer que seja sua duração. Para essas famílias, é muito importante que a decisão quanto aos cuidados de fim de vida não dê a impressão de que nada mais há a ser feito, mas sim que a partir daquele momento o objetivo de cuidado será outro, centrado no melhor interesse da criança e nos valores do núcleo familiar.

Referências

1. Feudtner C, Feinstein JA, Zhong W, Hall M, Dai D. Pediatric complex chronic conditions classification system version 2: updated for ICD-10 and complex medical technology dependence and transplantation. BMC Pediatr 2014; 14:199.

2. World Health Organization (homepage na internet). Palliative Care. Disponível em: https://www.who.int/ncds/management/palliative-care/introduction/en/. Acesso em 15 nov 2019.
3. International Association of Hospice and Palliative Care (homepage na internet). Palliative Care Definition. Disponível em: https://hospicecare.com/what-we-do/projects/consensus-based-definition-of-palliative-care/definition/. Acesso em 15 nov 2019.
4. Dickson G. Perinatal pathway for babies with palliative care needs: Summary diagram. In: Dickson G, Chambers L, Johnson M, Curry H (eds.) A perinatal pathway for babies with palliative care needs. 2. ed. Reino Unido, 2017: 14.
5. Documento Científico – Departamento Científico de Medicina da Dor e Cuidados Paliativos da Sociedade Brasileira de Pediatria. Fevereiro de 2017. Disponível em: https://www.sbp.com.br/fileadmin/user_upload/2017/03/Medicina-da-Dor-Cuidados-Paliativos.pdf.
6. Catlin A, Carter B. Creation of a neonatal end-of-life palliative care protocol. J Perinatol 2002; 22(3):184-95.
7. Leuthner SR. Palliative care of the infant with lethal anomalies. Pediatr Clin North Am 2004; 51(3):747-59, xi.
8. Andrade L. Grupo de Apoio Integral às gestantes e familiares de fetos com malformação: Utilização de conceitos de cuidados paliativos no atendimento em medicina fetal. São Paulo: Universidade de São Paulo, 2017.
9. Oliveira FF, Gibelli MABC, Ferreira RS et al. Cuidados paliativos no período pré-natal. In: Rubio AV, Souza JL (eds.) Cuidado Paliativo Pediátrico e Perinatal. Atheneu, 2019: 289-99.
10. Gibelli MABC, Gonçalves VFZ, Krebs VLJ. Cuidados paliativos no recém-nascido. In: Schvartsman BGS, Maluf Jr PT, Carvalho MC, Carvalho WBC (eds.) Neonatologia. 2. ed. São Paulo: Manole, 2019: 93.
11. Marçola L, Andrade LBSC, Gibelli MABC. Prematuridade extrema com evolução limitante de vida. In: Barbosa SMM, Zoboli I, Iglesias SOB (eds.) Cuidados paliativos na prática pediátrica. Sociedade de Pediatria de São Paulo. 1. ed. São Paulo/Rio de Janeiro: Atheneu, 2019: 323.
12. Baile WF, Buckman R, Lenzi R, Glober G, Beale E, Kudelka AP. SPIKES – a six step protocol for delivering bad news: Application to a patient with cancer. The Oncologist 2000: 302-11.
13. Haward FM, Gaucher N, Payot A, Robson K, Janvier A. Personalized decision making – Practical recommendations for fragile neonates. Clin Perinatol 2017; 44:429-45.
14. Lantos JD. Ethical problems in decision making in the neonatal ICU. N Engl J Med 2018; 379(19):1851-60.
15. Gibelli MABC, Ferreira RS, Gomes AL et al. Cuidados em condições específicas: Recém-nascido malformado. In: Rubio AV, Souza JL (eds.) Cuidado paliativo pediátrico e perinatal. Atheneu. 2019: 324-6.
16. Morales Valdes G, Alvarado Romero T, Zuleta Castro R. Limitation of therapeutic effort in Paediatric Intensive Care Units: Bioethical knowledge and attitudes of the medical profession. Rev Chil Pediatr 2016; 87(2):116-20.
17. Resolução do Conselho Federal de Medicina 1.805/2006.Artigo 1º.
18. Resolução do Conselho Federal de Medicina 1.805/2006. Artigo 2º.
19. Código de Ética Médica Conselho Federal de Medicina Capítulo 1 – Item XXIII – Princípios Fundamentais da Medicina, 2009.
20. Guinsburg R, Almeida MFB. Aspectos éticos da assistência ao RN > 34 semanas na sala de parto. In: Reanimação do recém-nascido > 34 semanas em sala de parto – Diretrizes da Sociedade Brasileira de Pediatria, 2016: 21.
21. Guinsburg R, Almeida MFB. Aspectos éticos da reanimação do RNPT em sala de parto In: Reanimação do Prematuro < 34 semanas em sala de parto diretrizes da Sociedade Brasileira de Pediatria, 2016: 23.

Cirurgia Pediátrica

Esther Angélica Luiz Ferreira
Francine Ambrozio Lopes da Silva
Simone de Campos Vieira Abib

Capítulo 73

INTRODUÇÃO

O atendimento aos pacientes pediátricos com doenças graves ou potencialmente limitantes da vida envolve a interação de várias equipes médicas e cirúrgicas dentro do hospital, incluindo a de cuidados paliativos pediátricos (CPP). Esses cuidados encaram a qualidade de vida como um pilar primordial para essas crianças, e os cirurgiões pediátricos são capazes de realizar procedimentos que podem melhorá-la. Como envolvem riscos potenciais, as decisões sobre procedimentos e intervenções cirúrgicas invasivas exigem boa interlocução entre os profissionais no intuito de tomar as melhores decisões para os pacientes. Igualmente importante é a necessidade de comunicação clara e aberta com pacientes e familiares, alinhando objetivos e garantindo que os benefícios superem quaisquer riscos.

A Comissão Nacional de Residência Médica (CNRM) registrou, em 30 de dezembro de 2020, a Resolução CNRM 7, que dispõe sobre a matriz de competências dos Programas de Residência Médica em Cirurgia Pediátrica no Brasil. Nesse documento, publicado no Diário Oficial da União via Secretaria de Educação Superior do Ministério da Educação, em 5 de janeiro de 2021, encontram-se detalhes sobre para que o cirurgião pediátrico deve estar apto ao final de sua residência médica. Além dos objetivos gerais, que incluem "capacitar o médico residente a realizar o diagnóstico e o tratamento das principais doenças cirúrgicas de fetos e recém-nascidos a adolescentes", ainda estão dispostos os objetivos específicos, que consistem em "capacitar o médico residente a realizar todas as etapas do atendimento do paciente pediátrico com afecção cirúrgica: diagnóstico, terapêutica clínica e cirúrgica, condução pós-operatória e seguimento".

Sobre as competências que devem ser adquiridas, segundo a Resolução CNRM 7, na subdivisão em anos, que são 3, alguns pontos chamam a atenção, pois tangenciam com os CPP. Uma vez que fazem parte dos pré-requisitos para que o cirurgião pediátrico esteja apto a exercer sua profissão, deveriam estar sempre incluídos no processo de formação desse profissional.

REFLEXÕES POR CADA ANO DE FORMAÇÃO

Seguindo os tópicos da matriz de competências da Resolução CNRM 7, cabe uma reflexão sobre as aptidões relacionadas com os CPP.

Primeiro ano

Interconsultas

Segundo Ferreira e cols., 73,3% dos serviços de CPP funcionam por meio de interconsultas, ou seja, grande parte dos encaminhamentos de pacientes ocorre por essa via. Assim, cabe a interlocução entre os serviços de cirurgia e cuidados paliativos para garantia da assistência adequada, uma vez que a interconsulta deve inferir também a continuidade de tratamento.

Acessos

Uma vez que "dominar a técnica de realização de acessos" é um pré-requisito para o cirurgião pediátrico, ele é primordial nos cuidados paliativos quando o assunto é a escolha de acessos. Muitas vezes, o papel do cirurgião é crucial para a decisão de não realizar um procedimento invasivo e utilizar uma via subcutânea, assim como no direcionamento para uso de um acesso necessário no momento.

Cuidado com o paciente, mas também com sua família

Por ser um dos pilares dos cuidados paliativos – cuidar do paciente, mas também de seus cuidadores –, o cirurgião pediátrico precisa "dominar o atendimento a pacientes pediátricos e seus familiares", relacionando-se com maturidade e sabendo contornar situações possivelmente críticas.

Gestão em saúde

A resolução deixa claro que o cirurgião pediátrico deve "valorizar o trabalho em equipe", sendo esse um preceito importante também para a equipe paliativa pediátrica: trabalhar em equipe multi e interdisciplinar é fundamental.

Ética e bioética básicas

Valorizar a importância do "registro dos dados e a evolução do paciente no prontuário de forma clara e concisa" é um preceito básico que deve ser seguido por todas as especialidades, mas especialmente nos CPP: "manter atualizados no prontuário os resultados dos exames laboratoriais, radiológicos, histopatológicos, pareceres de outras clínicas chamadas a opinar e quaisquer outras informações pertinentes ao caso" colaborará, inclusive, nas situações de urgência e emergência, quando é a equipe de plantão que liderará a tomada de decisão.

A tomada de decisões em CPP deve ser realizada em conjunto com a família, mas ouvindo, principalmente, o próprio paciente pediátrico. No plano de cuidados individualizado, as ações cirúrgicas precisam ser criteriosamente indicadas "após explicação em linguagem apropriada para o entendimento sobre os procedimentos a serem realizados, suas indicações e complicações", com entendimento de ambos, paciente e responsável, sobre riscos e benefícios, compartilhando verdadeiramente as decisões para o melhor cuidado da criança em questão.

Segundo ano
Decisões difíceis

Como "dominar opções de técnicas cirúrgicas em procedimentos de baixa e média complexidade" é uma das competências necessárias, o cirurgião pediátrico auxilia a equipe de cuidados paliativos na tomada de decisões complexas, como a realização ou não de gastrostomia e/ou traqueostomia. O papel do cirurgião nesses casos é ímpar, uma vez que ajudará os envolvidos a raciocinar sobre os riscos e benefícios, buscando o melhor planejamento para o paciente em questão.

Comunicação de más notícias

"Dominar a comunicação de más notícias a pacientes e familiares" é uma necessidade de todos os profissionais da saúde e aqui não é diferente: o cirurgião pediátrico lida com situações de alta complexidade e, muitas vezes, é ele quem deverá dar notícias difíceis. Além da escuta ativa do paciente, ele deve estar munido de técnicas e ferramentas que possam auxiliá-lo nessa tarefa; portanto, a educação continuada é de extrema importância.

Terceiro ano
Manejo de pacientes complexos

Estar capacitado a realizar "o tratamento cirúrgico e o seguimento pós-operatório de procedimentos de alta complexidade" ou "dominar o manejo clínico de pacientes complexos" inclui o cuidado prestado a diversos pacientes classificados pela Organização Mundial da Saúde (OMS) como beneficiários para os CPP, segundo a última classificação de "Grupos de pacientes que podem se beneficiar dos Cuidados Paliativos Pediátricos", publicada em 2018.

Recém-nascidos que são gravemente prematuros ou que têm anomalias congênitas graves precisam dessa indicação, uma vez que estão classificados no Grupo 5 da OMS. São exemplos crianças com prematuridade grave ou até mesmo hérnia diafragmática congênita, condições também citadas na Resolução CNRM 7, em "cirurgia neonatal", sendo o cirurgião pediátrico também responsável pelo cuidado.

Oncologia pediátrica

Em um dos tópicos da Resolução CNRM 7 há menção à oncologia, ou seja, o cirurgião deve estar capacitado para lidar com o tratamento dos tumores mais frequentes da infância. Cabe salientar que muitos desses cânceres podem ser diagnosticados em fases mais avançadas, o que exige o acompanhamento conjunto desses pacientes pela cirurgia pediátrica e os cuidados paliativos.

A cirurgia é um dos pilares do tratamento oncológico curativo e paliativo. Com o passar do tempo, várias ferramentas menos invasivas, como ultrassom, embolização, radioablação, radiologia intervencionista, cintilografia e técnicas de luminescência, se tornaram disponíveis para determinação da necessidade de ressecabilidade, robótica, *laser*, endoscopia e cirurgia minimamente invasiva.

Por outro lado, foram grandes os avanços na quimioterapia, os quais impactaram o papel da cirurgia. Quanto mais quimiossensível for o tumor, menor será o papel da cirurgia. Alguns tumores podem até desaparecer completamente apenas com o tratamento quimioterápico, mas na maioria dos casos a quimioterapia adjuvante ajuda o cirurgião a alcançar a ressecção completa, que é um princípio básico desejável para controle local e parte essencial do tratamento. De qualquer maneira, a cirurgia será necessária quando o tumor não responder à quimioterapia, e normalmente a cirurgia será maior e com mais riscos nesses casos.

Portanto, devem ser respondidas as seguintes perguntas:

- Qual o melhor momento para o procedimento cirúrgico: cirurgia como primeira abordagem terapêutica ou após quimioterapia?
- O tumor é ressecável?
- O tumor é responsivo à quimioterapia?
- Quais os riscos do tratamento cirúrgico? (Algumas vezes, complicações graves ou mesmo a morte podem ser riscos relacionados com o procedimento proposto.)

Se o tumor for ressecável, a menos que o protocolo de tratamento indique quimioterapia pré-operatória, como em caso de tumores renais segundo o protocolo da International Society of Pediatric Oncology (SIOP), a cirurgia será a primeira conduta. Se o tumor não for ressecável, convém avaliar se ele é responsivo à quimioterapia ou não para determinar se vale a pena postergar o procedimento cirúrgico para depois do tratamento quimioterápico ou se o paciente deverá iniciar cuidados paliativos, ressecções estagiadas ou cirurgias citorredutoras. Nos casos em que for possível apenas ressecção incompleta, deve ser estimada a porcentagem de tumor ressecado. Quando for possível a ressecção completa, as decisões serão mais fáceis, como nos casos de tumores de ovário de grandes dimensões, rabdomiossarcomas paratesticulares ou cirurgias minimamente invasivas.

Procedimentos "maximamente" invasivos podem ser necessários para tratamento e cuidados paliativos com intuito de promover sobrevida ou qualidade de vida (p. ex., ressecções de teratomas sacrococcígeos, ressecções pulmonares juntamente com parte da parede torácica, cirurgia poupadora de néfrons em caso de tumor de Wilms bilateral).

Avanços técnicos em cirurgia de grandes vasos tornaram ressecáveis tumores previamente considerados irressecáveis, como cavectomias, cavotomias com exérese de trombos tumorais em circulação extracorpórea, uso de próteses vasculares com o objetivo de atingir ressecções completas, ressecções hepáticas extensas ou transplantes de fígado para tumores hepáticos. A cirurgia é importante para avaliação da ressecabilidade de tumores hepáticos e para procedimentos de braquiterapia intra ou pós-operatória.

A cirurgia dá suporte ao tratamento e aos cuidados paliativos em relação a acessos venosos e para prevenção e tratamento de suas complicações, obstruções urinárias e cistites hemorrágicas com cistoscopia, avaliação de dores e distensões abdominais e para prover vias de alimentação, acessos para diálise, drenagem pleural/pleurodese, derivações urinárias, *bypass* gastrointestinal, traqueostomias e outras estomias para pacientes em tratamento ou em cuidados paliativos, sempre com o objetivo de ser minimamente invasivo com as novas ferramentas disponíveis. Por outro lado, o cirurgião é pressionado a prover qualidade de vida e maior sobrevida e, nesse sentido, podem ser indicados procedimentos "maximamente" invasivos.

Em pacientes oncológicos, os cirurgiões devem estar aptos a reconhecer e tratar complicações inerentes à imunossupressão e outras complicações cirúrgicas, algumas com indicação cirúrgica, como perfurações, e outras (a maioria) com muitas dúvidas em relação à necessidade de cirurgia. O cirurgião assume um enorme desafio ao avaliar um paciente com distensão e dor abdominal neutropênico, plaquetopênico, que estará recebendo vários antibióticos, opioides e esteroides.

A enterocolite neutropênica é frequente nesses pacientes e pode eventualmente perfurar. O diagnóstico e tratamento precoces previnem a evolução para perfuração, que pode ocorrer quando os pacientes estão se recuperando da neutropenia. Em caso de perfuração ou de sangramento incontrolável com medidas clínicas, a cirurgia estará indicada, mas o momento para sua realização deverá ser discutido com a equipe multidisciplinar.

A pancreatite pode ser decorrente de alguns medicamentos ou barro/cálculo biliar, que também podem causar colecistite e icterícia obstrutiva.

Os pacientes imunossuprimidos podem apresentar quadros graves de infecção de tecidos moles, podendo necessitar de desbridamentos agressivos e estomias, bem como infecções fúngicas invasivas, como aspergilose pulmonar, hepática, esplênica ou renal. Síndrome venoclusiva também é uma possibilidade.

A pneumatose intestinal pode ocorrer em pacientes submetidos a transplante de medula óssea (TMO), mas não tem significado clínico em pacientes assintomáticos. Indicações cirúrgicas absolutas em pacientes submetidos ao TMO devem ser avaliadas individualmente, uma vez que eles são considerados pacientes críticos e lábeis.

Decisões difíceis são tomadas todos os dias, e os seguintes tópicos devem ser considerados para decisão quanto ao tratamento cirúrgico (o processo pode ser adotado em qualquer situação que exija uma decisão em casos complexos, e não apenas nos oncológicos):

1. **Paciente:** estado geral, comorbidades, *status* hemodinâmico, *status* psicológico e condições hematológicas. Estas são particularmente importantes quanto à

contagem de neutrófilos e de plaquetas, pois podem indicar a necessidade de transfusão de hemoderivados para o procedimento cirúrgico, além de impactar decisões intraoperatórias, como realizar uma anastomose intestinal primária ou estomias durante a cirurgia.
2. **Doença:** o que se sabe sobre a doença e qual o papel da cirurgia para cada patologia? Em um caso em particular, a doença é localizada ou metastática?
3. **Equipe multidisciplinar:** os casos devem ser discutidos em reuniões multidisciplinares para alinhamento das prioridades e riscos inerentes ao tratamento proposto. A construção de relações de confiança entre os membros da equipe multidisciplinar é de extrema importância e faz toda a diferença nos resultados para o paciente. Para que isso aconteça, deve ser exercitada a autoaceitação do melhor e do pior para o relacionamento entre colegas de profissão. É assim que se caminha pelo mundo. A construção de relações de confiança leva muito tempo, como em qualquer relação interpessoal humana. Como as decisões têm grande impacto nos pacientes, elas devem ser tomadas de maneira consciensiosa e cuidadosa, levando em consideração cada detalhe. Cada membro da equipe deve saber o que quer ao discutir algum caso, mas convém fazê-lo com abertura e espaço para a construção conjunta de soluções. Será possível imaginar como o mundo seria se todos quisessem ter sempre razão? Este tópico nada tem a ver com aspectos médicos, mas com orgulho, vaidade e prepotência, que impactam diretamente os pacientes que necessitam da expertise de cada profissional envolvido. Por isso, é necessário exercitar e praticar atitudes de parceria e respeito por cada pessoa diariamente. Cada membro da equipe multidisciplinar contribui para a construção de um plano de tratamento adequado, pois todos querem o bem do paciente.
4. **Liderança:** apesar de cada membro da equipe multidisciplinar desejar o melhor para os pacientes, a liderança é essencial para a condução dos casos e pode mudar de mãos, a depender do momento do tratamento. É possível contar com os melhores musicistas, mas sem um maestro só haverá barulho, em vez de música. O mesmo acontece com a equipe multidisciplinar.
5. **Desejos e expectativas:** os cirurgiões lidam com as expectativas dos pacientes, seus familiares e membros da equipe multidisciplinar. É preciso conversar sobre os riscos com os pacientes e os familiares, incluindo o de morte e complicações relativas ao procedimento proposto. Os riscos serão aceitáveis caso a cura seja possível ou quando é viável garantir a melhora da qualidade de vida. Em relação ao aumento de sobrevida, no entanto, as discussões são mais complexas. Ninguém tem o direito de tirar a esperança nem de omitir a realidade. A família deve ser esclarecida quanto às opções, mas as decisões técnicas devem ser tomadas em cada caso pelo cirurgião, quando houver o que oferecer em termos de cura ou sobrevida. O paciente e os familiares devem ter o direito de concordar ou dizer não ao tratamento proposto. Se não houver o que oferecer, o poder de decisão da família e do paciente terá mais peso.
6. **Limitações:** para definição de até onde ir com o tratamento cirúrgico, é necessário ter clareza em relação aos objetivos desejados com o procedimento: cura? Qualidade de vida? Minimizar o sofrimento? Controle da dor? Novamente, cabe ressaltar a importância do alinhamento dos propósitos entre os membros da equipe multidisciplinar. Em casos oncológicos, frequentemente o oncologista é a referência para os pacientes e seus familiares, lutando com eles contra a doença e podendo pressionar os cirurgiões a realizarem procedimentos arriscados. Por outro lado, embora estabeleçam relações mais pontuais com os pacientes, os cirurgiões são igualmente importantes. Eles sentem a pressão dos oncologistas e, mesmo quando a necessidade de cirurgia é consensual, caso ocorram um sangramento importante, é o cirurgião quem deverá enfrentar a situação, e não a equipe multidisciplinar. Em cirurgia existe o *point of no return*, quando a decisão intraoperatória de assumir riscos é do cirurgião, e ele terá de lidar com tudo o que acontecer depois desse passo, mesmo quando o planejamento pré-operatório for adequado e cuidadoso. Quando um procedimento mutilante estiver indicado, mesmo com racional sólido baseado na literatura, o cirurgião sempre se questionará se estará fazendo o melhor para o paciente. Obviamente, ele sabe da intenção de prover cura ou sobrevida, mas a sensação de realizar um procedimento mutilante nunca é agradável. Os seguintes questionamentos surgirão:

- Quem sou eu para determinar a vida ou a morte de alguém?
- Como escolher entre as possibilidades?
- Fiz o melhor?

E os questionamentos a seguir podem ajudar na tomada de melhores decisões:

- O que é desejável?
- O que é possível?
- O que é necessário nesse momento?

7. **Prognóstico:** os cirurgiões colocam na balança os riscos e benefícios dos procedimentos para tomar decisões, e é importante ter em mente o objetivo do procedimento: curativo ou paliativo? Se houver uma chance mínima de cura, procedimentos de grande porte e seus riscos inerentes são justificados. Se o objetivo for melhorar a qualidade de vida e/ou aumentar a sobrevida, convém ter muita cautela em relação ao risco

assumido durante a cirurgia e discutir com transparência os riscos e as possibilidades com os pacientes e seus familiares. O poder de decisão do cirurgião dependerá do que há para oferecer de benefício ao paciente. Quanto menos tiver a oferecer em termos de cura ou qualidade de vida, maior será o poder de decisão do paciente e de seus familiares. Em outras palavras, isso definirá se o procedimento será curativo ou paliativo. Conforme salientado anteriormente, deve ser respeitado o direito do paciente e de seus familiares de dizer não à proposta. Portanto, é fundamental ter clareza quanto ao prognóstico real e aos objetivos do procedimento cirúrgico a ser proposto.

8. **Situação:** o caso é eletivo ou urgente? Cabe considerar se a situação é eletiva ou de urgência/emergência. Se for eletiva, haverá mais tempo para pesar os riscos e benefícios em conjunto com a equipe multidisciplinar. Quando se tratar de urgência/emergência, o planejamento ocorrerá durante o procedimento.
   a. **Eletivo:** embora o diagnóstico seja urgente em oncologia pediátrica, alguns tumores podem apresentar-se inicialmente no cenário do pronto-socorro com quadros que necessitem de cirurgias imediatas. Na maioria dos casos será possível um planejamento com a discussão multidisciplinar, e os procedimentos serão eletivos. Nesses casos, o método diagnóstico planejado deverá ser o menos invasivo e o mais eficiente possível.
   b. **Urgências/emergências:** quando o paciente precisar de cirurgia de urgência durante o tratamento ou para diagnóstico de câncer, devem ser considerados os seguintes tópicos para que sejam tomadas as melhores decisões:
      - O tratamento definitivo é possível?
      - Quais os riscos envolvidos?
      - Quais as condições clínicas do paciente?
      - O que se sabe sobre o estadiamento e o prognóstico do caso?
      - O procedimento será curativo ou paliativo?

Além disso, os avanços tão desejáveis no tratamento também criam novos desafios e dilemas éticos que devem ser discutidos para que sejam encontradas soluções permanentes.

FINAL DE VIDA EM PEDIATRIA E CUIDADOS PALIATIVOS INFANTIS

Ao final das competências, a CNRM deixa clara a necessidade de o cirurgião pediátrico conhecer os CPP e "dominar o suporte para pacientes e familiares, especialmente nos casos de terapêutica paliativa e de terminalidade da vida". Além disso, também reforça, na etapa final da formação, a necessidade de que o cirurgião esteja apto para "tomar decisões sob condições adversas", com equilíbrio e proporcionalidade de cuidado, minimizando eventuais complicações e "mantendo consciência de suas limitações", ou seja, reforçando que um plano de cuidados individual é necessário em cada uma das situações de assistência ao paciente pediátrico, incluindo o que está sob a atenção dos cuidados paliativos.

REFLEXÕES COMPLEMENTARES
Dor pediátrica

É de extrema importância que o cirurgião pediátrico esteja apto para lidar com a dor. Além de saber avaliá-la, ele deve saber como tratá-la, inclusive com medidas farmacológicas.

O tratamento da dor infantil é um tópico que precisa ser destacado dentre as matrizes de competência de qualquer programa de residência médica que lide com o paciente pediátrico, uma vez que, segundo a OMS, o controle da dor afeta diretamente a qualidade de vida desses pacientes. Além disso, Ferreira e cols. demonstraram que 40% dos serviços de CPP no Brasil apresentam dificuldade de acesso a opioides ou até mesmo nenhum acesso, e a OMS reforça que esses medicamentos são fundamentais para manejo da dor.

Assim, as medidas de educação sobre a dor necessitam ser ampliadas para o tratamento das crianças em CPP, incluindo as acompanhadas pela equipe de cirurgia pediátrica. Cabe destacar ainda que o tratamento farmacológico é um pilar muito importante para manejo da dor, especialmente em situações de pós-cirurgia e evolução dos pacientes pediátricos.

Pesquisas na área

Em breve revisão das autoras deste capítulo nas bases de dados Scielo, não foram encontrados artigos com os descritores "Cuidados Paliativos" ou "Cuidados Paliativos Pediátricos" e "Cirurgia Pediátrica" ou "Cirurgia Infantil". Quando pesquisados esses mesmos termos, mas em inglês, na base de dados PubMed, o artigo *Pediatric palliative care and surgery*, de Ott e cols. (2022), serviu de base bibliográfica para este capítulo. A Sociedade Internacional de Cirurgia Oncológica Pediátrica tem um tópico de cuidados paliativos em suas diretrizes (Abib e cols., 2021). Esses dados sugerem que as pesquisas e publicações na área precisam crescer, uma vez que a cirurgia pediátrica é uma das áreas que caminham com os pacientes paliativos.

CONSIDERAÇÕES FINAIS

Os profissionais capacitados para atuar em cirurgia pediátrica devem estar preparados para diversas situações, até mesmo para as referentes à assistência de pacientes que necessitam de CPP, bem como de suas famílias. Temáticas como bioética e comunicação de más notícias, além de manejo da dor, deveriam integrar o arcabouço teórico dos residentes, segundo proposto pela Comissão Nacional de Residência Médica, assim como deveriam constar em espaços de educação continuada. Esses médicos precisam estar capacitados para lidar com situações complexas, assim como trabalhar em equipe de maneira multi e interprofissional.

Bibliografia

Abib SCV, Hon Chui C, Cox S et al. International Society of Paediatric Surgical Oncology (IPSO). Surgical Practice Guidelines. Disponível em: https://doi.org/10.3332/ecancer.2022.1356.

Barbosa S, Zoboli I, Iglesias S. Cuidados paliativos: na prática pediátrica. Rio de Janeiro: Atheneu, 2019.

Ferreira EAL, Barbosa SMM, Costa GA et al. Mapeamento dos cuidados paliativos pediátricos no Brasil: 2022. 1. ed. São Paulo: Rede Brasileira de Cuidados Paliativos Pediátricos – RBCPPed, 2022.

Ferreira EAL, Iglesias SBO, Dadalto L, Bayer AT, de-Mattos DWFG. Cuidados paliativos pediátricos e reflexões bioéticas na COVID-19. Resid Pediatr 2020; 10(2):1-5. doi: 10.25060/residpediatr-2020.v10n2-374.

Kubler-Ross E. Sobre a morte e o morrer. 8. ed. São Paulo: Martins Fontes, 1998.

Ott KC, Vente TM, Lautz TB, Waldman ED. Pediatric palliative care and surgery. Ann Palliat Med 2022 Feb; 11(2):918-26. doi: 10.21037/apm-20-2370. Epub 2021 Jul 6. PMID: 34263644.

Pierrakos E. O caminho da autotransformação. São Paulo: Cultrix, 2007.

Resolução CNRM 7, de 30 de dezembro de 2020. Dispõe sobre a matriz de competências dos Programas de Residência Médica em Cirurgia Pediátrica no Brasil. Disponível em: https://www.in.gov.br/en/web/dou/-/resolucao-cnrm-n-7-de-30-de-dezembro-de-2020-297625315.

Thesenga S. O Eu sem defesas. 5. ed. São Paulo: Cultrix, 1997.

World Health Organization. Integrating palliative care and symptom relief into paediatrics: a WHO guide for health care planners, implementers and managers. Geneva: World Health Organization, 2018.

Seção XIV

Perspectivas dos Cuidados Paliativos em Pediatria no Brasil e no Mundo Lusófono

Rede Brasileira de Cuidados Paliativos Pediátricos

Capítulo 74

Esther Angélica Luiz Ferreira
Sílvia Maria de Macedo Barbosa

INTRODUÇÃO

Com o aumento do número de crianças que necessitam de cuidados paliativos, ampliou-se a necessidade de profissionais da saúde cada vez mais capacitados na área, assim como de maior desenvolvimento científico e de orientações à população acerca do tema. Observa-se, assim, uma necessidade latente de representatividade em cuidados paliativos pediátricos (CPP), há muito tempo requerida. Por isso, um grupo de médicas que trabalham com CPP (Ana Cristina Pugliese de Castro, Esther Angélica Luiz Ferreira, Graziela de Araújo Costa, Poliana Cristina Carmona Molinari, Simone Brasil de Oliveira Iglesias e Sílvia Maria de Macedo Barbosa, líder do grupo) finalmente se juntou com esse propósito e criou a Rede Brasileira de Cuidados Paliativos Pediátricos (Rede), cuja missão, visão e valores estão especificados no Quadro 74.1.

METODOLOGIA INICIAL

Criado em 18 de setembro de 2020, o grupo Rede se insere no contexto da atual necessidade de difusão do conhecimento sobre CPP aos mais diversos públicos, a partir de pesquisas e mapeamentos, com o objetivo final de melhorar a assistência em cuidados paliativos para o público neonatal e pediátrico.

O grupo é formado por seis pediatras. Os integrantes estão ligados a centros de ensino e pesquisa: Universidade Federal de São Carlos, Hospital das Clínicas da Universidade de São Paulo, Universidade Federal de São Paulo e Hospital Sírio-Libanês. Essas parcerias institucionais agregam grande valor, já que a troca de experiências é essencial para a evolução do trabalho como um todo,

Quadro 74.1 Missão, visão e valores da Rede Brasileira de Cuidados Paliativos Pediátricos
Missão
Promover, divulgar e disseminar, em caráter interdisciplinar, o conhecimento em cuidados paliativos pediátricos. Promover o aprimoramento e a capacitação permanente de profissionais da saúde que trabalham em cuidados paliativos pediátricos
Visão
Ser referência em educação e capacitação em cuidados paliativos pediátricos no Brasil
Valores
Ciência
Conhecimento
Empatia e compaixão
Comunicação
Transdisciplinaridade
Conexão
Respeito

de modo a alcançar o propósito final do projeto. Atualmente, a Rede está vinculada a um projeto de extensão da Universidade Federal de São Carlos, sob a coordenação da Profa. Dra. Esther Angélica Luiz Ferreira (Processo Número 23112.022580/2020-86).

Como objetivo primário, o projeto pretendeu desmistificar e informar o público leigo e/ou profissional sobre CPP através do ensino. Além disso, buscou mapear as necessidades gerais básicas por meio de uma pesquisa científica intitulada "Mapeamento dos Cuidados Paliativos Pediátricos no Brasil" (CAAE: 39915620.2.0000.5504), buscando melhores panoramas de atuação.

Em um segundo momento, além do foco científico, o grupo pretendeu ser uma representação em CPP, tão necessária, buscando ampliar a melhora da assistência às crianças e suas famílias e beneficiando a sociedade como um todo. Para isso seriam necessárias mais pessoas de todas as partes do Brasil trabalhando em prol da Rede, uma vez que as diferenças socioculturais são evidentes. Assim, as atividades foram programadas em diversas frentes:

1. **Instagram e Facebook:** criação da página do projeto com postagens sobre temáticas diversas relacionadas com CPP, tanto para o público leigo como para os profissionais.
2. **Aulas e cursos:** *webinars* e cursos, com uso de plataforma *online*, para público profissional ou leigo, incluindo estudantes de graduação.
3. **Pesquisas:** estudos colaborativos que possam melhorar a assistência em CPP.
4. **Distribuição de material didático:** distribuição de materiais didáticos em formato *ebook* sobre temáticas paliativistas. Todo material está sendo registrado por ISBN e distribuído para os públicos leigo e profissional, a depender do enfoque do material.
5. **Simpósios e congressos:** realização de eventos de maior porte, de preferência híbridos (presencial e *online*), com temáticas interdisciplinares que tenham relação com CPP, visando à troca científica de qualidade.

Foram criados grupos de estudo com temáticas necessárias com intuito de juntar pessoas com o objetivo não apenas de aprendizado dos próprios integrantes, mas também para ajudar a Rede a criar conteúdos de ensino e pesquisa para todo o Brasil. Atualmente, a Rede conta com 19 grupos de estudos com as seguintes temáticas: pet-terapia, hipodermóclise em pediatria, atenção domiciliar, terapias integrativas, espiritualidade, luto, bioética em pediatria, dor em pediatria, controle de sintomas não dor, comunicação, peri e neonatal, adequação de esforço terapêutico, reabilitação, atenção integral à criança com doença neurológica, transição para os adultos, educação, família, políticas públicas e redes sociais.

Foi então realizado o primeiro *webinar*: evento *online* e gratuito, em que foram abordados os CPP no Brasil e em Portugal. Na primeira parte do evento, os participantes foram convidados a integrar a Rede, auxiliando os grupos de estudo ou estudando nas redes sociais os conteúdos postados – quase mil pessoas se inscreveram no evento. Atualmente, participam dos grupos de estudos profissionais da saúde das mais diversas áreas com representantes de todas as regiões do Brasil.

Quanto ao Instagram e ao Facebook, a frequência das postagens é considerável, e cada vez mais a Rede agrega um número maior de seguidores. Os *webinars* foram mensais, gratuitos e com certificados oferecidos a todos os que se inscreveram anteriormente. Há pesquisas em fase de publicação e outras sendo iniciadas – o primeiro artigo aceito para publicação foi o "Exploring the Brazilian Pediatric Palliative Care Network: A Quantitative Analysis of a Survey Data", a ser publicado no volume 41 da *Revista Paulista de Pediatria*, em 2023. O primeiro manual da Rede já foi registrado e vem circulando gratuitamente, inclusive com uma segunda versão em espanhol. Em 2021 foi realizado o I Simpósio Brasileiro de Cuidados Paliativos Pediátricos, com mais de 500 inscritos, em 2022 foi realizado o II Simpósio, sempre contando com a participação de palestrantes nacionais e internacionais e com edições regulares futuras já programadas.

PRÓXIMOS PASSOS

Para alcançar os objetivos traçados inicialmente, a Rede continuará suas ações com base no tripé ensino-pesquisa-extensão, sempre tendo a ciência como fundação e agregando os mais diversos recantos do país.

Bibliografia

Barbosa S, Zoboli I, Iglesias S. Cuidados paliativos: na prática pediátrica. Rio de Janeiro: Atheneu, 2019.

Ferreira EAL, Gramasco H, Iglesias SBO. Reumatologia infantil e cuidados paliativos pediátricos: Conceituando a importância desse encontro. Resid Pediatr 2019; 9(2):189-92. doi: 10.25060/residpediatr-2019.v9n2-21.

Grupo Lusófono de Cuidados Paliativos Pediátricos

Capítulo 75

Esther Angélica Luiz Ferreira
Ana Forjaz de Lacerda

INTRODUÇÃO

A comunidade lusófona representa uma população de cerca de 270 milhões de pessoas espalhadas pela Europa, América do Sul, Ásia, África Subsaariana e Oceania, contando atualmente com nove Estados membros (Angola, Brasil, Cabo Verde, Guiné Equatorial, Guiné-Bissau, Moçambique, Portugal, São Tomé e Príncipe e Timor-Leste) e 19 observadores associados (www.cplp.org).

Na última atualização da International Children's Palliative Care Network (ICPCN), em 2019, dos níveis de provisão de cuidados paliativos pediátricos (CPP), excetuando o Brasil (nível 3 – evidência de provisão localizada de cuidados paliativos l para crianças e disponibilidade de formação) e Portugal (nível 4 – evidência de provisão generalizada de cuidados paliativos para crianças, com formação disponível e planos focados para o desenvolvimento de serviços e integração nos serviços de saúde), nenhum dos outros países dispõe de serviços reconhecidos (nível 1).

Em março de 2021 teve início uma importante colaboração entre os dois principais países de língua portuguesa: Brasil e Portugal. Duas pediatras, Esther Angélica Luiz Ferreira, reumatologista pediátrica brasileira, e Ana Forjaz de Lacerda, oncologista pediátrica portuguesa, tiveram a ideia de criar um grupo informal na cultura lusófona com intuito de unir esforços para desenvolvimento e aperfeiçoamento dos CPP.

ESTRUTURAÇÃO

Com a missão de agregar os países lusófonos, decidiu-se, então, ampliar o grupo para facilitar a construção de ideias. A começar por Brasil e Portugal, foi utilizada como estratégia a busca de representação nacional dos CPP em cada país. Assim, começaram a participar do Grupo Lusófono de Cuidados Paliativos Pediátricos as profissionais da saúde integrantes da Rede Brasileira de Cuidados Paliativos Pediátricos, do Grupo de Apoio à Pediatria da Associação Portuguesa de Cuidados Paliativos e do Grupo de Trabalho de Cuidados Continuados e Paliativos da Sociedade Portuguesa de Pediatria. Atualmente, após contatos pessoais e a partir da estratégia denominada bola de neve, também fazem parte do grupo profissionais de Angola, Cabo Verde e Moçambique.

O QUE JÁ FOI REALIZADO

Em maio de 2021 foi realizado o I *Webinar* Brasil-Portugal de Cuidados Paliativos Pediátricos, que conta com mais de 1.300 visualizações no YouTube. Após esse evento, diversos membros de outros países lusófonos iniciaram sua participação no grupo por meio de reuniões virtuais. Em setembro de 2021 ocorreu o I Encontro Lusófono de Cuidados Paliativos Pediátricos com a participação de profissionais da saúde do Brasil, Portugal, Moçambique e Cabo Verde.

Para divulgação de informações e eventos, o grupo, dentre outras vertentes, conta com o suporte de páginas em redes sociais (p. ex., @grupolusofono.cpalped, no Instagram).

PRÓXIMOS PASSOS

O grupo espera continuar suas reuniões periódicas, simpósios, *webinars*, discussões de casos e o desenvolvimento e/ou a tradução e adaptação de ferramentas com fins clínicos e de investigação, uma vez que tem a ciência como alicerce.

Entre os próximos passos está a realização do I Congresso Lusófono de Cuidados Paliativos Pediátricos, de preferência em formato híbrido, ou seja, tanto presencial como virtual, para que dele possam participar os profissionais da saúde e o público interessado de todos os países envolvidos.

CONSIDERAÇÕES FINAIS

O Grupo Lusófono de Cuidados Paliativos Pediátricos reconhece a importância de disseminar conhecimentos em CPP com base na ciência e na interdisciplinaridade, uma vez que ainda há muito a caminhar no sentido de obter melhorias na assistência às crianças com necessidades paliativas nos países de expressão lusófona. Assim, seu objetivo é incorporar cada vez mais profissionais da saúde interessados nessa missão.

Bibliografia

International Children's Palliative Care Network (ICPCN) [Internet]. ICPCN Estimated Levels of Children's Palliative Care Provision Worldwide. England & Wales: ICPCN; updated May 2019 [cited 2022 Jan 05]. Disponível em: https://www.icpcn.org/1949-2/.

Paediatric Palliative Care is moving forward in the Portuguese speaking world! E-Hospice. 30 de abril de 2021. Disponível em: https://ehospice.com/inter_childrens_posts/paediatric-palliative-care-is-moving-forward-in-the-portuguese-speaking-world/. Acesso em 05 jan 2022.

Pesquisa em Cuidados Paliativos Pediátricos

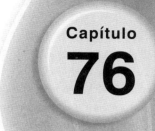

Capítulo 76

Esther Angélica Luiz Ferreira
Cristina Ortiz Sobrinho Valete
Ana Forjaz de Lacerda
Manuel Luís Vila Capelas

INTRODUÇÃO

O aumento do número de indivíduos com doenças graves que ameaçam a vida não tem sido acompanhado por melhores evidências acerca de seu cuidado, o que se pode constatar tanto em virtude da natureza dos estudos publicados como por sua dimensão ou rigor metodológico. Apesar de o campo de pesquisa em cuidados paliativos pediátricos (CPP) vir crescendo, ainda são encontradas grandes lacunas na área, em especial as relacionadas com o controle de sintomas, a perspectiva do paciente e da família e o impacto dessas pesquisas nos resultados obtidos.

Segundo Oliveira e cols., em 2021, conforme dados do Diretório dos Grupos de Pesquisa do Conselho Nacional de Desenvolvimento Científico e Tecnológico (CNPq) no Brasil, foram identificados 60 grupos de pesquisa sobre cuidados paliativos, muitos dos quais voltados para a área da oncologia. Pesquisas futuras deverão avaliar os diversos aspectos dos pacientes, familiares e cuidadores, desde a natureza física e psicossocial até a espiritual.

Uma análise bibliométrica das pesquisas publicadas sobre cuidados paliativos perinatais de 2000 a 2020, realizada por Wang e cols., que incluiu 114 artigos, sugeriu que nos últimos anos maior atenção foi direcionada a aspectos relacionados com educação, conforto, objetivos dos cuidados, *burnout* e comunicação.

Valadares e cols., em 2013, publicaram extensa revisão sobre CPP, revelando que, embora o controle impecável da dor e de outros sintomas seja a principal estratégia dos cuidados paliativos, poucas pesquisas abordaram esse tema. Já em 2014, Garcia-Schinzari e cols. fizeram um levantamento do que havia sido publicado na literatura científica brasileira sobre a assistência à criança em cuidados paliativos: foi observado aumento do número de publicações de 2002 a 2011, sendo a entrevista semiestruturada a principal forma de coleta de dados, além de os profissionais da saúde e os familiares terem sido os participantes mais frequentes. Na época foi ressaltada a exigência de enfatizar as necessidades das crianças e incluir a família nos cuidados, assim como a falta de preparação das equipes de saúde.

Pesquisas sobre a estrutura dos serviços de cuidados paliativos são importantes para a formulação de políticas públicas e o dimensionamento das necessidades. O recente mapeamento dos CPP no Brasil, realizado por Ferreira e cols., revelou que há uma concentração de serviços na região Sudeste, especialmente em São Paulo, com profissionais com período de dedicação parcial. Além de destacar a necessidade de cuidado dos próprios profissionais, foi também relatada a dificuldade de acesso aos opioides, o que deve ser enfrentado. Estudos dessa natureza são importantes no âmbito da gestão para programação assistencial e educação continuada nas instituições.

Muito pouco se tem estudado acerca da segurança do paciente em cuidados paliativos, em especial das crianças. Cabe salientar que esse pilar de sustentação da qualidade dos cuidados é fundamental para todos os pacientes e, mais ainda, para aqueles cuja intensidade do cuidado é diferenciada, como ocorre com os CPP. Como esses pacientes necessitam de cuidados hospitalares e domiciliares, é necessário que esses dois ambientes sejam explorados em estudos para que esses aspectos sejam efetivamente conhecidos e monitorados e para que sejam propostas estratégias de enfrentamento.

Outra questão que merece destaque na pesquisa em CPP diz respeito ao caráter interdisciplinar e multicultural das práticas assistenciais, sendo por isso essencial a utilização de modelos mistos de investigação que englobem aspectos qualitativos e quantitativos. No que se refere aos estudos de revisão, há que estimular a realização de revisões integrativas e sistemáticas que permitam a síntese crítica dos dados, conjugando estudos de natureza quantitativa e qualitativa.

PARTICULARIDADES E ÁREAS DE INVESTIGAÇÃO EM CUIDADOS PALIATIVOS PEDIÁTRICOS

No contexto dos CPP, encontra-se a confluência de temas que possibilitam a configuração de linhas de pesquisa em grandes áreas, como a assistência, o ensino e a gestão. Em todas essas áreas podem ser abordados o paciente, o profissional da saúde/equipe e a família. Outra questão específica da pediatria retrata a divisão em cuidados peri/neonatais e pediátricos, a qual se expande ainda mais, dadas a amplitude das faixas etárias e as consequentes diferenças cognitivas e clínicas.

Na assistência, vários aspectos podem ser investigados, como o controle de sintomas (em especial a dor), a comunicação (incluindo a comunicação alternativa), as vias de acesso (incluindo o uso da via subcutânea em pediatria, os cuidadores e os irmãos saudáveis, os cuidados de final de vida, a qualidade de vida, a nutrição, a espiritualidade, o luto, a segurança do paciente) e, por fim, a bioética.

Na gestão, é possível investigar indicadores de qualidade, de resultado ou de processo, bem como a formação de redes de atenção locais e internacionais, a estrutura dos serviços, a gestão de equipes e os direitos do paciente. As informações oriundas de pesquisas dessa natureza são muito importantes para a formulação de políticas públicas e a estruturação dos serviços.

No que tange ao ensino, muito se pode pesquisar, uma vez que o ensino envolve todos os aspectos da assistência, seja no nível da graduação, seja no da pós-graduação ou da educação permanente de profissionais da saúde.

É ainda importante destacar que o uso cada vez maior das tecnologias em saúde abre campos de pesquisa que podem englobar os CPP. Um exemplo é a linha de pesquisa "Tecnologias do Cuidado e Educação em Saúde" da Pós-graduação em Enfermagem da Universidade Federal de São Carlos, na qual estão inseridos docentes que estudam a dor infantil e os cuidados paliativos tanto neonatais como pediátricos.

Por mais que existam linhas de pesquisas bem definidas, é interessante reportar que todas essas áreas de fato se complementam e, muitas vezes, as temáticas as perpassam.

PESQUISA EM CUIDADOS PALIATIVOS PEDIÁTRICOS NO BRASIL

Em busca no Diretório dos Grupos de Pesquisa do CNPq, quando se coloca a expressão "Cuidado Paliativo" ou "Cuidados Paliativos", são encontrados 90 grupos com a expressão no nome, nas linhas de pesquisa ou nas palavras-chave. Quando é colocado "Cuidado Paliativo Pediátrico" ou "Cuidados Paliativos Pediátricos" em busca semelhante, são encontrados apenas dois grupos: o Núcleo Interdisciplinar de Pesquisa em Perdas e Luto, na Universidade de São Paulo, liderado pelas pesquisadoras Regina Szylit e Maiara Rodrigues dos Santos, da área de Enfermagem, e o Núcleo de Estudos em Dor e Cuidados Paliativos, na Universidade Federal de São Carlos, liderado pelas pesquisadoras Esther Angélica Luiz Ferreira e Cristina Ortiz Sobrinho Valete, da área de Medicina.

Ainda sobre os grupos de pesquisa, o Diretório dos Grupos de Pesquisa do CNPq, quando utilizado o termo de busca "dor", traz 7.504 grupos no Brasil. Já quando se coloca a expressão "dor pediátrica", são encontrados sete grupos, "dor em pediatria", cinco grupos, e "dor infantil", 12 grupos, sugerindo que as pesquisas na área de CPP e em áreas correlatas, como dor pediátrica, ainda são insuficientes no Brasil.

Os programas de pós-graduação *stricto sensu* são importantes estratégias de fomento de pesquisa. No Brasil há programas de pós-graduação que já apresentam linhas de pesquisa direcionadas para os cuidados paliativos, em que também podem ser inseridos os CPP. O Programa de Pós-graduação em Anestesiologia da Faculdade de Medicina de Botucatu da Universidade Estadual Paulista, por exemplo, traz, dentre suas linhas de pesquisa, os "Modelos clínicos e experimentais em terapia antálgica", onde se encaixam mestrados e doutorados na área de cuidados paliativos, com trabalhos em seu repositório nas temáticas de dor, incluindo dor neonatal, comunicação e bioética, entre outros.

Uma das teses de doutorado desse programa levou à publicação do artigo intitulado "*Evaluation of pain in vaginal and caesarean section birth newborns before and after intramuscular injection*" na *Revista Dor,* da Sociedade Brasileira para o Estudo da Dor (SBED), que é o capítulo brasileiro da International Association for the Study of Pain (IASP). De autoria de Ferreira e cols., trata-se de leitura importante para os profissionais que trabalham com cuidados paliativos perinatais.

O mestrado profissionalizante também é uma maneira de o profissional da saúde aprofundar-se cientificamente em um tema pertinente à sua prática. Um exemplo é o mestrado em cuidados paliativos associado à residência em saúde do Instituto de Medicina Integral Professor Fernando Figueira (IMIP), em Pernambuco.

A Rede Brasileira de Cuidados Paliativos Pediátricos (Rede) vem também contribuindo para o aumento das pesquisas na área. O artigo intitulado "*Exploring the Brazilian Pediatric Palliative Care Network: A Quantitative Analysis of a Survey Data*" foi aceito para publicação e estará no volume 41 da *Revista Paulista de Pediatria*. O *e-book* intitulado "Mapeamento dos Cuidados Paliativos Pediátricos no Brasil", publicado pela Rede em 2022, demonstrou que, dos 90 serviços analisados, em 32,22% existiam iniciativas de pesquisas.

Cabe acrescentar que a pandemia de Covid-19 também fomentou importantes colaborações com a reunião de grupos de pesquisadores para estudar os CPP. Um exemplo é o artigo intitulado "*Pediatric palliative care and bioethical reflections at Covid-19*", publicado em 2020 pela *Revista Residência Pediátrica*, da Sociedade Brasileira de Pediatria, de autoria das pesquisadoras Ferreira, Iglesias, Dadalto, Bayer e de-Mattos.

Quanto às revistas científicas, na Plataforma Sucupira encontra-se, no triênio 2010-2012, a menção, na classificação de periódicos, a uma revista brasileira com a temática de cuidados paliativos em seu título: a "Revista Brasileira de Cuidados Paliativos", de ISSN 1984-087X. Já no Qualis Periódicos do quadriênio de 2013 a 2016 nenhuma revista é citada. No que se refere aos CPP, não há referência a nenhuma revista específica, refletindo a necessidade de criação de uma revista nacional, em especial com foco no CPP.

Sobre as publicações dos pesquisadores brasileiros, além do que é encontrado em revistas internacionais, os artigos em revistas nacionais são publicados em periódicos de áreas correlatas, como bioética, pediatria geral, dor, oncologia e educação, entre outras.

PESQUISA EM CUIDADOS PALIATIVOS PEDIÁTRICOS EM PORTUGAL E NO MUNDO

Por todo o mundo existem diversas iniciativas de pesquisa em CPP, a maioria ligada a iniciativas acadêmicas em contexto de formações avançadas.

Em Portugal, o primeiro grande estudo sobre o tema foi realizado no âmbito de uma tese de doutoramento em bioética. A pesquisa, de Mendes e cols. (2013), nascida da inquietação no dia a dia da investigadora de uma unidade de cuidados intensivos neonatais, visou obter um consenso entre os neonatologistas nacionais sobre a definição de conceitos acerca de cuidados paliativos neonatais, utilizando a metodologia Delphi.

Uma vez mais em contexto de formação avançada (mestrado em cuidados paliativos), surge o trabalho seguinte, por Lacerda e cols. (2017), que recorreu à base de dados de certificados de morte do Instituto Nacional de Estatística – uma análise de 25 anos de mortes pediátricas em Portugal, avaliando a causa e o local de morte, bem como suas implicações para o desenvolvimento de CPP no país. Os resultados desse estudo estiveram na base da chamada de atenção aos decisores sobre as necessidades não satisfeitas das crianças com necessidades paliativas, o que veio a resultar no surgimento de serviços e de ensino em Portugal.

Outro exemplo da utilização para fins de pesquisa dos chamados "dados de rotina" (bases de dados que são alimentadas direta e rotineiramente pelos sistemas de vigilância dos serviços de saúde) é o estudo de Lacerda e cols. (2019) sobre a utilização do internamento hospitalar por crianças com doenças crônicas complexas, que uma vez mais contribuiu como um alerta sobre sua relevância e a necessidade de elaborar respostas adequadas a seus problemas específicos.

Esses são apenas alguns exemplos de investigação em CPP no país, pois nos últimos anos assistiu-se a um interesse crescente pelo tema para o desenvolvimento de teses de mestrado e de doutoramento e curiosamente não apenas por parte dos profissionais de pediatria. Por sua originalidade, destaca-se o trabalho qualitativo de uma tese de doutoramento em Enfermagem por Ramos e cols. (2017), que abordou a vivência do luto entre irmãos menores.

Da mesma maneira, potenciado pelo ensino (e ênfase na necessidade de investigação) da pós-graduação em CPP da Universidade Católica Portuguesa, têm sido realizados estudos de menor dimensão, mas que contribuem para analisar e revelar aspectos críticos para a organização dos serviços e a prestação de cuidados na sociedade em que se inserem. Um aspecto muito interessante consiste igualmente em notar que alguns desses estudos têm sido levados a efeito por estudantes de medicina, como tese final de seus estudos, o que constitui outra medida do impacto dos serviços de CPP – a mudança de atitude perante os cuidados paliativos dos futuros profissionais da saúde. Vale mencionar ainda um doutoramento em cuidados paliativos na Faculdade de Medicina da Universidade do Porto, o que certamente promoverá oportunidades de investigação em CPP.

No mundo lusófono, a parceria de pesquisa liderada pelo Brasil e por Portugal na temática da dor infantil tem evoluído de maneira constante e já iniciou sua primeira fase de coletas. Os autores deste capítulo encabeçam o grupo de pesquisadores.

No restante do mundo, destaca-se a Palliative Care Clinical Studies Collaborative (PaCCSC), liderada por Austrália e Nova Zelândia, que, em colaboração com outros países, incluindo o Brasil, estuda os efeitos colaterais das intervenções medicamentosas em CPP.

Cabe ressaltar, também, o papel da equipe de CPP do St. Jude's Children Research Hospital, nos EUA, não apenas na realização de estudos de altíssima qualidade em nível local, mas também por seu foco na parceria com outras instituições por todo o mundo e em particular com os países de baixo e médio rendimento.

Existem muitos mais exemplos, mas essa exploração é deixada ao cuidado do leitor – sendo sugerido o acompanhamento dos *blogs* das organizações mais relevantes, como é o caso da International Children's Palliative Care Network, da European Association for Palliative Care ou da International Association for Hospice and Palliative Care.

CONSIDERAÇÕES FINAIS

A pesquisa em CPP é essencial para que seja obtida a evidência que permita progredir nos cuidados, tanto na assistência como na organização. Em todo o mundo foram e estão sendo realizados estudos, mas ainda existem grandes lacunas.

No Brasil, apenas dois grupos de pesquisa são encontrados no Diretório do CNPq, o que demonstra o quanto essa pesquisa ainda é frágil no país. Nota-se também que grande parte dos estudos brasileiros teve como participantes profissionais da saúde ou pais e cuidadores, e não as crianças. É fundamental refletir sobre esse aspecto para pesquisas futuras, uma vez que os cuidados paliativos têm como base o foco no paciente, nesse caso a criança – a qual deve ser olhada por completo e para tal é ímpar que ela assuma seu papel de protagonista também nas pesquisas.

Bibliografia

Conselho Nacional de Desenvolvimento Científico e Tecnológico. Diretórios dos Grupos de Pesquisa no Brasil. Disponível em: http://dgp.cnpq.br/dgp/faces/consulta/consulta_parametrizada.jsf. Acesso em 5 abr 2022.

Ferreira EAL et al. Evaluation of pain in vaginal and caesarean section birth newborns before and after intramuscular injection. BrJP [online] 2020; 3(2):123-6. Disponível em: https://doi.org/10.5935/2595-0118.20200021. Acesso em 27 jun 2022. Epub 18 Maio 2020.

Ferreira EAL, Barbosa SMM, Costa GA et al. Mapeamento dos cuidados paliativos pediátricos no Brasil: 2022. 1. ed. São Paulo: Rede Brasileira de Cuidados Paliativos Pediátricos – RBCPPed, 2022.

Ferreira EAL, Iglesias SBO, Dadalto L, Bayer AT, de-Mattos DWFG. Cuidados paliativos pediátricos e reflexões bioéticas na Covid-19. Resid Pediatr 2020; 10(2):1-5. doi: 10.25060/residpediatr-2020.v10n2-374.

Garcia-Schinzari NR, Santos FS. Assistência à criança em cuidados paliativos na produção científica brasileira. Rev Paul Pediatr 2014; 32(1):99-106.

IMIP. Mestrado em cuidados paliativos associados à residência em saúde. Disponível em: http://www1.imip.org.br/imip/pgss/mestradoemcuidadospaliativosassociadosaresidenciaemsaude/apresentacao.html.

Lacerda AF, Gomes B. Trends in cause and place of death for children in Portugal (a European country with no paediatric palliative care) during 1987-2011: A population-based study. BMC Pediatrics 2017; 17:215.

Lacerda AF, Oliveira G, Cancelinha C, Lopes S. Hospital inpatient use in mainland Portugal by children with complex chronic conditions (2011-2015). Acta Med Port 2019 Jul-Aug; 32(7-8):488-98. Disponível em: https://doi.org/10.20344/amp.10437.

McIlfatrick S, Muldrew DHL, Hasson F et al. Examining palliative and end of life care research in Ireland within a global context: a systematic mapping review of the evidence. BMC Palliat Care 2018; 17:109.

Mendes JCC, Silva LJ. Developing consensus among neonatologists using the Delphi technique in Portugal. Advances in Neonatal Care, 2013: 13(6):408-14.

Oliveira LC. Pesquisa em cuidado paliativo no Brasil. Rev Bras Cancerol [Internet] 20º de maio de 2021 [citado 5º de abril de 2022]; 67(3):e-031934. Disponível em: https://rbc.inca.gov.br/index.php/revista/article/view/1934.

Plataforma Sucupira. Qualis Periódicos. Disponível em: https://sucupira.capes.gov.br/sucupira/public/consultas/coleta/veiculoPublicacaoQualis/listaConsultaGeralPeriodicos.jsf. Acesso em 5 abr 2022.

Pós-graduação em Enfermagem da Universidade Federal de São Carlos. Linhas de pesquisa. Disponível em: https://www.ppgenf.ufscar.br/pt-br/o-programa/linhas-de-pesquisa. Acesso em 5 abr 2022.

Programa de Pós-graduação em Anestesiologia, Faculdade de Medicina de Botucatu, Universidade Estadual Paulista. Disponível em: https://www.fmb.unesp.br/#!/ensino/departamentos/dep-anestesiologia/ensino/pos-graduacao/. Acesso em 3 abr 2022.

Ramos SEB, Vieira MMS. Losing a sibling until adolescence – Experience and meaning in adulthood life. Tese apresentada à Universidade Católica Portuguesa para obtenção do grau de doutor em Enfermagem. Instituto de Ciências da Saúde de Lisboa, set 2017.

Ritchie CL, Pollak KI, Kehl KA et al. Better together: the making and maturation of the palliative care research cooperative group. J Palliat Med 2017; 20:584-91.

Valadares MTM, Mota JAC, Oliveira BM. Cuidados paliativos em pediatria: uma revisão. Rev Bioét 2013; 21(3):486-93.

Wang Y, Shan C, Tian Y, Pu C, Zhu Z. Bibliometric analysis of global research on perinatal palliative care. Frontiers in Pediatrics 2022; 9:827507. doi: 10.3389/fped.2021.827507. eCollection 2021.

Ensino em Cuidados Paliativos Pediátricos

Capítulo 77

Esther Angélica Luiz Ferreira
Cristina Ortiz Sobrinho Valete
Ana Forjaz de Lacerda

INTRODUÇÃO

Os cuidados paliativos pediátricos (CPP) constituem uma abordagem essencial ao contexto de saúde em pediatria, desde a atenção primária até a terciária, porém barreiras são identificadas para essa prática, entre as quais se destaca a falta de conhecimento, habilidades e competências dos profissionais da saúde nessa área. No Brasil, as matrizes de competências essenciais em cuidados paliativos ainda estão sendo desenvolvidas, o que inclui os CPP. Castro e cols. ressaltam que apenas cerca de 14% das escolas médicas incluíam o tema cuidado paliativo em sua grade, embora na visão dos estudantes esse ensino fosse importante para comunicação de notícias difíceis, manejo dos sintomas, trabalho em equipe e abordagem individualizada à pessoa e sua família. Por outro lado, a Sociedade Brasileira de Pediatria traz em seu modelo de 3 anos de residência médica pediátrica a inserção de cuidados paliativos como um tema fundamental na grade curricular.

Em relação à educação, no mapeamento dos CPP no Brasil, Ferreira e cols. demonstraram que 56,67% dos serviços têm residências pediátricas vinculadas, um dos quais relatou oferecer residência médica especificamente em CPP. A menor parte dos serviços está vinculada a alguma universidade, sendo 15,56% vinculados a uma universidade particular e 31,11% a uma universidade pública. Cabe notar que a maioria deles (71,10%) relata promover ações de educação continuada na temática de cuidados paliativos, ou seja, essa educação é vista como algo importante até mesmo pelos próprios serviços de saúde. Embora se reconheça que passos importantes para a educação em cuidados paliativos e CPP tenham sido dados, a educação ainda carece de desenvolvimento nas diversas frentes de ensino possíveis. Somente com a abordagem sistemática desse tema, tanto na formação do profissional da saúde como no ensino em serviço, será possível mudar essa realidade.

ENSINO NA GRADUAÇÃO

Entendendo que todo e qualquer profissional da saúde deveria ter formação no mínimo básica em cuidados paliativos e também em CPP, diversos dispositivos poderiam ser utilizados como ferramentas de ensino na graduação.

Os cursos que adotam metodologias ativas de ensino englobam em sua estruturação grandes áreas de ensino, ou seja, não existem disciplinas fechadas, mas o entendimento das diversas interseções das áreas para o aprendizado, que é baseado em situações práticas, enquanto na metodologia tradicional as disciplinas são mais claramente definidas, o que pode garantir a inserção dos conteúdos. Independentemente da metodologia de ensino, as ligas acadêmicas são grandes aliadas para o ensino em cuidados paliativos e CPP, uma vez que constituem um espaço complementar de troca importante para os graduandos.

Metodologia tradicional de ensino

Na metodologia tradicional de ensino, em que se encontram disciplinas bem delimitadas, ainda são poucas as universidades que abordam cuidados paliativos ou CPP como nome de atividades ou parte de sua ementa.

Em estudo recém-publicado, Volpin e cols. investigaram o ensino de cuidados paliativos em cinco cursos da área da saúde oferecidos por uma instituição pública. A pesquisa evidenciou fragilidades que precisam ser contornadas com estratégias efetivas, sugerindo inclusive a construção de uma disciplina interdepartamental como mecanismo para potencializar o esforço docente e garantir o princípio básico dos cuidados paliativos – a interdisciplinaridade.

Muitas vezes, disciplinas como bioética, comunicação de notícias difíceis e dor são encontradas nos currículos, mas os cuidados paliativos ainda são escassos nessas disciplinas, as quais são frequentemente optativas.

Metodologias ativas de ensino

As metodologias ativas de ensino devem ser analisadas separadamente das tradicionais, uma vez que funcionam por meio de ciclos. Dentro desses ciclos há atividades curriculares em que os alunos, por meio de disparadores e com a ajuda de professores facilitadores, buscam ativamente por respostas aos questionamentos levantados, embasando assim o autoaprendizado.

Em 2022, Volpin e cols. analisaram os 35 planos de ensino completos da grade curricular de um curso com metodologia ativa, buscando identificar nas ementas e objetivos dos respectivos planos os conteúdos sobre cuidados paliativos, bem como competências, habilidades e temas abordados que vão ao encontro dos aspectos preconizados para a assistência paliativa, fator que resultou na identificação de 20 atividades. Dentre essas atividades, verificou-se a presença recorrente das expressões "trabalho em equipe", "equipe multiprofissional" e "atuação ética e humanística", mas não da expressão "cuidado paliativo", ou seja, até mesmo nas metodologias ativas as expressões "cuidados paliativos" e "cuidados paliativos pediátricos" precisam ser introduzidas de maneira mais clara.

Ligas acadêmicas

As ligas acadêmicas consistem em um instrumento potente para o ensino em cuidados paliativos e cuidados paliativos pediátricos e são formadas por grupos de alunos de graduação que decidem reunir-se de maneira formal para "aprofundar o estudo em determinado tema e sanar demandas da população", sempre sob orientação docente. As atividades das ligas são extracurriculares, ou seja, optativas, e costumam ser desenvolvidas como aulas, cursos, pesquisas e assistência em diferentes cenários de prática.

As ligas de cuidados paliativos e CPP vêm apresentando grande crescimento nos últimos anos nas escolas de saúde brasileiras. A ideia é que nelas os alunos devam atuar idealmente como "agentes de transformação social, ampliando a visão do processo saúde-doença para além da questão biológica, incluindo também aspectos psicossociais, culturais e ambientais". Espera-se que o aluno desenvolva senso crítico e raciocínio científico, mas também que aprenda a voltar seu olhar para as necessidades sociais e a integralidade da assistência à saúde.

Atualmente, a Academia Nacional de Cuidados Paliativos (ANCP) traz em seu espaço "Ligas Acadêmicas" quatro ligas acadêmicas cadastradas na região Centro-Oeste, cinco na Nordeste, duas na Norte, 22 na Sudeste e sete na região Sul, totalizando 40 ligas ativas no Brasil. Criado em 2020, o Comitê de Ligas Acadêmicas da ANCP também é um espaço interdisciplinar dedicado a estabelecer uma aproximação com o movimento estudantil, relacionando-se com as ligas e os alunos dos vários cursos da área da saúde com interesse em cuidados paliativos.

ENSINO NA PÓS-GRADUAÇÃO

Quando o profissional da saúde se sente tocado por alguma área específica ou demonstra a necessidade de ampliar seu conhecimento por questões pessoais ou até mesmo relacionadas com sua prática profissional, a pós-graduação é o caminho que vai ao encontro dessa demanda, e pode ser *lato sensu* ou *stricto sensu*.

As pós-graduações *lato sensu* investem em uma visão mais ampla, ou seja, o CPP em sua totalidade, com uma visão geral e nos diversos cenários. As especializações são embasadas em conteúdos teóricos e em alguns momentos teórico-práticos. Já as residências médicas ou multiprofissionais são fortemente embasadas no aprendizado em serviço, e as atividades teóricas ocupam menos espaço. Essas modalidades de ensino visam formar especialistas na área e profissionais capazes de oferecer um cuidado especializado.

Pós-graduação *lato sensu*

No que tange às especializações, encontram-se disponíveis diversas especializações em cuidados paliativos no Brasil, até mesmo reconhecidas pelo Ministério da Educação e Cultura (MEC). No currículo desses cursos é frequente a inserção de módulos pediátricos, neonatais e perinatais. Há também especializações exclusivas para profissionais atuantes na faixa etária pediátrica, formando profissionais com a expertise em CPP.

Desde 2016, a Sociedade Brasileira de Pediatria passou a considerar essencial em seus documentos a necessidade de abordagem em CPP para a formação do pediatra.

Sobre os requisitos mínimos do Programa de Residência Médica em Pediatria, na Resolução 1, de 29 de dezembro de 2016, a Comissão Nacional de Residência Médica (CNRM) evidencia, entre os conhecimentos e competências que o residente de pediatria necessita adquirir, a necessidade de "integrar conhecimentos e habilidades no manejo de cuidados paliativos e final de vida". Quanto às habilidades e atitudes, segundo a referida comissão, o residente necessita "estar capacitado a fornecer orientação e aconselhamento ao paciente e seus familiares relativamente aos diagnósticos, opções de tratamento, complicações e prognóstico das doenças mais prevalentes em pediatria, incluindo cuidados paliativos".

Além das residências pediátricas, atualmente são oferecidas residências médicas e complementação/estágios exclusivamente em CPP, com o pré-requisito de que o residente tenha título de especialista em pediatria, seja pela CNRM, seja pela Associação Médica Brasileira (AMB).

Sobre as residências em pediatria, ainda são grandes as dificuldades para implementação dos cuidados paliativos na grade curricular, uma vez que existem poucos serviços para aprendizado na prática, além da escassez de profissionais qualificados na área. Quanto às residências/complementações/estágios específicos de CPP, ainda são poucas as vagas disponíveis no Brasil.

Há serviços de saúde que oferecem a residência multiprofissional em cuidados paliativos, alguns com estágios na área pediátrica, mas não foi relatada por Ferreira e cols. nenhuma residência específica em CPP no país.

Pós-graduação *stricto sensu*

Os cursos de mestrado e doutorado também são importantes estratégias de ensino em CPP, pois, além de fomentar pesquisas na área, constituem alicerces para a inserção de disciplinas. A partir de maio de 2022, o Programa de Pós-graduação em Enfermagem da Universidade Federal de São Carlos, por exemplo, passou contar em sua grade com a disciplina optativa "Cuidados Paliativos Perinatais".

CURSOS, EVENTOS E DEMAIS ATIVIDADES

Cursos e eventos de curta duração são importantes estratégias para introdução e atualização de tópicos relacionados com os CPP. Nesses espaços, os temas são tratados de maneira mais rápida para que os estudantes e profissionais tenham um primeiro contato ou para que possam se atualizar de modo a complementar o aprendizado adquirido em outro momento.

Congressos e simpósios são opções interessantes para que os profissionais que atuam em CPP possam reciclar-se e contar com um espaço de troca científica, além de servir de base para o fomento da temática para estudantes da saúde e profissionais não especializados.

Os espaços exclusivos para pediatria vem crescendo. E em 2019 foi realizado o I Congresso Paulista de Cuidados Paliativos Pediátricos, organizado pela ANCP. Em 2021, o I Simpósio Brasileiro de Cuidados Paliativos Pediátricos, organizado pela Rede Brasileira de Cuidados Paliativos Pediátricos, foi o primeiro espaço nacional criado para a área infantil, discutindo tanto assuntos novos como temáticas estruturantes para atingir todos os públicos.

A SBP vem abordando em seus congressos conteúdos de CPP, além de ter criado um departamento científico, chamado "Medicina da Dor e Cuidados Paliativos", com intuito de promover essas temáticas. As sociedades regionais também contribuem para a educação na área, como a Sociedade de Pediatria de São Paulo (SPSP), com seu Departamento Científico de Cuidados Paliativos e Dor.

Desde 2021, a Rede Brasileira de Cuidados Paliativos Pediátricos vem contribuindo também com *webinars* em diversas temáticas disponíveis gratuitamente no YouTube, como "Espiritualidade da criança e sua família" e "Redes Sociais e tecnologias na comunicação em saúde: o que temos nos Cuidados Paliativos Pediátricos?". Além disso, o Comitê de Pediatria da ANCP realizou em 2022 o *webinar* "Cuidados Paliativos em Pediatria".

EXPERIÊNCIAS INTERNACIONAIS

Entidades em diversos países do mundo promovem ações de ensino em cuidados paliativos e CPP. No mapa da International Children's Palliative Care Network (ICPCN), sobre os níveis estimados de prestação de cuidados paliativos infantis em todo o mundo, percebe-se que apenas alguns países dão suporte às estratégias de treinamento e ensino em CPP (Austrália, Belarus, Canadá, Alemanha, Reino Unido, Holanda e EUA).

Apesar das experiências bem-sucedidas fora do Brasil, os demais países também compartilham dificuldades para o ensino de cuidados paliativos, bem como dos CPP. Segundo Pieters e cols., na Holanda os estudantes de medicina do último ano de graduação referiram que um dos aspectos importantes a serem aprendidos diz respeito à comunicação em cuidados paliativos, entendendo que ainda não era bem explorada na graduação, acarretando reflexos negativos na confiança para a assistência. Os estudantes também citaram falhas ao lidar com as necessidades espirituais e psicossociais dos pacientes em cuidados paliativos, o que também influencia a autoconfiança para as ações.

Desde 2021, a ICPCN vem lançando uma série de *webinars* mensais, que continuam gratuitamente disponíveis no YouTube, como forma de fomentar os CPP por todo o mundo.

CONSIDERAÇÕES FINAIS

O ensino de cuidados paliativos e CPP tem evoluído, especialmente nos últimos anos. Temáticas como comunicação difícil em pediatria e dor infantil vêm sendo abordadas em cursos de graduação e pós-graduação, assim como essa área foi inserida no modelo atual de residência médica em pediatria da SBP como aprendizado necessário.

Mesmo assim, considerando que os CPP devem ser abordados na formação de todos os profissionais da saúde, ou seja, atuantes desde a atenção primária até a terciária e em todos os ambientes de assistência, compreende-se que o ensino deva ser realizado de maneira sistemática nos cursos de graduação e pós-graduação, bem como em serviço.

Há países que já contam com um ensino mais consolidado de CPP. Tê-los como exemplo é importante, mas adaptar esse caminho à realidade própria de cada cultura é tão importante quanto.

Bibliografia

Academia Nacional de Cuidados Paliativos. Ligas Acadêmicas. Disponível em: https://paliativo.org.br/ancp/ligas-academicas. Acesso em 3 abr 2022.

Comissão Nacional de Residência Médica – Resolução 1, de 29 de dezembro de 2016. Disponível em: https://www.sbp.com.br/fileadmin/user_upload/Pediatria_3_anos.pdf.

Ferreira EAL, Barbosa SMM, Costa GA et al. Mapeamento dos cuidados paliativos pediátricos no Brasil: 2022. 1. ed. São Paulo: Rede Brasileira de Cuidados Paliativos Pediátricos – RBCPPed, 2022.

Gonçalves RJ, Ferreira EAL, Gonçalves GG et al. Quem "liga" para o psiquismo na escola médica? A experiência da Liga de Saúde Mental da FMB-Unesp. Revista Brasileira de Educação Médica, 2009; 33(2):298-306.

International Children's Palliative Care Network (ICPCN). Global levels of Children's Palliative Care Provision Worldwide. Disponível em: https://www.icpcn.org/1949-2/. Acesso em 3 abr 2022.

Pieters J, Dolmans DHJM, Verstegen DML, Warmenhoven FC, Courtens AM, Everdingen MHJB. Palliative care education in the undergraduate medical curricula: Students' views on the importance of, their confidence in, and knowledge of palliative care. BMC Palliative Care 2019; 18(1):72. Disponível em: https://doi.org/10.1186/s12904-019-0458-x.

Programa de Pós-graduação em Enfermagem da Universidade Federal de São Carlos. Disponível em: https://www.ppgenf.ufscar.br/pt-br. Acesso em 3 abr 2022.

Sociedade Brasileira de Pediatria. Espaço do preceptor. Disponível em: https://www.sbp.com.br/residenciamedica/espaco-preceptor/.

Volpin M, Ferreira E, Eduardo A, Bombarda T. Ensino sobre cuidados paliativos nos cursos da área de saúde. Diálogos interdisciplinares, 2022; 11(1):140-53. Disponível em: https://revistas.brazcubas.br/index.php/dialogos/article/view/1173.

Índice Remissivo

A

Ablação por radiointervenção, 139
Abordagem
- clínica da tosse, 145
- da espiritualidade, 265
- - com pacientes pediátricos e suas famílias, 267
- terapêutico-ocupacional à criança em cuidados paliativos no ambiente hospitalar, 234
Acessos, 406
Acolhimento diante do óbito, 321
Acometimento pulmonar, 370
Acompanhamento, 81
- do luto, 187
Aconselhamento genético, 371
Acupuntura, 238
Adaptação do ambiente domiciliar, 314, 316
Adjuvantes, 102
Administração de fluidos e medicamentos via subcutânea, 171
Adolescente
- ansiedade e depressão no, 284
- com câncer, 228
- com condições cardiorrespiratórias crônicas, 228
- com condições neurológicas, 226
- em cuidado paliativo e sexualidade, 243
Agentes procinéticos, 146
Alívio da dor e do sofrimento, 34
Amamentação, 105
Ambiência, 305
Analgesia
- em pediatria, 91
- pós-operatória, 102
Analgésicos não opioides, 101
Anestésicos, 197
- tópicos, 100
Animais, 249
Ansiedade no adolescente, 284
Antagonista(s)
- do receptor
- - D2 da dopamina, 112
- - da histamina (H1)/muscarínico (ACHM), 112
- - da neurocinina 1 (NK-1), 113
- da 5-hidroxitriptamina, 112
Anti-inflamatórios não esteroides (AINE), 101
Antibioticoterapia via subcutânea, 210
Aprendizagem da compaixão na graduação dos cursos da saúde, 295
Aromaterapia, 238
Aspectos
- bioéticos da intervenção assistida por animais, 251
- éticos e dilemas da terapia nutricional no final de vida, 203
- nutricionais, 402
Assentimento, 53
Assistência à fase final de vida, 185
Atenção
- básica, 323

- domiciliar, 323
- especializada, 323
- hospitalar, 323
Atuação do profissional de educação física, 221
Autonomia decisória, 69, 70
Avaliação, 81
- da dor na criança, 88, 98
- da espiritualidade, 267
- da fadiga, 154
- da prontidão da transição, 218
- do contexto domiciliar e estratégias adaptativas, 314
- do paciente, 194
- do terapeuta ocupacional na equipe de cuidados paliativos pediátricos, 233
- e intervenção de esperança, 254
- e suporte emocional do paciente pediátrico, 279

B

Baclofeno, 146
Beneficência injusta, 52
Benzodiazepínicos, 113, 197
Bioética, 51, 406
Bloqueio(s)
- autonômicos, 96
- de nervos periféricos, 96
- neuroaxiais, 95
Bruxismo relacionado com o sono, 120
Budismo, 268
Burnout do profissional de cuidados paliativos, 294

C

Câimbras relacionadas com o sono, 120
Caixa de memórias, 307
Cannabis (D-9-tetraidrocanabinol, THC), 113
Cão, 249
Capacidade, 226
Cardiologia pediátrica, 359
Cardiopatias congênitas, 362
- diagnóstico precoce das, 359
Catolicismo, 268
Cavalo, 249
CEPOS, 399, 400
Cetoprofeno, 91
Chefe, 76
Ciberespaço, 337
Ciclo de políticas públicas, etapas do, 44
Cirurgia pediátrica, 405
Clonidina, 102
Clorpromazina, 146
Colocação de drenos, 102
Compaixão, 293, 295
Complicação(ões)
- na gravidez, 305
- osteomioarticulares, 229
Componente(s)
- parental, 66
- relativo à autonomia da criança ou adolescente, 66

- sistêmico, 66
- técnico, 66
Compreensão
- cognitiva, 28
- emocional, 28
Comprometimento, 217
Comunicação em pediatria, 23, 76, 194, 217, 281
- alternativa nos cuidados paliativos pediátricos, 34
- aumentativa e alternativa, 35
- de más notícias, 304, 406
- - no fim de vida da criança, 186
- de notícias difíceis, 24
- e desenvolvimento cognitivo-emocional da criança e do adolescente, 25
- em prognóstico, 12
Conferência familiar, 29, 30
Conformidade, 55
Constipação intestinal, 148
Construção de parceria, 23
Contato pele a pele, Canguru, 106
Contenção facilitada, 105
Controle de sintomas, 187
- físicos, 85
Cooperação, 217
Coordenador de transição/*Keyperson*, 217
Correntes da bioética, 51
Corticoide inalatório, 145
Corticosteroides, 113
Cremação, 322
Criança
- com câncer, 228
- com condições
- - cardiorrespiratórias crônicas, 228
- - neurológicas, 226
- hospitalizada
- - e a intervenção assistida por animais, 251
Cuidado(s), 293
- à família, 47
- centrado na criança com ausência temporária ou permanente da fala, 34
- com a equipe, 77
- com a pele, 174
- com o ambiente, 105
- com o paciente, 406
- - em ventilação mecânica domiciliar, 327
- de fim de vida, 210, 393, 402
- de suporte, 390
- de transição, 215
- domiciliar, 311, 312
- integral, 78
- paliativos
- - associados à terapia modificadora da doença, 209
- - continuados, 391
- - em neonatologia, 396
- - em pediatria no Brasil e no mundo lusófono, 412, 413, 415

425

- - em unidade de terapia intensiva pediátrica, 392
- - exclusivos, 210
- - - /hospice care, 391
- - na cardiopatia congênita, 360
- - na criança cardiopata, 360
- - na unidade de terapia intensiva pediátrica, 389
- - no contexto do luto perinatal, 303
- - para o adulto, 7, 216
- - pediátricos, 6, 7, 216
- - - antibioticoterapia em, 209
- - - áreas de investigação em, 418
- - - benefícios possíveis dos, 46
- - - ciberespaço e redes sociais virtuais no contexto dos, 338
- - - definição, 6
- - - e interface com políticas públicas, 47
- - - em neurologia pediátrica, 357
- - - em pneumologia pediátrica, 368
- - - esperança e, 253
- - - espiritualidade e, 266
- - - família no contexto do, 287
- - - história, 3
- - - indicações em, 7
- - - indicadores de qualidade nos, 80
- - - na reumatologia pediátrica, 352
- - - nas condições neurológicas, 356
- - - no departamento de emergência, 385
- - - prognóstico e plano de cuidados, 10
- - - prognósticos no, 11
- - - propagação de informações e pesquisas relacionadas com, 338
- - perinatais e neonatais, 397
Cuidando de quem cuida, 289
- familiares, 287
- profissionais da saúde, 291
Cura espiritual/fé, 238
Cursos, eventos e demais atividades, 423

D
Decisão(ões)
- compartilhada, 53
- difíceis, 406
- - em reumatologia pediátrica, 354
Declaração de óbito em mortes fetais, 322
Deliberação
- dos deveres, 54
- dos fatos, 54
Deliberação dos valores, 54
Dependência, 250
Depressão, 229
- no adolescente, 284
Dermatite associada à incontinência, 175
Desejos, 226
Desenvolvimento
- cognitivo e emocional, 27
- da espiritualidade na criança, 266
Desospitalização com *home care*, 393
Dexametasona, 146
Dexmedetomidina, 103, 197
Diálise, 365
Diarreia, 148, 150
Digital storytelling, 343
Dilemas éticos em pneumologia pediátrica, 375
Dimensionamento profissional, 80
Dipirona, 91, 101
Direito(s)
- à informação no contexto dos cuidados paliativos, 60
- à participação nas decisões sobre cuidados paliativos, 59

- aos cuidados paliativos e melhores interesses da criança com condições limitantes de vida, 58
- humanos do paciente pediátrico, 57
Disfagia, 129
- avaliação instrumental, 133
- diagnóstico, 132
- etiologia, 131
- fisiologia e disfunções da, 130
- história clínica e exame físico, 132
- tratamento, 133
Disfunções neurológicas, 229
Dispneia, 160, 361, 372
Dispositivos indicados para punção subcutânea, 171
Distanásia, 210
Distrofia muscular de duchenne, 383
Distúrbios do sono, 116
- classificação dos, 116
- respiratórios, 118
Doença(s)
- na gravidez, 305
- neuromusculares e neurodegenerativas, 227
- oncológica pediátrica, 348
- pulmonar avançada, 370
- renal crônica, 364
Dor, 87, 361, 372, 401
- aguda, 88
- crônica, 88
- em neonatologia, 98
- oncológica, 229
- pediátrica, 409

E
E-books, 342
Educação
- em gestão na saúde, 77
- física e cuidados paliativos pediátricos, 220
Empoderamento, 55
Ensino
- da compaixão na graduação dos cursos da saúde, 295
- em cuidados paliativos pediátricos, 421
- na graduação, 421
- na pós-graduação, 422
Envolvimento dos pais, 218
Epidermólises bolhosas, 382
Equipe(s), 62
- interdisciplinares, 76
- multidisciplinares, 76
- - no manejo da fibrose cística, 373
- transdisciplinares, 76
Equoterapia, 249
Erros inatos do metabolismo, 383
Escalas de avaliação da dor, 89, 99
Escolha dos indicadores, 81
Escuta do sofrimento da criança, 281
Esofagostomia, 178
Especificidades do processo de tomada de decisão em pediatria, 64
Esperança, 253
Espiritismo, 268
Espiritualidade, 261, 266, 272
- e religiosidade, 265
- no contexto da pediatria, 262
Estomias, 174, 177
- de eliminação, 179
- - intestinal, 179
- - urinária, 179
Estratégias de comunicação na tríade profissional-família-criança/adolescente, 26

Estresse, 229
Ética, 406
- do cuidado, 52
Exacerbações respiratórias da fibrose cística e suporte ventilatório, 375
Experiências internacionais de ensino em cuidados paliativos, 423
Extubação paliativa, 189
- ambiente do procedimento, 192
- aspectos técnicos, 191
- conceito, 189
- considerações ético-profissionais, 189
- desfechos, 191
- epidemiologia, 190
- histórico, 190
- regulamentação, 190

F
Fadiga, 153
- empática, 294
- oncológica, 229
Família(s), 29, 62, 397
- na unidade de terapia intensiva, 393
- no contexto do cuidado paliativo pediátrico, 287
Fase
- da reeducação ou semiautonomia, 250
- pré-esportiva ou de autonomia, 250
Fatores
- do paciente, 63
- do provedor do cuidado, 64
- sistêmicos, 64
Fentanil, 91, 101
Feridas, 174
- oncológicas, 180
Ferramentas para análise de dilemas ético-morais, 54
Fibras, 149
Fibrose cística, 370
- equipe multidisciplinar no manejo da, 373
Fim de vida, 362
Final de vida em pediatria e os cuidados paliativos infantis, 409
Fístulas, 180
Fitoterapia, 238
Fontes de informação, 27
Formação
- da agenda decisória, 44
- da equipe de cuidados paliativos pediátricos, 79
- de programas, 44
Fotobiomodulação, 127
Função renal comprometida, 366
Funeral, 322
Futilidade terapêutica, 52

G
Gabapentina, 102, 146
Gastrostomia, 178
Gato, 249
Genética, 381
Gerenciando a equipe, 80
Gestão
- auxiliar na saúde da criança, 77
- de equipes, 75
- em cuidados paliativos pediátricos, 79
- em saúde, 406
Glutamina, 151
Granisetrona, 112
Grupo lusófono de cuidados paliativos pediátricos, 415, 416

Habilidades básicas na comunicação de
   notícias difíceis, 24
Haloperidol, 146
Hemoptise, 375
Hidratação, 149, 194
Higiene bucal, 127
Hipersonias de origem central, 121
Hipnose, 106
Hipnoterapia, 238
Hipodermóclise, 169
Hiporexia, 361
Hipoterapia, 250
História dos cuidados paliativos
   pediátricos, 3
Homeopatia, 238

I
Ibuprofeno, 91
Identificação do problema, 44
Implantação de um programa de intervenção
   assistida por animais, 248
Implementação das políticas, 45
Indicadores de qualidade, 80
Informações
- e pesquisas com familiares e
   pacientes, 338
- para os profissionais da saúde, 338
Informatividade, 23
Infusão
- de eletrólitos, 171
- de fluidos, 171
- de medicamentos, 171
Insônia, 117
Instrumentos
- de avaliação da espiritualidade, 267
- para avaliação da fadiga, 154
Interconsultas, 405
Internação prolongada, 393
Intervenção(ões)
- assistida por animais, 247
- - aspectos bioéticos da, 251
- - benefícios da, 250
- - criança hospitalizada e a, 251
- - e cuidados paliativos pediátricos, 247
- comunicativas com comunicação
   aumentativa e alternativa, 36
- não farmacológicas para controle
   da dor, 104
- - no recém-nascido, 105
- - para crianças e adolescentes, 106
Introdução ao serviço adulto, 217
Intubação orotraqueal, 102
Irmão saudável, 297
Islamismo, 268

J
Jejunostomias, 179
Judaísmo, 268

L
Lactose, 150
Laserterapia, 127
Lembranças do bebê, 307
Lesão por pressão, 175
- não clássica, 177
Líder, 76
Ligas acadêmicas, 422
Limite de intervenção terapêutica, 402
Local do cuidado, 194
Loperamida, 151
Lorazepam, 197

Luto, 297, 403
- infantil, 298
- perinatal, 302, 303, 305

M
Malformação na gravidez, 305
Manejo
- da dor, 98
- de pacientes complexos, 406
- de sintomas, 401
Manipulação osteopática, 238
Manobras de ressuscitação, 194
Massagem, 107
- terapêutica, 238
Medicina
- antroposófica, 238
- ayurvédica, 238
- baseada em valores, 53
- de família e comunidade, 377
- energética, 239
- integrativa, 139, 237
- mente-corpo, 238
- tradicional chinesa, 238
Medidas
- farmacológicas, 100
- não farmacológicas, 100
Meditação, 238
Melhor interesse da criança, 64
Metadona, 102
Metilfenidato, 146
Metoclopramida, 146
Método WISN, 80
Metodologia(s)
- ativas de ensino, 422
- IDEA, 54
- tradicional de ensino, 422
Midazolam, 197
Mioclonia
- benigna da infância, 120
- relacionada com doenças sistêmicas, 120
Missão, visão e valores da rede brasileira de
   cuidados paliativos pediátricos, 413
Modelo(s)
- de cuidados paliativos na unidade de terapia
   intensiva pediátrica, 391
- de tomada de decisão em pediatria, 65
- teórico de atendimento em medicina fetal, 399
Monitoração dos sinais vitais, 402
Monitoramento
- do conforto do paciente, 198
- e avaliação das ações, 45
Morfina, 91, 101
Morte
- como parte do cotidiano da saúde, 271
- em pediatria, 270
Movimento(s)
- periódico dos membros, 120
- relacionados com a medicação, 120
Mucosite oral, 123
- avaliação, 124
- complicações, 125
- cuidados bucais e tratamento da, 126
- diagnóstico, 124, 125
- etiologia, 123
- fisiopatologia, 124
- repercussão na qualidade de vida, 126
Musicoterapia, 106, 238

N
Não opioides, 145
Naturopatia, 238
Náuseas e vômitos, 109, 361
- avaliação, 111

- etiologia, 110
- fisiopatologia, 109
- induzidos por
- - opioides, 113
- - quimioterapia, 113
- medidas não farmacológicas, 111
- por hipertensão intracraniana, 114
- por obstrução intestinal, 114
- tratamento, 111
- - medicamentoso, 112
Necessidade(s), 226
- da equipe, 349
- da família, 348
- de comunicação, 349
- de uma via invasiva de alimentação, 203
- em fim de vida, 350
Nefrologia pediátrica, 364
Negligência não intencional, 297
Neurobiologia das emoções sociais, 293
Neurologia
- e os cuidados paliativos, 356
- pediátrica, 355
Neuropaliativismo, 356
Nifedipina, 146
Nutrição, 194, 374
- e hidratação, 200

O
Óbito(s)
- intraparto, 306
- intrauterino, 306
- incluídos ou não no tratamento fora de
   domicílio, 322
- neonatal, 306
Oferta de leite materno, 106
Óleos vegetais, 149
Oncologia pediátrica, 347, 406
Ondansetrona, 112
Opioides, 101, 145
Orientações em relação ao óbito, 321, 402
Oxigenoterapia, 161

P
Palonosetrona, 112
Paracetamol, 91, 101
Parassonias, 119
Participação da criança em seu
   cuidado, 77
Pentobarbital, 197
Pesquisa em cuidados paliativos
   pediátricos, 417
- em Portugal e no mundo, 419
- no Brasil, 418
Planejamento
- avançado de cuidado de fim de vida em
   pediatria, 186
- escrito, 218
Plano
- avançado de cuidado, 59
- - em pneumologia pediátrica, 372
- de cuidados
- - centrados na pessoa, 218
- - em reumatologia pediátrica, 353
Pluralismo moral, 52
Pneumologia pediátrica, 368
Pneumotórax, 375
Poder das histórias, 341
Políticas públicas em cuidados paliativos
   pediátricos, 43
Pontos sensíveis da conferência familiar, 32
Pós-graduação
- *lato sensu*, 422
- *stricto sensu*, 423

Posicionamento terapêutico, 105
Práticas
- integrativas em cuidados paliativos pediátricos, 237
- manipulativas e corporais, 238
Preparar
- informações, 27
- o ambiente, 27
- os pais, 27
Presença, 281
Prevenção, 99
- de feridas, 174
- e cuidado em saúde mental do profissional de cuidados paliativos, 292
Primeiro ouvir, 27
Principialismo, 52
Princípio(s)
- bioéticos em pediatria, 51
- da beneficência, 52
- da justiça, 53
- da não maleficência, 52
- do respeito à autonomia, 53
- dos cuidados centrados no paciente e na família, 288
Privacidade, 305
Probióticos, 149, 151
Processo
- ativo de morte, 185
- de tomada de decisão, 194, 365
Profundidade de sedação, 195
Prognósticos no cuidado paliativo pediátrico, 11
Propagação de informações e pesquisas, 338
Propofol, 197
Proposta
- de rede de cuidado, 229
- deliberativa, 54
- - com base no principialismo, 54
- - de Diego Gracia, 54
Protestantismo, 268
Protocolo
- de higienização das mãos, 331
- de prevenção
- - da lesão por pressão, 332
- - de quedas, 332
- de segurança na prescrição, uso e administração de medicamentos, 332
Prova
- da temporalidade, 54
- de legalidade, 54
- de publicidade, 54
Prurido, 141
- associado a doença renal crônica, 143
- associado a doenças hematológicas, 143
- de causa não dermatológica, 142
- hepático, 142
Publicidade, 55
Punção subcutânea, 171

Q
Qi gong, 238
Qualidade de vida e humanização em unidade de terapia intensiva, 394
Quiropraxia, 238

R
Racecadotrila, 151
Reabilitação
- da criança e do adolescente com condições crônicas de saúde, 224
- em cuidados paliativos, 225
Reanimação em sala de parto, 403
Rede(s)
- brasileira de cuidados paliativos pediátricos, 413
- sociais *online*, 337
Reflexologia, 238
Reiki, 239
Relaxamento, 239
Relevância, 55
Religião(ões), 272
- africanas e afrodiaspóricas, 268
Religiosidade, 265, 272
Resiliência, 293
Retirada
- da diálise, 365
- ou suspensão da alimentação e hidratação, 204
Reumatologia pediátrica, 352
Reunião familiar, 30
Revisões e apelações, 55
Riscos da intervenção assistida por animais, 251
Ritmo das informações, 27
Ritos, normas e condutas religiosas, 268

S
Sedação paliativa, 187, 193, 197
Sede, 361
Segurança do paciente pediátrico no ambiente
- domiciliar, 330
- hospitalar, 15, 16
Sensibilidade interpessoal, 23
Sexualidade, 241
Sialorreia, 135
- complicações associadas, 136
- diagnóstico e quantificação, 136
- estratégias compensatórias, 139
- etiologia, 135
- farmacoterapia, 137
- manejo, 136
- manejo conservador, 136
- métodos cirúrgicos, 138
Síndrome(s)
- anorexia-caquexia, 155
- da anorexia-caquexia, 153
- das pernas inquietas, 120
- genéticas, 362
Sintomas intratáveis, 193
Sofrimento
- dentro da unidade de terapia intensiva, 388
- espiritual, 362
- físico, 361
- psicológico, 361
- social, 361
Solução adocicada, 100, 106
Soluço, 144, 145
SPIKES, 400
Sucção não nutritiva, 106

Suporte
- à família
- - de crianças em cuidados
- - protagonista do cuidar, 2
- artificial de vida, 392
- paliativo, 366
- ventilatório, 375
Sustentabilidade, 78

T
Tai chi chuan, 238
Tecnologia assistiva, 316
- para auxiliar a vida diária, 318
- para mobilidade, posicionamentos e controle do ambiente domiciliar, 319
Terapia(s)
- baseadas em biologia, 238
- nutricional, 201
- - no final de vida-aspectos éticos e dilemas da, 203
- ocupacional no ambiente hospitalar, 232
- subcutânea ou infusão subcutânea, 169
Tomada de decisão
- compartilhada, 59
- em cuidados paliativos pediátricos, 62
Toque terapêutico, 107, 239
Tosse, 144, 372
Toxina botulínica, 138
Tramadol, 101
Transição de cuidados, 216
- e cuidado paliativo pediátrico no Brasil, 216
Transplante pulmonar, 371
Transtornos
- do movimento relacionados com o sono, 120
- do ritmo circadiano, 119
Traqueostomia, 178, 375, 402
Tratamento da dor, 90
- intervencionista, 94

U
Unidade de terapia intensiva pediátrica, 388, 392
Uso da via subcutânea, 169

V
Velório, 322
Ventilação mecânica, 102
- domiciliar
- - dificuldades para a alta em, 328
- - em pediatria, 325
- - indicações de, 326
- - objetivos da, 326
- invasiva, 375
- não invasiva, 161
Vias
- de acesso em cuidados paliativos pediátricos, 167
- de dieta, 374
Vivências de ter um irmão doente, 297
Volume de infusão, 171

Y
Yoga, 238

Z
Zinco, 151